GUIDE DES
4000
MÉDICAMENTS

UTILES, INUTILES OU DANGEREUX
au service des malades et des praticiens

Pr Philippe **EVEN**
Pr Bernard **DEBRÉ**

GUIDE DES
4000
MÉDICAMENTS

UTILES, INUTILES OU DANGEREUX
au service des malades et des praticiens

COLLECTION **DOCUMENTS**

cherche
midi

Avertissement

L'autodiagnostic et l'automédication comportent des risques. Les informations et les appréciations fournies dans cet ouvrage ne vous dispensent pas de consulter un professionnel de santé.

Note de l'éditeur

Le code de lecture des tableaux sur les 24 classes de médicaments des pages 529 à 833 est indiqué en page 531.

© **le cherche midi, 2012**
23, rue du Cherche-Midi
75006 Paris
Vous pouvez consulter notre catalogue général
et l'annonce de nos prochaines parutions sur notre site :
www.cherche-midi.com

« Foin de ces Messieurs Purgon qui ont en nous de
bonnes vaches à lait pour nous faire des remèdes
et nous donner des mots pour des raisons et des
promesses pour des effets. »

Le Malade imaginaire, 1673

... Rien n'a changé depuis trois cent quarante ans,
toujours la même confusion,
des mots plutôt que des raisons,
des promesses plutôt que des effets.

SOMMAIRE

Exergue 13

Les auteurs 17

Pourquoi ce guide et que dit-il ? 19

Les 10 000 médicaments dérivés de 1 600 molécules 31

Agences et directions de santé (28 seulement sont citées sur 50) 33

LES DÉPENSES DE MÉDICAMENTS ET L'INDUSTRIE PHARMACEUTIQUE 35
Les dépenses de santé 37
Des dépenses de médicaments délirantes 39
100 000 tonnes/an : une consommation de médicaments
    addictive et délirante 45
Prix et remboursement des médicaments 53
Le refus des génériques par la France 64
L'industrie pharmaceutique internationale 70
L'industrie pharmaceutique française : une industrie assistée
    à sauver d'urgence 118
33 tableaux numérotés de D-1 à D-33 134

ÉVALUATION D'ENSEMBLE DES MÉDICAMENTS 177
L'efficacité très inégale des médicaments 179
Risques des médicaments 187
La difficile évaluation des risques des médicaments 189
Cinq propositions de baisse de prix, déremboursement et retrait
    des médicaments inutiles, dangereux ou redondants
    (10 milliards d'économie) 216

40 NOTES DE SYNTHÈSE ET ANECDOTES SUR LE TRAITEMENT DES GRANDES PATHOLOGIES 237
Antibiotiques 239
Paludisme et artémisine[1] 245
Conseils pour traiter la douleur 248
Dans les flammes de l'inflammation 250

---

1. Les titres en gras correspondent à des scandales médicamenteux.

Cortisone et corticoïdes : Dr Jekyll et Mr Hyde 257

Les anti-inflammatoires non stéroïdiens (ains) –
les antiprostaglandines 263

Le Vioxx : 1 000 ou 2 000 morts passés à la trappe 267

Les deux immunologies, l'ancienne et la nouvelle 277

Anticorps monoclonaux 292

L'asthme 297

**Un centenaire désastreux : la désensibilisation des asthmatiques
et allergiques** 315

Les rétinoïdes, vitamine A, acné, psoriasis et leucémies 324

Ostéoporose, le nouveau marché 326

Le Protelos, un nouveau miracle Servier 338

L'hypertension artérielle : une grande pathologie et un négoce 342

Antiagrégants et anticoagulants 350

Le négoce du cholestérol, de l'athérome et du syndrome
métabolique et la folie des statines ou « l'acharnement
préventif » 359

La farce du bon et du mauvais cholestérol 378

Diabètes 383

L'Avandia et l'Actos, des morts pour rien 391

L'obésité, les coupe-faim 397

Mediator et Isoméride 410

Les oméga 3, illusion et réalité 429

Acidité, brûlures, reflux et ulcères gastriques 432

Hormones sexuelles féminines 434

Traitement hormonal de la ménopause 438

Contraception, pilule et IVG 441

Les cystites de la femme 447

Cancers 449

La vraie nature des cancers : des monstres immortels 460

Chimiothérapies cytotoxiques et traitements ciblés des cancers 472

L'Avastin : la grande désillusion 480

L'Iressa (géfitinib) : une belle histoire de cancérologie 485

Histoire de l'Aromasine 488

Une double histoire chinoise dans la leucémie aiguë
promyélocytaire (LAPM) de l'enfant 490

Sympathique et parasympathique 493

« Ergot de seigle » 505

Les antidépresseurs : la dépression, une maladie sociale 507

L'histoire du Baclofène dans le sevrage alcoolique 526

SOMMAIRE

ÉTUDE ANALYTIQUE DE 24 CLASSES DE MÉDICAMENTS **529**

Liste des médicaments 531
Antibiotiques antibactériens 537
Antiviraux et antirétroviraux 548
Antifongiques (champignons) anthelminthiques (vers) 555
Antiparasites 560
Anti-inflammatoires et antalgiques 565
Immunothérapies 576
Allergie 587
ORL 591
Pneumologie 604
Dermatologie 618
Rhumatologie 640
Maladies cardio-vasculaires 654
Diabètes 680
Obésité – nutrition – métabolisme 687
Gastro-entérologie 699
Maladies du foie, des voies biliaires et du pancréas 714
Endocrinologie 720
Gynécologie 728
Uro-néphrologie 743
Cancérologie – hématologie maligne 757
Hématologie 777
Neurologie 781
Psychiatrie 798
Ophtalmologie 817

ANNEXES **835**

À la question : y aura-t-il d'autres Isoméride, Vioxx et Mediator ?
    La réponse est oui 837
Extraits des conclusions du rapport de l'IGAS 860
À M. Touraine, P. Moscovici, J. Cahuzac 862
Dernière seconde (juillet 2012) 865
Dernière minute (*Les Échos*, 25 juin 2012) 868

Remerciements à ceux à qui nous devons tout 869

Glossaire 871

Sources 873

Index des 2 200 médicaments (spécialités commerciales) 877

Les 212 principaux génériques 893

Index des maladies 897

FNAC STRASBOURG
BIENVENUE DANS NOTRE MAGASIN
FNAC : 0825-020-020 (0.15 euro/min)
SAV : 0969-36-06-36
(appel non surtaxé)

La nouvelle TVA sur les livres
(7% au lieu de 5.5%) entre en
viguer au 1er avril 2012. En raison
des changements de prix éditeurs,
le prix étiqueté sur certains livres
peut être différent du prix payé.
Informations auprès de nos vendeurs
     GUIDE DES 40/EVEN P.   23.80€
     9782749121413 00570

          T O T A L   23.80€
          1 Article(s)

EMV   23.80€

TVA+TSA   MT TVA.   MT H.T. MT TTC

7> 7.00   1.56   22.24   23.80

012 / 0008 / 13/09/2012 / 15:32:25
Magasin : 00401 Ticket : 000221

Echanges:Hors OKAZ,casques non repris
 -dans les 15jrs suivant l'achat
 -avec ticket de caisse ou facture.
 -dans son état d'origine et complet
Produits techniques non déballés :
échange ou note de crédit
cd,dvd,logiciels,jeux, codes Dalloz
⁻ᵗ LITEC, uniquement emballés

A tout de suite sur votre iPhone !

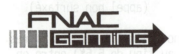

10 € offerts tous les 200 € d'achat[1].

Achat et revente de jeux vidéo d'occasion.

Plus d'informations en magasin et sur fnac.com

[1] Hors Offres Adhérent et Affaires de Fnac.

Tout ce que vous n'avez pas eu le temps de voir est sur

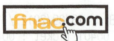

Nouveau : jeux, jouets, instruments de musique, matériel DJ, ...

adhérent fnac

Des

EXERGUE

Disons-le d'emblée : ce guide n'est pas un livre. Il n'est pas fait pour être lu du début à la fin, mais pour être consulté, comme un dictionnaire, pour obtenir des réponses à des questions ponctuelles sur un médicament, une maladie ou des questions générales concernant les dépenses, les risques des médicaments ou l'industrie pharmaceutique. Destinés à être lus séparément, les différents chapitres comportent inévitablement des redites. Il ne faudra pas s'en étonner.

Chacun sait que tous les médicaments ne se valent pas. Certains sont très efficaces, d'autres beaucoup moins ou pas du tout, beaucoup sont potentiellement dangereux et chaque malade y réagit à sa façon.

Pourtant, les grands médicaments, inventés pour la plupart par l'industrie pharmaceutique dans ses années d'or, de 1950 à 1980, ont, avec l'amélioration des conditions de vie, de logement, de travail, de nutrition et d'environnement, **réduit bien des souffrances et contribué à allonger la vie de près de 40 ans depuis 1900**, de 15 ans depuis 1950, de 7 ans depuis 1985 et encore de 2 ans depuis l'an 2000, soit de 3 à 4 mois par an, jusqu'au début du siècle et 2,5 depuis. Même si la courbe ascendante se ralentit (elle vient même de s'inverser aux États-Unis), on devrait atteindre une durée de vie moyenne en France de 85 à 86 ans en 2025 ou 2030.

Les antibiotiques et les vaccins y ont initialement joué le rôle essentiel en annulant presque la mortalité infantile. Les autres médicaments, contre les cancers, l'hypertension artérielle, le diabète, etc., et les divers dispositifs médicaux – stents, coronaires, pacemakers, etc. – n'ont contribué à allonger la vie des adultes que de 5 à 8 ans et ceux inventés depuis 15 ans, de seulement 18 mois.

Comme nous le verrons plus loin, nous sommes désormais devant un mur.

Il faut bien comprendre que :

• La plupart des médicaments visent à soulager des **symptômes**, c'est-à-dire les conséquences des maladies, et une minorité seulement s'attaque à leur cause et parvient à **guérir** ou **prévenir**.

- Tout médicament est une **drogue** capable de créer une dépendance et le mot est d'ailleurs le même, «*drug*», dans les pays anglo-saxons.
- L'effet principal de tous les médicaments, même ceux dont l'activité est scientifiquement démontrée, est un effet subjectif, dit «**placebo**» (en latin, «je plais»), dont l'ampleur surprend encore après cinquante ans d'exercice médical. Être pris en charge et absorber quelques pilules de perlimpinpin suffisent à entraîner un certain degré d'accalmie des symptômes.
- **Tous les médicaments**, surtout les plus actifs, mais parfois les plus anodins, **comportent des risques**, surtout s'ils sont:
  – associés à plusieurs: plus ils sont nombreux, plus les risques augmentent;
  – donnés trop longtemps;
  – à trop fortes doses;
  – surtout chez les enfants, les personnes âgées et les personnes fragilisées par une ou deux maladies concomitantes.

Surtout, la médecine ne se résume pas aux médicaments. Ils ne sont souvent qu'un manteau de Noé ou une tunique de Nessus.

La qualité de la relation personnelle de confiance entre malade et médecin joue, doit jouer, devrait toujours jouer le rôle essentiel.

On ne peut accepter plus longtemps que circulent:
- **40% de médicaments à risque**, responsables d'au moins 100 000 décès depuis 1985 et de dizaines de milliers de complications graves chaque année.
- **40% de médicaments inefficaces**, qui rapportent à la très puissante **industrie pharmaceutique** des bénéfices en or massif et bien peu éthiques, très supérieurs à ceux des autres industries, mais qui représentent pour le pays une dilapidation de 10 à 15 milliards d'euros par an, des milliards qui seraient plus utiles à la réduction de la dette sociale (200 milliards d'euros) et/ou aux hôpitaux aujourd'hui exsangues, aux maternités, à la protection maternelle et infantile, à la prise en charge de la dépendance, de la vieillesse, de tous les handicaps physiques ou mentaux et des maladies psychiatriques.

Il faut **un grand ministère de la Santé** indépendant et maître de son budget non pas dissous dans un super ministère du

EXERGUE

Travail, de l'Emploi, de la Solidarité ou des Affaires sociales et au budget géré à Bercy, comme c'est aujourd'hui le cas.

La santé, la leur et celle de leurs enfants et de leurs proches, est la première préoccupation des citoyens. Son coût dépasse de loin le budget de l'État et de tous les autres ministères réunis et, avec 230 G€, elle consomme 12 % de la richesse nationale (PIB).

Il est aberrant de confier la santé à des secrétaires d'État ou des ministres délégués de second rang, dépourvus de tout pouvoir, les uns cambrés, rutilants et médiatiques, les autres virevoltants ou évanescents.

Quelles que soient les qualités des super-ministres d'hier et d'aujourd'hui, et le dernier en a montré plus que d'autres, il est inconcevable de les placer dans des conditions ingérables, qui, avec le chômage, la solidarité et la santé, concentrent les plus grandes difficultés du pays. Comment dès lors s'étonner que la lucidité, le courage et la détermination se traduisent plus par le discours et les réformes ponctuelles, que par des actions réellement déterminantes, qui exigeraient de **briser à l'intérieur les résistances des administrations et, à l'extérieur, celles des puissants lobbies industriels ?** Qui peut y croire ? Mais « l'important n'est pas de réussir, mais de savoir échouer avec bonne humeur » (R. L. Stevenson).

LES AUTEURS

Bernard Debré, né en 1944, petit-fils du grand pédiatre Robert Debré et professeur de chirurgie urologique depuis 1985, député et conseiller de Paris, ancien ministre, il a dirigé jusqu'à aujourd'hui le plus important service français de cette discipline à l'hôpital Cochin. Il a publié un grand nombre d'ouvrages et de CD d'enseignement post-universitaire et dirigé aussi le service de chirurgie urologique de l'université de Shanghai-Est. Il a circulé, en particulier en tant que ministre de la Coopération, dans de nombreux pays d'Afrique et d'Asie. Il joue à l'Assemblée nationale un rôle important pour les questions de santé. Bernard Debré s'est particulièrement intéressé aux questions sur le sida. Il a créé le comité d'études sur cette maladie en 1986 puis il a été nommé, par le Premier ministre, président du comité mixte France/OMS pour l'organisation du sommet des chefs d'État et de gouvernements sur le sida en 1994.

Philippe Even, né en 1932, nommé professeur de médecine interne et de thérapeutique en 1966, dans la chaire de thérapeutique de la faculté de médecine de Paris, et ensuite passé en pneumologie. Il a dirigé des années un laboratoire de recherche de physiologie cardio-respiratoire et a été, à ce titre, membre du conseil scientifique du MMRI britannique. Il a ensuite pris la direction, à l'hôpital Laennec, d'un service multidisciplinaire réunissant sept unités de réanimation, pneumologie, cathétérisme cardiaque, cancérologie, sida, immunologie et diabétologie et a enseigné dix ans la thérapeutique à la faculté Necker, avant d'en être douze ans le doyen. Il a été aussi membre des commissions scientifiques de l'Inserm, membre de la Commission d'AMM des médicaments et représentant de la France à la Commission européenne pour les questions de formation des médecins.

Philippe Even et Bernard Debré, l'un de « gauche » et l'autre de l'UMP, sont aussi président et vice-président de l'Institut Necker et d'Action pour la Santé. Ils ont publié ensemble ou séparément plusieurs ouvrages au cherche midi éditeur, touchant au système de santé, aux médicaments et à la recherche.

Ils ont été les auteurs du premier rapport sur le Mediator, demandé par le président de la République et remis en mars 2011.

L'un et l'autre n'ont, et n'ont jamais eu, de lien financier avec l'industrie pharmaceutique, mais non seulement ils ne critiquent pas ceux qui coopèrent avec elle, mais au contraire les encouragent à le faire. Seule la coopération public-privé des médecins, des chercheurs et de l'industrie peut conduire à l'émergence de nouveaux médicaments, aux progrès de la médecine et au renouveau de l'industrie française des médicaments.

Mais il leur semble impossible d'être au four et au moulin, et les experts qui évaluent les médicaments pour les agences de l'État ne peuvent être les mêmes que ceux qui ont contribué à les mettre au point et doivent, par conséquent, n'avoir et n'avoir eu aucun lien financier personnel avec les industriels.

POURQUOI CE GUIDE ET QUE DIT-IL ?

Ce guide poursuit **un double objectif, MÉDICAL, en s'adressant aux patients et aux médecins, et POLITIQUE**, en visant à mieux informer les ministres sur ce que sont exactement les médicaments et l'industrie pharmaceutique, pour les aider à prendre des décisions nécessaires. Ce livre, qui se veut un « guide », n'est **pas un livre d'opinion, mais d'information**.

Fondées sur quarante ans d'expérience et plus de vingt mille références, les données qui y figurent sont peu contestables, parce qu'elles sont vérifiables, y compris par *« fast-checking »*. Nous sommes cependant conscients des limites de l'exercice. « Il n'y a pas de faits, il n'y a que des interprétations » (Nietzsche). Les chiffres et les faits rapportés ici sont nécessairement sélectionnés avec une part inévitable de subjectivité et, à ce titre, on pourra dire que ce livre est aussi un livre d'opinion, refusant une situation inacceptable pour les malades et pour les finances publiques, une situation qui, depuis vingt ans, laisse sans réaction les politiques du pentagone de carton de l'avenue de Ségur, les hauts fonctionnaires placés à la tête des 50 agences, autorités ou instituts kafkaïens (voir liste à la fin du livre) dédiés à la santé, les médecins universitaires et leurs instances scientifiques et professionnelles, qui tous dorment ou feignent de dormir.

Informer et réveiller

C'est d'abord de **réveiller** les médecins et d'**informer** les décideurs qu'il s'agit. Les drames de santé de ces dix dernières années, **100 000 accidents thérapeutiques** graves chaque année et 20 000 morts, **15 milliards d'euros gaspillés**, où leur responsabilité est engagée, ne les ont pas réveillés. Les politiques commentent mais n'agissent guère. Les médecins restent étonnamment absents, murés dans un silence si assourdissant qu'on entendrait voler une mouche sous la coupole immense de Saint-Pierre de Rome, comme s'ils n'étaient pas concernés. Académie de médecine, conseil de l'ordre, sociétés savantes, tous silencieux, un air répandu d'innocence sur le visage, terrés comme des lapins pendant l'orage de peur de se mouiller en condamnant certaines dérives de l'industrie et les accommodements financiers de trop d'entre eux, devenus les porte-voix couverts d'or des firmes pharmaceutiques. (Les deux tiers des experts de l'AFSSAPS sont liés par 2 à 50 contrats avec l'industrie et la quasi-totalité de ceux de l'Agence nationale de recherche sur le sida par 1 à 10 contrats avec les firmes qui produisent les médicaments contre le sida, qu'ils sont amenés à évaluer... et promouvoir. Autant dire que l'industrie se contrôle directement elle-même).

Ce guide n'est qu'un premier essai, une première édition. Il y en aura d'autres. Il a été écrit en huit mois par deux universitaires. Il aurait dû l'être depuis vingt-cinq ans, par les médecins, les experts et les centaines de fonctionnaires de nos agences du médicament et de la santé. Il est incompréhensible qu'il ne l'ait pas été. Les uns et les autres en avaient implicitement la mission. Patients et médecins ont besoin de consulter des références à peu près fiables et indépendantes sur des sujets qui les concernent au premier chef.

Notre premier but a donc été d'informer, le plus objectivement possible, malades et médecins, sur les médicaments efficaces, sur ceux qui ne le sont guère ou pas du tout, et sur ceux qui sont potentiellement dangereux, de façon à susciter les interrogations et les questions des uns et faciliter la réponse des autres, **afin de favoriser et d'enrichir leur dialogue** pour des décisions thérapeutiques plus réfléchies et mieux informées qu'aujourd'hui. Seul leur médecin peut informer exactement les malades et les rassurer. Il faut donc les aider à le faire.

La difficulté a été grande d'écrire pour les uns et les autres, pour les profanes et les professionnels, et cela d'autant plus que le langage de la médecine et de la biologie est le plus riche et le plus complexe de tous les langages scientifiques. Raconter la physique théorique la plus pointue se fait aisément dans le langage de tous les jours. Nous l'avons fait. En physique, ce sont les concepts qui sont parfois difficiles à faire passer, tant ils étonnent, mais en médecine et biologie, où les concepts sont encore infiniment plus simples, ce sont les mots qui embarrassent. La physique parle dans

POURQUOI CE GUIDE ET QUE DIT-IL ?

la langue de tous les jours d'à peu près 2 douzaines de particules et 4 ou 5 forces élémentaires, tandis que la biologie est devenue une science quasi impossible à raconter, qui met en jeu 100 000 molécules et 10 000 circuits parallèles ou en série ou entrecroisés, qui tous portent des noms barbares ou des numéros, souvent doubles quand ils ne sont pas triples, tandis que chaque pathologie vient d'1 à 5 ou 10 anomalies moléculaires intriquées, qui en rendent la description particulièrement difficile. Chaque médecin spécialiste est devenu un « sur-spécialiste » non plus d'une maladie, mais d'une forme de maladie ou d'une technique complexe, mais ponctuelle, et chaque chercheur est de son côté devenu spécialiste quasi exclusif d'une molécule ou d'un circuit, et a lui-même bien du mal à dialoguer avec ses collègues. Chacun est seul et creuse sa galerie de mine à la recherche du Graal. Une tour de Babel où la plupart ne se comprennent plus.

Expliquer la médecine à des profanes, même si leur attention est mobilisée par l'intérêt qu'ils portent à la maladie qui les touche, n'est pas chose facile. Nous en avons tenté le pari. Malgré ces difficultés, que, nous le savons, nous avons souvent échoué à surmonter, en passant d'une trop grande complexité pour les profanes à une schématisation excessive pour les professionnels, il nous a semblé utile d'actualiser les connaissances et de stimuler la lecture critique des médecins praticiens, seuls capables de répondre aux questions des malades et qui sont bombardés d'informations inexactes ou orientées par l'industrie pharmaceutique, ses journaux – ils lui appartiennent tous –, ses visiteurs médicaux et les universitaires qu'elle emploie à son service.

Nous avons donc tenté d'éclairer les uns et les autres, non seulement **en analysant tous les médicaments**, mais en tentant de faire le point sur un certain nombre de **grandes pathologies, dont les médecins généralistes assument au quotidien la responsabilité** directe ou en relais de l'hôpital ou des spécialistes, et dont certaines sont actuellement l'objet de grandes controverses, qui ne leur facilitent pas la tâche.

Le guide comporte 4 parties et pose 22 questions

Quatre parties

1. Une étude analytique, médicament par médicament, destinée aux patients. Elle est placée à la fin du guide pour en faciliter l'accès. Elle concerne chacune des 1 500 **molécules** et 2 200 **spécialités** utilisées en France (plus 2 600 copies génériquées), soit au total 10 000 **présentations** différentes, la même molécule pouvant être utilisée par voie buccale, nasale, trachéale, oculaire, bronchique, anale, vaginale, transcutanée, etc. (On a renoncé aux 70 médicaments anesthésiques et de réanimation ainsi qu'aux vaccins).

Pour chacune, l'analyse a tenté d'évaluer **l'efficacité (E)** et le degré de **risque (R)**, ainsi que la date de mise sur le marché, le nom du laboratoire qui a inventé ou produit le médicament, le taux de remboursement et le prix quotidien.

Des signes codés associés à chacun (le code est précisé en début de liste) permettent de repérer les molécules **indispensables**, celles qui sont **inefficaces** et/ou **dangereuses**, celles qui sont à notre sens inutiles, parce que **redondantes**.

L'analyse a permis de classer les médicaments en plusieurs groupes :
- 5 groupes **d'efficacité décroissante de E1** (exceptionnelle) **à E5** (absence complète d'efficacité démontrée) ;
- et 5 groupes de **risque croissant, de R0** (risque nul) **à R4** (risque majeur).

2. Une étude synthétique des 2 200 spécialités (placée en seconde partie) montre que :
- **60 % des spécialités ont une efficacité importante** (E1 à E3), mais **40 % une efficacité faible ou nulle** (950) et plus précisément 18 % (450) sont d'efficacité faible (E4) et 22 % (500), sans la moindre efficacité scientifiquement démontrée (E5).
- **19 % (440 spécialités) comportent des effets secondaires notables** souvent pénibles et parfois des risques (R3), au moins

dans certaines conditions d'utilisation ou pour certains malades et 120 (5 %) des risques majeurs (R4), soit au total 550 spécialités (25 %) à risque de degré divers.

• Les médicaments les plus actifs sont aussi les plus à risque (53 % parmi les médicaments de classe E1) et environ 30 % pour les médicaments de classe E2 à E4, mais encore 5 % (25 spécialités) pour les 470 médicaments complètement inefficaces, du type du Mediator. **L'inefficacité ne protège pas des risques.**

• Enfin, si près de 90 % des médicaments efficaces (E1 à E3) sont remboursés pour la plupart à 65 % ou 100 %, 70 % des spécialités peu efficaces (E4) le sont aussi et encore 28 % des spécialités rigoureusement sans la moindre efficacité (E5). Soit un total de 73 % des spécialités remboursées et 27 % qui ne le sont pas. **Il n'y a pas de rapport étroit entre efficacité et remboursement.**

3. La troisième partie est consacrée aux grandes pathologies et destinée aux médecins généralistes et spécialistes, et aux patients qui en souffrent. Elle fait la synthèse de certains des plus grands problèmes thérapeutiques actuels et concerne une quarantaine de grandes pathologies (cancers, ostéoporose, obésité, cholestérol, diabète, maladies immunologiques, asthme, HTA, dépressions, contraception, IVG, ménopause) et certaines des thérapeutiques les plus controversées (Vioxx, Mediator, Avastin, Actos, Plavix, statines, Protelos, désensibilisation) ou prometteuses (anticorps monoclonaux, baclofène, artémisine, Glivec, Iressa, etc.).

Les avis donnés ici vont souvent **à contre-courant des idées reçues, c'est-à-dire des positions commerciales des firmes pharmaceutiques.** Ils sont tous fondés sur des bases scientifiques qui nous semblent solides et qui remettent en cause beaucoup d'options thérapeutiques, en particulier concernant certains anti-cancéreux, anti-ostéoporose ou anticholestérol.

4. La première partie, placée en tête du guide, concerne les aspects économiques du médicament et répond au deuxième objectif clairement **politique** de ce livre. Elle rappelle d'abord ce qui concerne les dépenses de santé, les dépenses de médicaments, la consommation des médicaments, leurs prix, leur taux de remboursement et la question des génériques. Elle le fait à la fois globalement, mais aussi en corrélant ces données, consommation,

prix, dépenses et remboursements, à leur efficacité et à leurs risques, et elle montre :
- que les dépenses sont très excessives ;
- que, dans ces dépenses, les excès de consommation surpassent encore les excès des prix ;
- que les prix n'ont aucun rapport avec l'efficacité ;
- que beaucoup de spécialités inutiles sont cependant remboursées ;
- que le développement des « génériques » est volontairement freiné.

Cette partie du guide se termine par une longue description de ce que sont les **industries pharmaceutiques internationales et françaises**, des industries qu'il vaut mieux connaître et comprendre avant de négocier avec elles, avec une longue cuillère.

Le guide consacre ainsi une étude approfondie à l'industrie pharmaceutique française. Une industrie assistée, sans lien avec notre recherche académique, qui vit en vase clos et n'a rien inventé depuis trente ans, et se borne à ne fabriquer à prix d'or que des copies des molécules étrangères et des médicaments bien français, sans la moindre efficacité (classe E5) ou de peu d'efficacité (classe E4), vivant ainsi aux dépens de la nation, soutenue artificiellement par les finances publiques, prétendument pour préserver l'emploi, mais si médiocre, que sa disparition complète n'affecterait en rien la santé des Français. Il ne s'agit pas là d'une opinion, mais d'informations qu'explicitent les tableaux D-30 à D-32. Son redressement sera très difficile et laissera quelques victimes sur le carreau, même si un certain frémissement apparaît grâce à l'action énergique de C. Viehbacher chez Sanofi.

22 questions

De cette double analyse médicale et économique résultent 22 questions abruptes, mais qu'il faut désormais poser en clair et en bloc aux pouvoirs publics, en souhaitant qu'ils y répondent par l'action, plutôt que par les mots.

POURQUOI CE GUIDE ET QUE DIT-IL ?

• Pourquoi chaque année des **dizaines de milliers d'accidents médicamenteux graves** et souvent mortels en ville et à l'hôpital et qui ne sont scandaleusement même pas recensés ? Ils représentent 15 % des hospitalisations des plus de 65 ans et 100 000 décès par an aux États-Unis, 10 000 en Angleterre, 15 000 en France avec 130 000 hospitalisations responsables de 1,2 million de journées (voir chapitre « Risques des médicaments »).

• Pourquoi **des dépenses de médicaments 2 fois plus élevées que dans les autres pays européens** ?

• Pourquoi **une consommation de médicaments 1,5 à 2 fois plus élevée que celle des autres pays**, qui fait de la France le 3ᵉ marché mondial, derrière les États-Unis et le Japon, sans que la durée de vie et l'état de santé en soient modifiés ?

• Pourquoi des **prix des médicaments en moyenne 30 % plus élevés qu'ailleurs** ?

• Pourquoi **40 % de médicaments inefficaces** sont-ils autorisés ?

• Pourquoi **25 % de médicaments à risque** potentiel, dont 5 % à risque majeur ?

• Pourquoi **70 % de** *« me too »*, quasi-copies inutiles des molécules princeps originales vendues au même prix que les originaux ?

• Pourquoi des **Agences du médicament** trop souvent appelées, probablement par antiphrase, « autorités compétentes », sont-elles notoirement incapables et parfois corrompues ?

• Pourquoi les prix sont-ils **sans rapport avec l'efficacité des médicaments**, aussi ou plus élevés pour les spécialités inefficaces que pour celles qui le sont le plus ?

• Pourquoi **les prix ne cessent-ils d'augmenter**, alors que les nouvelles molécules sont de moins en moins efficaces ?

• Pourquoi **70 % des spécialités peu efficaces (E4) et près de 30 % des spécialités inefficaces (E5)**, la plupart françaises, **sont-elles remboursées** ?

• Pourquoi les taux de **remboursement** sont-ils souvent sans rapport avec la qualité des molécules ?

• Pourquoi les prix et les remboursements accordés aux **firmes françaises** sont-ils plus élevés que pour les autres firmes ?

• Pourquoi **le CEPS (Comité économique interministériel des produits de santé)**, qui décide des prix et des remboursements et où ne siègent ni médecins ni patients, **obéit-il aux « orientations » donnés par les ministres** des Finances et de l'Industrie et aux pressions de l'industrie pharmaceutique et de son syndicat, et **non**

exclusivement aux avis scientifiques de la Commission d'évaluation des médicaments de la Haute Autorité de santé (HAS) et cela aux dépens de la Caisse nationale d'assurance-maladie (CNAM) des malades et des finances publiques?

• Pourquoi **le développement des génériques est-il entravé** en France, avec 13% seulement du marché, contre 50 à 75% partout ailleurs en Europe?

• Pourquoi **les prix des génériques sont-ils 3 à 10 fois supérieurs à ceux des autres pays** et seulement inférieurs de 30% aux molécules princeps, et non de 80%, comme par exemple en Angleterre?

• Pourquoi laisse-t-on filer chaque année **le déficit de la CNAM** de 10 à 15 milliards d'euros, quand plus du tiers des 38 milliards dépensés en médicaments (dont 27 remboursés par la CNAM), soit 12 à 15 milliards, sont gaspillés en pure perte dans le seul intérêt de l'industrie pharmaceutique et de ceux nombreux, parmi les médecins, qui ont avec elle des liens, disons de connivence?

• Pourquoi ne pas définir avec les firmes l'organisation, **le design des essais cliniques**, de telle sorte que les nouvelles molécules soient toujours, et non pas seulement dans 50% des cas, comparées aux traitements déjà disponibles et **non à de simples placebos**, de façon à n'autoriser que les molécules qui apportent une **valeur ajoutée** et non pas celles qui sont seulement supérieures à un placebo, c'est-à-dire à rien, et qui s'avèrent souvent à l'usage inférieures, ou même très inférieures aux médicaments dont on disposait déjà (par exemple dans l'asthme ou le diabète 2)?

• Pourquoi ne pas **contrôler de façon indépendante chaque étape des essais cliniques**: sélection des malades, critères d'efficacité signifiants et pertinents (et non simples marqueurs de remplacement, *« surrogate markers »*), transparence des données, publication de tous les résultats, même négatifs, sans dissimuler les échecs et les accidents, comme cela est couramment le cas?

• Pourquoi accepter les yeux fermés la politique d'accroissement systématique de ses marchés par l'industrie, par le triple jeu de la **prescription hors indication**, de l'élargissement du «périmètre» des maladies aux prétendues «pré-maladies» (**pré-HTA, pré-diabète**, etc.) et par l'invention de maladies moliéresques qui n'existent pas, le *« disease mongering »* (phobie sociale, syndrome dysphorique menstruel, fibromyalgie, jambes lourdes ou sans repos, troubles musculo-squelettiques, côlon irritable,

POURQUOI CE GUIDE ET QUE DIT-IL ?

dyspepsie fonctionnelle, anorgasmie, fatigue chronique, névralgies pudentales, etc.) ?

• Pourquoi ne pas dissuader les firmes, par des contraintes financières et des refus de remboursement, de s'engager vers **les seuls grands marchés curatifs et surtout préventifs très rentables** des maladies fréquentes et chroniques des pays riches, au détriment des maladies aiguës, en particulier de celles qui déciment des pays du tiers-monde et les orienter vers la mise au point des nouveaux antibiotiques que nécessite la montée des résistances bactériennes ou vers celle des antiviraux, car grippe, hépatites, rotavirus, herpès virus, etc., sont aujourd'hui encore bien loin d'être maîtrisés ?

• Pourquoi maintenir en survie artificielle par des AMM, des prix et des remboursements injustifiés, une grande part des **firmes hexagonales** qui ont failli, au lieu de concentrer tous les moyens financiers disponibles sur quelques-unes qui souhaiteraient relever le challenge d'une vraie rénovation, par des interventions mieux ciblées du CIR, d'Oséo Industrie, de la CDC, du FSI, et un renforcement effectif des coopérations public-privé, qu'aujourd'hui « Alliance Biologie » (universités, INSERM, CNRS) et le CSIS, qui semblent n'être encore que des décors, ne parviennent pas à mettre effectivement en place ?

Ces questions exigent des réponses rapides dans un pays en grande difficulté économique, avec une dette de 1 900 milliards d'euros (29 000 €/Français), 87 % du PIB, accumulée depuis trente ans et doublée en moins de dix ans, obligeant à rembourser chaque année 50 milliards d'euros, équivalant à l'impôt sur le revenu, avec un déficit du commerce extérieur de 70 milliards en 2011. Il s'agit d'une évidente priorité nationale, qui s'impose à tous les partis que de réduire toutes les dépenses inutiles et, en particulier, les 15 milliards jetés par les fenêtres pour des médicaments inutiles et/ou dangereux (15 milliards, c'est 700 000 salaires de 1 800 €/an).

Rien ne peut cautionner une augmentation des **dépenses de santé** 2 fois plus rapide que celle de toutes les autres dépenses, non seulement sans résultat mesurable sur la durée et la qualité de vie, mais qui accroissent les risques d'**accidents thérapeutiques**.

Ces dépenses dépassent aujourd'hui 230 milliards d'euros (dont 176 pour la CNAM), sans que la santé des Français en soit

27

améliorée, soit 12 % de la production de la richesse nationale de 1 950 milliards d'euros, mesurée par le PIB, contre 9,5 % il y a cinq ans encore, 9 % en Angleterre et 10,5 % en Allemagne.

Le **déficit annuel de la Sécurité sociale** varie, depuis 2005, de 10 à 30 milliards d'euros par an, et celui des caisses d'assurance-maladie de 9 à 15 milliards et la **dette de la Sécurité sociale** atteint 200 milliards, soit 1/8e de celle de l'État, à laquelle elle s'ajoute, portant l'ensemble à rembourser à plus d'une année de PIB.

Enfin, **les dépenses de médicaments à l'hôpital et en ville** atteignent 37 milliards, dont 27 remboursés par la CNAM et 6 par les complémentaires et mutuelles, tandis que 2 à 3 milliards restent à la charge directe des patients (9 %), un pourcentage qui ne cesse d'augmenter, le remboursement moyen étant aujourd'hui de 75 %, 90 % à l'hôpital, 85 % pour les 9 millions de patients atteints d'affections de longue durée (ALD : hypertension, cancers, asthme, sida, diabète, etc.) qui consomment 6 fois plus de soins que les hors ALD, mais **seulement 55 %** pour les autres.

Le déficit s'accroîtra d'autant plus que les plus de 60 ans passeront de 13 à 17 millions entre 2010 et 2020, et le nombre des ALD de 9 à 13 millions (Cour des comptes, 2012).

Il est donc temps d'agir fermement et même brutalement pour protéger les patients des médicaments à risque, pour stopper le remboursement ou retirer du marché les médicaments inutiles, pour réduire le prix très excessif des médicaments commercialisés depuis 2000, pour annuler le déficit de l'assurance-maladie, pour aider au redressement de notre industrie pharmaceutique et pour améliorer l'état des hôpitaux, la situation des infirmières et la prise en charge de la vieillesse, de la dépendance, de tous les handicaps physiques et mentaux, etc.

L'heure des retouches de ces dernières années est passée, sauf à torpiller la couverture solidaire de notre système de santé et accepter une médecine à plusieurs vitesses, déjà en place, mais qui ne demande qu'à se développer à travers les cliniques et assurances privées.

L'heure est venue de la pédagogie à l'égard des citoyens et d'un Grenelle de la santé. On ne remettra évidemment pas sur les rails un système qui sombre et accumule les dettes et les retards depuis quarante ans, mais on peut, donc on doit, en stopper la dérive,

POURQUOI CE GUIDE ET QUE DIT-IL ?

autrement qu'avec des plans, comme celui prévu dans la loi de financement de la Sécurité sociale 2012, qui n'est qu'une collection de mini-mesures, dont la plupart ne seront même pas appliquées, parce que, ainsi formulées, elles ne peuvent mobiliser les acteurs de santé. Quant à la loi Bertrand de décembre 2011, réformant (un peu) le contrôle de la sécurité des médicaments et dispositifs médicaux, sera-t-elle appliquée ? Déjà, selon la revue du LEEM, « les nouveaux présidents de l'AFSSAPS et du CEPS prennent leurs distances avec le ministre qui les a nommés. Il va partir, eux croient rester » (Pharmaceutiques, mars 2012).

Pourtant, lorsqu'elles sont légitimes et voulues par la plupart, les grandes réformes ne sont pas plus difficiles à faire passer que les petites. Pourquoi alors hésiter ?

LES 10 000 MÉDICAMENTS DÉRIVÉS DE 1600 MOLÉCULES

A. Molécules originales de base   1620

- Molécules recensées dans le guide
  (dont associations de molécules : 158[1])   1 525
- Molécules génériquées[2]   291
- Molécules non incluses dans ce guide :   95
  - Anesthésie   18
  - Réanimation IV (intraveineuse)   50
  - Vaccins   27

B. Spécialités commercialisées   4730

- Spécialités sous brevet recensées dans ce guide
  (dont associations : 242[3]) (1,4 spécialité/molécule)   2 150[4]
- Spécialités génériquées (9 spécialités/molécule)   2 580

C. Présentations[5]   5 260

- Présentations des spécialités sous brevet   4 500[6]
- Présentations des génériques   760[7]

D. Total des spécialités commercialisées (B + C)   9 990

---

1. Cardiologie : 62 ; ORL : 30 ; gynécologie : 18, etc.
2. Elles font partie des 1 525 molécules recensées ici.
3. Cardiologie : 83 ; ORL : 41 ; gynécologie : 34 ; anti-inflammatoires : 29, etc.
4. Dans beaucoup de tableaux analysant les différentes disciplines médicales, le nombre est plus élevé (jusqu'à 2 350), parce que les mêmes spécialités sont utilisées dans plusieurs disciplines.
5. Comprimés, gélules, pastilles, gélules sublinguales, gouttes, ampoules buvables, spray, inhalations, nébuliseurs, collutoires, collyres, suppositoires, crèmes, pommades, lotions, shampoings, mousses, teintures, patchs, injections SC, IM, IV, perfusions, etc.
6. Soit en moyenne 2,9 présentations par molécule.
7. Soit en moyenne 2,6 présentations par molécule génériquée.

AGENCES ET DIRECTIONS DE SANTÉ
(28 SEULEMENT SONT CITÉES SUR 50)

ABM — Agence de biomédecine

AERES — Agence d'évaluation de la recherche et de l'enseignement supérieur

AFSSAPS — Agence française de sécurité sanitaire des produits de santé

ANESM — Agence nationale de l'évaluation et de la qualité des établissements et services sociaux et médico-sociaux

ANSES — Agence nationale de sécurité sanitaire de l'alimentation, de l'environnement et du travail (ex-ASSA + ASSET)

ANSM — Agence nationale de sécurité du médicament et des produits de santé

ANMV — Agence nationale du médicament vétérinaire

ANR — Agence nationale de la recherche

ARS — Agence régionale de santé

ATIH — Agence technique de l'information hospitalière

CEPS — Comité économique des produits de santé

CNAMTS — Caisse nationale d'assurance-maladie des travailleurs salariés

DGHOS — Direction générale de l'hospitalisation et de l'offre de soins

DGS — Direction générale de la santé

DREES — Direction de la recherche, des études, de l'évaluation et des statistiques

EFS — Établissement français du sang

EPRUS — Établissement de préparation et de réponse aux urgences sanitaires

HCAAM — Haut Conseil pour l'avenir de l'assurance-maladie

HCSP — Haut Conseil de la santé publique

IDS — Institut des données de santé

IGAS — Inspection générale des affaires sociales

INPES	Institut national de prévention et d'éducation pour la santé
INSERM	Institut national de la santé et de la recherche médicale
InVS	Institut national de veille sanitaire
HAS	Haute Autorité de santé
ONIAM	Office national d'indemnisation des accidents médicaux
UNCAM	Union nationale des caisses d'assurance-maladie
UNOCAM	Union nationale des organismes d'assurance-maladie complémentaire

Les dépenses de médicaments et l'industrie pharmaceutique

LES DÉPENSES DE SANTÉ

Elles ne sont pas au centre de ce livre et ne sont évoquées que dans la mesure où les dépenses de médicaments s'y inscrivent.

Au total, **230 milliards d'euros par an**, dont 176 remboursés par la CNAM, 3 500 €/Français/an, au 3e rang mondial derrière les États-Unis et le Japon, à égalité avec l'Allemagne, mais qui est 1,3 fois plus peuplée, très loin devant l'Angleterre, à 155 milliards, soit 2 600 €/habitant/an.

Les recettes, CSG (contribution sociale généralisée) et cotisations sociales, sont insuffisantes pour assurer l'équilibre, avec un **déficit de la CNAM** de 10 milliards d'euros en 2011, qui s'ajoute à une **dette de près de 200 milliards d'euros**, qui s'ajoute elle-même à la dette de 1 700 milliards d'euros de l'État, une situation de banqueroute, qui doit être financée par la CADES, qui emprunte sur les marchés au nom de la CNAM, exactement dans le même style que celui qui a conduit l'État à perdre une part de la confiance des marchés et son triple A. La CNAM doit par ailleurs rembourser chaque année les intérêts de cette dette, ce qui grève ses recettes d'environ 5 milliards d'euros par an.

Les hôpitaux représentent 73 milliards d'euros sans les médicaments hospitaliers (79 avec), dont 75 % (48 milliards d'euros) pour les hôpitaux publics et le reste pour les établissements privés, qui assument la plus grande part de la chirurgie et des accouchements.

Les médicaments remboursés ou non représentent 41 milliards d'euros avec les médicaments hospitaliers, soit **18 % des dépenses totales de santé, 81 % du budget des hôpitaux publics** et **leur coût augmente 2 fois plus vite que celui des hôpitaux** et l'aura, si rien n'est fait, rattrapé dans très peu d'années.

Ces dépenses de médicaments représentent également **2 fois les revenus des médecins** et, plus précisément, **6 fois ceux des généralistes**. C'est dire la part du budget que les médicaments occupent aujourd'hui dans les dépenses de santé, à peu près le double de ce qu'elle était en 1990 alors que leur apport thérapeutique a été presque nul depuis cette date.

Le tableau D-1 rappelle les principaux postes budgétaires de l'État et de la Sécurité sociale.

Le tableau D-2 informe sur les déficits de la Sécurité sociale et de la CNAM de 2007 à 2011 et indique le **plan de résorption des déficits 2012**, inclus dans la loi de financement de la Sécurité sociale, collection de mesures trop minimes pour être convaincantes et qui n'ont guère de chance d'être toutes totalement appliquées. Même si elles l'étaient, elles ne ramèneraient le déficit que de 9,6 à 7 milliards d'euros et non pas les 6 milliards prévus dans l'objectif de la loi et encore bien moins à l'équilibre.

La CSG et les cotisations sociales devront être nécessairement augmentées ou les prestations réduites ou les hôpitaux un peu plus étranglés qu'ils ne le sont.

Le déremboursement et/ou la suspension et les taxes ou diminutions de prix que nous proposons plus loin pourraient seuls y parvenir.

DES DÉPENSES
DE MÉDICAMENTS DÉLIRANTES
15 MILLIARDS D'EUROS
JETÉS PAR LES FENÊTRES

Beaucoup plus encore que les excès majeurs d'examens biologiques et d'imagerie inutiles et répétés, d'hospitalisations inutiles et prolongées, de gestes interventionnels et d'actes chirurgicaux d'utilité discutable, nos dépenses de médicaments de **36 milliards d'euros/an** (tableaux D-3 et D-4), dont au moins le tiers injustifié, plombent tout le reste de notre système de santé. Selon IMS Health, nos prix ont été multipliés par 2,25 de 1990 à 2009, quand la hausse générale des prix a été de 37 % dans la même période, **soit 3,4 fois plus vite**, et, depuis vingt ans, les dépenses de médicaments ont augmenté 2 fois plus vite que celles des hôpitaux, que les revenus des médecins et les salaires des infirmières, même si, dont acte, l'augmentation a ralenti récemment, passant de 7 % par an de 2002 à 2005, à 3,5 % de 2006 à 2008 et 2,2 % en 2009 et 2010, en même temps que les dépenses de médicaments hospitalières passaient entre 2010 et 2011 de 8 à 5,5 milliards d'euros.

À elle seule, la **cardiologie**, avec l'HTA et le cholestérol (voir aussi p. 342-383), représente le quart des dépenses des 24 disciplines médicales, largement pour des médicaments préventifs d'utilité contestable (voir note « Statines »), tandis que la **cancérologie** n'en est encore qu'à 9 %, mais ne cesse de croître à grande vitesse, et, à ce rythme, l'aura rattrapée dans cinq ans (tableau D-7 et p. 472).

Vingt-cinq molécules starisées par l'industrie mais très inégales (3 des 5 premières n'ont guère d'intérêt, mais représentent 1,1 milliard d'euros de dépenses !) constituent **1 %** des 2 200 spécialités et représentent près de 5 milliards d'euros de dépenses, soit, à elles seules, près de **15 %** du total (tableau D-9).

L'accroissement rapide des dépenses est pour 80 % lié aux bio-médicaments ciblés, appliqués aux cancers et aux maladies auto-immunes. On y trouve aussi une molécule inutile et dangereuse, l'**avastin** (voir note « Avastin »), **3 statines**, sans compter les 7 autres, très surprescrites et d'utilité contestable (voir note « Statines »), le **Plavix** sans supériorité sur l'aspirine et 30 fois plus cher (mais génériqué aujourd'hui) (voir note « Antiagrégants ») et 12 biomédicaments de réelle efficacité, mais à des prix qui devraient être rabotés, sans hésiter, de 50 %. Une politique énergique pourrait réduire ces coûts de 4,8 G€ à 2,3 G€, en retirant l'avastin du marché, en réduisant à 35 % le remboursement des statines et en en contrôlant la prescription, et de moitié le prix de tous les biomédicaments, soit **2,5 G€ d'économie** (soit le salaire annuel de 100 000 smicards...).

Dans leur ensemble, les dépenses de médicaments sont liées aux **prix excessifs** et surtout à la **surconsommation** en volume. En 2011, comme en 2000, les dépenses par habitant placent la France, de très loin, au 1er rang mondial, juste derrière les États-Unis (tableaux D-5 et D-6). Compte tenu des résultats en termes de santé, qui ne sont pas meilleurs qu'ailleurs, on pourrait dire que la France est **au dernier rang des pays occidentaux** en termes de performance, puisqu'elle dépense beaucoup plus et ne réussit pas mieux.

La France consacre aujourd'hui par habitant, entendez qu'elle **jette par les fenêtres, deux fois plus que l'Angleterre, un tiers de plus que l'Allemagne et les Pays-Bas**, 70 % de plus que l'Italie et 30 % de plus que l'Espagne, 10 % de plus que le Japon et même la Suisse.

La santé des Français n'est pourtant pas meilleure qu'elle ne l'est dans ces pays (voir le rapport 2012 du Haut Conseil de la santé publique). La durée de vie moyenne des Français (81 ans) est identique à celle des autres nations, qui va de 80 (Angleterre, Allemagne) à 82 ans (Japon, Italie) et aucune des grandes enquêtes épidémiologiques internationales publiées en 2010-2011 par la revue *Lancet* n'indique que les soins, les médecins, l'impact et les conséquences des maladies, y soient meilleurs qu'ailleurs, mais plutôt qu'ils y sont parfois un peu inférieurs, qu'il s'agisse des divers types de cancers, de l'hypertension artérielle, des maladies coronaires, de la mortalité périnatale (nous sommes le n° 1 en Europe) infantile (17e sur 27), de la mortalité des femmes à l'accouchement, du sida, des greffes du rein, du diabète, des infections sévères, de l'alcool n° 4 en Europe, mais dépassé seulement par de très petits pays (Estonie, Tchéquie, Irlande), etc.

Avec des dépenses de médicaments 1,5 à 2 fois plus élevées qu'ailleurs et des prix en moyenne de 30 % plus élevés, **c'est la consommation qui est le facteur essentiel du surcroît des dépenses.** Ce sont les prescriptions et la multiplication des molécules inutiles, plus encore que les prix, qu'il s'agit de maîtriser.

Les Français ne cessent pourtant de s'autoféliciter de leur système de santé, sans s'informer exactement. Comme d'habitude, la fameuse exception française leur paraît aller de soi. Rien ne prouve pourtant que notre système soit supérieur à celui des autres pays européens, sauf, et c'est de la plus grande importance, en termes **d'accès aux soins pour tous et de quasi-gratuité des hôpitaux** publics, qu'égalent seuls les pays scandinaves, mais les Pays-Bas, l'Allemagne ou la Suisse n'en sont pas loin.

Les optimistes soulignent sempiternellement la médiocre qualité du système de soins anglais en se rapportant aux années 1980. Mais depuis, **l'Angleterre a consenti des investissements massifs et surtout rationnels,** avec 2 réformes successives du NHS (National Health Service), tandis que son budget santé est passé de 7 à 9,4 % de son PIB (33 % de plus) et ses médecins, comme ceux de toute l'Europe du Nord, de la Suisse et de l'Allemagne, sont beaucoup mieux rémunérés que leurs homologues français (selon l'OCDE, le revenu moyen avant impôts et cotisations à leur caisse de retraite (CARMF) des médecins généralistes français – 84 000 €, pour 50 à 60 heures par semaine – les place au 8e rang mondial, à 57 % des Américains, 69 % des Anglais, 75 % des Allemands. Écart plus grand encore pour les spécialistes, dont le revenu moyen est 1,7 fois celui des praticiens). Ils le sont en Angleterre grâce à une répartition équilibrée des moyens mis à disposition des hôpitaux, des médecins, des infirmières et des médicaments, et grâce à la politique d'évaluation austère et sobre du **NICE** (National Institute of Clinical Excellence) d'une tout autre qualité que notre HAS. Cela a permis aux Anglais de freiner et de dérembourser les médicaments peu efficaces, comme les statines, et d'encadrer les dépenses des médicaments anticancéreux récents, aux prix délirants pour des résultats minuscules, qui ruinent les budgets hospitaliers français.

Ce serrage de boulons a été fait avec l'appui des médecins universitaires britanniques, dont la valeur en tant que chercheurs est d'assez loin supérieure à la nôtre, comme le montrent toutes les analyses comparatives de leurs travaux, tandis que, **chez nous, trop d'universitaires ne marquent aucun intérêt pour les prix de médicaments**, qu'ils laissent filer, les yeux fermés, dans leur service, et qu'ils ne connaissent souvent même pas, montrant depuis toujours le plus ostentatoire dédain pour le prix de la santé.

La mise à l'écart des pseudo-médicaments de 3e ordre en Angleterre, alors qu'ils font florès chez nous, tient aussi à la différence de **leur industrie pharmaceutique**, qui est d'excellence, quand la nôtre n'a pas mis 3 grandes molécules sur le marché depuis trente ans. Au contraire, l'industrie anglaise est depuis soixante-quinze ans du plus haut niveau mondial, grâce aux laboratoires Glaxo-SmithKline (GSK), héritier de Wellcome et de Beecham, et Astra-Zeneca (anglo-suédois), héritier de l'ICI (Imperial Chemical Industry), qui, à l'égal des industries pharmaceutiques américaine et suisse, ont été à l'origine des très grandes percées qui ont révolutionné la vie des malades (1ers antibiotiques, β-bloquants, β2-stimulants, antiacides – antiulcéreux, anti-inflammatoires par exemple, couronnés par 5 Nobel). Nous sommes à cent lieues derrière. Il faut cesser de regarder l'Angleterre comme un parent pauvre de la médecine. Elle est au contraire, et de loin, **en termes de choix thérapeutiques rationnels en clinique**, l'un des 2 leaders mondiaux avec les États-Unis, et elle fait au moins jeu égal avec l'Allemagne, la Suisse, les Pays-Bas, la Belgique et les pays scandinaves, pour la prise en charge clinique des malades. Rien d'objectif n'indique que nous soyons au-dessus de ce niveau, ni même à ce niveau.

Ce sont aussi **les journaux anglais**, le *Lancet* et le *British Medical Journal*, qui sont les journaux de référence de l'Europe. Eux seuls sont porteurs des grandes percées et des grandes orientations thérapeutiques, au même niveau d'excellence que le *New England Journal of Medicine* américain et devant tous les autres, et en particulier les journaux français, où il ne viendrait à l'idée de personne,

42

DES DÉPENSES DE MÉDICAMENTS DÉLIRANTES

même en France, de rechercher des arguments rationnels de choix thérapeutique.

Deux fois plus chers que les Anglais pour un résultat, au mieux identique. Des pourcentages abstraits, passons aux réalités, avec l'espoir de réveiller enfin l'attention des décideurs (?) politiques. Deux fois plus que l'Angleterre, cela veut dire 30 milliards d'euros au lieu de 15, **15 milliards gaspillés**, plus que tout le déficit de l'assurance-maladie.

De même, en dépensant par habitant 30 % de moins que nous, les Allemands économisent 10 milliards d'euros et, d'ailleurs, les caisses des Länder ne sont pas en déficit, parce qu'elles n'ont pas le droit de l'être. Depuis dix ans, l'Allemagne ne laisse plus filer les déficits de façon déraisonnable, c'est-à-dire impossible à rembourser.

Ces 15 milliards perdus pourraient aller aux hôpitaux, aux maternités, aux urgences, à l'accueil des vieux, des handicapés, des Alzheimer, des autistes, des maladies psychiatriques et au soutien de la recherche de nos laboratoires pharmaceutiques entièrement à reconstruire.

En ayant maintenu plus de **430 spécialités inutiles (E5 dans notre classification), dont 80 % issues des laboratoires français** (+ 470 molécules peu utiles de classe E4, dont 53 % françaises), en ne contrôlant pas le marché du médicament, dont le coût augmente **2 fois plus vite que celui des hôpitaux**, nos politiques condamnent le système de santé tout entier à la pauvreté, pour le plus grand bénéfice, non seulement des grandes firmes de l'industrie pharmaceutique étrangères, qui produisent souvent d'excellentes et nécessaires molécules, mais aussi de dizaines de petites firmes françaises, qui ne produisent que de pauvres pastilles ou décoctions et vivent aux crochets de la nation.

À l'opposé, **les firmes étrangères** ont certes produit 10 à 20 % de molécules sans autre intérêt que commercial, mais elles **ont surtout inventé et produit 70 % des 680 grandes molécules de classes E1 et E2,** tandis qu'aucune n'a été découverte par les firmes françaises, qui se bornent à copier les molécules inventées ailleurs, Sanofi compris.

Les politiques se défendent d'avoir autorisé et remboursé ces produits mineurs de classes E4 ou E5, en disant avoir soutenu l'industrie française et quelques dizaines de milliers d'emplois, mais ils n'ont fait que laisser survivre ces entreprises sous perfusion dans une routine sans ressort, sans volonté de faire autre chose que vendre des boules de gomme, sans incitation à progresser, à s'élever au **seul niveau qui aurait compté, celui de la compétition scientifique et technologique internationale** avec les grands pays. Loin de soutenir l'industrie française, ils l'ont définitivement endormie.

100 000 TONNES/AN : UNE CONSOMMATION DE MÉDICAMENTS ADDICTIVE ET DÉLIRANTE
LE RETOUR NÉCESSAIRE À UNE MÉDECINE SOBRE

Plus que les prix, la consommation de médicaments est la cause de l'envol des dépenses. Surtout après 50 ans. Pour une valeur de 1 à 20-30 ans, la consommation grimpe à 3 de 40 à 50 ans, à 5 de 60 à 70 ans et à 6 après 80 ans.

Les faits[1]

Il faut vivre retiré au fond d'une grotte troglodyte pour ignorer ce que la presse ne cesse de répéter depuis trente ans. Kola, cat, chanvre, pavot, coca, tels les Éthiopiens, Yéménites, Indiens, Afghans ou Péruviens, les Français sucent, croquent, avalent, déglutissent, inhalent, se piquent, se patchent, se badigeonnent, s'oignent, s'analisent, se vaginalisent, bref se droguent de beaucoup plus de médicaments que les autres peuples et, de plus, en jettent le quart, 25 000 tonnes par an, parce que l'industrie leur vend habilement des boîtes contenant plus de médicaments qu'ils n'en consomment! (tableaux D-6 et D-8). **Selon les maladies, réelles, ressenties ou craintes**, 1,5 à 8 fois plus que les autres pays, des ordonnances de 1 à 30 médicaments, 3 à 7 en général, à 41 € en moyenne, le double du prix des consultations, contre 15 à 20 € ailleurs, 48 boîtes de médicaments par an de 30 g environ, soit 100 000 tonnes par an et environ 1 kg/an par foyer, 3 milliards de boîtes et 4 comprimés par jour par Français (42 il y a six ans), une par semaine, sans qu'il y ait la moindre différence de durée de vie et d'état de santé de la population, avec les pays comparables et voisins, Angleterre, Allemagne et Italie.

---

1. Voir aussi annexes 3 et 4, p. 862 et suivantes.

Pourquoi ? D'abord parce que le marché est envahi par des centaines de molécules inutiles et remboursées.

Depuis trente ans, les politiques disent, préconisent, annoncent, menacent et ne font rien que de marginal pour que cela cesse.

De 1997 à 2002 (tableau D-16), M. Aubry, B. Kouchner, E. Guigou listent 835 médicaments inutiles à dérembourser, mais ne parviennent à le faire pour aucun. Le Conseil d'État s'en mêle : les ministres n'ont pas apporté la preuve de l'inefficacité de ces médicaments. C'est que, **pour accéder au marché, il suffit d'une probabilité ténue d'efficacité, mais pour en être écarté, il faut une preuve irréfutable de risque.** Les intérêts des industriels passent toujours avant ceux des patients. Entrée libre, sortie condamnée. Tel est notre droit, et c'est en droit que juge le Conseil d'État.

Trois ans plus tard, J.-F. Mattei annonce en dérembourser 400 et doit reculer pour 100 d'entre eux. J. Servier s'est mobilisé et il a eu gain de cause, toujours devant le Conseil d'État, qui oblige aussi l'État à réintroduire le Ketum qu'il venait d'interdire et condamne l'AFSSAPS à dédommager le laboratoire Menarini (dont on apprendra ensuite, preuves en main, qu'il a menti sur tous les points), et le Ketum est toujours sur le marché, continuant d'entraîner au soleil des brûlures très graves, spécialement chez l'enfant.

Il faudra attendre 2008 pour faire enfin tomber les **veinotoniques** et les **expectorants**, mais les **artério-dilatateurs**, piliers de l'empire Servier, sont toujours là et remboursés. Ce sont pourtant des médicaments, non pas à dérembourser, mais à interdire, car ils sont à la fois inefficaces et dangereux. L'un d'eux vient de l'être (Buflomédil) ; à quand les autres, qui au mieux ne font rien et, au pire, dilatent exagérément les artères saines et provoquent infarctus et accidents vasculaires cérébraux, mais ne dilatent pas les artères athéromateuses, rigides comme des tuyaux de pipe ?

Il y a à la fois **surconsommation des médicaments efficaces et chers et consommation massive de médicaments inefficaces.**

La consommation des médicaments **les plus chers** est 2 fois supérieure à celle des autres pays (tableau D-6). Quand 100 000 à 500 000 ont réellement besoin de tel ou tel médicament, ce sont 200 000 à 1 ou 2 millions qui les avalent : antibiotiques, statines, antiacides, antiagrégants, antidépresseurs, antihypertenseurs chers, prils et sartans, de préférence aux moins chers tout aussi actifs (voir note «HTA»).

Mais ils surconsomment aussi les médicaments **peu actifs ou inactifs**, des pseudo-médicaments, de simples «produits», qui n'existent même pas dans les autres pays, des produits «qualité France», de classes E4 ou E5, **antispasmodiques** inactifs, **antitussifs** parfois dangereux, **fluidifiants** bronchiques qui ne fluidifient rien, **veinotoniques** pour des veines sans tonus, **artério-dilatateurs** inactifs et parfois dangereux, **hypnotiques, antinauséeux, antivertigineux, dermoprotecteurs, vitamines** inutiles, C, E, PP, **magnésium, antiasthéniques**, médicaments intestinaux, **cholérétiques, sédatifs doux, stimulants cognitifs** des sujets âgés, parfois remboursés ou que les malades paient 0,5 €/j, **aussi chers que les plus grandes molécules**, corticoïdes, antidiabétiques ou anti-β-bloquants, à quoi s'ajoute une automédication croissante (10% des dépenses), en passe de rejoindre celles de l'Allemagne et de l'Angleterre (30 à 50%).

Dans tous les autres pays européens, les consommations sont bien moindres, les prix moins élevés, les génériques plus nombreux et infiniment moins chers que chez nous. Les tableaux joints (D-2 à D-14) en disent long sur le sujet.

Les quatre coresponsables en chaîne

Le laxisme de l'État laisse **l'industrie libre de définir** *de facto* **les priorités de santé publique**, en décidant seule des marchés à créer ou à accroître, en fonction de ses intérêts et libre de multiplier les produits prétendument nouveaux, qui, marketing aidant, poussent les médecins à les prescrire et les patients à les demander.

Premiers responsables, l'inertie de l'État et l'incompétence, l'incapacité, l'irresponsabilité de ses agences fusibles, autonomes, mais non décisionnelles, créées par l'État pour dégager sa responsabilité directe et qui admettent et laissent sur le marché 40% de spécialités inutiles et 25% à risque, et en remboursent les trois quarts.

Ensuite, l'industrie, qui parvient à faire admettre chaque année 100 pseudo-nouvelles molécules de plus, dont 95 ne sont que des copies ou de simples associations inutiles ou « présentations nouvelles » de molécules anciennes, et dont seulement 0 à 3 (0 à 3 sur 100 !!) sont jugées importantes par la CTHAS ou *Prescrire*. Elle parvient aussi chaque année à obtenir l'élargissement des indications, donc de ses marchés, des spécialités déjà commercialisées. Sans contrôle réel, l'offre ne cesse donc de croître et stimule la plume des prescripteurs et les demandes des consommateurs, d'autant plus qu'elles sont remboursées et en apparence gratuites. L'offre, surtout si elle paraît gratuite, stimule la demande. Le professeur Montastruc vient de le redécouvrir.

Trop souvent « malades imaginaires », les Français achètent ces molécules au caddy, **sans même regarder les factures, carte Vitale à la main. C'est un droit, un acquis prétendument social**, y compris pour des maladies qu'on n'a pas et qui souvent n'existent même pas, en oubliant que cela se fait, un, aux dépens des malheureux qui, sans la CMU et l'AME (beau sigle), sans cesse remises en cause, ne peuvent obtenir ceux dont ils ont réellement besoin ; deux, au détriment des médicaments vraiment utiles qui, hors ALD, ne sont remboursés au mieux qu'à 65 %, en dépit de leur efficacité ; trois, aux dépens des besoins de santé prioritaires, équipements et personnels des hôpitaux, prise en charge de la dépendance et de la vieillesse, maladies graves et invalidantes, handicaps, etc. **Trop de Français privilégient leur « accessoire » à l'« essentiel » des autres.** Il est démagogique de ne pas le leur dire et de laisser faire. Le médicament, c'est 36 milliards d'euros/an, 600 €/an par Français, 3 000 pour les plus de 60 ans, dont au moins 12 G€ gaspillés aux dépens des autres priorités de santé.

Patients et médecins doivent comprendre que **tout n'est pas possible.** Il est démagogique, il n'est ni utile, ni juste de prescrire et encore moins de rembourser, même seulement à 35 %, des médicaments inefficaces et quelquefois dangereux, ou prescrits, hors de propos ou hors indication (ce patient, vu hier, voit son généraliste pour un mal de gorge sans fièvre. Il sort avec une ordonnance associant un collutoire – OK –, un antibiotique – inutile – et pour prévenir toute complication, un antiallergique – inefficace –, un AINS (anti-inflammatoire antidouleur) et un Mopral, au cas où... Et cela, c'est tous les jours, dans tout le pays, l'ordonnance à 50 €, quand un grog aurait suffi !).

UNE CONSOMMATION DE MÉDICAMENTS ADDICTIVE ET DÉLIRANTE

Les cotisations sociales sur les salaires et la CSG qui taxe tous les revenus de tous sont assez lourdes pour ne pas être utilisées pour convenance personnelle, aux dépens des priorités collectives.

Mais d'où vient cette frénésie ? Des malades ? Mais pourquoi ?

La fin des Trente Glorieuses, la mondialisation qui oblige enfin à partager plus équitablement les ressources de la planète entre 7 milliards d'hommes et non plus 2, le renchérissement de l'énergie et des matières premières, la montée en puissance des grandes nations émergentes, les différences de coût du travail Nord-Sud et Est-Ouest, un capitalisme de *traders*, non plus investisseur, mais financier et spéculatif, multipliant les paradis fiscaux et échappant au contrôle des nations, qui ne cherchent d'ailleurs guère à le contraindre et en viennent à emprunter à 4 %, que paient *in fine* les citoyens, pour prêter aux banques à 0,1 %, qui prêtent en retour aux mêmes citoyens et aux entreprises à 6 %, voire à 15 %, ce qui leur permet d'empocher à la fois marges avant et marges arrière. Tout cela n'est pas une crise, mais un **tournant**.

La diffusion quotidienne de nouvelles angoissantes, concernant la dette, les délocalisations, les fermetures d'entreprises, le déficit du commerce extérieur, l'emploi, le logement, l'avenir des enfants, **la montée de la pauvreté des pauvres et de l'enrichissement des riches** ont conduit à un pessimisme crépusculaire de plus en plus noir, et, en attendant la révolte, à une dépression d'autant plus généralisée, que personne ne montre aux Français combien les autres pays, y compris les États-Unis, la Grande-Bretagne et l'Allemagne sont eux aussi en difficulté (spécialement l'Allemagne, qui vieillit et a tout joué sur des entreprises moyennes de mécanique, dont les pays émergents vont rapidement grignoter les technologies, alors qu'elle est presque absente dans le domaine des grandes percées technologiques et qu'elle aura moins d'habitants et dix ans plus vieux que la France dès 2040). D'autant plus que personne non plus n'exalte **les immenses atouts de la France**, ses espaces, ses climats, sa démographie, sa jeunesse, sa protection sociale, une nation qui, avec 1 % de la population mondiale, produit 5 % des richesses de la planète, avec un PIB qui dépasse nettement celui de l'Angleterre et la place au 5ᵉ rang des économies mondiales et qui est aussi l'une des maîtresses internationales du nucléaire civil et militaire, de l'aéronautique, des transports, des marchés du luxe (et tant que le capitalisme sera triomphant, cette niche persistera, qui permet à la France de classer 4 de ces entreprises, LVMH, Hermès, Dior, L'Oréal, dans les 400 premières mondiales, bien avant Renault, Peugeot et Airbus), sans oublier sa langue, sa richesse et sa diversité culturelle nord-sud, est-ouest, à nulle autre pareille et celle d'une recherche de très haut niveau, comme nous l'avons montré, toujours pièces en main, dans un livre récent et qui ne demande qu'à être libérée des entraves des administrations de l'État hiérarchisées gérontocratiques, immobiles, sclérosées, programmatrices, l'œil fixé sur le rétroviseur (si nos mathématiciens sont au 1er rang mondial, c'est qu'ils ne coûtent guère et échappent pour cela aux contraintes de l'État). C'est d'entreprendre qu'il s'agit. *Yes, we can.*

Mais, dans le contexte d'aujourd'hui, on peut comprendre que l'humeur dominante soit particulièrement noire et que **la maladie apparaisse comme un refuge identitaire**, une étiquette, une officialisation d'un état dont on n'est pas responsable et qu'elle requiert une protection. Ce qui en résulte, ce sont la **médicalisation à outrance de toutes les difficultés de la vie et une ruée sur les médicaments** (voir note « Antidépresseurs »).

Et c'est là qu'intervient **la responsabilité très grande des médecins**. Beaucoup ont gardé leur vocation, le sens du don d'eux-mêmes, mais beaucoup aussi, faute de formation pharmacologique et thérapeutique suffisante et de formation continue indépendante, sont devenus des prescripteurs forcenés, qui, loin d'éduquer les malades, les poussent au crime en réduisant leur rôle à celui d'une machine à sous robotisée, éjectant l'ordonnance ou l'arrêt de travail après huit minutes de consultation écourtée.

C'était au contraire à eux de canaliser la demande des patients, d'expliquer, de rassurer, d'éviter des dérives. Au lieu de cela, ils prescrivent 19 fois plus de **vasodilatateurs** inefficaces que leurs collègues anglais, 15 fois plus d'hypolipémiants, alors que les maladies artérielles sont 2 fois moins fréquentes chez nous, 4 fois plus **d'antidépresseurs**, de **prils** et de **sartans** contre l'hypertension artérielle, 2 fois plus de calmants, 1,3 fois plus d'anti-inflammatoires. **Les généralistes prescrivent trop, trop cher, trop souvent et trop longtemps.** Chacun d'eux est responsable d'environ 1 000 prescriptions par mois, une ordonnance de 3 médicaments par consultant en moyenne et souvent hors indications, alors qu'il n'y a que très rarement de bonnes raisons pour le faire, comme ils le font pour les **statines** (voir note «Statines»), et comme ils l'ont fait pour le **Mediator**, prescrit comme coupe-faim pendant trente ans et pour le **Mopral** et ses génériques, prescrits à des millions de patients, bien au-delà d'indications déjà laxistes, alors que les vrais ulcères gastriques sont des maladies rares (50 000/an) et que les reflux avec hernie hiatale le sont aussi. Les autres ne relèvent que de traitements brefs, voire de simples pansements gastriques. La dérive des prescriptions dépasse d'ailleurs de beaucoup le domaine des médicaments et s'étend aux examens biologiques et radiologiques, aux hospitalisations inutiles et inutilement prolongées, aux gestes interventionnels ou aux interventions chirurgicales, dont les enquêtes montrent aux États-Unis, et quelques-unes ponctuelles en France, que 30 % d'entre elles n'étaient pas nécessaires, tel ce Marc Midei, qui, dans le Maryland, pose 30 stents coronaires en un après-midi, avant d'être radié, et qui n'est pas sans émules en France. Sans être radiés.

La politique de **maîtrise médicalisée des dépenses** menée depuis trois ans n'a jusqu'ici donné que des résultats mineurs, mais qui progressent. Elle doit être renforcée et, s'il le faut, contraignante, visant à ne prescrire que ce qui est efficace et utile au malade, dans chaque cas, et seulement pour le temps nécessaire. Au-delà, que chacun absorbe ce qu'il veut, mais à ses frais. Ce n'est plus de la médecine.

Pour une médecine sobre

Le médicament n'est pas tout, il ne résume pas la médecine, il est même parfois un manteau de Noé, un faux-fuyant. Lorsqu'on ne sait plus comment rassurer ou s'assurer la confiance d'un patient, on en vient vite à l'ordonnance.

C'est oublier ce qu'est la médecine. Il s'agit d'accueillir un homme, un enfant ou un vieillard qui sont, ou se sentent malades, de les écouter, les interroger, les regarder, les examiner, analyser leurs symptômes, leur vie, leurs difficultés affectives, familiales, professionnelles. Tous sont des individus uniques et des individus dans la société. **Les maladies n'existent pas, il n'y a que des malades.**

L'apprendre devrait être l'essentiel de la formation initiale des médecins. Ce n'est pas inné. Il faut vouloir capter leur confiance, leur montrer de l'empathie, de la compassion, même quand ils ne la suscitent pas **et cela, c'est déjà de la thérapeutique.**

Consulter, c'est aussi prendre le temps de tout dire, certitudes et incertitudes, d'expliquer chaque démarche, de mobiliser pour ce qui est souvent un combat, leur combat, jusqu'à s'en faire de véritables amis. C'est un don de soi, souvent un échange qui enrichit le médecin et justifie son action à ses propres yeux, **et cela, c'est aussi de la thérapeutique.**

Il faut aussi expliquer que les progrès technologiques exaltés par les médias sont presque toujours des leurres, que la médecine est loin d'être une science, que les incertitudes et les surprises y règnent, qu'aucun résultat n'est assuré et que c'est toujours un pari. Il faut l'expliquer aux malades et leur dire qu'ils peuvent compter sur une présence, une disponibilité et une aide permanente, **et cela, c'est encore de la thérapeutique.**

Bref, le médecin doit sortir épuisé, mais heureux d'une journée de consultation et c'est le cas pour beaucoup de ceux que nous connaissons, dont on ne peut qu'admirer le don d'eux-mêmes. **La médecine est d'abord une science humaine et sociale.** Le reste relève de savoirs techniques, souvent subalternes, où la place de la clinique est aujourd'hui trop réduite. C'est la «**clinique oubliée**» de B. Guiraud-Chaumeil, des savoirs qu'on complique à plaisir, dont l'essentiel est simple et dont il faut connaître les limites en se formant tout au long de sa vie, et en particulier sur les médicaments. L'objectif est **une médecine personnalisée, humaine, juste, sûre et sobre**, visant aux résultats les meilleurs et les plus rapides par les moyens les plus simples, dans l'intérêt des patients et de leurs finances, contre l'intérêt de certains médecins et des industries du médicament et des dispositifs médicaux, toujours à la recherche de nouveaux marchés, et parfois aussi contre les demandes des malades mal informés par les médias, qui croient que tout ce qui brille est d'or et que l'heure des robots chirurgicaux et de l'absolue foutaise du dossier médical informatisé est venue. On ne dira jamais assez l'importance du **concept de médecine sobre**, lancé là aussi par B. Guiraud-Chaumeil, ex-président de la Conférence des doyens de médecine et de l'Agence nationale d'accréditation et d'évaluation en santé.

PRIX ET REMBOURSEMENT DES MÉDICAMENTS

Les faits

La dépense de médicaments très excessive de la France, 1,5 à 2 fois supérieure à celle des autres pays, est due pour les deux tiers à la **surconsommation** et pour un tiers **au prix excessif** des spécialités et au faible développement des génériques (voir plus loin).

Le tableau D-10 donne la liste **des spécialités les plus coûteuses** en termes de prix quotidien (de 10 à 2 000 €/j).

Le tableau D-11 indique le classement des spécialités en 3 groupes de prix, inférieur à 2 €/j, de 2 à 5 €/j et plus élevé.

Il montre que beaucoup des **très grandes molécules thérapeutiques**, telles que les analgésiques, les anti-inflammatoires, les antihypertenseurs, les antidiabétiques oraux, les hypoglycémiants, les antiasthmatiques et beaucoup de médicaments psychiatriques sont pour la plupart des thérapeutiques anciennes, mais remarquablement efficaces et **sont de loin parmi les moins coûteuses**, leurs prix ayant été fixés il y a des dizaines d'années. Les grandes découvertes ne sont donc plus récompensées comme elles devraient l'être.

Le tableau montre également que les antibiotiques en perfusion, les antiviraux, les immunosuppresseurs, les immunostimulants et les anticancéreux sont en revanche parmi les molécules les plus coûteuses.

Le tableau D-12 esquisse une **comparaison des prix entre l'Angleterre, la France et l'Italie.** Elle montre que les prix français sont en moyenne 30 à 50 % plus élevés et une comparaison similaire avec l'Allemagne montrerait des différences de 10 à 20 %. (Cependant les prix anglais sont un peu plus élevés qu'indiqués ici, car ils sont majorés par un tarif de dispensiation « à la ligne » de 2,3 à 4,6 € par boîte.)

Le tableau D-14 montre que, **à qualité égale, les prix accordés aux spécialités françaises sont de 20 à 130 % supérieurs à ceux accordés aux firmes étrangères.**

Le tableau D-13 analyse la **structure des prix** et les parts respectives des grandes firmes, des grossistes répartiteurs (7 %) et des 22 000 pharmacies d'officine (27 %).

Le tableau D-15 analyse les **taux de remboursement** des 2 200 spécialités étudiées :
- 6 % sont remboursées à 100 % ;
- 8 % sont prises en charge par les hôpitaux ;
- 44 % sont remboursées à 65 % ;
- 15 % remboursées à 35 % ;
- 27 % ne sont pas remboursées.

Les remboursements en fonction de la qualité sont analysés plus loin. Disons cependant ici que les spécialités efficaces devraient donner lieu à remboursement à 100 %. Mais il n'y a aucune raison de rembourser à 65 %, 35 % ou même à 15 % les molécules inefficaces. **De deux choses l'une, ou un médicament efficace et il doit être remboursé à 100 %, ou il ne l'est pas et il n'y a aucune raison de le rembourser**, même à 15 %.

Si tant de personnes souhaitent avaler, mâchonner, suçoter ou boire des poudres ou décoctions de plantes, d'ailes de scarabée, de pénis d'ours ou de pépins de courge, c'est leur affaire. Ils bénéficient au moins de l'effet placebo, qui n'est pas rien, mais il n'est pas juste de rembourser des placebos de quelques-uns avec les cotisations de tous.

Il n'y a pas non plus de raison de céder au **chantage à l'emploi** et au développement économique brandis sans cesse par les firmes pharmaceutiques installées en France, même si certaines d'entre elles emploient des centaines et parfois des milliers de personnes. Mieux vaut verser 4 000 € bruts par mois à 30 000 licenciés économiques, pour se recycler et se réorienter pendant 3 à 4 ans, soit 2 G€/an, que gaspiller 10 G€/an à rembourser des médicaments inutiles.

L'avenir économique d'un pays ne peut se fonder sur la fabrication d'illusions peu exportables, sauf dans les pays les plus pauvres ou en voie de développement, où cela pose un problème d'éthique. On ne sauve pas l'industrie et l'emploi en fabriquant des poudres de perlimpinpin à usage interne, qu'on exporte, comme autrefois les verroteries.

Procédures de fixation des prix et du remboursement des médicaments

Le système français d'évaluation et de fixation des prix des médicaments marche très volontairement très mal, au service des industriels et non des patients et des finances publiques, aussi bien pour les prix que pour la fixation des taux de remboursement.

Prix et remboursements

Les prix échappent à peu près complètement à la puissance publique et sont **imposés par les firmes**, sur la base des prix qu'elles décident unilatéralement, sans contrôle, aux États-Unis et désormais dans la plupart des pays européens, du moins pour les médicaments efficaces des classes E1 à E3 et parfois E4, qui sont des médicaments de diffusion internationale et c'est pourquoi le prix de ces molécules se rapproche peu à peu, mais à la hausse, dans tous les pays européens, avec des écarts moyens de 1 à 1,5 et non 1 à 3, comme il y a quinze ans. Cela tend à limiter les achats dans les pays à bas prix et la revente dans les pays à prix élevés.

En revanche, le taux de remboursement est une décision nationale. **Le remboursement est l'arme absolue** pour contenir les exigences des firmes. Un médicament non remboursé est 9 fois sur 10 un médicament mort, car très peu de médecins le prescrivent et peu de personnes l'achètent à leurs frais. Les prix imposés par l'industrie importent peu. Seul compte le taux de remboursement pour définir le marché et par conséquent les dépenses. L'État a donc tous les moyens de contrôler le marché. À l'instant. Sans recours juridique possible. Mais il ne le fait pas.

Les AMM

L'AMM des médicaments est accordée sur la seule base des dossiers plus ou moins complets, masqués et parfois mensongers, remis par les firmes, sans aucun contrôle et aucune contre-expertise, même ponctuelle.

Schématiquement, deux niveaux d'AMM depuis dix ans:

• L'AMM **européenne** accordée par l'Agence européenne de Londres, largement soumise aux firmes pharmaceutiques qui la financent directement et indirectement par le jeu de connivences et de corruptions, plusieurs fois montrées au grand jour. Elle autorise, pour les 27 pays européens, les molécules importantes de diffusion internationale aux États-Unis, au Canada, au Japon, en Australie, etc.

• L'AMM **nationale** est décernée par la commission d'AMM de l'AFSSAPS aux molécules de 2e ou 3e rang, généralement issues de laboratoires français et destinées au seul marché intérieur, mais qui, autorisées en France, sont exportables dans tous les pays émergents d'Asie, du Moyen-Orient, d'Afrique, d'Amérique du Sud qui font (encore) confiance au label France. En pratique, l'AMM de l'AFSSAPS est une affaire purement franco-française. Les firmes savent que ces molécules seraient invariablement retoquées par l'agence de Londres et, *a fortiori*, par la FDA, et ne cherchent même pas à obtenir une diffusion européenne et encore moins mondiale (pour plus de précisions, voir P. Even et B. Debré, *Les Leçons du Mediator*, le cherche midi éditeur, 2011).

Commission de transparence de l'HAS, SMR et ASMR

La commission de transparence du ministère de la Santé, rattachée depuis 2003 à la Haute Autorité de santé (CTHAS), établit chaque année la valeur des nouveaux médicaments.

Elle est depuis vingt-cinq ans une **instance de qualité**, la seule compétente, indépendante et fiable de tous les systèmes français de contrôle des médicaments, en particulier grâce à son président, quasi inamovible, le professeur Gilles Bouvenot.

Malheureusement, son efficacité est réduite, car elle est loin d'être toujours écoutée, en aval, par l'organisme qui décide des prix et des taux de remboursement et parce que la loi lui impose de fournir, non pas un, mais **deux indicateurs, un bon et un mauvais**, qui brouillent à dessein les cartes, le SMR et l'ASMR.

PRIX ET REMBOURSEMENT DES MÉDICAMENTS

Le SMR (service médical rendu) des médicaments est défini sur la base de leur rapport bénéfice/risque avec une échelle à 4 degrés majeur, modéré, faible et insuffisant (grade 1, 2, 3 et 4), jugeant :

• à quel degré le médicament est plus efficace qu'un placebo (c'est-à-dire que rien) ?

• et si le médicament est plus, moins ou beaucoup moins dangereux que la maladie qu'il est censé traiter ?

Or, ces deux points sont déjà la base de l'AMM, qui récuse, au moins en théorie, les médicaments inactifs ou dangereux. La chose est donc déjà jugée.

Dès lors, avec une indulgence incompréhensible, la CTHAS considère que 90 % sont supérieurs ou très supérieurs aux placebos, c'est-à-dire à un verre d'eau, et les classe comme excellents !

À quoi sert donc cet indicateur non sélectif ? Ne servirait-il à rien ? Pas du tout. Il est là à dessein, car c'est **sur la base du SMR qu'est théoriquement défini le remboursement** des médicaments, et comme ils ont tous à peu près le même SMR, grade 1 ou 2, cet indicateur n'est qu'un **décor** qui n'intervient en rien dans la fixation du taux de remboursement, ce qui explique que tant de spécialités sans intérêt soient bien remboursées alors qu'elles ne sont pas efficaces.

Le SMR est donc fabriqué très intentionnellement pour tromper, pour que les remboursements soient décidés non en fonction de la valeur des médicaments et de l'intérêt des finances publiques, mais en fonction des seuls intérêts des firmes. Ces SMR de complaisance privent l'État de son arme absolue, le taux de remboursement.

Le deuxième indicateur établi par la CTHAS est **l'ASMR** (amélioration du SMR apportée par les nouveaux médicaments), qui devrait être l'unique déterminant du remboursement mais ne sert qu'à **la fixation des prix**. L'ASMR détermine sur une échelle allant de I (excellence) à V (inutilité) si le médicament nouveau est ou non supérieur aux médicaments déjà sur le marché, autrement dit, s'il représente ou non un **progrès**, s'il a ou non une «**valeur ajoutée**», par comparaison aux molécules déjà disponibles.

Excellent principe, mais deux limites. Première limite : les prix des molécules efficaces des classes E1 à E3 sont fixés internationalement, en pratique aux États-Unis, et la France ne peut guère que s'aligner. L'ASMR ne sert donc à rien lui non plus! Deuxième limite: l'ASMR ne dit pas si le nouveau médicament ne serait pas **inférieur aux traitements antérieurs**. Il s'agit pourtant d'une situation non pas fréquente, mais très fréquente, par exemple ces dernières années, avec les nouveaux antidiabétiques oraux, très inférieurs en efficacité et beaucoup plus dangereux que la Metformine et les sulfamides hypoglycémiants utilisés depuis trente ans (Glitazones, Novonorm, Galvus, Januvia, Xelevia, Byetta, Victoza, Glucor, etc.), ou encore les antiasthmatiques (Montélukast, Atrovent, Spiriva, tous très inférieurs aux β2-stimulants et corticoïdes inhalés), ou les anti-ostéoporose (Protelos, très inférieur aux bisphosphonates, depuis longtemps sur le marché) ou les pilules anticonceptionnelles, dites de 3e et 4e générations, qui comportent des risques beaucoup plus grands que celles de 2e génération pour une efficacité identique, ou encore les coxibs, non pas supérieurs, mais inférieurs, aux AINS antérieurs, etc.

Néanmoins, tel qu'il est, l'ASMR est un indicateur de grand intérêt. La comparaison des classements selon le SMR et selon l'ASMR est à cet égard véritablement **renversante** (tableau D-27). Voici les données 2010 de la CTHAS sur 300 médicaments: **selon le SMR, 95% des médicaments seraient efficaces, mais selon l'ASMR, 92% de ces mêmes médicaments ne marquent aucun progrès (!!!!)** et ne devraient donc avoir aucune raison d'entrer sur le marché et encore moins de s'y voir accorder des prix et des taux de remboursement élevés.

Ainsi disposons-nous de deux indicateurs: l'ASMR, excellent et sélectif, mais qui ne sert à rien, puisque les prix sont fixés et imposés par les firmes, et le SMR, qui ne vaut rien et permet toutes les complaisances au niveau des remboursements à 15, 30, 65 ou 100%. **Le SMR doit disparaître**. Même l'HAS paraît l'avoir enfin compris après 7 ans d'existence, son actuel président envisageant depuis peu un nouvel indicateur prenant en compte la valeur ajoutée des nouveaux médicaments par rapport aux anciens et leurs risques comparés à ceux de la maladie à traiter.

Le CEPS (Comité économique des produits de santé)

Organisme interministériel tripartite finances-industrie-santé, de convenance et sans statut, le CEPS réunit des représentants des trois ministères, des firmes pharmaceutiques qui vendent, de leur syndicat membre de droit et des caisses d'assurance-maladie qui paient. Mais **pas un médecin**, **pas un représentant des patients** ne participe jamais au débat.

Le CEPS est, *in fine*, en fin de chaîne, en aval des commissions scientifiques d'AMM et de transparence, le **responsable direct des aberrations inacceptables des prix et des taux de remboursement** des médicaments.

Il a, en effet, l'immense pouvoir de décider du prix des médicaments et de leurs taux de remboursement à 0, 15, 30, 35, 65 et 100 % par la CNAM, sans contrôle démocratique et sans compétences médicale, pharmacologique et thérapeutique. Ses décisions menacent tout le système de couverture sociale fondé sur la solidarité, et plus généralement la justice et la morale publique, et cela au service d'une industrie devenue quasi stérile et très profondément pervertie, au service du marché et de ses seuls actionnaires.

Une CNAM qui aurait une véritable autonomie, comme la loi de 1967 la lui donne, s'y opposerait. Mais vous devez savoir que la **CNAM n'existe pas**. Pour exister, il faut prendre des responsabilités parfois antidémagogiques, telles que dérembourser les boules de gomme. A-t-on jamais vu un organisme syndical le faire ? C'est donc, de fait, l'État qui décide comment utiliser l'argent des concitoyens.

En écrivant ce qui suit, nous avons pesé chaque mot et avons la certitude d'être encore en deçà de la réalité.

Sans rien connaître directement, ni des médicaments, ni de leur utilité ou de leur nécessité, ni des alternatives thérapeutiques, ni des pathologies auxquelles ils s'adressent, le CEPS ne fonde médicalement ses décisions que sur les seuls classements et rapports écrits de la commission de transparence, qui, jamais, ne participe, ni n'a jamais été invitée à participer aux négociations tripartites politiques-industriels-payeurs.

Soumis à la dictature des prix internationaux fixés

unilatéralement par les firmes aux États-Unis et désormais en Europe, **le CEPS n'a qu'une marge de manœuvre réduite en termes de prix**, du moins sur les grandes molécules à diffusion internationale. **Mais il a toute latitude de fixer les taux de remboursement** de 0 à 100 %, ce qui reste, comme nous l'avons vu, une prérogative nationale concédée aux politiques de santé individuelles des différents pays. **Le remboursement est l'arme décisive** de chacun d'entre eux. Encore faut-il avoir le courage de s'en servir.

Malheureusement, le CEPS n'use qu'avec une extrême parcimonie de cette arme absolue. Il ne tire que des balles à blanc et attribue *larga manu* des remboursements à 65 ou 100 %. Il ne tient compte des avis médicaux de la CTHAS que lorsqu'ils sont positifs (ASMR élevé, de I à III), mais il n'a pas hésité, à de nombreuses reprises, à fixer des prix élevés et des remboursements à 65 % ou à 35 % à des molécules de 3ᵉ rang, peu actives ou inactives, en remboursant par exemple 69 % des molécules **peu efficaces** de classe E4 de notre classification ou du groupe IV de la CTHAS et encore 28 % des molécules **inefficaces** de classe E5 ou du groupe V de la CTHAS, soit au total le **remboursement de 60 % des molécules peu ou non efficaces de classes E4 et E5** (tableau E-6).

Comment se prennent les décisions du CEPS ? En proposant aux ministres exactement ce qu'ils souhaitent s'entendre proposer ! Auditionné par notre commission en mars 2011, N. Renaudin, administrateur de haut rang et homme de caractère, de conviction et de vertu, mais sans expérience médicale et qui porte aujourd'hui l'écrasante responsabilité d'avoir présidé vingt ans le CEPS jusqu'en juin 2011, nous disait, imperméable à toute critique, avoir proposé « souverainement » aux ministres les prix et les taux de remboursement, largement en fonction, non certes des ordres, mais des « indications » et des « orientations » (*sic*), que ces ministres, et en particulier ceux des finances et de l'industrie, lui avaient eux-mêmes préalablement suggéré de leur proposer ! Bref, un système fonctionnant en boucle, avec retour à l'envoyeur.

Pas un mot de médecine dans ce discours d'un juriste et d'un administrateur intègre, mais qui pensait de bonne foi connaître les médicaments, parce qu'il décidait de leur prix depuis vingt ans, à la satisfaction générale de l'industrie, des médecins qu'elle emploie et des politiques, et dans l'indifférence des autres.

PRIX ET REMBOURSEMENT DES MÉDICAMENTS

Une action qui a (comme tous les tableaux joints l'indiquent) protégé les copies, les *« me too »*, souvent vendues aussi cher, et parfois plus cher, que les molécules princeps originales et d'ailleurs bien plus nombreux qu'elles (tableau D-29).

La décision d'accorder aux copies des prix identiques aux princeps peut être considérée comme acceptable quand de grandes firmes internationales concurrentes arrivent, à quelques mois près, après des efforts identiques, aux mêmes résultats que celles à qui le hasard a permis d'arriver les premières, tels Pfizer juste avant MSD, ou l'inverse, comme cela a été le cas pour les coxibs ou les statines. Mais c'est une décision inacceptable lorsqu'il s'agit, comme trop souvent, de petites firmes françaises, tels Servier ou Fabre, qui se pointent sur le marché avec quatre, cinq ou dix ans de retard, uniquement pour faire du blé. Cas unique dans l'histoire des sciences et des arts, où **le prix des copies égale ou surpasse celui des originaux !**

Plutôt surpasse d'ailleurs, car les décisions du CEPS privilégient clairement en termes de prix et de remboursement, tous les chiffres l'indiquent, d'abord **les firmes françaises**, ensuite les firmes étrangères installées et produisant en France et, enfin, les firmes étrangères produisant à l'étranger et n'envisageant pas de s'installer en France.

Ainsi, le **Coversyl** de Servier, apparu six ans après la molécule originale de BMS, obtient un prix supérieur de 33 % à celui de la moyenne des médicaments de la même classe, et 2 fois plus cher que celui accordé à MSD, commercialisé à la même date que lui, ou encore le **Multaq** de Sanofi, inférieur et plus à risque que la Cordarone, vendu 9 fois plus cher, avec un remboursement de 65 %, contre l'avis de la CTHAS, qui l'avait classé dans le groupe V, sans oublier le **Mediator**, classé lui aussi dans le groupe V et remboursé imperturbablement à 65 % pendant trente ans et plus, ou encore le Javlor de P. Fabre, le plus cher de tous les antitumoraux inefficaces, etc.

Le tableau D-14 indique aussi que, dans 6 classes thérapeutiques majeures, les **firmes françaises**, dont les molécules ont été commercialisées un à dix ans après les molécules princeps étrangères, bénéficient de **prix supérieurs en moyenne de 48 %** aux leurs.

Les taux de remboursement, qui devraient servir à limiter le marché des molécules inutiles, sont au contraire utilisés pour soutenir les firmes françaises, incapables d'innover, mais seulement de copier leurs homologues étrangers.

N. Renaudin est aujourd'hui remplacé à la tête du CEPS par Gilles Johanet, énarque, magistrat de la Cour des comptes, ancien conseiller de Pierre Mauroy, ancien directeur de cabinet de Georgina Dufoix à la Famille, ancien directeur général de la CNAM (2 fois trois ans sous des gouvernements de gauche), mais démis de ses fonctions par sa ministre, E. Guigou, personnalité forte et brillante, mais qui n'est pas sans l'ignorer, et qui s'était illustré en voulant trop brutalement couper court aux évidents abus des médecins, en proposant d'un coup la fermeture de 55 000 lits d'hôpitaux, la radiation de 2 000 médicaments, la réduction du nombre d'étudiants en médecine de 3 700 à 2 000 (depuis, on est passé de 3 700 à 7 500 par nécessité), la diminution du nombre des médecins libéraux de 120 000 à 100 000, en espérant parvenir à des économies qu'il évaluait à 10 milliards d'euros. Un tsunami ! Aussitôt, le gouvernement, qui ne voulait pas prendre un tel risque politique, chargeait l'OCDE d'évaluer les conséquences du « plan Johanet » et concluait à la perte de 100 000 à 200 000 emplois, à une diminution de près de 2 % de la consommation des ménages, à une réduction de 0,7 % du PIB (69 milliards d'euros). Une récession cataclysmique. *Exit* le plan et G. Johanet, qui passe alors dans le secteur privé, aux AGF, puis retourne à la Cour des comptes. Mais le revoilà.

Et nous voici avertis, si l'on en croit ce qu'il dit, que rien ne changera, au contraire : nous resterons leader européen incontesté des dépenses inutiles de médicaments, car déjà G. Johanet déclare dans la revue *Pharmaceutiques* : « **Les baisses de prix ont atteint le fond de cuve** », ce qui est oublier que ces « cuves » ont un double fond. Voici encore le message qu'il confie au journal du syndicat de l'industrie pharmaceutique, où il choisit de s'exprimer en premier lieu, à peine nommé et avant d'avoir reçu sa lettre de mission : « Le CEPS devra **respecter l'impératif du développement industriel** (ce qui, dit-il, doit être dit "noir sur blanc"). »

Et d'ajouter : « Nous avons en France une pratique subtile (?) de la définition des prix, si on la compare à l'Allemagne, qui a pu (rien ne nous l'interdit) réduire d'un coup par décret les prix de 16 %

en moyenne (heureuse Allemagne! Si nous en venions, là aussi, au modèle allemand?)». Et d'ajouter encore: «quand la Cour des comptes (d'où vient G. Johanet) propose d'unifier à la baisse les prix des princeps, des *"me too"* et des génériques, comment serait récompensée l'innovation?»

Mais, M. le président du CEPS, il y a trente ans que le CEPS a renoncé à privilégier l'innovation, en accordant justement aux «*me too*» des prix et des taux de remboursement identiques à ceux des molécules originales! Quant aux génériques, aucun autre pays que la France ne leur accorde des prix aussi peu «décotés», aussi proches du prix des originaux. Depuis trente ans, le CEPS mène exactement la politique de G. Johanet. Le voici assuré de pouvoir la continuer.

Toute l'administration du ministère baigne dans les mêmes fantasmes et, loin de battre sa coulpe et de regretter la croissance ininterrompue des dépenses, elle s'enthousiasme de leur irrésistible envolée. Lisez:

«Les nouveaux produits contribuent à une **croissance très dynamique** de certaines classes thérapeutiques» (rapport 2008 de la DREES, Direction de la recherche des études, de l'évaluation et des statistiques du ministère de la Santé).

Et comme la dette de la CNAM ne cesse de croître, atteignant 190 milliards d'euros aujourd'hui, soit 12% de la dette de l'État, la CNAM demande à la CADES (Caisse d'amortissement de la dette sociale, créée tout exprès pour cela il y a douze ans) d'emprunter pour elle sur les marchés étrangers. Et ça marche, à 3 ou 4% d'intérêts, et son président est fier de ce tonneau des Danaïdes: «**Forte de sa position sur le marché** (??), la CADES a levé avec succès 11 milliards d'euros en 2010 et, continuant à bénéficier **de cette dynamique** (!!), 17 milliards pour 2011.» Nouveau concept pouvant conduire Moody's, après Standard & Poor's, à nous faire perdre le AAA que nous ne méritons plus depuis dix ans: **le concept de dynamique des emprunts!**

Avec de telles options, rien n'arrêtera l'hémorragie, sans quelques décisions brutales, à l'allemande. Et d'abord de changer le responsable du CEPS, d'en sortir le LEEM, d'y faire entrer médecins et malades.

LE REFUS DES GÉNÉRIQUES PAR LA FRANCE
3 MILLIARDS D'EUROS PERDUS

À l'expiration des brevets protecteurs, les molécules originales, les «**princeps**», peuvent être copiées et commercialisées sous forme de spécialités, dites «**génériques**», par des entreprises pharmaceutiques, dites «génériqueurs».

N'ayant rien dépensé pour la découverte, le développement préclinique, les essais cliniques et le marketing, elles peuvent vendre à des prix beaucoup plus bas que les industriels qui avaient mis au point la molécule originale et réaliser néanmoins des marges très importantes.

Dans cette équation, il y a un perdant et deux gagnants.

Le perdant, ce sont les grandes firmes qui ont inventé, développé et marketé le princeps et qui voient leurs ventes s'effondrer du jour au lendemain, mais il est vrai après huit à dix ans de bénéfices considérables. Le choc est cependant très dur. Cette année, par exemple, Pfizer voit génériquer sa molécule vedette, le Lipitor (Tahor en France), la molécule la plus vendue dans le monde, ce qui représente une perte de 15 milliards de dollars. Sa valeur boursière régresse aussitôt de 20 % et Pfizer perd sa place de leader mondial des pharmas. De même, de 2011 à 2013, Sanofi va voir expirer les brevets de ses 3 molécules les plus vendues, le Plavix (en 2011, les ventes s'écroulent de 500 à 200 millions d'euros), le Lovénox et le Taxotère.

C'est la fin de l'époque des *blockbusters* qui faisaient gagner beaucoup d'argent, mais dont l'expiration des brevets peut ruiner les compagnies, si elles n'ont pas joué la diversité, si elles n'ont pas développé une gamme suffisamment large de médicaments, si elles n'ont mis qu'un ou deux œufs dans leur panier et si elles n'ont pas de molécules nouvelles pour prendre le relais et, compte tenu de l'écroulement des découvertes depuis dix ans, elles n'en ont que rarement et elles auront bien du mal à s'en relever.

Le nouveau modèle de développement qui prévaut depuis cinq à huit ans, celui des biomédicaments, des «mini *blockbusters*» ciblés, vendus à des prix 10 à 100 fois plus élevés que ne l'étaient les *block-busters* eux-mêmes, 50 €/j en moyenne au lieu de 1 €/j, est déjà en difficulté et n'est pas assuré de perdurer, car les finances publiques et les assurances privées ne peuvent plus suivre pour les rembourser.

Les deux gagnants, ce sont les génériqueurs et les États, c'est-à-dire les citoyens qui paient ou remboursent les médicaments beaucoup moins cher.

Le bénéfice des uns et des autres dépend des prix accordés aux génériqueurs, fixés par les caisses d'assurance en Allemagne, décidés par appel d'offres par le NHS (National Health Service) en Angleterre et établis en France par négociations directes entre les génériqueurs et les pharmaciens qui se partagent les recettes.

Dans ce domaine, la France se caractérise (tableaux D-15 à D-17) **par la très faible part des génériques sur le marché, leurs prix beaucoup plus élevés qu'ailleurs** et le recul des génériques **(– 3 % en volume) en 2011, cas unique dans le monde.** Non seulement, hormis de grands discours, aucun effort n'a été fait pour étendre réellement le marché des génériques et réduire les dépenses de santé, mais tout a été fait pour en freiner le développement.

En valeur, les génériques représentent 70 % des médicaments vendus en Grande-Bretagne, 50 % en Allemagne et 13 % seulement en France (pour 2,6 milliards d'euros) et 25 % en volume.

Cette pénétration moyenne de 13 % du marché varie beaucoup selon les classes de médicaments. Elle est plus élevée pour les plus anciennes qui ne coûtaient guère, atteignant 92 % pour les péni-cillines, 82 % pour les β-bloquants, 70 % pour les antiacides, la metformine et les cyclines, 65 % pour les hypnotiques, 35 % pour les prils et les sartans. Nous avons donc **beaucoup de génériques quand ils ne servent guère pour réduire les dépenses**, puisque le prix des princeps était déjà très bas. Autrement dit, nous en avons beaucoup là où cela ne gêne pas les grandes firmes.

En outre (tableau D-19), **les prix des génériques** sont en France 2 à 4 fois supérieurs aux prix allemands et italiens, 3 à 6 fois aux prix anglais, 4 à 7 fois aux prix espagnols et 5 à 14 fois aux prix hollandais avec une décote de 25 à 40 % par rapport aux princeps, contre 78 % en Angleterre, où les princeps sont déjà 25 % moins chers qu'ils ne le sont en France. Nos génériques permettent actuellement une réduction de 1,7 milliard d'euros des dépenses de médicaments, **mais si les prix étaient alignés sur les prix anglais, il y aurait une économie supplémentaire d'au moins 1 milliard d'euros et de 3 milliards, si leur nombre était accru** (150 000 SMIC bruts annuels).

Aux prix élevés actuels, la France est donc **le paradis des génériqueurs**, du moins de ceux qui parviennent à entrer sur le marché (cette année, 7 brevets tombent : Tahor, une statine, Pariet, un IPP, Aprovel, Hytacand et Atacand, 3 sartans, Aricept, un anti-Alzheimer inefficace, et Zomig, un antinauséeux, mais, même là, guère d'espoir pour les génériques, tant le marché est encombré de *« me too »* protégés encore pour des années et qui vont se défendre)!

Alors que les **pharmaciens** se sont engagés, primes aidant, comme en Allemagne, à substituer les génériques aux princeps, les **médecins** qui reçoivent également des primes pour prescrire les génériques en DCI (dénomination commune internationale) freinent au contraire de plus en plus leur développement, en récusant la DCI et en précisant sur leurs ordonnances que leur prescription est «**NS**» (**non substituable** par un générique).

Beaucoup de médecins se refusent en effet encore à prendre en compte la dimension économique de la santé et quelques-uns s'interrogent, jusqu'ici sans raison, sur l'identité ou l'équivalence des génériques avec les princeps.

Les 5 premiers génériqueurs sont dans le monde et dans l'ordre, l'Israélien Teva (CA : 14 milliards de dollars), l'Indien Ranbaxy, Sandoz, branche générique de Novartis (CA : 7,5 milliards de dollars), les Américains Mylan (5 milliards de dollars) et Watson, et l'Allemand Ratiophram, l'un et l'autre avec un CA de 1,6 milliard de dollars. En France, plusieurs firmes se sont lancées dans le génériquage de leurs propres produits, par exemple Servier avec sa société de génériques, Biogaran et Sanofi.

Trente génériqueurs ont pénétré le marché français. Près de 300 molécules princeps sont génériquées par 10 à 30 génériqueurs chacune, mettant ainsi sur le marché 2 600 spécialités génériquées, soit en moyenne 9 par molécule et de 1 à 30 (tableaux D-15 et D-16)! Les génériqueurs commercialisent de préférence les molécules originales les plus vendues, qui ne sont plus protégées par leur brevet initial, avec 1,4 spécialité génériquée par spécialité princeps pour les molécules des classes E1 et E2, contre seulement 0,4 pour les classes E3 à E5.

Compte tenu du déficit majeur de la CNAM, tous les efforts devraient être faits pour au moins tripler le marché des génériques et pour imposer aux génériqueurs des prix identiques à ceux de l'Angleterre ou de l'Italie, où les génériqueurs survivent bien, malgré des prix 5 à 6 fois inférieurs aux prix français. La fixation du prix devrait résulter d'appel d'offres et non de négociations donnant-donnant entre pharmaciens et génériqueurs et encore moins être confiée au CEPS.

Il s'agit, on l'a dit, d'une **économie potentielle d'au moins 3 milliards d'euros** si 70 % des princeps étaient génériqués aux prix anglais.

Naturellement, l'industrie pharmaceutique y est totalement opposée et use de tous les moyens pour retarder les génériques, comme le décrit le rapport d'enquête de la Commission européenne sur les comportements des compagnies pharmaceutiques à l'égard des lois antitrust (juillet 2009) et qui pointe plusieurs manquements graves à l'éthique (*Lancet* 2009, <u>374</u> : 599 et 1819).

- Plaintes en non-respect de la péremption des brevets suivies de procès au pénal retardant en moyenne de trois ans la commercialisation des génériques (un an de vente supplémentaire d'un *blockbuster*, c'est 1 à 7 G\$ de chiffre !).
- Accords de retardement de commercialisation avec les génériqueurs, en partageant avec eux les revenus ainsi prolongés.
- Rachat des sociétés des génériqueurs pour éviter la commercialisation.
- Plaintes contre les autorités nationales de régulation pour retarder les autorisations de commercialisation des génériques.
- Formulations galéniques nouvelles brevetées, étendant la durée de protection des molécules originales.

« *These delaying tactics should carry santions.* » (Lancet)

En France, Christian Lajoux, président du LEEM, de Sanofi France et de la Fédération française des industries de santé (DEUG de psycho, maîtrise de philosophie, DESS de management avancé, venu de Sandoz, puis Sanofi-Winthrop et aujourd'hui administrateur de l'INSERM, de l'AFSSAPS et membre du Haut Conseil pour l'avenir de l'assurance-maladie, où il représente l'ensemble de l'industrie pharmaceutique) l'explique dans la revue du LEEM, avec une once, ou plusieurs, de jésuitisme, en enchaînant les contre-vérités : « En termes de génériques, **la France n'est pas très loin** (!) **des autres pays européens** » (elle est pourtant à 3 ou 4 fois moins à des prix 5 fois plus élevés !!) et en agitant des **inquiétudes sur la qualité des médicaments fournis par les génériques**, inquiétudes dont tous les autres pays ont fait le lit : « Procéder par appel d'offres conduirait à une baisse de qualité des médicaments (???) et créera une insécurité pouvant aller jusqu'à la diffusion de **contrefaçons** dangereuses et cela pourrait conduire à une **désindustrialisation** de notre industrie pharmaceutique » (industrie qui fait déjà, sans s'en vanter, fabriquer ses produits de base aux Indes ou ailleurs).

C'est ensuite l'Académie de médecine elle-même, dans son infinie sagesse, toujours soucieuse de la santé des citoyens et dont la lucidité et l'indépendance sont proverbiales, qui y va de « son rapport » sur les risques des génériques. Bien petit texte de six feuillets pour une si grande question, sans le moindre travail ni la moindre enquête, rédigé par un de ses membres rhumatologue, « inquiet des vomissements de sa petite-fille après la prise d'un générique » et qui s'alarme de ce que les doses puissent varier de 10-20 % avec les molécules originales et que les excipients, la saveur et... la couleur puissent différer. Aussitôt, l'industrie pharmaceutique, l'AFP et la grande presse, qui prend encore l'Académie pour une référence scientifique, le diffusent et s'en font ici ou là l'écho. Sans le lire. De confiance, puisque c'est l'Académie qui le dit. Pourtant, aussitôt, un autre académicien, pharmacologue de haut rang, vote contre le rapport et ajoute qu'« il aurait mieux valu ne parler que de ce que l'on connaît ». La DGS se tait et l'AFSSAPS ignore ce rapport sans valeur, non sans préciser que les variations de dose de 10-20 % concernent tout autant les molécules originales et que la cinquantaine d'excipients utilisés par les génériqueurs sont exactement les mêmes que ceux des grands laboratoires et leurs effets parfaitement connus et contrôlés.

Ne confondons pas les **génériques** et les **contrefaçons** produites par de dangereux escrocs, à destination de l'Afrique ou de l'Asie et qui, eux, posent de graves problèmes, mais ne menacent pas encore le monde occidental, sauf à commander les médicaments à l'aveugle sur Internet. Il n'y a pas aujourd'hui le moindre élément scientifique qui remette en cause la qualité des génériques, mais il est pourtant justifié d'y être attentif. Dans la recherche permanente des low-costs, **des dérives pourraient se produire.**

Naturellement aussi, **les porte-parole masqués de l'industrie** viennent tromper le public. Tel l'infatigable C. Le Pen, déguisé en professeur d'économie de la santé à Dauphine, mais surtout patron d'une société de consultance financée par l'industrie, ce qu'il n'indique jamais lorsqu'il intervient, comme du haut d'une chaire, omniprésent dans tous les médias et sur toutes les estrades.

Ce matin, 2 mars 2012, c'était sur les génériques à France Inter, et qu'entend-on ? D'un ton tranquille, rassurant, patelin, émaillant son discours de « **un tout petit peu** » lénifiants et oxymoriques, C. Le Pen nous dit :

• que les génériques ont démarré **fortement** en France il y a quelques années, mais qu'il est vrai, ils ont « **un tout petit peu** » ralenti leur progression (ils reculent).

• qu'on a atteint en France un taux de substitution des molécules originales par les génériques de 70 %, il est vrai « **un tout petit peu** » moindre qu'ailleurs. Faux. Le taux de 70 % concerne les seules 291 molécules originales génériquées sur... 1 600, soit 18 % et 70 % de 18 %, cela fait 13 %, à comparer aux 50 à 80 % des pays qui nous entourent.

• que les prix sont « **un tout petit peu** » plus élevés qu'à l'étranger. Non, 3 à 15 fois plus.

• que les pharmaciens, qui recevaient des primes pour substituer les génériques aux originaux, en reçoivent moins aujourd'hui et tendent « **un tout petit peu** » à réduire les substitutions (en réalité, les pharmaciens restent, contrairement aux médecins, les moteurs de la substitution, parce qu'ils ont tout à y gagner, tant qu'on les vend aussi chers qu'en France, et comme ce sont eux qui fixent les prix avec les génériqueurs, ils ne sont pas près de diminuer).

Inlassable, C. Le Pen fait son boulot. Il est rémunéré pour.

L'INDUSTRIE PHARMACEUTIQUE INTERNATIONALE

Un passé magnifique. Un présent de stérilité, de lucre, de mensonge et de corruption. Un futur d'espoir.

Les lignes qui vont suivre sont très dures pour l'industrie pharmaceutique d'aujourd'hui, mais elles ne visent que ses managers et ses dirigeants, ceux qui l'ont centrée sur les seuls marchés qui rapportent et non sur les grands problèmes de santé mondiaux, ceux qui ont sans cesse réduit ses activités de recherche et de fabrication et l'ont transformée en une **pure machine de marketing et de lobbying**. Elles ne visent pas ses chercheurs qui croient souvent en leur mission au service de la santé et s'y consacrent totalement, en étant plus ou moins les dupes de leurs directions et peut-être les futures victimes des inéluctables échecs à venir de ces entreprises hyper cloisonnées, où les illusions et parfois les mensonges remontent de la base au sommet, au point que les dirigeants finissent par croire eux-mêmes à leurs placards publicitaires. Ces entreprises marchent comme des photomultiplicateurs de mensonges.

Les chercheurs de base croient d'abord avoir identifié une molécule intéressante dans un des laboratoires de recherche académique qu'ils visitent les uns après les autres et la peignent en rose aux services de développement préclinique, qui, après l'avoir étudiée avec l'œil de Chimène, la vantent pour se faire valoir aux cadres intermédiaires. Ceux-là, pour la même raison, améliorent encore l'image d'une molécule devenue leur enfant et organisent, biaisent, orientent, déforment, travestissent ensuite les essais cliniques, dont ils masquent les failles et amplifient les succès, de telle sorte que les «top décideurs», trompés en cascade, finissent par croire eux-mêmes que leur firme a découvert le Graal. D'une certaine façon, dans ces énormes entreprises, tout le monde joue sa carte, s'illusionne, s'autopersuade et ment plus ou moins consciemment à tout le monde, jusqu'aux managers placés là où ils sont pour faire rapidement des bénéfices records ou être virés s'ils n'y parviennent pas.

L'INDUSTRIE PHARMACEUTIQUE INTERNATIONALE

En décrivant l'industrie pharmaceutique telle qu'elle est et telle que personne en France ne l'a jamais explicitement écrit, à l'exception, entre les lignes, de la revue *Prescrire*, de FORMINDEP, de S. Rader et quelques autres, on sait qu'on se fera quelques ennemis, qui joueront tour à tour l'indignation, le mépris ou la fine ironie de ceux qui se croient intouchables. «Ceux qui n'aiment pas le médicament (?) appartiennent à cette catégorie d'intellos, pour qui il est de bon ton de dénigrer et stigmatiser notre industrie, surtout parce qu'ils en ont une méconnaissance totale», écrit C. Lajoux, président du LEEM, DESS de management avancé, mais qui, lui, connaît les médicaments, puisqu'il les vend, exactement comme les franciscains vendaient très cher des «indulgences» en disant connaître les intentions divines et en promettant le paradis. Avant que Luther n'y mette fin.

On avait, avant l'affaire du Mediator, le sentiment d'avoir depuis dix ans prêché dans le désert, sans être cru, ni même entendu, **tant les faits rapportés semblaient incroyables**, dans un pays :

- où le journalisme d'investigation est encore marginal (avec les seules exceptions d'un journal satirique paraissant le mercredi, de Mediapart et de Rue89) ;
- où les grands médias sont restés longtemps sourds, et donc muets, ou sous contrôle ;
- où pas un journal médical n'a jamais, absolument jamais, évoqué les dérives de l'industrie du médicament, dont les plus grands journaux médicaux et la grande presse des pays anglo-saxons se préoccupent chacun presque chaque semaine depuis dix ans ;
- où la connivence passive ou la corruption active de certaines «élites» médicales et universitaires n'a cessé de s'étendre depuis vingt ans, sans que le conseil de l'ordre et naturellement l'Académie de médecine, qui vit des mêmes subsides, s'en soient jamais émus, et les universités moins encore.

Pour mieux convaincre, pour que le lecteur n'interprète pas les lignes qui suivent comme un réquisitoire injuste, excessif, animé de je ne sais quelle volonté maléfique, nous donnons en fin de chapitre les conclusions des rapports de 200 pages les plus officiels sur l'industrie pharmaceutique, à **la Chambre des communes** anglaise et à la tribune de **l'Assemblée générale des Nations unies** et 50 références, dont les seuls titres éclairent la question d'un jour sombre. Constat sans joie. Déprimant.

Corruption en France et aux États-Unis

Voici d'abord quelques données vérifiables sur les liens de beaucoup d'experts de nos agences de régulation du médicament, corruption d'autant plus choquante que, contrairement à ce que disent l'industrie et ses experts dévoyés, **il existe en France des centaines d'universitaires de haut niveau** et nationalement et internationalement reconnus comme tels, qui sont **totalement indépendants de l'industrie**.

Voici donc quelques informations aisément vérifiables :

• Sur 40 présidents et vice-présidents, médecins et pharmacologues des conseils, comités, commissions et groupes d'experts de l'AFSSAPS, 9 sont au-dessus de tout soupçon, mais 31 ont de 1 à 48 et en moyenne 9 **contrats personnels de « consultance »** avec l'industrie et, dans 15 % des cas, ils ont reçu des actions des firmes pharmaceutiques, ces avantages variant de 5 000 à 600 000 € (nous ne parlons pas là des contrats de recherche parfaitement justifiés liés à la nécessaire collaboration des universitaires avec l'industrie dans le domaine de la recherche biologique et des essais cliniques).

• Sur les 1 300 membres de ces organismes d'évaluation, les 2/3 sont liés à l'industrie et 11, généralement présidents de groupe ou de section, ont de 36 à 43 **contrats personnels**. Leurs noms ne doivent pas rester ignorés : Prs Bardin, Izopet, de Korwin, Duveau, D. Benhamou, Demoly, Bonneterre, Blain, Fouraste et Serrie. Ils doivent être écartés. *Manu militari.*

• Sur 30 membres de la commission d'autorisation des médicaments (AMM) de l'AFSSAPS, 4 sont purs de tout contrat, mais 26 ont de 1 à 44 **contrats personnels** avec l'industrie, tout en ayant une production scientifique, jugée sur leurs publications, négligeable ou nulle.

• **Tous les membres** des commissions de l'ANRS (Agence nationale de recherche sur le sida) sont sous multiples contrats avec les firmes qui produisent les médicaments qu'ils ont à évaluer.

• Même chose aux États-Unis, où 42 % des membres des comités de contrôle des essais cliniques dans les hôpitaux sont liés à l'industrie par des contrats personnels et siègent pourtant dans les comités d'évaluation des médicaments proposés par les firmes mêmes avec lesquelles ils sont sous contrat, et cela sans en informer le comité dans 25% des cas, sans quitter la salle dans 50% des cas et en participant aux discussions et en votant dans 30% des cas. Exactement comme dans les commissions de l'AFSSAPS et de l'EMA.

• Le niveau des contrats personnels liant les firmes et les médecins américains a été publié par «ProPublica», site créé par R. Steiger, ex-rédacteur en chef du *Wall Street Journal*, en liaison avec le *Boston Globe* et le *Chicago Tribune* pour 6 grandes firmes (Pfizer, GSK, Johnson & Johnson, Astra Zeneca, Merck, Lilly): le nombre total des contrats signés avec les médecins est de 31 000, pour une valeur de 292 millions de dollars, soit une moyenne de 9 000 $, avec 94 contrats de 60 000 à 600 000 $, en moyenne de 120 000 (d'autres données plus élevées encore sont citées dans la note «Antidépresseurs»).

Il est à noter que ces sommes sont dérisoires pour l'industrie, qui y consacre au total 400 millions de dollars, soit moins de 0,1% de son CA. **Les universitaires se vendent pour un plat de lentilles!**

Le même degré de connivence ou de corruption règne donc aux États-Unis et pour des rémunérations allant de 10 000 à 1 ou même 6 millions de dollars. Tous les universitaires américains ne sont donc pas aussi «*Lilly-white*» qu'ils le prétendent, tel J. Drazen, éditeur en chef du *New England Journal of Medicine*, titulaire de 14 contrats (voir note «Asthme»). Mais la différence avec la France est que ces faits sont maintenant connus, transparents et font souvent la une des grands médias et qu'ils imposent parfois **des sanctions, qui contrastent avec l'indifférence et l'opacité qui règnent en France** (voir la note «Antidépresseurs»).

L'industrie pharmaceutique est aussi **LE** principal soutien des campagnes électorales américaines, où elle a investi, officiellement, plus d'un milliard de dollars en quelques années (267 millions pour la présidentielle de 2008, dont 8 de Sanofi!), loin devant les industries pétrolières et les industries d'armement ou d'électronique, en agissant également à travers 600 lobbyistes installés à bureau ouvert à Washington, dont beaucoup sont d'anciens membres du Congrès ou des bureaux de l'Administration fédérale (M. Angell). Au moins, les choses sont-elles transparentes dans ce pays.

Ces informations ont ébranlé l'image de l'industrie et celle des universités américaines, spécialement depuis 2003, avec les scandales de corruption qui ont touché une fraction des chercheurs des NIH (instituts publics qui financent les recherches biologiques et cliniques américaines avec un budget annuel de 30 milliards de dollars, soit 60 fois le budget de notre INSERM).

Lutte anti-corruption aux États-Unis, en France et en Angleterre

Ces révélations ont déclenché de multiples **mesures anti-corruption** de la direction des NIH sous le contrôle de son directeur général Elias Zehrouni (aujourd'hui directeur scientifique de Sanofi) et des grandes universités, particulièrement de Harvard, ainsi que de nombreuses investigations de la presse, avec interpellation des pouvoirs publics par les grands journaux qui s'y sont tous impliqués, *New York Times*, *Washington Post*, *Boston Globe*, *Los Angeles Times*, *Chicago Tribune*, *New York Review of Books*, etc.

Dans ces campagnes de moralisation, **quelques grands universitaires** et éditeurs de grands journaux scientifiques ont joué et jouent encore un rôle majeur. Ils ont été l'honneur de la médecine. Leurs noms méritent d'être connus, car ils ont pris des risques de carrière et sont d'incontestables références scientifiques et éthiques. Tels sont, entre autres, Arnold Relman, J. P. Kassirer, Marcia Angell, tous professeurs à Harvard et éditeurs en chef successifs du *New England Journal of Medicine*, ou A. Woods et C. Furberg, professeurs de pharmacologie de grandes universités américaines et experts de la FDA, ou encore Richard Horton, éditeur du *Lancet*, T. Bodenheimer et D. Blumenthal, éditorialistes du *New England Journal of Medicine*, Ian Chalmers du Cochrane Center, Raymond Pierotti, président de l'Association des universités américaines, Derek Bock, ex-président d'Harvard, auxquels on doit joindre les noms des sénateurs Edward Kennedy et Charles Grassley, tandis que d'autres étaient à l'inverse très compromis, spécialement Lester Crawford, ancien directeur de la FDA sous G. W. Bush, et le désormais célèbre sénateur James Greenwood, qui s'était acquis une réputation de faucon menaçant l'industrie pharmaceutique et s'était vu confier la présidence de la Commission d'enquête sénatoriale sur la corruption des médecins, dont on apprit, soudainement, l'été 2004, qu'il abandonnait son siège de sénateur pour prendre la présidence du syndicat de l'industrie pharmaceutique, pour un salaire de 800 000 $, 5 fois supérieur à celui de sénateur ! (« *Mockery : the watchdog becomes the guard dog* », commente le journal *Nature*.)

Toute cette agitation a conduit à la mise en place de nombreuses commissions parlementaires, qui ont abouti à un sérieux durcissement (par exemple, pour les universitaires et les chercheurs des NIH, la limitation de 5 000 à 10 000 $ par an du total des contrats personnels avec l'industrie et l'interdiction des dons d'actions) et finalement au vote en 2011 du maintenant célèbre **Sunshine Act**, applicable en 2013, et qui contraindra les firmes et les universitaires à déclarer publiquement et de façon croisée les sommes reçues et les raisons pour lesquelles elles ont été accordées, consultances, conférences, voyages, travaux biologiques et participation à des essais cliniques. Plusieurs firmes, telles GSK et Pfizer, ont appliqué le Sunshine Act dès 2011, sans attendre 2013 et plusieurs États, tels que le Vermont, l'ont imposé aux universitaires dès 2010.

Ces mesures ont suscité de vives réactions de quelques-uns, qui y ont vu une chasse aux sorcières et qui font parfois douter de l'applicabilité réelle du Sunshine Act, d'autant plus que les services fédéraux eux-mêmes s'inquiètent de la lourdeur des procédures et du coût financier de la mise en place d'un organisme chargé du recensement, du contrôle et de la mise en ligne de ces informations.

La situation est exactement comparable à celle de la loi Bertrand de décembre 2011, qui, en dépit de nos conseils, n'a pas prévu la mise en place d'un organisme public de contrôle, alors qu'il existe pourtant « **un service central interministériel de prévention de la corruption** », qui ne demande qu'à assumer cette fonction.

Affronté, au degré près, au même problème, le gouvernement anglais a fait voter, il y a quelques mois, le **United Kingdom Bribery Act (UKBA)**, plus sévère encore que le Sunshine Act. L'avenir dira s'il sera plus efficace.

La médecine, mère de l'industrie pharmaceutique ? Une légende

Déjà aveugle pour analyser le présent et prévoir l'avenir, notre clairvoyante, perspicace et très indépendante Académie de médecine est une boussole obstinément tournée vers le sud, qui lit le passé à l'envers.

Elle nous indique ainsi, dans un rapport d'avril 2004, que « l'industrie du médicament est fille de la médecine et qu'elle bénéficie d'une longue tradition thérapeutique (?) d'universités reconnues (sauf à Shanghai), de facultés de pharmacies éminentes (???) et d'un corps médical particulièrement compétent et bien formé (?) ».

C'est exactement l'inverse qui est vrai.

Longtemps, les médecins n'ont été que sorciers, prêtres, exorcistes ou sacrificateurs, mais, au Vᵉ siècle avant J.-C., l'immense clinicien objectif et cartésien avant l'heure qu'était Hippocrate renverse les colonnes du temple d'Épidaure et ouvre la voie aux études anatomiques et physiologiques d'Alexandrie, Damas, Cordoue, Salerne, Montpellier et Padoue, jusqu'à William Harvey, et, deux siècles plus tard, après Bœrhave et Osler, ce sera la naissance de la médecine expérimentale avec Magendie et Claude Bernard, et l'analyse des causes des maladies avec Pasteur, Koch, Hansen, etc.

La médecine clinique observationnelle et descriptive, l'art du diagnostic et du pronostic, la classification des maladies, la recherche de leurs causes, sont bien l'œuvre des médecins, mais la thérapeutique n'est restée pendant des siècles que psalmodies, clystères, purgatifs et saignées. Moliéresque.

Jusqu'à la fin des années 1930, elle se résume aux alcaloïdes végétaux du pavot, de la digitale, de la belladone, du saule ou du coca, etc., au bromure, au véronal, au salvarsan, à l'insuline, à l'éther, au chloroforme, à la saignée et aux sanatoriums mortifères.

La médecine, fille soumise de l'industrie pharmaceutique : une réalité

Apparue au détour de la dernière guerre mondiale, la thérapeutique est la fille de l'industrie pharmaceutique des années 1940-1980, qui a inventé seule presque toutes les molécules qui ont allongé la vie et rayé de la carte un grand nombre de pathologies. Un progrès dans lequel les grandes facultés de médecine ou de pharmacie n'ont joué d'autre rôle que d'évaluation, non de découverte. C'est l'époque où les chercheurs de l'industrie pharmaceutiques, G. Elion, G. Hitchings, J. Black, J. Vane, glanaient plusieurs Nobel.

Dans l'immense domaine du médicament, les médecins n'ont été, à de rares exceptions près (insuline, cortisone), que des évaluateurs et la médecine moderne est donc bien fille de l'industrie pharmaceutique. Les médecins d'aujourd'hui ne sont que ses scribes. Elle leur fournit les armes de leur action et la manière dont ils doivent s'en servir. Ils ne seraient rien sans elle.

C'est aujourd'hui, *de facto*, **l'industrie qui enseigne non seulement la thérapeutique, mais la médecine tout entière parce qu'elle redessine le paysage des maladies** qu'elle recentre, non en fonction de leur importance en termes de santé publique et de besoins thérapeutiques, mais en fonction des **grands marchés** des molécules qu'elle a commercialisées. Elle marginalise du même coup les petits marchés et les secteurs où elle n'a rien à vendre, parce qu'elle a renoncé à chercher elle-même dans les domaines qu'elle considère comme trop difficiles, aléatoires et à trop long terme (voir plus bas).

Voilà pourquoi les journaux médicaux sont insupportablement envahis d'articles et d'essais cliniques sempiternels et redondants sur l'HTA, le cholestérol, le diabète, les anticoagulants et les maladies coronaires et ostéo-articulaires (23 % des articles du *New England Journal of Medicine* 2011), au détriment de la plupart des maladies neurologiques et psychiatriques (4 %), de l'Alzheimer, des déficits cognitifs, du vieillissement (1 %), des maladies virales hors HIV (5 %) et auto-immunes (3 %), des grandes pathologies du tiers-monde et même des cancers (seulement 13 %).

Dans ce contexte, le rôle des universitaires français s'est réduit à évaluer les médicaments (trop souvent, sous l'influence de l'industrie et de connivence avec elle), parfois à en améliorer l'utilisation ou à en étendre ou limiter les indications, mais ils n'ont participé en aucune façon à leur découverte, parce que l'invention des médicaments ne peut résulter que de la collaboration des recherches publique et privée et que **la France n'a pas d'industrie pharmaceutique engagée dans la recherche**, comme on le verra plus loin.

En vérité, l'industrie DÉCIDE DE TOUT : **quelles molécules** rechercher et développer, pour **quelles maladies**, entendez quels marchés, et **comment les utiliser**. Si la médecine se réduisait aux médicaments, on pourrait dire **qu'elle écrit seule la médecine d'aujourd'hui**. Par un **marketing** intensif, par la formation médicale continue, qu'elle assure seule, par ses visiteurs médicaux, par ses journaux, par les interventions incessantes des universitaires leaders d'opinion à son service, elle détermine entièrement l'utilisation des médicaments.

La plupart des médecins spécialistes ou généralistes ne sont dans ce contexte que des exécutants agissant **la main entièrement guidée, littéralement conditionnés, « pavlovisés » par l'industrie. Elle prescrit presque directement. Elle tient la plume.** Les médecins prescrivent exactement ce qu'elle veut, en cascade, en fonction des « modes » qu'elle définit seule.

Une telle situation ne peut durer.

Puissance de l'industrie pharmaceutique

L'image de la pharmacie du coin de la rue en tête, beaucoup ne mesurent pas la puissance de feu de l'industrie pharmaceutique, qui la place, selon les périodes, du 1er au 3e rang mondial de toutes les activités industrielles ou bancaires. King Kong, écrit M. Angell.

Aucun ministre, aucun gouvernement, aucun État isolé, ne peut résister à ses pressions. Infiltrée à travers de puissants lobbies dans toutes les instances décisionnelles, nationales ou internationales, ONU, OMS, Assemblées parlementaires de tous les pays, Commissions européennes de l'industrie et de la santé, gouvernements, agences du médicament, telles que la FDA et l'EMA, elle est partout installée autour des sites décisionnels importants à Washington, à Londres, à Genève ou à Bruxelles, où elle a pignon sur rue. Son influence politique s'exerce au niveau le plus élevé et égale celle des banques et des sociétés pétrolières.

Le tableau D-20, tiré de Bloomberg et Standard & Poor's, indique le rang des 15 plus grandes firmes pharmaceutiques dans le classement mondial des très grandes entreprises, chiffre d'affaires, bénéfices et investissements en recherche et développement.

Nous y ajoutons ci-dessous sa place parmi les différentes industries, en termes de **valeur boursière** à Wall Street en janvier 2012, parmi les 200 premières entreprises mondiales, dont l'ensemble représente une valeur de 16 000 milliards de dollars, soit les deux tiers de la capitalisation des 500 premières mondiales (24 000 milliards de dollars).

Banques et assurances	4 000 G$ (25 %)
Pétrolières	3 400 G$ (22 %)
Informatiques	1 600 G$ (10 %)
Pharmaceutiques	1 600 G$ (10 %)
Télécoms	1 100 G$ (7 %)
Mines	1 000 G$ (6 %)
Grande distribution	650 G$ (4 %)
Automobile	550 G$ (3,5 %)
Boissons et alimentation	530 G$ (3,2 %)
Chimie	370 G$ (2,2 %)
Tabac	250 G$ (1,5 %)
Électricité et équipements électriques	240 G$ (1,5 %)
Cosmétique et mode	150 G$ (0,9 %)
Aéronautique et défense	130 G$ (0,8 %)

Ce classement en surprendra plus d'un et d'autres détails sont plus frappants encore, qui montrent que Pfizer ou Johnson & Johnson, avec 162 milliards de dollars de valeur boursière, représentent chacun 3 fois Boeing, 7 fois EADS et près de 50 % d'Exxon ou d'Apple, les 2 premières sociétés mondiales, tandis que, en

recherche et développement, Pfizer, qui annonce 9 milliards de dollars et Johnson & Johnson 7 milliards, suivis par Novartis, Roche, MSD et GSK, se placeraient au 1er rang mondial, devant Ford, Microsoft, Siemens, Toyota, EADS, etc.

En termes d'**emplois**, les 10 premières firmes pétrolières, bancaires, informatiques et pharmaceutiques emploient respectivement en moyenne, par firme, 170 000, 290 000, 130 000 et 100 000 personnes.

Le classement en termes de **CA et de bénéfices** serait à peu près dans le même ordre, ce qui n'est pas surprenant, puisque les cours boursiers en sont par nature le reflet. Ainsi, les 10 premières sociétés pétrolières, bancaires, informatiques et pharmaceutiques annoncent des bénéfices respectifs de 175, 130, 90 et 80 milliards de dollars en 2012.

L'industrie pharmaceutique était même au 1er rang dans les années 1998-2000, mais la raréfaction des découvertes de nouvelles molécules, les difficultés et les coûts de développement des biomédicaments d'un côté, la diminution de l'offre pétrolière de l'autre, qui a favorisé les sociétés de carburant, l'ont **rétrogradée au 3e rang**, à peu près à égalité avec les sociétés informatiques, pour le moment en plein boum.

L'industrie pharmaceutique a ainsi perdu, depuis 1999, 60 % de sa valeur boursière, qui dépassait alors les 3 000 milliards de dollars dont 25 % depuis 2006. Ses pertes pourraient bien s'accentuer encore avec la montée en puissance des grandes sociétés de biotechnologie, Amgen, Gilead, Celgène, qui, avec des CA de 3 à 5 milliards de dollars, se classent aujourd'hui entre le 150e et le 450e rang mondial, et avec la montée des génériques (Teva est aujourd'hui 169e mondiale, tous secteurs industriels confondus), accélérée par l'expiration des brevets des grands *« blockbusters »* que l'industrie n'a pas su renouveler, tels que le Lipitor (Tahor), qui représentera une perte sèche de 15 milliards de dollars pour Pfizer, dès 2012.

Avec près de 55 milliards de CA, dont 23 à l'exportation, la place de l'industrie pharmaceutique est comparable en France. **Sanofi**, 59e mondial et 3e firme pharmaceutique du monde, est l'une des 40 entreprises du CAC 40, où elle se place en 2010 et en 2011 au 14e rang en termes de CA (33 G€, loin derrière Total à 182 milliards,

Axa, 86, BNP, 42, EADS, 47, EDF et GDF à 60 et 90, mais à hauteur de Renault et Peugeot, 42 et 59, et devant Bouygues, Veolia, Vivendi, à 25-30 G€, loin devant le Crédit agricole, la Société générale, L'Oréal, LVMH, Schneider et Michelin à 20-25, pour une moyenne du CAC 40 de 33 G€), **mais surtout Sanofi se classe au 3e rang en termes de bénéfices en valeur absolue** (5,6 G€) et d'assez loin **au 1er rang, en termes de résultat net exprimé en pour cent du CA**, avec 18%, pour une moyenne du CAC 40 de 5,5%, très loin devant Total (6%), les banques (BNP, Société générale, 14 et 9%, et Crédit agricole en déficit de 7%) et les assurances (Axa, 5%, par exemple), EDF et GDF-Suez et les bétonniers, Bouygues et Vinci, 3 à 5%, et très loin devant l'automobile, 1 à 4%. **Sanofi, un grand financier, un nain scientifique.**

Les industries de santé sont donc les plus rentables, les plus lucratives, celles qui s'assurent les plus importants bénéfices relatifs du monde et elles sont parmi les premières en termes de bénéfices en valeur absolue.

Contrairement à ce qu'imaginent les rêveurs, **la santé est donc un marché comme les autres** et même beaucoup plus stable que les autres, car, en période de crise, les pharmas sont des valeurs refuges, les investisseurs sachant que, sous la pression des citoyens, les États soutiendront toujours directement ou indirectement l'activité de ces sociétés. **Cette industrie est aussi une rente.**

L'histoire de l'industrie pharmaceutique : 3 périodes en soixante ans, blanche, noire et grise

I – DE 1950 À 1980, L'ÂGE D'OR, LES QUARANTE GLORIEUSES, elle invente presque seule les 100 molécules qui ont changé la vie des hommes, l'ont allongée de vingt ans et ont créé la médecine moderne. La plupart des molécules salvatrices ont été découvertes à cette époque :

- Soit par des **hasards** expérimentaux, en trouvant ce qu'on ne cherchait pas : trinitrine, pénicilline, INH, anticancéreux, antidiabétiques oraux, diurétiques, lithium, anticoagulants oraux, Largactil, Ciclosporine.

- Soit au cours de **recherches orientées** par ce que l'on savait de la physiologie des organes, cœur, foie, rein, muscle, etc.: insuline, cortisone, œstrogènes, thyroxine, β-bloquants cardiaques, β2-stimulants dans l'asthme, L-DOPA et antiparkinsonniens dopaminergiques.
- Soit par *screening* **systématique** de molécules extraites des bactéries, des champignons, des végétaux, d'animaux marins ou terrestres plus ou moins exotiques: aspirine, opiacés, antibiotiques, artémisine, antifongiques, etc.

II – DE 1985 À 2000, C'EST LA PÉRIODE NOIRE.

Elle ne découvre plus rien. Le nombre de molécules nouvelles acceptées par la FDA ou en France a diminué des trois quarts entre les années 1980 et 2000, et le nombre des grandes molécules est, selon *Prescrire*, passé de 2,7/an à 0,87/an, soit 3 fois moins, entre les périodes 1981-1996 et 1997-2011. De 2006 à 2011, en six ans, le nombre de molécules apportant un progrès majeur ou important, mais seulement sur des pathologies plutôt rares, a été en s'effondrant, successivement de 22, 15, 10, 7, 4... et un seul en 2011 (CTHAS).

Pourquoi? Parce que l'industrie s'est heurtée à trois obstacles insurmontables:
- **La brièveté des brevets** protecteurs a permis le décollage rapide des entreprises de génériques, qui, n'ayant rien eu à dépenser pour inventer, développer et marketer les molécules déjà commercialisées qu'ils copiaient, ont pu les vendre à très bas prix, effondrant le CA des grandes firmes.
- Après 1990, le capitalisme d'entreprise et d'investissement des années anciennes a fait place à **un nouveau capitalisme financier et spéculatif.** Les actionnaires des firmes ont placé à leurs têtes de purs managers sans lien aucun, ni expérience du monde de la santé, avec la mission d'assurer chaque année un minimum de 15 % de bénéfices, par **une politique de rentabilité à court terme, radicalement antinomique de la recherche** de nouveaux médicaments, par nature aléatoire et de long terme, puisqu'il faut au moins dix-douze ans pour développer, sans certitude de succès, une molécule du laboratoire de recherche au lit du malade.
- Les progrès techniques ont fait passer la recherche de médicaments de la très simple biologie d'organe à **la très complexe biologie cellulaire et moléculaire.** Un changement d'échelle brutal, mené par les chercheurs des laboratoires universitaires

L'INDUSTRIE PHARMACEUTIQUE INTERNATIONALE

publics et qui a laissé à l'écart l'industrie qui ne l'avait pas vu venir et qui a paralysé ses capacités de recherche.

Car, désormais, on ne cherche plus au hasard, on ne découvre plus de médicaments sans même connaître leurs mécanismes d'action, comme c'était le cas auparavant. On renverse le paradigme. On cherche d'abord à comprendre les grands circuits moléculaires de la biologie, on tente d'identifier les anomalies des molécules, gènes ou protéines et de leurs récepteurs (hormones, cytokines, neuro-médiateurs, facteurs de transcription), impliqués dans telle ou telle pathologie, et on cherche à les corriger par des **traitements spécifiques ciblés** sur ces molécules devenues anormales, souvent par mutation génétique.

C'est l'heure du «**comprendre, puis traiter**» et non plus «**traiter, puis comprendre**». Mais cela, c'est une démarche de recherche fondamentale et l'industrie pharmaceutique ne sait pas faire. Extraire, *screener* à haut débit, purifier, tester les effets physiologiques sur des organes, elle sait. Mais de la biologie moléculaire, qui vient de naître en quelques années dans les grands laboratoires de recherche publique, elle ne sait rien.

Période noire, le nombre des nouvelles molécules s'écroule de 80 %, comme l'indiquent clairement les tableaux D-25 à D-27 et la liste des grandes découvertes thérapeutiques depuis 1950 (tableau D-24).

Dans cette situation, l'industrie va renier ses missions de santé et gagner paradoxalement beaucoup d'argent, en changeant radicalement de politique : la recherche, c'est fini. Elle ne fera plus que semblant. Pour la galerie. Le Dr Jekyll est devenu Mr Hyde, par trois stratégies :

• 1re stratégie : **en doublant arbitrairement ou décuplant parfois les prix** qu'elle impose dans la plupart des pays, pour des molécules de moins en moins originales et efficaces. Plus les molécules sont médiocres, plus les prix s'envolent.

• 2e stratégie : pour neutraliser l'impact de la générisation de leurs molécules originales, dites «**princeps**», les firmes se lancent dans la commercialisation en cascade de **quasi-copies** de leurs propres molécules princeps, dans le seul but de s'abriter derrière de nouveaux brevets-relais qui les protègent de nouveau huit ou

83

dix ans. C'est l'heure des *« me too »* (moi aussi... je sais faire), qui, par un artifice purement commercial, sont présentées comme des molécules de 2e, 3e ou 4e génération, mais sans aucune supériorité sur les princeps de 1re génération et qui leur sont parfois inférieures. Mais rebrevetées et protégées. N'ignorant rien de cette absence de progrès, les entreprises se gardent d'ailleurs bien de comparer les nouvelles molécules aux anciennes et se bornent à les comparer à des placebos, en s'appuyant sur des essais cliniques de moins en moins fiables. Nouvelle tarte à la crème, les firmes parlent alors de **progrès «incrémental»**, souvent purement galénique, c'est-à-dire trois fois rien. Mais, pour ces quasi-copies, les firmes obtiennent, dans le monde entier, France incluse, des prix scandaleusement égaux ou même supérieurs à ceux des molécules originales, sans avoir sur elles aucune supériorité.

Comme elles sont toutes concurrentes sur les mêmes grands marchés et se copient entre elles, ce sont alors 10, 15, 20 *« me too »* qui s'affrontent, par exemple contre l'hypertension artérielle, les dépressions, l'anxiété, les inflammations articulaires, etc. **Ne découvrant plus rien, l'industrie multiplie ses quasi-copies, 2,5 fois plus nombreuses aujourd'hui que les princeps** (tableau D-29) jusqu'à écœurer le marché (pour l'HTA, 5 princeps, 120 spécialités *« me too »* sur le marché... plus 50 associations!). **«La rente l'emporte sur l'innovation»**, écrit E. Caniard dans la revue *Pharmaceutiques*, ancien de l'HAS, aujourd'hui président de la Mutualité française.

• 3e stratégie évoquée plus haut: avec l'aide des médecins eux-mêmes, elle parvient à changer la définition et le périmètre des grandes pathologies, et, du même coup, à doubler ou tripler ses marchés, en inventant le concept génial de **«pré-maladie»**, pré-hypertension artérielle, pré-diabète, pré-ostéoporose, pré-cancer, pré-Alzheimer, etc., s'ouvrant ainsi, principe de précaution aidant, l'immense marché des **traitements préventifs** multiples à prix élevés, à prendre des années par des populations entières de gens normaux qui n'ont et n'auront jamais ces maladies. Jackpot pour tout le monde, les recettes s'envolent et les cabinets médicaux ne désemplissent pas.

Sur sa lancée, toujours pour se créer des marchés, l'industrie va même jusqu'à inventer de **pseudo-maladies** nouvelles qui n'existent pas, les *«mongering diseases»* (*«monger»*: bonimenteur), pour lesquelles elle dispose des molécules qu'elle dit efficaces, puisque, précisément, ces fausses maladies ont été inventées pour les vendre. **N'inventant plus de médicaments, elle invente des maladies.** Avec la complicité des médecins qui y trouvent leur compte (voir plus bas).

Bientôt viendra la nouvelle tarte à la crème : **la pharmaco-génomique.** Votre génome personnel plus ou moins erroné indiquera que vous avez, statistiquement (!), 2 à 5 % de risque de développer telle ou telle maladie, donc 95 à 98 % de chances de ne pas la développer et, pour cela, on vous proposera de vous traiter préventivement, pendant cinquante ans, le plus souvent avec des médicaments peu ou non efficaces, mais non sans danger, tels ceux utilisés contre l'Alzheimer. Il y avait trois repas par jour. Il y en aura désormais quatre, avec les nouveaux *preventive drug brunches* (ou *lunches*) ou les nouveaux *pills times* du soir.

Pendant toute cette période, l'industrie a donc non seulement maintenu son CA et ses bénéfices, mais les a accrus aux dépens de la valeur thérapeutique des médicaments, aux dépens des malades aux dépens des finances publiques, de sa propre image et aux dépens de l'éthique.

III – DEPUIS 2000, C'EST LA TROISIÈME PÉRIODE.

L'industrie a compris la limite de cette politique des « *me too* » à outrance, qui ne parviennent même pas à endiguer la progression des génériques. Elle revient à une politique de recherche de molécules vraiment nouvelles, mais dans des conditions bien différentes de celles qui régnaient dans les années 1970-1980. Elle a mangé son pain blanc. Désormais tout est plus difficile et ayant perdu elle-même toute capacité de recherche fondamentale, l'industrie est condamnée à collaborer avec les laboratoires publics, qui ont inventé la biologie moléculaire, à financer leurs recherches ou **à acheter leurs découvertes et leurs brevets**, mais elle ne découvre plus rien elle-même. Mais deux difficultés apparaissent très vite :

Première difficulté, **les scientifiques travaillent au service de la connaissance pure**, mènent des aventures intellectuelles individuelles et, le plus souvent, ne songent guère aux implications possibles et encore moins aux applications thérapeutiques de leurs percées et ceux qui, à l'inverse, ne pensent qu'à cela ne trouvent rien. L'industrie doit les stimuler, les financer, tenter d'orienter leurs démarches, deviner, en multipliant les contacts avec eux, lesquels de leurs travaux pourraient se transformer en poule aux œufs d'or. Les émissaires de l'industrie sautent ainsi d'avion en avion, visitent tous les laboratoires, **sniffent** ce qui s'y fait et reviennent informer leur *boss*. Qui décide.

Deuxième difficulté : **l'hypercomplexité de la vie**, les mêmes circuits moléculaires exerçant des fonctions différentes selon les cellules et leur stade de développement... et les mêmes fonctions étant parfois exercées par des molécules et des circuits différents, qui tous mettent en jeu des dizaines de sous-circuits fonctionnels interconnectés ou parallèles, amplificateurs ou répresseurs, remplissant autant de fonctions complexes et intriquées, telles que la recherche est en échec : le nombre de publications ne cesse de croître et celui des nouveaux médicaments de diminuer, parce que toutes les nouvelles percées sont trop ponctuelles et de plus en plus souvent non confirmées. On découvre ainsi que la vie implique des dizaines de milliers de molécules dont chacune intervient dans des circuits, donc des fonctions multiples, naviguant d'un organite à l'autre, mitochondries, phagosomes, protéasomes, etc. Plus de 50, de sorte qu'agir sur une molécule, c'est souvent perturber plusieurs fonctions et risquer des effets nocifs imprévisibles. Sur 100 000 protéines, 3 000 seulement sont identifiées comme des cibles thérapeutiques potentielles, mais les milliers de médicaments actuels ne parviennent encore à en atteindre que moins de 100 et le nombre des cibles possibles double tous les cinq ans ! Il faut tester 700 000 molécules pour en trouver une s'accrochant à une cible spécifique (2012) et testant 530 000 petites molécules par *screening* à haut débit sur 67 cibles moléculaires, 530 000 clés pour 67 serrures, GSK ne découvre aucune interaction entre elles, pas plus que B. R. Stockwell en testant 16 000 contre le récepteur du TGFβ, probablement parce que les petites molécules de formes simples sont trop peu spécifiques. En revanche, sur 200 extraits bruts d'éponges marines, l'un bloque le TGFβ, mais, après l'avoir décomposé en trois molécules, aucune n'interagit. Le *screening* n'apparaît donc guère rentable. Il faudra plutôt s'orienter vers la **synthèse** de molécules inhibitrices de structure adaptée à chaque serrure. Rêve ? Diffraction X, RMN, modélisation sur ordinateur permettent de sélectionner ou d'orienter la synthèse de molécules-flèches capables de s'accrocher spécifiquement à des molécules-cibles, mais ces molécules sont flexibles, de conformations multiples, changeantes, alors qu'il faut un accrochage stable et rigide par une surface d'au moins 5 à 10 nm², impliquant plusieurs ancrages atomiques électrostatiques, liant des atomes avides d'électrons à ceux qui en sont riches... et sans point de répulsion. Quasi impossible à prévoir. Aucun succès jusqu'à maintenant. Décourageant. Il faut encore screener. D'où les vues pessimistes de beaucoup de scientifiques : **il y aura de moins en moins de nouveaux médicaments jusqu'à un tarissement total. Notre carquois est vide. Ce sont les flèches qu'il faut désormais inventer**, plus que les cibles (lire sur ce sujet *The Quest for the Cure* de B. R. Stockwell, professeur à l'université Columbia de New York, Columbia Press publ., 2012)

Mais quand bien même de nouvelles « flèches » seraient découvertes, cela ne réglerait pas les problèmes de l'industrie, car chaque laboratoire académique étant centré sur une molécule ou sur un circuit d'activation ou de répression de telle ou telle fonction ponctuelle, les applications thérapeutiques sont elles aussi **ponctuelles**, concernant non pas de grandes pathologies, mais telle ou telle variante de ces pathologies. On ne découvre pas un anticancéreux, mais un médicament temporairement actif sur une forme particulière de certains cancers (temporairement, parce que les tumeurs ne cessent de muter et d'échapper aux médicaments !). Ces découvertes n'ouvrent alors que des **marchés réduits**, sans grandes espérances financières. Dès lors, **les marchés étant 100 fois plus petits qu'autrefois, l'industrie décide de vendre ses nouvelles molécules 100 fois plus cher**, alors qu'elles ne lui coûtent à développer que 5 à 10 fois plus qu'auparavant. Mais cette compensation a des limites et les États et les finances publiques ne peuvent assumer les remboursements ou les prises en charge de 50 000 à 100 000 €/an et par malade. Une question à 400 milliards de dollars est posée (voir note « Traitements des cancers »).

L'heure est inéluctablement à la négociation entre l'industrie et les États pour mener une **politique concertée associant recherches publique et privée** soutenue très puissamment par l'État, bien au-delà de celle très symbolique du Comité stratégique des industries de santé (CSIS) et de l'Aviesan (Alliance des sciences de la vie et de la santé). C'est en menant cette politique depuis 25 ans, à coup de dizaines de milliards par an, que l'Amérique domine le monde. Mais, pour cela, que l'industrie cesse de mentir, de prétendre qu'elle ne fait qu'accroître ses budgets de recherche, quand elle ferme la moitié de ses centres de recherche, qu'elle cesse de se plaindre des prix qu'on lui impose, 10 fois supérieurs à ce que lui coûtent les médicaments, lui permettant des bénéfices extravagants, qu'elle cesse de protester contre les poids des contraintes et des lenteurs administratives qui paralyseraient ses élans créateurs inexistants, au point de prétendre que ce sont les nouvelles règles de l'après-Mediator qui l'empêcheraient d'innover (LEEM et P. Zagamé, président de Novartis-France, *Journal du LEEM*, 2012).

Les dix étapes de la découverte et du développement des médicaments

1. La découverte

«Autrefois, l'industrie pharmaceutique découvrait 80% des nouvelles molécules, contre 20% dans le milieu académique. Aujourd'hui, c'est exactement le contraire. Désormais, **les industriels ne sont plus des découvreurs, mais seulement des développeurs.**» (J. Vonderscher, directeur de la recherche chez Roche, 2010.)

La découverte vient donc toujours aujourd'hui des laboratoires universitaires américains, anglais ou suisses. Jamais français.

Les grandes firmes achètent leurs découvertes pour une bouchée de pain, brevets compris, aux chercheurs et à leurs universités, ou rachètent les petites sociétés instables de biotechnologie créées par les plus entreprenants des chercheurs, le plus souvent pour pas cher. Quelques-unes sont cependant devenues de grandes sociétés qui leur coûtent alors des milliards (10 à 40 milliards exactement pour Chiron, Medimmune, Genentech, Serono ou Genzyme, absorbées depuis cinq ans par Novartis, Astra Zeneca, Roche, Merck et, bien tardivement, Sanofi, enfin réveillé par C. Viehbacher).

Jouant de la confusion sémantique entre recherche et développement, et tout en fermant un grand nombre de leurs centres de recherche en France, en Grande-Bretagne, en Italie, etc., les grandes firmes, Pfizer, GSK, Sanofi, MSD, prétendent poursuivre leurs recherches et affichent des budgets de recherche-développement (R-D) de 3 à 11 milliards de dollars (voir tableau D-20) et annoncent des effectifs de chercheurs stupéfiants. Ainsi, Sanofi revendique 14 000 chercheurs, dont 4 000 en France, soit autant que l'INSERM et le CNRS-Biologie réunis (!!!) et qui n'ont rien découvert depuis vingt ans. Qui sont ces « chercheurs » et qui appelle-t-on chercheur dans l'industrie pharmaceutique ? ? ?

2. Le choix des molécules à développer

Il est exclusivement celui des managers des grandes firmes, missionnés par les actionnaires qui les ont choisis pour assurer un rendement immédiat maximal d'au moins 15 à 20 % par an. **Politique de pur court terme, radicalement incompatible avec la recherche de médicaments nouveaux, qui est une démarche aléatoire et de long terme**, comme nous l'avons déjà dit et redit.

Dans ce contexte, les choix des managers ne sont **jamais** décidés pour des raisons de santé publique, pour vaincre telle ou telle maladie, mais uniquement en fonction de la **taille des marchés** à conquérir ou à maintenir et de la **durée des traitements**, donc pas pour des traitements curatifs de courte durée, appliqués à des malades atteints d'affections aiguës, et encore moins pour des maladies des pays pauvres, mais pour des **maladies fréquentes et chroniques des pays riches** et solvables, et de préférence pour des **traitements préventifs de très longue durée**, prescrits à des gens en bonne santé qui, dans 95 % des cas, n'ont et n'auront jamais la pathologie pour laquelle on les traite (voir notes « Statines », « Ostéoporose » et « Obésité »).

C'est pourquoi on ne voit plus la moindre recherche pour découvrir de nouveaux **antibiotiques**, alors que les résistances bactériennes ne cessent de croître, ni d'**antiviraux** plus efficaces, alors que 3 millions d'enfants africains meurent de diarrhées infectieuses ou de pneumonies banales, qui ne tuent plus chez nous depuis cinquante ans.

Après la taille du marché potentiel et la durée des traitements, le troisième facteur de choix des molécules à développer est **la probabilité de réussir** rapidement leur développement, ce qui implique d'identifier les domaines où les connaissances sont suffisamment bien établies, où la science est « **mature** », « **fertile** », dit le directeur de la R-D de GSK, et c'est pourquoi des **champs entiers de la**

pathologie sont laissés à l'abandon, affections neurologiques dégénératives, épilepsie, Parkinson, maladies psychiatriques, que GSK, Astra Zeneca, Novartis, MSD et Sanofi viennent d'abandonner, et même depuis peu les cancers, commencent à décourager les firmes tant les centaines d'anticorps monoclonaux, de petites molécules de synthèse ou de macromolécules recombinantes, ont rencontré d'échecs pour quelques rares succès (Glivec, Mabthera, Herceptine, Iressa).

3. Le développement préclinique au laboratoire est la troisième étape de la découverte

On est là **au cœur du métier propre de l'industrie**. Cette étape va s'étaler sur des années. Il s'agit d'abord de confirmer la découverte initiale et ensuite de mesurer le périmètre de tous ses impacts biologiques, positifs ou négatifs. **L'industrie pharmaceutique est seule techniquement capable de mener ces études précliniques** lentes, aléatoires, souvent en échec et toujours onéreuses. Seule une industrie privée peut assumer cette difficile étape. Sans moteur, sans aiguillon financier, il ne se passerait rien et il ne s'est jamais rien passé dans aucun pays anticapitaliste. Dans cette industrie, comme dans toutes les autres, l'argent est le moteur et le carburant des entreprises.

L'industrie pharmaceutique est donc irremplaçable. Le développement préclinique est un métier. **C'est son métier.**

Et c'est une étape cruciale, où l'industrie connaît beaucoup d'échecs, avec des molécules qui ne tiennent pas leurs promesses et des toxicités inattendues qui conduisent à **l'abandon précoce de 9/10e des molécules essayées**. Plus les limites des molécules se manifestent tardivement, parfois après des années d'effort, plus l'industrie y perd d'argent. **Plus elle s'entête à espérer, plus les pertes s'accumulent,** non seulement directes, mais aussi indirectes pour son image, que **les analystes financiers** et les agences de notation, Fitch par exemple, suivent de près, entraînant parfois des chutes spectaculaires de leur valeur boursière, lorsqu'une molécule à l'essai est abandonnée ou même simplement suspecte de pouvoir l'être. Abandonner un et, *a fortiori*, plusieurs projets est une décision toujours lourde de conséquences.

L'INDUSTRIE PHARMACEUTIQUE INTERNATIONALE

Dilemme : l'arrêt de certains projets peut conduire à la faillite et à l'obligation de se laisser racheter par une autre firme, mais, à l'inverse, leur poursuite contre toute logique peut avoir les effets les plus délétères et **l'échec d'une molécule après quelques mois de commercialisation** est plus redoutable encore. GSK se trouve en difficulté et a dû « provisionner » 3 milliards de dollars pour son Avandia interdit en Europe et qu'il tente de maintenir aux États-Unis, et le retrait du Vioxx par Merck en 2004 lui a coûté 4 milliards de dollars et a failli condamner la firme qui ne s'en est pas complètement remise aujourd'hui, les accidents de l'Isoméride ont coûté 14 milliards à Wyeth, qui a dû se vendre à Pfizer, et le rejet de l'Acomplia de Sanofi par la FDA et son retrait obligé en Europe après quelques mois de commercialisation ont condamné J.-F. Dehecq et G. Le Fur à la démission.

Le plus difficile est de bien discerner les risques ultérieurs et de les éviter par des études plus approfondies. Devant les multiples échecs des essais cliniques d'aujourd'hui, beaucoup proposent d'**allonger la phase préclinique**, d'affiner les études de toxicologie cellulaire aujourd'hui beaucoup trop rudimentaires et archaïques, voire bâclées, ce qui devrait permettre de raccourcir la durée des essais cliniques et d'en diminuer les échecs coûteux.

Ces études précliniques de l'industrie doivent être d'autant plus attentives que les travaux des chercheurs « académiques » sont souvent fondés sur des données partielles, lissées, sélectionnées (on parle de « massage »), ne portant que sur un modèle, une lignée cellulaire par exemple, mais c'est pour eux la seule façon de **publier vite** pour obtenir crédits, jobs ou promotions. Les éditeurs et *reviewers* les poussent au crime, parce qu'ils demandent des *perfect stories* pourtant rares en biologie.

À cause de cela, en 2008 et 2009, 82% **des essais précliniques favorables échouent aux premiers tests cliniques de phase II** et 10% seulement parviennent en phase III et à s'ouvrir un marché, 4 fois sur 5 sans réaliser de vraies percées. Ainsi, selon Amgen, sur 53 publications précliniques, 6 seulement ont pu être confirmées et Bayer obtient des résultats similaires. Il faut donc en venir à plus de rigueur et d'exigence pour éviter des échecs spectaculaires, par exemple ceux de la plupart des monoclonaux actuels, en particulier dans la SEP ou ceux des inhibiteurs des « PARPs » (peu importe ici le sens exact) dans les cancers du sein et de l'ovaire (Olaparib, Véliparib, Rucaparib, etc.), qui avaient été initialement au cours des essais de phase II les vedettes du célèbre congrès-barnum de l'ASCO (Am. Soc. of Clinical Oncology) de 2010 et qui ont totalement échoué au cours d'essais plus vastes, après avoir coûté des centaines de millions à Sanofi et AstraZeneca, qui avaient racheté les start-up qui les produisaient (*Nature*, 2012, <u>483</u>: 509, 519 et 531)

4. Des essais cliniques sans foi ni loi

80% des essais cliniques de phases I, II, III et IV (voir glossaire) sont aujourd'hui assurés par la seule industrie pharmaceutique, sans contrôle extérieur et, en France, sans collaboration réelle avec les agences publiques de médicament, et elle le fait depuis vingt ans au moins, avec le seul objectif de promouvoir ses médicaments par un **enfumage** quasi général.

Tout dans ces essais peu crédibles est biaisé, truqué et même mensonger:
- Comparaison de la molécule à des **placebos** plutôt qu'à des traitements existants donnés à dose efficace (dans 60% des cas).
- **Essais trop courts** pour évaluer l'impact clinique dans la pratique médicale alors que seul devrait compter le résultat à distance, le «final outcome».
- **Sélection de patients «idéaux»** moins graves, plus jeunes que les malades réels et sans pathologies associées.
- **Médecins payés au nombre de malades** qu'ils incluent dans les essais (2 000 à 6 000 $ par malade, plus une prime de 5 000 s'ils sont recrutés très rapidement ou en grand nombre). L'industrie «achète» des patients volontaires aux médecins. «Son problème n'est pas le recrutement d'investigateurs de qualité, mais celui du plus grand nombre possible de malades», écrit M. Angell, d'où des **critères d'inclusion non respectés** de sorte que les médicaments sont testés sur des malades différents et moins graves que ceux auxquels ils seront ultérieurement prescrits, situation très aggravée depuis que l'industrie s'écarte des hôpitaux universitaires aux comités d'éthique trop pointilleux à ses yeux, pour recruter à travers des sociétés de recrutement privées, peu exigeantes sur la qualité, dites **CRO (Contract Research Organization)**. Le nombre des essais est renversant, plus de 100 000/an dans le monde, et tous

ne sont pas enregistrés, malgré l'obligation légale de le faire. Plus de 2 millions d'Américains y sont inclus chaque année (M. Angell). Le marché mondial des essais est de 45 G€, sous-traité à 50 % aux CRO. Les essais se font de plus en plus en Asie, en Amérique du Sud, en Europe de l'Est et les grandes CRO sont américaines (Covance, Quintiles, PPD, Parexel) ou... irlandaise (Icon). Icon emploie ainsi 8 000 personnes (300 en France), avec un CA de 1 milliard.

• **Extorsion de « consentements informés »** aux malades qu'elle informe incomplètement sur les chances et les risques des traitements protocolisés auxquels ils se prêtent.

• **Critères d'efficacité (« *endpoints* ») non pertinents,** privilégiant le mesurable au signifiant, simples marqueurs de l'action de la molécule, mais qui ne démontrent en rien son utilité clinique (**« *surrogate markers* »**). Ce point est essentiel. L'important n'est pas de mesurer une chute de 30 % du cholestérol, mais de montrer une réduction des complications cardiaques (voir note « Le négoce du cholestérol »). L'important n'est pas de mesurer une réduction du volume tumoral ou une diminution des *biomarkers* ou un allongement de la survie sans symptômes, du **« *free symptoms survival* »** (mais qui définit et évalue les symptômes ?). Ce qui devrait seul compter, c'est l'allongement total de la vie *(overall survival)*. Nous n'aurions aucun mal à citer des centaines d'essais publiés dans les plus grands journaux, qui se prêtent à ce jeu malhonnête, ne montrant qu'un effet mesurable, souvent mineur, sans que la durée de vie soit allongée et au prix de complications sévères et parfois mortelles. **Les *surrogate markers* n'apportent rien aux malades, trompent les médecins et ne servent que les firmes.**

• Recueil de données sur des terrains d'essai de plus en plus choisis dans **les pays « *low cost* », de niveau médical bas** ; observations recueillies par des médecins peu exigeants, ne suivant chacun que peu de malades, et qui n'auront ensuite jamais ni influence, ni même informations sur le résultat d'ensemble de l'essai (certains essais sont menés simultanément dans 50 pays, pour s'ouvrir 50 marchés, et 100 ou 200 centres par des centaines de médecins, qui chacun auront suivi 4 ou 5 des milliers de malades recrutés et, par conséquent, sans pouvoir se faire une opinion sur le médicament testé).

• **Filtrage et falsification des données recueillies,** menés dans le secret par les firmes elles-mêmes ; changement après coup des critères d'évaluation, de façon à obtenir des résultats plus favorables ;

escamotage des échecs et des **complications** même graves (voir notes « Vioxx », « Avandia », « Anti-dépresseurs »).

• **Manipulation des statistiques** par 100 artifices imaginés par les excellents statisticiens-magiciens des firmes, dont les médecins ne s'aperçoivent même pas, tant est grande leur ignorance de la statistique ;

• **Fabrication après coup de sous-groupes de malades**, qui répondent au médicament quand l'ensemble n'y répondait pas (on appelle cela la **stratification secondaire**, non prévue avant l'essai).

• **Arrêt prématuré des essais**, soit qu'ils tournent mal, mais sans en faire connaître la raison, pour préserver l'avenir, soit en prétextant sans preuve des résultats initiaux si prometteurs, qu'il deviendrait non éthique de laisser plus longtemps des patients sous placebo.

• Mise en place d'essais qui se contentent de démontrer la « **non-infériorité** », mais non la supériorité sur les traitements antérieurs.

• Promotion de molécules qui allongent la médiane, ou pire, la moyenne de vie de seulement un ou deux mois dans les cancers, au prix de souffrances et de complications multiples et à des prix exorbitants.

• Et finalement, présentation des échecs comme **des échecs de l'essai, mais non du médicament !**

Pour beaucoup de médecins lucides et attentifs, ces essais cliniques-là, qui représentent au moins **80 % des essais d'aujourd'hui, ne sont que mensonges et tromperies et ne sont plus crédibles**, que par les naïfs ou par ceux qui y ont directement ou indirectement intérêt, parce qu'ils sont payés ou promus pour cela, en particulier les universitaires, qui se font les vecteurs, les porte-voix, les propagandistes de molécules inefficaces ou à risque.

Ces faits sont établis, au-delà de toute discussion. De nombreuses **enquêtes judiciaires**, d'innombrables articles dans les plus **grands journaux** médicaux américains ou anglais, de **nombreux ouvrages d'universitaires** de ces deux pays et nous-mêmes en France dans plusieurs livres écrits ou traduits de l'américain, l'ont dit à de nombreuses reprises. De **sévères sanctions fédérales** ou judiciaires, en réponse aux *« class actions »* déclenchées

L'INDUSTRIE PHARMACEUTIQUE INTERNATIONALE

aux États-Unis par les associations de malades victimes d'accidents graves ou mortels, sont tombées sur le nez des entreprises pharmaceutiques, pour avoir dissimulé les risques de leurs molécules (voir notes «Antidépresseurs», «Vioxx», «Actos» et «Mediator»), allant de 1 à 15 milliards de dollars, par exemple pour Lilly, GSK, MSD et Pfizer et Wyeth... Mais que pèsent ces amendes par rapport à des marchés de 1 à 15 milliards eux aussi, mais par an? Rien ou peu s'en faut. Il suffit aux firmes d'augmenter leur prix de 1 ou 2%.

Pour tenter de corriger ces distorsions, **la FDA américaine** s'est engagée dans une politique de contrôle des essais plus sévère qu'auparavant, non seulement en aval, mais **en amont**, dans l'organisation et le «design» des essais, et la France, depuis peu, envisage (la France envisage toujours beaucoup, mais passe rarement à l'acte) de, peut-être, peu à peu, s'y engager à son tour. Donc jamais et de toute façon, l'organisation des essais est décidée aux États-Unis et très peu impliquent la France, qui n'y occupe qu'une place de plus en plus réduite. Presque nulle. Les grandes firmes préfèrent la Pologne, la Roumanie, la Hongrie, la Tchéquie et les autres continents **moins chers**, éthiquement **plus souples** et administrativement **plus rapides** et moins contraignants.

De son côté, **l'Agence européenne**, soutenue et financée par l'industrie et longtemps rattachée à la direction «Industrie» de l'Union européenne et non pas à la direction «Santé», s'enfonce chaque année un peu plus dans l'opacité et la compromission et a perdu toute la crédibilité que sa création avait laissé espérer à la fin des années 1990. Son bilan est aujourd'hui à la fois désastreux et scandaleux. L'EMA court-circuite les agences nationales, y compris la nôtre, qui, il est vrai, s'est jusqu'ici laissé faire avec complaisance, ne serait-ce qu'en y détachant **ses éléments les plus suspects**, tels le **Pr P. Lechat**, directeur de l'évaluation médicale de notre AFSSAPS (il sera enfin remis à la disposition de l'université en septembre 2012) et surtout **E. Abadie**, brièvement médecin, attaché à l'hôpital Saint-Antoine, passé dans une firme pharmaceutique plusieurs années, puis de nouveau pour une longue période au service du syndicat de l'industrie, le LEEM, et ultérieurement recruté par l'AFSSAPS, où il devient l'adjoint, puis le successeur de J.-M. Alexandre, et qui préside aujourd'hui la commission d'évaluation de l'EMA. Autant dire que, à travers ce personnage, l'industrie dirige elle-même l'évaluation de ses propres molécules (on nous annonce à l'instant qu'il a enfin remis sa démission avec effet immédiat). Bravo à X. Bertrand et D. Maraninchi.

Les essais terminés sur le terrain après deux à trente-six mois selon les molécules, le dossier, protégé par le secret de la propriété industrielle et commerciale, est préparé par les analystes, les médecins et les rédacteurs de la firme, qui ne présentent aux agences de contrôle **que les éléments positifs qui la servent**, en les amplifiant par tous les moyens et en dissimulant les éléments qui pourraient compromettre le succès de leur dossier, en particulier les complications observées (voir notes « Risques des médicaments », « Vioxx », « Avandia et Actos » et « Antidépresseurs »). Aucune autre industrie ne ment à ce point. La concurrence entre les firmes l'empêche. Ici, pas de concurrence : l'État garantit les mêmes prix (exorbitants) à tous. Donc tous mentent. En toute impunité.

5. L'autorisation de mise sur le marché des médicaments (AMM)

Elle n'est pas une autorisation globale de commercialisation. Elle définit aussi les **indications** thérapeutiques, c'est-à-dire les pathologies pour lesquelles le médicament est autorisé et, en France, remboursé par la Caisse nationale d'assurance-maladie. Ces autorisations sont accordées par les agences publiques de sécurité des médicaments, FDA américaine, EMA européenne (pour les médicaments à diffusion multinationale) et AFSSAPS (aujourd'hui ANSM) française, pour les médicaments à usage purement national ou limité à moins de 4 pays européens.

Ces agences sont d'une exigence et d'une sécurité bien différentes (pour les détails, voir notre livre *Les Leçons du Mediator*, le cherche midi éditeur, 2011). En tête, la FDA (sa section CDER, Center for Drug Evaluation and Research, emploie 4000 personnes, avec un budget de 1 G$), la moins laxiste, la plus exigeante, relativement moins soumise à l'influence de l'industrie, ce qui ne veut pas dire qu'elle ne le soit jamais, car elle s'est lourdement compromise dans un grand nombre de cas et en particulier dans les affaires du Vioxx et de l'Isoméride (voir notes sur ces sujets), spécialement dans les années Reagan et Bush, avec des commissaires de la FDA, tels M. McClellan et L. Crawford, dont on pressentait et dont on a aujourd'hui la preuve qu'ils étaient extrêmement liés à l'industrie (M. Angell).

Vient ensuite l'**AFSSAPS**, ses 5 directions, ses 1 000 employés, un budget de 110 millions d'euros (2 fois plus qu'à l'Agence européenne) et ses 105 commissions, comités et groupes de travail de 30 à 40 membres, qui tournent en rond, de telle sorte qu'un dossier qui parvient à y entrer, passe de commission en commission et n'en sort jamais, telle une boule dans un billard électrique, au point qu'il faudrait cinq ans pour interdire la strychnine. Cette agence vibrionnante, affolée depuis l'affaire du Mediator et qui s'est trop longtemps abritée derrière une liste aberrante et souvent lacunaire de 77 ou 56 médicaments «sous surveillance renforcée» (!), multiplie les décisions ponctuelles, mal justifiées et contestables, sur des questions mineures, mais n'en prend guère sur les questions importantes. Cette agence est, en outre, comme on l'a vu plus haut, colonisée par des experts liés à l'industrie, ce qu'illustrent les affaires récentes, Vioxx, Mediator et PIP. Vient ensuite, très loin derrière elle et perdue de vices, l'**EMA européenne, la plus laxiste et la plus en proie aux conflits d'intérêt.** Elle emploie 700 personnes, avec un budget de 180 millions d'euros. Son organe clé est le CHMP (Committee for Health end Medicinal Products for Human Use) de 27 membres, un par État, présidé par l'ineffable E. Abadie, de l'AFSSAPS. Son dernier président, T. Lonngren, a été recruté par une grande firme...

Toutes ces agences travaillent dans des conditions choquantes et opaques: financement à 70 ou 80% par les firmes, non-publication des essais et des débats, comptes rendus élagués, **votes secrets et anonymes donc irresponsables**, experts internes non ou peu compétents (à croire qu'ils ont été choisis précisément pour cela), sauf à la FDA, où ils sont sélectionnés et payés pour se permettre d'être indépendants et beaucoup le sont (tels Alastair Woods ou Carl Furberg); experts externes invités, souvent représentants stipendiés de l'industrie, voire de l'industriel même dont la molécule est en discussion (comme P. Lechat pour le Lovenox de Sanofi), mais qui, la main sur le cœur, jurent de leur indépendance de façon si convaincante qu'on pourrait penser qu'ils y croient eux-mêmes, si on ne découvrait, après coup, les factures de dizaines et parfois de centaines de milliers de dollars ou d'euros que l'industrie leur a réglées.

6. La fabrication industrielle des médicaments

L'industrie a désormais en grande partie déléguée la fabrication à des firmes sous-traitantes de chimie, dans les pays à bas coût de production, Chine, Inde, Brésil, Europe de l'Est, etc. Une très grande part des médicaments vendus en France ou exportés de France vers l'étranger est désormais fabriquée à l'étranger et seulement empaquetée et étiquetée dans l'Hexagone (Pr François Chast, Hôtel-Dieu, Paris). Vingt-trois des 40 usines de Sanofi sont ainsi extra-hexagonales et, quand GSK New York répond à une question que nous lui posons, la réponse est en même temps adressée à six fabricants indiens. **L'industrie a donc abandonné** *de facto*, **et la découverte et la fabrication**, dont elle se borne à contrôler la qualité, ce qu'elle a fait jusqu'ici très bien, car il n'y a jamais eu aucun accident sérieux.

Les mêmes sous-traitants fournissent aussi les génériqueurs, quand les brevets des molécules originales sont arrivés à expiration, mais il n'est pas certain que leurs procédures de fabrication soient alors aussi étroitement contrôlées qu'elles le sont par les grandes firmes.

Fait nouveau et récent, les firmes affrontées à la réduction de leurs recettes commencent à **invoquer des difficultés de fabrication** pour des molécules importantes, mais peu rentables pour elles à cause de prix très bas, fixés il y a vingt ou trente ans, par exemple l'indométacine, le méthotrexate, la doxorubicine, la dexaméthasone. Elles affirment que leurs usines vieillissent et ne font plus face à la demande. Voici donc des firmes qui engrangent 120 milliards de dollars, soit 18 % de leur CA de bénéfices annuels, mais qui ne peuvent renouveler leurs équipements! C'est gros comme une maison, fin comme de la corde à puits et cousu de fil blanc. Malgré l'intervention du président Obama, on peut prévoir qu'il va falloir accroître massivement les prix de ces molécules indispensables pour rénover les usines et assurer les approvisionnements (*Lancet*, 17 mars 2012). Non seulement **l'industrie n'est pas un service public, mais elle n'est pas non plus au service du public.**

7. La publication des résultats cliniques

Elle n'intervient en général qu'au moment de la commercialisation effective, souvent un ou deux ans après l'AMM. Ces publications, en apparence contrôlées par des «*writing committees*» et des «*steering committees*», trop souvent simples paravents, sont en réalité *de facto* préparées, rédigées **et surtout optimisées** par les médecins rédacteurs professionnels des firmes elles-mêmes, qui n'ont pas même participé aux essais («***ghost authors***»), à partir des résultats préalablement déjà filtrés par les analystes de la firme, et elles sont signées par des universitaires, qui n'ont souvent eux non plus pas ou peu participé à l'essai et qui vendent littéralement leur signature aux firmes pour donner une plus grande crédibilité aux articles («***guess authors***»). L'industrie leur assure des publications dans ses journaux et des places de chairman sur les estrades des congrès qu'elle finance et, ayant ainsi assuré leur «notoriété» de «**key opinion leaders**», KOL, se sert d'eux pour vendre ses produits. Ils assurent aussi la rédaction des résumés des articles, autant destinés aux analystes financiers, à Standards & Poor's et aux investisseurs, qu'aux médecins qui ne lisent guère que cela. Ces résumés faciles à lire sont souvent embellis et en contradiction avec les données objectives qui sont, elles, présentées de façon volontairement compliquée pour en décourager la lecture, tandis que les résumés très simplifiés privilégient en outre systématiquement les résultats relatifs plutôt qu'absolus. Ainsi, 20% de résultats favorables d'un médicament, contre 16% pour le placebo (à ± 2% près), devient 25% (4/16%) de supériorité et, si la mortalité d'une maladie est de 8% en cinq ans, un traitement qui la réduit à 6% est aussi présenté comme la réduisant de 25%. De même, si, dans un essai portant sur 10000 personnes, on pense avoir réduit la mortalité à cinq ans de 116 cas à 108, soit 8 cas de moins, on extrapole audacieusement à toute la population potentielle à traiter, par exemple 10 millions de personnes, et on annonce pouvoir en sauver 8000. Ces résumés sautent aussi allègrement sur les complications et **amplifient jusqu'à l'invraisemblable les accidents observés sous placebo**, toujours présentés de façon imprécise (voir «La difficile évaluation des risques des médicaments») pour mieux réduire, par comparaison, la toxicité des médicaments testés.

Des articles de seconde main plus louangeurs encore sont publiés dans des «**suppléments**» des grands journaux entièrement financés par les firmes, qui les commandent par centaines de mille, qui seront remis aux médecins par les visiteurs médicaux. Les grands journaux vendent ainsi leurs noms pour que soient diffusés ces plaidoyers *pro domo* de l'industrie, sans le contrôle d'aucun comité de lecture, donc sans garantie. L'industrie va même jusqu'à fabriquer de **faux journaux** *(fake journals)*, également sans aucun contrôle indépendant, de façon à diffuser plus encore les informations qui lui sont commercialement utiles et à les acheter là encore par centaines de milliers pour les adresser à tous les médecins, dans tous les pays (l'éditeur Elsevier a été lourdement condamné pour s'être prêté à ce jeu, ou plutôt pour s'être vendu, et les éditeurs en chef du *New England Journal of Medicine* ont démissionné parce que le journal parrainait de son nom une foule de produits dérivés secondaires financés par l'industrie).

Théoriquement, selon la **déclaration d'Helsinki**, «les auteurs d'articles rapportant des essais cliniques ont le devoir de rendre exactement et complètement compte des résultats et en sont personnellement responsables».

Dans la pratique, les auteurs écrivent leurs articles comme ils le souhaitent et choisissent quels résultats publier et ne pas publier. Les articles ne sont donc pas de simples exposés des faits, mais sont rédigés de telle manière qu'ils reflètent aussi l'opinion des auteurs, qui distord souvent, volontairement ou inconsciemment, la réalité, ce que certains, frottés de physique quantique, appellent ajouter un certain degré de *« spin »*.

Une étude récente (*JAMA* 2012, 303 : 2058), analysant 616 essais publiés en décembre 2011, trouve 72 articles dont les résultats étaient statistiquement négatifs, alors que leurs titres, leurs interprétations et leurs conclusions étaient favorables au médicament. Tel est le *« spin »*.

Tout cela a été dit et écrit cent fois depuis vingt ans. On se fatigue de le redire. Sans autre résultat qu'une apparence formelle d'amélioration avec des notes associées aux articles, précisant le rôle de chacun, mais sans aucun contrôle. Ces notes précisent également les liens d'intérêt reconnus par les auteurs des articles, ce qui permet de constater que pratiquement les trois quarts des signataires sont liés par 1 à 10 contrats avec les industriels de la pharmacie et tout particulièrement avec celui d'entre eux qui a sponsorisé l'essai clinique. Ces signataires qui se proclament indépendants ne sont que les employés des firmes.

L'International Committee of Medical Journals Editors (ICMJE) (associant les 12 plus grands journaux de médecine américains, anglais, hollandais, suédois, australiens... mais pas français) a publié ses exigences concernant les essais cliniques, mais une enquête, menée ensuite dans 108 des 122 grands hôpitaux universitaires américains impliqués dans 10 000 essais cliniques, a conclu que « les médecins investigateurs ne résistent pas aux pressions de l'industrie et ne respectent pas les critères éthiques demandés pour protéger l'intégrité et la fiabilité des recherches et les intérêts des malades qui sont volontaires, parce qu'ils croient naïvement participer au progrès de la médecine » (!). Ainsi, les cinq critères principaux n'étaient observés qu'épisodiquement :

Comité exécutif indépendant	3%
Accès des investigateurs à la totalité des résultats sans clause de confidentialité en faveur de l'industrie	50%
Obligation de publier la totalité des résultats	5%
Contrôle des publications par les investigateurs	75%
Accord de stocker les prélèvements biologiques pour d'éventuelles publications ultérieures	0%

Il est donc indispensable de distinguer, parmi les essais cliniques, ceux qui sont **sponsorisés par des organismes publics**, NIH ou MRC aux États-Unis ou en Angleterre, ou, mais très rarement, faute de moyens donc de volonté par les organismes publics français (PHRC – programme hospitalier de recherche clinique –, du ministère de la Santé, pauvre comme Job, et INSERM), et ceux qui sont exclusivement financés, **sponsorisés par les industriels** eux-mêmes. Le degré de crédibilité de ces publications est complètement différent dans l'un et l'autre de ces deux cas. Reste que la situation n'est pas toujours si simple, puisque le quart des essais est soutenu à la fois par un organisme public et par de grandes firmes. Il y a cependant lieu de penser que, dans ce dernier cas, la présence des organismes publics offre de meilleures garanties de fiabilité.

8. Les coûts et les prix des médicaments. Le mensonge à 800 millions de dollars

Les médicaments sont chers parce que la recherche coûte cher. Sans cela, plus de recherche, donc plus de médicaments. Telle est la sourate de l'industrie. Pure fiction. Les firmes prétendent ainsi que, en quinze ans, leurs budgets de RD ont doublé, passant de 10 % à 20 % de leur chiffre d'affaires, qui a lui-même crû de 15 %. De 1990 à 2005, la RD serait ainsi passée de 13 à 70 milliards de dollars, 140 fois le budget de l'INSERM, 2 fois celui des NIH ! Qui peut y croire ? **Plus l'industrie investit en recherche, moins elle découvre !**

La vérité est qu'il y a trois coûts de recherche. **La recherche initiale**, menée dans les laboratoires académiques et qui ne coûte à l'industrie que le prix très modéré des rachats de brevets ou de mini start-up ou les subventions mineures qu'elle accorde aux laboratoires publics. Aumônes, les firmes empochant 1 000 à 10 000 fois ce qu'elles ont accordé aux « découvreurs » (par exemple avec l'époétine, les taxanes, les anti-HIV, le Glivec, l'artémisine, le Trisenox, les anticorps monoclonaux, etc.).

Vient ensuite le **développement préclinique**, pour deux à quatre dizaines de millions d'euros sur trois ou quatre ans, et enfin le coût majeur des **essais cliniques** de 100 à 500 millions et très rarement plus, sur trois à cinq ans, en raison paradoxalement inverse de la valeur thérapeutique des molécules, car si elles sont efficaces, il suffit de 2-3 essais sur 100 malades et l'affaire est bouclée, mais si elles le sont peu ou pas du tout et qu'il faut transformer cette inefficacité en apparence d'efficacité, ce sont alors des essais géants sur des milliers de malades qui deviennent nécessaires, pour atteindre la puissance statistique suffisante afin de démontrer des supériorités minuscules sur les molécules antérieures ou les placebos (n'oubliez jamais la règle racine carrée de n [$\sqrt{n}$] : la précision d'une mesure, c'est la racine carrée du nombre de mesures : 100 mesures, précision de 10 % en plus ou en moins, 1 000 mesures, comme les sondages politiques, c'est une précision de 33/1 000, soit ± 3 %.) Moins les molécules sont efficaces, plus elles coûtent cher à développer et plus leurs prix sont élevés. **Les montagnes accouchent de souris !** Monde à l'envers. **Ne croyez jamais à un essai portant sur plus de 500 malades.**

Toutes les données recueillies aux sources américaines les plus reconnues et souvent fédérales mettent à mal la légende sans cesse répétée par l'industrie et **colportée**, sans la moindre enquête, par la plupart des journaux français, y compris les journaux économiques, selon laquelle chaque molécule coûterait aux firmes 800 millions de dollars, voire 1 ou 2 milliards, selon les évaluations sans cesse répétées du Tufts Institute de Boston, financé par... l'industrie pharmaceutique elle-même. **Plus les mensonges sont gros, plus ils sont crus.**

Le chiffre réel recalculé par M. Angell ou Ralph Nader et appuyé sur les données des services fédéraux du fisc américain, aboutit à une somme moyenne 4 à 8 fois inférieure, de l'ordre de 100 à 200 millions de dollars, qui inclut une très grande part de marketing dans le budget D de la R-D. Les firmes oublient, en outre, de soustraire des coûts, les 50 % de dégrèvements d'impôts, dont elles bénéficient pour la recherche de la part du fisc américain et y ajoutent, comme un manque à gagner, la perte des bénéfices qu'elles auraient pu engranger en spéculant avec l'argent qu'elles ont consacré à la recherche !

Il suffit d'ailleurs au plus naïf des enquêteurs de diviser le budget R-D affiché par les firmes par le nombre de molécules qu'elles sortent chaque année, pour parvenir au même résultat, 4 à 8 fois inférieur à ce chiffre magique de 800 millions de dollars, sans cesse répété depuis dix ans et qui ne concerne que quelques-unes des molécules les plus vendues et dont les ventes annuelles surpassent de très loin ce prix de revient allégué, puisque 800 millions de dollars sur les dix ans de développement représentent bien peu de chose par rapport aux 10 à 50 milliards de retour sur investissement des *blockbusters* dans les dix années suivantes.

Le perpétuel discours de l'industrie justifiant les prix très élevés des médicaments par les nécessités de financement de la recherche de nouvelles molécules est donc bien un **pur mensonge**. Les prix élevés des médicaments sont là pour assurer une rentabilité annuelle de 15 à 30 % aux actionnaires et pas autre chose. Cela n'est pas une opinion, mais une constatation.

Faute de fermeté des États, les prix décidés par les firmes aux États-Unis s'imposent ensuite partout dans le reste du monde, parce que **découverte, développement, essais cliniques, autorisation, tout se passe aux États-Unis** et que, de plus, le marché américain représente près de la moitié du marché mondial pour 5 % de la population de la planète (États-Unis : 44 %, Japon : 12 %, France et Allemagne : 6 %, Chine : 4 %, Italie : 3 %, Grande-Bretagne : 2,9 %, tableau D-21).

C'est donc d'abord aux États-Unis que les firmes imposent des prix 5 à 500 fois plus élevés que le prix de revient réel. Le reste du monde suit.

Les prix moyens se sont envolés 3 fois (tableau D-11), d'abord dans les années 1990, puis dans les années 2000, créant une situation paradoxale où les molécules les plus efficaces, qui sont de loin les plus anciennes, puisque l'industrie ne découvre plus grand-chose pour l'instant, sont vendues **de 0,5 à 1 €/j** (antibiotiques, corticoïdes, β-bloquants, antidiabétiques oraux, AINS), tandis que les nouvelles molécules des années 1990, dont la plupart sont bien moins actives, moins nécessaires et souvent plus à risque (statines, coxibs, sartans, bisphosphonates par exemple), sont couramment vendues de **1,5 à 3 €/j**, soit 3 à 6 fois plus. Troisième étape, celle des années 2000, où les molécules, tantôt très actives, tantôt beaucoup moins, mais toutes appliquées à des pathologies limitées, atteignent **10 à 15 €/j**, quand ce n'est pas 20 à 100, comme pour la plupart des biomédicaments. Knock suggérait déjà que moins un médicament est efficace, plus son prix doit être élevé, pour crédibiliser son efficacité ! Le prix est un élément de l'effet placebo et personne ne se sent vraiment guéri par une camomille (voir tableaux D-9, 10 et 11).

Les États acceptent ces prix, tantôt en croyant **au mythe de la supériorité des 2es générations sur la 1re et de la 3e sur la 2e, etc.**, tantôt par faiblesse devant les pressions de l'industrie, tantôt par corruption, ignorance, lâcheté, incompétence, irresponsabilité, connivence ou impuissance. Ou les sept à la fois.

9. Marketing – *mixed marketing* – *buzz marketing* – lobbying – corruption

«La force de vente», le marketing, s'adresse autant aux investisseurs, aux actionnaires et aux analystes financiers qu'aux médecins, avant même la publication officielle des résultats dans les grands journaux scientifiques. Parfois même des années avant l'AMM, comme cela a été le cas pour l'Acomplia de Sanofi, qu'il a fallu retirer du marché six mois après son introduction.

Le marketing représente au moins 45 % des dépenses de l'industrie, bien plus que le soutien aux laboratoires publics qui ont découvert la molécule (1 à 2 %), bien plus que le développement préclinique et le très onéreux développement clinique (20 %), la fabrication (5 %), sans oublier les multiples **cabinets d'avocats internationaux** et les **services juridiques** (10-15 %), car les firmes sont en procès perpétuels, entre elles, avec les génériqueurs, avec les gouvernements et avec les *«class actions»* menées par les associations américaines de patients. La plus grande partie du reste (20 à 25 %) est redistribuée aux actionnaires et aux dirigeants, y compris comme retraite-chapeau (hier 143 millions de dollars au P-DG partant de Johnson & Johnson !).

La mobilisation de la «force de vente», c'est aussi le *«mixed marketing»* vers les médecins, les malades ou leurs associations, dont l'industrie fabrique et finance une partie, pour qu'elles fassent pression sur les pouvoirs publics afin d'autoriser en urgence, fût-ce à titre temporaire (ATU), telle ou telle molécule, qu'elles disent salvatrices, elles le sont parfois, et c'est aussi le *«buzz marketing»*, le bruit de fond télévisuel permanent, non sur le médicament lui-même, la loi française l'interdit encore, contrairement à la loi américaine, mais évoquant sans cesse des maladies, vraies ou fausses, auxquelles les médicaments s'adressent, utilement ou non. En France, les firmes promeuvent seulement, pour l'instant du moins, leurs spécialités non remboursées, et ces temps-ci, tous les jours, les patchs de Voltarène ou les miraculeux produits Biogaran, sans dire qui est Biogaran, parce que, Biogaran, c'est Servier. Faites confiance aux laboratoires Biogaran.

Le *buzz marketing*, les «messages furtifs» infraliminaires sont aussi efficaces à bien des égards que le marketing direct : il suffit de parler sans cesse du cholestérol ou de l'ostéoporose pour promouvoir les ventes des statines ou des bisphosphonates. Avec ces moyens modernes de publicité, plus besoin des visiteurs médicaux. L'industrie en a mis 9 000 sur 24 000 à la rue en trois ans. Elle les remplace par des « digital VM », s'adressant à des « digital doctors ».

Même efficacité des **sites d'information médicale** dédiés aux malades ou aux médecins. Chaque mois, 10 millions de personnes consultent doctissimo.fr, sante-médecine.net, e.sante.fr, etc., sans fiabilité réelle, tous soutenus plus ou moins par l'industrie. Redisons-le : les patiens doivent faire confiance à leurs médecins référents. Eux seuls peuvent les renseigner, avec, le plus souvent, une vraie compétence, une vraie expérience. Inutile de décrire une fois de plus tous les canaux du marketing : Internet, pub télévisuelle, infiltration des « communautés de santé » sur le Web 2.0, présentateurs d'émissions médicales radio ou TV, avis des **sociétés dites savantes**, Académie de médecine, Syndicat de la presse et de l'édition des professions de santé (SPEPS) d'A. Trébucq, la parole de l'industrie en direct, **journaux médicaux, généralistes**, propriété de grands groupes de publicité médicale internationaux, **Cegedim** ou **Business Media**, implantés dans 60 pays, employant 5 000 à 8 000 personnes, avec des moyens 20 fois supérieurs à ceux de nos agences, et **journaux de spécialités** financièrement totalement dépendants des publicités rédactionnelles ou directes. Aucune fiabilité dans toute cette presse et guère plus dans *La Revue du praticien* ou *Le Concours médical*, que dans les pures officines de vente de l'industrie que sont *Le Quotidien du médecin*, *Le Généraliste*, *Impact médecine*, etc. Journaux bien faits, mais journaux nauséeux de mensonges et compromissions. Une seule revue indépendante, *Prescrire*. Chacun la connaît désormais. Tous les médecins devraient s'y abonner, mais ne le font pas, peut-être parce qu'elle est d'une lecture austère, mais peut-être et surtout parce que trop d'entre eux **n'ont pas compris à quel degré d'intoxication ils sont parvenus** sous les multiples pressions de tous ordres de l'industrie. Anesthésiés, drogués par les mensonges, ils ne s'aperçoivent plus qu'on leur ment et s'étonnent de la vérité, quand soudainement elle éclate. Et combien de nos collègues universitaires se croient d'un niveau très supérieur que rien ne justifie dans beaucoup de cas et font une moue dubitative quand on leur parle de *Prescrire*, alors qu'ils ne l'ont à peu près jamais lue et que leur culture thérapeutique se limite aux 50 molécules qu'ils utilisent eux-mêmes. Sur 2 000... et alors que rien ne prouve qu'ils utilisent les bonnes (et nous aussi, nous sommes parfois lourdement trompés...).

La loi Bertrand de novembre 2011, qui a, sur ce point, suivi nos recommandations (rapport Debré-Even), veut imposer le retour au **contrôle *a priori* de la publicité** destinée aux médecins et non plus un contrôle *a posteriori* trop tardif et qui intervient quand le mal est fait. Les réactions du journal du syndicat de l'industrie *(Pharmaceutiques)* sont édifiantes :

- « Pour cela, il faudrait que l'ANSM mette en place des moyens considérables qu'elle n'a pas (avec 1 000 personnes !). Les délais sont trop longs. C'est un bond de vingt ans en arrière » (A. Trébucq).
- « C'est une mesure qui punit toute la classe à cause d'un seul » (Servier).
- « C'est infantilisant. L'industrie est suffisamment responsable... car elle est souvent plus royaliste que le roi... C'est mettre un gendarme dans chaque voiture » (nous verrons, car nous préparons pour Noël une exposition hilarante sur la publicité pharmaceutique 1970-2010, avec un grand prix pour les plus extravagantes).
- « Le dispositif est ingérable », disent les grandes entreprises de publicité pharmaceutique financées par l'industrie (Zeta Healthcare, McCann Healthcare, Arsenal CDM, Strategik & Numerik).

À notre sens, le plus simple serait **d'interdire la publicité sur le médicament**. Les médecins ne doivent pas êtres informés par des placards publicitaires, mais par la FMC et des journaux indépendants, tels que *Prescrire*. Point final.

À cela il faut encore ajouter les **visiteurs du diable**, les **congrès** bidons, les **séminaires** promotionnels, l'endoctrinement de la **pseudo-formation continue** des médecins assurée exclusivement par l'industrie pharmaceutique elle-même, **la corruption des grands experts** externes, ou même des très petits internes, de nos agences de médicaments, la corruption des KOL, très largement rémunérés (chacun connaît les Prs MD, HL, JPO, PGS, MK, MM, DK, ND et CS – dit Johnson & Johnson – ou PJM, 2 ou 3 douzaines, particulièrement dans les disciplines qui sont aussi de grands marchés, cardiologie, rhumatologie, psychiatrie, cancérologie, etc.). Une enquête de l'IGAS en 2008 identifiait l'un des bénéficiaires à hauteur de 600 000 € dans l'année, soit plus de 6 fois le salaire hospitalo-universitaire et, sur 5 000 dossiers, des contributions moyennes de 8 000 € (avec des écarts de 2 000 à 600 000 €). Mais les KOL peuvent être aussi des non-médecins, tel ce professeur d'économie de la santé (pas d'économies de santé) de Dauphine, **Claude Le Pen**, qui, toujours bonhomme, familier et rassurant, feint de parler du haut d'une chaire universitaire indépendante, quand il est avant tout le patron de CLP-Santé, lié au groupe AREMIS Consultants et entièrement financé par l'industrie, et qui se garde bien de le dire (voir chapitre « Génériques »).

Situation exactement comparable à celle qui existe aux États-Unis, que nous avons évoquée plus haut (voir aussi note « Antidépresseurs »), des faits publiés et jamais controuvés. Ce n'est pas pour rien que l'industrie pharmaceutique est partout décrite comme **une pieuvre, un octopus** infiltrant ses tentacules à tous les niveaux politiques et médicaux, dans de multiples rapports très officiels, lus en séances plénières, et publiés à l'ONU, à la Chambre des représentants, au Sénat américain, à la Chambre des communes anglaise, et repris dans d'innombrables livres qui n'ont jamais été condamnés, mais au contraire repris par une presse américaine, autrement incisive ou moins naïve que ne l'a été longtemps la nôtre, qui, quelque peu ahurie, semble toujours tomber de la lune quand survient un drame médicamenteux : « **Mais ce n'est pas possible** », « **Mais comment cela est-il possible ?** », et d'employer le conditionnel pour des faits parfaitement démontrés et de respecter « la présomption d'innocence » et d'attendre « que la justice tranche », quand il arrive si souvent aux pouvoirs publics de tout faire pour la dessaisir, la paralyser, repousser à l'infini ses jugements, qui dans tous les domaines de prévarication, même les plus graves, n'interviennent au mieux que quinze ou vingt ans après, quand la plupart des protagonistes sont morts ou gâteux. Quand ils interviennent. Jacques Servier, qui nous a attaqué en diffamation (!), peut dormir tranquille. Peut-être sera-t-il même indemnisé !

Pourtant, **le Mediator a tout changé**, ce que n'avaient pas fait les affaires du sang contaminé et du Vioxx. La presse, cette fois, a compris. Elle ne lâchera pas, d'autant que les citoyens s'inquiètent à juste titre. Plus rien ne sera jamais comme avant. Merci à Irène Frachon (voir note « Mediator »).

10. Pharmacosomnolence – détournement des essais de phase IV – prescriptions hors indications

Reste une immense responsabilité conjointe de l'industrie pharmaceutique, des médecins et des hôpitaux : l'analyse de **la toxicité des médicaments**, la « pharmacovigilance », dit l'AFSSAPS, dont la « **pharmacosomnolence** » est proverbiale.

En phase préclinique, il y a d'abord, en amont, la **toxicologie expérimentale**, entièrement à réactiver et à renouveler. Comme vient de le décider la FDA.

Puis en phase clinique, la pharmacovigilance, durant les grands essais de phase III.

Ensuite, après la mise sur le marché, la participation de l'industrie, tenue, comme les pharmaciens et les médecins, de déclarer toutes les complications qui parviennent à ses oreilles, ce qu'elle ne fait guère (voir rapport Debré-Even).

Enfin et surtout, la mise sur pied de véritables **études de phase IV**, programmées et planifiées (plans de gestion des risques), portant sur la surveillance systématique de milliers de malades (voir chapitre sur les risques des médicaments).

Mais, jusqu'ici, l'industrie a utilisé les phases IV, non pour mesurer les risques des médicaments, mais pour tenter d'en élargir les indications à d'autres pathologies que celles définies par l'AMM initiale. Très souvent, **l'AMM initiale n'est, en effet, qu'une porte entrebâillée**, une entrée sur le marché sur la pointe des pieds. Il s'agit ensuite d'ouvrir la porte à deux battants et d'entrer à grands pas, en bottes, sur les marchés les plus vastes possible. Il s'agit de doubler, tripler, quadrupler, voire décupler les marchés, en obtenant une 2e, voire une 3e et une 4e AMM pour des indications beaucoup plus vastes, en passant, par exemple, de l'épilepsie à la migraine, puis aux simples maux de tête (Neurontin), ou de la dépression aux troubles menstruels, ce qui prolonge du même coup les brevets et permet de repousser plus longtemps les assauts des génériqueurs. **Une molécule, quatre raisons de prescrire** (des dizaines d'exemples pourraient être donnés ici sans peine).

Sans attendre d'éventuelles études postcommercialisation, dites de phase IV, l'industrie s'engage souvent aussi dans la **promotion des médicaments hors indications**, « off-label », et cette politique illégale a conduit le gouvernement fédéral a lui infliger de sévères pénalités jamais vues en France : Neurontin (Pfizer), 430 millions de dollars en 2004, Serostim (Serono), 700 millions de dollars en 2005, Intron-A (Schering-Plough), 435 millions de dollars en 2006, plusieurs médicaments de Cephalon, 425 millions de dollars en 2008, Zyprexa (Lilly), 1,4 milliard de dollars et Bextra (Pfizer), 2,3 milliards, toutes deux en 2009. Amendes sévères, mais très insuffisantes pour compromettre les finances des sociétés et les conduire à marcher droit, car le chiffre d'affaires annuel de beaucoup de ces molécules est bien supérieur à ces amendes, de 1 à 5 milliards de dollars par an.

Conclusions

Les multinationales pharmaceutiques sont et ne peuvent pas ne pas être à l'image du capitalisme moderne. Ce sont avant tout des entreprises industrielles et commerciales dirigées par des managers et des financiers, ni médecins, ni pharmaciens, au service des actionnaires qui les ont choisis.

« Le médicament doit être intégré dans sa dimension d'entreprise, car il a D'ABORD une dimension industrielle » (C. Lajoux, président du LEEM). Tout est dit : une dimension **d'abord** industrielle. Oublions la santé et l'éthique. Merci Christian Lajoux. Tout est clair.

Il ne faut donc pas se tromper sur les **objectifs** et les **moyens** de ces entreprises. Elles poursuivent une **fin** très claire qui est, comme celle de toutes les entreprises industrielles ou non, de réaliser le plus rapidement possible les bénéfices les plus élevés possible, par une politique de court terme ne laissant pas de place à la recherche de médicaments trop aléatoire et de long terme.

Leur **moyen** d'y parvenir est la commercialisation du **plus grand nombre possible de médicaments** pour **des marchés**

les plus vastes possible et pour **des traitements les plus longs possible**, grâce au marketing et au lobbying de toutes les instances administratives, médicales et politiques de régulation accessibles à leurs séductions.

Telle est la réalité et non l'inverse, qui serait de mettre leurs **moyens** de recherche et de développement et de production industrielle au service d'un **objectif de santé publique**, visant à produire les médicaments les plus nécessaires et les moins dangereux au meilleur prix possible, au plus grand nombre de gens dans les pays du tiers-monde, autant que dans les pays occidentaux.

Tableau très noir, mais tableau vrai, qui montre la quasi-impossibilité pour les États infiltrés à tous les niveaux, en France comme dans tous les autres pays occidentaux, par une industrie dont la valeur boursière totale est égale à celle des revenus d'une grande nation.

Contrairement à ce qu'elle prétend, l'industrie pharmaceutique a depuis toujours abandonné toute éthique. **Elle ne se préoccupe nullement des problèmes de santé publique de la planète, elle ne songe qu'à ses retours sur investissement**, et elle le fait avec un mélange d'inconscience et de cynisme beaucoup plus grave que celui qui peut éventuellement arriver dans d'autres industries, dans la mesure où sa mission n'est pas de fabriquer des articles ménagers ou des iPhone, mais de lutter contre les maladies, au service des malades, et pas au service exclusif de ses actionnaires.

C'est une grande industrie, qui a beaucoup apporté dans le passé, qui apporte encore quelques molécules utiles chaque année et une industrie très professionnelle dont on ne peut se passer, mais elle trahit trop souvent la mission qui devrait être la sienne. Son image devient et deviendra de plus en plus détestable. Qu'elle y prenne garde.

Des solutions équilibrées seraient possibles, à commencer par l'acceptation par les États de payer un peu plus cher les grandes molécules anciennes, vendues aujourd'hui à des prix dérisoires, et d'allonger la durée de protection par les brevets qui ne devraient courir qu'à partir de l'AMM. À condition, en contrepartie, d'éliminer du marché les molécules inutiles et/ou dangereuses et les « *me too* » et de renoncer au remboursement des molécules placebos inutiles, et finalement de se contenter de bénéfices de 5 à 10% du chiffre d'affaires comme les autres entreprises, et non de 15 à 25%. **Éthiquement, les industries de santé ne peuvent être les plus lucratives**. Il serait temps que le «Comité de déontologie» dont vient de se doter le LEEM (il est temps) intervienne en ce sens et que l'industrie cesse de proclamer que «**l'éthique est sa valeur montante**» (*Le Monde*, 16 décembre 2003), au prétexte que quelques grandes firmes ont consacré des miettes de 20 à 300 millions de dollars à des actions humanitaires, par exemple pour fournir des antibiotiques ou des anti-VIH en Afrique, soit à peine 1 pour 10 000 de leur chiffre d'affaires.

Nous gardons l'espoir, parce que nous savons que beaucoup d'hommes de bonne volonté le souhaitent **au sein même de ces entreprises**. Leur salut peut venir de l'intérieur, à condition qu'ils prennent conscience de la situation d'aujourd'hui.

Sanofi vient de se glorifier à son de trompes dans *Le Monde* de ses efforts en liaison avec l'OMS, pour éradiquer la maladie du sommeil (trypanosomiase), qui compte encore 270 foyers en Afrique, par des traitements par injection et des recherches avec l'aide de la Fondation Bill et Melinda Gates sur de nouvelles molécules actives par voie orale. Bravo, car le nombre de cas (identifiés) est passé de 350 000, il y a quinze ans, à 6 500, mais, pour cela, Sanofi n'aura dépensé que 100 millions d'euros en vingt ans... soit 5 millions par an, soit moins de 1/1 000 de ses bénéfices, comme si chacun d'entre nous versait 5 à 10 euros par an. Ne pourrait-elle mieux faire?

Compléments en guise de preuves

Extrait du rapport 2006 de J. Collier à la Chambre des communes sur l'industrie pharmaceutique anglaise et présenté en séance plénière

«L'industrie pharmaceutique britannique est importante, profitable et hautement compétitive et elle a, à juste titre, été décrite comme de niveau mondial et comme un **joyau de la couronne de l'économie** anglaise.

L'INDUSTRIE PHARMACEUTIQUE INTERNATIONALE

« Elle a développé de nouveaux médicaments à un niveau exceptionnel, largement soutenu la recherche médicale, commercialisé des médicaments qui sauvent la vie et d'autres qui bénéficient largement à beaucoup de patients et qui contribuent substantiellement à la santé publique.

« Cependant, l'industrie pharmaceutique britannique ne marque pas suffisamment de déférence et de sens de ses responsabilités à l'égard du public et des institutions. On peut comprendre qu'elle se plaigne sans cesse des régulations excessives, mais son autorégulation n'est pas actuellement effective.

« De leur côté, **les autorités de régulation ont montré des défaillances importantes** : secret, absence de transparence, incapacité à identifier les risques des médicaments, sous-estimation des biais des publications et d'autres pratiques inacceptables de l'industrie, dépendance à l'égard des fonds de l'industrie et conflits d'intérêt. La proximité entre ces organes de régulation et l'industrie les a privés de tout contrôle de qualité et d'audit.

« Les grandes firmes se sont aussi de plus en plus focalisées sur une politique fondée sur le **marketing**, ce qui est la source de beaucoup de problèmes, et elles exercent une influence *"pervasive"* et persistante, qui suscite de sérieuses préoccupations sur les méthodes, le volume, l'étendue et l'intensité de cette influence, non seulement sur la médecine et la recherche, mais sur les patients, les médias, les administrations, les agences de régulation et les politiques.

« L'industrie pharmaceutique *"permeate"* le service de santé, les organismes de régulation et d'autorisation, les institutions de recherche, le gouvernement et la perception du public sur les médicaments, exactement, dit le rapport, comme l'exprime R. Horton, éditeur en chef du *Lancet* : "L'industrie a été extraordinairement efficace *"at interdigitating itself"* **dans tout le système de santé.** Elle procure ou subventionne des personnels, des équipements, des services, des facilités multiples. À presque tous les niveaux du NHS, **c'est elle qui définit les programmes et la pratique médicale."**

« Elle définit ainsi quels sont les objectifs de la recherche de médicaments, selon d'autres priorités que celles définies par les experts indépendants et elle finance 90 % des essais cliniques et 70 % de ceux qui sont publiés dans les grands journaux. Elle détermine ainsi, non seulement ce qui est à rechercher, mais comment le rechercher et comment les résultats sont interprétés et publiés. »

113

Et le rapport conclut: «**L'influence de l'industrie pharmaceutique est hors de tout contrôle.** Ses tentacules s'infiltrent à tous les niveaux, médecins, patients, régulateurs, chercheurs, associations caritatives, universités, médias, soignants et politiciens. Ses multinationales planifient, sponsorisent, orchestrent et contrôlent les publications sur tous les essais de médicaments. Sa réputation est aujourd'hui très mauvaise. Il faut de grands changements» (House of Commons Health Committee, *Lancet*, 2006, <u>367</u>: 97).

Rapport à l'Assemblée générale des Nations unies en séance plénière, sur l'industrie pharmaceutique et le droit à la santé (P. Hunt), New York, 2008

Les rapports de l'Assemblée nationale des Nations unies 2008 et 2009 concernent les responsabilités de l'industrie pharmaceutique à l'égard des droits de l'homme et abordent tous les sujets: le choix des marchés, les prix trop élevés, la non-prise en compte des besoins du tiers-monde, la corruption, l'absence de rigueur et de transparence des essais cliniques, l'inutilité des *«me too»*, l'infiltration et les liens cachés avec les *«opinion leaders»*, les associations de patients, les partis politiques et leurs candidats, les départements universitaires et de recherche, par lesquels elle influence les politiques de santé.

«Il a été dit que l'industrie pharmaceutique était un "joyau de la couronne". En un sens, l'image est justifiée, mais elle reflète aussi une profonde incompréhension du rôle des grandes firmes. Elles doivent assumer leurs responsabilités à l'égard de la santé publique et pas seulement à l'égard de leurs actionnaires et, aujourd'hui, cela n'est pas le cas, en particulier en ce qui concerne la clarté de leurs politiques de R-D, leur acceptation des politiques anti-corruption et de lobbying, l'éthique des essais cliniques, la commercialisation des molécules n'apportant que des "modifications triviales ou non significatives" et la diffusion d'informations exactes sur l'efficacité et les risques des médicaments et sur les coûts objectifs du marketing et de la R-D.»

50 références, dont les titres parlent d'eux-mêmes

« Is academic medicine for sale ? », New England Journal of Medicine, 2000, 342, 1516-1517

« Uneasy alliance: clinical investigators and the pharmaceutical industry », New England Journal of Medicine, 2000, 342, 1539-1544

« Privatizing the University », Science, 2000, 290, 1701

« Medical-education by companies come underfire in USA », Lancet, 2000, 356, 494

« Drug-company influence on medical education in USA », Lancet, 2000, 356, 781

« Sponsorship, authorship, and accountability », New England Journal of Medicine, 2001, 345, 825-827

« Industry-sponsored clinical research: a double-edged sword », Lancet, 2001, 358, 1893

« Just how tainted has medicine become ? », Lancet, 2002, 359, 1167

« The pharmaceutical industry as an informant », Lancet, 2002, 360, 1405

« The pharmaceutical industry as a political player », Lancet, 2002, 360, 1498-1502

« The pharmaceutical industry as a medicine provider », Lancet, 2002, 360, 1590-1595

« A national survey of clinical-trial agreements between medical schools and industry sponsors », New England Journal of Medicine, 2002, 347, 1335-1341

« Academic freedom in clinical research », New England Journal of Medicine, 2002, 347, 1368-1371

« Corporate ethic is now undermining Universities too », Nature, 2002, 419, 667

« Underreporting of clinical trials is unethical », Lancet, 2003, 361, 978

« Subventing US Health », Los Angeles Times, 7 décembre 2003

« The NIH scandal », Los Angeles Times, 7 décembre 2003

« Impact of financial conflicts of interest in biomedical research », JAMA, 2003, 289, 454

« The color of money », Nature Medicine, 2003, 9, 1340-1341

« Conflict of interest at NIH », Science, 2003, 302, 2046

« Universities in the market place », Princeton Univ. Ed., 2003

« Doctors and drug companies », New England Journal of Medicine, 2004, 351, 1885-1890

« *Physicians and the pharmaceutical industry* », New England Journal of Medicine, 2004, 351, 1891-1900

« *A mockery: Senator James Greenwood quits Congress for bioindustry: the watchdog becomes the guard dog* », Nature, 2004, 430, 495

« *Senators probe alleged financial conflict at NIH* », Science, 2004, 303, 603

« *The brain business* », The Economist, 10 septembre 2005

« *Forty four researchers broke NIH consulting rules* », Science, 2005, 309, 546

« *Standard of ethics at the National Institutes of Health* », New England Journal of Medicine, 2005, 352, 1290

« *NIH researcher confesses to breach ethics* », Nature, 2006, 444, 803

« *Relations entre les membres des commissions d'évaluation et l'industrie aux États-Unis* », New England Journal of Medicine, 2007, 355, 2321

« *Elections 2008 : Campaign contributions, lobbying and the US Health Section* », New England Journal of Medicine, 2007, 357, 736

« *Transparency urged over research payments* », Nature, 2007, 448, 738

« *Institutes in pharma cash probe* », Nature, 2008, 453, 963

« *Des leaders d'opinion coûteux* », Prescrire, 2009, 25, 777

« *Fake journals raise ethical questions* », Nature Medicine, 2009, 15, 598

« *Ghostwriters of medical papers* », New York Times, 4 août 2009

« *European Commission takes on Big Pharma* », Lancet, 2009, 374, 599 et *1819*

« *Recommendations of the Institute of Medicine about conflicts of interest in Medicine* », New England Journal of Medicine, 2009, 360, 210

« *Inaccuracy of conflict of interest disclosures reported by physicians* », New England Journal of Medicine, 2009, 361, 1466

« *The Senator's sleuth* », Nature, 2009, 461, 330

« *Private money, Public disclosure* », Science, 2009, 325 : 28

« *Serving two masters – Conflicts of interest in Academic Medicine* », New England Journal of Medicine, 2010, 362, 669

« *Big pharmas cut back drug research* », Science, 2010, 329, 502

« *Confidential WHO reports illegally communicated to big pharmas* », Nature Medicine, 2010, 16, 133

« *The perils of supplements publishing* », Lancet, 2010, 375, 347

« *Sunshine Act dropped?* », Nature, 2011, 476, 17

« *Off label marketing* », PLoS Medicine, 2011, 8, 1

« *United Kingdom Bribery Act (UKBA) 2011* », la plus sévère des lois anti-corruption, *Pharmaceutiques*, janvier 2012, 30

« Industry support of CME (formation médicale continue américaine) : *The Tipping point ? »*, New England Journal of Medicine, 2012, <u>366</u>, *1069*

« Financial association with industry : a pernicious and persisting problem », Center for ethics, Harvard and Tufts Universities. PLoS Medecine, 2012, <u>3</u>, e1001

« Post-marketing (phase IV) Trials and Ethics », Science, 2012, <u>336</u> : 544

« Biomedical research gives no health advances », New England Journal of Medicine, 2011, <u>364</u> : 567

« Increase of biomedical research papers and stagnation of drug development », Nature, 2011, <u>478</u> : 516

L'INDUSTRIE PHARMACEUTIQUE FRANÇAISE : UNE INDUSTRIE ASSISTÉE À SAUVER D'URGENCE

Certes pas un « joyau de la Couronne » !

La place de l'industrie française

À la question : « L'industrie pharmaceutique française existe-t-elle ? », la réponse pourrait être bientôt qu'elle n'existe plus.

Plus de 100 firmes, dispersée, balkanisée, archaïque, attardée, distancée et coupée de toute recherche, stérile depuis trente ans, sans la plus petite percée qui vaille, seulement capable de dupliquer, emprunter, copier les inventions étrangères. Intriguante et corruptrice d'un monde médical parfois aussi vénal qu'elle.

Mais elle a trois atouts majeurs qu'il faut préserver : **des personnels qualifiés et qui croient à leur mission, un outil de production de qualité, une grande capacité à exporter.** Le problème de cette industrie, c'est ce qu'elle fabrique, mais elle sait fabriquer et vendre. Cet outil doit être sauvegardé. Ce qu'il faut, c'est lui **redonner un sens**.

Car endormie, sans autre ambition que vendre, sans ressort, sans recherche propre qui vaille (même le centre de recherche de P. Fabre à Dardilly n'est plus ce qu'il était), elle a raté la révolution biotechnologique des années 1990. Elle est désormais, sauf révolution interne aidée par l'État, condamnée à s'effriter et disparaître, écrasée par de puissantes firmes étrangères, aussi « habiles » et donc criticables qu'elle, mais qui, appuyées par les recherches académiques en biologie fondamentale et appliquée américaine, anglaise ou suisse, savent encore inventer et mènent la danse des biotechnologies, que notre industrie aurait pu elle aussi développer, si son conformisme n'avait pas endormi si longtemps les dirigeants quelque peu rustiques et gérontes qu'elle s'est donnés,

L'INDUSTRIE PHARMACEUTIQUE FRANÇAISE

commercialement dynamiques et « malins », mais médicalement et scientifiquement inexistants et ignorants des grands courants qui allaient révolutionner la biologie et la génétique.

Même Sanofi et, *a fortiori*, les autres entreprises plus petites, toutes entièrement occupées à faire de l'argent sur la « bobologie » de tous les jours, se sont bornées pour tout projet à annoncer à la presse des *blockbusters* à 6 milliards de dollars, comme l'Acomplia de Sanofi, qui explosa en vol, ou à clamer pour objectif unique « **le double-ment du chiffre d'affaires et le triplement des bénéfices** » (Ipsen), en croyant pouvoir bientôt conquérir la Chine comme Cyrano la lune, une Chine qui les aura tous écrasés dans les trois à cinq ans, parce qu'elle a compris que recherche et médicament, c'est la même chose. Des personnages de Goldoni, Garidel ou Turcaret ?

L'État pourrait pourtant aider ceux qui auraient compris que le médicament est une compétition scientifique internationale et, d'aventure, décideraient de relever le challenge. Mais il doit pour cela intervenir en aidant seulement et sans pitié celles des quelques entreprises, qui, telle Sanofi, l'ont enfin compris depuis peu et tentent de s'engager dans de profonds changements de culture parce qu'elles n'ont pas le choix !

Car, aujourd'hui, le bilan n'est pas seulement sombre, mais d'un de ces noirs de Soulages, dense et profond, qui effraient. Hormis les molécules originales inventées et commercialisées depuis long-temps par les firmes étrangères, qu'elle copie à outrance et avec retard, notre industrie n'a eu d'autre objectif que de faire « des coups » pour remplir ses caisses et celles de ses actionnaires ou de ses propriétaires. Elle n'invente rien et ne fabrique que des copies ou des molécules sans valeur thérapeutique, de pseudo-confort, qui ne sont même pas toutes sans risque (voir p. 161-170, 182 et 225).

Quelques données brutes :

Les firmes étrangères commercialisent 45 % des médicaments présents sur le marché français contre 55 % aux 100 firmes françaises (16 % pour les 4 plus grands).

Les tableaux D-24 et D-25 racontent **l'histoire des grandes percées thérapeutiques** et identifient les firmes qui ont été à leur origine. La place de la France, minuscule jusque dans les années 1970, y est nulle depuis 1985. Un vide sidéral.

Les tableaux D-23 et D-29 à D-32 rassemblent de façon synthétique les données économiques et celles qui concernent l'efficacité des médicaments des firmes françaises et les comparent aux firmes étrangères.

Le tableau D-30 montre ainsi que **les firmes étrangères** commercialisent 70 % des 666 spécialités d'excellence des classes E1 et E2 et jusqu'à 90 et 100 % dans le domaine des **traitements étiologiques**, qui s'attaquent aux causes de beaucoup de grandes pathologies. Les 10 à 30 % de spécialités de niveau E1 et E2 venues des firmes françaises étant à peu près toutes de simples copies ou quasi-copies des molécules étrangères apparues sur le marché deux à dix ans avant elles. Elles n'apportent rien aux malades.

Les firmes étrangères sont également la source de 56 % des 712 spécialités de qualité de la classe E3 et jusqu'à 70 à 80 % pour les molécules à visée étiologique des grandes pathologies.

Le tableau D-31 montre **que, à l'inverse, les firmes françaises** commercialisent 56 % des 455 spécialités peu efficaces de classe E4 et près de 80 % des 433 spécialités rigoureusement inefficaces. Les firmes françaises dominent tout particulièrement le marché dans les disciplines où des **traitements symptomatiques peu efficaces** ne s'attaquent qu'aux conséquences des maladies et non à leur cause, avec ici 60 à 90 % des spécialités de classe E4 et 80 à 100 % de celles de classe E5.

Notre industrie est ainsi à 100 longueurs de celle des États-Unis, de la Suisse et de la Grande-Bretagne et même de l'Allemagne, du Danemark, de la Suède et du Japon, et scientifiquement à peine à la hauteur de l'Italie et de l'Espagne.

Il y a là réellement de quoi rougir devant cette marée de spécialités inutiles, dont quelques-unes atteignent la limite du ridicule et de la parodie et qui auraient déjà fait rire Molière il y a trois cent cinquante ans, telles que le Tanakan, le Permixon, l'Urosiphon, le Cogitum, le Ginkgo mais Fort, le Cyclo 3 Fort aussi, la Jouvence de l'Abbé Soury, les *« blackoïds »* (?) du docteur Meur (!), les petites pilules Carters, l'essence algérienne, le Revitalose, la Cantabiline, le Neurosthénol, la Bronchorectine, le Tussidoron, le Débridat, le Dermocuivre au zinc, le Cicatryl, le Décontractyl, des dizaines, dont certaines comme le Tanakan d'Ipsen, «pour les déficits cognitifs» (!), et remboursé à 35 %, était le plus vendu de France il y a quatre ans encore et reste parmi les premières. Tel est ce désordre que l'État cautionne et rembourse depuis quarante ans.

Certains diront toujours, ou s'obstineront à croire, ou feindront de croire, qu'il s'agit ici d'une tirade, d'une philippique très dénigrante, très exagérée, très excessive, très décliniste, et que notre industrie sait vendre et exporter ses produits et ses molécules d'emprunt. Certes, mais il s'agit seulement d'un savoir technico-commercial. Aucune création. Il serait temps de regarder la réalité telle qu'elle est : **toutes les grandes molécules dont nous avons besoin doivent être importées ou fabriquées sous licence.**

Les découvertes des grands médicaments sont toutes étrangères. Pourquoi ?

Les 60 plus grandes percées thérapeutiques depuis 1950 qui ont révolutionné la médecine sont presque toutes venues des États-Unis, d'Angleterre ou de Suisse, loin derrière d'Allemagne et un très petit nombre de France, toutes avant 1980. Plus rien depuis lors (tableaux D-24 à D-28).

Les tableaux D-24 et D-25 analysent les découvertes entreprise par entreprise et confirment la domination écrasante et de plus en plus marquée de l'industrie pharmaceutique étrangère, spécialement des firmes qui ont joué les premières la carte de la biologie et de la génétique moléculaires et celle des «**biomédicaments**», qu'aucune entreprise française n'a encore esquissée aujourd'hui, depuis vingt ans que les autres s'y sont impliquées, en rachetant les petites et audacieuses entreprises de biotechnologie à capital-risque, les start-up californiennes, bostoniennes ou caroliniennes aux États-Unis, ou à Cambridge en Grande-Bretagne, celles qui ont mis au point tous les biomédicaments d'aujourd'hui, anticorps monoclonaux (voir note «Anticorps monoclonaux»), petites molécules de synthèse chimique ciblées ou macromolécules recombinantes, produites par génie génétique (on ajoute un gène humain aux génomes de bactérie d'algues, de végétaux, carottes, par exemple, ou de cultures de cellules de mammifères, qui vont produire massivement la macromolécule humaine correspondante dans de vastes incubateurs de 1 000 à 5 000 litres).

Mais très peu de start-up ont pu se développer en France, 5 ou 6 fois moins que dans les autres pays européens et 100 fois moins qu'aux États-Unis, et toutes minuscules et en difficulté (voir notre livre *La Recherche biomédicale en danger*). Et pourtant, nos chercheurs sont d'un niveau d'excellence comparable à celui des autres grands pays, mais ils sont paralysés par **des structures**, une «**gouvernance**» administrative de la recherche et **un mode de distribution des moyens qui ignorent l'excellence, l'audace et la jeunesse**, et qui **ont peur des idées originales toujours à risque**.

Dirigées par des carriéristes de second ou troisième rang, et non des Nobel comme aux États-Unis et en Angleterre, les structures administratives de la recherche en France, CNRS, INSERM, CEA, sont stratifiées en millefeuille, concurrentes, jalouses, gélifiées, coagulées, prises en masse comme dans une banquise, noyées dans le conformisme, la frilosité, l'immobilisme, le refus de toute prise de risque, de toute audace et pour tout dire de toute liberté de pensée (voir, là encore, notre livre *La Recherche biomédicale en danger*). Un «**mal français**», écrivait déjà A. Peyrefitte, ministre de la Recherche gaulliste en 1970. Les nécessaires collaborations public-privé pourtant impulsées par le gouvernement Fillon-Pécresse ont été paralysées par les lenteurs, le conformisme, l'immobilisme, l'opposition latente des administrations et se perdent dans le sable. Il faut huit jours pour signer un accord en partenariat aux États-Unis, mais un an en France, dit-on. Notre enfer est pavé de bonnes intentions.

Admirables d'inefficacité, les administrations de la Recherche paralysent les recherches fondamentales des chercheurs du CNRS et de l'INSERM, en voulant, à travers l'ANR, les orienter, les «programmer», indiquer aux chercheurs ce qu'ils doivent chercher, définir d'avance les découvertes à faire, quand toute découverte est toujours une surprise. Faudra-t-il, pour ranimer la recherche et ouvrir la voie du progrès thérapeutique, attendre que le dernier énarque ait été pendu avec les boyaux du dernier polytechnicien ? Nous ne saurions évidemment le souhaiter. Quoique...

Une action nouvelle et prometteuse avait pourtant été initiée il y a quatre ans avec le crédit-impôt-recherche (CIR). Excellente idée sur le papier et vrai virage. La réalisation « illisible » a été beaucoup plus incertaine. En particulier, les intérêts des 22 milliards du CIR, soit 660 millions par an, financent des institutions et labos d'excellence, « **Idex** » et « **Labex** », sur des critères « programmés » et qui semblent toujours dans les clous des sentiers battus, dont on ne sait ni qui a sélectionné ceux qui les reçoivent (jurys « internationaux » tenus secrets. Que valent-ils ?) ni quand les crédits seront débloqués. En outre, les premières années, le CIR a bénéficié surtout aux banques et aux grandes entreprises, qui n'en ont rien fait – car où sont les batteries et les voitures électriques, les iPad, le photovoltaïque, les nanotechs françaises ? – et non aux petites entreprises parfois innovantes et aux entreprises « intermédiaires », tandis que, sous la pression des régions, les **pôles de compétitivité**, initialement en nombre limité, se sont multipliés (aujourd'hui 71 !) et n'ont reçu, par suite, que des soutiens financiers minuscules. Les grandes initiatives meurent en France à cause des « élites intermédiaires », carriéristes, politisées, serviles et claniques, qui souhaitent que rien ne bouge pour pérenniser leur position. Seules la personne et l'action du commissaire général à l'investissement, René Ricol, avait laissé quelques espoirs, mais l'effort sera-t-il poursuivi par son successeur ?

L'exportation : le point fort de l'industrie française

Être **leader européen à l'exportation, quoique après l'Irlande, et 5e exportateur mondial** de médicaments, tout en ne produisant que des molécules inventées ailleurs ou de 2e ou 3e rang, telle est l'exceptionnelle et très paradoxale performance de notre industrie.

Là où la France est technologiquement leader (par exemple dans certaines industries de pointe, nucléaire, TGV ou avions de combat), elle rate toutes ses tentatives de vente à l'étranger, mais là où elle ne fabrique que des produits de bas de gamme, elle exporte à tout-va ! Des pans entiers de notre industrie auraient des leçons d'efficacité commerciale à prendre auprès de nos firmes pharmaceutiques, qui ont tout investi sur la sûreté de leurs techniques de fabrication et sur leur force de vente, et rien sur ce qu'elles vendent.

Pr Philippe **EVEN** – Pr Bernard **DEBRÉ**   GUIDE DES 4000 MÉDICAMENTS

Le total de nos exportations pharmaceutiques a atteint ainsi 23 milliards d'euros en 2010 (50 pour l'Irlande), et comme nos importations des grands médicaments étrangers, qui nous sont indispensables, n'ont atteint que 17 G€, nous parvenons à un solde positif de 6 milliards, une plus-value qui range notre industrie pharmaceutique au 1er rang des industries françaises exportatrices capables de redresser (un peu, le déficit 2011 est de 103 milliards) la balance commerciale. En vendant à l'étranger des médicaments copiés ou de la verroterie de second rang, nous finançons l'achat des médicaments de 1er rang dont nous avons besoin !

Nos médicaments sont produits sur une trentaine de sites en France (Sanofi, 17 ; Fabre, Servier et Ipsen, 3 chacun ; Boiron, 4, etc.), mais beaucoup plus à l'étranger où Sanofi, qui y dispose de 23 usines, réalise 45 % de son CA à l'exportation et Servier 87 %, Ipsen 69 % et Fabre 54 %. Le façonnage, la galénique, le conditionnement sont réalisés par des entreprises françaises (CMO, Contract Manufacturing Operations) sous-traitantes (Delpharm, Récipharm, Famar, Synerlab, Unither, etc.), avec 60 usines et 10000 emplois en France, mais de plus en plus délocalisées en Asie. Même situation aux USA avec un marché mondial de façonnage sous-traité de 30 milliards de dollars.

Nos exportations se font à 55 % vers les pays occidentaux, dans l'ordre Belgique (2,7 G€), États-Unis (2,4 G€), Allemagne (1,7 G€), Italie et Espagne (1,3 G€), Angleterre (1,2 G€), Japon et Suisse (0,7 G€).

Mais comme nous importons beaucoup de médicaments indispensables de ces pays, nous sommes débiteurs à leur égard et 71 % de notre excédent commercial est réalisé en Asie (16 % des ventes) et en Afrique (10 %), des pays où les exportations des pharmas françaises ont fortement augmenté depuis 2005 (doublées en Asie et plus 60 % en Amérique du Sud).

Tableau commercialement positif, mais avec trois points noirs :
• Un, il n'est guère éthique de diffuser des molécules de peu d'utilité dans les pays du tiers-monde ou en cours de développement, auxquels manque l'essentiel.
• Deux, faute de molécules nouvelles de qualité, notre supériorité s'effrite chaque année de plus en plus vite en Europe, où l'Allemagne nous talonne désormais et où l'Irlande, surgie en quatre ans, nous domine largement.

L'INDUSTRIE PHARMACEUTIQUE FRANÇAISE

• Trois, nous sommes totalement absents du champ des nouveaux biomédicaments.

Pour ces trois raisons, il n'est que temps de redresser la barre et cela ne peut passer que par le développement de molécules nouvelles et le renouveau de notre industrie pharmaceutique nationale.

Les firmes françaises

L'industrie française associe (tableau D-33) un géant économique mondial, mais un nain scientifique, Sanofi, riche de l'énorme marché français qu'il domine et trois laboratoires de taille moyenne pour la France, mais très petits à l'échelle mondiale, et une centaine de très petites entreprises, dont une douzaine seulement commercialisent de 20 à 30 spécialités, une vingtaine de 10 à 20, et la grande majorité, 5 ou 6 médicaments seulement. Parmi ces 100 entreprises, 10 commercialisent plus de 50 % de molécules de qualité convenable, essentiellement E3, mais copiées sur l'étranger et les 90 autres diffusent une très grande majorité de molécules bien françaises mais non, ou peu, efficaces, de classes E4 et E5.

Globalement, les 4 plus grandes entreprises françaises, Sanofi, Servier, Fabre et Ipsen, dont les CA respectifs sont de 33, 3,4, 1,5 et 1,1 G€, diffusent le tiers des 1 000 spécialités françaises. À lui seul, **Sanofi** commercialise presque 20 % de toutes les spécialités sur le marché français (215/1 022), avec un chiffre d'affaires 5 fois supérieur à celui des 3 autres réunis, 9 fois à celui de Servier, 27 fois à celui d'Ipsen. On ne parle pas là de la même chose.
En termes de qualité, même différence. Sanofi a 1,5 fois plus de molécules de qualité (E1 à E3) et 2 ou 3 fois moins de molécules inefficaces (E5) que l'ensemble des 3 autres (13 % vs 23 à 35 %), dont les résultats sont quasi identiques, avec un léger avantage à Servier, qui diffuse un peu plus de molécules de classes E1 et E2 (36 %), que les 2 autres (16 et 31 %).

Sanofi, c'est en France 49 sites dans 20 départements et 27 000 personnes, soit le quart de ses effectifs, pour seulement 8 % de ses ventes. La moitié de la production est exportée avec un solde positif annuel de 5 milliards d'euros (C. Viehbacher, 2011). Sanofi est présent dans toutes les disciplines, sauf parmi les antiviraux, les immunostimulants, les immunosuppresseurs et en dermatologie. Il est très fortement implanté en cardiologie (23 spécialités), antibiothérapie (20), cancérologie (8), neuropsychiatrie (19).

Mais ses percées originales sont extraordinairement peu nombreuses pour une grande firme internationale, une dizaine de petites découvertes ponctuelles en trente ans, rien qui compte vraiment (tableau D-25), **beaucoup moins que les grandes firmes étrangères de puissance économique équivalente**, et toutes sont des percées très anciennes, des années 1970 à 1990 : Largactil, Valproate, Clomiphène, 2 antibiotiques, Furosémide diurétique, Kétoprofène, Cordarone. Même le Plavix, de 1998, l'un des deux médicaments les plus vendus, quoique les plus inutiles du monde (voir note « Antiagrégants »), n'est que le dérivé du Ticlid, inventé en 1978. Depuis 1990, seulement la Rasburicase (2011, dans la goutte) et le Taxotère (1998) sur un brevet du CNRS et qui n'est qu'un dérivé du taxol américain.

Toutes les autres molécules ne sont que des quasi-copies tardives, des *« me too »* de molécules originales étrangères, sorties un à dix ans avant elles. Aucune vraie création d'une nouvelle grande classe thérapeutique, qui serait imitée partout dans le monde. La santé publique mondiale n'aurait pas été différente si Sanofi n'existait pas.

Les grands antibiotiques (tableau D-25), les grands anticancéreux, les grands antihypertenseurs, les inhibiteurs de la pompe à protons, les statines, les biomédicaments viennent de BMS, GSK, Baxter, Lilly, Roche, Pfizer, MSD, Astra-Zeneca, Bayer, Novartis, des découvertes récompensées par 6 ou 7 Nobel, et plus récemment des grandes biotechs, Amgen, Genentech, Gilead, Genzyme, Serono, Medimmune en tête.

Sanofi sait copier, extraire, fabriquer techniquement, parfois améliorer (Taxotère), **mais non inventer** et il a raté la révolution biotechnologique et les biomédicaments.

Comparé aux 15 premières grandes firmes étrangères présentes sur le marché français, Sanofi se classe en queue de peloton. Il commercialise à lui seul en France 215 spécialités, contre 700 aux grandes firmes, 7 américaines, 2 suisses, 2 anglaises, 3 allemandes et 1 danoise, mais il se classe 14e sur 15 pour les molécules les plus importantes de classes E1 et E2, et malheureusement en tête pour les molécules peu ou non efficaces, de classes E4 et E5, surtout pour celles qui sont totalement inefficaces, 13 % de ses spécialités (E5).

Plusieurs raisons à cet échec. D'abord, la coupure de l'industrie et des milieux de la recherche académique, du CNRS, de l'INSERM et des universités, deux mondes qui s'ignorent, et le désintérêt, voire l'hostilité encore aujourd'hui, de beaucoup de chercheurs pour la recherche translationnelle du laboratoire au lit du malade, qui est devenue une priorité partout dans le monde depuis que la biologie s'est compliquée, au point de décourager l'industrie de s'y consacrer elle-même.

Oui, **la recherche fondamentale**, blanche, libre, conceptuelle, théorique doit impérieusement être soutenue, protégée, financée, car elle est la source unique des grandes percées, qui ouvrent l'avenir à long terme, mais il faut aussi soutenir **la recherche appliquée et le développement**, source des innovations industrielles à court terme, en collaboration avec l'industrie, car le progrès thérapeutique en dépend directement. Pourquoi n'y parviendrions-nous pas ? Pourquoi un tel échec ? Pourquoi avons-nous 10 à 20 fois moins de sociétés de biotechnologie que les États-Unis, la Grande-Bretagne ou la Suisse ? Autre débat, que nous avons développé dans notre livre sur la recherche biomédicale.

Servier, qui n'était pas sans ambition scientifique, mais qui après 1980 n'a pas su s'en donner les moyens quand est née la biologie moléculaire, est torpillé par les affaires de l'Isoméride et du Mediator, les échecs du Procoralan et du Protelos, les menaces sur les vasodilatateurs, Vastarel et Trivastal et sur le Vectarion, la stagnation des sulfamides hypoglycémiants, le déremboursement du veinotonique Daflon, les complications du Terutroban, encore sans AMM, le piétinement du Muphoran. Ce n'est pas avec le Pneumorel, le Vitathion, le Pseudophage, le Stablon, qu'on maintient une entreprise et les campagnes TV quotidiennes sur les produits de sa filiale, Biogaran, n'y changeront rien. Le laboratoire, tel qu'il est, est condamné. Ses seuls atouts sont son personnel et ses énormes fonds propres. Reste à revoir de fond en comble ses objectifs.

P. Fabre, dispersé entre cosmétologie, éditions et médias et beaucoup moins scientifiquement ambitieux que Servier, se consacre presque exclusivement à la **pharmacie «bobologique»** courante, avec, à lui seul, 12 % des spécialités dermatologiques, presque toutes sous forme de petits traitements locaux. Il n'a à peu près aucune molécule intéressante qui soit originale et les autres sont des copies très tardives de molécules princeps étrangères, dans l'hypertension, le diabète et avec 2 pilules anticonception- nelles bien ciblées et une statine, pure copie sous licence conforme, même pas un « *me too* ». Une seule molécule un peu originale, l'anticancéreux Navelbine, énième variété d'alcaloïde de la per- venche, de qualité, mais d'indications limitées.

Malgré les envolées de son nouveau P-DG, seulement 4 molé- cules intéressantes chez **Ipsen** (propriété de la famille Beaufour), mais sur des petits marchés, le Décapeptyl dans les cancers avancés de la prostate, la Somatuline (inhibiteur de la somathormone), le Dysport (un botox), Increlex (Mecasermine, pour les retards de croissance et en difficulté d'approvisionnement), un « *me too* » de sartans (Nisis) et de grandes difficultés pour se maintenir avec son partenaire américain sur le marché des facteurs anti- hémophiliques contre Biogen Idec et Baxter, et, pour le reste, de petits médicaments fonctionnels digestifs. Même les Chinois ne s'en contenteront pas longtemps et il n'est pas sûr que l'alliance avec la très petite biotech américaine Tercica change réellement la donne. Trop léger pour décoller, trop dispersé et en grande diffi- culté en 2011 avec un recul de 6 % en Bourse.

Plus petits, mais bien ciblés, des labos comme **Thea** en oph- talmologie, relancé par la famille Chibret, ou **Urgo**, centré sur les pansements, ont de meilleures chances d'expansion, parce qu'ils ont ciblé leur développement sur de bonnes solutions à de vrais besoins.

Et demain ?

Situation inquiétante pour les milliers d'employés de ces firmes, qui ne sont en rien responsables de leurs échecs.

Se coordonner, et encore mieux s'unir, pourrait être une solu- tion, au moins pour **Servier et Fabre**, qui sont deux structures familiales autour de fondations indépendantes d'intérêt public et qui, ensemble, auraient une taille mondiale, à condition de définir de nouveaux objectifs de vraie santé publique et pas seulement des conquêtes de marchés fabriqués, et de coopérer avec la recherche médicale et en biologie moléculaire publique avec l'appui de l'État. Mais on ne voit pas qui, chez eux, pourrait les relancer après le départ forcément prochain des gérontes qui les gouvernent.

Le cas de **Sanofi** est différent, coleader mondial des vaccins avec GSK, mais bien terne dans le champ des médicaments. Il y a eu la période d'inertie, très pesante aujourd'hui, des années 1980 à 2009 et il y a le nouveau Sanofi. Inutile de rappeler l'hétérogénéité de cette grande firme, résultat des fusions en cascade sur quinze ans de Roussel-Uclaf, Hoechst, Marion Merrel Dow, Rhône-Poulenc, Rohrer, Delalande, Delagrange, R. Bellon, Toraude et nous en passons, qui aboutirent finalement à Aventis, tandis que Sanofi, parrainé par Total et L'Oréal, absorbe Winthrop en 1994, puis Synthélabo. En 2000, il n'y a plus que 2 firmes : Aventis, qui dort sous la tutelle élégante d'Igor Landau et Sanofi, commercialement bien plus actif, mené par René Sautier, puis par le « Jupiter tonnant », la « force pas tranquille », « l'homme aux bretelles et aux chaussettes tricolores » (c'est lui qui le dit), le colosse J.-F. Dehecq, ami de Chirac, qui fait trembler les politiques qu'il attaque frontalement dans l'hémicycle même de l'Assemblée nationale.

Mais, en 2007, la guerre éclate : offre publique d'achat hostile du petit dynamique contre le mastodonte endormi. En Bourse, Aventis pèse le double (17 milliards d'euros *vs* 8), mais, en bénéfice annuel, c'est l'inverse, 11 % contre 26 % à Sanofi, 1,9 contre 2,1 milliards. La bataille dure six mois. GSK et Novartis renoncent à intervenir. I. Landau doit s'en aller (très bien lesté), J.-F. Dehecq a gagné. Mais ce sera très vite l'échec pour avoir imposé une culture fermée, avoir tout misé sur la seule recherche interne, archaïque et endormie, avoir imposé une atmosphère étouffante et hiérarchisée à l'extrême, évité tout contact avec les autres grandes firmes et la recherche académique, ignoré l'explosion des biomédicaments, s'être entêté dans le projet d'un coupe-faim miraculeux, enfant chéri de Gérard Le Fur, directeur de la recherche, puis directeur général, l'Acomplia ou Rimonabant, qui devait bloquer les récepteurs endocannabinoïdes du plaisir, ceux du cannabis, et couper l'appétit, mais qui, comme toutes les molécules modifiant les comportements, menaçait l'humeur, pouvait déboucher sur la dépression ou l'agressivité, les suicides ou les violences.

Et la molécule, acceptée comme d'habitude par l'Agence européenne, est rejetée par la FDA et, devenue invendable, doit être retirée du marché. *Exit* le *blockbuster* à 6 milliards d'euros annoncé depuis quatre ans dans les journaux économiques de tous les pays. Aussitôt, J.-F. Dehecq et G. Le Fur, à peine nommé directeur général, doivent démissionner (mais Le Fur recevra plus de 5 millions d'euros de prime et 200 000 € de salaire annuel pendant deux ans, et Dehecq, 3,8 millions d'euros et gardera 600 000 € de salaire. C'est ainsi qu'en France on récompense les patrons qui échouent. Exactement comme s'ils avaient réussi). Ces patrons qu'il faut payer très cher pour les retenir tant ils sont remarquables, tant l'étranger leur tend les bras (rires dans les tribunes).

Chris Viehbacher, venu de GSK et récemment élu à la tête du grand syndicat international de l'industrie pharmaceutique (PhRMA), les remplace, constate que les 4 plus grands produits de Sanofi vont voir leurs brevets arriver à expiration d'ici à 2013 (Plavix, Lovénox, Taxotère, Eloxatine), ne laissant plus qu'un *blockbuster* à 1 G€ (Lantus) et, plus grave encore, qu'aucun produit lancé n'a été un succès depuis dix ans, que le portefeuille de 427 projets de recherche interne (PRI) et de 65 projets en développement (PRD) est vide d'espoirs, stoppe le tiers des PRI et 14 PRD déjà en phase III – condamnation radicale, à la hache, de la politique de Dehecq et Le Fur (Xaliprodène pour l'Alzheimer et les neuropathies, l'AVE1625 contre la schizophrénie, l'Idrabiotaparinux, anticoagulant, l'Eplivanserine (hypnotique), l'Amibegron, antidépresseur à hépatites, etc.) – et surtout bouleverse la culture interne, créant de petites mini-entreprises autonomes, centrées sur un projet, ouvertes sur l'extérieur et développe la recherche externe, acquiert BiPar et Fovéa et des génériqueurs au Mexique et en Tchéquie, et surtout, après une bataille boursière homérique de six mois, rachète, pour 20 milliards de dollars, **Genzyme**, la 3ᵉ grande biotech américaine (CA : 4 milliards de dollars, bénéfices : 10 % du CA, valeur boursière : 19 milliards de dollars), spécialiste des monoclonaux pour la sclérose en plaques (Alemtuzumab) et des enzymes pour les maladies rares (Cérézyme, Myozyme, Mipomersen, Eliglustat, pour les maladies de Pompe, de Gaucher et l'hypercholestérolémie familiale), mais qui était en difficulté pour des problèmes de contamination virale de ses bioréacteurs dans son usine d'Allston, près de Boston. Coup de poker qui devrait être gagnant avec la nouvelle usine de

Framingham et de nouveaux produits pour la sclérose en plaques (*Les Échos*, 12 mars 2012).

L'avenir s'ouvre avec peut-être une grande percée dans les vaccins, mais il sera bien difficile de réveiller ce Booz endormi, avec un pareil retard biotechnologique, des molécules vieillies et un portefeuille vide. Là encore, l'État doit y aider. Le CSIS, le Conseil stratégique des industries de santé, créé pour cela, mais qui s'est réuni 4 fois en cinq ans, ressemble fort à un décor, qui mouline des paroles, des généralités, des promesses, comme d'habitude, sans embrayer sur l'action. Il n'est depuis cinq ans qu'un levier pour l'industrie, **non pour entreprendre, mais pour faire croire qu'elle est prête à entreprendre et protéger la pérennité de ses molécules**, leur prix et leur taux de remboursement. Sans contrepartie.

Il faudrait aujourd'hui soutenir les entreprises moyennes innovantes et quelques-unes des grandes en difficulté comme l'est Sanofi, sinon notre industrie pharmaceutique est condamnée, alors qu'il s'agit d'une **industrie essentielle**, au cœur des préoccupations de la population et où, d'abandons en abandons, nous nous sommes placés dans un **état de dépendance totale** à l'égard des autres nations, aussi totale que dans l'informatique et les télécoms. Appuyés sur les grands axes industriels définis et financés par l'État dans les années 1958-1970, nous sommes depuis lors absents de toutes les grandes percées qui ont changé la donne économique mondiale, lasers, informatique, télécoms, santé. Ce n'est pas qu'un problème d'agent, mais de lucidité, de compétence et de volonté. Montebourg, à vous de jouer !

Le redressement de notre industrie pharmaceutique

Les avenirs de la filière pharmaceutique française et des recherches biologiques appliquées et même fondamentales sont liés. Elles se sauveront ensemble ou mourront ensemble : «*Discovery drives innovation, innovation drives productivity, productivity drives economic growth, economic growth finances discovery.*» Tout doit donc être fait maintenant, très vite, pour les sauver ensemble. Montebourg, à vous de jouer !

Les dirigeants d'aujourd'hui et éventuellement de demain semblent l'avoir enfin compris. On reste cependant confondu par la complexité et le manque de transparence des moyens à peu près illisibles qui seraient mis en œuvre pour y parvenir. Une fois de plus, les échelons intermédiaires, certains disent les élites intermédiaires, bloquent les impulsions venues du sommet.

La création soudaine, en janvier 2012, d'une invraisemblable usine à gaz, laisse rêveur. Voici créée **Oséo Industrie**, filiale à 100 % d'**Oséo** (voir glossaire), dotée sur le papier d'1 G€ de fonds propres (ce qui augmente de 50 % ceux d'Oséo). Sur le papier, parce que ces fonds n'existent pas. Ils ne coûtent rien. Ce sont des fonds virtuels, déjà décaissés pour d'autres projets à qui on les retire. Ils étaient dans la main droite, les voici dans la main gauche. Ils avaient été affectés aux «**investissements d'avenir**» il y a peu, et lancés et gérés par la **Caisse des dépôts** (CDC). On les lui retire. Ils avaient été, dit-on, «surdimensionnés» (mais par qui ?) et voici réduits à rien les programmes «Société numérique», «Ville de demain», «Prêt vert» et l'«Agence de l'environnement et de l'énergie». Changement de cap. Les mêmes fonds, que personne n'a encore vus, défilent donc deux fois, comme les armées guatémaltèques.

C'est maintenant le «**Fonds stratégique d'investissement**» (FSI), filiale à 51 % de la CDC et à 49 % de l'État, qui va les gérer et créer quatre «**fonds sectoriels**», nucléaire, aéronautique, ferroviaire et santé, sur le modèle du fonds de la filière «bois» et du fonds des «équipements automobile». Valse à quatre, Oséo et CDC et leurs filiales FSI et Oséo Industrie. Pour quelles raisons ce montage en poupées russes ? Le plan socialiste qui fusionnerait CDC, Oséo et FSI dans une nouvelle Banque publique d'investissement (BPI) est plus lisible, mais, dispersé ensuite sur les régions sur des bases imprécises, il n'est pas plus clair, en particulier sur ses ressources (20 G€, venus du doublement des livrets de dépôt ?).

Et 1 milliard d'euros n'est pas à la hauteur de l'enjeu. Certes. Mais qu'importe. Avec ce milliard de fonds propres en garantie, Oséo Industrie prétend pouvoir (?) en prêter 12 aux entreprises, et même pousser les banques, pourtant si réticentes aujourd'hui à prêter aux industriels, à monter jusqu'à 25 milliards, par une sorte de multiplication des pains. Perrette et le pot au lait ne sont pas loin !

Et quand bien même ce serait programmé, encore faudrait-il l'accord de la Direction de la concurrence de Bruxelles, qui pourrait y voir une aide de l'État déguisée aux entreprises privées, et c'est bien de cela qu'il s'agit. L'État ne peut cependant intervenir que masqué. Il lui faut donc monter des cascades d'écrans, qui ne trompent personne, entre lui et les entreprises qu'il souhaite soutenir, comme le CEA entre lui et Areva ou Alstom, Oséo et en aval Oséo Industrie, pour aider les entreprises en difficulté. Même principe pour alléger les dettes de l'État, si voyantes aujourd'hui. Alors, on coupe en deux la SNCF, la SNCF qui est l'État sans dettes, et l'on reporte les dettes sur le réseau ferré français privé et, de même, on cache les dettes de la CNAM, qu'on fait endosser à la CADES. Tout cela ne trompe personne et en particulier pas les agences de notation. Les ficelles sont énormes et pas toujours acceptées. Elles ne le sont que lorsque les autres Européens ont également besoin de le faire.

Le redressement de notre industrie pharmaceutique et de notre recherche biologique ne sera possible qu'en y mettant le paquet. Ce n'est pas d'1 milliard d'euros fictif qu'il s'agit, mais du double, sonnant et trébuchant et tous les ans pendant cinq ans.

Et à condition de trouver les hommes comme Sanofi est parvenu à le faire, avec Chris Viehbacher, mais ce ne sont pas les gérontes nonagénaires de Servier ou Fabre, ni semble-t-il leur entourage immédiat, qui pourront réussir un tel redressement. Il faudra passer des appels d'offres internationaux et les imposer. Le challenge peut attirer des hommes d'envergure et qui, de préférence, ne connaîtraient pas que le technico-commercial managérial, mais l'état de la biologie, et qui soient capables de pressentir non seulement ses prochaines percées, mais celles où la science est suffisamment mature et fertile pour conduire à des innovations rapides. C'est de ranimer une industrie quasi morte qu'il s'agit, mais l'outil et les personnels sont là, et avec une aide puissante de la recherche académique et de l'État, la partie peut être gagnée. Amgen, Genentech, Gilead sont partis avec moins d'atouts que Servier + Ipsen + Fabre et ils ont gagné. Il est vrai qu'ils n'avaient pas au pied le boulet de l'administration française, qui, par son conformisme et son refus de toute prise de risque, paraît incapable de soutenir le grand challenge nécessaire à la survie d'une industrie en perdition. Pourtant, nous voulons croire au succès. Comme disait Léon Blum, «je le crois, parce que je l'espère»...

33 TABLEAUX NUMÉROTÉS DE D-1 À D-33

D-1. Budget prévisionnel 2012 de l'État et de la Sécurité sociale (milliards d'€)[1]

État

Recettes	TVA	140
	Impôt sur le revenu	60
	Impôt sur les sociétés	45
	Taxes (pétrole, tabac, alcool) + amendes et jeux	50
Total		**295** (15% du PIB)[2]
Dépenses	Enseignement primaire et secondaire	65
	Enseignement supérieur et recherche	25
	Régions, départements	50
	Défense	40
	Social (travail, emploi, retraite, solidarité dépendance, logement, santé, agriculture)	45
	Divers et gestion (25)	70
	Intérieur et justice	30
	Service de la dette de 1600 G d'€[3]	50
Total		**375** (19% du PIB)
Déficit et emprunt (à 3,1%)		**80** (4% du PIB)

1. Valeurs arrondies à ± 5% et avant révision de février 2012... et juillet 2012.
2. PIB : 1950 G€.
3. 1720 en mars 2010. Détenue à 71% par l'étranger, avec en tête l'Allemagne (8%) et... le Luxembourg (8%) !

33 TABLEAUX NUMÉROTÉS DE D-1 À D-33

Sécurité sociale

Recettes	Cotisations sociales (retenues sur salaires bruts)	270
	CGS (sur tous revenus)	80
	Reversement de taxes par l'État	60
	Transferts et autres	20
Total		**430**
Dépenses	Santé	175[1]
	Retraite, vieillesse, chômage	220
	Famille et divers	50
Total		**445** (23 % du PIB)
Déficit et emprunt par la CADES (s'ajoutent à une dette de 190 G€)		**15**

D-2. Déficits de la Sécurité sociale 2007-2012 (milliards d'€)

	Déficits annuels de la Sécurité sociale	Déficits annuels de l'assurance-maladie[2]
2007	9,5	4,5
2008	10	4,4
2009	20	10,6
2010[3]	24	11,6
2011	18	9,6
2012 prévu	14 (??)	5,9 (?)

---

1. Dont médicaments remboursés : 27 G€. Total santé avec complémentaires et 9 % pour les patients : 230 G€ (12 % du PIB) et total médicaments : 36 G€ (1,8 % du PIB ; 600 €/hab./an).

2. Transférée à la CADES (Caisse d'amortissement de la dette sociale), qui emprunte à long terme au nom de la CNAM. 11 milliards en 2010 et 17 en 2011.

3. Fin 2010, les chiffres officiels étaient de 30 milliards au total et 15 pour la CNAM...??

Pr Philippe **EVEN** – Pr Bernard **DEBRÉ**

Un plan insuffisant et peu applicable de réduction des déficits de la CNAM pour 2012, de 9,6 à 5,9 milliards d'€ (− 3,7) (en millions d'€) et a été voté en novembre 2011.

Baisse de prix des médicaments[1]	730
Baisse des génériques de 15 %, décote des nouveaux génériques de 55 à 70 %[2]	300
Diminution des marges des grossistes répartiteurs	10
Maîtrise des ordonnances médicales (?)[3]	500
Baisse des remboursements hospitaliers	200
Amélioration (?) des achats hospitaliers[4]	200
Baisse des remboursements de certains professionnels (radio ; kinési ; orthopédie)[5]	170
Recours sur créances des assureurs	250
Réduction des indemnités journalières pour maladie de 24 h[6]	220
Total	**2580**

---

1. Antihypertenseurs, statines, anti-ulcères et reflux, anticancéreux hospitaliers (il y aurait 10 milliards d'économies à faire en déremboursement de molécules inefficaces !!).
2. La décote des génériques à l'anglaise rapporterait 1 milliard d'€.
3. Il faudrait exiger beaucoup plus des médecins.
4. Il y aurait beaucoup à faire.
5. Et les dépassements excessifs d'honoraires ?
6. Inacceptable.

D-3. Dépenses de médicaments 2010 (milliards d'€)

Remboursés par la CNAMTS	**26**[1]
Hôpital[2]	5,5
Ville (en moyenne à 68%)	20,5
à 100%[3] (12%)	2,5
à 65% (72%)	15
à 35% (14%)	3
Remboursés par les autres caisses	2
Assurances complémentaires et mutuelles de prévoyance	7
Non remboursables	2
Total	38

---

1. Dont 7% non autorisés en ville, mais seulement aux collectivités et aux hôpitaux, remboursés en général à 100%, parfois à 65% et prescrits par les médecins hospitaliers à la sortie des hospitalisés (processus dit de rétrocession) et payés initialement aux pharmacies des hôpitaux, puis en ville, et alors remboursés 65 ou 100%, bien que non encore autorisés hors de l'hôpital...

2. Les médicaments utilisés à l'hôpital relèvent d'un triple financement de la CNAM : soit inclus dans la T2A (remboursement forfaitaire par maladie quel que soit le traitement); soit en bénéficiant d'une ATU, autorisation temporaire d'utilisation pour les médicaments encore sans AMM et remboursés à 100%; soit remboursés à 100% ou 65%, les uns autorisés aussi en ville, les autres pas.

3. Affections graves (cancers, sida) ou de longue durée (ALD : 15% de la population, soit 9 millions).

D-4. Chiffre d'affaires de l'industrie et des intermédiaires et remboursement des médicaments (milliards d'€)

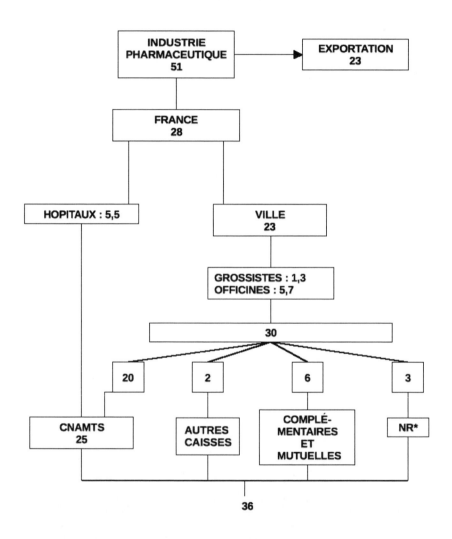

* Non remboursés.

D-5. Dépenses de médicaments (par habitant) : 12 milliards d'€ gaspillés, soit la totalité du déficit de la CNAM[1]

La France est, juste derrière les États-Unis, le pays dont les dépenses de médicaments sont de très loin les plus élevées en 2010, comme en 2001.

Dépenses totales relatives 2001

La France dépense 2,5 fois plus par habitant que l'Angleterre pour un état de santé similaire, soit des surcoûts totaux de 12 milliards d'€ par rapport à l'Angleterre et l'Allemagne, égal au déficit annuel de la CNAM.

Angleterre	1	Allemagne	1,8
Pays-Bas	1,2	Italie	2,3
Japon	1,4	France	2,5
Suisse	1,6	États-Unis	2,7

Dépenses totales relatives 2010

Rien n'a changé.

Angleterre	1	Japon	1,8
Italie	1,2	France	2
Allemagne	1,5	États-Unis	3
Espagne	1,6	Chine	0,06

---

1. Sources : IMS Health, CNAM, LEEM, OCDE, *Le Monde Mag*.

Dépenses relatives pour les 8 grandes classes de médicaments (2010)

Angleterre	1	Espagne	1,5
Pays-Bas et Allemagne	1,3	Suisse	1,8
Italie	1,4	France	1,9

Dépenses relatives par classes de médicaments par rapport à la moyenne européenne

Antibiotiques	1,4[1]	Vasodilatateurs	2
Antidépresseurs	3[2]	Veinotoniques	20
Hypolipémiants	2	Antitussifs	10

---

1. 2,6 par rapport aux Pays-Bas, mais selon le DG de la Santé : 3 fois la moyenne européenne.

2. 8 par rapport à l'Allemagne.

D-6. Prix et dépenses de médicaments : quelques comparaisons[1]

	FRANCE (F)	ANGLETERRE (A)	F/A	ITALIE
Consommation en volume	2	1		–
10 premières molécules (millions d'€)[2]	2800 (180 – 485)	1700 (106 – 365)	1,64	
150 plus grandes molécules de diffusion[2] internationale	108	100	1,1	101
Dépenses totales pour toutes les molécules commercialisées	200	100	2	120
Ordonnance moyenne (€)	41	18	2,3	19
Génériques	15 %	80 %	0,19	–
Dépenses de santé 2010 (% du PIB)	12 %	9,40 %	1,28	–
Espérance de vie[3]	81,2	80,5	–	81,8

----

1. Selon S. Rader.

2. La comparaison des dépenses pour les 10, les 150 et la totalité des médicaments montre que la France paie plus cher les 10 médicaments de pointe, guère plus les 150 médicaments de qualité, mais beaucoup plus l'ensemble des médicaments, parce qu'elle autorise un très grand nombre de médicaments inutiles, spécifiquement français venus des laboratoires français et exclus des autres pays. Elle « surdépense » le haut et le bas de la gamme.

3. Japon : 82,2 et États-Unis : 78,4.

Pr Philippe **EVEN** – Pr Bernard **DEBRÉ**   GUIDE DES 4000 MÉDICAMENTS

D-7. 21,2 milliards d'€ de remboursements 2010 de la CNAMTS de 15 %, à 50 %, 65 % ou 100 %, en moyenne à 70 % (en millions d'€)

soit une dépense totale de 30,5 milliards (plus 2 milliards de médicaments non remboursés, soit un total de 32,5 milliards)[1]

Disciplines	Médicaments particuliers	Classes de médicaments	total	
Cardiologie			5 200	24 %
HTA		2680 (14 %)		
Hypolipémiants		1470 (8 %)		
Statines	900	510 (2,7 %)		
Anticoagulants		350		
Antiarythmiques		110		
Artério-dilatateurs		80		
Neurologie			2 410	11 %
Antalgiques – migraines		1250 (7 %)		
Épilepsie + Parkinson		580		
SEP		300		
Alzheimer		280		
Infections			2 500	11 %
VIH + hépatites		960 (5 %)		
Antibactériens		860		
Autres anti-infectieux		280		
Vaccins		400 (2 %)		
Gardasil	160			
Cancérologie hématologie maligne			1880	9 %
Anticancéreux		1420 (7 %)		
Avastin	430 (2 %)			

1. Ces dépenses incluent les revenus HT des firmes, celles des distributeurs et des pharmaciens.

33 TABLEAUX NUMÉROTÉS DE D-1 À D-33

Glivec	130			
Antianémiques		460		
EPO	390			
Psychiatrie			**1680**	**8 %**
Antidépresseurs		570		
Antipsychotiques		650		
Psychiatrie		260		
Gastro-entérologie nutrition			**1530**	**8 %**
Antiacides		960		
IPP	890 (5 %)			
Divers		375		
Vitamines		160		
Nutrition (divers)		35		
Pneumologie – ORL			**1390**	**6,5 %**
Antiasthmatiques		1165 (6 %)		
Antiallergiques		190		
Antitussifs – expectorants		60		
Rhumatologie			**1300**	**6 %**
Antiostéoporose		310		
Antirhumatismaux		910		
Anti-TNF	580 (3 %)			
Anti-inflammatoires		80		
Diabète			**1150**	**6 %**
Endocrinologie gynécologie médicale			**850**	**4,5 %**
Hormones		275		
Hormone de croissance		215		
Aide a la procréation		180		
Contraception		180		
Ophtalmologie otologie			**360**	**2,0 %**
Anti-DMLA		250		
Divers		110		

Dermatologie		290	1,5 %
Urologie		160	0,9 %
Divers		650	
Immunosuppresseurs	300		
Antidotes chélateurs	120		
Autres	230		
Total		21330	

D-8. Surconsommation de médicaments en France

• **En moyenne, 3,7 comprimés par jour** (48 boîtes/an) par Français, à longueur d'année !

Si seulement la moitié des Français se traitaient à chaque instant (80 % après 60 ans), leur dose moyenne serait de 7,4 comprimés par jour (de 1 à 30).

• **Selon les classes de médicament** et par rapport aux autres pays européens (2003 et 2011), la France est, par habitant, première dans toutes les catégories.

Antibiotiques	moyenne européenne × 1,4[1]
	Angleterre et Espagne × 1,6
	Allemagne × 2
	Pays-Bas × 2,6
Antidépresseurs et tranquillisants	Allemagne × 8
	moyenne européenne × 3
Analgésiques	moyenne européenne × 2
Hypolipémiants	Angleterre × 2
Artério-dilatateurs	moyenne européenne × 2
	Angleterre × 6
Veinotoniques, expectorants, antitussifs (issus des seuls laboratoires français)	consommation européenne × 20

1. En 2012, le Directeur général de la Santé indique 3 fois la moyenne européenne. Les campagnes de publicité ont conduit à une diminution de 2002 à 2008, mais la consommation est repartie depuis lors.

D-9. 25 stars 2010 (M d'€) (coût pour la CNAM : 4,8 G€)[1]

... d'utilité et d'efficacité inégales

☺ À rembourser à 35 % seulement
☒ À retirer du marché

Ces deux décisions économiseraient 1 160 millions d'€ à la CNAM

	AMM	M d'€	Maladies	Efficacité et risque[2]
☺ **Tahor** (Pfizer)	1997	485	Cholestérol	E3 – R2
☒ **Avastin** (Roche)	2001	390	Cancers	E4 – R4
☺ **Inexium** (Astra-Zeneca)	2000	330	Reflux acides	E1 – R2
Seretide (GSK)	2000	305	Asthme	E2 – R1
☺ **Crestor** (Astra-Zeneca)	2003	285	Cholestérol	E3 – R2
Humira (Abbott)	2003	270	Polyarthrite	E2 – R4
Enbrel (Wyeth)	1999	260	Polyarthrite	E2 – R4
Herceptine (Roche)	2000	240	Cancer du sein	E2 – R3
Remicade (Schering-Plough)	1999	230	Polyarthrite	E2 – R4
Mabthera (Roche)	1998	220	Lymphomes	E3 – R3
Taxotère (Sanofi)	1995	210	Cancers	E2 – R4
Doliprane (Sanofi)	1960	205	Analgésique Antipyrétique	E2 – R1
☺ **Plavix**[3] (Sanofi)	1998	200	Antiagrégant	E2 – R2
Glivec (Novartis)	2001	190	Leucémies	E1 – R1
Lovenox (Sanofi)	1998	185	Prévention des thromboses veineuses	E1 – R3
Advate (Baxter)	2003	180	Facteur VIII	E2 – R3
Erbitux (Merck Serono)	2004	120	Cancers du côlon	E3 – R3
Tégéline (LFB Biomédic.)	1996	110	Immuno-globulines	E3 – R2

---

1. Soit 23 % du total de 21 G€ remboursés.
2. Efficacité sur une échelle de **E1** (excellence) à **E5** (inefficacité).
Risque sur une échelle de **R0** (aucun risque) à **R4** (risque important).
3. Numéro 1 de 2000 à 2009. Génériqué en 2010.

Symbicort (Astra-Zeneca)	2001	90	Asthme	E2 – R1
Insuline Lantus (Sanofi)	2000	70	Diabète	E1 – R4
Zyprexa (Lilly)	1996	60	Antipsychotique « atypique »	E2 – R3
Aranesp (Amgen)	2001	60	Darbépoétine	E1 – R3
Truvada (Gilead)	2004	40	Anti-VIH	E2 – R3
Neulasta (Amgen)	2001	40	Granulopoïétique	E2 – R3
☋ **Inegy** (MSD)	2005	40	Cholestérol	E3 – R2
⊠ **Risperdal** (Janssen-Cilag)	1995	30	Antipsychotique « atypique »	E2 – R3

D-10. 118 molécules les plus chères[1] (20 > 100 €/j)

(15 en classe E4, aucune en E5)

	€/j	Remboursement CNAM	Efficacité (E1 – E5)
8 Antibiotiques (IV)	50 – 120	65 %	E2
8 Antiviraux (anti-HBV et HCV inclus)	12 – 20	65 %	E3 – E4
14 Antirétroviraux	11 – 3000[2]	100 %	E2
3 Antifongiques	13 – 20	65 %	E2 – E3
16 Anticancéreux cytotoxiques[3]	11 – 80	100 %	E3
9 Anticancéreux ciblés[4] (anticorps monoclonaux et inhibiteurs de synthèse)	65 – 150	100 %	E1 – E3
4 Hématopoïétiques[5]	150 – 200	100 %	E2
4 Antiangiogéniques[6]	30 – 140	100 %	E4

---

1. Aucune en cardiologie, gastro-entérologie, pneumologie, rhumatologie, nutrition, dermatologie et dans le domaine des anti-inflammatoires – sauf anticorps monoclonaux ou inhibiteurs ciblés de synthèse, dans les pathologies auto-immunes.

2. Fuzéon : 3 300 €.

3. 3 platines, 3 taxanes, 2 tecans (Campto, Hycamtin), Bléomycine, Étoposide, Fote et Estra-mustines, Targretin, Trisenox, Zavedos, Xeloda.

4. Mabthera, Herceptine, Erbitux, Glivec, Iressa, Tarceva, Tasigna, Sprycel, Velcade.

5. EPO, Neupogen, Neulasta, Granocyte.

6. Avastin, Sutent, Nexavar, Votrient.

33 TABLEAUX NUMÉROTÉS DE D-1 À D-33

5 Antiémétiques anticancéreux	15 – 30	100 %	E3
8 IFN a et b	14 – 33	65 %	E3 – E4
4 Immunosuppresseurs[1]	17 – 38	100 %	E2
4 Anticorps monoclonaux (hors cancers)[2]	80	65 %	E2
2 inhibiteurs ciblés de synthèse (hors cancers)[3]	32 – 40	65 %	E2 – E3
14 Insulines	30 – 60	65 %	E1
13 Hormones et anti-hormones hypophysaires[4]	30 – 200	100 %	E2 – E3
3 Neurologie (SEP, SLA)	12 – 60	65 %	E4
4 Anti-DMLA[5]	700 – 1200 par seringue	100 %	E3

D-11. Coût médian en €/j des spécialités remboursées (de 35 à 100 %) par la CNAM

Trois niveaux

I. Traitements de 15 à 120 €/j	Antibiotiques en perfusion IV (40)
	Antiviraux, anti-VHC et anti-VIH (18)
	Immunostimulants et immunosuppresseurs (25)
	Insulines (30)
	IVG médicale (75, une fois)
	Traitements anticancéreux par chimiothérapie cytotoxique (1 à 50)
	Traitements anticancéreux ciblés (120)

1. Ciclosporines, Rapamycine, Pro – Adva – et Modigraf.
2. Remicade, Humira, Kineret, Tysabri.
3. Enbrel, Orencia.
4. Hormones de croissance (8), Somavert, Octre et Lanré-otide, Alkonatrem, Mimpara.
5. Lucentis, Avastin, Visudyne, Macugen.

II. Traitements de 2 à 5 €/j	Antibiotiques per os (3)
	Antifongiques (5)
	Dermatologie (2,5)
	Hépatologie (5)
	Urologie (2,3)
	Anticoagulants (4)
	Parkinson (2)
	Migraines (3,1)
	Alzheimer (2,8)
	Psychoses (2,7)
III. Traitements inférieurs à 2 €/j	Antiantalgiques et anti-inflammatoires (0,5 – 1)
	Asthme et bronchite chronique (1)
	ORL (0,7)
	Rhumatologie (0,9)
	Cardiologie (HTA, coronarite) (0,7)
	Hypolipémiants (1)
	Diabète 2 (1,5)
	Nutrition (0,4)
	Gastro-entérologie (1,5)
	Endocrinologie (1,5)
	Gynécologie (1,0 mais pilule 0,1)
	Neurologie (1,5) (hors pathologies du groupe II)
	Psychiatrie (0,9) (hors psychoses)

D-12. Comparaison des prix des médicaments

France/Angleterre[1]		
11 molécules originales les plus chères ou les plus consommées	Tahor, crestor, lescol	1,4
	Plavix	1,1
	Inexium	0,9
	Enbrel	1,2
	Arimidex	1,5
	Lucentis	1,3
	Tacrolimus, Prograf	1,4
	Glivec	1,3
Moyenne		**1,3**
7 génériques récents	Simvastatine (Zocor)	13
	Pravastatine (Elisor)	7
	Oméprazole (Mopral)	11
	Lansoprazole (Lanzor)	9
	Pantoprazole (Inipomp)	7
	Clopidogrel (Plavix)	12
	Anastrozole (Arimidex)	16
Moyenne		**11**[2]

France/Italie[1]	
65 spécialités[3] (hors génériques)	
Moyenne	1,7 (1,5 – 2,4)
42 génériques[3]	
Moyenne	1,5

---

1. S. Rader (ex-président de la Centrale d'achat d'Île-de-France).

2. Les génériques anglais sont en moyenne 78 % moins chers que les molécules originales, elles-mêmes 25 % moins chères qu'en France, ce qui explique les prix très faibles des génériques en Angleterre.

3. Sanofi (26), Astra-Zeneca (9), Pfizer (5), MSD (7), Novartis (4), Servier (3), divers (11).

D-13. Parts des prix des médicaments de ville et parts des payeurs

Total (31 milliards d'€ = 31 G€)

Structure du prix des médicaments de ville (hors hôpital)		
Industriels	65%[1]	23 G€
Taxes de l'État[2]	5%	1 G€
Grossistes – Répartiteurs[3]	7,2%	1,5 G€[4]
Officines[5]	25%[6]	5 G€
Total	**100%**	**31 G€[7]**
Payeurs (hors hôpital : 5,5 G€)		
CNAMTS[8]	73%	20 G€
Autres caisses[9]	7%	2,1 G€
Assurances complémentaires	11%	3,3 G€
Patients	9%	2,7 G€

---

1. Prix de vente HT aux grossistes et aux officines, à des centrales d'achat ou aux hôpitaux. L'industrie encaisse 28 G€ avec l'hôpital et 51 G€ avec les exportations.

2. TVA 2,1% et taxes « circonstancielles » variables selon les années.

3. Et *« short liners »*.

4. En moyenne ; en 2012, 6,7% tarif unique.

5. 22000 en France (10000 en Angleterre). Leur marge en fonction du prix est d'autant plus élevée que le prix est plus faible : 50% si < 23 € ; 20% de 23 à 150 € ; 5% au-delà de 150 €. Dès lors, les ¾ des revenus viennent des « petits médicaments » de l'industrie française.

6. Le chiffre d'affaires est assuré à 80% par les médicaments remboursables ; 74% viennent des spécialités ; 9% des génériques ; 5% des médicaments sans ordonnance et 12% de la parapharmacie.

7. + 5,5 G€ pour les médicaments hospitaliers, soit 35,5 milliards d'€ au total.

8. La couverture moyenne varie de 73 à 68% et diminue au fil des années. Elle est de 85% pour les patients en maladie de longue durée (ALD, 15% des Français, soit 9 millions), mais de 55% pour les autres. Avec l'hôpital, la CNAMTS rembourse 25,5 G€.

9. La CNAMTS des travailleurs salariés couvre 83% des Français. Les autres caisses, dites autonomes, concernent les artisans et travailleurs indépendants (CANAM), les agriculteurs (Mutuelle sociale agricole, MSA), les armées, les mines, les marins, la RATP, la SNCF, la Banque de France, la chambre de commerce de Paris, les clercs de notaire, le port autonome de Bordeaux et les cultes !! Le déficit de ces régimes privilégiés est comblé par la CNAMTS, donc par les salariés !

D-14. Les prix accordés par le CEPS aux firmes françaises pour 103 médicaments de grande diffusion (€ /j)[1] sont de 48 % supérieurs à ceux accordés aux firmes étrangères

	Firmes françaises (FF)	Firmes étrangères (FE)	Ratio FF/FE
25 AINS	0,54	0,4	1,35
16 Bêtabloquants	0,45	0,29	1,55
16 IEC (prils)	0,66	0,56	1,20
14 Tranquillisants	0,99	0,79	1,25
16 Antidépresseurs (IMAO – Tricycliques)	1,32	0,78	2,30
16 Hypnotiques	0,29	0,23	1,25

---

1. Presque toutes les spécialités françaises sont des quasi-copies *(« me too »)* de molécules étrangères et sont apparues sur le marché un à dix ans après les molécules originales, toujours étrangères.

Dans beaucoup de classes de médicaments à grande diffusion (statines, antiulcéreux, sartans, anticancéreux, antidépresseurs du type ISRS), la France est quasi absente et n'obtient alors que des prix égaux aux spécialités étrangères.

Pr Philippe **EVEN** – Pr Bernard **DEBRÉ**　　　GUIDE DES 4000 MÉDICAMENTS

D-15. Remboursements de la CNAM selon l'efficacité des 2200 spécialités classées de E1 (efficacité maximale) à E5 (sans efficacité)

(en pourcentage des spécialités de chaque classe)
- 10% des médicaments d'excellence ne sont pas remboursés.
- 28% des médicaments inefficaces (E5) et 69% des médicaments peu efficaces (E4) sont remboursés.

Efficacité	Hop[1]	100%	65%	Total hop 100% et 65%	35%	R[2]	NR[3]
115 E1 (5%)	12	2	75	90	0	**90**	10
590 E2 (27%)	7	15	63	85	4	89	11
625 E3 (28%)	15	5	55	75	14	89	11
1330 E1 à E3 (60%)	11	10	59	**80**	8	88	12
430 E4 (20%)	3	2	36	41	28	69	31
440 E5 (20%)	1	0	6	7	21	**28**	**72**
870 E4 + E5 (40%)	1	1	22	24	26	**50**	**50**
Total 2200	8	6	44	58	15	**73**	**27**

---

1. Pris en charge par les hôpitaux sur le T2A ou remboursés à 100% ou parfois 65% (avec souvent rétrocession).
2. Remboursements totaux ou partiels à 65% ou 35%.
3. Non remboursés.

33 TABLEAUX NUMÉROTÉS DE D-1 À D-33

D-16. Impuissance des politiques pour dérembourser les médicaments non ou peu efficaces[1]

1977	**Création du remboursement à seulement 35 %** pour 730 spécialités et/ou présentations.
1980	Extension à 970 spécialités et/ou présentations.
1985	**Extension à 2 600 spécialités** et présentations sur 4 500.
1987-1991	**Déremboursement des vitamines** (excepté D et K) et des « anti-asthéniques » (400).
juin 2001	**Annonce du déremboursement des 835 médicaments à SMR-V** (E. Guigou) (fluidifiants bronchiques, pseudo-immunostimulants, théophyllines, veinotoniques, anxiolytiques mineurs, artério-dilatateurs, etc. (Économie : 1,5 milliard de F). Non appliqué.
septembre 2001	**Diminution autoritaire (– 5 à – 15 %)** par E. Guigou du remboursement de médicaments actifs, chers et surprescrits des classes E2, E3 et E4, statines, Mopral, Prozac, etc.).
2001-2003	**Plainte de Servier** au Conseil d'État qui gagne et sauve les artério-dilatateurs (surtout les siens).
juillet 2003	**Le Parlement interdit les plaintes des firmes** au Conseil d'État.
août 2003	**Réduction de remboursement des 835 médicaments** qui devaient être déremboursés et plan de déremboursement de 650 des 835, étalé sur trois ans (J.-F. Mattei)... Plan jamais appliqué.
décembre 2003	**Homéopathie** passée de 65 à 35 % de remboursement.
2005	**Création d'un taux de remboursement à 15 %** pour 221 médicaments de classe E5.
2008	**Le prix des médicaments déremboursés s'envole** (les firmes compensent la baisse des ventes par l'augmentation des prix : Daflon de Servier, + 35 %, Pneumorel de Servier, + 294 %).
2010	**Diminution de 35 à 15 %** du remboursement de 170 médicaments supplémentaires.

---

1. Certaines spécialités sont déremboursées sous certaines formes, crèmes, pommades et non sous d'autres formes.

Pr Philippe **EVEN** – Pr Bernard **DEBRÉ**

GUIDE DES 4 000 MÉDICAMENTS

D-17. Les 105 molécules de 18 classes thérapeutiques les plus génériquées[1 et 2]

Médicaments	Génériques
17 Antibiotiques	270 (16/molécule) !
11 Antihypertenseurs	200 (20/molécule)
12 Antidépresseurs	180 (15/molécule)
10 Anti-inflammatoires non stéroïdiens (AINS)	160 (16/molécule)
10 Anticancéreux	100 (10/molécule)
6 Antilipémiants	100 (17/molécule)
5 Antitussifs	50 (10/molécule)
4 Antiacides	90 (23/molécule)
4 Antidiabétiques	80 (20/molécule)
4 Antiépileptiques	60 (15/molécule)
4 Antihistaminiques	50 (13/molécule)
4 Corticoïdes	50 (13/molécule)
3 Vasodilatateurs artériels	50 (17/molécule)
3 Antipsychotiques	50 (17/molécule)
3 Expectorants	40 (13/molécule)
2 Antinauséeux	30 (15/molécule)
2 Anti-adénome prostatique	30 (15/molécule)
1 Antiagrégant	10
Total : 104 (sur 291 : 36 %)	**1590 (sur 2 577 : 62 %)**

---

1. De 10 à 40 laboratoires génériqueurs concurrents par molécule !

2. Les présentations galéniques différentes de chaque spécialité sont beaucoup plus nombreuses encore : l'Amoxicilline existe sous 101 présentations génériquées, l'Augmentin sous 87, la Carbocistéine sous 54, etc.

D-18. Les 105 principales molécules génériquées[1] sous 1691[2] marques de génériqueurs

Soit 16 marques par molécule !!!

	Molécules	Génériqueurs
CARDIOLOGIE	**20**	**368**
HTA (E2)	10	167
β-bloquants	1	16
Prils (IEC)	6	90
Sartans	1	28
Diurétiques	1	2
Inhibiteurs calciques	1	31
Arythmies (E3)	1	18
Amiodarone	1	18
Vasodilatateurs artériels (E5)	3	48
Buflomédil (Fonzylane)	1	15
Molsidomine (Corvasal)	1	16
Trimétazidine (Vastarel)	1	17
Veinotoniques (Diosmine) (E5)	1	25
Antilipémiants (E3)	3	99
Fénofibrates	4	25
Statines	9	74
Antiagrégants (Clopidogrel) (E2)	1	11
ANTI-INFECTIEUX	**21**	**349**
Antibiotiques (E2)	17	269
Pénicillines	3	80
Céphalosporines	5	71
Floxacines	2	40
Macrolides	5	69
Acide fusidique	1	9

---

1. Sur 291 au total (36 %).

2. Sur 2 577 (66 %), soit 16 génériqueurs par molécule (pour l'ensemble des 291 molécules génériquées, le nombre de génériqueurs par molécule est seulement (!) de 6,5).

Pr Philippe **EVEN** – Pr Bernard **DEBRÉ**

Antiviraux (Aciclovir) (E3)	1	20
Antifongiques (Terbinafine, Fluconazole, Econazole)	3	60
PSYCHIATRIE	**15**	**232**
Antidépresseurs – Anxiolytiques	12	182
Fluoxétine (Prozac)	1	24
Venlafaxine (Effector)	1	26
Paroxétine (Déroxat)	1	20
Olanzapine (Zyprexa)	1	6
Sertraline (Zoloft)	1	26
Diazépam (Valium)	1	2
Bromazépam (Lexomil)	1	18
Midazolam (Hypnovel)	1	7
Citalopram (Seropram, Seroplex)	1	19
Alprazolam (Xanax)	1	14
Autres	2	20
Antipsychotiques	3	50
Amisulpride (Solian) (E4)	1	19
Sulpiride (Dogmatil) (E4)	1	8
Rispéridone (Risperdal) (E2)	1	23
GASTRO-ENTÉROLOGIE	**9**	**182**
Inhibiteurs de la pompe à protons (Mopral) (E1)	3	69
Ranitidine (Azentac, Raniplex) (E3)	1	19
Antinausées (Ondansétron, Motilium) (E2)	2	31
Autres (Ercéfuryl, Débridat) (E5)	2	46
Phloroglucinol (Spasfon) (E4)	1	17
ANTALGIQUES, ANTI-INFLAMMATOIRES	**10**	**157**
Antalgiques (E2)	3	55
Paracétamol + Dextropropoxyphène (Di-Antalvic)	1	24
Tramadol	1	23
Fentanyl (Durogesic)	1	8
Corticoïdes (E1)	2	30
Prednisone (Cortancyl)	1	13
Prednisolone (Solupred)	1	17
AINS (E2)	5	72
Ibuprofène (Advil, Nurofen, Nureflex, Brufen)	1	22

33 TABLEAUX NUMÉROTÉS DE D-1 À D-33

Piroxicam (Feldène)	1	17
Diclofénac (Voltarène)	1	13
Kétoconazole (Kétoderm)	1	12
Kétoprofène (Profénid)	1	8
ANTICANCÉREUX	**9**	**87**
Platine (cis, carbo, oxali) (E2)	3	24
Paclitaxel (Taxol) (E2)	1	17
Vinorelbine (Navelbine) (E3)	1	12
Irinotecan (Campto) (E3)	1	10
Gemcitabine (Gemzar) (E3)	1	15
Autres (E3)	2	9
DIABÈTE	**4**	**82**
Metformine (Glucophage) (E1)	1	34
Glibenclamide (Daonil) (E2)	1	8
Gliclazide (Diamicron) (E2)	1	17
Glimépiride (Amarel) (E2)	1	23
UROLOGIE	**4**	**62**
Finastéride (Propécia) (E4)	1	20
Bicalutamide (Casodex) (E3)	1	23
Cyprotérone (Androcur) (E3)	1	12
Alfuzosine (Xatral) (E3)	1	7
NEUROLOGIE	**4**	**57**
Gabapentine (Neurontin) (E3)	1	20
Topiramate (Epitomax) (E4)	1	11
Lamotrigine (Lamictal) (E3)	1	16
Ropinirol (Requip) (E2)	1	10
ANTIALLERGIQUES (Cétirizine et Loratadine) (E4)	**2**	**45**
PNEUMOLOGIE	**5**	**39**
Expectorants (E5)	2	20
Cromoglycate (E5)	1	7
Salbutamol (E1)	1	7
Budésonide (E1)	1	5
RHUMATOLOGIE	**1**	**31**
Alendronate (Fosamax) (E2)	1	16
Allopurinol (Zyloric) (E3)	1	15

D-19. Le prix des génériques en France[1] est de 2 à 14 fois supérieur à celui des autres pays[2]

	Rapports prix français/prix étrangers		
	Statines	Antiacides	Anti-hypertenseurs[3]
Allemagne[4]	2,2	1,1	4,5
Italie	3	1,9	2,8
Espagne	3,7	6,9	5,8
GB[5]	5,6[6]	3,2[6]	3,9
Pays-Bas[4]	14	9	5,4

D-20. Les huit grands marchés de médicaments

(en milliards d'€)

Total	600
États-Unis (44 %)	265
Japon (11,6 %)	70
France (5,9 %)	35
Allemagne (5,9 %)	35
Chine (3,7 %)	22
Italie (3,2 %)	20
Espagne (3 %)	18
Angleterre (2,9 %)	17
Reste du monde (20 %)	120

---

1. Prix établi par négociation entre industriels et pharmaciens qui partagent ensuite les économies dégagées.

2. CNAM, 2010.

3. Prils (IEC), sartans.

4. Prix fixés par appel d'offres des caisses d'assurance.

5. Prix décidés par le NHS.

6. 10 pour S. Rader (de 7 à 13 selon les spécialités).

- Les 8 pays de tête représentent 2 milliards d'habitants avec 480 milliards d'€ de dépenses de médicaments, soit 240 €/an/habitant.

- Les autres pays représentent 5 milliards d'habitants avec 120 milliards d'€ de dépenses de médicaments, soit 24 €/an/habitant, **soit 10 fois moins**...

D-21. Les 15 pharmas classées dans les 200 premières sociétés mondiales en termes de valeur boursière[1 et 2]

en milliards de dollars (G$) – 2010

Sanofi est 6e en valeur boursière (en rétrograndant Johnson & Johnson à son seul secteur pharmacie, soit 36 % de son CA total), 9e en CA, 3e en bénéfice, 5e en investissements en R et D.

	Valeur boursière et rang mondial	Chiffre d'affaires (CA)	Bénéfices (G$)	Bénéfices en % du CA	R et D (G$)	R et D en % du CA
Pfizer (États-Unis)	162 (25)	58	8,3	14	9,4	16
Novartis (Suisse)	144 (32)	50	10	20	9,1	18
Roche (Suisse)	127 (40)	39	8,9	19	8,0	17
MSD (États-Unis)	102 (51)	46	8,6	19	11,0	24
GSK (GB)	100 (53)	40	2,4	6	4,0	14
Johnson & Johnson (États-Unis)	162 (26)[3]	62[3]	13,2[3]	21[3]	6,8	30[3]
Sanofi (France)	92 (59)	30	9,2	30	5,0	17
Abbott (États-Unis)	76 (88)	35[4]	4,6	13[4]	3,7	18[4]
Astra-Zeneca (GB)	63 (111)	33	7,9	24	4,2	13
BMS (États-Unis)	45 (177)	19	3,8	20	3,6	19
Lilly (États-Unis)	41 (197)	23	5	22	4,9	21

---

1. Bloomberg et Standard & Poor's. S'y classent aussi Bayer (108e) et Novo Nordisk (115e) aux activités extra-pharmaceutiques importantes, une start-up, Amgen (156e) et un génériqueur, Teva (169e).

2. Pharmacie humaine.

3. Mais 36 % seulement en pharmacie, soit un CA de 22 G$ et non 62 et des bénéfices en pharma d'environ 22 %.

4. Mais 57 % seulement en pharmacie, soit un CA de 20 G$ et non 35.

Pr Philippe **EVEN** – Pr Bernard **DEBRÉ**

D-22. Le marché français du médicament est dominé par les firmes étrangères

(% en valeur)

- Ce sont elles qui ont inventé 95 % des molécules efficaces.
- Les firmes françaises ne commercialisent qu'une minorité de spécialités importantes (E1, E2 et E3) et la grande majorité de spécialités peu ou non efficaces (E4, E5).

Sanofi[1]	26 %
Autres firmes françaises[2]	12 %
Firmes américaines	25 %
Pfizer – Wyeth	9 %
MSD-Schering	7 %
Janssen-Cilag[3]	5 %
Lilly, BMS, Abbott, Amgen	4 %
Firmes anglaises	12 %
Astra-Zeneca	6 %
GSK	6 %
Firmes suisses	11 %
Roche	6 %
Novartis	5 %
Firmes allemandes[4]	8 %
Autres (Japon, Italie, Suède)	4 %

(Sources : *Pharmaceutiques, Les Échos*)

---

1. Actionnariat étranger à 60 %.
2. Servier (4,5 %), Pierre Fabre (3 %), Ipsen (1,8 %) en tête.
3. Filiale de Johnson & Johnson.
4. Boehringer, Bayer, Merck Serono, Grünenthal.

D-23. CA des firmes et efficacité des spécialités étrangères et françaises (classées de E1 à E5)[1]

(sur le marché français)

	CA – France – Export[2]	Spécialités – N – %	Efficacité des médicaments (E1 à E5)			
			E1-E2 %	E1-E3 %	E4-E5 %	E5 %
15 grandes firmes étrangères	– 15,5 –	– 630 – 28 %	48 %	77 %	23 %	7 %
55 firmes étrangères moyennes	– 3,5 –	– 390 – 17 %	30 %	69 %	31 %	10 %
Total des 70 firmes étrangères	– 19 –	– 1020 – 45 %	41 %	**74 %**	26 %	**8 %**
4 plus grandes firmes françaises	– 12 – 23	– 320 – 14 %	30 %	58 %	42 %	19 %
100 petites firmes françaises	– 4 –	– 920 – 41 %	15 %	40 %	60 %	36 %
Total des 104 firmes françaises	– 16 – 23	– 1240 – 55 %	20 %	**47 %**	53 %	**30 %**
Grand total de 174 firmes	– 35 –	– 2250 – 100 %	30 %	60 %	40 %	20 %

---

1. Valeur décroissante de E1 (excellence) à E5 (inefficacité).
2. Exportations françaises.

Pr Philippe **EVEN** – Pr Bernard **DEBRÉ**

D-24. Les 59 plus grandes percées thérapeutiques[1] dont 32 exceptionnelles (★)

- sont à 93 % découvertes hors de France
- et d'une rareté croissante depuis 1985 et surtout 2000

	France	Étranger	Total	Nombre/an
Avant 1940	0	8	8	–
1950-1965	2	13	15	0,94
1966-1985	1	19	20	1
1986-2000	1	11	12[2]	0,80
2001-2011	0	4	4[2]	0,36
Total	4	55	59	–

(Étendues à 120 molécules, les proportions sont identiques.)

Avant 1945 : 8, dont 5 exceptionnelles

Molécule	Date	Maladie traitée
Trinitroglycérine	1880-1895	Angor
★ Opiacés ; morphine	1893	Douleurs, asthénie
★ Aspirine	1899	Antalgique
Barbituriques (501)	1903	Hypnotique, épilepsie
Digitaline	1920	Tonicardiaque
★ Insuline	1923	Diabète
★ Sulfamides	1938	Infections bactériennes
★ Pénicilline	1940	Antibiotique

---

1. Sélectionnées sur leur efficacité et la fréquence des maladies auxquelles elles s'adressent (infections, tuberculose, HTA diabète, cancers fréquents). (Voir liste.)
2. Souvent ciblées sur des maladies relativement peu fréquentes.

33 TABLEAUX NUMÉROTÉS DE D-1 À D-33

1950-1965 : 15 (0,94/an), dont 10 exceptionnelles

Molécule	Pays	Laboratoire	Date	Maladie traitée
★ Héparine	États-Unis		1949	Anticoagulant (IV)
★ Streptomycine	États-Unis		1952	Tuberculose
Chlorpromazine		Sanofi	1952	Antipsychotique
★ INH		France	1954	Tuberculose
★ Cortisone	États-Unis, Suisse		1955	Anti-inflammatoire
Glucidoral		Servier	1956	Diabète 2
★ Coumadine		BMS	1959	Anticoagulant (per os)
★ Paracétamol	Allemagne		1959	Antalgique
★ Metformine		MSD	1959	Diabète 2
★ Chlorothiazide		Novartis	1959	Diurétique
Endoxan		Baxter	1959	Anticancéreux
Méthotrexate	États-Unis		1962	Anticancéreux
Benzodiazépines		Roche	1964	Hypnotiques, anti-dépresseurs légers
★ Rifadine	Italie	Lepetit	1965	Tuberculose
★ Cisplatyl	États-Unis		1965	Anticancéreux

1966-1985 : 20 (1/an), dont 10 exceptionnelles

Molécule	Pays	Laboratoire	Date	Maladie traitée
★ 1re pilule anti-conceptionnelle	États-Unis		1966	
★ β-bloquants		Astra-Zeneca	1966	Hypertension artérielle, insuffisance cardiaque
Indométhacine		MSD	1966	AINS
★ Salbutamol		GSK	1973	Asthme
★ Amoxicilline		GSK	1974	Antibiotique
Aminosides		Schering	1974	Antibiotique
Vitamine D			1974	Ostéoporose
★ L-Dopa		Roche	1974	Parkinson

Pr Philippe **EVEN** – Pr Bernard **DEBRÉ** GUIDE DES 4000 MÉDICAMENTS

★ Céphalos-porines		BMS	1976	Antibiotique
Nifédipine		Bayer	1978	Hypertension artérielle
Tamoxifène		Astra-Zeneca	1976	Cancer du sein
Diclofénac		Novartis	1976	AINS
Lithium	Australie		1976	Antipsychotique
Prils (inhibiteurs de l'enzyme de conversion de l'angiotensine)		BMS	1981	Hypertension artérielle
RU-486	France		1981	1re pilule anticonceptionnelle
Etidronate		Procter	1981	1er biphosphonate
★ Ciclosporine		Novartis	1982	Immunosuppresseur
★ Héparine de bas poids moléculaire		GSK	1985	Anticoagulant
★ Bécotide (Béclométasone)		GSK	1985	Asthme
★ Artémisine	Chine		1985	Antipaludéen

1986-2000 : 12 (0,80/an), dont 7 exceptionnelles

Molécule	Laboratoire	Date	Maladie traitée
★ AZT	GSK	1987	Anti-VIH
Simvastatine	MSD	1988	1re statine
Interféron α	Roche ; Schering	1989	Anti-VHC
Sartans	Bayer	1989	Hypertension artérielle
★ Oméprazole	Astra-Zeneca	1990	Antiulcéreux, antiacide
★ Neupogen	Amgen	1991	Hématopoïétique
★ Taxanes	BMS	1993	Antitumoral
Rapamycine, Tacrolimus	Wyeth ; Astellas	1995	Immunosuppresseur
Mycophénolate	Roche	1996	Immunosuppresseur
★ Époétine	Amgen	1997	Hématopoïétique
★ 1ers anticorps mono-clonaux humains (Mabthera)	Roche-Genentech	1998	Antitumoral
Clopidogrel	Sanofi	1998	Antiagrégant

2001-2011 : 4 (0,36/an)

Molécule	Laboratoire	Date	Maladie traitée
Herceptine	Roche	2001	Anticorps monoclonal anticancéreux
Glivec	Novartis	2001	Inhibiteur de synthèse ciblé antitumoral
Iressa	Astra-Zeneca	2002	Inhibiteur de synthèse ciblé antitumoral
Pentasaccharide héparinique	GSK	2002	Anticoagulant

D-25. 14 firmes ont developpé 90 % des 100 grandes percées thérapeutiques 1950-2011 sur le marché français

(en italique, sociétés de biotechnologie achetées)

Laboratoires	1950-1990	1990-2011	Total
Roche + *Genentech* (Suisse)	3	**7**	10
Pfizer-Wyeth (États-Unis) **+** *Cephalon* (États-Unis)	6	**9**	15
Boehringer (Allemagne) **+** *Actinus Pharm.* (États-Unis)	0	**3**	3
Merck + Serono (Allemagne-Suisse)	1	**3**	4
Amgen (États-Unis)	0	**2**	2
Janssen-Cilag (filiale de Johnson & Johnson, États-Unis)	1	**2**	3
Merck-Sharp-Dome (États-Unis) (+ Schering-Plough)	4	4	8
Astra-Zeneca + *Medimmune* (États-Unis) **et CAT** (GB) (Ici, Astra) (GB, Suede)	3	2	5
Eli Lilly (États-Unis)	2	2	4
Sanofi (Aventis-Synthélabo Rhone-Poulenc-Rohrer Roussel-Uclaf, Hoechst)	**12**	1	13
Glaxo-SmithKline (GB) (+ Beecham + Wellcome)	**11**	3	14
Novartis + *Chiron* (Sandoz, Ciba, Geigy) (Suisse)	**5**	2	7
Bristol-Myers-Squibb (États-Unis)	**5**	1	6
Bayer (Allemagne)	**3**	1	4

Pr Philippe **EVEN** – Pr Bernard **DEBRÉ**　　　GUIDE DES 4000 MÉDICAMENTS

Remarquer la montée en puissance des firmes qui ont joué les biotechnologies et les traitements moléculairement ciblés : Roche, Pfizer, Amgen, Serono, Genentech (liée à Roche) et, en sens inverse, le recul de Glaxo et surtout Sanofi, qui vit sur le capital hérité de Roussel-Hoechst (le rachat de Genzyme pourra, peut-être, inverser la tendance).

D-26. Raréfaction des découvertes de grande portée thérapeutique après 1990

Les grandes découvertes thérapeutiques sont classées ici en termes de :
1) Valeur thérapeutique (VT) :
- révolutionnaire (VTR) ;
- majeure (VTM).

2) Importance numérique des pathologies auxquelles elles s'adressent (donc du marché qu'elles s'ouvrent, GM).

	Total	VTR	VTM	GM[1]
1950-1965	24	13	3	18
1965-1985	36	10	11	20
1985-2000	31	8	9	10
2000-2011	17	2	4	6
Total	108[2]	33[3]	20	54[4]

---

1. Grands marchés.
2. 1,8/an de 1945 à 2000, 1,5 de 2000 à 2011.
3. 0,62/an de 1945 à 2000, 0,18 depuis 2000, soit 3,4 fois moins.
4. 0,96/an de 1945 à 2000, 0,54 de 2000 à 2011, soit 1,8 fois moins.

D-27. Tromperie de l'évaluation des médicaments par le SMR[1]. L'ASMR[2] est seule fiable

- Selon le **SMR** de la CTHAS[3] 1980 à 2002 et 2010, presque toutes les spécialités sont « d'excellence » (I-II)...
- Selon l'**ASMR** de la CTHAS 2002 et 2010, elles ne sont pas supérieures (75 à 94 %) ou peu supérieures (5 %) aux molécules déjà commercialisées (même jugement de la revue *Prescrire*).
- Le présent **guide** comporte 57 % de molécules de qualité (I-III), parce que, contrairement aux évaluations précédentes, il intègre les grandes spécialités des années 1950 à 2000.

	SMR			ASMR			Guide
	CTHAS[3]			CTHAS[3]	CTHAS[3]	*Prescrire*	
	1980-2001	2002	2010	2002	2010	2003	1950-2010
	4500	220	290	220	290	1150	2200
Classes I-II	63	87	89	8	1	5	32
Classe III	19	6	6	6	3	14	26
Classes IV-V	18	7	5	74	94	81	43
Classe V	1	5	1	66	92	–	23

---

1. « Service médical rendu » fondé sur la seule supériorité sur un placebo, donc sur rien.

2. « Amélioration du SMR » : évaluation des médicaments par comparaison, non avec un placebo, mais avec les thérapeutiques antérieures. Il mesure la valeur ajoutée des nouveaux médicaments.

3. Commission de transparence de la Haute Autorité de santé.

Pr Philippe **EVEN** – Pr Bernard **DEBRÉ**　　　**GUIDE DES 4 000 MÉDICAMENTS**

D-28. Pilules d'or et d'argent de *Prescrire* – 1981-2010

... témoignent de l'effondrement des découvertes thérapeutiques depuis 1990.

	Pilules d'or	Pilules d'argent[1]
1981-1990	8	17
1991-2000	2	19
2001-2010	1	7
Total	11[2]	43[3]

D-29. Les copies (« *me too* ») sont beaucoup plus nombreuses que les molécules originales et deux fois plus depuis 1990

- en moyenne 1,7 fois
- mais 2,4 fois de 1990 à 2011
- et 3,4 fois pour les molécules les plus efficaces des classes E1 et E2 concernant les grands marchés [4]

---

1. Hors nouvelles indications.

2. Dont 3 premiers antiviraux, premier IEC (Pril), vaccin anti-hépatite B, Époétine, Décapeptyl, surfactant, Mefloquine.

3. Dont Augmentin, Clarithromycine, Pirilène, Diltiazem, 2 antirétroviraux, Remicade, Glivec, Herceptine, IFN-α, 2 statines, 2 bisphosphonates, Oméprazole, Roaccutane, Kétoconazole (retirés depuis), octréotide, somatoréline, Norlevo, calcipotriol, Viagra, Botox, Moscontin, méthadone, Subutex, naloxone, vaccin anti-varicelle, trétinoïne, Etidronate et facteur VIII rec.

4. 428 pour 127 molécules originales de classe E1 et E2 (antibiotiques, rétroviraux, AINS, antihypertenseurs (98/7, soit 14), statines, fibrates, antiagrégants et anticoagulants, antidiabétiques, IPP, endocrinologie, gynécologie, etc.).

33 TABLEAUX NUMÉROTÉS DE D-1 À D-33

	Spécialités totales	Molécules originales	Copies[1] et associations[2] (CA)	CA/MO
1950-1990	1020	450 (44 %)	510 (56 %)	**1,15**
1990-2011	1180	340 (29 %)	840 (71 %)	**2,45**[3]
Total	2200	790 (36 %)	1350 (64 %)	**1,70**

D-30. Les firmes étrangères (FE) et non les firmes françaises (FF) commercialisent 70 % des spécialités d'excellence (E1 et E2) et 60 % de spécialités d'efficacité importante (E3)

	E1 et E2[4]		E3	
	Spécialités	FE (%)	Spécialités	FE (%)
Antiviraux	22	100	19	100
Immunologie	21	90	19	100
Pneumolologie	27	93	15	93
Neurologie	14	93	27	66
Gastro-entérologie	17	94	36	53
Rhumatologie	15	93	53	42
Cancérologie	28	87	59	81
Psychiatrie	4	75	49	59
Cardiologie	135	72	83	53
Gynécologie	53	70	49	67
Endocrinologie	29	62	8	75

---

1. Dites aussi *me too* ou quasi-copies.

2. Les associations permettent de renouveler les brevets et de contrecarrer les génériqueurs. Elles sont de véritables « bicopies ».

3. Beaucoup de ces *me too* sont des copies de molécules originales de la période 1950-1990.

4. Mêmes proportions pour les classes E1 et E2.

Diabète	30	63	1	–
Hépatologie	0	–	17	94
Anti-inflammatoires	102	63	29	48
ORL-Allergie	11	63	16	37
Ophtalmologie	15	60	61	49
Antibiotiques	57	57	18	33
Antifongiques	13	55	13	54
Parasitologie	11	55	7	29
Dermatologie	38	50	82	39
Urologie	15	47	32	56
Nutrition	9	33	19	21
Total	666	70	712	60

D-31. Les firmes françaises (FF) et non les firmes étrangères (FE) commercialisent 53 % des spécialités peu efficaces (E4) et 78 % des spécialités inefficaces (E5)

• Les grandes firmes étrangères (GFE) ne commercialisent que 23 % des spécialités E4 et 10 % des spécialités E5.

• Les FF représentent 78 % de la classe E5 et 56 % de la classe E4 et de 50 à 90 % dans les disciplines où dominent les traitements « symptomatiques ».

	E4			E5		
	Spécialités	FF (%)	GFE (%)	Spécialités	FF (%)	GFE (%)
Ophtalmologie	28	89 %	7 %	28	93 %	4 %
Rhumatologie	13	69 %	15 %	25	88 %	20 %
Dermatologie	76	68 %	17 %	36	75 %	22 %
Urologie	12	67 %	17 %	7	100 %	–

Nutrition	9	67%	22%	52	69%	25%
Gynécologie	9	67%	33%	1	–	–
ORL	38	61%	11%	35	89%	11%
Pneumologie	48	58%	10%	48	69%	10%
Gastro-entérologie	69	54%	22%	65	82%	5%
Neurologie	32	53%	22%	26	69%	
Cardiologie	22	41%	32%	62	76%	11%
Hépatologie	2	–	–	14	86%	7%
Psychiatrie	52	38%	33%	28	68%	21%
Allergie	15	33%	33%	5	100%	–
Cancérologie	13	31%	54%	1	–	–
Diabétologie	11	18%	73%	0	–	–
Endocrinologie	6	17%	50%	0	–	–
Total	455	56%	23%	433	78%	10%

NB : pas de spécialités de classe E4 et E5 parmi les antalgiques, anti-inflammatoires, les antibiotiques, les antiviraux, les antifongiques et les antiparasitaires.

D-32. Firmes françaises ou étrangères commercialisant des spécialités d'efficacité modeste (E4) ou nulle (E5)

Dans le groupe d'efficacité E4, les 7 premières disciplines comptent de 60 à 80 % de spécialités étrangères correspondant à des molécules nouvelles ambitieuses, dont le succès n'est pas encore complet (anticorps monoclonaux, molécules de synthèse ciblées, etc.).

Dans les 2 groupes d'efficacité E4 et E5, les firmes françaises représentent respectivement 52 et 73 % des spécialités et ces spécialités correspondent à des molécules médiocres, souvent anciennes, à dérembourser ou à radier.

Pr Philippe **EVEN** – Pr Bernard **DEBRÉ**

GUIDE DES 4000 MÉDICAMENTS

	442 E4			408 E5		
	F[1]	PE[2]	GE[3]	F[1]	PE[2]	GE[3]
Cancérologie	4	2	7	1	0	0
Cardiologie	9	6	7	47	10	5
Diabétologie	2	1	8	0	0	0
Hépatologie	1	0	1	12	1	1
Endocrinologie	1	2	3	0	0	0
Psychiatrie	20	15	17	19	5	4
Allergie	5	5	5	5	0	0
Gynécologie	6	0	3	1	0	0
Urologie	8	2	2	7	0	0
Dermatologie	52	11	13	27	1	8
ORL	23	11	4	31	0	4
Pneumologie	28	15	5	33	10	5
Gastro-entérologie	37	17	15	53	9	3
Nutrition	6	1	2	36	3	13
Neurologie	17	8	7	18	8	0
Ophtalmologie	25	1	2	26	1	1
Total	244	97	101	316	48	44
	55 %	22 %	23 %	77%	12%	11%

_____

1. Laboratoires français.
2. Petits laboratoires étrangers.
3. Grandes firmes étrangères.

33 TABLEAUX NUMÉROTÉS DE D-1 À D-33

D-33. Les laboratoires pharmaceutiques en France

31 grands laboratoires (4 français) (entre parenthèses, valeur boursière en décembre 2011, chiffre d'affaires en milliards d'€ et notation par l'agence Fitch, novembre 2011)	
États-Unis (8)	Pfizer-Wyeth (162, 41 ; A+)
	MSD (Merck-Sharp-Dohme) – Schering-Plough (102, 32 ; A+)
	Johnson-Johnson (avec Janssen-Cilag) (162, 19 ; AAA)
	Lilly (41 ; 18 ; A+)
	BMS (Bristol-Myers-Squibb) (45, 15)
	Abbott (76, 17 ; A+)
	Baxter (31, 10)
	Amgen (50, 11 ; A-)
Angleterre (2)	GSK (100, 29 ; A+)
	Astra-Zeneca (anglo-suédois) (63, 24 ; AA-)
Suisse (2)	Roche (127, 29 ; AA-)
	Novartis (144, 38 ; AA)
Allemagne (5)	Bayer (A-) (valeur boursière : 64)
	Boehringer – Ingelheim
	Grünenthal
	Merck Serono
	Fresenius (valeur boursière : 20)
France (4)	Sanofi (92, 35 ; AA-)
	Servier (CA : 3,5)
	Pierre Fabre (CA : 2,0, mais 0,6 seulement en pharmacie)
	Ipsen (CA : 1,1)
Japon (3)	Takeda (CA : 8)
	Daiichi – Sankyo (CA : 7)
	Otsuka
Italie (2)	Chiesi
	Menarini

Suède (2)	Leo
	Astra-Zeneca (voir Angleterre)
Danemark (2)	Novo Nordisk (valeur boursière : 62)
	Lundbeck (14)
Israël (1)	Teva (surtout génériques) (CA : 14)

137 laboratoires moins importants (93 français)

♠ de 20 à 30 spécialités
♣ de 10 à 20 spécialités
♥ plus de 50% de spécialités de qualité (E1-E3)

- Actavis (Suisse – Islande)
- Actelion (Suisse)
- Addmedica (F)
- Ageps (F)
- Aguettant (F)
- Alcon (États-Unis) (groupe Novartis) ♠ ♥
- Alexion Pharma (GB) ♥
- Alk Abello (Danemark)
- Allergan (États-Unis) ♥
- Almirall (Espagne) ♥
- Ardix (Servier) (F)
- Arkopharma (F)
- Astellas (Pays-Bas – Japon) ♠ ♥
- Axcan (États-Unis) ♥
- Bailleul (F) ♣
- Bailly-Creat (F)
- Besins Int. Int (Belgique) ♠ ♥
- Biocodex (F) ♣
- Biodim (F)
- Biogaran (Servier) (F) ♣ ♥
- Biogen Idec (États-Unis) ♥
- Biopharma (F)
- Bioprojet Pharma (F)
- Boiron (F) ♣
- Bouchara (F) ♠
- Brothier (F)
- CAG Pharma (F)
- CCD (F)
- Celgene (États-Unis) ♥
- Cephalon (États-Unis) ♥
- Chaix (F)
- Chauvin (F) ♠
- Chugai (Japon)
- Clément (F)
- Codépharma (F)
- Cooper (F)
- Crinex (F)
- CSP (F) ♠
- D&A Pharma (F)
- DB Pharma (F) ♠
- Dexo (F) ♣
- Dissolvurol (Monaco)
- EA Pharma (F)
- Effik (F) ♥
- EG Labo (F)
- Esaï (Japon)
- Elerté (F) ♣

33 TABLEAUX NUMÉROTÉS DE D-1 À D-33

- Erempharma (F)
- Eumedica (Belgique)
- Europhta (Monaco)
- Euthérapie (Servier) (F)
- Expanscience (F)
- Ferring GmBH (Allemagne) ♣ ♥
- Galderma (F) ♣
- Genévrier (F) ♣
- Genopharm (F) ♠ ♥
- Gerda (F) ♣ ♥
- Gifrer (F)
- Gilbert (F)
- Gomenol (F)
- Grimberg (F)
- HAL Pharma (Allemagne)
- Hepatoum (F)
- Horus Pharma (F) ♣
- HRA Pharma (F) ♣
- Immunotech (F)
- Innotech (F) ♣
- Iprad (F) ♣
- Jolly-Jatel (F) ♥
- Juvise (F)
- Kreussler (F)
- Labcatal (F)
- Latran (F)
- Legras (F)
- Lehning (F)
- Lesourd (F)
- Leurquin (F) ♣ ♥
- LFB (F) ♣ ♥
- Lipomed (Suisse)
- Lisapharm (F)
- Lyocentre (F)
- Mayoly Spindler (F)
- McNeil (États-Unis) ♠
- Meda Pharma (Suède) ♠
- Mundipharma (États-Unis) ♣
- Mylan (États-Unis) (Génériques)
- Negma (F)

- Neitum (F)
- Nepalm (F)
- Nogues (F)
- Norgine Pharma (Pays-Bas)
- Novaxo (F)
- Nycomed-Amersham (Suisse, Norvège) ♠ ♥
- Oméga Pharma (F)
- PharmaMar (Espagne)
- PharmaDEV (F)
- Pharma 2000 (F)
- Pharmastra (F)
- Pohl Boskamp (F)
- Portalis (F)
- Procter & Gamble (États-Unis) ♥
- ProStrakan (GB)
- Ranbaxy Pharma (Inde) (Génériques)
- Reckitt-Benckiser (GB)
- Renaudin (F)
- Richard (F) ♣
- Rosa-Phytopharma (F)
- Rottapharm (Italie)
- Sandoz (Suisse, division générique de Novartis) ♠
- Sciencex (F)
- SERP (Monaco) ♠
- Sevene Pharma (F)
- Shire (GB)
- Sigma-Tau (Italie)
- Sinclair (F) ♣
- Stiefel (États-Unis)
- Sofibel (F)
- Solvay (Belgique)
- Super Diet (F)
- Techni-Pharma (Monaco)
- Teofarma (Italie)
- Thea (F) ♠ ♥ (ophtalmologie H. Chibret)
- Thérabel-Lucien (F) ♣

- Théramex (F; repris par Teva) ♣
- Therakos (États-Unis)
- Therval (F)
- Tonipharm (F) ♣
- Toulade (F)
- Tradipharm (F)
- UCB Pharma (Pfizer) (Belgique) ♥
- Upsa (F) ♣
- Urgo (F) ♥
- Vernin (F)
- Vifar (Suisse)
- Weleda (Suisse) ♥
- Yamanouchi-Fujisawa (Japon)
- Zambon (Italie)

Évaluation d'ensemble des médicaments

L'EFFICACITÉ TRÈS INÉGALE DES MÉDICAMENTS

26 % à risque, dont 5 % à risque majeur, 40 % non ou peu efficaces, et pourtant remboursés une fois sur deux

Les Français absorbent plus de 1 500 molécules, soit 2 000 spécialités, sous 10 000 formes différentes, 1 à 3 fois de plus que les autres Européens et alors que l'OMS ne classe que 500 molécules comme nécessaires. Mais la moitié ne sont pas des médicaments. Ce sont des produits. À peine comestibles. À peine des cosmétiques et, de ces cosmétiques, 80 % sont issus du « génie » français.

Bilan de quarante ans de laxisme, de lenteurs, de démagogie, aujourd'hui presque impossible à redresser. Comme **une dette**. C'est une dette. Active. Qui se creuse tous les ans. Depuis vingt-cinq ans. Irrésorbable. Elle plombe tout l'équilibre financier du système de santé et compromet le traitement des malades.

Les **2 200 spécialités analysées** ici, une par une, dérivent de 1 500 **molécules** originales (s'y ajoutent 2 600 spécialités « génériquées », dérivées de 300 des mêmes 1 500 molécules originales), soit 1,5 spécialité par molécule originale, dite « princeps » (et 3,2 en y incluant les génériques). Commercialisées sous de multiples formes, **dites « présentations »**, comprimés à avaler ou à croquer, gélules, pastilles à sucer ou sublinguales, ampoules buvables, gouttes, sirops, injections sous-cutanées, intramusculaires, intra-veineuses, perfusions, sprays, patchs, crèmes et pommades, lotions, teintures et shampoings, inhalateurs, collyres, voies nasale, bronchique, rectale ou vaginale, etc., soit 10 000 « **présentations** » différentes de ces 1 500 molécules de base.

Nous les avons réparties ci-dessous en **5 classes d'efficacité décroissante de E1 à E5**, comme le fait en France la CTHAS, en fonction du **SMR**, c'est-à-dire du « service médical rendu » qui évalue la supériorité du médicament sur les placebos, c'est-à-dire sur rien, ce qui n'a aucun intérêt, et sur **l'ASMR**, «l'amélioration du service médical rendu», qui mesure la valeur ajoutée, c'est-à-dire la supériorité éventuelle sur les traitements antérieurs, qui est l'indice essentiel.

La FDA américaine procède de même et classe les médicaments en termes d'originalité, d'innovation et d'ASMR, le top étant les «nouvelles entités innovantes» de plus en plus rares au fil des années.

Les efficacités jugées ici sont:

• «**l'efficacité opérationnelle**» **appréciée en fonction de l'objectif**: guérir les maladies ou soulager les symptômes (ainsi les meilleurs anticancéreux ne sont classés que E2 ou E3, car ils ne guérissent que rarement, mais prolongent seulement, et, à l'inverse, l'insuline est classée E1);

• «**l'efficacité optimale**», qui suppose que le médicament soit donné de façon pertinente en respectant les **indications** autorisées, les **doses** et la **durée** d'utilisation préconisées, en évitant les associations avec des médicaments susceptibles d'interférer de façon négative et en tenant compte du terrain, de **l'âge** et de la gravité de la maladie à traiter, sans oublier qu'**efficacité n'est pas utilité**. L'efficacité des médicaments dépend aussi des caractères **ethniques et génétiques** des malades. **Chaque malade est différent**. Chacun réagit à sa façon. On ne peut parler que d'efficacité «en moyenne», à tester dans chaque cas.

Voici les résultats de cette analyse plutôt indulgente:

E1	Efficacité exceptionnelle	112	5%
E2	Efficacité très importante	566	25%
E3	Efficacité souvent importante	657	29%
E1 à E3		**1335**	**60%**
E4	Efficacité modeste, incertaine, inconstante, souvent marginale	473	21%
E5	Aucune efficacité démontrée, aucune supériorité sur les placebos	433	19%
E4 et E5		**906**	**40%**
Total		2241	

(Le tableau E-2 donne la liste des principales classes de médicaments révolutionnaires de classe E1, qui ont allongé la vie de vingt ans et qui représentent 112 spécialités commercialisées.)

L'EFFICACITÉ TRÈS INÉGALE DES MÉDICAMENTS

Ce classement est fondé sur l'expérience personnelle forcément limitée des auteurs et sur une évaluation exhaustive de la littérature internationale. Notre classification ne peut être une balance de précision et personne, ni homme ni commission, ne peut y prétendre exactement.

D'autres, aussi compétents, et quelques-uns aussi et sur certains points, mieux informés, auraient parfois des avis divergents.

Dès lors, 5 et peut-être 10 % des spécialités rangées dans une classe donnée pourraient l'être dans celle du dessus ou du dessous, mais aucune molécule de la classe E5, telle que nous l'avons définie, ne peut prétendre s'élever à E4. Toutes sont clouées au sol.

La distinction entre E1 et E2 est la plus fragile et il aurait peut-être mieux valu les fusionner.

Les classes E1 à E3 représentent 60 % des spécialités. Elles constituent le noyau dur de la thérapeutique. Les classes E4 et E5 représentent 40 % des spécialités. Elles sont non ou peu efficaces. Il y aurait tout intérêt pour les patients et les finances publiques à dérembourser ou radier une grande partie de la classe E4, ainsi que toutes les molécules E5, qui, pour la plupart, ne sont que des placebos vendus par des marchands d'illusions et prescrites sans beaucoup d'illusions par les médecins. Reste qu'**utilité et efficacité ne sont pas synonymes**. Des molécules pharmacologiquement efficaces peuvent être sans grande utilité clinique (statines) et des molécules en général peu efficaces peuvent être utiles à certains malades.

Autre restriction à ce classement. Une vingtaine des 470 molécules classées E4 représentent des efforts majeurs de certaines firmes et des sociétés de biotechnologie pour tenter de vaincre de grandes pathologies qui résistent encore aux traitements antérieurs, en particulier dans le domaine des cancers, des maladies virales, auto-immunes et neurologiques. Elles n'apportent encore guère de solutions décisives. Ce sont presque toutes des **biomédicaments**, anticorps monoclonaux ou petites molécules de synthèse ciblées sur les molécules génétiquement devenues pathologiques par mutation, ou grosses molécules obtenues par génie génétique dans de vastes incubateurs et dites « molécules recombinantes » (rec). Elles sont probablement l'avenir de la thérapeutique des cancers et des maladies auto-immunes (polyarthrites, diabète I, lupus, SEP, etc.). Leurs résultats actuels encore limités et leurs risques majeurs les ont fait classer ici comme E4, mais ce sont des molécules qui préfigurent l'avenir. Elles sont donc bien différentes de l'immense majorité des molécules E4, molécules anciennes et sans intérêt qu'il y aurait souvent intérêt à éliminer. **Il y a molécules E4 et molécules E4.** Les anciennes et les nouvelles. Celles qui promettent et celles qui n'ont jamais tenu.

Ces spécialités E4 et les spécialités E5 sont avant tout des productions françaises ou de petits laboratoires étrangers, mais presque jamais du *« wonder team »* des grands laboratoires internationaux (tableaux E-4 et D-30, 31 et 32). La liste des plus inutiles de ces spécialités est donnée dans le tableau E-5.

Ceux qui les fabriquent prétendent que ces spécialités visent le marché de la **médecine générale**, qu'elles sont destinées à la médecine symptomatique quotidienne assurée par les médecins généralistes. Discours réducteur. Les généralistes sont en effet en première ligne pour assumer, certes la bobologie, et c'est une tâche prenante et difficile, parfois un sacerdoce, qu'être exposé au feu incessant des plaintes. **Mais les généralistes sont bien plus que cela** : ils rassurent, conseillent, orientent, prennent les décisions parfois lourdes de conséquences. Le tri de ces plaintes est difficile, avec toujours en contrepoint la crainte de se tromper, de passer à côté du signe précurseur d'un accident grave, d'en souffrir et même d'être traîné devant les tribunaux. Beau métier et lourde responsabilité. Bien mal récompensée. Le malade sait que toutes les maladies ne sont pas curables, mais il croit que tous les symptômes peuvent être soulagés. À bien des égards, la tâche des spécialistes est plus simple, plus focalisée, plus facile à appréhender.

Ces petits laboratoires jouent sur du velours en exploitant les craintes et les demandes des patients et en les y poussant par tous les moyens de marketing possibles.

Pour 4 à 5 laboratoires français qui commercialisent quelques molécules utiles ou même très utiles, mais toujours copiées sur des molécules étrangères, tels Sanofi (tableau E-4) et, loin derrière, Servier, P. Fabre ou Ipsen, la plupart des 100 autres, à une demi-douzaine d'exceptions près, commercialisent 60 à 100 % de produits inutiles (voir note « Industrie pharmaceutique française ») et poussent à une consommation ruineuse pour les Français, qu'ils soient remboursés ou non, car *in fine*, ce sont toujours eux qui

L'EFFICACITÉ TRÈS INÉGALE DES MÉDICAMENTS

paient en finançant la CNAM, l'État et les assurances complémentaires ou de leur poche.

Rites, danses et gris-gris

«Foin de ces Messieurs Purgon qui ont en nous de bonnes vaches à lait pour nous faire des remèdes et **nous donner des mots pour des raisons et des promesses pour des effets**» (*Le Malade imaginaire*). Mieux vaudrait remplacer ces pilules, crèmes ou décoctions, par l'homéopathie, si pittoresque et moliéresque, ou par la médecine des plantes, de préférence mystérieuses, chinoises ou mexicaines, ou par la teinture de badiane, l'extrait de *crataegus*, les oligoéléments, le magnésium surtout, très apprécié le magnésium, mais aussi le zinc, le cuivre et même l'or, ou les passes magnétiques, la mésothérapie, la sophrologie, les danses rituelles, les baquets de Messmer-Cagliostro qui faisaient accourir tout Paris vers 1780, y compris Marie-Antoinette déguisée, et encore les tatouages cabalistiques, le yoga transcendantal, la métempsychose, la méditation zen, le tai-chi, la gymnastique suédoise, la planche à clous du fakir Burmah, les pépins de courge, l'extrait de marron d'Inde, les feuilles de ginkgo, le tango argentin, la samba brésilienne, le hula hoop, le rap, les crapauds des sorcières de Macbeth, le vaudou, les cataplasmes, les sinapismes Rigollot, les clystères insinuatifs, carminatifs ou rémollients, le régime Dukan, les cures thermales remboursées, spécialité presque exclusivement française – n'y aurait-il de sources qu'en France et à Marienbad, Wiesbaden ou Montecatini ? – ou encore la scientologie, l'imposition des mains, le pèlerinage à Lourdes, les prières à toutes les divinités, chapelets divers en main, ou par la lecture de Lacan, Foucault ou Althusser, qui ont l'art, très imité, de parler chinois dans leur propre langue.

Mais sans rembourser. L'essentiel est d'y croire. Payer fait partie de la guérison, du rachat pour les fautes commises. Chacun sait, et Knock le disait déjà, qu'un traitement cher paraît toujours plus efficace au malade qu'une simple camomille et, de même, prescrire des médicaments très chers est pour beaucoup de médecins un élément du prestige et de l'autorité qu'ils s'accordent. Les cancérologues y sont passés maîtres. Dis-moi ce que tu prescris, je te dirai qui tu es. Les trois quarts des malades des 5 continents n'ont pas d'autre choix et se traitent ainsi. L'effet placebo est l'effet principal de tous les médicaments, même des plus réellement efficaces. Les hommes ont besoin de croire. Ou de s'en persuader. C'est tout le pari de l'industrie française du médicament.

Vraies et fausses maladies

Toutes les disciplines médicales ne sont cependant pas logées à la même enseigne (tableau E-1). On peut en effet distinguer deux types de traitements, ceux qui luttent directement contre les maladies, donc à la racine contre leurs **causes**, et ceux qui, lorsqu'on est encore impuissant contre les causes ou qu'on les ignore, tentent seulement de soulager les **symptômes**.

Parmi les premières, les infections, les cancers, l'hypertension artérielle, l'athérome, les maladies cardiaques, le diabète, les maladies immunologiques de tous ordres touchant le plus souvent les articulations, la peau, les reins et le système nerveux et les maladies dégénératives du vieillissement.

Parmi les secondes, dominent des affections souvent bénignes, aiguës, mais récidivantes ou traînantes, d'origine souvent virale ou liée à l'environnement, à l'alimentation, aux contraintes du travail et qui touchent particulièrement les sphères ostéo-articulaires, musculaires, digestives, ORL et pulmonaires, avec des répercussions psychologiques ou psychosomatiques et une liste interminable de souffrances, de symptômes pénibles le jour, angoissants la nuit et toujours érodants, déstabilisant les vies personnelles, sociales et professionnelles.

L'industrie pharmaceutique a su ériger une part de ces symptômes en maladies inventées par elle, des maladies qui n'existent dans aucun traité de médecine, les « *mongering diseases* », troubles musculo-squelettiques, pour le mal de dos, fibromyalgies (pas la moindre fibrose dans les muscles), jambes lourdes aux varices invisibles, syndrome dysphorique prémenstruel, phobie sociale, dysfonction érectile, anorgasmie, perte de la libido masculine et féminine, fatigue chronique, jambes sans repos, etc., allant jusqu'à commercialiser la testostérone pour renforcer les désirs sexuels féminins, chacun connaissant le volcanisme des brunes au système pileux luxuriant (brunes : plus chaudes que les blondes, disait Bouvard à Pécuchet... mais il le dirait aussi à l'envers pour les blondes et les rousses), liste sans fin, pour lesquelles l'industrie a toujours une ou de préférence deux ou trois spécialités inutiles et très chères à proposer. **N'inventant plus de médicaments, elle invente des maladies** pour lesquelles elle dispose justement de médicaments tout prêts, puisque, précisément, elle invente ces maladies pour les écouler, en les rebrevetant sous un nouveau nom et pour les vendre plus cher, pour des nouvelles indications (voir le cas du Prozac et du Sarafem dans la note «Antidépresseurs»).

Ainsi a-t-elle réussi à rassembler, structurer, coordonner les innombrables plaintes des patients, un jackpot et un coup de génie commercial.

Ainsi sont en quelque sorte anoblies, en passant du rang de symptômes à celui de maladies, toutes les difficultés de la vie quotidienne exprimées par des symptômes très divers, toux, sèche et irritante, pénible pour l'entourage, oppression, douleurs de tous types et de tout siège, articulaires, squelettiques, musculaires, thoraciques ou abdominales, céphalées, vertiges, dépression, anxiété, troubles de l'attention, de la mémoire, nausées, constipation, diarrhée, fatigue chronique, mal-être, manifestations d'hypocondrie généralisée qui inquiètent, le plus souvent sans cause définissable, hormis les contraintes physiques ou morales du travail et de la vie. Un domaine immense, où règne une concurrence effrénée, sur les mêmes créneaux, entre des firmes de 3e ordre, qui savent mieux que personne que leurs molécules ne valent rien (on dit d'ailleurs qu'elles sont «**utilisées**» ou «**traditionnellement utilisées**», sans demander d'autres preuves).

Disciplines médicales organiques et disciplines fonctionnelles

Rien à voir avec les molécules «**indiquées**» et pas seulement **proposées ou utilisées**, faute de grives, dans des maladies souvent inquiétantes et graves, aux causes mieux identifiées, mais longtemps silencieuses, souvent sournoises et plus graves à terme, hypertension, athérome, diabète, cancers, leucémies, infections, maladies immunologiques, comme les polyarthrites, etc., qu'il faut s'efforcer de **prévenir, guérir ou ralentir**. Plus de symptômes et donc plus d'effet placebo ici. Les molécules à esbroufe sont moins nombreuses. La TA, la glycémie, les marqueurs cancéreux, ça se mesure. Beaucoup de molécules sont ici efficaces, mais aussi plus risquées, à la mesure de la gravité des pathologies qu'elles visent à traiter. On est ici plus exigeant sur la qualité des médicaments. Les E4 et E5 sont rares.

Les traitements de ces deux types de disciplines médicales sont donc bien différents : **étiologiques**, dirigés contre les causes, souvent efficaces, mais souvent aussi à risque, pour les unes ; **symptomatiques** et souvent d'efficacité transitoire ou médiocre, mais généralement, mais pas toujours, sans risque majeur pour les secondes.

Le tableau E-1 montre bien la différence d'efficacité et de risque dans 3 groupes de disciplines :
- Celles qui sont dominées par de **grandes pathologies sensibles à des traitements étiologiques** d'une réelle efficacité : maladies infectieuses, cancérologie, cardiologie, endocrinologie, gynécologie, hématologie, diabétologie, asthme.
- Celles, également, dominées par **des pathologies graves, mais où peu de grands médicaments ont encore émergé** : neurologie et hépatologie par exemple, où les graves problèmes que posent les hépatites virales chroniques, la sclérose en plaques, les épilepsies, l'Alzheimer et même le Parkinson sont soulagés, mais non résolus.
- Celles, enfin, dominées par la diversité et **la multiplicité des symptômes fonctionnels** d'origine sympathique ou parasympathique (voir note « Sympathique et Parasympathique »), particulièrement en ORL, pneumologie, dermatologie, gastro-entérologie et psychiatrie. Cela ne veut évidemment pas dire qu'il n'y a pas de grandes pathologies et de grands médicaments du premier type dans ces disciplines (asthme, psoriasis, etc.), mais seulement que les symptômes fonctionnels sans cesse résurgents en ont envahi le champ et conduit à la multiplication de médicaments d'efficacité limitée sur des symptômes tenaces, récurrents, souvent sans gravité, mais qui retentissent sur la vie quotidienne des malades.

RISQUES DES MÉDICAMENTS

Les risques des médicaments sont beaucoup plus difficiles à évaluer que leur efficacité, parce que les accidents sont relativement rares, très divers, souvent imprévisibles bien qu'ils surviennent dans des contextes particuliers qu'il faudrait mieux identifier qu'ils ne le sont encore. C'est le contexte qui doit alors alerter.

Nous développons cette problématique dans le chapitre «La difficulté d'évaluation des risques des médicaments». Malgré ces réserves, nous avons cependant classé ici les 2 100 molécules analysées en 5 groupes de risques et d'effets secondaires croissants:

On entend ici par «**effets secondaires**» des symptômes subjectifs désagréables et par «**risques**» des accidents pouvant compromettre la santé ou la vie des malades.

R0: absence de risque et d'effets secondaires	350 (17 %)
R1: risques mineurs et effets secondaires peu fréquents	690 (33 %)
R2: risques modérés, mais effets secondaires assez fréquents	535 (25 %)
R0 à R2	1575 (75 %)
R3: risques notables, divers, fréquents, pouvant conduire à l'interruption des traitements	424 (20 %)
R4: risques rares ou exceptionnels, mais graves et parfois mortels	112 (5 %)
R3 et R4	536 (25 %)
TOTAL	2111 (100 %)

Mais notre analyse n'a pas ici le même degré de sécurité que pour évaluer l'efficacité. À tout instant, une molécule qu'on pensait jusque-là sans risque peut se révéler dangereuse, au moins dans certains contextes.

Il est aisé de prévoir les risques de l'insuline ou des anticoagulants, et si les risques cardiaques du Vioxx étaient prévisibles dès le départ, ils étaient inscrits dans son mécanisme d'action et ils ne pouvaient pas ne pas se produire, on ne pouvait en aucun cas prévoir les accidents du Distilbène ou de la Thalidomide et les valvulites du Mediator étaient impossibles à anticiper avant 1997.

Globalement, 75 % des spécialités ne comportent aucun risque et seulement des effets secondaires mineurs (R0 à R2), mais 25 % comportent des risques modérés ou même majeurs (5 %) de fréquence dite rare, par exemple 1/1 000 ce qui veut dire 1 000 par million de malades !

Le tableau E-6 analyse les divers degrés de risques en fonction de l'efficacité des médicaments.

Les pourcentages des spécialités à risque (R3-R4) sont très élevés parmi les 112 spécialités les plus efficaces (E1) et ils sont moindres dans les classes E2, E3 et E4 (30 % dans chacune), mais ils sont encore de 5 % dans le groupe des spécialités sans la moindre efficacité et c'est à ce groupe qu'appartenait le Mediator. **Les risques vont de pair avec l'efficacité, mais l'inefficacité n'en protège pas.**

Les pourcentages des spécialités les plus dangereuses (R4) sont de 13 % dans le groupe E1 (15 spécialités), 7 % (82 spécialités) dans les classes E2 et E3, 3 % (12 spécialités) dans le groupe E4 et encore 1,5 % (7 spécialités) dans le groupe E5.

Le tableau E-9 montre que les risques sont surtout observés en cancéro-hématologie, immunologie, virologie, diabétologie, anti-inflammatoires et psychiatrie et très rares en gastro-entérologie, dermatologie, nutrition, ORL et maladies allergiques, mais un peu plus fréquents en endocrinologie, neurologie, urologie et antibiotiques. Les autres disciplines, pneumologie, gynécologie, etc., étant en position intermédiaire avec 20-30 % de molécules à risque modéré ou majeur.

LA DIFFICILE ÉVALUATION DES RISQUES DES MÉDICAMENTS

Quarante à cinquante ans d'expérience clinique et d'intérêt spécifique pour les médicaments, quinze ans de combat, non pas contre l'industrie pharmaceutique, qui a tant apporté aux hommes depuis cinquante ans, mais contre certaines dérives auxquelles elle a, à notre sens, tort de s'abandonner depuis vingt-cinq ans, nous amènent à reprendre en exergue le vieux *« primum non nocere »*, quels que soient l'intérêt passionné et les espoirs que nous ressentons pour les thérapeutiques nouvelles en cours de développement.

Aussi, souhaitons-nous marteler ici notre conviction :

• **Aucun médicament n'est anodin.** Tous sont à risques, parfois très graves. Dire qu'un accident grave est très rare, ne s'observant que chez un ou une malade sur 10 000, c'est oublier que, en France seule, 100 000 à 2 millions de personnes les prennent, ce qui implique des risques graves ou mortels pour 10 à 200 d'entre elles chaque année, un risque qui ne doit être pris que s'il s'agit d'une maladie elle-même à haut risque.

• **Tous ne méritent d'être prescrits que s'ils sont efficaces et nécessaires** et s'ils sont pris pendant le temps le plus court possible et en nombre le plus réduit possible, parce qu'ils interagissent les uns avec les autres et que leurs actions peuvent se potentialiser dangereusement ou, au contraire, se contrecarrer jusqu'à s'annuler.

• **Tout doit être fait pour comprendre leurs mécanismes d'action thérapeutique** et ceux, souvent différents, de leurs effets latéraux.

• **Il est indispensable de «nettoyer» d'urgence la pharmacopée**, comme l'a préconisé le précédent ministre de la Santé, X. Bertrand, pour éliminer 30 à 40 % de médicaments inutiles et/ou dangereux.

Les accidents thérapeutiques (AT)

C'est bien d'accidents (ou de complications) qu'il s'agit, souvent pénibles, parfois graves et même mortels. Appelons un chat, un chat, et cessons de parler de façon hypocrite et lénifiante d'« effets secondaires », d'« effets latéraux » ou d'« effets indésirables », selon une sémantique de refus, de volonté inconsciente d'ignorer ou de sous-estimer la fréquence et la gravité de ces complications, que les médecins de terrain, eux, appellent par leur nom, parce qu'ils y sont confrontés tous les jours. Regardons-les en face, parce que nous en sommes tous responsables. Le « tout médicament » de la médecine d'aujourd'hui et l'émergence de molécules nouvelles de plus en plus dangereuses nous placent, et surtout placent les malades, devant, là aussi, non pas une crise, mais un tournant.

Que sait-on exactement de leur fréquence? Exactement? Rien! Faute d'enquête et de recensements fiables. Seulement des approximations et extrapolations concernant les AT graves en médecine de ville et à l'hôpital et à peu près rien sur les accidents mineurs ou modérés, créant, chez les malades, inquiétude, angoisse, mal-être et des symptômes, qui, pour banals qu'ils soient, leur empoisonnent la vie, et dont ils craignent ce que nous savons, nous, qu'ils annoncent parfois, surtout après 70 ans, des complications graves, en passant des nausées aux vomissements, des diarrhées à la déshydratation, de l'érythème aux éruptions bulleuses, des douleurs abdominales aux hémorragies digestives, des vertiges aux chutes et fractures, de la tension d'un mollet à l'embolie, de la polyurie au coma diabétique, de la vision troublée à la cécité brutale, des douleurs d'apparence digestive à l'infarctus, de l'insomnie à l'agitation et au délire dangereux, de l'élévation des transaminases à l'hépatite grave, etc., le risque est toujours là... Les petites intolérances, les sensations floues d'inconfort ne doivent jamais être négligées, bien que, dans l'état actuel, c'est toute une sémiologie imprévisible: manifestations psychosomatiques, simple inconfort ou prémices d'accidents sérieux; aucun test biologique, aucune épidémiologie ne permet encore de le prévoir. Il y a là tout un champ à explorer par les cliniciens de terrain.

Imprévisibles. Un médicament, c'est une molécule étrangère à l'organisme, mais souvent chimiquement proche de nos propres

LA DIFFICILE ÉVALUATION DES RISQUES DES MÉDICAMENTS

molécules. C'est une « clé » destinée à ouvrir, ou fermer, une « serrure » ; c'est-à-dire à se lier et activer, ou désactiver, une de nos molécules, pour bloquer ou renforcer son action. Cela, c'est l'effet thérapeutique recherché. Mais **ces « clés » sont aussi des passe-partout** capables d'ouvrir d'autres portes, c'est-à-dire d'activer ou de désactiver d'autres serrures, d'autres « récepteurs », avec des effets imprévisibles positifs ou négatifs et dangereux. **Un médicament, c'est une boule qu'on jette dans un jeu de quilles** ou plutôt un projectile jeté en visant une cible, tantôt avec la précision chirurgicale du tireur de **pétanque** touchant une boule et pas les autres, tantôt comme au **bowling**, en faisant tomber plusieurs quilles, avec des effets secondaires multiples et dangereux. Il y a toujours des risques collatéraux, qui restent imprévisibles, tant qu'on ne connaîtra pas toutes les molécules, toutes les serrures, tous les circuits, avec lesquels il peut interagir, des dizaines ou des centaines pour chacun d'eux. Ce n'est pas pour demain. Ce qu'on connaît le mieux aujourd'hui, ce sont les interactions réflexes de beaucoup de médicaments avec les systèmes nerveux sympathique et parasympathique, hypertension, troubles digestifs ou urinaires, apathie ou excitation, vertiges, céphalées, oppression. Cent symptômes relèvent de ces deux systèmes (voir note « Sympathique »).

Qui aurait pu prévoir les accidents de la Thalidomide, du Distilbène ? Qui aurait pu prévoir les atteintes valvulaires cardiaques du Mediator, les méningiomes de la Cyprotérone, les délires des macrolides antibiotiques, les fibrillations auriculaires cardiaques des bisphosphonates utilisés dans les ostéoporoses, et même les cancers du sein de l'homme induits par le Finastéride et les cancers du pancréas de l'Exénatide ou de la Sitagliptine ? Liste sans fin.

Les accidents graves en médecine de ville

Les enquêtes paresseuses et ponctuelles menées en France (ENEIS 2004, EVISA 2008), portant chacune sur 5 000 à 8 000 admissions hospitalières, ont compté **3 à 5 % d'admissions dues à des accidents** thérapeutiques survenus en médecine de ville et graves une fois sur deux, le plus souvent liés aux anticoagulants, aux neuroleptiques, à l'insuline et aux diurétiques. Sur 12 millions/an, cela ferait 500 000... et **1 300/jour**... Des enquêtes beaucoup plus larges ont été menées aux États-Unis par le National

Electronic Injury Surveillance System: Cooperative Adverse Drug Events Surveillance System (NEISS-CADES) sur 100 000 admissions aux urgences des plus de 65 ans, pour accidents thérapeutiques, dont 37 000 ont imposé l'hospitalisation.

Elles étaient 7 fois plus fréquentes chez les plus de 65 ans et, dans les 2/3 des cas, il s'agissait de surdosages involontaires, dans 6 % de réactions allergiques imprévisibles, dans 25 % d'effets secondaires dont le risque était connu, mais qu'il fallait légitimement prendre, tels ceux des anticoagulants, et, dans 3 % seulement, de prescriptions jugées inappropriées (seulement ? Nous en doutons).

Les anticoagulants et antiagrégants oraux étaient en cause dans 45 % des cas, l'insuline et les antidiabétiques oraux dans 25 %, les opiacés et neuroleptiques dans 8 %. Ils étaient la source de 42 % d'hémorragies, en général gastro-intestinales ou cérébrales, 23 % d'hypoglycémies avec ou sans coma, 20 % d'arythmies, 42 % de déficits mentaux et 15 % de chutes avec fracture. Tout cela était connu, prévisible... mais rien ne nous éclaire sur les accidents imprévisibles.

Les accidents survenant au sein des hôpitaux

Ils ne sont pas mieux connus. Une enquête récente, menée sur les accidents survenus chez les plus de 65 ans dans l'ensemble des hôpitaux du système fédéral d'assurance médicale « Medicare », conclut que **1 patient sur 7** a souffert d'un accident thérapeutique grave en cours d'hospitalisation (décès, prolongation du séjour, séquelles à long terme), dont la moitié aurait pu, dû, être évitée et dont 60 %, soit 1/12, sont liés aux médicaments, 15 % aux infections et le reste aux actes interventionnels ou chirurgicaux.

Il s'agissait là encore de troubles mentaux dans 12 %, d'hypoglycémies dans 7 %, d'hypotension ou d'insuffisance rénale dans 4 % et d'allergies graves dans 3 %.

Extrapolée à l'ensemble des États-Unis, la mortalité totale est évaluée à 15 000 par mois, 180 000 par an, essentiellement chez les plus de plus de 65 ans. **Extrapolée à la France, cela ferait 36 000 décès par an, soit 7 % des décès**, un tous les quarts d'heure, 3,5 fois plus que les suicides, 9 fois plus que les accidents de la route.

LA DIFFICILE ÉVALUATION DES RISQUES DES MÉDICAMENTS

Mais on ne dispose en France que d'enquêtes hospitalières ponctuelles. Ponctuelle et mal documentée, l'enquête nationale sur les événements indésirables graves (EIG) parle de **10 % des hospitalisés**. L'objectif de la loi de Santé publique de 2004 prévoyait de les ramener en quatre ans à 7 %, mais une seconde enquête en 2008 n'a montré aucun changement. Comment s'en étonner puisque aucune action concrète n'a été menée pour les réduire ?

Pire, l'HAS est intervenue avec son légendaire pragmatisme et sa déjà proverbiale efficacité ! En charge de l'« accréditation » des hôpitaux, elle a multiplié les directives de papier, élaboré pas moins de 82 critères de qualité exigible et introduit les « pratiques exigibles prioritaires » (PEP). *Words as usual*.

Un décret ministériel a aussi créé un « directeur du système de management de la qualité de la prise en charge des médicaments » (5 génitifs en cascade) et d'un « coordonnateur de la gestion des risques ». Un coordonnateur de rien.

Aucune amélioration n'en a résulté comme on pouvait le prévoir, les hôpitaux continuant à ne pas même s'informatiser de façon interconnectable pour recenser les accidents et ne déclarant toujours à la Commission de pharmacovigilance qu'une part infime de leurs accidents médicamenteux. Circulez !

Le système ne pourra marcher que là où les médecins, tous les médecins, s'impliqueront et là où un système informatique performant y sera dédié.

Le système est si défaillant qu'il n'a rien vu, ni en ville, ni à l'hôpital, des milliers de décès du Vioxx, de l'Isoméride et du Mediator.

Pire, **les systèmes de détection** les mieux organisés, comme aux États-Unis, ne **recensent que des accidents bien étiquetés, prévisibles, connus, attendus**, hémorragies des anticoagulants, comas des antidiabétiques, etc., mais se révèlent **incapables de repérer les accidents encore non identifiés**, les aggravations inexpliquées, les complications rares et graves, comme les hépatites fulminantes, les valvulites, les hypertensions artérielles pulmonaires, pathologies dont la détection relève toujours de l'intuition de médecins plus attentifs que les autres. C'est ainsi qu'ont été découverts les risques de la Thalidomide et du Distilbène. Entre autres.

Les chiffres d'accidents médicamenteux évoqués ici sont donc à peu près certainement sous-estimés, d'autant qu'ils ne tiennent pas compte des complications mineures.

Ignorance plus encore des AT survenant **en médecine de ville**, accidents mineurs ou modérés, mais angoissants et pénibles pour les malades, dont ils empoisonnent la vie, mais qui ne sont recensés par personne, jusqu'à ce qu'ils s'aggravent soudainement : céphalées, nausées, vomissements, constipation, diarrhée, fatigue, vertiges, troubles de la vue, acouphènes, insomnie, somnolence, hypotension, chutes, fractures, palpitations, troubles du rythme cardiaque, éruptions cutanées, myalgies, arthralgies, crampes ; liste sans fin, mais qui, à notre sens, dans notre expérience, touche 5 % des moins de 65 ans et 20 % des plus âgés.

80 % d'entre eux ne sont déclarés ni par les médecins, ni par les pharmaciens, ni par l'industrie pharmaceutique, ni par les hôpitaux lorsqu'ils ont à en connaître, alors qu'ils ont l'obligation légale de le faire, et au moins 50 % ne sont pas même perçus.

Seraient-ils déclarés que rien ne serait résolu, l'**AFSSAPS** (aujourd'hui ANSM) n'ayant pas les moyens techniques de traiter les données qui, par hypothèse, lui parviendraient. Elle recevait ainsi, en 2009, 25 000 déclarations des médecins et des pharmaciens, très peu des malades, et 160 000 issues de l'industrie, soit 185 000 au total, soit une toutes les trente secondes ! Situation ingérable sans une informatique de pointe puissante, que l'AFSSAPS est loin de posséder. Elle n'a pas même de réseau interne interconnecté et aucune base de données, même rudimentaire.

Aussi son « comité technique de pharmacovigilance », **CTPV**, qui contrôle une trentaine de commissions et groupes de travail ne parvient-il à établir que 75 dossiers d'AT par an, dont 20 seulement remontent à la « Commission nationale de pharmacovigilance » **(CNPV)**. Après décision de la CNPV, si elle parvient à se décider, le dossier est soumis à la commission d'autorisation de mise sur le marché (CAMM). Si celle-ci est d'accord sur la proposition de la CNPV, elle soumet une proposition de retrait au président de l'AFSSAPS, qui, s'il en est d'accord, la transmet à l'Agence européenne de Londres, qui, si elle en est d'accord, la soumet à la direction

LA DIFFICILE ÉVALUATION DES RISQUES DES MÉDICAMENTS

santé de la Commission européenne de Bruxelles, dont le président a seul le pouvoir décisionnel de retrait.

Qui peut avoir envie de perdre son temps à faire tourner un système, qui, tel un écureuil dans sa cage, tourne sans fin et sans résultat ?

Ainsi, les médecins ne déclarent-ils que 5 % des accidents qu'ils suspectent. Il y a 200 millions de consultations de ville par an et seulement 25 000 déclarations issues de 150 000 médecins et pharmaciens de terrain, qui ne représentent qu'une déclaration pour 8 000 consultations et une par an pour 7 médecins ou pharmaciens, donc chaque médecin ou pharmacien déclare 1 accident... tous les sept ans.

Et cela se comprend bien. Les médecins savent que leurs déclarations ne sont pas prises en compte, qu'elles ne servent à rien. Aucun retrait de médicament n'en a jamais résulté.

Il y a aussi pour les médecins de grandes difficultés d'interprétation de ce qu'ils pensent observer et de ce que leur disent les malades, avec le risque de transmettre comme AT ce qui ne relève que de la subjectivité et de l'angoisse des malades (il ne serait peut-être pas inutile de rappeler ici que le malade, qui se connaît mieux que personne, a toujours raison. C'est en les écoutant que la médecine clinique est née et qu'elle continue à s'enrichir). Cela dit, beaucoup de plaintes ne se traduisent pas par des signes objectifs et beaucoup sont mal exprimées ou d'ordre psychosomatique. Il faut avoir entendu les mêmes remarques de plusieurs malades pour faire le rapprochement entre les symptômes et le ou les associations de médicaments qu'il absorbe. La crainte est réelle de passer pour un naïf ou un ignorant et de se faire taper sur les doigts par telle ou telle instance, ce qui est arrivé au cardiologue marseillais Georges Chiche, lorsqu'il a identifié la première valvulopathie du Mediator, ou à Irène Frachon tout au long de sa longue marche pour faire reconnaître les dangers du médicament (voir note « Mediator »).

Raison supplémentaire de reculer devant une déclaration, la complexité des formulaires, qui demandent plusieurs heures pour répondre à 30 questions précises, incluant toute la vie médicale ou non du patient jusqu'au numéro du lot du médicament suspecté !

La crainte de se tromper, la crainte de se faire critiquer, le temps perdu et l'inefficacité du système ne jouent pas pour améliorer la situation.

Cette obligation doit être pourtant maintenue et à la fois renforcée et allégée. On ne peut demander aux médecins de faire la preuve de ce qu'ils déclarent. Ils sont là pour alerter, non pour démontrer. Les commissions régionales de vigilance sont là pour cela. Il serait aussi souhaitable de demander aux médecins de se connecter, se réunir, discuter entre eux, pour identifier des complications jusque-là mal connues. Il faut les y aider.

Pourquoi les risques des médicaments sont-ils si négligés ?

Ne pas repérer et recenser les AT prévisibles de l'insuline, des anticoagulants, des diurétiques, des antipsychotiques est impardonnable, car on les connaît, on les prévoit, on les attend. Mais pourquoi est-il si difficile de repérer la plupart des autres AT ? Pourquoi les connaît-on si mal ? La formation inadéquate des médecins et les dérives commerciales de l'industrie en sont les deux causes principales.

L'insuffisance de la formation des médecins à la thérapeutique

Ni leur formation initiale en faculté, ni leur formation continue au long de leur carrière ne répondent aux exigences de la thérapeutique d'aujourd'hui et moins encore à l'évolution rapide de la médecine, dont les données changent complètement tous les dix ans : nouvelles maladies, évolution des maladies anciennes, nouveaux moyens diagnostiques, nouveaux médicaments, nouveaux dispositifs médicaux externes ou implantés.

Les pouvoirs publics et les médecins eux-mêmes le savent. Ils n'ont pourtant rien su, ou pu, mettre en place pour répondre à ces exigences nouvelles.

LA DIFFICILE ÉVALUATION DES RISQUES DES MÉDICAMENTS

La formation continue est totalement abandonnée à l'industrie (ce n'est plus le cas aux États-Unis. Voir *New England Journal of Medicine*, 22 mars 2012, p. 1069), qui prétend sans vergogne avoir « **vocation** » à assurer cette mission, qu'elle étend d'ailleurs à la formation des patients, et le fait évidemment pour assurer la promotion de ses produits, car, quoi qu'elle prétende, l'éthique et la philanthropie ne sont pas ses marques premières. Ainsi s'y engage-t-elle à travers les séances de formation qu'elle organise, l'action de ses visiteurs médicaux, les « visiteurs du diable » (qui, à bac + 2, ne savent rigoureusement rien de la médecine et de la biologie, mais que chaque médecin reçoit encore au rythme moyen de 8/ semaine), et à travers les séminaires et les congrès qu'elle finance partout où le soleil brille, et de préférence en bord de mer, pour écouter les trop nombreux universitaires qu'elle rétribue généreusement afin de promouvoir ses nouveaux médicaments ; ce qu'ils se gardent bien de dire, alors que la loi leur en fait l'obligation (il leur arrive aussi de dénigrer sans raison les médicaments anciens qui marchent, pour faire de la place aux nouveaux) et qui, la main sur le cœur et dans l'intérêt des malades, disent-ils (ou croient-ils ?), se prêtent plus ou moins consciemment à ce jeu, par intérêt financier (il s'agit souvent de doubler, tripler, ou plus, leurs salaires), pour rassurer leur ego et assurer leur statut de « leader d'opinion », de « KOL », *« key opinion leader »*, dit-on aux États-Unis, où la situation est la même, sauf qu'elle est aujourd'hui transparente et non cachée comme chez nous (voir l'émission d'É. Lucet sur France 2, avec ses interviews explosives de quelques professeurs pris au piège. Un massacre réconfortant).

Ils sont ainsi une cinquantaine en France, que chacun connaît, surtout dans les grandes disciplines, c'est-à-dire les grands marchés, cardiologie, rhumatologie, psychiatrie, cancérologie en tête (mais absents des petits marchés, hématologie, néphrologie, par exemple). **L'honnêteté brille dans les disciplines à « marché » étroit. Et *vice versa*.**

Même influence des firmes à travers les sociétés (dites) « savantes » des mêmes grandes disciplines et l'Académie de médecine elle-même, qui ne vivent financièrement que par le soutien constant des laboratoires, Servier en tête, et à travers la **presse, dite médicale, simple appendice de l'industrie** et qui est la propriété directe ou indirecte des firmes, mais masquée derrière de grands groupes financiers internationaux, directement financés eux-mêmes par l'industrie, tels «**United Business Media**», implanté dans 30 pays, employant 5 000 personnes, éditeur du *Quotidien du médecin*, du *Quotidien du pharmacien* et du *Généraliste* (aucun besoin de «Quotidien» pour s'informer de l'évolution de la médecine, mais besoin pour endoctriner, marteler sans cesse les mêmes contrevérités qui finissent par devenir des vérités à force d'être répétées) ou encore de *Décision santé*, de *Vidal News*, de *Vidal famille*, et organisateur du «salon» annuel de la médecine, le «MEDEC»; ou la «**CEGEDIM**», implantée dans 80 pays, avec 8 500 collaborateurs et un budget de 850 millions d'euros, 4 fois supérieur à celui de l'AFSSAPS, leader mondial du CRM, *«customer relationship management»* et qui contrôle tous les logiciels de prescription médicale, avec son CHS, *«Cegedim healthcare software»*, et son fichier *OneKey*, et se trouve être le principal acteur du Web avec sa base de données mercantile «Claude Bernard»... agréée par l'HAS! Les marchands étaient aux portes du temple. Ils sont dedans et ils en sont eux-mêmes le clergé.

Même dépendance à l'égard des grands groupes liés à l'industrie pour ***Impact médecine*** et tant d'autres revues d'allure respectable, telle ***La Revue du praticien***, propriétés de grands groupes de média au service de l'industrie, limitant la publicité directe, mais vendeurs d'espaces publicitaires et fournisseurs d'auteurs à l'échine souple, faisant une très large part à la publicité rédactionnelle. Information bien loin de la médecine sobre, juste et humaine de nos rêves. Mais système efficace qui fait des ravages. Trop de médecins prescrivent à tour de bras n'importe quoi, sans rien savoir de ce qu'ils prescrivent et encore moins de ce qu'ils ne prescrivent pas, souvent à tort.

Voici, à titre d'exemple, pour quels médicaments leaders de l'année, votaient, non pas «les», mais «des» médecins généralistes, pour le **Grand prix thérapeutique** de ces feuilles de chou: 2003, Actos, Avandia, Ketek et Vioxx, dont 3 interdits aujourd'hui après beaucoup de morts; 2004, mémantine, radicalement inefficace dans l'Alzheimer et Ixprim et Zaldiar – c'est la même molécule, mélange de paracétamol et de tramadol – exactement aussi «dangereux» que le Di-Antalvic (c'est-à-dire aux doses normales, pas du

LA DIFFICILE ÉVALUATION DES RISQUES DES MÉDICAMENTS

tout), interdit à tort hier, tandis qu'eux sont restés sur le marché. Ne parlons pas du prix Galien accordé successivement au Vioxx – des milliers de morts – et au Dabigatran, en passe d'être retiré aujourd'hui, après 250 décès dans le monde. Un mot encore du grand prix d'*Impact médecine*, dont le classement des 10 premiers médicaments était en 2005 linéairement proportionnel au nombre de pages de publicité de ces médicaments dans le journal !

Une seule exception, la revue **Prescrire**, 30 000 abonnés, dont seulement 15 000 des 60 000 généralistes. Un guide austère, rigoureux, sans concession, sans erreur d'appréciation, sauf parfois une sévérité excessive pour certaines molécules nouvelles, pour lesquelles la revue ne laisse peut-être pas le temps au temps.

Mais l'exercice est difficile et *Prescrire*, ça a été trente ans de vérités, parfois dures à entendre, mais de vérités tout de même, alors **bravo et merci. Ils sauvent l'honneur de l'évaluation française des médicaments**. On peut, pour l'essentiel, les croire les yeux fermés. L'Agence du médicament, ce sont eux, et ils ne sont pas 1 000 avec un budget de 110 millions d'euros. Il leur a fallu pour ne jamais dévier, ne jamais se décourager, beaucoup de travail et de rigueur, parce que aller sans relâche, à contre-courant du « buzz-marketing » des firmes et de l'indifférence de l'establishment médical qui les ignore ou les trouve « excessifs », sans d'ailleurs les lire, professeurs de thérapeutique compris et, ne les citant ni ne les aidant jamais et qui sont *de facto* complice de l'industrie, et parviennent finalement à être aussi aveugles que l'AFSSAPS, ce qui n'est pas aisé !

Et puis, il y a aussi l'action de petits groupes autonomes, fiers et convaincus, tel FORMINDEP derrière Ph. Foucras, son leader infatigable, et quelques bases de données comme Thériaque ou celle du Syndicat des généralistes.

Tout cela serait sans gravité si les médecins avaient reçu une formation thérapeutique appropriée, qui leur aurait donné l'habitude d'une vraie lecture critique des meilleurs journaux, leur permettant de décoder sur le double plan scientifique et statistique les résultats publiés des grands essais cliniques, financés par l'industrie.

Mais qui pourrait bien le leur apprendre, puisque leurs enseignants sont tout aussi gobe-mouches qu'eux, la plupart sans aucune expérience du trucage des essais cliniques et le reste participant activement ou passivement à ces trucages permanents ? Des borgnes enseignant des aveugles. Au lieu de cela, l'enseignement se limite à l'apprentissage théorique mémoriel et quasi exclusif des maladies graves, celles qui s'observent à l'hôpital, celles des « spécialistes », mais rien sur la prise en charge de maladies courantes, des symptômes ressentis du quotidien, c'est-à-dire de ce dont se plaignent 250 des 300 millions de patients venant consulter chaque année et dont chacun peut être bénin ou annonciateur d'une pathologie grave.

Même chose pour l'expérience clinique limitée aux stages hospitaliers, où l'étudiant ne rencontre que des malades graves, mais, là encore, aucun apprentissage de l'exercice pratique, praticien, de la médecine de ville.

À cela s'ajoute la **carence de l'enseignement de la pharmacologie et de la thérapeutique**, limité à cinquante heures en six ans pour les deux, et que ne complète pas l'étude des traitements de chaque maladie exposés dans le cadre de l'enseignement des spécialités, cardiologie, rhumatologie, etc., car l'aspect thérapeutique y est toujours réduit à quelques mots à la fin des cours et des textes remis aux étudiants. Bâclé.

L'enseignement en est resté à ce qu'il était il y a cinquante ans, quand la thérapeutique n'existait pas, entièrement centré sur la description des maladies et sur les démarches diagnostiques visant à les identifier. Longtemps, le diagnostic a été roi, considéré comme la clé de voûte de la médecine.

Tout a changé. Les programmes ne s'en sont pas aperçus.

Aujourd'hui, le diagnostic est une démarche simple, tant les examens biologiques et d'imagerie l'ont facilité. Dans 95 % des cas, le dernier des médecins parvient rapidement au diagnostic, même à celui qui aurait été autrefois le plus difficile et aurait nécessité beaucoup d'expérience. En pratique, il suffit de pianoter quelques questions et de demander des listes interminables et exhaustives d'examens complémentaires ruineux, dont la plupart sont inutiles, mais qui balaient toutes les possibilités, et le diagnostic tombe tout rôti sur l'écran ou peu s'en faut. Il faut, pour se tromper, y mettre beaucoup du sien et un vrai talent d'imagination débridée. Quelques-uns y parviennent encore.

À l'opposé, la thérapeutique s'est extraordinairement **enrichie et compliquée** et les grandes difficultés sont le choix du ou des médicaments, le choix des doses, de la durée, des associations de molécules, tenant compte de ce que l'on sait, très mal, des interactions médicamenteuses et le suivi thérapeutique, à l'affût des résultats, mais aussi de ce qui pourrait être l'indice de complications attendues ou inattendues. **Aujourd'hui, l'art du traitement a remplacé l'art du diagnostic**, et à cela nos étudiants ne sont pas formés.

Il faut complètement revoir l'enseignement et **passer d'un enseignement centré sur le diagnostic à un enseignement centré sur la prise en charge** du malade et en particulier sur les médicaments. L'important n'est plus le diagnostic qu'on prononce, mais le traitement qu'on applique. C'est d'un vrai bouleversement qu'il s'agit, qui suppose d'abord de comprendre sa nécessité sans attendre que se multiplient les accidents thérapeutiques graves.

Les responsabilités de l'industrie

L'industrie pharmaceutique est le principal responsable de cette situation, car elle consacre tous ses efforts à démontrer l'efficacité de ses molécules, une tâche d'autant plus difficile qu'elles ne sont souvent guère actives, et souvent pas plus, ou même moins, que les médicaments plus anciens déjà à la disposition des malades (voir notes « Asthme » et « Diabète »).

En revanche, les études de toxicité des médicaments, qu'elle a la mission d'assurer, sont reléguées au second rang.

Déjà, **à la phase préclinique**, sur culture de cellules ou chez les animaux de laboratoire, essentiellement rats et souris, les études toxicologiques sont menées de façon routinière, pour répondre aux obligations légales de textes datant de trente ans ou plus, et selon des méthodes archaïques, qui suffisent à repérer les grandes toxicités, qui arrêtent le développement des molécules, mais qui sont incapables d'analyser les réponses moins évidentes. La gamme des tests de toxicologie est limitée à des examens courants, qui n'ont guère de chance de reconnaître des réponses inhabituelles ou imprévues. À cela s'ajoute l'extrême variété des réactions des diverses espèces animales, un médicament atoxique chez l'animal pouvant être très toxique chez l'homme et *vice versa*, ce qui a parfois conduit à interrompre le développement de molécules sans danger pour l'homme. Une situation si archaïque que Mme le docteur Margaret Hamburg, directrice de la FDA américaine, vient d'obtenir des crédits importants pour l'amélioration de la toxicologie expérimentale préclinique et clinique. De grands progrès sont à faire.

Mais surtout, beaucoup plus grave encore, **les études de toxicité clinique** ne sont pas au cœur des préoccupations des firmes et sont menées sans la volonté de repérer les anomalies qui pourraient inquiéter et interrompre le développement du médicament.

Le recensement des complications, dites «effets secondaires», se borne alors à des questionnaires superficiels, non quantitatifs, sans analyse approfondie des symptômes ou des anomalies biologiques observées, trop souvent remplis en faisant seulement cocher des cases préétablies par les malades et/ou par les médecins de terrain, ce qui explique qu'on ne retrouve alors que ce qu'on cherche d'avance et non ce qui pourrait surprendre. Ainsi, **les effets indésirables sont-ils presque aussi souvent mentionnés par les malades sous placebo, qu'ils le sont par ceux qui sont traités** (effet «nocebo»), au point qu'il faille des tests statistiques pour savoir si oui ou non le médicament est plus dangereux que le placebo! Exemple: l'essai sur le Torcetrapib, un parmi mille. Voici les fréquences relevées sous placebo et sous traitement: total des effets secondaires: 83 *vs* 86%; œdèmes, 6 *vs* 4%; angor, 5 *vs* 6%; mort subite (?), 25 *vs* 26%; infarctus, 6 *vs* 8%, etc. Et encore plus renversant, un essai sur une statine relève des «troubles hépatiques» (?) dans 1,3% des cas avec le médicament et 1,1% avec le placebo et, plus étonnant encore, 8 cas de rhabdomyolyse mortelle avec la statine... et 5 avec le placebo! **Un placebo qui tue!**

Il faut bien comprendre l'importance de cette remarque. Pour défendre son médicament, **l'industrie a tout intérêt à ce que le placebo donne le maximum d'effets secondaires.** Il est donc nécessaire de ne pas définir quantitativement, ni qualitativement, ces effets et d'en abaisser le seuil, alors qu'il y a céphalées et céphalées, nausées et nausées, éruptions cutanées et éruptions cutanées, hypotension et hypotension. Ainsi, les céphalées, les nausées, les

LA DIFFICILE ÉVALUATION DES RISQUES DES MÉDICAMENTS

vomissements, la diarrhée semblent-ils presque aussi fréquents chez les malades qui ne reçoivent qu'un placebo inactif que chez ceux effectivement traités. Un interrogatoire attentif et personnalisé par le médecin en charge de mener les essais devrait permettre de mieux juger la réalité et surtout le degré des symptômes, mais l'industrie n'y a pas intérêt.

Comment accepter que les effets secondaires soient aussi mal décrits ? Lisez les notices destinées aux malades et tout autant aux médecins, rédigées par les firmes et publiées dans le dictionnaire Vidal. Vous trouverez une cascade de mots qui, faute de quantification, de description précise, sont vides de sens, masquent la gravité de certaines réactions derrière un vocabulaire volontairement imprécis. Que veulent dire troubles cardiaques, tachycardie (supraventriculaire ? sinusale ? régulière ? ventriculaire ?), troubles du rythme (lesquels ? blocs ? allongement de QT ? fibrillation ? dix autres !), hypotension (quel degré ? quelle fréquence ? avec ou sans chute ?), poussées tensionnelles, altérations du réseau veineux, troubles (!) hépatiques, fatigue, agitation, insomnie, dépression, anxiété, paresthésies, urticaire, céphalées, migraine, convulsions (!), réactions allergiques ? Et que signifient des périphrases du genre « des neutropénies et thrombopénies ont été rapportées », sans en dire, non seulement la fréquence, mais le degré, la durée et l'évolution ? Des salmigondis, **des inventaires à la Prévert**. Nuls. Très volontairement nuls.

Et les fréquences rapportées de ces accidents n'ont pas beaucoup plus de sens, dès lors qu'ils sont aussi mal définis. Elles dénombrent sans savoir ce qu'elles dénombrent. Ces comptages ont une double source, les essais cliniques de phase III et ceux de phase IV (voir chapitre « Industrie pharmaceutique internationale »).

Les essais de phase III sont les essais menés pour obtenir l'autorisation de mise sur le marché. Ils ont trois limites majeures. D'abord, ils ne portent que sur quelques centaines, ou parfois milliers, de malades, de sorte que les accidents très rares ou peu fréquents passent inaperçus.

Ensuite, **TOUS** ces essais, sans aucune exception, sont **au minimum biaisés et au maximum truqués**. La liste des complications recherchées n'est pas ouverte, mais fermée et lacunaire (certains essais du Vioxx n'évoquaient même pas le risque d'infarctus, pourtant **TRÈS** prévisible – voir note «Vioxx». Ne les cherchant pas, ils n'avaient guère de chance de les découvrir). Les malades soumis aux essais sont plus jeunes et moins malades que ne le seront les malades réels auxquels on proposera ultérieurement le médicament, une fois commercialisé. En particulier, ils ont le plus petit nombre possible de maladies et donc de traitements associés, susceptibles d'interférer avec les résultats.

Ensuite, les listes d'effets secondaires quittent les sites d'expérimentation et sont centralisées par les firmes et analysées par leurs médecins et non par ceux qui, sur le terrain, ont réalisé les essais dont ils n'entendront plus parler.

Enfin, les listes après filtrage sont soumises aux médecins qui rédigeront le dossier et les articles à publier dans les journaux scientifiques, sans avoir jamais vu les malades, ni avoir eu en main les relevés originaux des résultats, et, pour finir, les firmes ne soumettent aux agences qui accordent les AMM et aux journaux qui les publient que les résultats qui leur conviennent et conservent les autres dans le secret de leurs archives.

Depuis dix ans, à chaque fois que des plaintes suivies de commissions rogatoires ont permis d'avoir accès à ces archives, on a découvert des **dossiers cachés**, des résultats négatifs, des complications très graves, dont la firme n'avait pas fait mention. Ce n'est pas une, mais des dizaines d'affaires de ce type qui ont défrayé la chronique et condamné les firmes à des amendes de centaines de millions ou de milliards de dollars (voir note «Industrie pharmaceutique»).

Selon *Prescrire* (2005), une équipe française a recensé les essais cliniques comparatifs randomisés ayant évalué des traitements médicamenteux de la hanche ou du genou, publiés de janvier 1999 à janvier 2005. 193 publications ont été analysées. 55 (28,5 %) ne rapportaient pas les effets indésirables. La méthode de recueil des effets indésirables n'a pas été rapportée dans 51 %, les arrêts de traitements liés à un événement indésirable n'ont pas été rapportés dans 33 % et leur gravité dans 57 %.

Une fois le médicament commercialisé, le type et la fréquence des complications sont mal identifiés pour deux raisons. La première est que les alertes de pharmacovigilance des médecins, des pharmaciens, des malades et de l'industrie sont lacunaires, avec un taux de déclaration de l'ordre de 10 ou 20 % seulement, comme nous l'avons vu plus haut.

La seconde raison est que **les études de phase IV et les « plans de gestion des risques » théoriquement imposés aux firmes ne sont pas menés**, ou le sont de façon plus lacunaire encore que les essais de phase III, l'industrie ne menant les essais de phase IV que dans son intérêt, pas du tout pour recenser les complications, mais pour obtenir un élargissement des indications initialement autorisées par l'AMM. Le but constant de l'industrie n'est pas seulement d'obtenir l'AMM, toujours restreinte à une ou deux indications, mais de revenir sans cesse à la charge pour étendre les indications à des marchés de plus en plus vastes et cela dans **tous** les cas, avec **tous** les médicaments. L'histoire des statines (voir note « Le négoce du cholestérol ») vous montrera que l'industrie a tenté d'en élargir les indications à la prévention primaire des coronarites, des maladies inflammatoires, des cancers, etc. On cite aussi souvent l'histoire du Ticlid de Sanofi, autorisé d'abord pour éviter l'agrégation des plaquettes dans les seuls circuits de pompe cardiaque ou de dialyse rénale, mais étendu ensuite aux migraines vraies, puis à tous les maux de tête, ou celle d'antiépileptiques de 2e ligne, étendus ensuite aux dépressions, puis aux migraines, puis, là encore, à toutes les céphalées. **Ces histoires ne sont pas des exceptions, elles sont la règle.** L'industrie ne finance les phases IV que dans cet objectif et elle ne ramasse au passage le comptage des complications que comme un sous-produit obligatoire, mais bâclé, qui n'apporte rien sur l'essentiel, non pas la fréquence, mais la caractérisation qualitative, les circonstances de survenue et le mécanisme des complications.

Leur seul chiffrage en termes de fréquence n'est par lui-même guère utilisable. Dès le départ, on sait bien que les médicaments ne donnent que rarement des complications sévères, sinon ils n'auraient pas été acceptés sur le marché. Les distinctions en accidents :

- très fréquents ($\geq 10\%$)
- fréquents (de 1 à 10 %)
- peu fréquents (de 1 % à 1 pour 1 000)
- rares (de 1 à 10 pour 10 000)
- très rares (< 1 pour 10 000)

n'apportent rien. Les complications mineures, gênantes, pénibles, mais sans gravité, sont par nature dans les trois premiers groupes et les accidents graves dans les deux derniers, et on n'est guère avancé de savoir qu'une hépatite fulminante nécessitant la greffe de foie ou l'aplasie de la moelle ou l'hémorragie cérébrale se produisent dans 1 cas sur 10 000. On le sait d'avance et la rareté de ces accidents n'est une **rareté que statistique, mais pas une rareté clinique**, car les médicaments sont utilisés par 100 000 à 1 million de personnes en France et 10 fois plus dans le monde. Un décès pour 10 000, cela fait de 10 à 100 décès par an en France, et 100 à 1 000 dans le monde. Et le Mediator n'a tué que 1 000 personnes pour 700 000 qui en avaient pris (1/700). Un accident sur 10 000, c'est certes très rare, mais c'est aussi considérable.

Ce qu'on voudrait connaître, ce n'est pas la fréquence des complications, mais :
- leur exacte nature ;
- **leur mécanisme** ;
- **les facteurs qui les favorisent** (polypathologies, médicaments associés, facteurs ethniques, mode de vie, âge) ;
- et finalement comment les prévoir.

C'est une analyse qualitative qui est nécessaire, pas quantitative, des complications mal définies et curieusement quasi identiques, quel que soit le médicament (il suffit pour s'en convaincre de comparer les listes d'«effets indésirables» du Vidal, qu'il s'agisse de médicaments cardiaques, neurologiques, psychiatriques, dermatologiques, rhumatologiques, etc. Les unes de 5 lignes pour les médicaments les plus anciens, les autres de 5 colonnes équivalant à 10 pages de ce livre, pour certains médicaments des vingt dernières années, considérés comme à risque. Par exemple, comparez ces notes pour 2 analogues de la somathormone, celle de la Norditropine de Novo Nordisk, très détaillée, et celle du Maxomat de Sanofi, réduite à 5 lignes !). Mais même les plus longues sont souvent inutilisables. Elles semblent comme pré-rédigées, balayant tout l'éventail de toutes les complications, mais en restant imprécises et floues, comme rédigées par des non-professionnels. On ne peut souvent rien en tirer d'utile. Sauf exceptionnellement, des surprises totales (Cyprotérone et méningiome, macrolides et délires, bisphosphonates et fibrillations auriculaires, Protelos et embolies, etc.). Ces données-là, précises et inattendues, sont alors utiles... pour interdire des médicaments sans grand intérêt.

Biologie des complications des médicaments – Interactions médicamenteuses

Il y a des raisons biologiques, qui rendent les risques des médicaments difficiles à prévoir, spécialement s'ils sont associés et spécialement chez les enfants, les vieillards et dans certains groupes ethniques qui réagissent différemment.

Les médicaments suscitent en effet des réponses très différentes d'un sujet à l'autre, plus ou moins efficaces ou plus ou moins dangereuses, et les associations de plusieurs médicaments sont susceptibles de modifier profondément l'efficacité et les risques des uns et des autres et de provoquer des accidents qui ne se seraient pas produits si le médicament avait été donné seul. C'est ce qu'on appelle les « interactions médicamenteuses ».

Pourquoi ?

Tous les organismes vivants tentent de reconnaître, rejeter ou détruire ce qui leur est étranger. Le système immunitaire est ainsi un barrage contre les autres organismes vivants, bactéries, virus, etc.

Par analogie, les agents chimiques, les additifs alimentaires, les drogues, dures ou non, et les médicaments sont perçus comme des substances étrangères, comme des poisons potentiels et sont détruits et éliminés grâce à de puissants systèmes de centaines d'enzymes.

Mais il ne faut pas s'y tromper : il n'y a là rien de finaliste dans ce système, qui n'a pas été créé pour éliminer ce qui vient du dehors. Surtout pas de métaphore ici. Il s'agit seulement d'enzymes oxydants, peroxydants, réducteurs, phosphonylants, sulfatants ou l'inverse, dont la fonction normale est de modifier nos propres molécules pour les rendre plus efficaces, les « activer », ou pour les détruire et les éliminer, lorsqu'elles ne sont plus utiles. Ces enzymes ne s'attaquent aux molécules étrangères que parce qu'elles appartiennent aux mêmes familles chimiques que nos propres molécules.

Ce sont donc les mêmes voies d'activation et de dégradation qui sont utilisées pour notre propre métabolisme et pour celui des aliments, des additifs, des colorants, des cosmétiques, des toxiques, des drogues et des médicaments.

Ce système de dégradation des substances étrangères (xéno-biotique) est organisé en deux étapes. La première est une étape d'oxydation, qui, en général, réduit leur activité et leur toxicité, mais parfois l'inverse, et la seconde est une étape de solubilisation dans l'eau, qui permet aux reins de les éliminer rapidement.

Filtrage et inactivation

Les enzymes de cette première étape sont disposés comme un double filtre, d'abord à l'entrée des substances étrangères dans l'organisme, tout le long du tube digestif, puis, second filtre, dans le foie qui reçoit tout le sang de l'intestin. Ces enzymes oxydent ou coupent en deux les médicaments.

Les enzymes oxydants appartiennent à deux systèmes, celui dit des «**cytochromes**» **P450 (ou CYP)**, de loin le plus important, et celui des **monooxydases**.

Le système CYP comprend une cinquantaine d'enzymes différents, ubiquitaires, mais essentiellement répartis dans le foie et le tube digestif. Il est bien loin d'être seulement un système de détoxification des molécules étrangères. Il intervient avant tout et à très grande vitesse, en quelques secondes ou minutes, dans la synthèse de beaucoup de nos propres molécules, tels les stéroïdes corticosurrénaux ou sexuels (ainsi les aromatases, qui produisent les œstrogènes à partir de la testostérone en font partie; voir note «Hormones sexuelles»).

Ces enzymes domestiques interviennent aussi dans le métabolisme des médicaments, qui ressemblent à nos propres molécules, mais à un rythme plus lent, qui explique leur durée de vie relativement longue de une à trente heures, selon les cas. Ils agissent sur les médicaments sans grande spécificité. Ainsi, 3 des 50 CYP métabolisent à eux seuls 80% des médicaments et ils le font par un processus général d'oxydation, qui aboutit à les déméthyler, les hydroxyler, les désaminer ou leur ajouter un radical oxygène.

Cependant, certains médicaments sont entièrement détruits en quelques minutes et ne peuvent être efficaces qu'en contournant le système, en les administrant par voies sublinguale, sous-cutanées,

LA DIFFICILE ÉVALUATION DES RISQUES DES MÉDICAMENTS

intramusculaires ou intraveineuses, ou par inhalation ou par patchs transcutanés, etc.

Rançon de ce système, **le tube digestif et surtout le foie**, soumis à de très fortes concentrations de médicaments encore actifs, **paient le prix fort pour cette activité de défense** de première ligne. Ainsi sont produites dans le foie des molécules d'oxygène hyper réactives dangereuses. C'est pourquoi, parmi les complications les plus fréquentes de beaucoup de médicaments, on retrouve non seulement les nausées, les vomissements, les diarrhées, les douleurs abdominales et les surinfections digestives, mais aussi des hépatites médicamenteuses, parfois mortelles ou si graves qu'elles requièrent une greffe de foie. Ce sont des centaines de morts chaque année dans le monde qu'il s'agit (presque un médicament sur quatre est susceptible d'élever les enzymes hépatiques, preuve de la souffrance du foie). Dès lors, attention à l'élévation des transaminases hépatiques ou aminotransférases.

Mais, derrière ce schéma relativement simple, apparaissent bien des complexités.

Parfois, en modifiant les médicaments, le système va au contraire **les rendre plus actifs**, réduisant la molécule absorbée à n'être qu'un «pré-médicament», que seul le foie rend actif.

L'efficacité du système CYP est aussi **très variable d'un sujet à l'autre**, à cause de multiples différences et mutations génétiques, y compris le nombre de copies des gènes (jusqu'à 13!), expliquant l'existence de **métaboliseurs lents** – d'où des risques accrus du médicament – ou, **au contraire, rapides** – d'où l'inefficacité des médicaments. Certains s'avèrent ainsi hyper efficaces et dangereux, quand d'autres sont pratiquement inactifs chez d'autres patients, et cela est imprévisible et le restera tant qu'on ne disposera pas de carte génétique (et plus difficile encore, épigénétique) individuelle. Cette «**pharmacogénomique**» est à peine née et il faudra vingt ou trente ans pour y parvenir. Ou plus, car ce sont des dizaines de variétés de chacun des au moins 200 gènes impliqués, qu'il faut identifier et caractériser. Nous sommes trop polymorphes pour que cela soit simple. C'est dans cet objectif que Roche vient de tenter de racheter Illumina, la grande société de séquençage rapide.

Pr Philippe **EVEN** – Pr Bernard **DEBRÉ**

Et ce n'est pas tout. Il y a aussi les **interactions inter-médicamenteuses** innombrables et plus complexes et imprévisibles encore.

Pourquoi ces interactions ?

Parce que les dizaines d'enzymes du CYP sont peu spécifiques et que chacun peut s'attaquer à plusieurs médicaments et perdre de son efficacité lorsque ces médicaments sont donnés ensemble, pour de simples raisons de concurrence, car les enzymes, occupés à métaboliser l'un, s'occupent évidemment moins du ou des autres. Certains médicaments bloquent ainsi la dégradation de ceux qui leur sont associés et les rendent plus actifs en prolongeant leur durée d'activité, mais ils les rendent du même coup plus dangereux.

On connaît déjà beaucoup de ces interactions (telles celles qui se produisent entre les antibiotiques macrolides, les statines et certains antifongiques), mais on est loin de les connaître toutes.

À l'inverse, certains médicaments peuvent renforcer l'activité de certains enzymes du CYP. On dit qu'ils sont des « **inducteurs enzymatiques** ». Parmi eux, l'Oméprazole, la Rifampicine, le Phénobarbital, les fibrates ou la vitamine D. Il en résulte éventuellement une destruction accélérée des médicaments associés, inactivés par ces enzymes, ce qui les rend totalement inactifs. Une simple tisane d'herbes de la Saint-Jean (millepertuis, thym, verveine ou armoise) inactive ainsi les hormones sexuelles féminines et donc la pilule anticonceptionnelle, et est à l'origine de grossesses non souhaitées. Pour une tisane ! Et bien d'autres exemples avec les aliments les plus banals. Ainsi, certains composants du simple jus de raisin inhibent le plus important des enzymes du système CYP impliqué dans l'inactivation de la moitié des médicaments !

Certains médicaments peuvent au contraire inhiber directement certains enzymes du CYP et, du même coup, renforcer les effets des médicaments qui leur sont associés. Tel est le cas du Kétoconazole, qui renforce certains médicaments anti-HIV.

Ainsi, double filtrage inégal, freinage de l'inactivation, induction enzymatique, renforçant l'inactivation, et inhibition enzymatique, font qu'aucun d'entre nous ne réagit à l'identique, nous soumettant au double risque de l'inefficacité et de la toxicité, et cela d'autant plus que nous prenons plus de médicaments, ou que, enfants ou vieillards, notre système CYP est encore immature ou déjà affecté par l'âge.

L'élimination des médicaments

En aval de ce premier système, après la détoxification (ou l'activation!) des médicaments, survient la deuxième étape d'**hydrosolubilisation**. En effet, la plupart des médicaments ne sont solubles que dans les graisses et c'est ce qui leur permet de traverser les membranes lipidiques cellulaires et de parvenir au cœur des cellules et des noyaux, ce que des composés hydrosolubles ne pourraient faire. Mais, en même temps, ils sont peu solubles dans le plasma sanguin, où ils sont souvent fixés à des protéines, de sorte qu'ils ne traversent pas le filtre glomérulaire rénal et ne peuvent être éliminés dans l'urine.

Ils doivent donc, pour cela, être rendus solubles dans l'eau, par couplage (on dit «conjugaison») avec des radicaux chimiques hydrosolubles, par des réactions enzymatiques, dites de «glycuro» ou «sulfo» ou «glutathion»-conjugaisons, ou des réactions de méthylation ou d'acétylation, assurées par des «transférases», après quoi, ils peuvent être filtrés et éliminés par les reins.

Mais au cours du processus tubulaire rénal de résorption de 99% de l'eau filtrée par les glomérules, les médicaments sont progressivement hyper concentrés dans les mêmes proportions, et **c'est ici le rein qui va payer le prix de l'élimination** des toxiques. C'est pourquoi la toxicité des médicaments s'exprime souvent, non seulement sur le foie, mais aussi au niveau des reins.

Voilà les multiples raisons qui empêchent de prévoir les risques de chaque molécule nouvelle et qui rendent d'autant plus nécessaires les études de toxicité précliniques et cliniques, et les études de pharmacovigilance à grande échelle, après la sortie des médicaments, car elles sont seules capables d'identifier les complications rares. Les études cliniques préalables ne portent guère en effet que sur quelques milliers de patients sélectionnés, d'âge moyen, atteints de formes de la maladie moyennement graves et porteurs d'une seule maladie, tandis que, après la commercialisation, ce sont des dizaines de millions de gens de tous âges et de toutes ethnies, souvent plus malades que les patients des essais cliniques et souvent atteints de multiples maladies et dès lors soumis, à tort ou à raison, à 5, 10, 20 médicaments à la fois, et quelquefois plus, porte ouverte à toutes les complications.

Exemples d'effets indésirables d'un médicament dans le dictionnaire Vidal 2010

Les notices du Vidal sont rédigées par les firmes, théoriquement revues sans exigence suffisante par l'HAS et publiées par le Vidal après correction éventuelle et mises en partie sur son site aux frais des industriels. Elles sont de qualité et de longueur très inégales et dans l'ensemble médiocres, trop succinctes ou trop longues, jamais précises et sans aucune explication sur le **contexte** qui les favorise et permettrait éventuellement de les prévoir et de les prévenir, âge, pathologies associées. Les mécanismes d'action sont souvent réduits à rien et plus encore ceux des effets indésirables. On peut rappeler que les notices du Mediator ne comportaient en 2009 aucun des risques connus ou soupçonnés depuis 1999 et ne disaient pas qu'il était une amphétamine.

Présentés sur 4 colonnes par page, leur longueur varie de 1/3 de colonne à 28 colonnes. Chaque colonne comporte environ 4 000 signes, soit environ 1,2 page dactylographiée dense. Les plus longues concernent les anti-VIH, les anticorps monoclonaux ou les petites molécules ciblées de synthèse ou recombinantes. Liste très longue pour les médicaments récents et chers des maladies graves, surtout si les malades sont organisés en associations exigeantes et puissantes (VIH par exemple), mais 5 lignes seulement pour les médicaments anciens ou peu chers, même très puissants et à risque.

À titre d'exemple, voici l'un de ces textes. Devinez pour quel médicament! Liste quasi interchangeable, les mêmes mots quel que soit le médicament.

« Certains effets indésirables associés à l'utilisation de... sont dose-dépendants. D'une manière générale, la plupart des effets indésirables sont réversibles après diminution de la posologie ou interruption du traitement, certains persistent après l'arrêt du traitement. » (On est bien avancé !)

Troubles généraux et accidents liés au site d'administration
- fréquent : asthénie, fatigue, fièvre, anorexie, amaigrissement ;
- rare : boulimie, prise de poids.

Infections
- très rare : infection bactérienne à germes Gram positif.

Troubles de la circulation sanguine et lymphatique
- très fréquent : anémie, augmentation de la vitesse de sédimentation, thrombopénie, thrombocytémie ;
- fréquent : neutropénie ;
- très rare : lymphadénopathies.

Troubles du système immunitaire
- rare : réactions allergiques cutanées, réactions anaphylactiques, hypersensibilité (note : la fréquence de l'allergie est la même avec presque tous les médicaments : 3-6 %, à quelques exceptions près, bien connues).

Troubles du métabolisme et de la nutrition
- très rare : diabète (!?!?), hyperuricémie.

Troubles psychiatriques
- rare : dépression, dépression aggravée, tendance agressive, anxiété et changements d'humeur ;
- très rare : troubles du comportement, manifestations psychotiques, idées suicidaires, tentative de suicide, agressivité, délire.

Troubles du système nerveux
- fréquent : céphalées, somnolence, confusion, tremblements ;
- très rare : hypertension intracrânienne bénigne, convulsions, dysarthrie, accident vasculaire cérébral.

Troubles oculaires
- très fréquent : blépharite, conjonctivite, sécheresse oculaire, irritation oculaire, nystagmus ;

- très rare : vision floue, cataracte, achromatopsie, intolérance aux lentilles de contact, opacités cornéennes, baisse de la vision nocturne, kératite, œdème papillaire, photophobie, troubles visuels.

Troubles de l'oreille et du conduit auditif
- fréquent : acouphènes, vertiges ;
- très rare : baisse de l'acuité auditive.

Troubles cardio-vasculaires
- rare : hypotension, hypertension, palpitations (???), tachycardie, extrasystoles, bradycardies, œdèmes, phlébite ;
- très rare : vascularite (par exemple, maladie de Wegener, vascularite allergique).

Troubles respiratoires, thoraciques et médiastinaux
- fréquent : épistaxis, sécheresse nasale, rhinopharyngite, toux, dyspnée ;
- très rare : bronchospasme (en particulier chez les asthmatiques), voix enrouée, douleurs thoraciques, embolie pulmonaire.

Troubles gastro-intestinaux
- fréquent : nausées, vomissements, diarrhée, constipation ;
- très rare : colite, iléite, sécheresse de la gorge, hémorragie digestive, diarrhée sanglante et maladie inflammatoire digestive, nausées, pancréatite.

Troubles hépatobiliaires
- très fréquent : élévation des transaminases et des phosphatases alcalines ;
- très rare : hépatite.

Troubles cutanés
- très fréquent : chéilite, dermites, sécheresse de la peau, desquamation localisée, prurit, éruption érythémateuse, fragilité cutanée (lésions dues aux frottements), bouffées de chaleur ;
- rare : alopécie, glossite, stomatite, érythème (facial), exanthème, hirsutisme, réaction de photosensibilité, hypersudation.

Troubles musculo-squelettiques et du tissu conjonctif
- très fréquent : arthralgies, myalgies, douleurs dorsales, crampes musculaires ;

- très rare : arthrites, calcifications (ligaments et tendons), exostoses, réduction de la densité osseuse, tendinites.

Troubles rénaux et urinaires
- très rare : glomérulonéphrite.

Troubles hématologiques
- rare : anémie, leucopénie, thrombopénies.

Investigations
- très fréquent : élévation des triglycérides sanguins, diminution des HDL circulantes ;
- fréquent : élévation du cholestérol sanguin, élévation de la glycémie, hématurie, protéinurie ;
- très rare : augmentation du taux sanguin de la créatine phosphokinase, hyperkaliémie.

Et un raton laveur !

CINQ PROPOSITIONS DE BAISSE DE PRIX, DÉREMBOURSEMENT ET RETRAIT DES MÉDICAMENTS INUTILES, DANGEREUX OU REDONDANTS (10 MILLIARDS D'ÉCONOMIE)

Xavier Bertrand, ministre de la Santé, a annoncé à plusieurs reprises sa volonté de «**nettoyer la pharmacopée**», pour éliminer les médicaments à risque et alléger les dépenses de remboursement de la CNAM, ce qui suppose des **baisses de prix** ou des taxes, des **déremboursements** et des **retraits** du marché portant sur un nombre significatif de spécialités.

Nous souhaitons y aider car ces mesures ne seront pas populaires. Il faudra expliquer et convaincre avec pédagogie, sincérité, clarté. Il faudra lucidité et courage politique pour faire comprendre que tant de médicaments sont inefficaces et à risque, et que des milliards peuvent être redistribués vers l'hôpital, les infirmières, la dépendance, le handicap, dans l'intérêt de tous et particulièrement des plus malheureux.

La tâche est rude et peut-être insurmontable. Pour maintenir ses 8 à 10 milliards d'euros de bénéfice annuel et au nom de son activité économique et de la préservation de ses 80 000 à 100 000 emplois en France (?), l'industrie fera tout pour s'y opposer (on peut à ce propos se demander s'il vaut mieux employer les hommes à produire et vendre des molécules inutiles et parfois dangereuses ou en faire des chômeurs en attendant de pouvoir éventuellement les reconvertir à des activités plus utiles. Nous l'avons montré p. 54.).

Retraits et déremboursements

Seize médicaments ont été retirés du marché en 2011, autant que dans les dix ans qui précédaient (tableau E-7), mais il s'agissait du contrecoup de l'affaire du Mediator.

En 2012, après deux mois, on apprend seulement les menaces justifiées sur le détournement d'emploi du Motilium dans l'allaitement et, sur toutes les chaînes TV, l'annonce du retrait peu justifié du Primpéran chez les enfants. Mais la nouvelle AFSSAPS, dite ANSM n'apparaît guère plus active : déremboursement de l'antiparkinsonien Adartrel (ropinirole) et de ses copies pour le soi-disant « syndrome des jambes sans repos », de l'Abufène (bouffées de chaleur), des 16 vasodilatateurs artériels, Vastarel, Tanakan, Sermion et Ginkogink en tête (dont la réévaluation est aussi demandée à l'EMA), et esquisse très timide de contrôle des traitements amaigrissants à risque, mais l'ANSM interdit seulement les préparations officinales, à peine utilisées, sans toucher aux 25 spécialités commerciales correspondantes, utilisées *larga manu*, hors indications, pour faire maigrir, 9 antidépresseurs, 3 diurétiques, 3 antidiabétiques oraux (Metformine, Byetta et Victoza), Ritaline, Epitomax, Vectarion, Zyban, Alli et Xenical, et 2 substances déremboursées... avant même d'avoir obtenu leur AMM, la pirfénidone (antibiotique pulmonaire) et le roflumilast (asthme, BPCO), alors que plusieurs de ces molécules, plus dangereuses qu'efficaces, pourraient sans regret être retirées dans toutes leurs indications (à l'exception évidemment des diurétiques et de la Metformine). Maigre bilan. Depuis un an, l'ANSM piétine encore au rythme d'une cour pénale. Peut-être faut-il laisser du temps au temps ?

Il ne faudra guère compter non plus sur l'HAS, puisque son président a annoncé dans la grande presse qu'il allait « faire évaluer, en 2012, UN médicament – ou peut-être une classe de médicament – ... avec l'aide de l'Académie de médecine ». À ce rythme, il faudra un demi-siècle pour ce fameux nettoyage de la pharmacopée.

Il avait fallu près de quinze ans, de 1997 à 2010, pour non pas retirer, mais seulement dérembourser par petites étapes des molécules inutiles, qui n'auraient jamais dû entrer sur le marché, telles que les **veinotoniques**, les **antitussifs** ou les **mucolytiques**, quand l'Allemagne a pu décider du jour au lendemain de réduire les prix des médicaments de 16 %. Peut-être faudrait-il s'en inspirer.

Il y a quatre raisons isolées ou associées d'écarter certains médicaments du marché ou de les dérembourser :

- **L'absence d'efficacité** démontrée.
- Des **prix** tels que ceux des médicaments figurant au tableau D-10, très excessifs par rapport au prix de revient et à l'intérêt des molécules pour les patients.
- La **redondance** inutile de spécialités équivalentes ou identiques sur le marché, jusqu'à 10 ou 20 quasi-copies !
- Des **risques** supérieurs à ceux auxquels exposent les maladies qu'ils sont censés traiter. À cet égard :
  - Le tableau E-8 liste les spécialités à **haut risque (R4)** classées en 2 groupes :
    - Celui des pathologies graves, où l'on ne dispose pas d'alternative thérapeutique. Il concerne 63 spécialités cancérologiques, immunostimulantes ou immunosuppressives.
    - Celui de 53 spécialités non ou peu efficaces et à risque supérieurs à ceux de la maladie traitée, qui doivent être écartées.
  - le tableau E-9 liste les médicaments **à risque plus ou moins marqué (R3 et R4)**, 50 à 80 % parmi les spécialités efficaces de classe E1 à E3, en cancérologie, hématologie, immunologie, virologie et diabétologie, et de 25 à 45 % en hépatologie, gynécologie, parasitologie et contre les maladies inflammatoires. En dépit de leurs risques, ces médicaments efficaces doivent être maintenus et remboursés, parce qu'ils sont actifs et qu'il n'y a pas d'alternative.
  - À l'inverse, les 10 à 30 % de molécules à risque **parmi les spécialités peu efficaces ou inefficaces (E4 et E5)** doivent être écartées, en particulier en pneumologie, ORL, maladies allergiques, neurologie et surtout psychiatrie.

En fonction de ces analyses, nous faisons 5 propositions (tableaux E-10 et E-11) :

- **Retrait immédiat de 60 spécialités inefficaces et dangereuses** (tableau E-11).
- **Déremboursement de 529 spécialités sans risque (R0 à R2), mais non (427 spécialités) ou peu (102 spécialités) efficaces.**

Ces spécialités à dérembourser sont particulièrement nombreuses dans 6 disciplines:
- nutrition (92 spécialités, 71% des spécialités de la discipline);
- gastro-entérologie (93 spécialités, 52% de leur total);
- cardiologie (64 spécialités, 26% de leur total);
- pneumologie (55 spécialités, 43% de leur total);
- neurologie (26 spécialités, 26% du total);
- psychiatrie (26 spécialités, 19% du total).

• **Suspension, puis retrait du marché de 70 spécialités** (3%) à la fois non **ou peu efficaces** (E4-E5) **et à risque** notable ou majeur (R3 et R4).

• **Réévaluation en cas de risque de niveau R3 et suspension** en vue de retrait **en cas de risque de niveau R4, pour 52 spécialités efficaces (E1-E3)** (soit 2,2% des spécialités).

Les molécules à risque élevé utilisées en cancérologie, en immunologie et en virologie ne sont pas incluses dans ce groupe de molécules à réévaluer ou à suspendre, leurs risques étant, comme on l'a précisé plus haut, inférieurs à ceux des pathologies auxquelles elles s'appliquent et parce qu'on ne dispose d'aucun traitement alternatif moins risqué.

• **Déremboursement de 427 spécialités redondantes quasi-copies ou** *« me too »* **inutiles** de molécules princeps (18% des spécialités).

Le choix des molécules a privilégié, dans chaque famille, les molécules originales arrivées les premières sur le marché et sur lesquelles aucune quasi-copie ultérieure n'a montré de supériorité. Pour récompenser les découvertes originales princeps, on a choisi de maintenir sur le marché, non seulement la molécule arrivée la première, mais deux et parfois trois molécules similaires commercialisées à peu près à la même date, à la différence des *« me too »* commercialisés des années après les molécules originales.

L'ensemble de ces propositions conduirait, si elles étaient appliquées, à dérembourser ou écarter du marché 46% des spécialités (1078).

Nous aurons alors le chantage à l'emploi. L'industrie dira qu'il lui faut licencier. Mais:
• il n'est pas éthique d'occuper les Français à fabriquer des produits inutiles ou dangereux;

- la majorité des usines sont délocalisées (23 sur 40 pour Sanofi) ;
- même 20 000 licenciés payés à 4 000 € brut par mois pour se recycler ne représenteraient que 1 milliard d'euros, soit 10 % de l'économie de 10 milliards réalisée en sortant ces « produits » du marché.

Baisse de prix ou taxes

Au-delà des retraits et déremboursements, une baisse des prix (ou des taxations) s'impose sans hésiter. Les bénéfices des compagnies leur permettront de les supporter.

Le prix doit être proportionnel à la valeur thérapeutique des molécules, c'est-à-dire à leur efficacité, leur absence de toxicité et l'absence d'alternative thérapeutique.

Les molécules remplaçables par des molécules d'efficacité et de sécurité comparables et moins chères doivent voir leurs prix alignés sur elles.

Les molécules de haut niveau d'efficacité justifient des prix plus élevés, spécialement si elles sont anciennes et aujourd'hui à des prix dérisoires (antibiotiques oraux, corticostéroïdes par exemple). Elles doivent être revalorisées comme l'a été l'INH, menacé de disparaître et dont le prix a été à juste titre multiplié par 10.

Les prix doivent être aussi proportionnels aux dépenses consenties par les firmes pour financer la recherche, le développement et les essais cliniques. Mais ces coûts doivent être rendus publics et pris en compte au cours des négociations entre industriels, État et caisses.

Ce n'est pas actuellement le cas. Les molécules commercialisées depuis quinze ans se sont vues accorder des prix 2 fois supérieurs à ce qui aurait été justifié, en fonction de leur efficacité et de leur coût de production, 3 à 5 fois trop élevés pour les nouveaux biomédicaments ciblés, anticorps monoclonaux, petites molécules de synthèse spécifiques, molécules recombinantes, parfois très efficaces (Glivec, Mabthera, Enbrel, Humira, Remicade, etc.), mais dont l'efficacité pour les 15 autres sur le marché, tels l'Avastin, le Sutent ou le Tysabri, est insuffisante et les risques majeurs (le marché mondial de chacune de ces molécules sera en 2012 de 6 à 9 milliards de dollars).

Il est vrai que les firmes ont dû beaucoup investir dans les lourdes et nouvelles technologies de la production de masse des biomédicaments, qu'il leur a fallu développer sur des sites spécifiques, avec des équipements de production à grande échelle très coûteux, mais ces sites sont aujourd'hui en place et il n'y a dès lors aucune raison que les biomédicaments nouveaux proposés sur le marché le soient à des prix de plusieurs dizaines de milliers d'euros par traitement et par patient.

Les histoires du prix du Trisenox (voir note sur « Traitement des leucémies promyélocytaires ») ou du Glivec (voir note de la liste des « Spécialités anticancéreuses ciblées ») sont à cet égard illustratives de ce qui n'est plus acceptable. Les patients et les États ne pourront pas faire face à cette inflation des coûts et à cette fameuse barrière, dite des « 400 milliards de dollars », du coût des traitements anticancéreux actuels, évoquée presque chaque semaine dans les grands journaux médicaux ou biologiques américain : qui paiera ? Personne, sauf à admettre que les peuples consacrent 20 % de leur PIB pour vivre en moyenne jusqu'à 82 ans au lieu de 80...

Des taxes ou une baisse autoritaire des prix sont devenues indispensables et sans remords, car il n'y a aucune raison pour que les grandes firmes engrangent chaque année sans rien inventer des bénéfices à hauteur de 20 % de leur chiffre d'affaires, soit au moins 100 milliards de dollars, et en France 7 ou 8 milliards d'euros, pour leurs seuls actionnaires. Il y a de la marge. Elles sont immensément riches et, en miroir, les citoyens et les États, c'est la même chose, immensément pauvres. **La nuit du 4 août** de l'industrie pharmaceutique est venue. Rêve ?

Pr Philippe **EVEN** – Pr Bernard **DEBRÉ**   **GUIDE DES 4000 MÉDICAMENTS**

E-1. 5 classes d'efficacité décroissante des médicaments (E1 à E5) et 5 classes de risques croissants (R0 à R4)[1]

- **Traitements «étiologiques»** (visant les causes des maladies).

    A : spécialités souvent efficaces et peu risquées.

    B : spécialités souvent efficaces, mais à risques élevés.

- **Traitements «symptomatiques»** (visant plutôt les symptômes, d'où une prolifération de médicaments d'intérêt mineur).

    C : spécialités peu efficaces et sans risque.

    D : spécialités peu efficaces et avec risques élevés.

Disciplines thérapeutiques		Spécialités (N)	Efficacité E1-3 %	Efficacité E4-5 %	Efficacité E5 %	Risque R3 + 4 %	Risque R4 %
Antibiotiques	A	87	80	20	6	21	1
Cardiologie	A	266	68	32	**24**	11	1
Rhumatologie	A	109	65	35	**24**	18	6
Endocrinologie	A	47	88	12	0	19	2
Gynécologie	A	115	88	12	2	15	0
Uro-néphrologie	A	73	74	21	0	21	2
Cancérologie	B	114	86	14	0	83	**53**
Hématologie	B	22	95	5	0	77	0
Immunologie	B	47	90	10	0	77	11
Anti-inflammatoires	B	131	100	0	0	34	2
Diabète	B	39	80	20	0	62	**44**
Antiviraux	B	36	88	8	0	33	0
Antiparasites	B	21	90	10	0	38	**14**
Antifongiques	B	28	93	7	0	36	**11**
Gastro-entérologie	C	184	30	70	43	3	1
Nutrition	C	129	**22**	78	70	17	2
Allergie	C	31	35	65	22	13	0
Dermatologie	C	224	52	48	30	10	2
ORL	C	93	**18**	82	40	10	0
Ophtalmologie	C	139	59	41	20	10	1

1. Efficacité marquée (**E1 à E3**), faible (**E4**) et nulle (**E5**) et risques fréquents et notables (**R3**) ou potentiellement graves (**R4**).

Neurologie		101	40	60	25	24	6
Psychiatrie	D	133	41	59	22	39	2
Pneumologie		128	50	50	47	32	12
Hépatologie		34	33	67	38	27	1
TOTAL (nombre)		2331	1383	946	503	505	116
%		100%	60%	40%	22%	22%	5%

E-2. Les 20 familles de classe E1 (médicaments exceptionnels)

- Antibiotiques
- Corticoïdes
- AINS
- Antituberculeux
- β-bloquants, prils, sartans
- Diurétiques
- Insulines
- Metformine
- β-2-stimulants et corticoïdes inhalés
- Héparines et anticoagulants oraux et antiagrégants
- Inhibiteurs de la pompe à protons
- Thyroxines
- Pilules anticonceptionnelles
- Pilule pour IVG médicale
- Érythropoïétine
- Interférons α
- Cytotoxiques anticancéreux (endoxan, platines, méthotrexate, taxanes, tecans, anthracyclines, GnRH)
- Glivec, Mabthera, Herceptine, Iressa
- L-Dopa et dopaminergiques
- Artéméther

E-3. Concurrence commerciale sur les grands marchés des symptômes

1 576 spécialités similaires, 710 originales (le tiers des spécialités) et 851 génériques pour 25 indications (63 spécialités identiques ou quasi identiques par indication) !!!

	Spécialités originales	Spécialités génériquées
• Antitussifs	49	20
• Paracétamol	42	24
• Veinotoniques	39	25
• Oligoéléments	39	–
• Antidépresseurs	35	182
• Vitamines (hors D et K)	35	–
• Antipsychotiques	32	50
• Anti-inflammatoires non stéroïdiens (AINS)	32	72
• Corticostéroïdes	31	30
• Calcium	31	–
• Antiacides	29	69
• IEC (prils)	29	90
• Antihistaminiques	29	45
• Opiacés	27	31
• Hypnotiques	26	–
• Hypolipémiants	25	99
• Bêtabloquants	25	16
• Mucolytiques	23	20
• Vitamine D	23	–
• Vasodilatateurs artériels	23	48
• Dermoprotecteurs (??)	23	–
• Anti-hémorroïdaires	22	–
• Sartans	21	28
• Diurétiques	20	2
Total	**710**	**851**

CINQ PROPOSITIONS...

E-4. Qualité comparée des 215 spécialités de Sanofi et des 702 spécialités des15 plus grandes firmes étrangères autorisées en france

	Spécialités (N)	Efficacité E1	Efficacité E2	Efficacité E3	Efficacité E4	Efficacité E5	Efficacité E1-E3	Efficacité E4-E5	Biomédica-ments[1] (N)
Sanofi	218	7	28	31	21	13	66	34	0
Pfizer[2] (États-Unis)	119	3	30	35	28	3	68	32	5
Novartis[3] (Suisse)	91	10	30	34	14	12	74	26	6
MSD + Schering-Plough (États-Unis)	81	6	50	33	10	1	89	11	5
GSK (GB)	72	8	49	25	12	6	82	18	1
Bayer (Allemagne)	58	7	34	16	21	22	57	43	3
Roche[4] (Suisse)	44	7	43	41	7	2	91	9	12
BMS (États-Unis)	43	0	53	28	14	5	81	19	3
AstraZeneca (GB)	40	8	70	20	2	0	98	2	1
Johnson-Johnson + Janssen-Cilag (États-Unis)	35	9	23	31	31	6	63	37	4
Merck Serono (Allemagne-Suisse)	33	15	45	21	9	9	81	18	3
Boehringer (Allemagne)	25	0	40	24	24	12	64	36	0
Abbott (États-Unis)	19	0	53	11	20	16	64	36	2
Lilly (États-Unis)	19	21	37	21	21	0	79	21	0
Novo Nordisk (DK)	16	38	19	31	12	0	88	12	0
Amgen (États-Unis)	7	14	43	43	0	0	100	0	5
TOTAL	702	8	40	29	16	7	77	23	50[5]

---

1. Anticorps monoclonaux, petites molécules ciblées de synthèse et macromolécules recombinantes par génie génétique.

2. Plus Wyeth et UCB Pharma.

3. Plus Sandoz et Chiron.

4. Plus Genentech.

5. Plus de 100 en cours d'évaluation phases II et III.

Pr Philippe **EVEN** – Pr Bernard **DEBRÉ**　　　　GUIDE DES 4 000 **MÉDICAMENTS**

E-5. Les médicaments les plus inactifs (E5)

72　«Expectorants» et «Antitussifs végétaux»
44　Veinotoniques
40　Oligoéléments
35　Vitamines inutiles (B, C, E, PP)
35　Médicaments intestinaux et «cholérétiques» (??)
30　Dermoprotecteurs
21　Sédatifs doux (tisanes...)
19　Artério et coronaro-dilatateurs parfois dangereux
11　Antiasthéniques («Revitalose» et autres)
10　Stimulants cognitifs des sujets âgés
110 Divers : antivertigineux, «aquarétiques» (?), antiprosta-
tiques, médicaments soufrés, poussière de maison désensibilisante,
sinapismes, **Rigollots**, etc., **Permixon, Urosiphon, Jouvence de
l'abbé Soury** (publicité TV encore en 2011), et «*blackoïds*» **du
Dr Meur** (cela ne s'invente pas !)

Y manquent «les petits clystères insinuatifs et rémollients, ou
détersifs avec catholicon, rhubarbe et miel rosat, le julep hépatique
gommeux, soporatif et somnifère, le séné levantin, les clystères carminatifs pour chasser les vents, les petits-laits édulcorés lénifiants,
tempérants et rafraîchissants, les grains de bézoard»... (*Le Malade
imaginaire*, Molière, 1673.)

E-6. Les risques des médicaments en fonction de l'efficacité

Plus les médicaments sont efficaces, plus ils sont à risque et *vice
versa*... mais avec beaucoup d'exceptions.

● 20% de toutes les molécules sont à risque notable et 5% à
risque élevé.

● Le double pour les molécules les plus efficaces, la moitié pour
les moins efficaces.

CINQ PROPOSITIONS...

RISQUE (R)	EFFICACITÉ (E)						
	112	563	574	1249	393	470	2 115
	E1	E2	E3	E1 à E3	E4	E5	TOTAL
	5 %	27 %	27 %	**59 %**	19 %	22 %	100 %
R3	45	163	97	305	102	18	**425**
	40 %	29 %	17 %	<u>24 %</u>	<u>26 %</u>	<u>4 %</u>	20 %
R4[1]	15	18	64	97	12[2]	7[3]	**116**
	13 %	3 %	11 %	<u>8 %</u>	<u>3 %</u>	**1,5 %**	5,5 %
R3 + R4	60	181	161	402	114	25	**541**
	53 %	32 %	28 %	32 %	29 %	5 %	26 %

E-7. 17 spécialités retirées en 2011 après l'affaire du Mediator

Molécule	Spécialité	Laboratoire	AMM	Efficacité	Risque	
Pioglitazone	**Actos**	Takeda	00	E4 ★	R4 majeur	Diabète 2
	Competact	Takeda	00	E4 ★	R4 majeur	Diabète 2
Rosiglitazone	**Avandia**	GSK	07	E5 0	R4 majeur	Diabète 2
Metformine + Rosiglitazone	**Avandamet**	GSK	03	E2 ★★★	R4 majeur	Diabète 2
Buflomédil	**Fonzylane**	Cephalon	74	E5 0	R3 important	Artério-dilatateur
Kétoconazole	**Nizoral**	Janssen-Cilag	82	E4 ★	R4 majeur	Antifongique
Sibutramine	**Sibutral**	Abbott	01	E5 0	R4 majeur	Coupe-faim
Paracétamol + Dextro propoxyphène	**Di-Antalvic**	Sanofi	65	E2 ★★★	R2 modéré	Antalgique

---

1. Risques graves, potentiellement mortels ou invalidants, dits exceptionnels, mais dont la fréquence de l'ordre de 1/1 000 à 1/100 000 peut être à l'origine de dizaines ou centaines de cas annuels graves lorsque ces spécialités sont prises par 100 000 ou 1 million de patients ou plus.

2. Type Vioxx.

3. Type Mediator ou Isoméride.

Orlistat	**Alli**	Roche	98	E5 0	R4 majeur	Obésité
	Xenical	Roche	98	E5 0	R4 majeur	Obésité
Sitaxentan	**Thelin**	Pfizer	06	E3 ★★	R4 majeur	Hypertension arté-rielle pulmonaire
Méprobamate	**Equanil**	Sanofi	54	E4 ★	R3 important	Anxiolytique
	Précyclan	LisaPharm	65	E4 ★	R3 important	Anxiolytique
	Kaologeais	Erempharma	77	E4 ★	R3 important	Anxiolytique
Méprobamate + Acépromézaline + Clorazépate	**Mépronizine**	MenarIni	73	E4 ★	R3 important	Hypnotique
Acépromazine + Acépromézatine	**Noctran**	Sanofi	63	E4 ★	R3 important	Hypnotique
Nitrofurantoïne	**Furadoïne**	Merck Serono	53	E2 ★★★	R2 modéré	Infections urinaires de la femme

E-8. Les 116 spécialités à risque élevé (R4)

- 63 spécialités à risques connus dans des pathologies graves sans alternatives thérapeutiques
  - Cancérologie — 58
  - Immunologie — 5

- 53 spécialités à risques mal connus et imprévisibles dans des pathologies où existent des alternatives thérapeutiques sûres[1]
  - Diabète — 15
  - Rhumatologie et anti-inflammatoires — 9
  - Hépato-gastro-entérologie — 6
  - Dermatologie — 5
  - Neurologie et psychiatrie — 5
  - Infectiologie — 5
  - Cardiologie — 3
  - Autres — 5

---

1. La plupart figurent dans notre liste de 60 molécules dangereuses à retirer du marché.

CINQ PROPOSITIONS...

E-9. 1343 spécialités à réévaluer, dérembourser ou surveiller étroitement et suspendre sur le total de 2260 spécialités (59%)

Disciplines thérapeutiques	Spécialités (N)	Inefficaces sans risque E4 – 5 R0 – 2 %	Efficaces avec risque E1 – 3 R3 – 4 %	Inefficaces et à risque E4 – 5 R 3 – 4 %	Total
Anti-inflammatoires	133	0	34	0	34
Antibiotiques	87	14	15	6	35
Antiviraux	36	6	83	0	89
Antifongiques	28	4	32	4	40
Antiparasites	21	19	38	0	57
Immunologie	47	0	66	11	77
Allergie	31	52	0	13	65
Pneumologie	128	46	7	22	85
ORL	90	72	0	10	82
Dermatologie	224	45	8	3	56
Rhumatologie	109	30	13	5	48
Cardiologie	266	22	9	3	34
Diabétologie	39	8	49	13	70
Nutrition	129	76	5	2	83
Gastro-entérologie	184	70	2	1	73
Hépatologie	34	50	29	0	79
Endocrinologie	47	12	19	0	31
Gynécologie	115	10	27	0	37
Urologie	73	23	18	3	44
Cancérologie	114	7	70	6	83
Hématologie	22	5	77	0	82
Neurologie	101	49	9	12	70
Psychiatrie	132	33	11	30	74
Ophtalmologie	139	36	5	4	45
TOTAL	2329	783	416	144	1343
%		35%	18%	6%	59%

+ 6 en cours d'évaluation.

E-10. Propositions de spécialités à dérembourser, suspendre ou retirer

24 disciplines	Retraits proposés		Pour risque excessif[1] R3 – R4		Pour risque et ineffica-cité R3 – R4	Pour efficacité insuffisante RO-2		Pour redon-dance	Re-traits immé-diats
	N	%	E1-2	E3	E4–5	E4	E5		
131 Anti-inflammat.	63	48	11	5				47	5
87 Antibiotiques	31	35	1		2	7	4	17	1
36 Antiviraux									
28 Antifongiques	3	11			1			2	1
21 Antiparasites									
114 Cancérologie	3	3		2		1			1
22 Hématologie	1	5					1		
47 Immunologie									
266 Cardiologie	169	**64**		1	3	12	52	101	8
39 Diabète	14	36	2		7			5	8
129 Nutrition	108	**84**				6	86	16	
128 Pneumologie	95	**74**			24	7	48	16	3
93 ORL	61	**66**			9	20	32		
31 Allergie	13	42			2	10	1		5
184 Gastro-entéro.	124	**67**				28	68	28	
34 Hépatologie	15	44					14	1	
47 Endocrino.	9	19						9	
115 Gynécologie	44	38	19	1	1	2		22	15
73 Uro-néphro.	10	14						10	
222 Dermatologie	102	46				7	28	67	
109 Rhumatologie	43	39	3				17	23	4

1. Compte tenu de l'efficacité et de la gravité des pathologies. Par exemple, 60 spécialités classées R4 en cancérologie, mais seulement 2 proposées au retrait.

101	Neurologie	35	35	1			1	25	7	4
134	Psychiatrie	83	62		6	21	1	25	30	6
139	Ophtalmologie	52	37					26	26	
Total (2 331)		1078	46 %	37 (1,6 %)	15 (0,6 %)	70 (3 %)	102 (4 %)	427 (18 %)	427 (18 %)	61 (2,6 %)

E-11. 60 spécialités inefficaces, inutiles et dangereuses à suspendre immédiatement

- **INEFFICACES** ou peu efficaces (index d'efficacité **E4** ou **E5** sur une échelle de **E1** à **E5**).
- **INUTILES**, car il existe <u>dans tous les cas</u> des spécialités plus actives et/ou moins à risque.
- **DANGEREUSES**
- <u>Immédiatement et/ou à long terme</u> (même sans surdosage).
- <u>Directement</u>, par elles-mêmes, par :
  - la fréquence ($\geq 1\%$) ;
  - la multiplicité ;
  - et/ou la gravité ($\geq 1/10\,000$) de leurs complications.
- <u>Indirectement</u>, en faisant écran à l'emploi de molécules plus efficaces et/ou moins dangereuses.

Elles sont à retirer dans l'intérêt des malades, sans tenir aucun compte de l'impact industriel ou des chantages à l'emploi. Au-dessus de l'emploi, il y a la morale : on n'assure pas la croissance par des productions inutiles et dangereuses.

Anti-inflammatoires

Molécule	Spécialité	Laboratoire	AMM	Efficacité	Risque	
Indométacine	**Indocid**	HAC Pharma	65	E3 ★★	R3 important	
Nimésulide	**Nexen**	Thérabel Lucien	95	E3 ★★	R4 majeur	
Kétoprofène	**Ketum**	Menarini	95	E3 ★★	R3 important	
Célécoxib	**Celebrex**	Pfizer		E3 ★★	R4 majeur	
Étoricoxib	**Arcoxia**	Merck (MSD)	08	E3 ★★	R4 majeur	

Cardiologie

Molécule	Spécialité	Laboratoire	AMM	Efficacité	Risque	
Ivabradine	**Procoralan**	Biopharma (Servier)	05	E5 0	R3 important	Ralentissement du rythme cardiaque
Nicorandil	**Adancor**	Merck Serono	92	E5 0	R3 important	Artério-dilatateur
	Ikorel	Sanofi	92	E5 0	R3 important	Artério-dilatateur
Trimétazine	**Vastarel**	Biopharma (Servier)	78	E5 0	R3 important	Artério-dilatateur
Piribédil	**Trivastal**	Euthérapie (Servier)	73	E5 0	R3 important	Artério-dilatateur
	Multaq	Sanofi	09	E3 ★★	R3 important	Antiarythmique
Dabigatran	**Pradaxa**	Boehringer	08	E2 ★★★	R4 majeur	Anticoagulant
	Ticlid	Sanofi	78	E4 ★	R4 majeur	Antiagrégant ancien

Diabète 2

Molécule	Spécialité	Laboratoire	AMM	Efficacité	Risque	
Exénatide	**Byetta**	Lilly	06	E4 ★	R3 important	
Vildagliptine	**Galvus**	Novartis	07	E4 ★	R3 important	
Vildagliptine + Metformine	**Eucreas**	Novartis	07	E1 ★★★★	R3 important	

CINQ PROPOSITIONS...

Sitagliptine	**Januvia**	MSD	07	E4 ★	R3 important	
	Xelevia	Pierre Fabre	07	E4 ★	R3 important	
Sitagliptine + Metformine	**Janumet**	MSD	08	E1 ★★★★	R3 important	
	Velmetia	Pierre Fabre	08	E1 ★★★★	R3 important	
Liraglutide	**Victoza**	Novo Nordisk	09	E4 ★	R3 important	

(Rejeter aussi *Onglysa* (saxagliptine) avec AMM de l'EMA, mais non encore commercialisé en France.)

Pneumologie

Molécule	Spécialité	Laboratoire	AMM	Efficacité	Risque	
Almitrine	**Vectarion**	Euthérapie (Servier)	77	E4 ★	R3 important	Stimulant ventilatoire
Varénicline	**Champix**	Pfizer	06	E4 ★	R3 important	Dépendance au tabac
Bupropion	**Zyban**	GSK	01	E4 ★	R3 important	Dépendance au tabac

Allergie

Molécule	Spécialité	Laboratoire	AMM	Efficacité	Risque	
anticorps anti-IgE	**Xolair**	Novartis	05	E4 ★	R3 important	
Extraits sélectionnés pour chaque patient	**Allergènes Alk-Abello**	Alk-Abello		E5 0	R3 important	Allergènes
	Stallergenes	Stallergenes SA		E5 0	R3 important	Allergènes
	Grazax[1]	Alk-Abello	07	E5 0	R3 important	Allergènes
	Oralair	Stallergenes SA	10	E5 0	R3 important	Allergènes

---

1. Publicité télévisuelle répétée.

Cancérologie

Molécule	Spécialité	Laboratoire	AMM	Efficacité	Risque	
Bevacizumab	Avastin (IV)	Roche	01	E4 ★	R4 majeur	Antiangiogène

Infectiologie

Molécule	Spécialité	Laboratoire	AMM	Efficacité	Risque	
Drotrécogine	Xigris	Lilly	02	E5 0	R4 majeur	Antisepsis

Rhumatologie

Molécule	Spécialité	Laboratoire	AMM	Efficacité	Risque	
Ranélate de strontium	Protelos	Servier	04	E4 ★	R4 majeur	Antiostéoporose
Quinine	Hexaquine et Quinine Vit. C	Goménol	51	E5 0	R4 majeur	Crampes musculaires
	Okimus	Biocodex	53	E5 0	R4 majeur	

Gynécologie

(16 pilules anticonceptionnelles macrodosées ou microdosées de 3ᵉ et 4ᵉ générations ou purement progestatives.)

Molécule	Spécialité	Laboratoire	AMM	Efficacité	Risque	
Désogestrel	Cérazette	Schering-Plough	99	E2 ★★★	R0 nul	Progestative
Diénogest	Qlaira	Bayer	08	E2 ★★★	R3 important	Macrodosée
Étonogestrel	Nuvaring	Schering-Plough	03	E2 ★★★	R3 important	Macrodosée
Norelgestromine	Evra	Janssen-Cilag	02	E2 ★★★	R3 important	Macrodosée

CINQ PROPOSITIONS...

			AMM	Efficacité	Risque	
Désogestrel	**Cycléane**	Schering-Plough	91	E1 ★★★★	R3 important	3ᵉ génération[1]
	Mercilon	Schering-Plough	88	E1 ★★★★	R3 important	3ᵉ génération
	Varnoline	Schering-Plough	82	E1 ★★★★	R3 important	3ᵉ génération
	Minesse	Wyeth	99	E1 ★★★★	R3 important	3ᵉ génération
Gestodène	**Triafemi**	Effik	02	E1 ★★★★	R3 important	3ᵉ génération
	Carlin	Effik	06	E1 ★★★★	R3 important	3ᵉ génération
	Felixita	Théramex	06	E1 ★★★★	R3 important	3ᵉ génération
	Melodia	Bayer	99	E1 ★★★★	R3 important	3ᵉ génération
Chlormadinone	**Belara**	Grünenthal	05	E1 ★★★★	R3 important	3ᵉ génération
Norgestimate	**Triafemi**	Effik	02	E1 ★★★★	R3 important	3ᵉ génération
	Jasmine-Jasmi-nelle (EE : 30 µg)	Bayer	01	E1 ★★★★	R3 important	4ᵉ génération[2]
	Yaz (EE : 20 µg)	Bayer	08	E1 ★★★★	R3 important	4ᵉ génération

Neurologie

Molécule	Spécialité	Laboratoire	AMM	Efficacité	Risque	
Pergolide	**Celance**	Lilly	95	E3 ★★	R4 majeur	Parkinson
Bromocriptine	**Parlodel**	Pfizer	76	E3 ★★	R2 modéré	Parkinson
Ropinirole	**Requip**	GSK	07	E2 ★★★	R3 important	Parkinson
Tolcapone	**Tasmar**	Meda Pharma	03	E2 ★★★	R4 majeur	Parkinson

---

1. Microdosées avec divers progestatifs de synthèse.
2. Microdosées avec drospirénone.

Psychiatrie

Molécule	Spécialité	Laboratoire	AMM	Efficacité	Risque	
Méthylphénidate	En France Ritaline	Novartis	95	E4 ★	R3 important	Psychostimulant
	Concerta	Janssen-Cilag	03	E4 ★	R3 important	Psychostimulant
Imipramine	Tofranil	CSP	58	E4 ★	R3 important	Antidépresseur IMAO
Clomipramine	Anafranil	Sigma-Tau	71	E4 ★	R3 important	Antidépresseur tricyclique
Trimipramine	Surmontil	Sanofi	60	E4 ★	R3 important	Antidépresseur tricyclique
Tianeptine	Stablon	Ardix-Servier	87	E4 ★	R3 important	

40 notes de synthèse et anecdotes sur le traitement des grandes pathologies

ANTIBIOTIQUES

La découverte des antibiotiques par Domagk (sulfamides, Nobel 1939), Fleming, Florey et Chain, Nobel 1945 (pénicilline : Fleming, 1927 ; Florey et Chain, 1940), et Waksman, Nobel 1952 (streptomycine, premier antituberculeux, 1944), a changé le monde plus qu'aucune autre classe de médicaments et **réduit de 90 % la mortalité des maladies infectieuses** dans les pays développés, y rayant presque de la carte un grand nombre de fléaux : syphilis, tuberculose, typhoïde, choléra, etc.

À titre d'exemple, en 1900, la tuberculose tue 100 000 Français, 200 par jour, le quart de la mortalité totale, 50 000 encore en 1940, en moyenne à 45 ans, et aujourd'hui quelques dizaines de malheureux sans-papiers, dans le 93, par exemple (mais encore 1,7 million dans le tiers-monde).

Dans les années 1920, le pays se couvre de dispensaires et d'immenses sanatoriums, prisons mortelles, gardées jour et nuit pour limiter la contagion, pour les pauvres, incarcérés et interdits de sorties, mais paradis littéraires tout aussi meurtriers pour les riches. Dès 1955, il n'y a plus que 2 000 décès et tous les sanas ferment leurs portes. Avoir vécu des années dans une famille dont tous les membres ont été touchés ou en sont morts a été une expérience dont aucun des moins de 60 ans ne peut avoir idée. Rien de comparable dans aucune maladie depuis les maladreries et les clochettes des lépreux du Moyen Âge et la *« black death »* de 1347, qui tua un Européen sur deux.

Il reste à faire bénéficier de ces progrès inouïs, au même degré, **les pays pauvres d'Asie et d'Afrique**, où les seules pneumonies, les diarrhées, le choléra, la tuberculose et la malaria tuent 5 millions de personnes par an, la moitié avant 10 ans, tandis que nous gaspillons à nous seuls 2 milliards d'euros à lutter contre le cholestérol, donc contre rien (voir note « Le négoce du cholestérol »).

Pourtant, très vite, beaucoup d'antibiotiques (AB) ont trouvé leurs limites, car quelques bactéries mutées y sont d'emblée résistantes et deviennent majoritaires par sélection, quand l'antibiotique élimine les autres, ou bien lorsque de nouvelles mutations apparaissent sous traitement et le rendent moins ou non efficace.

Les AB sont des molécules qui se lient à une cible moléculaire de la paroi ou de l'ADN, ou aux protéines internes des bactéries et les tuent (bactéricidie), ou les empêchent de se multiplier (bactériostase).

Mais les bactéries déjà mutées et d'emblée résistantes ou les nouvelles mutations qui se produisent sans cesse, à un rythme élevé, peuvent conduire à une **résistance** générale par divers mécanismes moléculaires : 1) certaines bactéries empêchent les AB de traverser leur paroi et de les pénétrer ; 2) d'autres les rejettent hors d'elles par des « pompes » moléculaires ; 3) d'autres détruisent les molécules antibiotiques ; 4) d'autres encore modifient celles de leurs molécules qui sont la cible de l'AB, qui dès lors ne peut plus s'y accrocher et les inhiber ; 5) d'autres développent une voie métabolique alternative, qui contourne le blocage induit par l'AB, etc. Aucun AB n'y résiste à la longue. Ils détruisent donc les bactéries naïves, mais celles qui leur résistent prennent leur place et toute la colonie devient résistante par sélection « naturelle ».

Les mutations touchent soit le chromosome des bactéries, soit leurs plasmides (anneaux d'ADN additionnels se reproduisant plus vite que la bactérie elle-même et mutant plus vite que l'ADN chromosomal). Les résistances « plasmidiques » sont de loin les plus dangereuses, car elles apparaissent très vite et surtout s'échangent rapidement entre bactéries, les plasmides passant facilement, transversalement, d'une bactérie à ses voisines, de la même espèce ou non.

Il y a deux types de résistance aux AB.

La première se développe dans les foyers infectieux denses, où pullulent des milliards de bactéries, dont quelques-unes ont muté dans le passé et vont très vite devenir dominantes, puisque l'AB inhibe ou détruit les autres. Une résistance globale apparaît alors très vite, **en quelques jours ou même quelques heures**, pendant la durée même du traitement.

Cela implique que toute infection sérieuse soit traitée par deux antibiotiques de mécanisme d'action différent, et non un seul, car la fréquence des résistances capables de se développer contre deux AB donnés simultanément est quasi nulle (si, au départ, 1 bactérie sur 1 000 résiste à chaque antibiotique, 1 seule sur 1 million – 1 000 × 1 000 – résistera aux 2).

Le second type de résistance s'établit beaucoup plus lentement, **sur des mois et des années**, dans les populations bactériennes peu

ANTIBIOTIQUES

denses et dispersées. Il résulte de l'usage trop large de l'AB en médecine humaine ou vétérinaire. On constate alors la lente croissance des pourcentages de bactéries résistantes, 5, 10, 20, 40 %, et c'est le cas aujourd'hui de beaucoup d'AB ou de familles entières d'AB surutilisées et devenues presque inutilisables – pénicillines courantes de 1re génération, aminosides, tétracyclines, etc. –, et c'est pourquoi tout doit être fait pour réduire au maximum l'utilisation des AB chez l'homme, comme chez l'animal.

Pour conclure, il n'y a pas, comme le disent les médias, des AB « forts » et « moins forts ». Tous sont également puissants, si la cible est bien choisie (cocci Gram + ou Gram –, anaérobies, staphylocoques résistants à la méticilline, bactéries Gram +, bacilles Gram –, etc.), et si on n'a pas laissé se créer une résistance de 10, 20, 40 % des souches par un usage trop large, tous se valent.

Le traitement doit être décidé lorsqu'on dispose d'arguments cliniques de haute probabilité d'une infection bactérienne et non pas virale, et/ou d'arguments bactériologiques précisant le ou les germes en cause.

Le ou les AB doivent alors être choisis en fonction de la bactérie probable ou identifiée, de leur capacité de diffusion dans l'organisme, de leurs effets secondaires et de leurs prix : monothérapie dans les infections courantes, bithérapies dans les autres et toujours pour les durées les plus brèves possible, en particulier dans les infections banales où trois à quatre jours suffisent généralement (les ordonnances de huit jours ne sont pas justifiées, sauf exception), et même un seul dans certaines infections urinaires (parce que le rein réabsorbe l'eau filtrée, de sorte que les concentrations AB urinaires sont très élevées), au moins chez la femme, car les infections prostatiques sont beaucoup plus difficiles à atteindre. Si les symptômes ne sont pas améliorés en trois à quatre jours, c'est que l'AB a été mal choisi ou que le germe est résistant et il faut changer l'AB.

Malgré une forte réduction de la consommation d'AB depuis dix ans, la France les utilise encore 2 fois plus que les autres pays occidentaux. Il faut poursuivre l'effort.

Bactéries les plus souvent impliquées dans les différentes infections[1]

Germes / Infections	Streptocoques A	**Pneumocoques,** Haemophilus	**Staphylocoques, entérobactéries, bacilles Gram –**	Germes anaérobies	Salmonelles, shigelles, choléra	**Méningocoques, streptocoque B**	Gonocoques, Brucella	Mycoplasmes, Chlamydia
ORL[2] Bronchites et pneumonies[2]	+	+						+
Bronchites et pneumonies des insuffisants respiratoires		+	+					
Pneumonies hospitalières (nosocomiales); abcès pulm.; pleu-résies purulentes; septicémies			+	+		+		
Péritonites, infections biliaires			+	+				
Infections génitales			+	+				+
Infections urinaires sévères			+				+	+
Diarrhées[2] bactériennes					+			
Infections osseuses et articulaires			+ (staph.)				+	
Infections de la peau et sous-cutanées			+ (staph.)	+				
Endocardites			+	+				
Méningites	+	+	+	+		+	+	

---

1. En gras, les bactéries souvent résistantes à plusieurs antibiotiques.

2. Le plus souvent virales et dues à des virus devant lesquels nous sommes encore désarmés : influenza, CMV, VRS, rotavirus, etc.

Antibiothérapie de 3 groupes de germes : courants en ville, hospitaliers graves et particuliers

Antibiotiques / Germes	Pénicillines G et V[1] et M[1] (P1 et 2)	Pénicillines A[2] (P3) Céphalosporines 2[3] (K2)	Pénicillines C[4] (P4) Céphalosporines 3 (K3)	Floxacines[5]	Rifampicine ; thiénamycine	Aminosides	Macrolides
Streptocoque A	+	+	+		+		+
Staphylocoque S[6]	+	+	+	+	+	+	+
Pneumocoque	+	+	+		+		
Haemophilus	+	+	+	+	+	+	+
Méningocoque[7]	+	+	+	+	+		+
Gonocoque	+	+	+	+	+		+
Coli et Proteus	+	+	+	+	+	+	
Staphylo MR[8]					+	+	+
PPC[9]			+	+	+		
KES[10]			+	+	+	+	
Pyocyanique Acinetobacter			+	+	+	+	
Salmonelles, shigelles			+	+	+	+	
Entérocoques (Streptocoque D)					+		+
Anaérobies					+		
Mycoplasmes et Chlamydia				+	+		+
Légionelles[11]				+	+		+

---

1. Actives sur les méticilline-résistants.
2. Ampicilline.
3. Les céphalosporines du groupe 1 ne sont plus utilisées.
4. Type carbapénèmes.
5. Ou fluoroquinolones.
6. Sensible aux pénicillines 1 ou 2.
7. Souvent résistant.
8. Méticilline-résistant.
9. Providencia, Proteus, Citrobacter.
10. Klebsielles, Enterobacter, Serratia.
11. Aussi tétracyclines.

Rickettsies					+			+
Listeria	+					+		+
Mycobactéries atypiques				+	+			+
Coqueluche								+
Brucella					+	+		

Note : Les phénicols et les sulfamides (Bactrim) ont des indications particulières et limitées. La téicoplanine est réservée aux entérocoques et aux staphylo-méticilline-résistants.

PALUDISME ET ARTÉMISINE

Le paludisme (ou malaria, mal-*aria*, mauvais air des marais, les paluds à moustiques des pays tropicaux ou tempérés, y compris la France (on a asséché les dombes au XVIIIe siècle pour cela) touche 250 millions de personnes et **tue chaque année 1 million d'enfants** et d'adultes en Afrique, Asie du Sud-Est (ASE), Amérique centrale et du Sud (ACS), et il menace des centaines de milliers de voyageurs occidentaux dans le monde.

Avec la tuberculose, le sida, les pneumonies et diarrhées de l'enfant, avec pour chacun 1 million de morts par an, le paludisme est le premier problème de santé publique mondial.

Les parasites minuscules, *Plasmodium falciparum* (Afrique et 50 % de l'ASE), *vivax* (50 % de l'ASE et 80 % de l'ACS), *ovale*, *malariae* et *knowlesi*, sont injectés par piqûre des moustiques femelles, dites anophèles.

Les parasites se multiplient alors de façon explosive dans notre corps en trois étapes. D'abord silencieusement dans le **foie** (sept jours), puis bruyamment dans les **globules rouges** (GR) par cycles répétés de trois-quatre jours, déclenchant les violents accès palustres de fièvre tierce ou quarte. Ils libèrent ensuite de mini-parasites, les « gamétocytes » circulants, qui infectent à leur tour les **moustiques** piqueuses vierges. Cycle sans fin.

Les divers antipaludéens sont actifs à différents stades :

- les uns au stade 2 des GR sont utilisés dans le traitement des accès (artémisine, quinine, chloroquine, pyriméthamine et doxycycline, peu active seule), mais les résistances sont fréquentes (voir plus loin) ;

- d'autres sont actifs aux stades 1 et 2, hépatique et des GR, et sont indiqués dans la prévention et l'éradication (atovaquone, proguanil) ;

- quelques-uns sont actifs au stade hépatique et sur les gamétocytes (primaquine), réduisant la transmission aux moustiques.

Les traitements visent à :

- guérir les accès aigus liés à la prolifération de milliards de parasites dans les GR ;

- prévenir l'infection (traitement permanent) et détruire ou au moins se prémunir contre les moustiques (DEET et moustiquaires), et si possible développer des vaccins efficaces (deux récents sont prometteurs, dont l'un français, mis au point à Pasteur par P. Druilhe);
- éradiquer la maladie en stérilisant complètement les patients et en détruisant les anophèles.

Le problème majeur est l'**émergence en quelques années de résistances des parasites** contre toutes les molécules si elles sont employées seules. À cause des monothérapies à bon marché, on a vu les parasites devenir totalement résistants sur des continents entiers, d'abord à la quinine, le plus ancien des antipaludéens extrait du quinquina ou «cinchon», du nom de la marquise, vice-reine du Pérou, mais introduit par les Jésuites dès 1630, et plus tard seulement par la belle marquise de Chinchón y Borbon, épouse du chancelier espagnol Godoy, peinte par son ami Goya (le tableau superbe tout de gris et de rose est aux Offices, à Florence). Puis est venue la résistance à la chloroquine (ASE, Brésil, Guyane. Seuls y sont encore sensibles les parasites des Caraïbes, du Mexique, d'Argentine, du Maghreb, de Turquie et de Corée). Ensuite, le Fansidar, qui avait pris le relais et qui est aujourd'hui inefficace dans beaucoup de régions. Enfin, l'Afrique est en passe de développer une dramatique résistance au dernier venu, l'artémisine, trop souvent employée seule, malgré tous les conseils, pour une raison de prix, alors que ce sont des millions de vies qui sont en jeu.

L'actualité du paludisme est dominée par la belle, inquiétante et **scandaleuse histoire de l'artémisine**, sesquiterpène en C5 avec pont interne endoperoxyde (qui est la clé de l'activité antiparasitaire). Elle dérive des feuilles de l'*Artemisia annua* chinoise (qinghao) (proche de l'ambroisie européenne), signalée et utilisée en décoctions il y a mille huit cents ans par Ge Hong. L'artémisine et son méthyl-éther hydrosoluble (artéméther) ont été isolés et extraits de 1967 à 1971, à partir de 2000 herbes, par trois scientifiques chinois, spécialement **Mme Tu Youyou** de l'université de Pékin (médaille Lasker 2011), qui, ayant échoué dans l'extraction classique à chaud, eut l'idée et le courage de tout recommencer à froid. Le travail avait été réalisé sur ordre du président Mao, à la demande d'Hô Chi Minh pendant la guerre contre les États-Unis, où les troupes vietnamiennes étaient décimées par le paludisme.

PALUDISME ET ARTÉMISINE

Les résultats ne furent publiés par les Chinois qu'en 1979, mais, de façon scandaleuse, l'OMS, informée très tôt, refusa de s'en servir et, plutôt que de copier la Chine, préféra tenter d'extraire ses propres produits de l'artémise, sous le contrôle de l'armée américaine. L'échec fut total. Les produits occidentaux, en particulier l'éthyl-éther de l'artémisine, étaient liposolubles, moins maniables, nécessitaient des injections et se révélèrent beaucoup moins efficaces que le dérivé chinois, qui avait permis **l'éradication totale du paludisme en Chine dès les années 1980**. Il faudra attendre la fin des années 1990 pour que Novartis redécouvre l'artéméther, prenne un brevet que les Chinois n'avaient pas pris et commercialise l'artémisine (Riamet, Malarone, etc.) à des prix incompatibles avec son utilisation dans les pays les plus pauvres les plus touchés, ASE, ACS et surtout Afrique (4 euros/jour en Europe).

Théoriquement, les problèmes de résistance pourraient être maîtrisés en utilisant toujours des bithérapies, malheureusement plus chères, associant artémisine ou chloroquine avec d'autres antipaludéens, mais un autre problème surgit, celui de l'approvisionnement en artémisine, pour des centaines de millions de patients, à titre curatif et préventif, ce qui fait monter les prix, car :
- la synthèse chimique, réalisée en Chine dès 1983, est complexe, onéreuse et peu utilisable ;
- l'étendue des cultures d'artémise reste insuffisante ;
- la fabrication à l'aide de bactéries génétiquement modifiées n'est pas encore au point et sera aussi très chère ;
- la synthèse d'endoperoxydes similaires piétine, toujours pour des raisons de prix.

Malgré les énormes efforts de Bill Gates, l'artémisine reste insuffisamment diffusée dans les pays du tiers-monde, qui en ont le plus besoin (d'autant plus qu'elle est aussi active sur les schistosomiases et les douves), et les résistances ne cessent de s'étendre d'une façon qui inquiète de plus en plus toutes les instances internationales.

Pendant ce temps, Novartis s'enrichit avec une molécule qu'il a volée.

CONSEILS POUR TRAITER LA DOULEUR
(SUIVRE LES DOSES PRESCRITES PAR VOTRE MÉDECIN)

L'essentiel est d'en découvrir et traiter la cause.

Douleurs modérées et intermittentes articulaires, musculaires, dentaires et céphalées banales

a. Pas d'aspirine à cause des risques de (mini) saignements ou d'hématomes.

b. Paracétamol[1] aussi efficace et sans risque, à prendre seul, sans morphiniques (codéine ou tramadol) associés et **sans association** avec la vitamine C rigoureusement inutile, ni avec de légers stimulants (éphédriniques) ni d'antihistaminiques endormants (prométhazine, chlorphéniramine).

c. Codéine ou tramadol, morphiniques mineurs, sont efficaces, mais ne viennent qu'en 2e ligne.

d. Il n'y a aucune raison d'associer b et c en 1re ligne. Ne le faire qu'en cas d'échec de b ou c.

---

1. Analgésique peu anti-inflammatoire dérivé de la phénacétine, faible inhibiteur des cyclo-oxygénases 1 et 2 (voir « Anti-inflammatoires »), le paracétamol est l'un des médicaments les plus sûrs qui soient aux doses normales de 0,5 à 3 g/jour. En revanche, en cas de tentative de suicide par surdosage massif de 7 à 15 g/jour, il peut entraîner des hépatites mortelles ou des insuffisances rénales sévères par ses métabolites hyperoxydants.

À dose normale, aucun effet cardiaque ou respiratoire, peu d'effets digestifs mineurs, très peu d'allergies cutanées minimes, quelques cas de cytopénies sanguines brèves et sans gravité. Sa remise en cause récente en Allemagne n'a aucun sens, sauf à supprimer tout traitement de la douleur.

Douleurs digestives banales des « colopathies fonctionnelles »

a. **Antispasmodiques** atropiniques en 1ʳᵉ ligne.

b. Mébéverine (Duspatalin) et phloroglucinol (Spasfon) auraient une action directe sur le muscle lisse du tube digestif, mais sont cliniquement modérément efficaces.

Douleurs d'origine inflammatoire et en particulier articulaires et dentaires

a. **Pas d'aspirine** à cause des risques hémorragiques supérieurs à ceux des autres anti-inflammatoires non stéroïdiens (AINS) (liés à l'inhibition **irréversible** de l'agrégation plaquettaire, qui dure une semaine, tandis que l'effet des AINS est inférieur à trente-six heures).

b. **Paracétamol en 1ʳᵉ ligne.**

c. En cas d'échec, moins les **corticoïdes**, anti-inflammatoires non antalgiques, et à ne jamais donner plus d'un à six jours, que les **AINS** (ibuprofène ou naproxène). Les autres, y compris les coxibs, ne sont pas plus efficaces et comportent plus de risques, en particulier digestifs ou cardio-vasculaires. L'association avec des **antiacides** gastriques (oméprazole, Mopral, Inexium, etc.) ne doit pas être systématique, mais réservée aux patients ayant des antécédents d'ulcère gastrique duodénal.

Douleurs intenses, en particulier postchirurgicales traumatiques ou cancéreuses

Les **opiacés** les plus actifs (**morphine et dérivés de synthèse**, hydromorphone, oxycodone, fentanyl) per os, en injection ou par patch dermique, sous contrôle médical, en évitant le mieux possible les risques de dépendance, mais en privilégiant l'atténuation maximale de la douleur. Bientôt peut-être les inhibiteurs d'encéphalinases prolongeant la durée d'action des encéphalines, nos antalgiques naturels (découverte française de B. Roques).

DANS LES FLAMMES DE L'INFLAMMATION

On définit souvent les maladies par leurs causes externes (virus, bactéries, parasites) ou internes (anomalies génétiques et dégénérescences liées au vieillissement), ou par l'organe qu'elles touchent plus particulièrement : cardiopathie, pneumonie, hépatite, etc.

D'autres maladies sont définies par la **réaction excessive de l'organisme** qui dépasse son but, et c'est le cas des maladies inflammatoires qui touchent, en général, plusieurs organes, et notamment les articulations, la peau, le rein, le système nerveux, le cœur, les artères et les muscles.

Donner la liste de ces maladies, qu'on avait appelées « vedettes », « chicos », « collagénoses », « systémiques », etc., c'est dresser un inventaire à la Prévert. Beaucoup ont une cause auto-immune ou allergique, ce qui n'est pas une surprise, puisque inflammation et immunologie sont liées (voir note « L'asthme »).

Les plus fréquentes sont **articulaires** (polyarthrites, spondylarthrites et monoarthrites) ou **dermatologiques** (grandes réactions allergiques cutanées, psoriasis et dermatites atopiques), ou **digestives** (maladie de Crohn et maladies inflammatoires de l'intestin), ou **respiratoires** (asthme et rhinites), ou **neurologiques** (sclérose en plaques et encéphalites), ou multiviscérales et rénales, tel le lupus, etc.

D'autres sont plus rares, fibroses pulmonaires, vascularites nécrosantes ou non, périartérite noueuse, syndromes de Wegener, de Churg et Strauss, de Goodpasture, dermatomyosites, etc.

Des millions de malades plus ou moins touchés par ces maladies chroniques, continues ou récidivantes.

Mais, surtout, **presque toutes les maladies aiguës** les plus courantes, virales, bactériennes ou autres, quelle qu'en soit la cause, comportent une part d'inflammation, parfois dominante. L'**athérome artériel** et les **cancers** sont aussi, en partie, liés à l'inflammation. Dès lors, les maladies dites « inflammatoires » sont peut-être les plus fréquentes de toutes. **L'inflammation est partout.**

Qu'est-ce que l'inflammation ?

Ce mot passe-partout n'est guère précis, même pour les médecins. L'inflammation est un processus normal et nécessaire de la vie, qui nous défend contre les agressions extérieures, de l'environnement, de nature physique (radiations, ultraviolets, etc.), chimique ou infectieuse, et aussi contre les débris, les scories de nos propres cellules mortes ou de nos tissus vieillis et nécrosés. L'inflammation est une réaction aux causes multiples. Un boomerang.

Si la détoxification contre les molécules chimiques simples, poisons, pesticides, drogues et médicaments, est le plus souvent assurée par le foie (voir note «La difficile évaluation des risques des médicaments»), toutes les autres menaces, de loin les plus nombreuses et les plus dangereuses, sont écartées ou atténuées au lance-flammes par «l'inflammation», parfois avec quelques dégâts collatéraux.

Cellules de l'inflammation et cellules de l'immunité

Les réponses inflammatoires sont assurées par deux systèmes interdépendants et complémentaires, l'un activant l'autre, les systèmes inflammatoire et immunitaire (voir note «Les deux immunologies»).

Ils mettent en jeu une vingtaine de cellules différentes, toutes venues de la moelle osseuse qui les produit à haut débit, et du sang qui les transporte là où elles sont nécessaires. Pour être simple (!), il y en a trois groupes aux fonctions complémentaires, répartis dans le sang et tous les tissus, dont vous pouvez lire le nom (monocytes, lymphocytes, polynucléaires divers) sur vos examens de sang, vos «formules sanguines»:

• Les «**captatrices**», qui s'emparent des «agresseurs» (bactéries, virus, etc.) et commencent à les démolir. Ce sont les deux dérivés des **monocytes**, les énormes **macrophages**, qui captent, avalent, digèrent, fragmentent et «présentent» les agresseurs aux lymphocytes (ils «présentent», c'est-à-dire exposent à leur surface, dans de petites barquettes, dites molécules MHC, les fragments des antigènes qu'ils ont captés), et les **cellules dendritiques** (dendron, «arbre»), aux longs et multiples bras captateurs (R. Steinman les a identifiées et décrit leur rôle essentiel dans l'immunité ; il est mort cette année, le jour où il recevait pour cela le prix Nobel).

- Les **destructrices sélectives**, qui sont les lymphocytes des ganglions et des tissus, qui «**vérifient**» l'identité étrangère ou non des agresseurs (voir note «Les deux immunologies»), qui leur sont «présentés» par les captateurs, et qui les détruisent soit par les anticorps sécrétés par les lymphocytes B, soit par l'action directe des lymphocytes tueurs, dits T8.

- Les «**exécutantes**», les «**bourreaux**» **aveugles**, non sélectifs, qui, stimulées par les précédentes, ou directement, détruisent tout sur leur passage. Ce sont les **polynucléaires** neutrophiles, éosinophiles et basophiles, d'où dérivent les **mastocytes** (voir note «L'asthme») et auxquels se joignent de nouveau les dévorants et insatiables **macrophages**. Ces cellules inactivent ou tuent par contact ou absorption (phagocytose), puis digèrent et éliminent les bactéries, les virus, les substances étrangères toxiques et antigéniques, grâce à divers organites intracellulaires spécialisés (un organite est un petit organe de la cellule), vacuoles, vésicules, phagosomes, lysosomes, peroxysomes, utilisant une myriade de molécules toxiques (radicaux libres, NO, enzymes divers, Tumor Necrosis Factor ou TNF, perforines, etc.).

Elles sont d'une grande puissance, mais avec des «bavures», entraînant parfois des destructions définitives de nos propres tissus et toujours de vives réactions, dites «inflammatoires» (vasodilatation, œdème, infiltration cellulaire et microthrombose vasculaire), et tous les signes cliniques de l'inflammation : **gonflement, rougeur, douleurs et fièvre**.

Les molécules-signaux de communication entre les cellules

Pour coopérer de façon coordonnée et intervenir là où elles sont nécessaires, là où se manifeste l'agresseur qui les a mobilisées, ces cellules communiquent entre elles en s'adressant d'une cellule à l'autre de multiples signaux moléculaires intercellulaires et, pour cela, libèrent de nombreuses molécules messagères circulantes dans le sang, dites «**cytokines**», qui jouent le rôle de messagers entre elles et s'accrochent à des **récepteurs** moléculaires spécifiques de

DANS LES FLAMMES DE L'INFLAMMATION

chacune d'entre elles, situés à la surface des autres cellules. Ainsi sont envoyés des signaux quasi téléphoniques, destinés à attirer les cellules d'un endroit à un autre (**chémokines**) ou à cibler les cellules circulantes en tel ou tel point de l'organisme.

Les interactions cytokines-récepteurs déclenchent des réactions intracellulaires, mobilisant au sein même des cellules des cascades d'autres molécules, qui vont porter avec précision les signaux d'alerte et d'action à tel ou tel organite intracellulaire, en particulier des facteurs de transcription qui agissent sur l'ADN des noyaux et contrôlent l'expression de multiples gènes de survie et de prolifération cellulaire, tel le puissant **NFκB**.

Tous ces événements biologiques complexes se passent le long de circuits intracellulaires multiples, parallèles ou en série, branchés, transversaux, diagonaux ou verticaux, amplificateurs ou inhibiteurs, et souvent entrecroisés comme les réseaux routiers.

Des **centaines de molécules** hautement spécifiques de missions très précises sont ainsi mises en jeu et agissent de façon coordonnée, selon des programmes d'une grande complexité, difficile à décrypter et plus encore à contrôler.

Pour illustrer la complexité de la biologie de l'inflammation, citons seulement les molécules les plus impliquées dans les réponses inflammatoires aux agressions diverses. Ce sont les cytokines et leurs récepteurs spécifiques aux noms barbares : 20 à 25 **interleukines** (messagers interleucocytaires, IL-1, 2, 6, 8, 17 et 23, tandis que les IL-4, 5 et 13 sont plutôt impliquées dans l'allergie, qui d'ailleurs fait également partie des réponses inflammatoires), ou plus barbares encore, tels les TNF-α et β et encore les innombrables variétés de molécules d'adhésion intercellulaire : **intégrines** (LFA-1, MAC-1, VLA-1 à 6), **cadhérines** (LCAM, ICAM, VCAM, NCAM-CAM pour « *cell adhesion molecule* ») et **sélectines** se liant à la matrice des tissus, etc. Elles permettent aux cellules circulantes du sang de s'arrêter et se coller aux parois des vaisseaux, puis de les traverser, pour migrer dans la profondeur des tissus. Le cerveau reste un sanctuaire à l'écart de ces combats. Avantage, mais parfois inconvénient d'être un sanctuaire sans défense suffisante, d'où la gravité des encéphalites.

Pr Philippe **EVEN** – Pr Bernard **DEBRÉ**

Les molécules exécutantes

En aval de ce système de communication et en réponse à ces signaux, les cellules prolifèrent, se mobilisent et émettent de multiples molécules, non plus de signalisation, mais effectrices, dites «**médiateurs de l'inflammation**», capables de rejeter, empoisonner ou détruire les agents qui les ont provoquées.

Parmi elles, l'histamine, la sérotonine, la bradykinine, la kallikréine, le PAF, l'EET, les leucotriènes et surtout les **prostaglandines** (PG), molécules essentielles et bien mal nommées (découvertes en analysant les effets du fluide prostatique du sperme sur l'utérus). Leur découverte et leur synthèse ont été couronnées par deux prix Nobel (1970 et 1982). Elles sont l'une des **plus grandes percées de la biologie moderne** et elles sont au cœur de l'inflammation. Elles sont encore ignorées de 99 % des médecins !

Elles sont synthétisées à partir d'un acide gras banal, l'acide arachidonique (AA), en plusieurs étapes, par deux enzymes, dites «**cyclo-oxygénases**», COX-1 et COX-2. L'AA est cyclisé et produit des prostaglandines G et H, qui sont immédiatement transformées selon trois voies : l'une produit les **prostaglandines D, E et F**, l'autre, la **prostacycline** et la troisième, le **thromboxane** (TXA).

Les PG agissent sur les cellules en se liant à de nombreux récepteurs membranaires spécifiques de chaque tissu, qui activent à leur tour de multiples circuits intracellulaires.

Toutes sont sécrétées localement avec une durée de vie très courte, de trente secondes à trois minutes, et sont rapidement détruites. Elles ne circulent donc pas dans l'ensemble de l'organisme. Ce ne sont pas des hormones au sens classique du terme, mais des **hormones locales**, comme le sont aussi l'histamine et la sérotonine.

La COX-1 est un enzyme permanent présent dans toutes les cellules. C'est la COX physiologique normale. Elle peut synthétiser toutes les prostaglandines D, E, F et le **thromboxane**, mais **pas la prostacycline**.

Au contraire, **la COX-2** est la COX de l'inflammation. Elle n'intervient qu'au cours des réponses inflammatoires, sur les sites de l'inflammation, et peut synthétiser **toutes les prostaglandines, y compris la prostacycline.**

Les actions physiologiques des PG sont très variées et spécifiques de chaque tissu, au point d'être parfois contradictoires d'un tissu à l'autre ou d'un organe à l'autre.

DANS LES FLAMMES DE L'INFLAMMATION

Schématiquement, les **PGE** sont vaso- et bronchodilatatrices, les **PGF**, vaso- et bronchoconstritrices, la **prostacycline** est un très puissant vasodilatateur et prohémorragique en inhibant l'agrégation des plaquettes, et, à l'inverse, le **thromboxane** est un vasoconstricteur et un puissant agrégant plaquettaire, indispensable à l'hémostase, mais facteur de thromboses artérielles. Sur le tube digestif, les PGE augmentent la sécrétion de mucus protecteur et réduisent la sécrétion d'acide chlorhydrique. Sur l'utérus, en dehors de la grossesse, la PGE est relaxante et la PGF contractante, mais les deux le sont pendant la grossesse.

Cette diversité d'action tient à la diversité structurale des PG et à la diversité plus grande encore de leurs récepteurs spécifiques (deux pour les PGD, quatre pour les PGE, etc.), qui chacun active des circuits cellulaires différents, répondant à des objectifs différents, dans différents tissus, vasculaire, cardiaque, gastrique, musculaire lisse bronchique et digestif, utérin, et au sein des cellules sanguines et spécialement des plaquettes (la situation est la même pour toutes les hormones et tous les médiateurs : 5 récepteurs de l'adrénaline, 5 de l'histamine, 14 de la sérotonine, etc. **C'est la diversité des récepteurs qui fait l'extrême diversité des actions des médiateurs et non les médiateurs eux-mêmes**, qui sont en nombre relativement limité. Les grandes découvertes thérapeutiques de ces dernières années concernant ainsi les agonistes ou les antagonistes des récepteurs des hormones et médiateurs, plus encore que les hormones et médiateurs eux-mêmes. Sur un clavier, le doigt est important, mais il peut enfoncer de nombreuses touches et ce sont elles qui font la mélodie).

Si les **antiprostaglandines, aspirine et AINS**, jouent un rôle dominant en thérapeutique, les prostaglandines elles-mêmes y sont également utilisées. La prostacycline dans l'hypertension artérielle pulmonaire, l'initiation et surtout la facilitation du travail lors de l'accouchement (**dinoprostone** ou PGE_2), le traitement des complications gastriques des AINS (**misoprostol**, analogue de la PGE_1), la maintenance du canal artériel, parfois nécessaire en cas de cardiopathie congénitale (**alprostadil** ou PGE_1), également proposée en injections intracaverneuses en cas d'impuissance (**Caverject, Edex**), l'interruption médicale de grossesse au 2ᵉ trimestre et le traitement des grossesses molaires (**dinoprostone** ou **misoprostol**, en association avec le **RU-486**).

Notons que l'acide arachidonique est aussi la source de dérivés non cyclisés, les **leucotriènes** (LKT-A, B, C, D, E), synthétisés par une lipoxygénase dans beaucoup de cellules et tissus, et qui jouent un certain rôle dans les réponses inflammatoires.

L'inflammation et les réponses immunitaires ont malheureusement **leur revers de la médaille**. Ce sont des réactions destructives très dangereuses pour les organismes, où elles vont souvent trop loin, au point qu'on a pu dire ironiquement, mais c'est plus qu'une simple boutade, que, depuis les antibiotiques, les antiviraux et les antiparasites, on n'avait plus besoin des réponses immunitaires et inflammatoires pour nous défendre, et qu'elles comportaient désormais dans les pays occidentaux plus d'inconvénients que d'avantages, avec, par exemple, plus de maladies auto-immunes ou allergiques que d'immunodéficiences, avec des réactions inflammatoires souvent dévastatrices, touchant préférentiellement les reins, la peau, avec de multiples types d'éruption et, au maximum, les très graves syndromes de Lyell et de Stevens-Johnson, qui sont souvent mortels, et aussi des atteintes myocardiques, articulaires, musculaires et du système nerveux. Les grandes réactions allergiques et les chocs anaphylactiques eux-mêmes font partie des réactions inflammatoires, en mettant en jeu les IgE et beaucoup des cellules de l'inflammation, et en particulier les mastocytes et les éosinophiles. Un grand nombre d'effets secondaires de toutes les thérapeutiques relèvent également de réponses de type allergique ou inflammatoire aux médicaments.

D'où l'absolue nécessité de traitements anti-inflammatoires capables d'annihiler ou tout au moins de contrôler les réponses inflammatoires excessives, inutiles et dangereuses (voir notes « Cortisone et corticoïdes » et « Les anti-inflammatoires non stéroïdiens [AINS] »).

CORTISONE ET CORTICOÏDES : DR JEKYLL ET MR HYDE

Les dérivés de la cortisone sont les plus puissants anti-inflammatoires. Leur découverte a été, avec celle des antibiotiques, **une des plus grandes percées de la médecine** du dernier demi-siècle, devant même les découvertes de l'insuline, des antidiabétiques, des diurétiques, des anticoagulants et des premiers antitumoraux. Ils ont révolutionné le traitement des maladies inflammatoires et allergiques, et celui des maladies auto-immunes, et ils ont permis la transplantation d'organes et contribué au traitement de certains lymphomes et leucémies.

Et pourtant, ils font peur. Ils font peur parce que leurs actions ne sont pas seulement anti-inflammatoires, mais aussi métaboliques, perturbant l'utilisation des sucres, des graisses et des protéines, et c'est pourquoi on les appelle aussi « **glucocorticoïdes** », et ces actions métaboliques puissantes sont toutes susceptibles de créer à la longue de graves complications, qui en ont donné une image négative.

La cortisone aujourd'hui fait peur. Elle est pourtant irremplaçable dans la plupart des maladies inflammatoires, au moins à un moment ou à un autre, et plus encore dans les réactions inflammatoires associées à beaucoup de maladies aiguës courantes.

Il est donc nécessaire de clarifier les choses et d'abord de distinguer complètement **les risques des traitements courts, rigoureusement nuls, et ceux des traitements prolongés, qui sont constantes et graves** et qui ne doivent être appliqués que s'il n'y a pas d'autre solution possible. La cortisone et ses dérivés sont en effet parfaitement supportés, sans aucun effet nuisible, lorsque les traitements sont courts, d'un à dix jours, ou s'ils sont donnés de façon intermittente au fil du temps. Ils comportent au contraire des risques importants lorsqu'ils doivent être pris pendant des semaines ou des mois, et d'autant plus fréquents et sérieux que les traitements sont plus prolongés.

Leur découverte en 1949 a été une des plus belles pages de la médecine clinique et un coup de théâtre. En une semaine, les polyarthrites les plus graves et invalidantes, qui duraient depuis des années, étaient presque guéries comme par enchantement, et, sur la couverture de *Match*, Raoul Dufy recommençait à peindre, alors qu'il ne pouvait même plus tenir son pinceau depuis des années.

Philip Hench, rhumatologue de la Mayo Clinic, observe, dès 1929, que tous les symptômes de ses patientes atteintes de polyarthrite rhumatoïde disparaissent miraculeusement pendant leur grossesse ou au cours d'hépatites aiguës. Intuition de génie : il imagine qu'une molécule, probablement une hormone, voit sa concentration augmenter dans ces deux cas, parce qu'elle serait hypersécrétée pendant la grossesse et ne serait plus détruite quand le foie est atteint. Il songe alors à une hormone sexuelle, ou plutôt surrénale, et prend contact avec deux biochimistes, E.C. Kendall, comme lui à la Mayo Clinic, et Tadeus Reichstein, à Zurich, qui l'un et l'autre travaillent à l'isolement des hormones corticosurrénales.

Vingt ans s'écoulent, avant que les deux biochimistes parviennent enfin à isoler la cortisone en 1949, à partir de milliers de glandes surrénales de bœuf et en fournissant quelques milligrammes à Hench, à leurs basques depuis deux décennies. Et Hench traite aussitôt 14 polyarthrites rhumatoïdes. Et c'est le miracle, fulgurant : tous les symptômes disparaissent en quarante-huit heures. Hench, Kendall et Reichstein reçoivent le Nobel dix mois plus tard (jamais un Nobel n'a été décerné aussi rapidement après une découverte).

La cortisone sera ensuite extraite de la bile de bœuf, mais il faudra faire subir 37 opérations chimiques à la bile de 3 bœufs pour obtenir un comprimé de cortisone et il aurait donc fallu 40 000 bœufs pour traiter 1 000 malades pendant seulement deux semaines ! Mais, peu après, on découvre l'abondance des stéroïdes dans certaines plantes, par exemple dans plusieurs types de digitales (la digitaline, un puissant tonicardiaque connu depuis le XIXe siècle, est elle-même un stéroïde). La sève d'une seule plante en fournit, après seulement 20 transformations chimiques, autant que 12 000 bœufs ! Mais, très vite, la préhistoire se termine et la cortisone et tous les autres corticostéroïdes sont produits industriellement par synthèse chimique, et des dérivés de plus en plus puissants et peu onéreux sont mis sur le marché : **hydrocortisone** (ou **cortisol**, la véritable hormone humaine, 1,2 fois plus active que la cortisone elle-même), **prednisone** et **prednisolone**, 4 fois plus actives que le cortisol, **dexa-** et **bétaméthasone**, 25 fois plus puissantes que le cortisol, **triamcinolone**, etc.

L'effet de rétention du sel avec hypertension et œdèmes redouté des malades est très faible pour la cortisone, le cortisol et la prednisone, et nul pour les méthasones et la triamcinolone : pas de régime sans sel sous cortisone.

Il faudra soixante ans pour comprendre comment fonctionne la cortisone.

Les corticostéroïdes agissent de façon coordonnée sur **toutes les étapes des réactions inflammatoires**, en bloquant une cascade de voies enzymatiques qui y sont impliquées (NFκB, MAPK, PLA-2, COX-2, etc.). Ils réduisent ainsi le nombre, la prolifération, la mobilité, la capacité d'émettre et de recevoir des signaux moléculaires et de détruire ou paralyser les bactéries ou virus des cellules de l'inflammation, polynucléaires, monocytes et lymphocytes.

Ils réduisent ainsi la synthèse et la libération des cytokines et de leurs récepteurs, IL-1, IL-2, IL-6, TNF, et celles des molécules d'adhésion (voir note « Les flammes de l'inflammation »), empêchant les cellules inflammatoires de passer du sang dans les tissus enflammés. Ils réduisent parallèlement les capacités tueuses des lymphocytes T8 (mais guère la synthèse d'anticorps par les lymphocytes B), des polynucléaires et macrophages, et ils diminuent la synthèse des prostaglandines, à la fois à la source, en bloquant la PLA-2, ce qui coupe la production d'acide arachidonique dont dérivent toutes les prostaglandines, et, en aval, en inhibant spécifiquement la COX-2.

Ces effets ne sont pas directement exercés par la cortisone. Très liposoluble, elle traverse les membranes lipidiques et elle entre facilement dans la cellule et **s'y lie à son récepteur** spécifique dans le cytoplasme, et c'est cet ensemble qui exerce soit des effets immédiats, intracytoplasmiques, encore mal identifiés, soit des effets retardés de cinq-six heures, où la cortisone et son récepteur **pénètrent dans le noyau** et exercent deux modes d'action. Le premier, où l'ensemble cortisone-récepteur se lie à l'ADN et amplifie l'expression de certains gènes ; l'autre, essentiel, où le récepteur se lie aussi aux NFκB, et ce triple ensemble se lie à son tour à d'autres sites de l'ADN et exerce une action inverse, donc répressive sur les protéines de l'inflammation. **Le cortisol agit ainsi en inhibant l'action normalement pro-inflammatoire et puissante du NFκB.**

Les corticoïdes endorment ainsi véritablement nos défenses inflammatoires et immunitaires. Et c'est pourquoi ils sont utilisés non seulement à dose modérée, pour réduire les symptômes de l'asthme, des maladies inflammatoires courantes et les réactions allergiques, mais à dose plus forte et continue, dans le rejet de greffe, dans la maladie du greffon contre l'hôte et dans les maladies auto-immunes sévères, telles que la sclérose en plaques, les maladies inflammatoires graves de l'intestin et les maladies malignes du sang.

Si les traitements sont prolongés, une telle puissance ne va pas sans deux types de risques graves : le premier lié à l'affaiblissement des barrières anti-infectieuses et immunitaires (répression de la synthèse des cytokines pro-inflammatoires – IL-1, 2, 4, 6, 8 et 12 ; IFN-γ ; TNF-α ; COX-2 ; GM-CSF – et des cadhérines, ELAM et LCAM-1, etc., et répression des lymphocytes tueurs T8 – mais, comme on l'a vu, pas de répression des anticorps), avec des surinfections bactériennes ou virales, en particulier des **maladies « opportunistes »**, dues à des germes normalement sans danger, mais à qui la dépression immunitaire donne « l'opportunité » de se multiplier.

Le second risque est celui, inéluctable, de complications liées aux **effets métaboliques** : destruction des protéines, et donc des muscles et de l'os, destruction et redistribution des graisses des membres à la face et dans le cou (se rappeler le visage du président G. Pompidou peu avant sa mort en 1974), fabrication de sucres (glucose et glycogène) par le foie, à partir de ces protéines et de ces graisses (effet paradiabétique).

Pour éclairer les lecteurs et particulièrement les malades inquiets des permanentes rumeurs sur les dangers des corticostéroïdes, répétons que les complications de ces traitements ne commencent éventuellement à apparaître, à un degré très mineur, qu'après deux à trois semaines au moins, mais que, à doses moyennes et même élevées pendant un à quinze jours, il n'y a absolument aucun risque de complication d'aucun ordre (sinon parfois une certaine insomnie les premiers jours).

Par ailleurs, il n'y a pas, **jamais, d'accident de rétention de sel et d'œdème**, parce que les glucocorticoïdes n'ont aucune capacité physiologique à retenir le sodium, et qu'aucune hypertension artérielle (HTA) significative n'est jamais à craindre, même chez les hypertendus.

De même, **les ulcères digestifs, en particulier gastriques, relèvent du mythe** et ne s'observent ni en traitement court ni en traitement long. La fréquence des ulcères et des perforations

CORTISONE ET CORTICOÏDES : DR JEKYLL ET MR HYDE

digestives est identique avec ou sans corticoïdes dans plus de 100 publications depuis les années 1970 ou 1980. Aucun antiacide n'a donc à être associé au traitement par les corticostéroïdes.

Vous éternuez, vous mouchez, vous toussez, vous avez le nez bouché, vous avez une rhinotrachéite allergique ou virale, de la fièvre, mal à la tête, les oreilles bouchées et douloureuses, une conjonctivite, prenez 40 mg de cortisone pendant **deux à trois jours** et tous les symptômes disparaîtront, comme par miracle, en quelques heures. N'ayez pas peur des corticoïdes, ils ne vous mangeront pas.

En revanche, avec **les traitements au long cours, de plus d'un à trois mois, et surtout sur des années, de graves complications sont inévitables.** Elles apparaissent après quatre à douze semaines de traitement. C'est à cause de leur fréquence et de leur gravité que les corticoïdes par voie générale ont dû être abandonnés dans l'asthme (remplacés par des corticostéroïdes inhalés, aussi efficaces et sans risques) et dans les polyarthrites rhumatoïdes (remplacés par d'autres traitements, AINS ou autres, monoclonaux ou petites molécules inhibitrices du TNF, beaucoup plus chères et non dépourvues de risques graves).

Les plus fréquentes et graves de ces complications sont musculaires, osseuses et oculaires ou, chez l'enfant, concernent la croissance :

• **la fonte et la faiblesse musculaire des ceintures**, des épaules et de la racine des membres inférieurs apparaissent exceptionnellement après quatre semaines de traitement à fortes doses, en général après six à douze mois et souvent plus tardivement. C'est une complication très sérieuse et invalidante, quasi irréversible. L'exercice peut, jusqu'à un certain point, la prévenir, mais la sédentarité l'accroît ;

• **l'ostéoporose** est liée à ce que les corticostéroïdes accélèrent la destruction et limitent la reconstruction osseuse. La perte radiologique de densité osseuse est de 6 à 10 % la 1re année et plus lente, de 3 % par an, ensuite, mais les fractures augmentent de 75 % dès le 3e mois, avant même que n'apparaisse toute anomalie de la densité osseuse (voir note « Ostéoporose ») après trois mois, même avec des doses relativement faibles de 10 mg/jour de prednisone, et, même avant 65 ans, le nombre de fractures de hanche serait multiplié par 7 et celui de fractures vertébrales par 18 ! Ces complications osseuses peuvent être prévenues ou réduites par le calcium, la vitamine D et, si nécessaire, les bisphosphonates. Les nécroses douloureuses des têtes osseuses fémorales et humérales sont exceptionnelles et ne relèvent pas du même mécanisme que l'ostéoporose.

Cette double atteinte osseuse et musculaire est de loin la plus sévère complication des traitements stéroïdes au long cours, qu'elle doit tendre à limiter au maximum ;

• **la cataracte** est très fréquente, avec des doses de 10 à 20 mg poursuivies pendant des années ;

• **le ralentissement de la croissance** de l'enfant apparaît parfois pour des doses réduites. Il est lié à l'action de la cortisone sur les chondrocytes et la synthèse du collagène. La croissance reprend généralement sans déficit définitif de la taille à l'arrêt du traitement ;

• enfin, rappelons que les corticostéroïdes inhibent la sécrétion hypophysaire d'ACTH et que, dès lors, **les traitements de plus de quinze jours ne doivent jamais être arrêtés brusquement**, mais progressivement sur quelques jours, pour ne pas voir se déclencher une insuffisance surrénale aiguë.

LES ANTI-INFLAMMATOIRES NON STÉROÏDIENS (AINS) – LES ANTIPROSTAGLANDINES

Anti-inflammatoire, antalgique, antipyrétique et modificateur de l'agrégation plaquettaire, leur mode d'action est loin d'être général, comme celui des corticostéroïdes (CS), mais au contraire hyperfocalisé contre les seules prostaglandines. Ils sont aujourd'hui au premier rang du traitement des maladies inflammatoires chroniques, en particulier des polyarthrites rhumatoïdes, des arthroses douloureuses (les ostéoarthrites des Anglo-Saxons) et des douleurs dentaires, largement devant les CS, qui sont beaucoup moins antalgiques, mais plus efficaces sur les autres manifestations inflammatoires, mais impossibles à utiliser au long cours, excepté dans les maladies malignes, tant ils sont délabrants à long terme.

L'histoire des AINS remonte à loin. C'est celle des **salicylates** et de l'**aspirine** (acide acétyl-salicylique). Les infusions d'écorce et de feuilles de saule étaient proposées contre la fièvre dès Hippocrate. L'acide salicylique est synthétisé en 1859, produit industriellement en 1874. Le Français Gerhardt synthétise son dérivé acétylé, l'aspirine, en 1853, mais ce sont les Allemands Hoffmann et Bayer qui la commercialisent à grande échelle en 1899.

L'aspirine est alors, pour plus de cinquante ans, la molécule reine contre les douleurs et la fièvre, le médicament le plus vendu dans le monde. Et pourtant, jusqu'à John Vane, en 1971, qui recevra le prix Nobel pour cela, personne ne sait comment expliquer ses effets miraculeux.

On sait aujourd'hui qu'elle acétyle et **inactive la COX-1** (voir note « Dans les flammes de l'inflammation ») et donc la synthèse des prostaglandines PGE et PGF, et celle du **thromboxane** pro-agrégant, mais pas celle de la prostacycline antiagrégante. Elle fait donc saigner mais elle empêche les thromboses artérielles. Puissamment antalgique, elle a une activité inflammatoire faible, mais elle a une particularité unique que n'ont pas les AINS qui arriveront plus tard sur le marché : l'inactivation de la COX-1 plaquettaire est irréversible, car les plaquettes n'ont pas de capacité de resynthèse, et, même une fois l'aspirine disparue, le thromboxane ne réapparaît pas. Les plaquettes ne peuvent donc plus s'agréger, et, au moindre traumatisme, les vaisseaux saignent et des micro- ou macrohémorragies se produisent, et cela dure, même sans aspirine, pendant sept à huit jours, jusqu'à ce que la moelle renouvelle les plaquettes. Une dose unique de 70 à 100 mg d'aspirine suffit donc pour bloquer l'agrégation pour plusieurs jours. Il faut donc 1 à 2 g/jour pour calmer des douleurs, mais seulement 75 mg pour prévenir les thromboses, les infarctus et les accidents cérébraux.

L'aspirine est donc un antiagrégant unique et elle est, à ce titre, largement utilisée en cardiologie, car **à petites doses** de 100 mg/jour, elle réduit fortement la fréquence des **thromboses artérielles**, coronaires ou cérébrales et même, on le sait depuis peu (2012), celle des **phlébites** et de 20 % celle des **cancers**, dont beaucoup se développent sur des lésions inflammmatoires chroniques. En revanche, comme antiagrégant, elle ne doit pas être donnée à des doses supérieures à 500 mg, car, à ces doses, elle pourrait inhiber aussi la synthèse de la prostacycline antiagrégante et faciliter les thromboses. À cause de son action hémorragiante prolongée, elle doit être stoppée plusieurs jours avant une intervention chirurgicale (par contre, comme antalgique, elle n'agit qu'à 1 ou 2 g/jour) (voir aussi note p. 266).

Le paracétamol, ou acétaminophène, isolé en 1893 par von Mering et dérivé de la phénacétine (et, en amont, de l'acétanilide), découverte par hasard six ans avant, est un pur produit de la chimie allemande triomphante de la fin du XIXᵉ siècle. C'est un antalgique presque pur, très peu anti-inflammatoire, quoiqu'anti-COX-1 et 2. Il est le principal antalgique de 1ʳᵉ ligne aujourd'hui. Il n'entraîne d'hépatites graves qu'en cas de surdosage volontaire massif de 8 à 15 g.

La 3ᵉ génération d'AINS est apparue dans les années 1950, un demi-siècle après l'aspirine, avec la **phénylbutazone** (butazolidine) efficace, mais écartée à cause d'agranulocytoses sévères (écroulement des globules blancs), puis, en 1965, avec l'**indométacine**, puis, de 1966 à 2000, avec 16 nouvelles molécules sous 28 spécialités de plusieurs familles chimiques : **fénamates** (1966) ; **carboxyliques** (**thiaprofène**, 1974, et **diclofénac** ou **voltarène**, 1976, 10 molécules sous 18 spécialités jusqu'en 2005) ; **oxicams**, de 1981 à 2005 (3 molécules, 7 spécialités), etc., toutes quasi-copies les unes des autres au sein de chacune de ces familles. Elles sont moins toxiques que les deux premières, et d'efficacité et de sécurité équivalentes dans l'immense marché de la douleur : Pfizer, Abbott, BMS, Novartis, Roche, Boehringer, Sanofi, mais curieusement pas GSK, ni Lilly, ni Astra-Zeneca, ni Johnson & Johnson (Lilly avait essayé, mais avait dû retirer sa molécule en catastrophe, après des dizaines d'hépatites aiguës mortelles, dont il savait le risque, mais qu'il avait dissimulé à la FDA. Pour ces 70 morts, le laboratoire n'eut à verser que 200 millions de dollars !), et, après elles, beaucoup d'autres firmes plus petites, la plupart françaises, arrivées comme d'habitude avec beaucoup de retard, P. Fabre, Genévrier, Thérabel, Bouchara, et quelques petites étrangères, Almirall, Daiichi, Chiesi, Arkopharma et Cephalon.

Très actifs sur les douleurs, moins sur les symptômes inflammatoires (gonflement, rougeurs ou fièvre), tous les AINS des années 1970 à 1998, dits aujourd'hui « anti-COX-1 », voient leur utilisation à long terme compromise par de **sérieuses toxicités, principalement digestives**, très supérieures à celles des CS. Elles se manifestent par des nausées, des crampes abdominales, des diarrhées et surtout, chez 15 % des utilisateurs réguliers, des ulcérations gastriques allant de petites lésions superficielles à de véritables ulcères perforants, parfois compliqués d'hémorragies sérieuses et de perforations, mais le plus souvent limités à de petits saignements parfois très anémiants. Ces complications sont globalement 3 fois plus fréquentes que chez les sujets qui n'en prennent pas, 8 fois plus chez les sujets de plus de 70 ans ou qui en prennent à doses élevées, et jusqu'à 15 fois chez les sujets ayant antérieurement souffert de manifestations digestives ou prenant simultanément des anticoagulants ou des CS.

Ces ulcérations digestives sont directement liées à l'activité anti-COX-1 qui déprime la synthèse des PGE, entraînant la diminution de la sécrétion de mucus protecteur gastrique et intestinal, et l'augmentation de celle de l'acide chlorhydrique par l'estomac.

Ces complications potentielles justifient la prise simultanée de **misoprostol** (analogue de la PGE) ou d'**inhibiteurs de la pompe à protons** (IPP). Dès lors, le coût des traitements par les AINS doit prendre en compte le coût additionnel des IPP donnés presque systématiquement et qui, à 1 euro/jour, multiplie la dépense par 3 (pour l'industrie, commercialiser un médicament et son antidote partiel est une très intéressante opération !).

En revanche, parce qu'ils sont antithromboxane et donc anti-agrégants, les AINS de type anti-COX-1 ne donnent lieu à aucune complication cardio-vasculaire.

L'utilisation continue de doses élevées peut, exceptionnellement, conduire à une néphropathie avec insuffisance rénale et à des infections urinaires.

Enfin et peut-être surtout, l'aspirine et les AINS, mais non le paracétamol, peuvent déclencher chez les sujets allergiques des **réactions violentes d'hypersensibilité** avec urticaire généralisée, rhinite, asthme, bouffées vasomotrices, chute tensionnelle et parfois choc exceptionnellement mortel (exceptionnellement, c'est 30 à 50 morts/an dans le monde).

Telle était la situation des AINS à la fin des années 1990: un marché immense, des molécules très efficaces, mais parfois toxiques, vendues aux **prix dérisoires** de 0,30 à 0,50 euro/jour, 140 euros/an/malade. Autant dire rien. L'industrie pharmaceutique devait à ses actionnaires de réagir. Elle l'a fait.

L'histoire du Vioxx le raconte.

LE VIOXX : 1000 OU 2000 MORTS PASSÉS À LA TRAPPE

Un drame oublié, une leçon esquivée.

Il faut la raconter, sept ans après, parce qu'elle est exemplaire et qu'elle a été littéralement escamotée par l'AFSSAPS, déjà dirigée par J. Marimbert, par le ministère de la Santé de l'époque, par les médias qui n'ont rien vu ou rien voulu voir, ou rien compris, car le **Vioxx**, ça a été, en cinq ans, de **10 000 à 50 000 morts** aux États-Unis, reconnus et indemnisés, mais aucun en France. Comme les nuages radioactifs venus de Biélorussie s'arrêtent sur le Rhin, les dangers des médicaments s'engloutissent dans le triangle des Bermudes, en traversant l'Atlantique.

Tout commence dans les années 1990. Le gigantesque marché des AINS ne rapporte plus. Toutes les grandes molécules sont multigénériquées dans tous les pays du monde, vendues à 0,20 dollar ou euro par jour.

Pour réanimer ce marché, il faut innover, imaginer de nouveaux AINS, qui seront vendus beaucoup plus cher.

Par chance, il y a deux cyclo-oxygénases, les COX-1 et 2. On va jouer sur cette dualité qu'on redécouvre à-propos. La martingale sera de promouvoir des molécules soi-disant sélectives contre la COX-2, qu'on appellera «**coxibs**» et qu'on dira de 2e génération, formule magique, suggérant une plus grande efficacité, en attendant la 3e qui fera naturellement encore mieux. Les nouvelles molécules seront donc forcément plus efficaces, plus sûres et donc plus chères. Forcément.

Pourtant, il y a déjà des AINS plus anti-COX-2 qu'anti-COX-1. Il faut surtout ne pas en parler. Ce sont de nouvelles molécules qu'il faut lancer, ou du moins des molécules qui aient l'air nouvelles. On ne va donc évidemment pas révéler que le **diclofénac** (Voltarène), le **méloxicam** (Mobic) et surtout l'**étodolac** (Lodine), qui existent depuis des années, sont aussi anti-COX-2 que les coxibs que l'on s'apprête à lancer.

L'opération aboutit en 1999. Les premiers coxibs, le **Celebrex** (célécoxib de Pfizer) et, trois mois après, le **Vioxx** (rofécoxib de Merck), sont autorisés par la FDA par une **procédure accélérée**, justifiée selon les firmes par la supériorité remarquable des deux molécules sur les AINS antérieurs et parce qu'elles réduisent les accidents digestifs (il n'y avait pourtant, selon M. Angell, aucune raison légale d'utiliser cette procédure accélérée d'exception, qui permet d'ouvrir le marché un an plus tôt avec tambours et trompettes, comme s'il s'agissait d'une grande révolution thérapeutique).

L'essai VIGOR de Merck, base de son dossier d'approbation devant la FDA, qui ne sera publié qu'en 2002, montre pourtant que ce médicament n'a **aucune supériorité** sur les anciens AINS, ce qui sera confirmé dans 20 études ultérieures, mais qu'il **réduit en effet de moitié les complications digestives**, douleurs, ulcères, saignements, hémorragies, de 4 à 2 % (soit en valeur relative, de 50 %!).

Aussitôt, le Celebrex et le Vioxx sont massivement promus aux États-Unis auprès des médecins et du grand public. À la télévision, la patineuse vedette Dorothy Hamill multiplie les doubles axels et les triples lutz sur l'air d'*« It's a beautiful morning »*, et virevolte, visiblement sans la moindre douleur arthritique, évidemment grâce au Vioxx, ironise Marcia Angell, professeur à Harvard et ancienne éditrice en chef du *New England Journal of Medicine*, dont elle a démissionné pour protester contre le poids, de plus en plus insupportable, exercé sur la presse par l'industrie pharmaceutique et pour écrire un best-seller, *La Vérité sur les compagnies pharmaceutiques*, que l'un de nous a traduit pour la France et le Canada en 2005.

En France, la campagne promotionnelle bat son plein, inondant de publicités rédactionnelles signées des maîtres de la rhumatologie française *Le Quotidien du médecin* et *Impact Médecine*. **« Le Vioxx est une révolution ». « Il est surpuissant ». Il est « bien supérieur aux AINS antérieurs**, les simples anti-COX-1 ». Les visiteurs médicaux martèlent la même chanson ainsi que toute la rhumatologie française, dont l'indépendance est proverbiale, à Cochin, Lariboisière, Lyon, Strasbourg, etc. Surtout Cochin, dithyrambique et comme transcendé, fait chorus dans un concert de louanges, tandis que le ministre de la Santé, généticien pédiatre qui n'a jamais utilisé une seule de ces molécules, lui remet solennellement, lui-même, au Sénat, **le grand prix médical Galien de l'année**, tandis que, enthousiasmé, le Comité économique des produits de santé, le CEPS, lui accorde un prix 3 à 5 fois plus élevé que les anciens AINS, «parce qu'il le vaut bien». L'AFSSAPS se félicite de son côté de ce que cela contribuera à limiter l'utilisation des IPP, qui ne seraient plus nécessaires avec ces nouvelles molécules (dans la réalité, la double prescription coxib + IPP continuera exactement comme par le passé).

Pourtant, pas un mot des firmes, de la FDA ou de l'AFSSAPS, ni d'aucun de nos rhumatologues, **sur les risques de thromboses artérielles** avec des anti-COX-2, qui inhibent la synthèse de la prostacycline et laissent le champ libre au thromboxane, proagrégant, donc, *a priori*, avec un risque de thrombose artérielle, coronaire ou cérébrale. Cela ne peut pas se terminer autrement. **C'est écrit**, gravé d'avance, dans une logique biologique incontournable. Mais tout le monde ferme les yeux.

Et, en effet, on découvrira ultérieurement que l'étude 090, menée par Merck dès 1996, pour obtenir son autorisation de commercialisation auprès de la FDA, montrait une **fréquence des attaques cardiaques sous Vioxx multipliée par 7**, même à faibles doses. Mais, dix-huit mois plus tard, ces données avaient disparu du dossier officiel remis à la FDA et le Vioxx était accepté par un comité de six experts, dont on apprendra encore quelques années après, par le *New York Times*, que quatre d'entre eux étaient liés par contrat au laboratoire Merck... (notons aussi qu'on découvrira que Pfizer avait manipulé de la même façon le dossier de son essai CLASS, pour obtenir l'autorisation du Celebrex).

C'est seulement en 2000, deux ans après la commercialisation, quand le Vioxx est déjà un blockbuster pris par des millions d'Américains, que sera publié l'essai VIGOR, et il montre une **multiplication par 5 des attaques cardiaques**, avec 2 fois plus d'accidents vasculaires cérébraux et 4 fois plus d'infarctus qu'avec le naproxène, l'AINS ancien pris pour référence (0,4 % des malades traités vs 0,1 %. Ça paraît peu, mais si 1 million de malades en prennent, cela fait 4 000 accidents cardiaques au lieu de 1 000). Lorsque ces données, que la FDA connaît depuis quatre ans, seront publiées, elle se bornera à exiger une mise en garde sur la boîte, sans exiger, mais seulement conseiller de nouvelles études, dans lesquelles Merck ne s'engagera pas.

La piste paraît si rentable que, très vite, une série de coxibs de 2ᵉ génération soi-disant plus anti-COX-2 encore, bien qu'ils soient essentiellement des «*me too*», se préparent à prendre le relais à l'expiration des brevets du Vioxx et du Celebrex, tels le parécoxib (**Dynastat**) et le valdécoxib (**Bextra**), deuxième coxib de Pfizer autorisé dès 2004, cinq ans après le Celebrex, dont le brevet approchait de l'échéance. Et puis encore, le lumiracoxib (**Prexige**) de Novartis (le seul anti-COX-2 vraiment sélectif), et quelques autres en attente, dont l'étoricoxib (**Arcoxia**), le deuxième coxib de Merck (lui aussi plus sélectif que le Vioxx).

Et pour accroître le marché, les firmes cherchent à **élargir les indications**. Tout est peu ou prou inflammatoire, donc ouvrons des voies nouvelles pour ces molécules miracles. **Puisque l'inflammation est partout, les coxibs se doivent d'y être aussi**, maladie d'Alzheimer, sclérose en plaques, prévention des cancers du côlon et même les migraines, pour lesquelles le Vioxx obtient l'autorisation de la FDA en mai 2004. L'avenir paraissait magnifique. Toutes les maladies sont inflammatoires, donc toutes aux coxibs.

Et soudain, la bombe. Le 30 septembre 2004, Merck retire lui-même le Vioxx du marché, à cause des risques cardiovasculaires, qu'il prétend avoir découverts depuis peu, à travers un nouvel essai destiné à montrer que le Vioxx prévenait les récidives de polypes du côlon, alors qu'il connaissait ce risque depuis huit ans, puisqu'ils étaient mentionnés dans l'essai 090 de 1996 et dans l'essai VIGOR en 2000. «Stupéfiante stupéfaction», titrera le *New York Times*.

Aussitôt après cette décision, Merck, qui n'avait plus que ce choix pour éviter l'interdiction, s'empresse de souligner sa rigueur et son sens des responsabilités à l'égard des patients (avec huit ans de retard!). Mais la stupéfaction est générale parmi les médias, les médecins et les malades, car, à ce moment, 2 millions d'Américains prennent du Vioxx, pour 2,5 milliards de dollars par an.

Merck perd d'un coup 11% de son chiffre d'affaires, ses actions s'effondrent, sa capitalisation boursière tombe de près de 50%, 27 milliards de dollars sont volatilisés en quelques heures, et en prime plus de 2 500 plaintes sont déposées au pénal, ce qui conduira à **5 milliards de dollars d'indemnités** dans les deux ou trois années qui suivront. L'existence même de la firme est menacée et Ray Gilmartin, son P-DG, qui, un mois avant, chantait la sécurité et l'efficacité du Vioxx, que, disait-il, «sa femme prenait tous les jours», est débarqué en mai 2005. Dans la foulée, Novartis renonce à son Prexige, mais Pfizer tente de maintenir le Celebrex en arguant de l'absence d'accidents cardiaques au cours des essais

LE VIOXX : 1 000 OU 2 000 MORTS PASSÉS À LA TRAPPE

(accidents qu'il avait effacés dans son dossier de présentation à la FDA), absence qui sera ensuite infirmée. Entraîné par la débâcle de Merck, le cours de Pfizer tombe également de 18 %. Un cataclysme et la 1re page du *New York Times*, du *Boston Globe*, du *Washington Post*, etc. L'affaire du Mediator cinq ans avant et, comme en France, la FDA ébranlée, ses commissaires renvoyés, etc.

C'est alors que, peu à peu, vont **sortir de terre des cascades d'informations, initialement masquées** ou publiées, sans que les institutions médicales et la FDA aient réagi. Au total, 6 essais comparatifs entre le Vioxx et des AINS de la génération antérieure, subventionnés par Merck, portant sur 38 000 malades, plus une métanalyse suisse portant sur 20 742 patients, plus 7 études observationnelles rétrospectives indépendantes, l'ensemble portant sur plus de 2,5 millions de personnes, dont 120 000 sous Vioxx et 1,4 million sous AINS, qui seront publiés dans le *New England Journal of Medicine*, le *Lancet* et le *Journal of the American Medical Association (JAMA)*, ne laissent aucun doute sur la réalité du risque. Tous confirment que Vioxx et Celebrex réduisent bien de moitié la fréquence des hémorragies digestives (accident qui peut être sérieux, mais qui est très rarement mortel et ne laisse aucune séquelle), mais multiplient par 1,5 à 4 la fréquence des infarctus du myocarde, mortels dans au moins 20 % des cas ou laissant des séquelles. Ce qui n'empêchera pas le professeur Bergmann, de l'AFSSAPS, de s'indigner contre les « ayatollahs du principe de précaution, qui veulent stopper les coxibs pour trois complications cardiaques, alors qu'ils évitent huit hémorragies digestives gravissimes ».

Dossier écrasant. Selon A. Woods, reconnu comme l'un des plus grands pharmacologues américains, « c'est de loin le plus évident signal d'alerte que la FDA ait jamais reçu pour les molécules qu'elle a retirées du marché ». Pourtant, en quatre ans, et quoique alertée de multiples côtés, la FDA n'a fait que reprendre en interne l'analyse des documents dont elle disposait déjà, sans en avoir retiré aucune conséquence, et sans exiger de nouveaux essais, se bornant à demander tardivement, en 2002, qu'un avertissement soit apposé sur les boîtes de Vioxx.

Cette affaire a suscité de tous côtés (médias, presse professionnelle et milieu académique anglo-saxons) de sévères commentaires. Pour Robert Horton, éditeur en chef du *Lancet* : « Le risque cardiovasculaire était évident dès 2000, quatre ans avant le retrait, ce qui souligne la faiblesse du système de surveillance de la FDA... Merck était parfaitement au courant dès cette date, comme le montre, selon le *Wall Street Journal*, les mails échangés entre ses dirigeants, alors que les documents remis aux visiteurs médicaux tentaient tous de masquer les risques» (*The Lancet*, 4 décembre 2004).

Eric Topol, cardiologue, leader de la célèbre Cleveland Clinic Foundation, ajoute de son côté : «Depuis 1999, 80 millions d'Américains ont pris du Vioxx – 110 millions aujourd'hui –, ce qui entraîne des décès supplémentaires avec une incidence de 1,6 %, soit, pour 80 millions, 128 000, et Merck connaissait le risque dès les essais cliniques et a attendu novembre 2000 pour les publier. La FDA a attendu plus encore pour mettre en place un comité en 2002, que j'ai présidé, pour réanalyser le dossier, et qui a conclu à la nécessité et l'urgence d'un nouvel essai spécifique, centré sur les risques cardiaques. Cet essai n'a jamais été exigé par la FDA ni entrepris par Merck. À la place, la firme a soutenu que le surcroît de mortalité par rapport au naproxène pouvait être dû à un effet cardioprotecteur, parfaitement hypothétique, de cette molécule, plutôt qu'à un effet nocif du Vioxx, et elle a multiplié les campagnes publicitaires dans la presse et à la télévision et déclaré que "les études qui concluaient à un risque cardiaque étaient erronées"» (*New England Journal of Medicine*, 21 octobre et 30 décembre 2004).

Globalement, **l'excès d'accidents cardiaques est maintenant évalué par extrapolation entre 27 000 et 140 000 en cinq ans, dont 40 % mortels** (E. Topol et D. Graham), soit 11 000 à 56 000 décès. Le Prexige (essai TARGET de 2004) paraît même plus agressif que le Vioxx (il est plus sélectif anti-COX-2) et le Celebrex presque autant (essai APC du National Cancer Institute, interrompu pour cela en novembre 2004). Mais on apprendra plus tard, en 2006, que, de son côté, E. Topol était financé pour son rapport contre Merck par un *hedge fund* qui cherchait à déstabiliser la firme. Quel monde !

Dans ce contexte agité, la FDA, en butte aux critiques sévères des médias et du Congrès, s'affole, patauge, alterne les discours contradictoires, sollicite les chiffres, multiplie les manœuvres et discute la validité des études qui la mettent en difficulté, mais elle finit par accepter, le dos au mur, de financer la grande enquête rétrospective de David Graham, directeur adjoint de l'Office de sécurité des médicaments, menée en liaison avec le grand assureur Kaiser Permanente et portant sur 1 400 000 personnes. Devant ses résultats accablants, elle s'efforcera par tous les moyens d'en empêcher la publication dans le *Lancet*. Selon les e-mails publiés par *USA Today*, en novembre 2004, Steven Galson, l'un des directeurs de la FDA, écrit au *Lancet* qu'un rapport interne de l'Agence «indiquerait» que Graham «aurait pu» manipuler les résultats. De peur d'être licencié, Graham, qui reçoit des appels anonymes l'accusant de fraude scientifique et de harcèlement, et qui est menacé de sanctions internes, de mutation et même d'exclusion par Lester Crawford, patron de la FDA, hésite et finit par proposer de ne pas signer son article, pour ne pas engager l'Agence (*Nature*, 2004). L'étude sera pourtant publiée après quatre mois de discussion. Elle est, on l'a dit, accablante.

Parallèlement, l'Agence tente de faire croire qu'elle n'a pas méconnu les risques, qu'ils ne sont pas démontrés, qu'ils sont mineurs, que peut-être même les AINS classiques pourraient en comporter de similaires, spécialement le diclofénac et le méloxicam, qui inhiberaient plus la COX-2 que la COX-1, ce qu'on sait depuis 1990, car il **existait des coxibs avant les coxibs**, et à cet égard, sur le plan biochimique, les nouveaux coxibs n'ont sur eux aucune supériorité. Bref, l'Agence multiplie les informations parcellaires, contradictoires et tendancieuses, et, brouillant toutes les pistes, noie la réalité dans un nuage de brouillard et finit par annoncer qu'elle envisage la remise du Vioxx sur le marché!

En France, silence radio. Jean Marimbert, celui du Mediator, déjà président de l'AFSSAPS, condamne Merck pour avoir retiré le Vioxx: «Quand on fait cela, on risque de diminuer la confiance des gens dans les médicaments! Le public se demande pourquoi les agences nationales ne l'ont pas fait auparavant (en effet!). On nous fait là un mauvais procès (déjà!), alors que nous faisons un travail sérieux (ah bon?).» Tout était en place dès 2004 pour le Mediator.

L'AFSSAPS se défausse en niant le risque du Vioxx, en se basant sur l'étude CADEUS, menée avant le retrait du Vioxx, par la poste et par téléphone, sous la direction de G. Bégaud à Bordeaux, dès 2003, alors qu'on ne sait encore rien de ses risques, auprès de 45 000 utilisateurs du Vioxx, du Celebrex ou des AINS classiques anti-COX-1, étude financée par la CNAM, la DGS, Merck et Pfizer, et qui conclut, seule au monde contre 10 enquêtes et travaux internationaux pas du tout téléphoniques, à l'absence de tout excès de complications cardiaques avec le Vioxx ou le Celebrex: c'est encore **le nuage de Tchernobyl qui s'est arrêté à nos frontières.**

Le Vioxx n'a tué qu'aux États-Unis, en Angleterre et en Suisse. Pas en France.

Rien ne vaut la réaction du principal porte-voix de Merck en France, le professeur **M. Dougados** de Cochin, qui avait proclamé pendant des mois l'immense supériorité du Vioxx sur les anciens AINS : « J'ai été très surpris, le médicament est très efficace et sûr, j'en prends moi-même contre toutes les douleurs, même les simples maux de tête ou les douleurs après le sport, et je continuerai. Il n'y a eu qu'une seule étude (!) montrant quelques (!) problèmes cardio-vasculaires (on en est à 10). Je dis à mes malades : "Continuez à le prendre, jusqu'à la prochaine consultation. On verra à ce moment-là." » Magnifique.

Mais l'affaire n'est pas terminée. Sous la pression de Merck et Pfizer, **la FDA réunit le 16 février 2005 un comité de 32 experts externes**, présidé par Alastair Wood, pour discuter de la réautorisation du Vioxx et du maintien des autres coxibs. **Dix membres sur 32 y ont des liens avec Merck et Pfizer.** Au cours des trois jours de débat sous très haute tension, suivi de près par les journalistes qui campent autour de la salle, le comité reconnaît à l'unanimité les risques cardio-vasculaires. Bravo. Mais ses votes sont pourtant favorables au maintien du Celebrex (32 voix sur 32) et du Bextra (17 vs 13), tous les deux de Pfizer, et favorables également à la réintroduction du Vioxx (17 vs 15... dont les 10 experts sous contrat avec Merck !), et cela contre l'avis de personnalités aussi reconnues et indépendantes qu'Alastair Wood et Carl Furberg. Si d'ailleurs les 10 membres en situation de conflit d'intérêt avaient été écartés, le Vioxx était battu par 15 à 7. Dans les heures qui suivent, les actions de Merck et de Pfizer bondissent respectivement de + 13 et + 7 %.

Mais, coup de Trafalgar, le 7 avril 2005, le *New York Times* révèle toute l'affaire, contraignant la FDA à trancher contre les votes de son propre comité. Le Celebrex est maintenu, mais le Bextra est interdit et Merck dissuadé de réintroduire le Vioxx.

Affaire éclairante, affaire dramatique, même si ces milliers de morts émeuvent moins que d'autres, car il s'agit de morts anonymes, de morts statistiques, de morts inconnus, de morts de papier, sauf pour les 2 500 familles, qui avaient déjà porté plainte en 2005 et dont le nombre n'a cessé d'augmenter.

Dans les années qui suivent, plusieurs études scientifiques, publiées dans les plus grands journaux, sur des milliers de patients, confirment les risques cardiaques du Vioxx (par exemple, en 2007,

LE VIOXX : 1000 OU 2000 MORTS PASSÉS À LA TRAPPE

2,7 fois plus d'accidents et de décès après sept mois de traitement avec le Vioxx, avec un recul de trois ans, et, en 2006, une augmentation des complications cardiaques de 2,6 fois à faibles doses, et 3,4 fois à fortes doses, avec le Celebrex, qui est toujours sur le marché).

Parallèlement, c'est l'ensemble des AINS qui commence à être remis en cause et une grande étude de 2010 montre que l'anti-COX-1 **ibuprofène** lui-même, la molécule la plus efficace et la moins toxique, augmenterait aussi, mais seulement de 24 %, la fréquence des accidents cardiaques. Écran de fumée.

Aujourd'hui, Merck a dû payer plus de 6 milliards de dollars d'indemnités aux victimes, dont 253 millions à la seule Carol Ernst, Texane, veuve d'un patient mort d'infarctus sous Vioxx.

En France, l'affaire n'a eu aucune suite judiciaire, 40 morts seulement ont été reconnus comme « peut-être » à attribuer au Vioxx et plus personne ne parle de cette molécule, tandis que le Celebrex est toujours sur le marché. Situation d'oubli telle qu'on vient de voir accepté sur le marché européen l'héritier du Vioxx, l'étoricoxib, nouvel enfant de Merck, vendu sous le nom d'**Arcoxia**, pourtant rejeté par la FDA, par 20 voix sur 21 (malgré plus de 100 articles internationaux financés par Merck, publiés de 2005 à 2011 et répertoriés sur Google Scholar, il est vrai dans des journaux de second rang).

Finalement, le concept même d'anti-COX-2 est mort, personne ne croit plus à leur supériorité sur les COX-1. Mais pourquoi sont-ils encore **vendus 3 fois plus cher que les AINS antérieurs** ?

Les années ont passé, l'histoire du Mediator occupe le premier rang de la scène, tout le monde a à peu près oublié l'histoire du Vioxx, alors qu'il ne peut pas avoir fait moins de quelques centaines de morts en France, s'il en a fait au moins 15 000 aux États-Unis. Surtout, **aucune leçon n'en a été tirée**. Même pression des firmes, même surestimation des prix, même liberté de discours des visiteurs médicaux, même intoxication des médecins praticiens par la presse professionnelle, même inertie de l'AFSSAPS, même auto-satisfaction des universitaires porte-voix des grandes firmes, même perpétuel étonnement de la presse, qui ne cesse de se demander : « Comment cela est-il possible ? », malgré la cascade d'affaires du même genre depuis que le capitalisme financier est devenu le seul moteur des tout-puissants actionnaires des entreprises du médicament, et que les agences d'État, à Paris, et l'Agence européenne à

Londres sont aussi lentes, lourdes et infiltrées par l'industrie, bien plus que les agences étrangères : FDA, agences italienne et espagnole, Bureau suisse, agence suédoise ou néerlandaise. Quel est le dénominateur commun de ces échecs ? L'industrie, l'octopus, qui, partout, a poussé ses tentacules aurifères, avec le même objectif : l'argent.

Il y aura d'autres Vioxx et d'autres Mediator.

LES DEUX IMMUNOLOGIES, L'ANCIENNE ET LA NOUVELLE
L'OURSIN, LA MOUCHE ET L'HOMME

Immunitas, «immunité», le mot apparaît en biologie, en 1867, dans le Littré, avec le sens de «protégé de toute attaque». Il y a deux immunités: l'une archaïque et rustique, celle des invertébrés, toujours présente et découverte récemment, et la nouvelle, sophistiquée, apparue chez les vertébrés et connue depuis un siècle. La première est dite «**naturelle**» ou «**innée**», la seconde dite «**acquise**» ou «**adaptative**» (on verra pourquoi). L'une et l'autre coopèrent. L'immunité naturelle est la 1re ligne de défense. Elle recrute la seconde, la plus puissante, la mieux ciblée contre les adversaires. La réponse immune, c'est «**un fusil à deux coups**» (A. Perez): l'un répond immédiatement; l'autre, retardé, après dix-quinze jours.

Tous les êtres vivants doivent se mobiliser, attaquer et se défendre, pour s'adapter, se reproduire, s'expandre, se reconstruire. Contre les autres, nous nous défendons par l'esprit, la parole, l'écrit, Internet, les muscles et les armes. Contre les petites molécules, insecticides, pesticides, drogues et médicaments, par un système d'enzymes, de molécules destructrices, concentrées dans le foie (voir note «La difficile évaluation des risques des médicaments»). Contre les macromolécules et les bactéries, les virus, les champignons et les parasites, globalement appelés «antigènes» (contre notre *gens*, contre notre espèce, contre nos gènes donc), par un système, à deux composantes, l'une immunitaire, double, innée et acquise, et l'autre inflammatoire, dont l'une entraîne l'autre et vice versa.

Un être vivant est fait de cellules soudées, formant des tissus, ou libres, comme les globules rouges et blancs, plongées dans le fluide du sang ou des tissus, les «humeurs», disait-on, ou le «milieu intérieur», et il y a donc l'**immunologie «humorale»**, découverte par Pasteur, et l'**immunologie «cellulaire»**, identifiée par le Russe Metchnikov, Nobel 1908, à l'Institut Pasteur. La première faite de molécules libres circulantes, les **anticorps** ou immunoglobulines, la seconde de cellules sanguines et tissulaires, les **lymphocytes**.

Pr Philippe **EVEN** – Pr Bernard **DEBRÉ**

Les cellules inflammatoires et immunitaires

Les cellules de ce double ensemble sont les globules blancs du sang, qui, nés dans la moelle des os, circulent et patrouillent sans cesse du sang aux tissus et vice versa. Deux familles :

1) Les **cellules inflammatoires sont les polynucléaires et les monocytes. Les polynucléaires** (neutrophiles, PN, éosinophiles, PE, et basophiles, PB, dont dérivent les mastocytes) sont des cellules tueuses, y compris parfois pour nos propres tissus. Elles agissent en libérant des molécules dangereuses, Tumor Necrosis Factor (TNF), interférons (IFN-α, β et γ) ou perforines, et en avalant (on dit « phagocytant ») les antigènes, en les fragmentant et les digérant dans une série de petits organites (ou organelles) intracellulaires, vacuoles, lysosomes, protéasomes, peroxysomes, où elles sont hyperoxydées et détruites par différents médiateurs chimiques, NO, donneurs de radicaux libres hyperoxygéniants, etc.

Des monocytes du sang dérivent les cellules dendritiques (cellules aux mille branches) (CD) de la peau et des muqueuses, et les énormes macrophages, tapis dans tous les tissus et « bouffeurs » de tout ce qu'ils peuvent attraper.

2) **Les cellules immunitaires sont les lymphocytes.** Ils circulent dans le sang et la lymphe, et sont distribués dans tous les tissus, mais concentrés dans le thymus, la rate, les ganglions, les amygdales et, pour la moitié d'entre eux, tout le long de la muqueuse de l'intestin, appendice compris.

Il y a trois sous-populations de lymphocytes TRÈS différentes :

• **Les lymphocytes TH** (H pour *« helper »*, au sens d'« aider » et surtout « diriger » et « orienter »), appelés aussi LT4 ou T4 tout court (ils portent une molécule de surface caractéristique, dite CD4). Nés dans la moelle, les T4 maturent dans le thymus (voir pourquoi plus bas) et commandent l'action des autres lymphocytes soit pour l'amplifier (TH « classiques »), soit pour la réguler, la réprimer (TH-reg) (il y a au moins 10 variétés de TH, TH-1 et TH-2, TH-17, TH-reg, etc. Ne compliquons pas ici).

• Les autres lymphocytes sont les exécutants, les bras armés du système immunitaire, **les lymphocytes TK** ou T8 (*T killers* ou cytotoxiques, porteurs d'une molécule de surface caractéristique, dite CD8), qui sont des lymphocytes tueurs des cellules étrangères.

LES DEUX IMMUNOLOGIES, L'ANCIENNE ET LA NOUVELLE

• **Les lymphocytes B** sont la troisième catégorie de lymphocytes. Stimulés par les TH, ils deviennent des « plasmocytes », sécréteurs des anticorps ou immunoglobulines. Les immunoglobulines sont de grandes molécules en forme de Y, avec deux bras (dits fragments anticorps, *antibody*, Fab) qui se lient aux antigènes et une queue (dite fragment Fc). Il y a 5 types de Fc, définissant les immunoglobulines A, D, E, G et M, aux fonctions très différentes. Les B restent libres dans le sang ou s'arriment par leur queue à des récepteurs spécifiques de chacun des types de cellules inflammatoires, qui peuvent ainsi se recouvrir d'anticorps pour mieux accrocher les antigènes et les détruire. Les bras Fab reconnaissent les molécules étrangères, libres ou à la surface des bactéries et des virus. Les queues Fc déclenchent alors la destruction des antigènes, soit en activant contre bactéries et virus les cellules tueuses de l'inflammation qu'elles recouvrent, soit en activant directement une cascade d'enzymes destructeurs du sang, appelés globalement « **système du complément** » (il y a aussi des lymphocytes NK et NK-T. Ne compliquons pas non plus).

La réaction immunitaire se termine donc par une activation du système inflammatoire qui en prolonge et achève l'action.

Toutes ces cellules coordonnent leurs actions en communiquant entre elles, en libérant de nombreuses molécules, dites « **cytokines** » (TNF, IFN) et **interleukines** IL-1, IL-2, IL-4, IL-5, IL-6, IL-7, IL-10, IL-13, IL-17, IL-20, IL-22, IL-23, IL-25, IL-28, IL-29 et IL-30, qui se lient à plusieurs récepteurs spécifiques de chacune d'elles sur chaque type de cellules, déclenchant ainsi activation ou inhibition, prolifération ou non-prolifération. Elles s'attirent aussi les unes les autres par d'autres molécules, dites « **chémokines** », permettant aux cellules inflammatoires d'adhérer aux parois des vaisseaux, puis de les traverser pour gagner les foyers inflammatoires des tissus (il y a plusieurs familles de ces molécules, dites « **adhésines** », « cadhérines », « intégrines », « sélectines », etc.).

Ces molécules et leurs récepteurs sont aujourd'hui la cible de traitements focalisés anti-IL-2, anti-TNF récepteurs, etc, pouvant activer ou inhiber très spécifiquement chacune d'entre elles. Ces traitements sont soit des **anticorps monoclonaux**, soit de **petites molécules de synthèse**, utilisés dans le traitement des cancers, des maladies auto-immunes, des rejets de greffe, avec déjà quelques succès majeurs, en particulier dans les polyarthrites inflammatoires et les maladies inflammatoires du côlon spécifiques.

Mais comment les cellules immunitaires et les cellules inflammatoires reconnaissent-elles les antigènes? Comment les distinguent-elles de nos propres cellules?

Le soi et le non-soi, et la reconnaissance des antigènes par les lymphocytes, les maladies auto-immunes

Les lymphocytes T et B portent à leur surface des molécules hautement spécifiques capables chacune de reconnaître sélectivement avec précision les molécules étrangères. Ces molécules sont les **TCR** (*T-cell receptors* **avec deux bras, comme les Fab des anticorps**) sur les cellules T et, pour les lymphocytes B, les **Fab des anticorps eux-mêmes,** disposés à leur surface.

La caractéristique de la réponse immune est qu'elle n'est pas aveugle comme la réaction inflammatoire. Elle ne tire pas sur tout ce qui bouge. Non seulement elle épargne nos propres cellules, mais **chaque lymphocyte s'attaque de façon très précise, focalisée, spécifique, à un antigène précis et un seul.** Trois mécanismes assurent l'extraordinaire spécificité de cette reconnaissance.

Premier mécanisme, la réaction immune épargne nos cellules, car chacune porte à sa surface des molécules très particulières à chaque individu, dites **molécules HLA ou MHC**, véritable carte d'identité à nulle autre pareille et génétiquement codées par les gènes dits MHC ou HLA (leur découverte valut le Nobel au Français J. Dausset en 1981). Elles sont à la fois caractéristiques de l'espèce, donc toutes semblables, mais aussi caractéristiques de chaque individu, donc toutes différentes. On dit qu'elles sont «**polymorphes**», codées par des gènes sur le chromosome 6 de l'immunité, HLA-A, B, et C pour MHC-I et HLA.DR, DP, DQ, DM, DO, etc. pour MHC-II, avec des centaines de variants, de sorte qu'ils sont à la fois semblables, mais un peu différents d'un sujet à l'autre, parce que leurs variants sont diversement associés. Chacun les siens. Seuls les vrais jumeaux portent les mêmes: ils ont le même «soi». Elles sont souvent appelées molécules du «**soi**» *(self)* par opposition au «**non-soi**» *(non-self)* (les choses sont plus compliquées). Il y a les molécules **MHC-I** sur toutes nos cellules, sauf les neurones et les globules rouges, et des **MHC-II** sur les seules

LES DEUX IMMUNOLOGIES, L'ANCIENNE ET LA NOUVELLE

cellules immunitaires, lymphocytes B et T, cellules dendritiques et macrophages, toutes en forme de barquette, de panier, qui servent de « présentoir » à antigènes, voir plus bas).

Ce sont ces molécules qui provoquent le **rejet des greffes** porteuses de cellules d'un autre type MHC que celles du receveur, et qui sont dès lors perçues comme étrangères par nos lymphocytes, et vice versa, car il arrive à l'inverse que les lymphocytes du greffon attaquent le receveur, déclenchant une **maladie dite « du greffon contre l'hôte »** (GVH). C'est pour ces deux raisons que les greffes ne réussissent que chez les vrais jumeaux ou si l'on utilise des traitements immunosuppresseurs, qui freinent les cellules immunitaires (ciclosporine, rapamycine ou sirolimus, mycophénolate, etc.).

Le second mécanisme qui donne sa spécificité au système immunitaire est sa capacité de reconnaître sélectivement, avec une précision chirurgicale, chacun des antigènes différents, chimiques, animaux, végétaux, bactériens, viraux, etc., qui pénètrent notre organisme. Les lymphocytes ne frappent qu'à coup sûr soit les cellules étrangères elles-mêmes, soit nos propres cellules lorsqu'elles sont infectées par des bactéries ou des virus et sont alors perçues comme anormales, donc étrangères. Pourquoi ? Parce qu'elles ne sont plus protégées par les molécules MHC, qui sont modifiées, comme on va le voir plus loin, par les antigènes bactériens ou viraux qui se collent à elles. Toute cellule infectée ne porte plus sa protection MHC.

Le mécanisme qui assure la spécificité est la capacité des lymphocytes T et B à reconnaître avec sélectivité chacun des millions d'antigènes vivants ou non, qui nous environnent et nous attaquent, et d'y répondre par une diversité équivalente des récepteurs T et des Fab des anticorps, de telle sorte qu'à tout antigène correspondent un anticorps et un TCR.

Cette capacité est restée un mécanisme mystérieux pendant quatre-vingts ans : **comment les quelques segments de gènes (dits V, variables, et J, joignants), codant pour les Fab des immunoglobulines et des TCR, pouvaient-ils générer des millions d'anticorps et de TCR différents** (en fait des dizaines de milliards !), d'une diversité comparable à celle des millions d'antigènes potentiels de l'environnement ? Comment fabriquer une diversité équivalente avec si peu de gènes ? Comment faire pour que tous les antigènes possibles trouvent en quelque sorte leur « image en miroir » dans un anticorps ou un TCR ? Comment fabriquer autant de serrures pour autant de clés ? Par quelle multiplication des pains, passer de quelques dizaines de gènes d'immunoglobulines et de TCR à des millions d'immunoglobulines et de TCR différents ?...

Par une multiplication, non des pains, mais des gènes, répondit S. Tonegawa à l'Institut d'immunologie de Bâle. Il se passe, dit Tonegawa, quelque chose d'unique en génétique, une fragmentation des segments de gènes des TCR et des anticorps en centaines de minigènes, qui se recombinent ensuite au hasard, dans un ordre complètement aléatoire, **un réarrangement**, une loterie, une combinatoire, source d'une diversité infinie. Phénomène unique, qui, s'il se généralisait à d'autres gènes, conduirait aussitôt à la pulvérisation de notre génome et à l'éclatement de notre plan organisé de développement et de fonctionnement, et naturellement à la mort de l'espèce (les mécanismes moléculaires de ces réarrangements sont d'une très grande complexité, mettant en jeu un grand nombre d'enzymes de coupure et réparation de l'ADN, RAG.1 et 2, Ku 70 et 80 ADN-ligase, etc., source de beaucoup de déficits de l'immunité lorsqu'ils sont défaillants).

Mais, exception salvatrice, d'une certaine façon, les anticorps et les TCR nous ignorent, ils sont des armes en nombre infini, dirigées contre tout ce qui est étranger, mais non contre nous qui restons protégés par nos molécules MHC. L'enthousiasme fut tel dans la communauté des immunologistes que Tonegawa reçut presque aussitôt le Nobel en 1987... au moment même où deux autres mécanismes de diversification complémentaire et affinée, survenant dans les ganglions activés par la présence des antigènes, ou même en leur absence, étaient découverts par J.C. Weill, à l'Institut Jacques-Monod de Paris (1987-1991) : la conversion génique (découverte d'abord chez le poulet alors que Weill était dentiste!), pluie de minigènes tombant au hasard dans le génome des lymphocytes B, et l'hypermutation somatique (identifiée d'abord chez le mouton, mais tous deux présents chez l'homme). Trop tard pour participer à la fête de Stockholm. Elle avait déjà eu lieu et seul Tonegawa reçut le Nobel. (À noter que les réarrangements ont lieu dans la moëlle et les 2 autres mécanismes en périphérie, et qu'ils impliquent d'autres gènes dits AID et ADN-polymérases.)

Troisième mécanisme, car il reste une question : si les TCR se réarrangent au hasard, certains devraient reconnaître nos molécules MHC... et s'attaquer aussi à nos propres cellules ? En somme, pourquoi nos lymphocytes ne réagissent-ils pas contre nos propres cellules ? Parce que tous ceux qui, par le jeu de la loterie de Tonegawa, auraient pu le faire à leur sortie de la moelle sont éliminés dans le thymus. **Le thymus est un filtre**, qui ne laisse ressortir que les lymphocytes T sans danger pour nos cellules. Tous les TCR capables de s'articuler à nos MHC y sont détruits, «a death kiss». Par cette sorte de «**sélection négative**», le thymus crée un état de «**tolérance**» à l'égard de nous-mêmes. Lorsqu'il échoue à le faire et laisse sortir des lymphocytes T capables de s'attaquer à certaines de nos cellules, se développent des maladies contre nous-mêmes, dites **maladies «auto-immunes»**. Les plus fréquentes de ces maladies sont le diabète de type 1 des jeunes, la sclérose en plaques, les polyarthrites, certaines thyroïdites, la myasthénie, le lupus, les dermatomyosites, etc., des dizaines, des millions de malades.

Immunisation et vaccination : l'immunité adaptative

Le talon d'Achille de cette réponse qui pourrait être mortelle est sa faiblesse et sa lenteur. Puisqu'il y a des millions de TCR et d'anticorps différents, très peu d'entre eux sont capables de reconnaître d'emblée chaque antigène. La réponse initiale n'est l'œuvre que de quelques cellules. Elle est donc faible et il faut deux semaines de prolifération des lymphocytes spécifiques, stimulés par le premier contact avec «leur» antigène, dans les ganglions et les tissus, pour parvenir à une réponse quantitativement efficace.

Mais, si l'organisme a survécu, de nombreux lymphocytes T et B spécifiques de l'antigène, qu'on appelle alors **lymphocytes «mémoire»**, vont perdurer des années et parfois toute la vie, dans les ganglions et la rate, prêts à répondre, cette fois très nombreux d'emblée, à toute nouvelle attaque de l'antigène. On dit que l'organisme a été «immunisé». Tel est le principe de la **vaccination**. Créer par l'introduction d'un antigène (rendu non ou très peu dangereux) une réserve de nombreux lymphocytes mémoire qui protègent d'une nouvelle attaque. L'idée de la vaccination était venue de façon très empirique dès le milieu du XVIIe siècle à lady Montagu, puis à la fin du siècle, à Jenner, qui avaient observé que les sujets qui avaient survécu à une première atteinte infectieuse – variole, vaccine, rage ou tétanos – étaient protégés pour toute la vie de ces maladies (voir p. 291).

Pr Philippe **EVEN** – Pr Bernard **DEBRÉ**

Le système immunitaire s'éduque donc lui-même, s'adapte aux attaques des antigènes et c'est pourquoi l'immunité est dite «**adaptative**». En bref, «on ne la lui fait pas deux fois».

Le déclenchement de la réponse immunitaire

Les lymphocytes résident dans les ganglions ou la rate, tandis que les antigènes pénètrent par la peau ou les muqueuses. Comment les antigènes entrent-ils en contact avec les lymphocytes?

Les antigènes sont d'abord captés par un réseau dense de cellules sentinelles du système inflammatoire disposées tout le long de la peau et des muqueuses, les **cellules dendritiques (CD)**. Ce sont elles qui, de leurs longs bras, se collent aux antigènes, les absorbent, les fragmentent et disposent ces petits morceaux d'antigènes des «peptides» de 12 à 25 acides aminés à leur surface dans leurs propres molécules MHC-II qui ont une forme de réceptacle, de barquette, les transformant du même coup en **molécules présentatrices d'antigènes**. Ces molécules MHC-II ainsi modifiées sont alors perçues par les lymphocytes comme des molécules MHC étrangères, d'autres MHC, comme venues d'ailleurs. Les CD, ainsi modifiées par l'antigène, remontent alors le long des vaisseaux lymphatiques jusqu'aux ganglions au contact des lymphocytes T qui y résident et à qui elles «présentent» les fragments antigéniques qu'elles portent, à bout de bras, dans leurs barquettes MHC-II. Aussitôt, ce contact déclenche la multiplication des cellules T capables de reconnaître l'antigène présenté.

Les TCR des T4 et des T8 et les anticorps de surface des lymphocytes B s'emboîtent, se lient aux cellules présentatrices d'antigènes pour les TCR et directement aux antigènes pour les anticorps et induisent aussitôt une rapide prolifération des lymphocytes T4, T8 et B des ganglions, les T8 et les B étant en outre stimulés par les T4 eux-mêmes (c'est pourquoi on les appelle aussi T «helpers»), par l'intermédiaire d'une molécule clé du système immunitaire, dite **interleukine 2** (IL-2) sécrétée par les T4 (à très petite dose, l'IL-2 pourrait avoir l'effet inverse de stimuler les lymphocytes répresseurs, dits **T-reg** («reg» pour «régulateurs»), et de réduire la réponse immunitaire).

Pour être exact, la prolifération des T et des B ne se déclenche que si ces cellules reçoivent plusieurs **cosignaux** mettant en jeu plusieurs autres molécules des cellules présentatrices d'antigène (CD macrophages, lymphocytes B) et leurs récepteurs voisins des TCR sur les lymphocytes T. Un monde de complexité que nous éviterons ici.

Il y a donc huit étapes avant que ne se déclenche la réponse immunitaire : **surveillance**, **captation**, **absorption**, **fragmentation**, **transport**, **présentation** des antigènes aux T4, T8 et B, **prolifération** et **migration** des lymphocytes activés dans les tissus et au niveau des sites inflammatoires.

Les six premières de ces étapes sont accomplies par les cellules dendritiques. C'est pour l'avoir découvert que Ralph Steinman du Rockefeller Institute, qui au début n'avait convaincu personne, c'est le moins que l'on puisse dire, a reçu le prix Nobel, strictement réservé aux vivants, le 8 octobre 2011, deux jours après sa mort, encore ignorée du jury suédois.

L'immunité naturelle – les récepteurs de Janeway

Telle était la description de l'immunité, il y a quinze ans, avec un grand point d'interrogation : comment les CD reconnaissent-elles les antigènes, les virus, les bactéries, qu'elles vont capter, transporter et présenter aux lymphocytes T ganglionnaires ?

Et c'est alors une révolution de toute l'immunologie, la naissance à côté de l'immunologie adaptative d'une deuxième immunologie, qui sera appelée « l'immunologie innée ou naturelle ». Une révolution qui s'est faite en dix ans, souvent contre les immunologistes classiques, spécialisés dans l'immunologie adaptative moléculaire et qui a été reçue au début avec beaucoup de résistance ou de désintérêt.

Le concept a d'abord été suggéré par Charles Janeway (décédé en 2003) et son collaborateur, Ruslan Medzhitov, qui postulent dès 1989 l'existence de récepteurs particuliers sur les cellules dendritiques, susceptibles de reconnaître certaines des plus fréquentes des molécules étrangères à la surface des bactéries et des virus, mais sans pouvoir le démontrer et sans être entendus.

Vingt ans après, **le Nobel 2011** récompense ceux qui ont mis en évidence les récepteurs évoqués par Janeway et Medzhitov. Le prix a ainsi été attribué à Ralph Steinman, Jules Hoffmann (Institut de biologie moléculaire de Strasbourg, qui fut d'abord stupéfait et crut que le prix était en fait attribué à R. Coffman pour sa distinction des systèmes lymphocytaires TH-1 et 2 – voir note « L'asthme ») et à Bruce Beutler (Scripps Research Institute, La Jolla), un prix Nobel très controversé, puisqu'il a écarté Medzhitov, depuis longtemps en guerre avec le Texan Beutler, en qui il ne voit qu'une personnalité politicienne, arriviste et plus expert en technologies lourdes et chères que réellement chercheur.

C'est qu'il y a vingt ans, les CD, découvertes sur la base de leur apparence chevelue par Steinman, étaient encore regardées comme des cellules d'intérêt mineur, des «cendrillon glamour» disait-il lui-même, qui laissaient très sceptiques la plupart des immunologistes, beaucoup plus intéressés par les macrophages et la biologie moléculaire ponctuelle que par la biologie cellulaire. Mais Steinman parvint à démontrer leur rôle clé. Comme on l'a vu, elles reconnaissent, captent, transportent et présentent les antigènes aux lymphocytes des ganglions, et déclenchent ainsi la réponse immunitaire spécifique. Sans CD, pas de réponse.

Mais comment les CD reconnaissent-elles les antigènes? Quels sont les récepteurs postulés par Janeway et capables de reconnaître les molécules bactériennes et virales? Comment passer du concept à la réalité? J. Hoffmann, élève de P. Joly, était à l'origine spécialiste des criquets. Il travaille avec Bruno Lemaître (aujourd'hui à l'École polytechnique fédérale de Lausanne, et qui vit très mal, lui aussi, sa mise à l'écart du Nobel), à l'Institut de biologie moléculaire de Strasbourg. Hoffmann travaille à l'époque sur le développement des mouches drosophiles et, à partir de 1990, sur les molécules antibactériennes (cécropine, diptéricine, défensine) et antifongiques (drosomycine) qu'elles synthétisent pour se défendre, mais il ne travaille pas sur les récepteurs qui déclenchent leur sécrétion par les mouches.

C'est le jeune **Bruno Lemaître**, collaborateur d'Hoffmann depuis 1993, qui va faire en 1996 la véritable percée, identifiant deux voies parallèles chez la mouche et chez l'homme, deux voies symétriques qui comportent trois étapes identiques de la membrane cellulaire au génome. Chez l'homme, cette voie part du récepteur de l'interleukine 1, dont l'activation libère un facteur de transcription essentiel, le NFκB, de sa liaison avec l'iκB, lui permettant de gagner le noyau et l'ADN, et d'activer les gènes de l'immunité des mammifères. Chez la mouche, la voie homologue part d'un récepteur

LES DEUX IMMUNOLOGIES, L'ANCIENNE ET LA NOUVELLE

de membrane, le « Toll-récepteur » (*Toll*, « douane ») (TLR) de Hashimoto, homologue chimique du récepteur de l'interleukine 1 et jusque-là connu pour son implication dans le développement de la mouche lorsqu'il est activé par son ligand spécifique « spätzle ». La stimulation du Toll-récepteur libère dans la cellule un facteur de transcription, dit « dl » (Dorsal), symétrique de NFκB, de sa liaison inhibitrice avec la protéine « cactus » (homologue chimique et fonctionnel de l'iκB des mammifères), et permet à « dl » de gagner lui aussi le noyau et d'activer à la fois des gènes de développement de la mouche et la synthèse de molécules antibactériennes. Ainsi, les mêmes gènes, homologues des gènes humains, commandent chez la mouche le développement du corps et l'immunité. Les **Toll-récepteurs**, homologues de l'IL-1-R, reconnaissent les molécules étrangères des bactéries et des champignons, et déclenchent une réponse immunitaire immédiate et innée. Ici, pas d'adaptation. Exactement ce que Janeway avait théorisé en 1989.

Jamais, de nos jours, un laboratoire ne pourrait travailler sur un sujet en apparence aussi ésotérique que le développement des mouches, éloigné de toute possibilité apparente de recherche appliquée, car il ne recevrait aucun des fameux crédits « sur projet » d'aujourd'hui. Déjà, en 1990, les financements étaient difficiles à trouver pour le laboratoire de Strasbourg et ils n'ont été obtenus que grâce à l'appui de la grande N. Le Douarin, nobélisable depuis longtemps et spécialiste mondiale du développement, et en particulier du développement immunitaire. Cette histoire est la condamnation des financements « sur projet ». Il est indispensable que des financements réguliers soient donnés en blanc, aux meilleurs des scientifiques, sans même les interroger sur le sujet de leur travail, et encore moins en cherchant à leur imposer des thématiques imaginées dans les bureaux et antichambres ministériels, et censées aboutir à des produits commerciaux et à des créations d'emplois. **Les découvertes ne se programment pas.**

Peu après, en 1998, l'usine à souris KO (avec 1 ou plusieurs gènes inactivés, donc KO) de Bruce Beutler à Dallas, puis à La Jolla, parvint, après huit ans d'effort, à identifier le gène de souris responsable de la réponse immune à la protéine LPS, qui recouvre la paroi d'un grand nombre de bactéries... et cette molécule s'avère à peu près homologue des Toll-récepteurs de Lemaître et Hoffmann. Les TLR existent donc aussi chez les mammifères, ce qui ouvre la voie à la découverte de **dizaines et de centaines d'autres TLR,** capables de reconnaître d'autres antigènes bactériens et fongiques – protéines, lipides, ADN, ARN, etc. –, et des centaines ont été découvertes, 800 chez le seul oursin, mais une douzaine seulement présente chez l'homme sur ou dans beaucoup de lymphocytes T4 et T8 formant le groupe des ILC, *« innate lymphoid cells »* (il y a donc des T4 et T8 « innés » et d'autres « adaptatifs ». Deux univers parallèles), presque toutes les cellules notamment épithéliales bronchiques et digestives et pas seulement les cellules inflammatoires, les uns sur les membranes cellulaires (TLR-1, 2, 4, 5, 6 et 10), les autres dans le cytoplasme (TLR-3, 7, 8 et 9), et capables de distinguer les plus abondantes de quelques-unes des protéines ou lipoprotéines de surface des bactéries ou les ADN et ARN des virus reconnaissant ainsi quelques-uns des différents types de bactéries, vers, champignons, parasites et virus. Les Toll-récepteurs ou TLR sont ainsi la première ligne de défense immédiate de l'immunité. Une défense naturelle, préexistant à toute rencontre avec les antigènes. Pas d'adaptation dans ce système et réponse immédiate.

Ainsi est né le concept d'**immunologie innée, naturelle ou native**. Archaïque, rapide, puissante, violente, peu spécifique, rustique, un peu grossière et plébéienne, celle des invertébrés, des mouches et des oursins, toujours présente chez les vertébrés.

Une première ligne de défense qui tire sans beaucoup de discernement sur tout ce qui bouge, faute d'un nombre suffisant de récepteurs spécifiques capables d'identifier avec précision les millions d'antigènes de l'environnement, ce qui l'amène à détruire toutes les créatures perçues comme maléfiques, des mondes bactérien, parasitaire, viral et fongique, à peine sont-ils en contact avec notre peau et nos muqueuses, et déclenchant alors deux réactions, l'une immédiate, l'autre retardée.

La première est un véritable tir de barrage, violent et explosif, immédiat et mortel, localisé au site d'infection, non sans quelques dégâts pour les tissus, dû à la mobilisation des cellules inflammatoires. Chez les insectes, les cellules porteuses de TLR libèrent ainsi plus de **200 « cécropines »** ou **« défensines »** différentes, agissant directement ou non en activant le système du « complément » et qui pourraient être la source d'antibiotiques nouveaux.

La deuxième, portée par les CD, aboutit, par relais, au recrutement et à l'activation des lymphocytes T et B de la deuxième immunité, **l'immunité « lymphocytaire » « acquise » ou « adaptative »**, seule capable de monter des réponses ciblées, spécifiques et mémoire, et qui, *in fine*, mobilisera à son tour et recrutera de nou-velles vagues des mêmes cellules inflammatoires exécutantes, qui sont déjà les armes initiales de l'immunité naturelle.

Maladies immunitaires

De nombreuses maladies génétiques touchent les centaines de molécules impliquées dans les réponses immunitaires et conduisent à autant de **déficits de l'immunité** plus ou moins sélectifs et graves. Dans les cas les plus sévères, seules la trans-plantation de moelle ou plus rarement encore la thérapie génique permettent de rétablir le fonctionnement du système immuni-taire. De même, toutes les destructions de la moelle osseuse par des **toxiques** ou par des **irradiations** peuvent conduire à des déficits acquis de l'immunité, avec des risques immédiats d'infection sévère par des germes normalement sans danger, mais qui deviennent précisément dangereux, dans la mesure où le système immunitaire chargé de les combattre est déficient. Ce sont les infections, dites «**opportunistes**», des grands immunodéprimés, en particulier au cours du sida. À long terme, ces déficits de l'immunité peuvent se traduire par des tumeurs, qui peuvent se développer des années après l'atteinte initiale de la moelle.

Mais, aujourd'hui, **les maladies provoquées par l'excès de réponse du système immunitaire apparaissent beaucoup plus fréquentes, et parfois plus graves, que les déficits de l'immu-nité**, justifiant la mise au point de multiples médicaments immunosuppresseurs : cortisone, ciclosporine, rapamycine, tacro-limus, mycophénolates, petites molécules de synthèse et anticorps monoclonaux.

Parmi les plus fréquentes de ces maladies hyperimmunitaires sont les **maladies auto-immunes**, résultat d'un défaut de sélection négative thymique des lymphocytes T, évoquées plus haut.

Bien plus fréquente encore et parfois très grave, **l'allergie**, cause de l'asthme et de nombreuses pathologies, en particulier derma-tologiques, et de chocs anaphylactiques mortels survenant chez des sujets dont le système immunitaire réagit par une réponse de type TH-2, plutôt que TH-1 (voir note «L'asthme»), pathologies dont la fréquence s'accroît dans les pays occidentaux au fur et à mesure que s'en éloignent les dangers infectieux, qui stimulent plutôt les réponses TH-1, au point qu'aujourd'hui il devient aussi important de disposer de médicaments immunosuppresseurs que de médicaments immunostimulants spécifiques, et qu'on a pu ironiquement dire que le système immunitaire comportait aujourd'hui plus de risques que d'avantages.

Les immunosciences

L'immunologie est la seule des disciplines biologiques qui ait vraiment dépassé les stades observationnel, expérimental et phénoménologique, pour s'élever, comme l'a fait depuis longtemps la physique théorique, à celui des concepts et des grands modèles de représentation explicatifs, récompensés par 12 nobélisés depuis 1980.

Ni les neurosciences, contrairement à ce qu'elles pensent d'elles-mêmes, ni la génomique moléculaire n'ont encore, et de loin, atteint ce niveau de sophistication des idées.

La raison en est simple. L'immunologie existe depuis un siècle et elle a pu observer et expérimenter sur des populations cellulaires aisément isolables et cultivables, recueillies très simplement dans le sang ou les ganglions.

À l'inverse, **les neurosciences** n'ont pas d'accès direct aux neurones et doivent se limiter à des modèles animaux très simples, chez les vers, les aplysies, les poissons et les souris, aussi en sont-elles encore à tenter de dresser la cartographie des innombrables circuits interneuronaux cérébraux, de 100 milliards de neurones, dont chacun peut émettre ou rétracter des milliers de connexions temporaires avec ceux qui les entourent, un labyrinthe impossible à décrypter de l'extérieur (voir note «Les antidépresseurs»), au point qu'on peut se demander si les neurosciences ne sont pas dans une impasse expérimentale, comme l'est la physique théorique, incapable pour toujours de reproduire les conditions de température et d'agitation qui prévalaient il y a des milliards d'années.

Inaccessibles au prélèvement, fonctionnant avec une cinétique de l'ordre des millisecondes, les neurones sont en effet beaucoup plus difficiles à observer que les cellules de l'immunité, aisément accessibles et fonctionnant avec des cinétiques chiffrables en minutes, heures ou jours.

Même limitation pour le métabolisme général, qui implique des interactions multiples entre organes et des circuits moléculaires impossibles à observer simultanément, allant du tube digestif au pancréas, au foie, aux os, aux muscles, au diencéphale, à l'hypophyse et aux glandes endocrines, et qui engagent des dizaines d'hormones et médiateurs, des centaines de récepteurs de ces hormones et un nombre plus élevé encore de circuits de fonctionnement intracellulaire, qu'ils activent ou inhibent et qui contrôlent non seulement le fonctionnement des cellules elles-mêmes, mais, à travers les facteurs de transcription, celui de l'expression de leurs gènes.

À cause de cela, l'immunologie, qui mériterait le nom **d'immunoscience**, est souvent jalousée par les autres disciplines et, en même temps, le modèle de la plupart d'entre elles, celui qui parfois les éclaire et leur donne l'espoir de parvenir, dans le futur, à une représentation cohérente et synthétique de leur propre discipline, dont les percées, si remarquables qu'elles soient, restent aujourd'hui d'un ordre un peu ponctuel, encore loin des concepts généraux, sauf à s'éloigner du réel et à réfléchir en philosophe sur le vieillissement, la mort, l'immortalité des individus et l'évolution des espèces, tous domaines où des théories se multiplient sans atteindre encore un niveau de preuves suffisant pour s'inscrire sur des tables de marbre et qui ressemblent à bien des égards aux théories de la physique fondamentale d'aujourd'hui.

Note sur la vaccination[1]

Ayant observé l'absence de variole chez les vachers ayant souffert de la «vaccine» du bétail, Jenner proposa de se protéger contre la variole souvent mortelle (elle tua Louis XIV, le grand dauphin, son fils, Louis XV et 100 000 personnes par an, bien qu'appellée alors «petite vérole») en injectant sous la peau du pus de la vaccine bovine, due à un virus voisin de celui de la variole.

Les facultés, l'Église, le pape s'opposèrent violemment par l'excommunication à cette tentative de contourner les desseins de Dieu, mais George III, Louis XVI, Napoléon et le roi de Rome se vaccinèrent et l'imposèrent, et la variole a aujourd'hui disparu (sauf dans les laboratoires de l'US Army).

---

1. Voir p. 283.

ANTICORPS MONOCLONAUX
(VOIR AUSSI LA NOTE « LES DEUX IMMUNOLOGIES »)

C'est une histoire d'anticorps et d'antigènes, de gendarmes et de voleurs.

On appelle « **antigènes** » toutes les molécules étrangères capables de pénétrer notre organisme par la peau ou les muqueuses. Ce peut être de petites molécules (produits chimiques, toxiques ou médicaments), de grosses molécules virales ou des fragments de cellules étrangères, parois de bactérie ou de tout autre agent infectieux, etc.

Les **anticorps** sont de grosses molécules appelées « immunoglobulines ». Ils sont produits par les plasmocytes, dérivés des lymphocytes B. Ils sont tous différents et chacun susceptible de se lier très sélectivement à un antigène et un seul (parfois, à quelques-uns de structure chimique voisine). Les anticorps reconnaissent et se lient aux antigènes, comme les clés se combinent aux serrures.

La fusion de l'anticorps et de l'antigène active une cascade de molécules intracellulaires, qui, finalement, activent à leur tour plusieurs gènes et provoquent la prolifération du **clone** (du clan, du groupe) de lymphocyte B qui l'a spécifiquement reconnu, lui et lui seul, et une production massive des anticorps spécifiques de l'antigène, dont le taux s'élève rapidement dans le sang. Tel est le principe de l'immunisation ou vaccination.

Les anticorps ont une forme en Y. Les deux bras portent la spécificité unique de l'anticorps (fragment ab ou Fab avec ab pour *antibody*). La queue (Fc) est le bras « armé » qui va provoquer la destruction de l'antigène soit en se liant et activant les cellules effectrices tueuses du système inflammatoire (lymphocytes NK ou T8, polynucléaires, etc.) couvertes de récepteurs aux Fc, spécifiques de chacune d'elles, soit en activant directement une cascade de molécules destructrices du sang, dites « système du complément », qui passe littéralement les antigènes au lance-flammes.

L'objectif des anticorps **monoclonaux**, c'est-à-dire spécifiques d'un seul antigène (pour les distinguer de l'ensemble des multitudes d'anticorps circulant dans le sang, dits « **polyclonaux** »),

ANTICORPS MONOCLONAUX

est de capter par les segments Fab et éventuellement de détruire, par l'activité du segment Fc, les cellules et molécules étrangères ou devenues étrangères et dangereuses (cancers ou leucémies par exemple).

Comment les lymphocytes B peuvent-ils fabriquer la diversité de millions d'anticorps, chacun génétiquement codé et capable de reconnaître des millions d'antigènes, alors que nous n'avons pas des millions de gènes, mais seulement quelques centaines codant pour les anticorps ? Simple. S. Tonegawa a reçu le Nobel 1988 pour l'avoir expliqué et démontré : les gènes sont fragmentés en quelques centaines de microgènes très courts, qui se recombinent – on dit se « réarrangent » – entre eux, dans un ordre complètement aléatoire, chacune des combinaisons codant un anticorps. Il s'agit donc d'une loterie. Il n'y a jamais deux combinaisons pareilles et cela aboutit à des millions de variants, de telle sorte qu'il y en a toujours au moins un qui pourra s'apparier avec un antigène. Chaque lymphocyte B produit son anticorps : un lymphocyte B, un anticorps, un antigène. L'ensemble d'un lymphocyte et de sa descendance, productrice du même anticorps, s'appelle un « clone » (un clan), et ces anticorps spécifiques d'un même antigène sont appelés « monoclonaux ».

L'histoire des anticorps monoclonaux en thérapeutique est une belle histoire, née de la rencontre des biologistes cellulaires et des immunologistes. Les premiers, Okada et Harris au Japon et en Grande-Bretagne, Barski à l'Institut Gustave-Roussy et B. Ephrussi à l'Institut Curie, développent des « **chimères** », par fusion de cellules d'espèces différentes (et allant jusqu'à marier des cellules animales et végétales), dont les ADN s'ajoutent en conservant leurs fonctions.

Les seconds, G. Köhler à Bâle et C. Milstein à Londres, qui recevront pour cela le Nobel, fusionnent dix ans après, en 1975, des cellules malignes, donc éternelles, de myélomes (tumeurs dérivées des lymphocytes B et productrices naturelles d'immunoglobulines), et des cellules de souris immunisées au préalable contre tel ou tel antigène et dont les lymphocytes B murins produisent des anticorps sélectifs contre cet antigène. Les cellules chimères obtenues sont alors appelées « **hybridomes** » et, mariant spécificité et éternité, produisent indéfiniment en culture l'anticorps spécifique recherché. Totalement désintéressés et ne voyant pas l'immense marché qui s'ouvre à eux, ni Köhler ni Milstein ne prennent aucun brevet.

Dix ans après, des sociétés de biotechnologie californiennes, Hybritech et Centocor, s'emparent de la découverte et commercialisent les premiers anticorps monoclonaux à visée thérapeutique, suivies très vite par une foule de sociétés comme Celltech, ImmunoGen, Genentech, Genzyme et beaucoup d'autres, dont quelques-unes seront finalement rachetées par les grandes firmes pharmaceutiques Roche, Novartis, GSK, Pfizer et récemment Sanofi. Ces firmes s'approprient alors un marché en croissance exponentielle, qui atteint aujourd'hui des dizaines de milliards de dollars, en visant peu à peu les antigènes de toutes les maladies malignes et auto-immunes, dont on connaît les protéines responsables, de façon à fabriquer des anticorps contre elles. Aujourd'hui, plus de 1 000 anticorps monoclonaux sont en cours de développement dans plusieurs milliers d'essais thérapeutiques de phases II et III. Et nous sommes probablement au début de l'histoire. **Mais de ce champ, la France est absente**.

Les premiers anticorps monoclonaux étaient des anticorps de souris dirigés contre des antigènes humains, responsables de pathologies humaines. Ils comportaient deux limites : le fragment Fc de souris déclenchait des réponses violentes et parfois mortelles, et des réponses humaines antisouris réduisaient leur efficacité.

On a alors fabriqué des anticorps chimériques à Fab de souris et Fc humain, mais aujourd'hui les techniques de production ont complètement changé. Les cellules animales ont disparu, remplacées par des systèmes *in vitro*, qui rendent les hybridomes inutiles et permettent d'humaniser complètement les anticorps. Ils sont rendus spécifiques par manipulation génétique « recombinante », insérant des séquences ADN adéquates, sélectionnées ou synthétisées au sein du génome de cellules productrices en culture, bactéries par exemple.

On est passé ensuite à une production à l'échelle industrielle, en appliquant les **techniques de la génomique recombinante**, déjà utilisée pour la production des hormones et de beaucoup de macromolécules, réalisée dans des bioréacteurs, vastes bassins où sont cultivés des organismes génétiquement modifiés, qui vont produire les anticorps monoclonaux, bactéries, algues, carottes, ou cellules d'insectes ou de mammifères.

On peut aussi procéder en deux temps, d'abord en produisant des anticorps de tout type, en sélectionnant ensuite par des systèmes de screening à haut débit ceux qui sont susceptibles de se lier aux antigènes qu'on veut repérer, identifier ou détruire. Dans un deuxième temps, on peut insérer par génie génétique les gènes correspondants dans des bactéries qui les produisent, là encore, à grande échelle.

Les anticorps produits peuvent être eux-mêmes modifiés en fonction des objectifs, par exemple réduits à de petits domaines des Fab hyperspécifiques, qu'on utilise pour inactiver les molécules visées, auxquelles ils se lient (interleukines, cytokines, protéines oncogéniques et surtout récepteurs membranaires d'hormones de médiateurs, de facteurs de croissance).

On peut aussi supprimer les fragments Fc pour éviter les réponses destructives, ou encore modifier les fragments Fc, pour s'adapter aux seuls récepteurs sélectifs de ces fragments, présents sur telle ou telle des différentes populations de cellules inflammatoires, qu'on veut mobiliser sélectivement les unes ou les autres contre les antigènes.

Les anticorps monoclonaux ont été à l'origine de **quelques succès** thérapeutiques exceptionnels en hématologie maligne, en cancérologie et surtout dans les maladies auto-immunes rhumatismales. Cependant, **beaucoup d'entre eux sont en échec** et n'exercent que des effets modestes et transitoires. Surtout, tous, même les anticorps humanisés, comportent des risques de réactions violentes, liés à l'activation brutale du système du complément ou à la libération massive de multiples cytokines mobilisant tout le système inflammatoire et conduisant au tableau de l'ancienne «maladie sérique», souvent mortelle, ou à des syndromes de type grippal sévères: fièvre, frissons, céphalées, arthralgies et myalgies, vomissements, diarrhées, tachycardie, détresse respiratoire, hypotension, qui ont engendré il y a quelques années plusieurs **accidents mortels**, avec un anticorps anti-CD28, essayé à Londres par la firme Elan.

Dans d'autres cas, l'anticorps a percé la barrière protectrice cérébrale et conduit au développement d'encéphalites par réactivation de virus cérébraux dormants, comme le virus JC. Les monoclonaux sont donc à manipuler avec une grande prudence et avec expérience.

Ils ne sont clairement **pas encore la révolution espérée**, mais, tels qu'ils sont, ils s'inscrivent dans le cadre des nouveaux «biomédicaments» ciblés, en cancérologie et dans les maladies auto-immunes, où ils sont en concurrence avec des molécules recombinantes par génie génétique et avec des petites molécules de synthèse, spécifiques d'une protéine cible, médicaments difficiles à mettre au point, parce qu'ils impliquent d'avoir identifié la cible, puis d'avoir analysé sa structure en 3D, avant de pouvoir synthétiser, également en 3D, la molécule clé qui ira fermer ou ouvrir cette serrure (voir chapitre « L'industrie pharmaceutique internationale »).

La complexité de cette démarche – identifier la cible, la localiser dans la cellule, analyser sa ou ses fonctions, produire un biomédicament susceptible de l'atteindre sélectivement, elle et pas une autre, essais *in vitro*, puis chez l'animal, puis chez l'homme, pour traiter des maladies souvent peu ou pas très fréquentes, donc avec des marchés de second rang – explique probablement la lenteur des découvertes et le prix de ces biomédicaments, qui tourne autour de 20 à 200 euros/jour et parfois jusqu'à 50 000 euros/an, en partie parce qu'ils reviennent réellement cher, en partie parce que l'industrie pharmaceutique cherche à maintenir ses revenus avec ces petits marchés, en multipliant leur coût de production par un facteur très élevé, atteignant parfois 100, et qui transforme ces minimarchés en macromarchés. Pour les firmes, le bénéfice est le produit du prix par la taille du marché et il est clair que, lorsque celui-ci se réduit, les prix doivent nécessairement augmenter. Et ils augmentent 10 fois, 100 fois, et cela n'a rien à voir avec leur prix de revient.

L'ASTHME
UNE MALADIE IMMUNOLOGIQUE GÉNÉTIQUE

Pourquoi cette longue note sur l'asthme (ασθμα: «essoufflement»)?

D'abord, à cause de sa fréquence qui ne cesse de croître, doublée en trente ans et touchant 18% des Écossais, 15% des Anglais, des Canadiens, des Australiens, 11% des Américains et 10 à 15% des Français, et 40% dans certaines régions des États-Unis, mais beaucoup plus rare dans les pays moins développés, Russie et Chine, 2%, Indonésie, 1%.

Ensuite, parce qu'il règne à propos de cette **maladie des enfants autant que des adultes** de très grandes confusions dans la définition même de ce qu'elle est, dans ses causes et dans les thérapeutiques proposées (beaucoup de pneumologues, peu formés à l'immunologie, impressionnés par les phénomènes inflammatoires, n'en voient plus l'unité et, renonçant au concept même d'asthme, reculent de cinquante ans, et, comme Hippocrate, en reviennent aux symptômes et parlent de *«wheezing»* ou d'«hyperréactivité bronchique», ou croient y voir des maladies aussi multiples que l'asthme est varié dans ses manifestations).

Nous disposons de tous les moyens pour en faire une maladie sous contrôle. À condition de jeter aux orties les thérapeutiques inutiles, accumulées depuis trente ou quarante ans, **cromoglycate**, **ketotifen**, **atropine** et **théophylline**, aussi bien que les plus récentes, **antileucotriènes** et **anticorps monoclonaux**, alors que nous disposons des **β2-stimulants** et des **corticoïdes inhalés**, qui ne connaissent guère d'échecs, à condition d'utiliser les bonnes doses et de suivre de près les malades, de leur faire comprendre ce qu'est cette maladie bizarre et irrégulière, dont l'intensité, les risques, la gêne qu'elle provoque peuvent changer d'une saison à l'autre, d'un jour à l'autre et d'une heure à l'autre, rassurant ou angoissant alternativement les malades, qui peuvent s'endormir dans une fausse sécurité, qui peut à tout moment mal tourner, de sorte qu'il faut à la fois les réconforter et leur apprendre à se méfier, s'autosurveiller, s'autoévaluer, s'autotraiter intelligemment.

L'asthme n'est plus un problème de médicaments. Nous les avons. À condition de savoir s'en servir, c'est un problème de mode d'emploi : apprendre à s'évaluer, apprendre à inhaler correctement les médicaments, apprendre à éviter les allergènes, la pollution, le tabac, traiter le reflux œsophagien, etc. C'est pour le malade un problème de prise de conscience intelligente de soi-même et de collaboration confiante entre médecin et malade à l'âge adulte, entre médecin et parents chez l'enfant. C'est une question de relation humaine, beaucoup plus du ressort des généralistes que des spécialistes.

Cela implique aussi de chasser du temple les marchands d'illusions et de jeter aux oubliettes la « désensibilisation » centenaire de tant de thaumaturges, au discours moliéresque, qui n'a pas varié depuis cinquante ans, alors que l'immunologie dont ils se réclament, mais qu'ils ignorent, a changé 10 fois depuis lors (voir note « Un centenaire désastreux : la désensibilisation »).

Qu'est-ce que l'asthme ?

L'asthme est une maladie **respiratoire** d'origine immunologique, plus précisément **immuno-allergique** (ou atopique, allergie et atopie, c'est la même chose) et secondairement **inflammatoire**, correspondant à un **profil génétique** particulier, sélectionné au cours de l'évolution.

Il se manifeste par des crises paroxystiques d'étouffement, d'intensité, de durée et de fréquence variables, parfois mortelles en quelques jours, heures ou minutes, mais le plus souvent bénignes, mais avec un retentissement souvent grave sur la vie quotidienne, personnelle et professionnelle. Il peut à la longue, après des années, créer des lésions postinflammatoires cicatricielles, conduisant à une véritable bronchite chronique irréversible, parfois difficile à distinguer des bronchites chroniques liées à la pollution industrielle, urbaine ou tabagique.

D'où vient-il ?

Son mécanisme est assez bien compris, mais d'une extrême complexité. Il repose sur la distinction de 2 types de réponses immunes **TH-1** et **TH-2**, qui seront décrites plus bas. Plus de vingt populations cellulaires différentes, cent molécules et autant d'anomalies génétiques s'y trouvent impliquées à divers degrés. On ne peut donc ici qu'en donner une idée très simplifiée, qui tente de rendre les choses plus cohérentes (voir aussi note « Les deux immunologies »).

L'asthme est « un ». C'est une maladie **allergique (ou atopique)** caractérisée par une réponse immunitaire particulière dite « TH-2 » (voir plus bas) et non TH-1 comme les réponses immunes dirigées contre les virus ou les bactéries. Comme telle, elle est une relique du passé, un legs de l'évolution. Parmi les dizaines de variétés d'êtres humains, certains se trouvaient avoir, il y a bien longtemps, par le hasard des mélanges génétiques interindividuels, un **profil génétique** particulier des nombreux gènes contrôlant l'immunité.

Ce profil leur conférait un avantage dans la défense contre les infections à eucaryotes végétaux ou animaux, insectes, arthropodes, mammifères, venins ou de type parasitaire ou fongique, mais ni virales ni bactériennes des muqueuses bronchiques et digestives, à une époque où la compétition pour la survie était sévère entre l'homme et les agents infectieux et environnementaux.

Cet avantage particulier a conduit peu à peu, par sélection naturelle, au développement de ce groupe, mieux armé que les autres, presque un clone, qui représente aujourd'hui 15 à 20 % des êtres humains. Mais, avec l'hygiène, les meilleures conditions de vie, l'éradication des parasites dans beaucoup de pays, l'émergence des médicaments antibactériens qui rendent inutiles les réponses de type TH-1 et ouvrent la voie aux réponses concurrentes TH-2, ces capacités immunitaires particulières ont perdu leur avantage et sont devenues non seulement inutiles, mais **dangereuses**, car elles conduisent à des réponses violentes, non plus contre les agents infectieux dangereux, qui ont largement disparu, mais contre une liste impressionnante de substances étrangères inertes, non vivantes, sans danger, d'origine animale (fragments d'insectes, crustacés ou poils de mammifères), végétale ou fongique, et aussi de produits chimiques et de médicaments. **Plus l'hygiène progresse,**

Pr Philippe **EVEN** – Pr Bernard **DEBRÉ**

plus les agents infectieux se raréfient, plus les réponses TH-1 **deviennent inutiles, plus l'allergie se développe**, et c'est pourquoi elle est plus fréquente dans les pays les plus développés.

Cet état particulier, où, en quête d'adversaires, le système immunitaire se retourne contre des molécules innocentes et indirectement contre nous-mêmes, est décrit sous le nom d'«**allergie**» (autre réponse) ou d'«**atopie**» (ces malades sont «ailleurs»). Il s'exprime sous forme de pathologies souvent associées, des bronches (asthme), du nez, des yeux ou des oreilles (rhinites, conjonctivites et otites allergiques), de la peau (dermatites atopiques), des muqueuses digestives (intolérances alimentaires) et parfois à l'ensemble de l'organisme (choc anaphylactique d'une extrême gravité).

L'allergie est donc un «état» génétique. Elle n'est **pas liée à des mutations** ou autres anomalies touchant, au hasard, tel ou tel gène d'un individu donné, comme c'est le cas dans les cancers par exemple, mais à **un profil génétique particulier** et stable, différent de celui des non-allergiques.

L'allergie est donc un état héréditaire, autosomal et dominant. 90 % des enfants asthmatiques ont au moins un parent allergique et 60 % des enfants des couples où un parent est allergique le sont eux-mêmes, tandis que les parents normaux n'ont pas d'enfants atopiques. Ce profil génétique comporte d'innombrables anomalies touchant un ou plusieurs des gènes du système immunitaire, gènes des immunoglobulines E (IgE), de multiples interleukines et cytokines et de leurs récepteurs, et des gènes du groupe MHC. Naturellement, au fil de l'évolution et des croisements interindividuels, ce profil est devenu hétérogène, et c'est pourquoi il y a **les grandes allergies et les petites**, celles qui s'accompagnent de réactions très violentes, celles qui conduisent à des pathologies mieux supportées, celles qui comportent des réactions à un très grand nombre de substances inhalées et celles qui correspondent, au contraire, à un antigène particulier, par exemple, le venin de guêpe, que, par chance, l'allergique peut ne jamais rencontrer, de telle sorte qu'il ne se saura jamais allergique.

Qu'est-ce que l'allergie ?

La maladie : les deux systèmes immunologiques 1 et 2 ; IgE et mastocytes

Les lymphocytes, nés dans la moelle osseuse avec les autres cellules du sang, en sont les principaux acteurs. Il en existe deux types principaux : les lymphocytes T (LT) différenciés dans le thymus et les lymphocytes B (LB).

Les LB sont les cellules de l'immunité, dite « humorale », celle qui agit par les anticorps (voir note « Les 2 immunologies »). Parmi les immunoglobulines, **les IgE sont tout à fait à part**. Elles sont les plus puissantes et les plus dangereuses des immunoglobulines. Normalement 100 000 fois moins abondantes que les immunoglobulines G (IgG), elles sont en revanche capables de voir leur taux multiplié par 1 000, et, contrairement aux IgG, elles ne restent pas libres dans le plasma, mais viennent se fixer par leur « queue », leur segment FcE, et armer ainsi les plus puissantes, dangereuses et explosives des cellules inflammatoires, les **mastocytes**, grandes cellules bourrées de granulations pleines de dangereuses substances – on dit « médiateurs de l'inflammation ». Elles sont nées elles aussi dans la moelle, comme toutes les cellules du sang, et disséminées ensuite dans tous les tissus, en particulier dans les sous-muqueuses bronchiques et digestives et au sein même du tissu musculaire lisse des bronches.

Les LT comprennent eux-mêmes deux grands groupes, les LT-4 (ou LT-H) et les LT-8 (en fait, au moins 10, mais nous simplifions et n'évoquerons pas les TH-17, les TH-reg, etc., qui nous mèneraient trop loin). Ces LT-4 et 8 sont de 2 types : les uns, « adaptatifs », répondent par leur TCR spécifiques à des antigènes bien précis, les autres, « innés », répondent violemment par leurs Toll-récepteurs aux quelques antigènes les plus caractéristiques des végétaux, insectes, vers et parasites.

Les LT-8 sont dits « cytotoxiques » et sont capables de tuer les cellules étrangères ou perçues comme étrangères.

Les LT-4 ou amplificateurs (ou « *helpers* », dits aussi LT-H) sont les chefs d'orchestre du système immunitaire et ils contrôlent les LT-B et les LT-8, donc l'ampleur des réponses humorales et cellulaires. Sans eux, rien ne se passe.

Parmi les LT-4, deux groupes : les LT-4.1 et les LT-4.2.

Les **LT-4.1 ou TH-1 sécrètent l'interleukine 2 (IL-2)**, la plus puissante molécule stimulante du système immunitaire. Ils stimulent ainsi les LT-8 tueurs (par l'IL-2) et contrôlent **l'immunité cellulaire**.

Les **LT-4.2 ou TH-2 sécrètent une série d'interleukines, IL-4, IL-5, IL-6, IL-10 et IL-13, et ils contrôlent les LB, et par conséquent l'immunité humorale**. Deux de leurs interleukines jouent ici un rôle clé, **l'IL-4**, qui, avec **l'IL-13**, amplifie fortement la synthèse des IgE, et **l'IL-5**, qui intervient particulièrement dans l'attraction et l'activation des polynucléaires **éosinophiles**, dont on va bientôt parler.

En outre, les LT-4 attirent et activent les LT-8 et l'ensemble des cellules inflammatoires, polynucléaires neutrophiles, éosinophiles et basophiles, mastocytes, monocytes et macrophages, des cellules tueuses, de véritables bombes. Les unes et les autres sont pleines de grains, bourrés de molécules hyperpuissantes, les unes «**médiateurs de l'inflammation**», les autres «**enzymes destructeurs des tissus**», créant vasodilatation, œdèmes, bronchoconstriction et nécrose. Elles attirent aussi auprès d'elles de nouveaux bataillons de polynucléaires neutrophiles, basophiles, éosinophiles. Elles sont ainsi capables de tuer les bactéries, les virus, les champignons, les parasites, les vers ou les insectes, comme elles le faisaient aux temps anciens, par simple contact ou par phagocytose (c'est-à-dire qu'elles les avalent littéralement), ou par relargage de poisons mortels et capables de détruire, nécroser et digérer la substance même des tissus vivants et, en particulier, la matrice cellulaire interstitielle collagène. Elles sont dangereuses.

Normalement, le système T-4.1 adaptatif prédomine sur le système T-4.2. Il répond aux bactéries et aux virus.

Au contraire, dans l'allergie et **au cours de l'asthme, le système T-4.2 inné est génétiquement dominant**. Il répond aux végétaux (pollens) et aux vertébrés et invertébrés ou à leurs débris ou secrétions (venins) et à des produits chimiques.

Les allergènes

Les crises d'asthme sont déclenchées par l'inhalation (ou l'ingestion) d'une liste infinie d'antigènes, de substances étrangères, ici appelées «allergènes», que tout le monde connaît plus ou moins. Tous sont des molécules d'eucaryotes à cellules nuclées (**végétaux**

L'ASTHME

et **animaux** invertébrés ou vertébrés) ou des produits chimiques, mais **jamais des virus ou des bactéries** (procaryotes ou cellules sans noyau), qui, eux, déclenchent une réponse immunue de type TH-1 et non TH-2. Chaque malade répond à un ou plusieurs allergènes. Parmi les plus fréquents, citons les pollens d'arbres – bouleau, platane, cyprès, troène, tilleul, marronnier, etc. –, de février à juin, les pollens de graminées ou d'herbacées – ortie, ivraie *(ryegrass)*, fléole *(timothy grass)*, pariétaire, en juin-juillet, armoise *(mugwort)* et ambroisie *(ragweed)*, en septembre et octobre –, diverses graines, des poussières de céréales, des spores de champignons, des moisissures, des débris d'insectes, en particulier d'acariens, des venins de guêpe, d'abeille ou de frelon, chinois ou pas, et encore squames et poils de chevaux, chats et rongeurs, peu de chiens ou de bétail, plumes d'oiseaux, poussière de maison, le plus puissant et le plus varié des allergènes domestiques, métaux (nickel, chrome, platine, cobalt), peintures et résines, plastiques, vernis, multiples produits chimiques, colorants, conservateurs, aromatisants, etc., liste à laquelle s'ajoutent les allergènes alimentaires – lait, poisson, crustacés, coquillages, cacahuètes, noix –, les médicaments et, en particulier, aspirine, pénicillines, sulfamides, AINS, ainsi que les produits iodés de diagnostic radiologique. Certains de ces allergènes déclenchent des réponses redoutables, capables de provoquer des **crises violentes et parfois mortelles** (cacahuètes, crustacés, aspirine). L'allergie alimentaire touche aux États-Unis 6 à 8 % des enfants de moins de 4 ans et 2 % des adultes. Elle entraîne au moins 30 000 réactions allergiques sévères par an, avec 2 000 hospitalisations et 200 cas mortels. L'allergie aux **cacahuètes** en représente la plus grande partie.

Le conflit allergènes-IgE : l'explosion inflammatoire

Les allergènes inhalés (ou ingérés) se heurtent aux **cellules épithéliales** qui recouvrent les parois bronchiques ou digestives et aux lymphocytes T «innés» associés (voir «Les deux immunologies»). Elles constituent la première ligne de défense qui relève de l'immunologie innée (voir note «Les deux immunologies»). **La réponse est hyper rapide, immédiate, puissante, violente.** Les Toll-récepteurs (TLR) des cellules épithéliales reconnaissent comme étrangers certains motifs chimiques communs à beaucoup d'allergènes différents, dits PAMP : pathogen molecular patterns (récepteurs de surface TLR et récepteurs intracellulaires de type dit «NOD») (tout cela est de connaissance récente, *Nature*, 2012, __484__ : 458 et *Nature Medicine*, 2012, __18__ : 673-749).

Aussitôt, les cellules épithéliales et les T innés émettent des cytokines de l'inflammation, TNF et interleukines, et activent les cellules dendritiques muqueuses qui captent les allergènes, les fragmentent et les présentent aux lymphocytes TH-2 associés à la muqueuse et les activent par les IL-17, 25 et 33, et, à leur tour, les TH-2 activés libèrent les IL-4, 5 et 13, qui vont provoquer la synthèse d'IgE par les LB.

- ces IgE se fixent aussitôt sur des récepteurs particuliers à la surface des bombes mastocytaires de la muqueuse ;
- lors de sa réinhalation, l'allergène se fixe sur les IgE, qui «arment» les mastocytes, ce qui provoque aussitôt leur dégranulation et la libération, comme une gerbe de grenade, de molécules hyperpuissantes. Une explosion, bien visible au microscope.

Ainsi, les mastocytes libèrent-ils, ou sécrètent-ils, en quelques minutes, **histamine**, **leucotriènes**, **prostaglandines** (PGD-2), **sérotonine**, **bradykinine**, **PAF**, etc., qui provoquent une constriction des bronches et aussi une tryptase destructrice des tissus.

Mais cette réaction ne s'arrête pas là. Les mastocytes libèrent également des molécules attractives, appelées «chémo-attractants» ou **chémokines**, qui font affluer dans les bronches les autres cellules de l'inflammation, polynucléaires neutrophiles et **éosinophiles**.

Aussitôt arrivées dans les bronches, ces nouvelles venues libèrent, à leur tour, en cascade, dans une 2e vague, de multiples médiateurs de l'inflammation, pour la plupart identiques à ceux libérés initialement par les mastocytes : leucotriènes, PGE, PAF, MBP, ECP, etc., les uns et les autres capables de tuer les cellules et les larves de parasites, comme ils le faisaient il y a des dizaines de milliers d'années, ainsi que des péroxydases, collagénases, élastases, destructrices des tissus sous-muqueux. Voilà pourquoi les bronches, lésées à chaque crise, finissent par développer des **lésions cicatricielles** irréversibles de bronchite chronique.

Ainsi s'associent les deux éléments de base des crises d'asthme : d'une part, une **bronchoconstriction** réversible par les β2-stimulants adrénergiques et, d'autre part, un gonflement, un **œdème obstructif de la muqueuse bronchique** réduisant leur calibre et insensible aux β2-stimulants, mais très sensible aux

L'ASTHME

corticostéroïdes. Le traitement devra associer ces deux types de molécules.

Les conséquences du conflit

Le résultat de cet orage immuno-inflammatoire, c'est le rétrécissement des bronches, parfaitement visible par opacification, et l'obstruction de leur lumière par la **contraction des muscles**, et, surtout, l'**œdème** de la muqueuse et l'hypersécrétion obstruant les bronches par un **mucus** épais, collant, difficile à détacher, et qui, dans les cas les plus graves, au cours de l'état de mal asthmatique, peut créer de véritables moulages ramifiés de l'arbre bronchique, **obstruant totalement 90 %** (oui, 90 %!) **des voies aériennes**.

Pour respirer dans ces conditions et surmonter ces obstacles, le malade doit solliciter à l'extrême ses muscles inspiratoires et distendre son thorax et ses poumons au maximum jusqu'à en doubler le volume, pour rouvrir du même coup quelques bronches et créer une dépression intrathoracique, qui aspire l'air extérieur et lui permet de franchir les sténoses des bronches et de parvenir aux alvéoles et y apporter l'oxygène. Cette dépression attire le sang veineux des membres et de l'abdomen dans le thorax et y retient le sang du cœur gauche, comme dans un puits de dépression, entraînant une **cardiomégalie**, parfois énorme, et une insuffisance cardiaque sévère. Cette profonde dépression interne attire aussi les parties molles de la cage thoracique vers l'intérieur, creuse les espaces intercostaux, accentue les creux sus-claviculaires et sus-sternal à la base du cou. C'est ce qu'on appelle «**tirage**» susclaviculaire et sus-sternal, signe d'extrême gravité, car il mesure indirectement l'ampleur de l'obstruction bronchique. **Les muscles inspiratoires vont en effet se fatiguer assez vite** de cet effort, de cette respiraton à grand volume et ne pourront la maintenir bien longtemps. Dès lors, les voies aériennes se referment et c'est rapidement l'asphyxie mortelle. **Tirage et gros cœur signent l'extrême urgence**. Il ne reste alors que quelques minutes pour traiter et souvent intuber et ventiler avec des pressions d'insufflation positives très élevées, pour parvenir à faire pénétrer l'air au fond des poumons, pressions positives qui sont l'image en miroir des pressions négatives que développaient les muscles inspirateurs, juste avant l'intubation.

Épidémiologie de l'asthme

L'asthme touche 8 à 10 % de la population, soit 5 à 6 millions de personnes, plus que le diabète et autant que l'hypertension artérielle (17 % aux États-Unis). Il se manifeste dans 5 % des cas avant 1 an, dans 35 % avant 15 ans. C'est donc largement une **maladie pédiatrique**, qui touche 20 % des enfants, mais il s'observe largement à l'âge adulte, 45 % de 15 à 50 ans, et encore 15 % après 50 ans et 5 % après 70 ans. 2 % sont des **asthmes professionnels** liés à tel ou tel allergène de l'environnement ou des ateliers.

C'est souvent la maladie de toute une vie, mais la moitié des asthmes de l'enfant disparaissent après 5 ans et surtout à la puberté, mais ils peuvent réapparaître plus tard.

Dans 20 % des cas, il s'agit d'une maladie sérieuse ou sévère, justifiant des traitements permanents et intensifs. Elle est encore responsable de **1 000 à 2 000 morts par an en France**, soit 0,1 % à peine des asthmatiques, mais 5 % lorsque le risque est cumulé sur une durée de vie de 30 à 50 ans. La plupart des décès se produisent aux environs de 50-60 ans, mais peuvent dramatiquement survenir dans l'enfance, au cours de l'adolescence ou beaucoup plus tard.

L'asthme est aussi responsable de 10 % des consultations médicales et de dizaines de milliers d'hospitalisations chaque année, dont des milliers en réanimation ou en médecine d'urgence. Les traitements ne sont pas en cause, puisqu'ils sont au contraire remarquablement efficaces, à condition d'être bien conduits par les médecins et bien compris par les malades. Leur application est en effet trop souvent incorrecte, en partie à cause des malades eux-mêmes, qui ont parfois tendance à négliger une maladie, qui leur paraît souvent bénigne et à laquelle ils se croient habitués, mais qui peut à tout instant conduire à des situations difficiles, parfois en quelques heures.

Les crises d'asthme

Laissons les malades les décrire. Ils les connaissent mieux que nous, médecins, qui ne faisons que les écouter. Voici ce qu'en dit **Raymond Queneau**, asthmatique lui-même, et qu'il a décrites à travers un de ses personnages, dans *Loin de Rueil*, Louis-Philippe Des Cigales : « Depuis cinq minutes, Louis-Philippe Des Cigales faisait une drôle de gueule, les deux poings appuyés sur ses genoux, penché, il commence à mal respirer tout simplement, il est en train de prendre conscience de sa respiration par le simple fait qu'elle ne fonctionne pas épatamment. On ne peut pas dire qu'il halète, non on ne peut pas dire ça, mais il est affligé en ce moment, après la prise de conscience de sa difficulté de respirer, d'une constriction des poumons, des muscles pulmonaires, des nerfs pulmoneux, des canaux pulmoniques, des vaisseaux pulmoniens, c'est une espèce d'étouffement, mais ce n'est pas un étouffement qui prend à la gorge, par le tuyau d'en haut, c'est un étouffement qui part d'en bas, qui part des deux côtés à la fois aussi, c'est un étouffement thoracique, un encerclement du tonneau respiratoire. »

Et puis évidemment **Proust**, qui illustre le poids permanent de la maladie sur les épaules des patients.

Première crise d'étouffement à 9 ans, au retour d'une promenade, avec sa mère, au bois de Boulogne. Il doit fuir les agressions du jour, mène une vie nocturne et recluse. Alité, il lutte contre « la poussière affreuse », avec des fumigations. Une bougie brûle en permanence à laquelle il peut enflammer un petit papier et faire brûler dans une soucoupe une pincée de sa chère poudre Legras. Pour trouver le sommeil, il se drogue avec de l'amyl, de la valériane et du Trional. Il ne peut approcher d'une fleur sans succomber instantanément sous un flot d'éternuements. « Je ferai ma cure cet automne, maintenant je ne pourrai circuler au milieu des campagnes qui vont fleurir. Je remettrai cela après ma fièvre des foins », et encore : « Aujourd'hui, je suis au milieu d'une affreuse crise d'asthme. Le bruit de mes râles couvre celui de ma plume. Je manque d'air », dit-il, « cet air que je ne peux pas arriver à respirer ».

Le rythme particulier de la phrase de Proust, c'est exactement celui de sa crise d'asthme. **Il écrit comme il respire.**

Des asthmatiques, l'un de nous en a suivi personnellement des milliers pendant des années. Une dizaine, hommes, femmes ou enfants, sont morts, peut-être de ma faute ou parce qu'ils n'avaient pas compris ou pas admis leur maladie, ou sous la pression d'entourages désastreux (j'ai en tête quelques images de pères meurtriers par affection excessive de tous les instants, même la nuit). Des morts parfois en quelques minutes, dans la rue, en descendant de voiture, ou dans l'hôpital même, qui tue Louise, alors qu'elle allait sortir, guérie, croyait celui des médecins qui la suivait. Et cette carte postale du 14 juillet 1983, de Lucette S., 17 ans, si vive, si belle, si gaie. La carte est la photographie d'un lourd cercueil de pierre de la nécropole mérovingienne de Néris, avec dedans un squelette disloqué : « Je vais bien, je souffle à 400 dans le *peak flow*, mais j'ai peur que la cortisone ne m'expédie *ad patres*. Je l'arrête. » Elle meurt quatre jours après, en quelques minutes, à l'heure même où je recevais sa carte, que j'ai toujours, au mur de mon bureau. **Dans l'asthme, il faut être deux pour guérir. Le malade et le médecin**.

Un pharmacien des Champs-Élysées a été placé en garde à vue. À 1 heure du matin, un touriste italien est pris dans la rue d'une violente crise d'asthme et il lui réclame de la **Ventoline**. Sans ordonnance, le pharmacien refuse, malgré l'insistance des badauds. Le touriste meurt. Les sapeurs-pompiers ne peuvent le ranimer. Corinne H., mère de 31 ans, comptable, asthmatique fragile et dépressive, est incarcérée pour un délit mineur (2 000 francs de chèques en bois), le 12 août 1991. Elle écrit tous les jours à son mari : « Ça ne va pas. Je n'ai plus le droit d'avoir la Ventoline dans ma cellule et la nuit, c'est pire que le jour. J'angoisse. Ils ne connaissent pas ici les décès par crise d'asthme et ils ne veulent pas me donner la Ventoline. Je suis en crise. J'ai demandé encore ma Ventoline. On me l'a donnée, puis reprise aussitôt. On me l'a laissée la nuit et reprise le matin. Il est 6 heures. J'étouffe. » Corinne est morte le 25 août à son arrivée à l'hôpital, où elle avait été transportée à la dernière minute. Le même jour, à 9 heures du matin, la cour d'appel refusait sa demande de mise en liberté, sans même savoir qu'elle était morte depuis trois heures.

Et aussi, situation inverse. Claude M. consulte en catastrophe. « Mais pourquoi n'avez-vous pas pris votre Ventoline, Claude ? – Mais, docteur, c'est effrayant ce médicament, une bouffée et la crise disparaît aussitôt, un miracle, c'est magique, mais c'est diabolique, sûrement dangereux. Alors je m'en suis défié chaque jour un peu plus et j'y ai renoncé. »

Le diagnostic d'asthme est un diagnostic d'interrogatoire et d'examen clinique. Les médecins ne sont pas toujours les meilleurs. Mon ami Piedalu, cultivateur dans le Loiret, me raconte comment sa femme est morte, faute de secours médical : « Je voyais bien qu'elle allait mal, qu'elle étouffait, qu'elle allait de plus en plus mal, elle avait un creux, un creux là, vous voyez, en bas du cou, juste au-dessus de l'os, du sternum, un trou, qu'on y aurait mis un œuf de poule nine (naine). » Roland avait bien compris, lui, que ce que les médecins appellent le « tirage », ce creusement des tissus au-dessus du sternum, témoignait d'une formidable difficulté à respirer, au point d'en mourir.

Mais reconnaître l'asthme est facile, on l'a bien compris. Ce qui est plus difficile, c'est d'en conduire le traitement, d'apprendre au malade à en connaître les symptômes, en particulier les jeunes qui tendent à les nier. C'est peut-être aussi leur confier des appareils portables gros comme des paquets de cigarettes (des peak flow-meters), pour mesurer leur débit expiratoire. Les signes biologiques sont peu utilisés, probablement à tort. Ils sont peu sensibles, mais très spécifiques. Le meilleur est le taux des IgE dans le sang. Avant 35 ans, les taux moyens sont de 225 UI, 5 fois plus élevés chez les asthmatiques que chez les non-asthmatiques, et, encore après 55 ans, ils sont 3 fois plus élevés (56 UI vs 18). Et chez 40 % des asthmatiques, les éosinophiles circulants dans le sang dépassent 350/mm^3. Ça peut aider.

Les traitements de l'asthme : une longue histoire plutôt agitée

L'atropine (voir note « Sympathique et parasympathique »)

En 1802, alors que la cocaïne et l'héroïne restent à découvrir, il n'est bruit dans les beaux quartiers du Londres de Lord Byron, des immigrés et du blocus continental, que de la nouvelle toxicomanie *« fashionable »*, l'inhalation de poudre de racines ou de cigarettes de feuilles de solanacées, dont les noms imagés disent bien les risques et les attraits : *Datura ferox*, *Devil's apple* (pomme du diable) ou *deadly nightshade* (ombre mortelle de la nuit), ou encore *Atropa belladonna*, parce qu'elle dilate de façon si émouvante les pupilles et noie tragiquement les regards des *bella donna* de Park Lane ou Grosvenor. L'épidémie est partie du cabinet du docteur Sims, qui a proposé ce traitement à ses asthmatiques, sur les conseils de son collègue Anderson de Madras. Depuis des siècles, ces plantes sont utilisées comme poison aux Indes et dans l'Europe du Moyen Âge et de la Renaissance. Leur principal alcaloïde, l'**atropine**, a reçu de Linné lui-même le nom d'Atropos, la troisième des Parques, celle qui, inflexible, tranche les fils de la vie.

Et, en effet, l'intoxication ravage Londres. Brûlants et rouges de fièvre, agités, convulsifs, à demi aveugles, les toxicomanes meurent pour avoir voulu trop plaire.

Mais, pour la première fois, des asthmes sont améliorés. À la fin du siècle, l'atropine sera la base du traitement proposé à Paris par le grand Trousseau, asthmatique lui-même, et Proust, on l'a vu, inhalera ou fumera, jusqu'à sa mort en 1922, ses cigarettes et sa chère poudre Legras, qui n'était pas autre chose que de l'atropine, et qui était encore vendue il y a peu.

Il y a trente ans à peine, de nombreux jeunes Lorrains sont morts, qui avaient découvert les plaisirs de l'atropine en faisant des décoctions de cigarettes Legras. Ils souffraient alors d'hallucinations effrayantes, curieusement grises, en noir et blanc, sans couleur, irréelles, comme du cinéma à l'ancienne, et, se prenant pour Icare, battaient des ailes et sautaient par les fenêtres.

Les atropiniques sont restés les seuls traitements efficaces de l'asthme jusqu'aux années 1920-1930, malgré la découverte en 1903 de l'extraordinaire efficacité de l'adrénaline. Sa libération en cas de stress explique probablement l'effet parfois spectaculaire des émotions fortes sur les crises d'asthme, qu'Hyde Salter conseillait aux asthmatiques de rechercher, dès 1859.

Ainsi, jusque vers 1930, peu de traitements réellement actifs. On imagine alors la diversité des moyens que la médecine a pu proposer pour atténuer les symptômes de ces crises sans cesse répétées, pour se convaincre elle-même de son efficacité : autoinjection du sang, du sérum ou de l'urine, abcès de fixation par injection d'huile, prétendue vaccination aux propres microbes des malades, inhalation d'ammoniac, si prisé qu'il fut conseillé aux malades des campagnes de dormir au-dessus d'étables aux plafonds percés de trous, anesthésie générale, chloroforme, saignées, sels d'or, extraits de bacilles tuberculeux, proposés par les frères Lumière, œufs de caille, acupuncture, homéopathie, oligoéléments, sérum de tortue, pratiques magiques de quelques grands guérisseurs et, de la même veine, la prétendue désensibilisation qui dure encore.

De 1940 à 1970, la médecine scientifique commence à se développer peu à peu et d'immenses progrès se font jour après la découverte de bronchodilatateurs puissants. D'abord, les adrénergiques non sélectifs (voir note « Sympathique et parasympathique »), tels que l'**adrénaline** et, surtout, en 1948, son dérivé de 2ᵉ génération, l'**isoprénaline** (isoprotérénol ou Isuprel), l'une et l'autre extraordinairement efficaces, mais avec des complications cardiaques liées à leur action sur les récepteurs myocardiques.

La théophylline

Découvertes dans l'entre-deux-guerres mondiale, mais surtout utilisées à partir de 1945, les méthylxanthines (dédioxypurines) sont des décoctions d'Amérique du Sud dérivées des feuilles de guarana, yoco, maté, thé ou coca et des grains de chocolat, et dont les principales sont la caféine et la théophylline, et aussi des extraits de noix de kola des gourous éthiopiens et soudanais, très appréciées lors des fêtes tribales pour leurs puissantes propriétés excitatrices.

Des années 1950 aux années 1980, la théophylline sera le plus utilisé des bronchodilatateurs, moins active que l'adrénaline, mais sans complications cardiaques. Malheureusement, la dose thérapeutique est très proche de la zone toxique et les traitements si difficiles à équilibrer qu'on en viendra à les surveiller en contrôlant sans cesse la théophyllinémie. Malgré cela, les complications se multiplient, spécialement chez l'enfant et les personnes âgées. La théophylline est un excitant du système nerveux central et les enfants deviennent agités, turbulents, incapables d'un apprentissage correct en classe, et les accidents cardiaques, les chutes et même des convulsions s'observent chez les vieillards. La théophylline sera pratiquement balayée du marché lors de l'arrivée de la 3e génération de substances adrénergiques. Elle n'a plus de place aujourd'hui.

Les β2-stimulants (voir note « Sympathique et parasympathique ») : une première révolution

C'est alors qu'en 1975 survient une formidable révolution.

C'est l'arrivée des dérivés adrénergiques de 3e génération, **Ventoline** et **Bricanyl**, puissants bronchodilatateurs β2-stimulants avec des effets cardiaques β1 limités (qui, loin d'être néfastes, s'avéreront suffisamment positifs pour qu'ils soient proposés en cardiologie, dans le traitement des insuffisances cardiaques congestives et des infarctus du myocarde).

Découverts et aussitôt utilisés en Angleterre, où ils ont renvoyé théophylline, adrénaline et isoprénaline aux oubliettes, les β2 auront **beaucoup de mal à s'imposer en France**, où les théophyllines et l'archaïque désensibilisation continueront d'occuper le terrain. Un obscurantisme étonnant, reflet de l'ignorance de beaucoup de médecins et de pédiatres, y compris universitaires, qui, encore échaudés par le souvenir des accidents cardiaques graves ou mortels de l'adrénaline ou de l'isoprénaline des années 1970, et ignorants très visiblement tout de la pharmacologie et de la sélectivité des β2, en sont venus à ne les conseiller que par voie orale et non par inhalation, donc à préconiser des doses 10 fois supérieures, à effet retardé, plutôt que des doses très faibles à effet immédiat! Pendant plus de dix ans, la guerre a ainsi fait rage entre partisans et adversaires des β2, au détriment des malades.

Ce que l'un de nous a fait de mieux dans sa vie a été de brûler les idoles théophylline et désensibilisation et d'ouvrir, bien après les Anglais et longtemps seul et traîné dans la boue, la voie aux β2 salvateurs, aujourd'hui indiscutés.

Les corticoïdes inhalés : une deuxième révolution

La bronchoconstriction ne résume pas l'asthme, l'œdème, l'inflammation et l'encombrement bronchiques car les sécrétions jouent un rôle plus important dans les formes graves, et, dans ces situations, les β2, même par nébulisation ou voie intraveineuse, ne peuvent rien à eux seuls.

Dans les années 1950-1970, les corticoïdes, donnés de façon continue ou discontinue, depuis les années 1960, par voie orale, IM ou IV, étaient seuls efficaces, mais, malheureusement, associés à de graves complications, amyotrophie sévère, invalidante et délabrante, ostéoporose, fractures, sensibilité aux infections, etc. Ils n'étaient utilisés que parce que, à cette époque, c'était cela ou mourir.

Et c'est alors qu'en 1972, encore en Angleterre, survient une deuxième révolution, plus importante encore que celle des β2-stimulants, un de ces tournants thérapeutiques qui changent vraiment la vie des hommes, la percée des corticoïdes inhalés, successivement béclométasone (dipropionate de méthyl-cortisol) ou **Bécotide**, **Budésonide** (analogue de l'acétonide de triamcinolone) et, en 1993, **fluticasone**. En pratique, malgré les publicités des firmes rivales, aucune différence dans leur utilisation et leurs effets. Ils doivent être pris par bouffées de quelques centaines de microgrammes, 1 à 4 fois par jour. 10 % de la dose inhalée parvient aux poumons, où elle est en partie métabolisée, puis absorbée, et 90 % passent dans le tube digestif, et, finalement, l'une et l'autre sont inactivées dans le foie, sans les effets négatifs des stéroïdes per os.

Et d'un coup, le ciel s'éclaircit. L'asthme n'est plus une maladie grave. Dans 90 % des cas, les corticoïdes inhalés sont aussi actifs que les corticoïdes par voie orale. En cas d'échec, il faut multiplier la dose par deux, et si cela ne suffit pas, passer transitoirement à des périodes de traitement par les corticoïdes oraux, en essayant de ne pas dépasser quatre périodes de quinze jours par an et sans jamais arrêter brutalement, si le corticoïde a été pris plus de dix jours.

Et, en pratique, aucune complication, à condition de respecter les doses indiquées, car, lorsque les doses sont multipliées par 3 à 5, des effets secondaires généralement minimes ou exceptionnels peuvent se produire : quelques dizaines d'insuffisances surrénales aiguës en Angleterre chez l'enfant, pour des dizaines de millions de traitements ; pas de suppression hypophysaire ou à peine mesurable ; pas d'effet osseux (en dehors d'anomalies mineures et guère interprétables, de la densitométrie osseuse, voir note « Ostéoporose ») ; aucun trouble de croissance de l'enfant ; pas d'effet métabolique sur la glycémie ou les lipides et aucune infection respiratoire. Seulement quelques complications mineures, et en particulier une dysphonie réversible, dans moins du tiers des cas, ce qui a quelque peu brisé la voix de la plus grande basse du monde, que j'ai suivie un temps, condamnée à manquer alternativement de souffle ou de timbre !

Les autres traitements

Ils n'ont aucune place, surtout s'ils risquent d'écarter les traitements les plus nécessaires : **atropine** et **théophylline** dépassées, **cromoglycate**, mort de sa belle mort après trente ans d'inefficacité ; antihistaminiques, tel le **Zaditen**, toujours présent sur le marché, mais sans le plus petit intérêt thérapeutique, et anticorps monoclonaux anti-IgE (**Xolair**), anti-IL-5 et anti-IL-13 (Lebrikizumab) plus dangereux qu'efficaces.

Un mot aussi des antileucotriènes, le plus récent effort de l'industrie pharmaceutique pour placer sur un grand marché une molécule nouvelle, sans intérêt et avec des réactions psychiques dangereuses (*Prescrire*, 2011) (le **montélukast** de Merck), après avoir tenté de décrédibiliser les traitements les plus actifs (stratégie classique de l'industrie : rumeur, calomnie, restrictions, annonce de risques inexistants et d'échecs aux graves conséquences pour décrédibiliser les médicaments anciens qui ne lui rapportent plus rien de façon à fourguer de nouvelles molécules beaucoup plus chères et presque toujours moins actives. Voir chapitre «L'industrie pharmaceutique internationale»). Ces inhibiteurs de la 5-lipoxygénase ont au laboratoire un certain effet bronchodilatateur, mais, dans la pratique clinique, ils sont **très inférieurs** aux β2-stimulants associés aux corticoïdes inhalés et même à la théophylline, et n'ont même aucune utilité comme traitement d'appoint additionnel. Ils ont pourtant trouvé quelques défenseurs et, en particulier, Jeff Drazen, actuel éditeur en chef du *New England Journal of Medicine*, qui s'en est fait le thuriféraire depuis quinze ans, mais dont on ne peut oublier qu'il est, entre autres, consultant permanent des laboratoires Merck (et de 12 autres!) depuis beaucoup plus longtemps encore. Ils n'ont fort heureusement pas réussi à s'implanter sur le marché mondial, où ils n'occupent qu'une place de 3e rang, bien qu'ils soient vendus 1,5 à 2 fois plus cher que les médicaments actifs, comme si le prix devait être perçu comme un argument de supériorité sur les traitements antérieurs.

Reste à régler son compte à la désensibilisation. Pour son centenaire, cela vaut la peine (voir note «Un centenaire désastreux : la désensibilisation»).

UN CENTENAIRE DÉSASTREUX : LA DÉSENSIBILISATION DES ASTHMATIQUES ET ALLERGIQUES

Cette année, l'allergologie fête le centenaire de la désensibilisation (DS).

Situation contrastée, du ressort de la psychosociopathologie.

D'un côté, beaucoup de Français s'élèvent contre les risques largement imaginaires et les résultats soi-disant incertains de **vaccinations**, aux bases 100 fois démontrées scientifiquement et prouvées cliniquement, depuis un siècle que les vaccinations ont rayé de la carte poliomyélite, variole, rage, tétanos, rougeole, coqueluche, diphtérie, etc., et protégé des milliards de personnes de l'hépatite B, et partiellement de la grippe et du pneumocoque.

À l'opposé, une infinité de parents, et peut-être les mêmes, jettent leurs enfants entre les mains des **gourous allergologues**, jouant aux immunologistes et qui, bardés de certitudes, sans formation scientifique et balbutiant les bases de l'immunologie des années 1960, continuent, depuis un siècle, à désensibiliser sans relâche, avec des « allergènes » inconnus, aux effets incompris, sans qu'une seule étude clinique ait jamais montré d'autres effets qu'au mieux marginaux et de court terme, dans une maladie que nous avons par ailleurs tous les moyens médicamenteux de contrôler, et cela au prix de complications locales fréquentes et de plusieurs dizaines de décès chaque année dans le monde, au point que l'Angleterre et la Suisse l'ont interdite en médecine de ville et ont considéré, comme l'Union européenne l'a fait, qu'il ne s'agissait pas d'une spécialité à part entière – l'un de nous y était, représentant la France – et qu'elle ne justifiait pas même d'enseignement dans le cursus de formation.

La désensibilisation n'est ni fondée, ni efficace, ni sans danger, ni sans contrainte, ni sans coût. Elle est seulement sans résultats. Mais elle rapporte.

Tout se passe comme si une fraction de la population rejetait les avis scientifiques éprouvés et se livrait les yeux fermés aux mains des marchands d'illusions. Les croyances, les espérances et la foi l'emportent ici sur le monde rationnel. Banal. La désensibilisation relève en effet d'un rêve, qui avait encore une part de logique dans les années 1960, mais qui ignore les données de l'immunologie des quarante dernières années et, notamment, la dichotomie du système immunitaire, et le profil particulier de ses réponses chez les allergiques, un véritable groupe ethnique, un clone, émergé par sélection naturelle au cours de l'évolution (voir note « L'asthme »).

L'espoir des allergologues, qui ne savent pas même ce qui distingue le système immunitaire des allergiques de celui des gens normaux, était, et reste, de « vacciner » les patients contre les allergènes auxquels ils sont sensibles, afin d'obtenir une réponse classique, « normale », TH-1, avec apparition de « bons » anticorps protecteurs, de type IgG, spécifiques de chaque allergène et qui les intercepteraient avant qu'ils ne se lient aux TH-2 et aux IgE et ne déclenchent la dégranulation mastocytaire (un schéma qui n'a guère de sens et n'a jamais été expérimentalement confirmé, de sorte que les allergologues en sont encore à tenter d'identifier les bases mêmes de la DS, toujours aussi mystérieuse, bien qu'elle soit centenaire).

Mais ce n'est pas en battant le tambour qu'on lui fait jouer de la flûte et les allergiques s'obstinent à ne pas répondre ou à répondre avec leur système T-4.2 (ou TH-2) dominant, sans réaction significative du système T-4.1 (ou TH-1).

Mais ce n'est pas le seul caillou dans la chaussure, car, au-delà de cette alternative TH-1/TH-2, on obtient d'autant moins de réponses spécifiques de chaque allergène qu'on ne sait pas à quel allergène précis les malades répondent, ni à combien d'allergènes ils sont sensibles, tous d'origine différente et de nature chimique encore inconnue (pour quelques-uns identifiés, tels la Fel-d-1 du chat, une protéine du soja, les venins d'abeille ou de fourmi, la plupart ne sont pas identifiés et même ceux-là sont mal définis). Les allergologues se gargarisent aujourd'hui d'**antigènes purifiés**, mais on ne peut purifier que ce que l'on a identifié et pas ce que l'on ignore. Dès lors, il n'y a guère de chances d'obtenir des anticorps spécifiques contre les antigènes responsables des crises. On peut d'ailleurs ajouter que, dans les cas exceptionnels où les allergènes seraient chimiquement connus et isolés, il ne servirait à rien d'immuniser les patients contre ces antigènes-là, alors qu'ils sont également sensibles, dans l'immense majorité des cas, à d'autres antigènes.

Mais polémiquer avec les allergologues est lassant. La logique n'a pas de prise sur la foi du charbonnier. Leibniz n'a jamais pu déstabiliser Bossuet.

Une condamnation de la désensibilisation dès 1985

Voici donc ce que l'un d'entre nous publiait en 1985. Il n'y a rien à y changer, car si l'auteur a vieilli de vingt-cinq ans, la désensibilisation, elle, n'a pas plus changé que les dogmes religieux.

La désensibilisation a la prétention de contrôler l'anomalie immunologique caractéristique de l'asthme, l'hypersécrétion anormale d'immunoglobulines E. Introduite en 1911, aux États-Unis, comme une vaccination par Leonard Noon, spécialiste des vaccins, et sa sœur Dorothy, botaniste collectionneuse de pollens, elle consiste en l'injection sous-cutanée toutes les une à quatre semaines des allergènes auxquels le malade est supposé être sensibilisé et cela pendant des mois ou des années. Elle est appliquée en France à des centaines de milliers de malades par des centaines d'allergologistes vivant en vase clos, sans aucun lien avec les immunologistes qui les prennent unanimement pour des charlatans ou des illuminés, poursuivant une pratique inchangée depuis un siècle grâce au scepticisme ironiquement tolérant de la communauté pédiatrique.

Ombrageuse, l'allergologie emprunte le discours de l'immunologie, lorsqu'il semble la justifier, mais le rejette lorsqu'il la remet en cause. Ainsi, nouvelle tunique de Nessus, s'étend-elle sur les asthmatiques, exploitant quelques succès apparents liés à l'effet placebo ou aux hasards parfois favorables de l'évolution spontanée d'une maladie imprévisible, refusant la réalité statistique des échecs démontrés.

Pourtant, les plus grands « allergologues » ont pris conscience de l'échec. R. Lowell, de Boston, écrit : « Les critères objectifs de jugement sur les résultats de la désensibilisation manquent complètement, et se trouve créée une situation où médecins et malades risquent de tomber dans la folie à deux.» **L. Lichtenstein**, le plus grand nom mondial de l'allergologie, écrit: «Comme tout traitement qui n'a pas fait la preuve de son efficacité, la désensibilisation ne doit pas être utilisée, excepté pour permettre de nouvelles études plus rigoureuses. La désensibilisation dans l'asthme ou les rhinites polliniques peut occasionnellement être utile chez quelques patients. Dans l'allergie à la poussière de maison et aux acariens, les résultats, en admettant qu'ils existent, sont de toute façon marginaux. La désensibilisation bactérienne est, quant à elle, potentiellement dangereuse et inefficace. Au total, nous avons revu toute la littérature sur la désensibilisation: ce traitement est non fondé.» Enfin, **Kjell Aas**, président de l'Académie européenne d'allergologie, remarquait: «Très peu, voire aucun, des résultats publiés ne paraissent démonstratifs et tous laissent le lecteur avec un sentiment d'irritation. Les méthodes allergologiques constituent malheureusement une triste chaîne de littérature chaotique, de travail au petit bonheur au lit du malade et même d'activité éthiquement critiquable. Le temps est venu d'en finir avec cette situation déplorable.»

Et encore: «En dépit de son utilisation extensive, l'efficacité de la désensibilisation n'a jamais été démontrée. Si les critères objectifs étaient utilisés, ses indications seraient extrêmement réduites» (**Williams**, 1975).

«Les résultats de la désensibilisation sont si peu satisfaisants qu'elle ne doit être utilisée qu'exceptionnellement et seulement si les thérapeutiques pharmacologiques ont échoué» (**Norman**, 1977).

«La désensibilisation marche rarement dans l'asthme» (**Woolcock**, 1977).

«Je ne recommande pas la désensibilisation dans l'asthme» (**Hargreave**, 1981).

«On est frappé par l'infime minorité de patients réellement améliorés par la désensibilisation» (**Smith**, 1973).

Et nous poursuivions:

«Les allergènes commercialisés en France sont des mélanges de protéines étrangères, les unes probablement allergéniques, les autres non, mais qui ne demandent qu'à le devenir au fil des réinjections.

Ces protéines sont altérées par les manipulations, instables, et très peu sont chimiquement identifiées. Les allergènes sont donc injectés aux patients en quantité totalement inconnue.

LA DÉSENSIBILISATION DES ASTHMATIQUES ET ALLERGIQUES

L'identification, la purification et la standardisation des allergènes seraient une tâche prioritaire mais qui reste actuellement techniquement impossible à cause de l'extraordinaire multiplicité des antigènes potentiels, en particulier au sein des poussières de maison et des moisissures. Faute d'y parvenir, l'appréciation de la validité des tests cutanés et des effets de la désensibilisation est impossible. L'identification d'un état allergique et des antigènes prétendument responsables repose sur :

– des tests cutanés non fiables, dépendant autant de la réactivité de la peau, variable d'un sujet à l'autre et avec l'état immunologique des patients, que des allergènes injectés, d'ailleurs eux-mêmes qualitativement et quantitativement inconnus. Ces tests sans valeur donnent lieu à combien d'extrapolations hasardeuses et de défis au bon sens...

– «une réaction en accord avec la clinique, qui est le plus souvent le résultat d'une coïncidence sans signification.» Une revue de la littérature montre que «ces tests sont négatifs chez 10 à 76 % des sujets cliniquement allergiques et positifs chez 4 à 54 % des sujets cliniquement non allergiques» (**Charpin**, le maître de l'allergologie française, avec F.B. Michel et J. Bousquet à Montpellier, 1980).

Et nous continuions : les tests de provocations bronchiques, constamment cités et heureusement rarement exécutés, sont non reproductibles, non standardisés et sans corrélation avec les tests cutanés et les données cliniques.

Les techniques de désensibilisation utilisées en pratique en France n'ont pas changé depuis des dizaines d'années : «la désensibilisation est restée virtuellement inchangée depuis Noon en 1911» (Lichtenstein, 1976) ; «Dès 1935 se pratiquait une désensibilisation bien proche de celle que nous pratiquons aujourd'hui» (Charpin, 1982).

La désensibilisation aujourd'hui

Depuis quelques années, diverses modifications sont apparues à titre d'essais limités concernant soit le rythme des injections (par exemple la technique des rushes présentée comme une nouveauté en 1982, bien qu'essayée depuis 1930 par Freeman), soit la nature des allergènes : allergènes retard en solution huileuse (échec) ou absorbés sur sel d'aluminium (efficacité jugée équivalente aux antigènes aqueux avec moins d'incidents), ou antigènes polymérisés par les aldéhydes permettant d'injecter plus rapidement des doses plus élevées, ou des doses équivalentes avec moins d'incidents, ou encore utilisation d'allergènes purifiés (d'ambroisie, d'acariens, de venin d'hyménoptères, de pénicilline).

Les conclusions pessimistes de **Lichtenstein** ou de **Aas** sont que, «depuis soixante-dix ans, **aucun essai thérapeutique contrôlé scientifiquement n'a jamais été publié**. Non seulement la méthodologie de ces essais est attristante, mais l'interprétation des résultats y est constamment biseautée par le désir de démontrer l'efficacité des traitements et la statistique y est très douloureusement malmenée».

Dans les rhinites polliniques, 15 à 20 essais critiquables démontrent un certain effet de la désensibilisation, jamais démontré dans les rhinites dues à d'autres antigènes.

Dans l'asthme, 20 études tendent à suggérer que la désensibilisation elle-même entraîne 10 à 15% d'aggravations et entre 35 et 65% de résultats favorables mineurs, transitoires et discordants (par exemple positifs sur les symptômes subjectifs et négatifs sur les critères objectifs ou l'inverse), et sans jamais la moindre efficacité sur les données fonctionnelles mesurées. Des résultats si inférieurs aux résultats pharmacologiques d'aujourd'hui ne justifient pas ces traitements coûteux et astreignants.

En outre, l'injection de mélanges de protéines étrangères dénaturées **comporte des risques** potentiels. Pour les antigènes aqueux, ces risques sont, les uns mineurs et fréquents (50% des cas), sous forme de réactions locales, les autres notables mais plus rares (25% des cas), sous forme de réaction générale ou d'accentuation de l'asthme. Quelques-uns enfin sont très graves, mais exceptionnels, tels que chocs anaphylactiques mortels ou non et les pathologies vasculaires et rénales à complexes immuns pouvant aller jusqu'aux vascularites graves ou aux maladies hématologiques malignes (myélome) (**L. Guillevin**).

Si l'on exigeait de la désensibilisation les critères biochimiques, pharmacologiques, toxicologiques, cliniques et économiques demandés aux grandes firmes pharmaceutiques pour obtenir l'autorisation de mise sur le marché et le remboursement d'un médicament ou d'un vaccin, ces autorisations seraient refusées.

Au total, «pour l'asthme, l'allergologie est le passé, la pharmacologie, le présent et l'immunologie, l'avenir» (P. Even, 1985).

LA DÉSENSIBILISATION DES ASTHMATIQUES ET ALLERGIQUES

Ainsi, rien n'a changé depuis vingt-cinq ans. Voici ce que **Peter Barnes**, de l'Imperial College de Londres, le spécialiste aujourd'hui le plus internationalement reconnu du traitement de l'asthme, écrit très récemment dans le *New England Journal of Medicine* et dans la revue de la Société américaine des maladies respiratoires : « Le rôle de la DS est très limité. Les études les plus récentes montrent parfois une petite amélioration des tests de laboratoire, mais aucune amélioration clinique et les effets indésirables s'observent dans 5 à 35 % des cas, dont 10 % de réactions générales. Les décès semblent de plus en plus fréquents avec les nouvelles techniques et les nouveaux antigènes standardisés et plus concentrés : 40 décès (recensés) aux États-Unis en quarante ans et 20 ces derniers quatre ans, et, en Angleterre, 30 décès en trente ans, mais 11 de 1980 à 1987, et 5 ces derniers dix-huit mois. Il n'y a donc pas d'indications pour ces traitements. »

Les **NIH** américains recommandent de ne tenter les DS qu'en cas d'échec des traitements médicamenteux – c'est-à-dire à peu près jamais – et la **British Thoracic Society**, de ne l'utiliser... « dans aucune circonstance ».

En 1997, **N.F. Atkinson** (Johns Hopkins University) conclut dans le *New England Journal of Medicine* : « La désensibilisation n'apporte aucun bénéfice discernable. »

En France, **J. Bousquet** (Montpellier), leader de l'immunothérapie, qui multiplie les revues générales sur ce sujet (la plupart identiques, au rythme d'une ou deux par mois, au moins 86 en six ans), aboutit à des conclusions presque aussi restrictives : « Le mécanisme de la DS reste inexpliqué depuis les années 1920. La production d'IgG capables de bloquer l'interaction allergène/IgE ne peut être retenue seule, si même elle existe, mais aucune autre explication n'a été établie. La durée de la DS reste *"a matter of debate"* (après un siècle !). Les résultats sont parfois positifs, quoique modestes, dans l'asthme pollinique, mais non dans les autres, où les stratégies d'évitement sont préférables. La DS est un traitement possible, mais dans des indications précises et limitées. »

La fermeture du magasin est pour bientôt.

La désensibilisation est un commerce

On ne peut traiter de la DS et passer sous silence ses **aspects commerciaux**.

Le fer de lance de la production d'allergènes en France est aujourd'hui le **laboratoire Stallergenes**. Jusque récemment, ce très dynamique laboratoire se cantonnait à la production artisanale et à l'administration en gouttes sublinguales « sur mesure » de 150 allergènes, choisis pour chaque malade en fonction des facteurs déclenchants de ses crises, poussière, pollens, squames ou poils d'animaux, etc., facteurs dont, on l'a vu, on ne sait pas exactement quelle est celle de leurs molécules qui est allergénique, un seul grain de pollen contenant au moins 100 molécules chimiques, dont seulement une ou quelques-unes est ou sont coupables, et ce sont ces bouillies d'allergènes qu'on va, dit-on, « purifier ».

Et pourquoi par la voie sublinguale ? Pourquoi pas orale ? Pourquoi pas sous-cutanée ? Peut-être pour éviter la destruction de l'antigène purifié par le tube digestif et le foie ? Mais ne connaissant pas la molécule coupable, comment savoir si elle est détruite ou au contraire activée par l'intestin ou le foie ? Balivernes.

Mais tout cela va changer. Oyez : le laboratoire annonce *urbi et orbi* qu'il va s'engager dans une « **révolution noble** » (?), dans la production à grande échelle, industrielle et non plus artisanale, d'allergènes « standardisés », ces allergènes qu'on ne connaît pas, en comprimés toujours sublinguaux. La magie des gouttes de grand-père, c'est donc fini. Quatre de ces allergènes nouveaux vont débarquer : **Oralair**, un pollen de graminées déjà sur les marchés allemand, tchèque, slovaque et autrichien, mais évidemment ni en Angleterre, ni en Suisse et pas même en France, ou du moins pas encore, le laboratoire a peut-être le bras plus court que Servier. Dès lors, les Français resteront cantonnés aux gouttes artisanales sur mesure. Après quoi viendraient **Actair** (acariens), **Betair** (bouleau), un allergène recombinant, par génie génétique, s'il vous plaît, tous deux en phase de développement II/III, et **Ambroisair** (ambroisie) en phase I.

Quant à l'objectif, il est parfaitement révélé par le laboratoire lui-même : il ne s'agit pas de guérison, mais de pénétrer les marchés américains et japonais en 2013. Pour cela, il s'agit de faire miroiter aux investisseurs potentiels, probablement pas asthmatiques,

LA DÉSENSIBILISATION DES ASTHMATIQUES ET ALLERGIQUES

un chiffre d'affaires attendu de 3,5 milliards de dollars, pour un chiffre actuel du laboratoire de 200 millions d'euros, soit 15 fois plus. En trois ans. Le laboratoire Stallergenes y croit-il lui-même ?

Dernière minute. Le serpent de mer n'est pas mort. Une petite société française, **DBV Technologie**, annonce une formidable percée avec les patchs allergéniques Viaskin, non pas transcutanés, mais « épicutanés ». Les allergènes posés tous les jours pendant trois ans ne pénétreraient pas dans le sang, mais seraient captés par les cellules dendritiques de la peau (cellules de Langerhans) et transférés par elles jusqu'aux ganglions et aux lymphocytes T. Marché espéré : 5 milliards de dollars. Nous le souhaitons, sans y croire.

RÉTINOÏDES, VITAMINE A, ACNÉ, PSORIASIS ET LEUCÉMIES

Pourquoi cette note sur les rétinoïdes, que connaissent bien peu les biologistes, mais dont à peu près personne, ni médecins ni malades, n'a jamais entendu parler ?

Parce qu'ils constituent **l'une des très grandes percées de la biologie moderne** et que leur place en médecine ne cesse de croître.

Les rétinoïdes sont des dérivés du rétinol ou vitamine A (elle-même dérivée du carotène des carottes ou provitamine A). Ils sont présents dans les tissus végétaux et animaux, spécialement le foie et particulièrement le foie de poisson, et abondants dans les huiles, le beurre et le jaune d'œuf.

On sait depuis longtemps que la carence en vitamine A réduit la vision nocturne et que le rétinal (aldéhyde de la vitamine A) se lie à l'opsine pour former la rhodopsine, le pigment de la rétine assurant la vision nocturne. Cela n'est pas nouveau.

Ce qui l'est beaucoup plus concerne les autres rétinoïdes, qui sont des «**facteurs de transcription**» (protéines «starters» de la machinerie génomique, ils se fixent à l'ADN et déclenchent la transcription de certains gènes en ARN-messagers, qui vont à leur tour guider la synthèse des protéines correspondant à ces gènes). Ils sont *de facto* des **hormone**s, car ils agissent comme les hormones thyroïdiennes et stéroïdes (corticoïdes, hormones sexuelles), et comme la vitamine D (les vitamines A et D sont de véritables préhormones). Ils se lient en effet, comme elles, dans le cytoplasme des cellules à des récepteurs, qui pénètrent avec eux dans le noyau et les lient à des séquences d'ADN spécifiques. Cette liaison va, à son tour, déclencher ou réprimer l'expression de multiples gènes, responsables de fonctions essentielles. Ces récepteurs des rétinoïdes sont de deux types (**RAR et RXR**) (qui peuvent former des hétérodimères RAR-RXR). Il y a donc une cascade à cinq étapes : diffusion du rétinoïde dans la cellule, liaison aux récepteurs cytoplasmiques, entrée avec eux dans le noyau, liaison à une séquence ADN complémentaire du récepteur, expression (ou répression) de plusieurs gènes.

RÉTINOÏDES, VITAMINE A, ACNÉ, PSORIASIS ET LEUCÉMIES

Par leur intermédiaire, les rétinoïdes peuvent exercer quatre actions :

- croissance, prolifération et différenciation épithéliale et osseuse (RAR) ou, à l'inverse, mort cellulaire (RXR) ;
- développement des tissus et organes (d'où un risque tératogénique majeur, qui interdit leur utilisation chez la femme potentiellement ou déjà enceinte ou allaitante et chez l'homme cherchant à être père) ;
- défense immunitaire, car ils contrôlent la domiciliation des lymphocytes T dans les muqueuses ;
- développement de certaines tumeurs (leucémie aiguë promyélocytaire, sarcomes de Kaposi, mycosis fongoïde).

Les rétinoïdes qui se lient aux RAR (**trétinoïne, tazarotène, adapalène**) agissent en faveur de la différenciation épithéliale et sont utilisés en dermatologie (psoriasis, acné, photovieillissement).

Ceux qui se lient aux RXR (bexarotène et alitrétinoïne ou acide 9-cis-rétinoïque) limitent les proliférations cellulaires et sont utilisés en cancérologie, dans le Kaposi et les lymphomes T cutanés, tel le mycosis fongoïde.

À part, l'acide tout-trans rétinoïque ou trétinoïne (Vésanoïd, Roche) se lie aux deux récepteurs (d'où son nom) et il est le plus puissant agent « rediférenciateur », normalisant les cellules malignes de certaines **leucémies aiguës** hémorragiques, dites promyélocytaires, qu'il met en rémission complète dans 90 % des cas. Son isomère, l'acide 13-cis-rétinoïque ou **isotrétinoïne**, moins actif à cet égard, est utilisé dans le traitement de **l'acné sévère** (Roaccutane, Contracné).

Utilisés en thérapeutique par voie locale (pratiquement sans absorption cutanée) ou par voie générale, leur toxicité est dose- et durée-dépendante. Par voie locale, érythème, desquamation, sècheresse de la peau. Par voie générale, chéilite, blépharite, conjonctivite, photosensibilité, photophobie, alopécie, myalgies, arthralgies, hyperostose, soudures osseuses prématurées. **Suicides et dépressions ont été rapportés chez les adolescents traités pour acné par l'isotrétinoine et ont soulevé** – et on le comprend – beaucoup d'émotion et d'inquiétude, mais cela n'a pas été confirmé dans les grandes études qui leur ont été consacrées, car les suicides sont exactement aussi fréquents chez les jeunes souffrant d'acné sévère et qui ne reçoivent pas de rétinoïdes. Le principe de précaution impose cependant une surveillance médicale et familiale étroite.

OSTÉOPOROSE, LE NOUVEAU MARCHÉ

Avec son cortège de déformations, de douleurs, de handicaps, de chutes, de fractures, de thromboses et d'embolies, mais très longtemps silencieuse, avec une fréquence qui augmente avec le vieillissement de la population et la sédentarité croissante, l'ostéoporose est en train de devenir **un grand problème de santé publique et de coût**, surtout après 70 ans.

Mais, en même temps, l'ostéoporose est un cas d'école, qui illustre les dérives d'une industrie pharmaceutique toujours à l'affût et qui, une fois de plus, après l'hypertension, le diabète et le cholestérol, est en passe de s'y tailler un nouveau gigamarché, en expansion d'autant plus rapide qu'y apparaît déjà la notion d'«**ostéopénie**», de préostéoporose, calquée sur celle de préhypertension, de prédiabète, de préobésité ou surpoids, et qui ouvre de nouveaux espoirs de ventes, d'autant plus rentables que les traitements préventifs de loin les plus actifs et les moins chers, exercice physique régulier tout au long de la vie et apport de calcium et de vitamine D, tendent à être remplacés par de **nouvelles thérapeutiques préventives, beaucoup plus chères** et souvent inutiles : bisphosphonates, œstrogènes, strontium, parathormones, calcitonine et anticorps monoclonaux.

Spontanément ou stimulés par l'industrie, beaucoup de rhumatologues et de radiologues accompagnent ou précèdent le mouvement, se faisant les porte-voix des firmes pharmaceutiques, multipliant les investigations d'imagerie inutiles et prescrivant des molécules sans autre intérêt que financier.

Outre les douleurs, les handicaps, les déformations, qui courbent, tassent et brisent les silhouettes et le moral, l'ostéoporose est aujourd'hui, surtout chez la femme de plus de 60 ans, la cause de **200 000 fractures** par an surtout vertébrales, du col du fémur, du trochanter, des poignets et des bras, dont certaines se compliquent de thromboses fémoro-iliaques et d'embolies pulmonaires mortelles, et les autres conduisant parfois aux cannes, aux déambulateurs ou aux fauteuils roulants. À 50 ans, le risque de fractures annoncé dans les trente années qui viennent serait de 15 % chez les femmes et 5 % chez les hommes.

L'os

L'ostéoporose, c'est le vieillissement et la fragilité osseuse. Pour la comprendre, rappelons ce que sont les os.

Au centre, creux, la moelle osseuse qui fabrique les cellules du sang. Autour, 5 kilos d'os dur à la microarchitecture complexe, plus ou moins dense et serrée, trabéculaire en profondeur, lamellaire dans les corticales. Les os constituent le squelette qui nous porte et sur lequel s'insèrent muscles et tendons.

Les os sont composés d'une matrice collagène, un genre de plastique (90 % du volume, mais seulement 1/3 du poids) sur lequel se déposent 1 kilo de calcium et 1 kilo de phosphore, sous forme de milliards de nanocristaux plats d'apatite (phosphate de calcium complexe 6 PO-4 + 10 Ca + 2 OH).

La solidité des os dépend de trois facteurs : le volume de leur matrice, le degré de sa minéralisation et leur microarchitecture.

Surtout, **l'os est vivant**, et se détruit et se reconstruit sans cesse, au rythme de 2 à 5 % par an, se renouvelant totalement tous les vingt-cinq ans. Pour l'essentiel, le squelette se construit pendant l'enfance et l'adolescence, période où se joue tout son avenir, parallèlement à l'activité physique, beaucoup plus que pour des raisons génétiques, au point qu'on a pu dire que tout était joué à 20 ans.

Tout au long de la vie, c'est ensuite un perpétuel remodelage de ses microstructures. D'apparence simple et monolithique, l'os n'est pas un simple empilement de briques inertes de phosphate de calcium, mais une structure complexe, dont la solidité, la légèreté, la flexibilité viennent de son dessin microarchitectural, plus que de sa masse ou de son poids de minéraux. Les os denses, lourds, durs, rigides et massifs de l'ostéopétrose se brisent plus facilement que l'os normal. Chêne et roseau.

Son architecture se construit en réponse aux efforts mécaniques qu'on lui demande. Le poids et la force de gravité y jouent un rôle déterminant pour les membres inférieurs, et les efforts musculaires jouent le même rôle pour les membres supérieurs et la colonne vertébrale. **Os et muscles se construisent parallèlement.** Les uns ne vont pas sans les autres. Ils ne font qu'un.

La sédentarité est la principale cause de l'ostéoporose, comme elle l'est de la fonte et de la faiblesse musculaire. Le squelette se détruit ainsi rapidement au rythme de 2 % par mois, en cas de repos couché prolongé et les spationautes en apesanteur perdent aussi chaque mois 1 à 2 % de leurs os des membres inférieurs (des mesures russes erronées avaient même fait craindre jusqu'à 5 à 10 % de perte par mois).

L'os est construit et détruit par des cellules dérivées des cellules souches conjonctives, qui se spécialisent et deviennent d'abord des **ostéoclastes** ostéodestructeurs, qui se différencient ensuite en **ostéoblastes** constructeurs.

Ainsi, la destruction précède toujours la reconstruction, qui se fait en plusieurs étapes, d'abord reconstruction de la matrice collagène, puis, cinq à dix jours après, reminéralisation d'abord rapide, puis plus lente.

Quelques molécules jouent dans ce processus un rôle clé.

La **différenciation des ostéoclastes** est liée à la fixation sur leurs récepteurs de surface RANK d'une molécule qui les stimule RANK-Ligand ou RANK-L et provient des cellules interstitielles et des ostéoblastes. Il en résulte une différenciation, une prolifération et une hyperactivité des ostéoclastes, et une dégradation de la matrice de l'os, largement due à la libération par les ostéoclastes d'une protéine destructive (cathepsine ; en l'absence génétique de cette molécule, l'os n'est plus résorbé, durcit et réalise une véritable maladie des os de marbre).

Les **ostéoblastes se différencient ensuite** par l'intervention de diverses molécules (Wnt, β-caténine, sclérostine, Dkk-1, qui ne sont citées ici que dans la mesure où elles sont en passe de devenir la cible de thérapeutiques nouvelles contre l'ostéoporose). Ils inhibent les clastes, grâce à l'**ostéoprotégérine**, anti-RANK, et à la **Sémaphorine 3A**. Une fois différencié, l'ostéoblaste sécrète une nouvelle matrice secondairement minéralisée. Le processus est renforcé par la vitamine D et les impulsions courtes d'hormone parathyroïdienne (PTH), mais supprimé par les corticoïdes et par la PTH au long cours.

Toute l'activité de résorption et reconstruction osseuse est sous la dépendance de multiples hormones et médiateurs, **vitamine D, hormone de croissance, parathormone, calcitonine, sérotonine, hormones digestives** diverses. La sécrétion de toutes ces hormones est régulée par le taux de **calcium sanguin**.

Calcium et calcémie

Le calcium est absorbé activement par l'intestin, se dépose en partie sur l'os et est éliminé par les reins.

Toutes ces étapes sont étroitement régulées par trois hormones :

• le **calcitriol**, dérivé de la vitamine D, qui accroît l'absorption intestinale et la déposition osseuse du calcium ;

• la **parathormone** (PTH), hormone hypercalcémiante, qui diminue l'excrétion urinaire et, au long cours, accroît la résorption osseuse et la synthèse rénale du calcitriol, donc, par relais, l'absorption intestinale ;

• la **calcitonine**, la 2e hormone thyroïdienne, qui exerce des effets inverses, hypocalcémiants, ostéoconstructifs et minéralisants.

La sécrétion de toutes ces hormones est régulée par la calcémie, à travers des récepteurs de surface sensibles au calcium (CaR), disposés à la surface des cellules parathyroïdiennes et des cellules C de la thyroïde. Contrôlant la calcémie, ces cellules sont en retour contrôlées par elle, répondant les premières à l'hypocalcémie, les autres à l'hypercalcémie, selon un schéma classique de rétrocontrôle, de feed-back ou de pilotage en retour, maintenant la calcémie à un niveau strictement constant à quelques pourcents près.

La précision de cette régulation n'est nullement liée au rôle du calcium dans la physiologie osseuse, mais à un second **rôle physiologique majeur du calcium** dans la physiologie cellulaire générale, et en particulier dans celle de la contraction myocardique, de la contraction musculaire et de la sécrétion d'un très grand nombre de glandes. Il y a en effet à côté du kilo de calcium déposé dans les cristaux osseux 100 mg de calcium ionisé, libre dans les liquides biologiques, et 100 fois plus concentré dans le milieu extracellulaire qu'à l'intérieur des cellules. Cette différence des concentrations de calcium entre l'extérieur et l'intérieur des membranes cellulaires est un élément essentiel de l'activité de ces cellules, et c'est la raison pour laquelle la calcémie est réglée avec une si grande précision et une si grande constance.

Les hormones régulatrices du métabolisme osseux

Les vitamines D sont des préhormones existant sous plusieurs formes. Ce sont toutes des stérols, comme le cholestérol, les corticoïdes et les hormones sexuelles, et elles agissent de façon similaire, comme le font aussi les rétinoïdes, dérivés de la vitamine A, en se liant à des récepteurs spécifiques dans le cytoplasme des cellules et en passant dans le noyau pour se fixer sur des séquences réceptrices spécifiques du génome, déclenchant ainsi l'expression ou la répression d'une série de gènes et la production des protéines spécifiques de leurs actions propres.

Les prévitamines D3 inactives sont apportées par deux voies, d'abord par **l'alimentation**, et elles sont surtout présentes dans les produits lactés, les graisses animales, le jaune d'œuf, le foie de poisson. Ensuite, par **l'irradiation solaire UV** de la peau, qui transforme le déhydrocholestérol absorbé en **vitamine D3 ou cholécalciférol**, encore inactif, mais hydroxylé par le foie en **calcifédiol**, peu actif lui-même, hydroxylé une 2e fois par les reins en **calcitriol**, qui est la véritable hormone active, 100 fois plus que ses précurseurs.

Parallèlement, **l'ergostérol des végétaux** est transformé par les UV en **ergocalciférol (ou vitamine D2)**, à son tour transformé symétriquement par le foie, puis par le rein en dérivés mono-, puis dihydroxylés.

Les effets des dérivés D2 et D3 sont quasi identiques, de sorte que les deux **vitamines D2 et D3 sont collectivement nommées « vitamines D »**.

La calcitriol augmente l'absorption digestive active du calcium et sa rétention tubulaire rénale, et agit directement sur les ostéoclastes et les ostéoblastes (en retour, l'augmentation de la calcémie qu'il induit agit sur les CaR parathyroïdiens, conduisant à une sécrétion ostéopéniante de PTH).

En cas de carence alimentaire en vitamine D et/ou de carence solaire, se développe **rachitisme** chez l'enfant et **ostéomalacie**, c'est-à-dire ramollissement osseux chez l'adulte.

Parallèlement, les quatre **glandes parathyroïdes** répondent à l'hypocalcémie par l'intermédiaire de leurs CaR, en sécrétant la **PTH**, qui agit de façon biphasique, **favorisant d'abord l'activité**

ostéoblastique et la construction osseuse, mais en les freinant secondairement et en stimulant alors les ostéoclastes, en jouant donc **dans un 2ᵉ temps un rôle ostéopéniant**. C'est pourquoi les traitements courts et intermittents de PTH renforcent la reconstruction osseuse, alors que les traitements au long cours ont une action inverse. La PTH est capable de corriger rapidement les hypocalcémies en stimulant la réabsorption rénale du calcium et en activant la synthèse hépatique du calcitriol, qui, en relais, accroît l'absorption digestive du calcium.

Cependant, à long terme, elle fragilise au contraire le squelette et peut conduire à une **hypercalcémie** avec risque de **lithiase rénale**, d'ostéite fibreuse et de calcifications tissulaires.

À l'inverse, stimulées par l'hypercalcémie, les cellules C intra-thyroïdiennes synthétisent et libèrent la **calcitonine**, hormone **hypocalcémiante** aux effets inverses de la PTH, diminuant la résorption osseuse en réduisant drastiquement le nombre et l'activité des ostéoclastes, en accroissant leur transformation en ostéoblastes et en augmentant la calciurie. Ces actions expliquent son utilisation dans le traitement de la maladie de Paget et des hypercalcémies.

L'ostéoporose-maladie

Hormis quelques pathologies particulières et rares, **l'ostéoporose n'est pas une maladie. C'est l'inéluctable vieillissement du squelette**. Avec l'âge, la peau se ride, les muscles fondent, l'os devient porotique. Elle progresse donc à bas bruit, sur des dizaines d'années, quoique plus ou moins vite en fonction de différents facteurs hormonaux, nutritionnels, génétiques ou liés à la plus ou moins grande sédentarité. Elle se révèle après 50 ou 60 ans, parfois 70 ou 80, par des tassements et douleurs microfracturaires des vertèbres, avec cyphose, perte de taille progressive ou par des fractures des os longs, souvent quasi spontanées pour des chocs ou chutes minimes. Personne n'y échappe. Nous serons tous ostéoporotiques.

Son diagnostic précoce, sa prédiction et sa prévention sont à la fois difficiles et d'utilité discutable. **Le problème est de détecter les ostéoporoses les plus évolutives**, qui vont apparaître avant 60 ans ou se compliquer tôt. Les autres ne sont qu'un marqueur du temps qui passe.

Il n'existe aucun marqueur biologique de l'ostéoporose (les mesures de phosphatases alcalines osseuses, le dosage de télopeptide C, etc., n'ont pas la moindre fiabilité). Contrairement à des idées volontiers répandues par beaucoup de radiologues, de rhumatologues et de gynécologues, qui parfois y trouvent leur compte, **l'imagerie osseuse est d'intérêt limité**, peu sensible ou trompeuse, ne parlant à coup sûr que lorsqu'il est trop tard et risquant, lorsqu'elle est incertaine, ce qui est de loin la situation la plus fréquente, de conduire à des traitements inutiles, onéreux et à risque.

L'ostéoporose réunit deux anomalies. La première, qualitative, est la désorganisation de la microarchitecture de l'os. Elle échappe à toutes les techniques radiologiques et n'est décelable que sur biopsie osseuse, ne fournissant alors qu'une approximation sur un point du squelette, qui n'est pas représentative de l'ensemble. L'autre anomalie est quantitative. Il s'agit de la **densité osseuse (DO)**, c'est-à-dire de la masse du tissu collagène matriciel de l'os et de son degré de minéralisation calcique, rapportés au volume osseux.

La mesure la plus courante de la **DO se fait par densitométrie en double absorption**. Elle ne distingue pas densité du tissu et minéralisation. Sa fiabilité est insuffisante pour trois raisons. D'abord, parce que le degré d'ostéoporose est très différent d'un os à l'autre, vertèbres, cols du fémur, trochanters, et plus encore radius, mains et talons. Ensuite, parce que les mesures sont perturbées en cas d'arthrose ou de cicatrices postmicrofracturaires et, enfin et surtout, **faute de références** universelles, car on rapporte les DO mesurées à la DO moyenne de femmes et/ou d'hommes jeunes, elle-même variable selon l'ethnicité, les pays, le degré d'activité physique, etc. Autrement dit, pour être simple, la densitométrie osseuse travaille à l'aveuglette.

Faute de quoi, les spécialistes s'accordent cependant à définir l'ostéoporose par une DO inférieure à – 2,5 écarts-types de la moyenne. Il y aurait doublement du risque de fracture pour chaque diminution d'un écart-type supplémentaire.

Pour sensibiliser les mesures, on a inventé le concept d'**ostéopénie**, étape préostéoporotique, où la DO est comprise entre – 1 et – 2,4 écarts-types.

Ce système est si peu fiable qu'il arrive souvent que des fractures se produisent quand la DO était encore considérée comme normale et vice versa.

OSTÉOPOROSE, LE NOUVEAU MARCHÉ

Ainsi :

• plus de la moitié des fractures du col après la ménopause se produisent chez les femmes qui n'avaient pas été considérées comme ostéoporotiques en termes de DO ;

• les fractures du col sont plus fréquentes chez les sujets normaux que chez ceux classés comme ostéoporotiques en termes de DO (!) ;

• les fractures sont plus fréquentes chez les sujets ostéopéniques, encore non ostéoporotiques, que chez les sujets à l'ostéoporose avérée ;

• l'âge joue un rôle important, puisque, avec une DO inférieure au seuil de – 2,5, le risque de fracture est de 5 % à 50 ans, mais de 20 % à 65 ans.

Il est donc clair que les **mesures de DO sont trop peu fiables pour justifier un traitement préventif**, pour évaluer les médicaments et pour suivre leurs effets dans le temps.

Déjà peu fiables en un site, les mesures de DO sont en outre peu corrélées d'un site à l'autre, vertèbres et hanches par exemple, ou même col et trochanter, et sont encore bien moins corrélées avec les mesures sur les os plus petits et avec les techniques de **mesures ultrasoniques**. Quant aux **CT-scans**, ils sont beaucoup plus onéreux, exposent à des doses de radiations élevées et ne sont guère supérieurs à la double absorption X et souvent sans corrélation avec elle.

Dès lors, **la décision de traitement préventif doivent être surtout fondés sur les données cliniques**, plutôt que de multiplier les examens radiologiques à 100 euros ou plus (40 euros remboursés dans certains cas).

Les facteurs prédictifs d'ostéoporose, de chutes et de fractures, sont les suivants :

• âge supérieur à 60 ans ;

• absence de sport et d'exercice musculaire dans l'enfance et l'adolescence ;

• sédentarité précoce et permanente, avec une activité physique réduite à moins d'une heure par jour ;

• fonte musculaire, annonciatrice de celle de l'os ;

• maigreur (IMC < 20) (voir note « L'obésité ») ou perte de poids rapide ;

• grande taille ;

• perte de taille supérieure à 3 cm ;

• ménopause précoce avant 45 ans ;

333

- histoire familiale d'ostéoporose, de déformation et de fractures ;
- carence du régime en calcium et vitamine D ;
- troubles de l'équilibre et de la vision accroissant le risque de chute ;
- **traitement corticoïde prolongé** (10 mg de prednisone ou prednisolone pendant trois mois réduisent la DO de 8 % et même un traitement de deux à six semaines n'est pas sans conséquences) ;
- certains, sans le moindre argument scientifique, y ajoutent l'alcool supérieur à trois verres, la caféine et le tabac. Air connu.

Un algorithme a été construit autour de ce genre de questionnaire et est très largement utilisé aux États-Unis (**Fracture Risk Assessment Tool ou FRAX**). Il calcule automatiquement le risque de fracture à dix ans avec une fiabilité bien plus grande que les mesures de DO, mais ce type d'indicateur doit, à notre avis, s'effacer devant le clinicien, qui connaît seul chaque malade particulier, qui ne peut être réduit à des calculs numériques, dans la mesure où les éléments n'ont pas le même poids. On voit ainsi établir en France un diagnostic d'ostéoporose avec probabilité de fracture, lorsque sont présents seulement deux éléments de cet indicateur. Il suffit, en France, d'avoir plus de 40 ans et d'être fumeur pour être suspect d'ostéoporose, ou de boire quatre verres de vin et de passer moins de dix minutes par jour au soleil... Ridicule.

Traitements : on ne reconstruit pas l'os

L'os ne cesse de se construire et se déconstruire. Après 30 ans, la déconstruction l'emporte peu à peu inexorablement sur la construction. Aucun des traitements actuels ne permet d'inverser cette tendance. On peut seulement ralentir la déconstruction et reculer l'échéance. **On ne sait pas accélérer la reconstruction**. Seule la calcitonine utilisée pendant de brèves périodes peut y parvenir, mais elle est trop dangereuse pour être utilisée à long terme.

Contrairement à ce que prétendent les laboratoires Servier, le strontium est totalement incapable d'accélérer la reconstruction osseuse (voir note « Le Protelos »).

Traiter l'ostéoporose, c'est donc d'abord tenter de la prévenir et ce n'est **pas une affaire de médicaments, mais de régime, de mode de vie et surtout d'activité** musculaire suffisamment

OSTÉOPOROSE, LE NOUVEAU MARCHÉ

intense, précoce et continue, dès l'enfance et l'adolescence, quand se construit le squelette, et poursuivie toute la vie, puisqu'il doit se reconstruire toute la vie. Le programme est le même que pour prévenir l'obésité et le diabète.

Le régime doit être équilibré avec un apport de **calcium** d'au moins 1 à 1,5 g/jour. L'apport de **vitamine D**, souvent déficient dans les régimes occidentaux actuels, spécialement en l'absence d'exposition solaire, doit être d'au moins 1 000 à 1 500 UI/jour ou d'une injection de 100 000 UI tous les quatre mois (ou per os). Là est l'essentiel (1 g de calcium, c'est trois produits laitiers par jour en plus de ceux normalement utilisés, lait, fromage, yaourt, mais les haricots verts, les choux, les amandes et les noix sont riches en calcium. Pour la vitamine D, elle ne se trouve guère que dans les poissons gras et les champignons).

Les médicaments ne sont envisagés qu'après 50 ans ou plutôt 60, après la ménopause, si les données cliniques identifient des facteurs de risques majeurs ou des signes d'ostéoporose débutante. Ils ne sont éventuellement indiqués qu'après avoir mis en place les mesures préventives qu'on vient de voir, si elles ne l'avaient pas été auparavant.

Les médicaments ne justifient d'être prescrits qu'en cas de risques cliniques et/ou radiologiques manifestes, de façon à éviter l'inflation actuelle, qui tendrait à traiter des millions de femmes dès la ménopause.

De loin en première ligne, les bisphosphonates (deux radicaux triphosphates reliés non par un pont oxygène, comme les pyrophosphates, mais par un carbone) et surtout l'**alendronate** (Fosamax, MSD) et le **risédronate** (Actonel, Procter & Gamble), tous deux génériqués (Teva, Sandoz, Servier ou Biogaran, Mylan), les seuls dont le dossier soit solidement établi.

Ils semblent à première vue d'une grande efficacité, réduisant en quelques années de 50 % les fractures vertébrales et de 30 % les fractures du col et des os longs. Résultats spectaculaires, mais, comme d'habitude, beaucoup moins nets en valeur absolue, où les fractures vertébrales passent de 5 à 2,4 % et celles des os longs et du col du fémur de 2 à 1,4 %.

Ils ne peuvent être en outre prescrits pendant plus de sept-huit ans sans risque pour l'os.

Leurs effets secondaires se limitent à des brûlures œsophagiennes (les prendre en position verticale avec beaucoup d'eau), à des **myalgies** et arthralgies, et à un risque faible de **fibrillation auriculaire**. La **nécrose de la mâchoire** est un accident très exceptionnel (1/130 000).

En seconde ligne, viennent non plus les œstrogènes donnés après la ménopause, à cause de leurs risques potentiels (voir note « Traitement hormonal de la ménopause »), mais, à leur place, des inhibiteurs-activateurs trihexacyclique et pentacyclique des récepteurs œstrogéniques, inhibiteurs sur le sein et l'endomètre, donc *a priori* sans risque tumoral, mais stimulateurs sur les récepteurs osseux. Les deux principaux sont le **Tamoxifène**, Nolvadex et le **Raloxifène** ou Evista (ce dernier quasi identique, mais rebreveté pour cette indication, et dès lors non génériqué et vendu plus cher). Les deux molécules augmentent la DO des vertèbres et du col fémoral, et réduisent la fréquence relative des fractures vertébrales de 40 %, un effet relatif mais minime en valeur absolue, mais qui sont sans effet sur les fractures non vertébrales, qui sont de loin les plus invalidantes.

La **calcitonine** vient loin derrière. Beaucoup moins puissante, elle ne réduit les fractures vertébrales que de 30 % au mieux et pas du tout les fractures non vertébrales. Son seul avantage est sa prise très facile par voie nasale.

La parathormone (PTH) et son fragment commercialisé, le **tériparatide** (Forsteo), ostéopéniant à long terme en continu, mais qui peut transitoirement favoriser la construction osseuse s'il est donné de façon intermittente, ne peuvent être proposés que dans les ostéoporoses très sévères, où elle peut augmenter la DO, avec des risques d'ostéosarcomes. Ils ne peuvent, dans ces conditions, être utilisés plus d'un à deux ans.

Tel est le panorama thérapeutique assez limité de l'ostéoporose, lorsque surgit en 2004, tel un berceau un soir de Noël, le ranélate de strontium, le **Protelos**, qui mérite une note particulière, car il ne sert à rien, sauf à se compliquer de phlébites.

Le futur

Seul espoir, que de nouvelles thérapeutiques apparaissent dans le sillage de la biologie et de la génomique moléculaire osseuse.

Le **dénosumab**, anticorps monoclonal humanisé anti-RANK, est en cours d'AMM ; de petites molécules de synthèse dirigées

OSTÉOPOROSE, LE NOUVEAU MARCHÉ

contre la cathepsine (**odanacatib**) ou la SRC-kinase (**saracatinib**) ; un antagoniste des récepteurs au calcium, simulant l'hypocalcémie et déclenchant des impulsions de PTH et des antagonistes des inhibiteurs endogènes de Wnt, libérant la différenciation des ostéoblastes ; enfin, des anticorps inactivant la sclérostine (dont la mutation négative est associée à des ostéoscléroses densifiantes), et qui renforceraient la formation osseuse, etc. Tous ces médicaments sont en phase préclinique ou en phase II.

LE PROTELOS,
UN NOUVEAU MIRACLE SERVIER

L'ostéoporose peut se prévenir, se ralentir, mais pas se guérir. Telle est la situation, lorsque soudain, en 2004, surgit le **Protelos** (ranelate de strontium, **Sr,** acide ranélique soufré lié à deux atomes de Sr et de poids moléculaire = 573), présenté à coups de cymbales par le laboratoire Servier et les nombreux rhumatologues français, qui l'ont étudié cliniquement et biologiquement pour lui (à Lyon, à Cochin et à Lariboisière à Paris). Pour eux, non seulement le Protelos freine la résorption osseuse comme les autres médicaments, mais **il reconstruit l'os**, ce qu'aucun médicament n'a jamais su faire. Un blockbuster s'annonce.

Strontium, le nom évoque d'emblée la force, *«strength»*, *«strong»*, mais il s'agit seulement d'un alcalino-terreux banal, découvert au XVIIIe siècle dans la mine de Strontian en Écosse.

Miracle, mais pourtant, pourtant, pourtant, pourtant:

• on sait que le Sr, **une sorte de calcium lourd**, avait été essayé dans les années 1950 et vite abandonné, à cause de ses effets secondaires (il créait des îlots de déminéralisation et bloquait la synthèse du calcitriol, la forme active de la vitamine D);

• on s'étonne qu'une découverte à ce point révolutionnaire, qui renouvelle entièrement la biologie de l'os, ne soit expérimentalement confirmée par personne et qu'elle ne soit pas publiée dans les grands journaux de biologie, *Nature, Science, Cell, Nature Medicine, PNAS, JCI*, mais seulement dans des journaux très spécialisés (*Bone, Calcified Tissue*) ou de 3e rang (*Osteoporosis International* ou *Mineral and Electrolyte Metabolism*);

• la molécule ne s'ouvre pas le marché américain et ses 50 millions d'ostéoporotiques;

• la Commission de la transparence de l'HAS ne lui accorde qu'une amélioration du service médical rendu faible (classe IV), sauf chez les femmes de plus de 80 ans, où la molécule est classée III.

Qu'à cela ne tienne. Le Protelos est lancé par une formidable campagne promotionnelle: 40 articles dans *Le Quotidien du médecin* (sans jamais un mot des effets secondaires, en particulier des thromboses) et une publicité rédactionnelle d'envergure dans

LE PROTELOS, UN NOUVEAU MIRACLE SERVIER

Impact Médecine, signée d'une certaine Claire Bonnot, dont on apprendra qu'elle n'existe pas, sinon comme silhouette de paille du service communication du laboratoire Servier, qui rédige directement les articles d'*Impact Médecine*.

Pour couronner le tout, le Protelos reçoit en 2005 le célèbre prix Galien de la recherche pharmaceutique, décerné par les firmes pharmaceutiques, exactement comme le funeste **Vioxx** aux 40 000 morts (voir notes «Les anti-inflammatoires non stéroïdiens (AINS)» et «Le Vioxx») l'avait lui aussi obtenu trois ans auparavant!

Qu'en est-il exactement? Vessie ou lanterne? Quelles sont les données biologiques et cliniques?

Biologiquement, le Sr est un cation divalent du même groupe que béryllium, magnésium, calcium, zinc, baryum et mercure. Il est 15 % plus volumineux et plus de 2 fois plus lourd que le calcium.

Il a été décrit par Servier comme responsable de trois actions biologiques, les deux premières assez banales sont celles de toutes les autres thérapeutiques déjà connues et seront à peu près démontrées, l'autre, étonnante, imprévue, inespérée même, restera complètement hypothétique, sauf dans la publicité.

Ce qui est prouvé par microradiologie et diffraction X, c'est la fixation du Sr sur l'os neuf, où il peut atteindre 3 à 5 % des éléments minéraux et où il s'incruste avec une demi-vie de 2 mois. Il se dépose à la surface, plus qu'en profondeur, des cristaux d'apatite par adsorption et par échange ionique avec le calcium, mais, à cause de sa taille supérieure, il distend le réseau cristallin, diminue les énergies de liaison interatomiques et fragilise nécessairement les cristaux d'apatite. Cette fixation fragilisante accroît pourtant la densité minérale, donc la densité osseuse (DO) par un simple effet d'optique, car le Sr, plus lourd et volumineux, stoppe plus efficacement que le calcium les rayons X incidents. Ce qui amène à surestimer artificiellement la DO, qui, pour être utilisable, doit être corrigée par une formule approximative. Os plus dense, mais plus fragile.

Que le strontium prenne la place de quelques atomes de calcium, soit, mais on voit mal le bénéfice que pourraient en tirer les malades.

Deuxième action, le Protelos ralentirait la résorption osseuse, en renforçant, par un mécanisme tout à fait mystérieux et non démontré, l'expression de l'ostéoprotégérine et donc celle du ligand de RANK (voir note «Ostéoporose»), diminuant ainsi l'activité destructrice des ostéoclastes.

La troisième action, l'action révolutionnaire, qui ferait l'originalité du Protelos si elle était démontrée, n'a reçu aucune preuve expérimentale convaincante et confirmée. Elle est pourtant répétée, martelée sans cesse par le laboratoire, comme si elle était une réalité : **le Protelos renforce la reconstruction de l'os, dit la publicité, mais les articles scientifiques disent seulement qu'il maintiendrait cette reconstruction.** Dans leurs analyses, les rhumatologues et rapporteurs anglo-saxons se limitent à un prudent : « Il a été suggéré que... » Suggéré, oui. Démontré, *basta* !

Cette reconstruction osseuse hypothétique serait due à la stimulation des récepteurs du calcium des parathyroïdes par le strontium, d'où une sécrétion intermittente de PTH, activant les ostéoblastes et peut-être en stimulant directement d'éventuels récepteurs au calcium ostéoblastiques (on n'a cependant observé aucune variation de la PTH circulante, sauf à des concentrations de Protelos 4 fois supérieures aux doses thérapeutiques).

Quelques arguments expérimentaux indirects, recueillis chez l'animal, soutiennent cependant, non pas les mécanismes invoqués, qui restent mystérieux, mais, jusqu'à un certain point, le renforcement de la dureté osseuse et du module d'élasticité de l'os par renforcement, peu démontré, de sa microarchitecture. On est là dans le domaine de l'hypothèse ou du vœu pieux.

Chez l'homme, une vingtaine de biopsies osseuses sous Protelos ont été comparées à des biopsies de patients sous placebo. Elles ont montré, sur les points biopsiés, une augmentation de l'épaisseur corticale et des modifications microarchitecturales « vraisemblablement capables d'améliorer les propriétés biomécaniques de l'os ». *Words.* « Aucun indice clair de formation osseuse n'a été apporté », concluent les commentateurs scientifiques anglo-saxons.

Pourtant, la publicité rédactionnelle d'*Impact Médecine* rappelle que le Protelos est « unique, en formant de l'os, et qu'il renforce la corticale dès le 3e mois de traitement et à long terme ». Exactement le contraire des conclusions de l'HAS.

Cliniquement, deux très grandes études ont été financées par Servier, de 2002 à 2004, signées de rhumatologues universitaires couverts de contrats Servier, et publiées dans de bons journaux. Elles regroupent 7 000 femmes ménopausées ostéoporotiques, ayant eu des fractures vertébrales ou du col du fémur, avec un score de DO de – 3,5.

Dans la première, les fractures vertébrales sont réduites de 36 % en valeur relative et 6 % en valeur absolue (de 17 à 11 %).

Dans la seconde, les fractures non vertébrales sont réduites 3 fois moins (17 % en valeur relative et 1,8 % en valeur absolue, à la limite de la signification) et les fractures du col ne sont pas réduites.

En outre, les réductions de fractures s'observent curieusement aux doses de 0,5 et 2 g/jour, mais non à 1 g/jour. Mystères de la statistique.

Maigre bilan, loin derrière celui des bisphosphonates, traitement de référence.

Mais ce n'est pas tout. Alors que les articles de Servier recensent **moins d'effets secondaires**, d'ailleurs mineurs (myalgies, crampes, pertes de mémoire), **qu'avec les placebos**, on voit peu à peu apparaître des complications majeures. Pour un médicament consommé par près de 100 000 femmes par an, prenant 570 000 boîtes, on recense **884 accidents, dont le quart est grave, et 8 mortels** en trois ans (0,3 %), 32 syndromes cutanés de très haute gravité (Lyell et Stevens-Johnson), 54 thromboses veineuses et **39 embolies pulmonaires** (3,3 % vs 2,2 % dans le groupe placebo, soit 1/3 de plus).

Devant ces faits nouveaux et dans le contexte récent du Mediator, les autorités sanitaires réagissent par une cascade de demi-mesures : la Commission de la transparence de septembre 2011 se borne à restreindre de moitié les indications remboursables et envisage le passage du remboursement de 65 à 35 %, tandis que, interrogé, le nouveau président de l'AFSSAPS envisage une réévaluation pour décider ou non d'une demande de retrait auprès de la Commission européenne de Bruxelles. Décision dans quelques mois.

Même réformée, l'AFSSAPS reste aussi peu réactive, car il s'agit d'un **médicament largement inférieur aux médicaments antérieurs et sensiblement plus dangereux. Il relève, non d'un déremboursement, mais d'une suspension immédiate.**

L'HYPERTENSION ARTÉRIELLE : UNE GRANDE PATHOLOGIE ET UN NÉGOCE

L'hypertension artérielle (HTA) est définie par des pressions artérielles maxima et minima égales ou supérieures à **14/9** cm de mercure (140/90 en mm). Elle peut atteindre 30/15 ou plus. La **maxima**, ou systolique, est provoquée par l'activité du cœur qui éjecte 60 à 80 ml de sang à chaque contraction (10 tonnes par jour). La **minima**, ou diastolique, correspond au repos du cœur qui est une pompe pulsatile. **La maxima est un meilleur indice de gravité que la minima.**

C'est la maladie la plus fréquente du monde, maladie vedette, «marché» gigantesque pour l'industrie. «Un négoce», écrit Ivan Illitch. On s'y fait aussi de belles et lucratives clientèles : 1 milliard d'hommes et 7 millions de décès par an. À 75 ans, elle touche 73 millions d'Américains et sa fréquence ne cesse de croître (600 millions en 1980), mais essentiellement à cause de la démographie mondiale, car, **en pourcentage, elle a reculé de 33 à 29 %** **dans la même période** dans tous les pays occidentaux.

La valeur moyenne de la pression artérielle systolique (PAS) est plus élevée en Europe de l'Ouest qu'aux États-Unis, chez l'homme comme chez la femme (138 vs 131 chez l'homme et 133 vs 125 chez la femme).

Elle a, depuis vingt ans, diminué en moyenne de 7 à 11 mmHg dans les pays occidentaux, alors qu'elle est de plus en plus fréquente et élevée dans les pays en voie d'urbanisation et de passage au mode nutritionnel hypercalorique et sédentaire occidental, 135 chez l'homme, 131 chez la femme en Europe de l'Est et en Afrique, contre 130 et 124 en Europe de l'Ouest, aux États-Unis et en Amérique latine, et moins encore en Asie de l'Est (128 et 125 chez hommes et femmes) et dans le Pacifique (!) (128 et 120).

Elle est ainsi passée chez l'homme de 138 à 130 en Europe et de 131 à 124 aux États-Unis, et chez la femme de 133 à 123 en Europe et de 125 à 117 aux États-Unis, à cause de la généralisation de styles de vie (activité, nutrition, stress) mieux équilibrés (données de la B. et M. Gates Foundation, *Lancet*, 2011, <u>377</u>: 568). Mais, comme on le verra plus loin, **l'augmentation apparente de la fréquence de l'hypertension est aussi très largement due au changement de sa définition.**

L'hypertension est une maladie étrange, silencieuse, sournoise, bien différente par exemple de l'asthme, dont les manifestations sont quasi quotidiennes. Les hypertendus se sentent le plus souvent bien, pas un symptôme pendant des années et des années, et puis soudainement, mais plutôt rarement et tard, éclate une complication toujours sérieuse, souvent grave et parfois mortelle : infarctus du myocarde, accident vasculaire cérébral (AVC) ou bien, peu à peu, apparaissent et s'accentuent tous les symptômes de l'insuffisance cardiaque, mais, bien souvent, ces accidents sont beaucoup plus la conséquence de l'athérome associé et l'HTA ne favorise que directement l'hypertension artérielle (HTA) elle-même. L'hypertension est donc **une maladie qu'on ne traite pas pour ses symptômes, pratiquement absents, mais pour prévenir ses complications** à terme, mais attention : ces complications sont loin d'être inéluctables. L'HTA n'est pas un arrêt de mort. Même non traitées, beaucoup d'HTA modérées, disons inférieures à 17/9, ne se compliqueront pas, et, bien traitées, les complications sont rares et ne raccourcissent en moyenne la vie des hypertendus que de cinq ans. Car les complications cardio-vasculaires tuent l'hypertendu très tard, dans seulement 4 % des cas avant 55 ans, 5 % de 55 à 65 ans, 31 % de 65 à 80 ans et **60 % après 80 ans.**

Malgré des dizaines de milliers de publications scientifiques depuis un demi-siècle, **sa cause reste obstinément inconnue.** Il est probable que le système vasoconstricteur à point de départ rénal, rénine-angiotensine, y joue le rôle central, mais sans que l'on sache pourquoi il est activé, sinon dans quelques cas, par une pathologie rénale avérée. Maladie rénale de cause inconnue.

Sans entrer dans une question aussi complexe, mais pour comprendre dans les grandes lignes les mécanismes d'action des médicaments, disons que la **rénine**, une hormone sécrétée par les glomérules rénaux, clive un précurseur circulant de l'**angiotensine** (AT) venu du foie, et produit l'AT-I inactive. Celle-ci est ensuite raccourcie dans les poumons en AT-II, puissant vaso-constricteur qui agit sur des récepteurs spécifiques des muscles lisses artériels, entraînant une vasoconstriction marquée et qui, parallèlement, augmente aussi la force de la contraction cardiaque et la synthèse d'aldostérone, hormone corticosurrénale qui retient le sel, augmente le volume sanguin et contribue à élever encore la pression artérielle.

Les autres vasoconstricteurs, **endothéline** et **prostaglandines**, n'y jouent aucun rôle. Les **neuromédiateurs adrénergiques** peuvent occasionnellement créer une HTA transitoire ou moduler une HTA permanente, mais ils ne jouent aucun rôle direct dans la maladie.

L'HTA est aussi une maladie dont l'origine génétique est évidente, mais elle est certainement **polygénique**, car on n'a jusqu'ici pas pu identifier d'anomalie génétique déterminante, mais seulement par des études très lourdes de l'ensemble du génome une trentaine de mutations des ADN nucléaire, ou mitochondrial, associées à l'HTA, variables d'un patient à l'autre et ne laissant guère d'espoir de solution thérapeutique. Ces études ne mènent nulle part. Quand on ne connaît pas les causes d'une maladie, ce sont les gènes, le sel, l'alcool ou le tabac. Il y a un siècle, c'était la vérole. La morale n'est jamais loin.

L'OMS et la Société internationale d'hypertension artérielle y distinguent trois degrés, repris par les sociétés européennes d'hypertension et de cardiologie : degré 1 de PAS 14 à 16, degré 2, de 16 à 18, degré 3, supérieur à 18.

Les risques de complication croissent à chaque stade, mais sont largement accentués par d'autres facteurs, obésité, diabète, souvent associés à l'hypertension artérielle, ainsi que par le tabagisme actif.

La présence de ces facteurs de risque accroît la mortalité de 4 à 6 fois après 60 ans, et cause 30 % de décès à 80 ans (mais 12 % à 70 ans et 4 % à 60) (NIH, 2012).

Pression artérielle optimale et préhypertension

Le concept de « préhypertension » est **un tour de passe-passe statistique**, dans lequel s'est engouffrée l'industrie pharmaceutique, pour élargir son marché.

Les grandes études de référence montraient que la mortalité cardio-vasculaire restait stable et normale pour des PAS de 10 à 15

L'HYPERTENSION ARTÉRIELLE : UNE GRANDE PATHOLOGIE ET UN NÉGOCE

et ne s'élevait qu'au-delà de 16 (+ 14 %), et surtout de 18 (+ 14 à 30 %). Des statisticiens manipulateurs ont, en 1997, lissé la courbe, par « régression logistique linéaire », et fait croire à une augmentation régulière du risque avec la PAS, de 10 (5 % de risques) à 12 (6 % de risques), 14 (7 % de risques), 16 (11 % de risques), 18 (16 % de risques) et 20 (20 % de risques), autrement dit, **le danger commence à 10**. Cette manipulation des chiffres a été dénoncée et controuvée dès 2000 par différentes études montrant l'absence de risque mesurable en dessous de 16, mais le dire, c'est se mettre à dos les « hypertensinologues » et l'industrie pharmaceutique.

Cette manipulation, qui suggérait un accroissement de risques, dès une pression artérielle de 11/7, a conduit les grandes sociétés savantes américaines et européennes d'hypertension à déclarer que la majorité de la population était hypertendue, puisqu'elle vit avec une PAS supérieure à 12. Ce sont donc ceux dont la PAS est inférieure à cette valeur qui, parce qu'ils sont minoritaires, devraient alors se voir considérés comme atteints d'**une nouvelle maladie, l'hypotension artérielle** !

Dès lors, la PAS normale reste fixée à 13, mais il apparaît deux nouveaux concepts, celui de **pression artérielle « optimale »** fixée à 12/7 ou même 11,5 de sorte que les PAS de 12 à 13 sont classées **normales « hautes »** et ensuite, nouveau cadre, la « **préhypertension artérielle** » pour les PAS de 13 à 14.

Avec de tels concepts, l'HTA touche désormais **le quart de la population** adulte mondiale et le nombre des hypertendus devrait atteindre 1,6 milliard et 30 % de la population, tous âges confondus, soit 60 % des plus de 50 ans, en 2025, créant du même coup un marché que ni les firmes pharmaceutiques ni les cardio-hypertensinologues n'osaient espérer. Knock, qui couchait la moitié de son village, n'est pas loin.

Reste la vraie question : évaluer les risques réels de l'hypertension artérielle. En 1931, les plus grands cardiologues du monde écrivaient que « l'HTA était peut-être un mécanisme compensateur important auquel il ne fallait pas toucher » et que « **le plus grand danger qui [menaçait] un hypertendu [était] la découverte de son hypertension** ». En dessous de 15/9, cela reste vrai.

C'est seulement vers 1950 que le vent a tourné et que l'HTA est devenue la reine des maladies, à la suite d'une grande enquête américaine (Framingham), commencée il y a soixante ans et

345

poursuivie aujourd'hui encore. Mais sommes-nous tous des hypertendus américains?

L'effet des traitements

Pour faire le point, nous avons repris 40 études portant sur 200 000 hypertendus de plus de 50 ans, 28 000 non traités et 172 000 traités, comparés entre eux et suivis de deux à huit ans, en moyenne quatre ans. Deux leçons:

La première est la gravité relative réelle de l'HTA non traitée et supérieure à 17, qui tue en moyenne 1 % des patients par an, mais surtout après 70 ans.

La deuxième est l'effet relativement modeste et parfois surprenant des traitements. Les réductions de PAS obtenues sont en moyenne faibles, de 5 à 10 mmHg, que ce soit par le régime sans sel, la réduction de l'obésité, l'exercice et/ou les médicaments. Mais réduire les chiffres ne serait rien, si les complications ne sont pas réduites.

Alors, quelques surprises, **les accidents coronariens apparaissent plus fréquents chez les patients traités que chez les non-traités** (4,6 % vs 3,7 %) et il en est de même des insuffisances cardiaques (3,8 % vs 2,2 %). En revanche, **la fréquence des AVC est très fortement réduite** (3,5 % vs 5 %), soit une diminution relative de 30 %, grâce à quoi la mortalité globale de cause cardiaque ou vasculaire cérébrale est aussi diminuée de 30 % (de 4,2 à 2,9 %). Pas vraiment spectaculaire au premier regard en valeur relative, mais, converties en valeur absolue, ces données montrent que, grâce aux traitements, **9 000 vies seraient sauvées chaque année en France, un chiffre qui justifie pleinement les traitements des HTA égales ou supérieures à 16 ou 17.**

On peut aussi rapprocher ces données de la réduction de la mortalité par infarctus du myocarde, même si l'HTA n'en est que l'une des causes, à côté de l'athérome et du tabagisme actif. Le nombre des décès par infarctus du myocarde était en effet il y a vingt ans en France, et reste aujourd'hui, 3,5 fois inférieur à celui de l'Angleterre et des États-Unis, mais cette fréquence a diminué de moitié de 1980 à 2005, comme elle l'a fait partout ailleurs dans le monde. À noter encore que la mortalité par infarctus est 2 fois plus élevée chez l'homme que chez la femme, mais bien loin d'être négligeable chez celle-ci, par exemple très supérieure à la mortalité par cancer du sein.

Quels traitements ?

Depuis 1980, pour ranimer un marché qui s'endormait sur de vieilles molécules qui ne rapportaient plus rien, les grandes firmes se sont engagées dans une course forcenée, **multipliant les copies de copies de copies des cinq molécules princeps**, utilisées contre l'HTA, **diurétiques, β-bloquants, inhibiteurs calciques, prils** (ou inhibiteurs de l'enzyme de conversion de l'angiotensine, IEC) et antagonistes des récepteurs de l'angiotensine ou **sartans**, le même laboratoire commercialisant successivement un, deux, trois, voire quatre molécules similaires (« *me too* »), pour prolonger ses brevets et contrer les génériques, à un point qu'on ne voit, à ce degré, dans aucun autre secteur, avec aujourd'hui près de **200 molécules commercialisées**, rivalisant sur le marché, en incluant les génériques, mais **toutes sont des quasi-copies, des fac-similés des cinq molécules princeps** citées plus haut, chacune recopiée en moyenne 40 fois. Sordide.

Pour lancer ces différentes copies, l'industrie a dû se livrer à une critique systématique des plus vieilles familles de médicaments, en place depuis plus de trente ans – diurétiques, β-bloquants et inhibiteurs calciques –, qui ne lui rapportaient plus rien et qu'elle a alors déclarées peu actives et associées à **des effets secondaires devenus graves, depuis qu'elles sont génériquées**. Il fallait donc les remplacer par de nouvelles molécules, soi-disant très supérieures, avec moins d'effets secondaires, mais **vendues 2 à 4 fois plus cher, les prils et les sartans**.

Les dépenses de médicaments hypotenseurs ont alors atteint partout dans le monde des chiffres exorbitants (en France, 2,7 milliards d'euros par an pour sauver, ou du moins prolonger un peu, de 3 à 5 ans, 10000 vies par an, mais à 80 ans, et éviter 100000 accidents sérieux, toujours à 75 ou 80 ans, laissant des séquelles, soit 25000 euros par cas), au point que les grands organismes publics, NIH aux États-Unis par exemple, ont lancé de grandes études, telles **ALLHAT** et **NHLBI**, en 2000, 2002, 2003 et 2004, qui montraient que **les nouvelles molécules n'avaient aucune supériorité** sur les anciennes et que le traitement de

1re ligne devait rester les diurétiques, éventuellement associés à un β-bloquant.

Aussitôt, **tollé mondial, orchestré par les grandes firmes**, Pfizer, Merck, Astra-Zeneca, Bayer, BMS, qui ont aussitôt financé des dizaines d'études (ASCOT, CAPP, STOP, INSIGHT, NORDIL, SANABP) souvent de très pauvre qualité (traitements donnés non à l'aveugle par exemple, et en biaisant les doses des médicaments à comparer), pour tenter de démontrer l'inverse, et que les traitements rois devaient désormais être les prils, puis les sartans. Mais beaucoup de ces études, pourtant pilotées par les firmes, ont dû admettre qu'elles n'avaient pas non plus trouvé de différences significatives entre les différents médicaments ! Pour l'excellente raison qu'il n'y en a pas ! (Pour ceux qui ne nous croient pas, qu'ils lisent ces études. Ils ne seront pas déçus.)

La conclusion générale, reconnue aujourd'hui de tous, est que ces molécules se valent. Les faits ont fini par s'imposer. On peut commencer le traitement par n'importe laquelle d'entre elles, et, dès lors, la logique serait de commencer par les moins chères, diurétiques et β-bloquants. On n'en est que plus surpris de constater, que, marketing aidant, **les nouvelles molécules, prils ou sartans, continuent d'être, et de plus en plus, les plus prescrites**. Et danse l'anse du panier.

Succès partiel, mais, sous l'angle statistique, succès immense, mais qui ne doit pas faire oublier l'essentiel : le traitement n° 1 de l'HTA, c'est la lutte sévère contre l'obésité, et même le surpoids, le rejet du tabagisme actif, le contrôle du diabète et l'exercice, comme pour l'obésité (voir note « L'obésité »). Auquel s'ajoute un régime modérément salé. À ce propos, d'immenses controverses courent encore sur **le rôle du sel** dans l'hypertension artérielle. En tant que cause, son rôle est nul, mais, en termes de risque additionnel, on comprend qu'il y ait discussion. Disons qu'une restriction à moins de 3 g/jour réduit la pression artérielle de 0,5 à 1 cmHg, mais certaines études ont prétendu, à l'inverse, que, sous régime sans sel, la fréquence des attaques cardiaques était accrue de 25 % et celle des accidents mortels multipliée par 4... Il est clair que, dans ce domaine, l'influence de l'industrie du sel joue également un rôle. Concluons qu'en dehors des hypertendus en insuffisance cardiaque avérée ou menaçante, pour tous les autres, le régime sans sel strict n'a aucun intérêt.

L'HYPERTENSION ARTÉRIELLE : UNE GRANDE PATHOLOGIE ET UN NÉGOCE

Note : il y a 50 ans, les HTA graves étaient traitées chirurgicalement par ablation des nerfs sympathiques périartériels rénaux (intervention de R. Leriche).

Récemment, deux sociétés américaines proposent des cathéters à pousser dans les artères rénales, capables de chauffer les parois artérielles par radiofréquence et de détruire ainsi les nerfs sympathiques périartériels pour les HTA sérieuses, impossibles à équilibrer par les médicaments. À suivre.

ANTIAGRÉGANTS ET ANTICOAGULANTS
LES HISTOIRES DU PLAVIX ET DU PRADAXA

Encore des traitements préventifs, mais ici à court-terme et toujours indispensables.

Les antiagrégants et les anticoagulants cherchent à prévenir les thromboses artérielles et veineuses et concernent donc des millions de patients hypertendus, cardiaques, opérés ou immobilisés. Un pactole. Marché énorme, mais aussi vraie et grande question de santé publique.

Les thromboses artérielles et veineuses

Plusieurs centaines de millions par an dans le monde. La thrombose, c'est un caillot de sang qui se forme dans les vaisseaux. Le sang se solidifie, et le caillot obstrue le vaisseau et interrompt le débit sanguin. Les conséquences sont différentes dans les artères et les veines.

Dans les artères, le caillot prive les tissus environnants d'oxygène et entraîne leur nécrose, c'est-à-dire leur mort. C'est un infarctus du myocarde ou un ramollissement cérébral, le plus fréquent des AVC (les autres, plus graves encore, sont des hémorragies cérébrales).

Dans les veines, presque toujours des jambes, il interrompt la circulation, empêche le sang de revenir au cœur et l'oblige à stagner dans les membres inférieurs, ce qu'on appelle «phlébite».

Le caillot peut aussi se détacher, et, emporté par le débit sanguin, obstruer plus loin, en aval, une autre artère, coronaire, oculaire ou cérébrale par exemple, et entraîner là encore infarctus du myocarde, cécité ou AVC, ou, dans les veines, aller bloquer une branche de l'artère pulmonaire, créant une «embolie pulmonaire», mortelle ou non.

Les thromboses artérielles sont fréquentes chez les sujets athéromateux ou atteints de maladies valvulaires cardiaques, ou de troubles du rythme, en particulier de fibrillation auriculaire,

350

ou encore après pose d'un stent sur les artères coronaires ou après un pontage coronaire chirurgical ou toute intervention de chirurgie du cœur.

Les thromboses veineuses peuvent se produire chaque fois que la circulation veineuse des membres inférieurs est ralentie, particulièrement en cas d'immobilisation après une fracture de jambe, ou après une intervention chirurgicale abdominale ou pelvienne, ou sur les membres inférieurs, genoux et surtout hanches, ou encore après un accouchement.

Tous les malades cardiaques ou des immobilisés, spécialement après une fracture ou une intervention chirurgicale, doivent donc être traités préventivement pour éviter ces graves complications.

Mais les traitements préventifs ne sont pas les mêmes pour les thromboses artérielles et veineuses, parce que les mécanismes de ces thromboses sont assez différents.

Les antiagrégants

Dans les artères, la formation du caillot est liée à l'immobilisation et à l'accumulation – on dit « agrégation » – **des plaquettes**, sur une fissure ou une plaque d'athérome artériel. Les plaquettes sont de minuscules cellules du sang, nées par fragmentation dans les poumons des mégacaryocytes venus de la moelle osseuse. Elles adhèrent, se collent activement, à ces lésions, en sécrétant et libérant diverses substances, qui provoquent leur agrégation. Elles forment ainsi un minicaillot plaquettaire, sur lequel le sang va coaguler en masse, parce que les plaquettes libèrent des facteurs favorisant cette coagulation (voir plus bas).

Ainsi se forme un volumineux caillot obstructif. **Les plaquettes sont le starter de la coagulation artérielle.**

Le traitement préventif consiste à utiliser des antiagrégants plaquettaires, comme l'**aspirine**, à très petites doses (75 mg), qui agit par son effet antithromboxane (voir note « Les anti-inflammatoires non stéroïdiens (AINS) »), et le **clopidogrel** (**Plavix**) d'une efficacité exactement égale, mais **le Plavix est vendu 20 à 30 fois plus cher que l'aspirine**, alors qu'il n'a sur elle rigoureusement aucune supériorité, ni en efficacité ni en risques, car ces traitements qui bloquent la coagulation se compliquent parfois d'hémorragie, et même d'hémorragie grave.

Le clopidogrel est pourtant de loin le plus prescrit des deux, par des cardiologues sans logique et sans éthique, de San Francisco à Sydney, en passant par Paris, qui savent tout cela, mais qui continuent à jeter l'argent des Français par les fenêtres et qui sont soumis au marketing de Sanofi, ce qui a coûté à la CNAM, donc à tous les Français, jusqu'à 500 millions d'euros/an (30000 smics), quand l'aspirine serait revenue à 30 millions d'euros seulement et 6 milliards de dollars dans le monde, car **le Plavix est avec les statines le n° 1 mondial en termes de chiffre d'affaires**. Le plus grand scandale mondial des médicaments. De loin. Il relève de la Cour pénale internationale.

Depuis deux ans, le clopidogrel est génériqué et la facture est tombée à 300 millions d'euros, mais provisoirement, car de nouvelles molécules quasi identiques apparaissent sur le marché pour le remplacer, protégées par de nouveaux brevets et vendues beaucoup plus cher que les génériques du Plavix, tels que le **prasugrel** ou le **ticagrélor**.

Le processus d'agrégation plaquettaire passe par trois étapes très contrôlées, **adhésion, activation et agrégation** en masse. Une fois que les plaquettes ont adhéré aux parois, leur activation, puis leur agrégation passent par deux étapes et deux voies :

• la cyclo-oxygénase-1 (COX-1) (voir note « Les anti-inflammatoires non stéroïdiens (AINS) ») produit du thromboxane (TXA-2), qui active directement les plaquettes. C'est ce processus que bloque définitivement **l'aspirine** (et transitoirement les autres AINS), en inhibant la COX-1 ;

• deuxième voie, l'adényl-diphosphate (ADP) des plaquettes agit sur ses récepteurs et inhibe l'adényl-cyclase, d'où une diminution de la concentration de l'adényl-monophosphate cyclique (AMPc), le célèbre 2e messager des grandes voies de la signalisation cellulaire, ce qui conduit aussitôt à l'activation des plaquettes. C'est cette seconde voie que bloque le **clopidogrel**, en inhibant l'ADP.

Une fois les plaquettes activées, elles vont s'agréger illico (elles portent à leur surface des récepteurs, dits « GP-IIb/IIIa », qui, stimulés par différents médicaments, peuvent aussi bloquer *in fine* cette agrégation. Ces médicaments **immédiatement actifs** ne sont utilisés que dans les situations d'urgence. Ce sont l'**abciximab** et le **tirofiban**).

Dès lors que Plavix et aspirine agissent sur les plaquettes par deux mécanismes différents, il est surprenant que Sanofi n'ait pas

ANTIAGRÉGANTS ET ANTICOAGULANTS

encore songé à les combiner, par exemple sous le nom de Plavin, Plavex ou tout autre, qui seraient brevetés et vendus au même prix que le Plavix l'était, avant d'être génériqué. Ou plus cher. Cela ne saurait tarder... et c'est fait avec le **Duoplavin.**

Il a en effet été démontré que, dans le mois qui suit la pose d'un stent ou la réalisation d'un pontage coronaire, l'association des deux antiagrégants, Plavix et aspirine, est un peu (à peine) supérieure à l'utilisation d'un seul. L'industrie et les cardiologues, qu'elle influence et rétribue, en ont aussitôt conclu et proclamé à en perdre la voix qu'il fallait **les associer pendant un an et non un mois,** sans la moindre preuve scientifique convaincante.

Rappelons que les 500 millions/an d'euros du Plavix représentent le déficit de tous les hôpitaux français, le salaire annuel de 32 000 smicards, 2 fois les économies qui seraient réalisées si on réduisait les indemnités pour arrêt de travail dû à la maladie.

Les gouvernements, qui ont depuis douze ans entériné une situation aussi scandaleuse, ont jeté l'argent public par les fenêtres soit inconsciemment, par ignorance, sans s'en rendre compte, soit très consciemment, pour subventionner indirectement la plus grande société pharmaceutique française, Sanofi.

L'aspirine devrait être le seul antiagrégant plaquettaire remboursé, sauf dans le mois qui suit un pontage ou la pose d'un stent, à moins que Sanofi n'accepte de baisser drastiquement les prix d'une molécule qu'il vend au moins 50 fois le prix qu'elle lui a coûté, et cela depuis douze ans. Une rente de situation qui explique probablement que cette société n'invente rien, puisque sans rien faire, elle parvient à réaliser 15 à 20 % de résultats nets par an, au 1er rang du CAC40 en pourcentage du chiffre d'affaires, au 3e en valeur absolue. Le Plavix rapporte beaucoup plus que les Méganes ou les Rafales.

Les anticoagulants

Autre marché gigantesque. La thrombose veineuse ou celle des oreillettes droite ou gauche dans la fibrillation auriculaire a un mécanisme assez différent et les plaquettes n'y jouent pas le même rôle.

Le facteur déterminant est ici le ralentissement du débit veineux, la stase sanguine liée à l'immobilité, car le sang ne circule bien dans les veines que si les jambes sont en mouvement, grâce aux compressions alternatives qu'exercent sur elles les muscles qui se contractent, puis se relâchent comme des pompes.

Lorsque le sang est immobile, il coagule. Au moins 20 facteurs, 20 molécules du sang, venues du foie ou des plaquettes, y participent. Les décrire dans le détail est impossible ici. Il y faudrait un livre. En bref, et bon courage!, il y a une vingtaine de facteurs de coagulation, certains numérotés (de I à XIII), assurant l'hémostase et arrêtant les hémorragies en cas de plaie vasculaire, mais causant à l'inverse des thromboses veineuses en l'absence de rupture vasculaire. Disons que la coagulation, c'est la prise en masse brutale du sang circulant, en un bloc solide de fibrine emprisonnant les globules rouges.

Cette transformation est due, *in fine*, à l'action d'une enzyme, la **thrombine** (ou facteur II), dite «**activée**» (II-a) sur le **fibrinogène**, qui est une grosse protéine fibrillaire soluble circulant dans le sang (3 g/l). Après quoi, le caillot, un gel de **fibrine**, se renforce grâce au facteur XIII.

La thrombine est au préalable activée, en présence de facteur V activé (V-a), par son vrai activateur, le **facteur X activé** (X-a), lui-même activé par les facteurs VIII et IX activés (**VIII-a et IX-a**) et par le facteur VII activé (VII-a), lui-même activé par l'intervention d'un **facteur tissulaire** (sans nom et sans numéro!), libéré en cas de lésion des vaisseaux par les fibroblastes des parois vasculaires et qui est alors l'initiateur de l'hémostase.

Les plaquettes jouent un rôle déterminant dans la coagulation veineuse, mais différent de celui qu'elles jouent dans la thrombose artérielle, parce qu'elles sont la source directe des facteurs IX et X (le facteur VIII circule lié au facteur von Willebrand).

D'autres facteurs, XI et XII, ainsi que le **calcium**, interviennent également (pas de coagulation sans calcium).

Les facteurs VIII et IX jouent dans ce processus un rôle clé en activant le facteur X, et leur absence dans l'**hémophilie** en explique les graves hémorragies.

Pour assurer la fluidité du sang et empêcher des coagulations internes dangereuses, une **antithrombine** circulante, venue du foie, désactive à peu près tous les facteurs activés. Enfin, point essentiel, la synthèse des facteurs II, VII, IX et X requiert la **vitamine K**. Pas de vitamine K, pas de coagulation.

Les anticoagulants veineux agissent sur l'un ou l'autre de ces facteurs.

ANTIAGRÉGANTS ET ANTICOAGULANTS

Les **héparines**, découvertes en 1922, mais seulement appliquées après 1940 (!), **se lient à l'antithrombine** et renforcent son efficacité, d'où une inactivation accrue des facteurs activés de la coagulation.

Les **hirudines** sont elles-mêmes des antithrombines.

Mais l'immense marché des traitements préventifs des thromboses était constitué jusque récemment par les **héparines** sous-cutanées, dites de «**bas poids moléculaire**», tels l'**énoxaparine** (**Lovenox**) en tête ou le **fondaparinux** pentasaccharide de GSK synthétique (**Arixtra**), à environ 6 euros/jour, pour les traitements hospitaliers de quelques jours ou semaines. Pour les traitements au long cours sur des années, on utilise les **antivitamines K**... à 0,25 euro/jour, principalement **Préviscan**, **Sintrom** ou **Coumadine** per os.

Ces traitements préventifs très efficaces et indispensables comportent des risques hémorragiques de surdosage, en particulier avec les antivitamines K. Leur effet doit donc faire l'objet de contrôles biologiques réguliers, tous les trois, sept, quinze ou trente jours, selon les cas, pour détecter les surdosages et les sous-dosages dangereux pour le malade, ce qui est une contrainte et un coût, mais une absolue nécessité, car, même avec ces contrôles, dans environ **3 % des cas, surviennent des accidents hémorragiques, parfois très graves** (hémorragies cérébrale ou intestinale massive), parfois déclenchées par une interaction médicamenteuse ou par une cause minime de saignement. **Les antivitamines K sont ainsi au premier rang des accidents thérapeutiques graves** et responsables de milliers de décès chaque année dans le monde (le tiers des 90 000 admissions annuelles en urgence, pour accidents thérapeutiques, recensées aux États-Unis de 2007 à 2010, par la grande enquête Medicare, soit 30 000 cas !). Il s'agit donc d'un très grand problème de santé publique.

En cas d'hémorragie, il existe cependant un **antidote** : l'administration orale de **vitamine K**, mais elle n'agit qu'après six-huit heures, et si la situation est urgente, les transfusions de plasma frais congelé et la vitamine K en IV sont nécessaires.

Les **antivitamines K** sont donc des traitements d'une grande efficacité, mais qui doivent être sous contrôle clinique et biologique régulier. Ce sont aussi de **vieux traitements, qui ne rapportent plus guère aux firmes pharmaceutiques, à 0,25 euro/jour**, soit 90 euros/an/malade. Rien. Ce marché doit être revalorisé.

Pr Philippe **EVEN** – Pr Bernard **DEBRÉ**

Et voilà justement qu'arrivent, depuis 2005, de nouvelles molécules miraculeuses, aux effets hautement sélectifs, et actives **per os**, qui seraient, selon les firmes et leurs porte-voix, supérieures aux antivitamines K et aux héparines de bas poids moléculaire, et d'effet si stable que la surveillance biologique des traitements y serait inutile.

Soit, mais, mais, mais : **le prix est de 6 euros/jour ou 2 200 euros/ an, soit 25 fois plus élevé que celui des antivitamines K**, soit, pour 500 000 patients, une facture à rembourser de 1 à 1,5 milliard d'euros, alors que les anticoagulants représentaient déjà 350 millions d'euros en 2010.

La première est le **rivaroxaban** (**Xarelto**) de Bayer à 6,30 euros/ jour, **inhibiteur sélectif direct du facteur X-a**, celui qui active la thrombine, sans qui elle ne serait rien (les lettres « xa » dans le nom évoquent le facteur X-a). Actif per os d'action stable, il ne requiert pas de surveillance biologique. Il n'a pas de supériorité sur les antivitamines K dans les fibrillations auriculaires, mais il est plus efficace avec 2 fois moins de thromboses que sous **enoxaparine**, dans les douze jours qui suivent une chirurgie du genou (1 % vs 2,6 %), et 4 fois moins après chirurgie de la hanche (2 % vs 9 %), et il entraîne moins de complications hémorragiques. Succès réel, au moins à court terme, mais mesuré sur seulement 1 600 malades étudiés, sélectionnés et pas tout-venant. Donc à suivre.

Arrive ensuite l'**apixaban** de BMS et Pfizer, retiré en 2011 pour saignements excessifs, puis l'**idraparinux** de Sanofi, un pentasaccharide de synthèse, *« me too »* de l'Arixtra, mais là encore plus d'hémorragies sérieuses qu'avec les antivitamines K. Il est alors remplacé par l'**idrabiotaparinux** (le précédent biotinylé), avec une demi-vie de 2 mois et donné en injections sous-cutanées hebdomadaires, et surtout inactivable par une IV d'avidine en cas de saignement. Il serait 30 % plus efficace que les antivitamines K, avec moins d'hémorragies. Son AMM est en cours. Le marché est énorme. Il y a du monde au balcon. Toujours des *« me too »*.

Surviennent alors, mieux ciblés encore, et également per os et d'emploi facile, des **inhibiteurs sélectifs de la thrombine** elle-même, cette molécule clé qui transforme le fibrinogène soluble en un bloc solide de fibrine. On est là au cœur du réacteur.

Le premier avait été le **ximélagatran** (**Exanta**) d'Astra-Zeneca, autorisé dès 2005 au prix de 6 euros/jour, soit 25 fois les antivitamines K, qu'il se proposait de remplacer, mais presque aussitôt retiré du marché mondial en catastrophe, en 2006, à cause de très graves hépatites aiguës (les lettres «tr» dans le nom évoquent la thrombine).

Mais cela n'a pas refroidi l'enthousiasme de l'industrie, tant le marché à conquérir était alléchant, et, en 2011, sort une molécule sœur, le **dabigatran** (**Pradaxa**) de Boehringer, à 5,50 euros/jour.

Vibrionnement dans la revue *The Lancet* de **certains cardiologues français**, certainement au-dessus de tout soupçon, qui y voient une révolution, pas moins, et qui piaffent contre les lenteurs de l'Agence européenne, qui ne l'approuve qu'en avril 2011, alors que la FDA avait donné son accord en octobre 2010, un retard de six mois, qui, pour ces cardiologues, serait responsable de 60 000 AVC chez les patients en fibrillation auriculaire, et peut-être 90 000. **Un génocide thérapeutique dirigé par l'Agence européenne contre les Européens. Grotesque.**

Car, à la lecture des deux seuls grands essais cliniques financés par Boehringer sur 18 000 malades, ils ne font que jeu égal avec les antivitamines K dans la prévention des thromboses veineuses, et pas mieux dans celle des AVC, sauf à des doses élevées et à risque, et, de toute façon, sans rien changer à la mortalité.

Céder à cet engouement, c'est oublier que ces molécules n'ont été étudiées, comme d'habitude, que sur des patients sélectionnés, suivis dans des hôpitaux de pointe, habitués à ce genre de pathologies. Que se passera-t-il dans les conditions réelles de malades plus fragiles et peut-être moins étroitement surveillés?

Et cela d'autant plus qu'en cas d'accident il n'existe **aucun antidote** à ces nouvelles molécules (sauf au futur Idrobioparinux), contrairement aux antivitamines K, où on dispose du recours à la vitamine K elle-même.

Et justement, voilà peut-être le rideau qui tombe sur la pièce.

En août 2011, le Japon suspend le dabigatran, jugé responsable de 14 décès par hémorragie grave, et, mi-novembre 2011, *Der Spiegel*, puis *Le Monde* annoncent que le même Pradaxa serait responsable dans le monde, après quelques mois seulement de commercialisation, de **256 décès par hémorragie grave** et non 50, comme l'avait soutenu Boehringer, dont 21 en Europe (sans qu'on puisse être absolument certain de la responsabilité de ce médicament chez des malades fragiles).

L'Agence du médicament belge de son côté a répondu à ces informations qu'aucun accident ne s'était produit en Belgique avec le Pradaxa. En outre, le nombre d'hémorragies graves ainsi rapportées est de 0,06 % des malades traités (63 cas pour 100 000 patients) et donc **plus faible que celui prévu dans les dossiers soumis** pour autorisation de commercialisation par la firme, où ce risque était évalué à 0,3 %. Le Pradaxa, sur cette base, a été autorisé pour la prévention des AVC aux États-Unis, au Canada, en Australie et en Europe, chez les patients souffrant de fibrillation auriculaire, tandis qu'en France il n'est pour une fois remboursé qu'en prévention des thromboses après installation d'une prothèse de hanche ou de genou, et la Commission de la transparence de la HAS ne lui a pas trouvé d'avantages cliniques démontrés sur l'**énoxaparine** (**Lovenox**), il est vrai, du laboratoire Sanofi qu'il faut défendre.

Affaire à suivre. Mais, au-delà de l'évaluation exacte du risque, il est clair qu'il ne s'agit pas d'une révolution, mais au mieux d'un progrès marginal dans certaines indications, et que **les prix accordés et remboursés sont inacceptables pour une si faible marge incertaine de supériorité.**

LE NÉGOCE DU CHOLESTÉROL, DE L'ATHÉROME ET DU SYNDROME MÉTABOLIQUE ET LA FOLIE DES STATINES OU « L'ACHARNEMENT PRÉVENTIF »

On parle beaucoup trop du cholestérol (CHO). Pourtant, le **roi est nu**.

Disons-le de la façon la plus carrée. Pour 90 % de la population des plus de 40 ans, le cholestérol ne présente aucun danger, et, sur les 10 % restants, il n'est par lui-même qu'un facteur de **risque mineur**. La gravité des complications cardiaques qu'on lui attribue ne tient pas à lui, mais aux maladies qui lui sont souvent associées et dont il n'est pas la cause, HTA (hypertension artérielle) et diabète. **Il n'est qu'un marqueur**, rien de plus. **Les statines** dont on inonde la population presque entière des plus de 40 ou 50 ans, pour le combattre, **ne servent à rien, chez 90 % de ceux à qui on les donne**. Leurs seules indications sont les très grandes et rares hypercholestérolémies supérieures à 2,6 ou 2,8 g/l, et peut-être les maladies artérielles avérées, en particulier coronaires, avec ou sans élévation du cholestérol. Même dans ce cas, leur impact est beaucoup plus modeste que la *vox pharmacia* ne le prétend. Au mieux, elles prolongent de cinq ans la vie de 250 personnes de plus de 65 ou 70 ans par an, pour 2 milliards d'euros. Il y a dans le champ de la santé de vraies priorités, qui ne sont pas celle-ci.

En le disant, nous savons que nous aurons beaucoup de mal à nous faire entendre, malgré une analyse exhaustive des données scientifiques. On ne lutte pas contre le marché mondial des statines et des autres anticholestérolémiants, **un marché de 25 milliards de dollars** par an, essentiellement capté par Pfizer, MSD et Astra-Zeneca, installé depuis quinze ans (soit 300 milliards accumulés), avec l'accord au moins passif de la quasi-totalité des cardiologues du monde entier, qui se laissent entraîner, sans analyser eux-mêmes les données, par les milliers de publications triomphalistes suscitées et financées par l'industrie, et signées des leaders d'opinion « clé », les *« key opinion leaders »* (KOL) qu'elle emploie (soudoie ?), qui ont su convertir les médias et la population tout entière des pays occidentaux, de ce que le cholestérol était un danger terrible, mais qu'on pouvait le combattre et le vaincre en y mettant le prix. À ce jour, seule l'Angleterre a résisté en refusant de rembourser les statines.

Tentons pourtant de convaincre. Parce que le jeu en vaut la chandelle. La question est une question à 2 milliards d'euros par an (100 000 smics !). Nous savons pourtant que nous déclencherons de vives réactions de ceux qui se sont laissé berner par crédulité, paresse ou intérêt, ou les trois à la fois, et qui prescrivent sans discernement et hors indications des médicaments très chers, à près de 20 % des plus de 50 ans, surtout dans les villes, là où sont installés les cardiologues.

Ouvrons le bal en commençant par les conclusions : le cholestérol ne comporte aucun risque s'il est inférieur à 2,5 g/l (6 millimoles, mmol), sauf s'il est associé à d'autres pathologies, diabète, HTA, obésité, et, dans ce cas, ce n'est pas le cholestérol, mais ce sont ces maladies qui représentent la totalité des risques. Le CHO n'y ajoute rien. Il n'est qu'un marqueur. Le danger prétendu du CHO est un **danger d'emprunt**. Les augmentations isolées jusqu'à 2,5 g/l n'ont rigoureusement aucune incidence sur l'espérance de vie, et ne justifient aucune inquiétude et aucun traitement. Il n'est en rien la cause des maladies associées. En dessous de 2,5 grammes, il ne les aggrave même pas. Elles et lui relèvent d'un désordre général du métabolisme lié surtout à la sédentarité, et plus encore à l'hyperalimentation, et marginalement à de multiples facteurs génétiques encore mal identifiés.

Malheureusement, industrie et cardiologues ont délibérément créé une **psychose collective mondiale** autour de cette non-maladie et se sont ouvert le plus lucratif marché du monde. Les médicaments qui abaissent le cholestérol de 20 à 30 % sont les stars du marché, avec un chiffre d'affaires mondial de plus de 25 milliards de dollars et en France de 2 milliards d'euros (dont 1,5 remboursé), et 900 millions pour les seules statines, autant que les anticancéreux, plus que les antibiotiques, **9 fois sur 10 pour exactement RIEN**. De l'argent jeté par les fenêtres. Moutonniers, la grande majorité de nos cardiologues emboîte le pas, ce qui n'est pas sans remplir leurs consultations de ville, et les «centres de bilan cardiologique» privés du 16ᵉ arrondissement, pour les riches, et pour les moins riches, ceux des hôpitaux de jour, ce qui suscite l'inquiétude de patients en parfaite santé, pendus aux résultats de leur cholestérolémie bisannuelle et qui, d'un coup de baguette maléfique, entrent bien portants chez leur médecin ou dans ces centres de dépistage et en sortent malades et anxieux.

Les graisses

Les graisses, ou lipides, n'ont pas bonne réputation. Les principales, dont les noms figurent sur tous les bilans biologiques demandés pour mesurer le CHO, sont les **acides gras** (AG) (molécules simplissimes faites de 16 à 24 carbones portant chacun 1 ou 2 hydrogènes et terminés par un radical acide ; voir note «Les oméga 3»), les **triglycérides** (3AG liés à 1 sucre à 3 carbones, le glycérol), les **phospholipides** et le **cholestérol**.

Les graisses (voir note « L'obésité ») ne sont pas seulement de l'énergie compactée en réserve.

Le cholestérol est une molécule noble et sophistiquée. Il suffit de la regarder. Ce n'est pas du sucre. Avec les phospholipides et les acides gras, il constitue la plus grande part des membranes cellulaires et nucléaires, qui isolent nos cellules du milieu aquatique intérieur. La vie a commencé quand des membranes de graisse imperméables à l'eau ont permis aux molécules de la vie, protéines et ADN, de s'isoler du monde extérieur. **Pas de vivant sans le cholestérol** (ce rôle dans les membranes cellulaires explique les graves ruptures de cellules musculaires, qui sont mécaniquement les plus sollicitées à l'exercice, lorsque le taux de cholestérol est trop abaissé, par exemple par des statines ou des fibrates, principaux traitements de l'hypercholestérolémie).

C'est aussi du cholestérol que dérivent les hormones corticosurrénales et sexuelles. Pas rien !

Et les acides gras, comme **l'acide arachidonique**, ne sont pas que du carburant, mais la source de médiateurs d'une extrême importance, contrôlant les contractions musculaires et les sécrétions glandulaires, tels les **leucotriènes** et surtout les multiples **prostaglandines** (voir note «Les anti-inflammatoires non stéroïdiens (AINS)»), largement utilisées en thérapeutique, en gynécologie, en pneumologie, en cardiologie (car elles contrôlent l'agrégation des plaquettes et les thromboses artérielles) ou, à travers les inhibiteurs de leurs récepteurs, en rhumatologie (AINS). Certains **phospholipides** jouent aussi un rôle majeur de messagers dans les circuits de signalisation de multiples fonctions cellulaires. Le beurre n'est pas inerte et le cholestérol bien autre chose qu'un déchet.

Les graisses digérées dans l'intestin par les lipases, surtout pancréatiques, sont transportées activement par des «molécules transporteurs» spécifiques, à travers la muqueuse de l'intestin, et apparaissent dans le sang sous forme de miniglobules graisseux, les **chylomicrons**, qui disparaissent du sang en quelques heures, sous l'action des lipases des vaisseaux, et acides gras et cholestérol pénètrent alors dans les muscles, les tissus graisseux et surtout le foie.

Le cholestérol, une molécule de luxe

Le cholestérol est, on l'a dit, une molécule tétracyclique complexe, de même structure que les corticoïdes, les hormones sexuelles, les vitamines D et les stérols végétaux.

30% sont absorbés par l'intestin, mais **70% synthétisés** *de novo* **par le foie**, à partir de petites molécules dicarbonées très simples, par une série d'étapes, où interviennent plusieurs enzymes hépatiques, dont l'un joue un rôle clé, et c'est cet enzyme qui est la cible des **statines**, le principal traitement contre le cholestérol.

Le circuit du cholestérol absorbé ou synthétisé est simple. C'est un **aller et retour du foie aux tissus et vice versa** (voir note «La farce du bon et du mauvais cholestérol»).

Dans le foie, le cholestérol absorbé, réabsorbé ou synthétisé, est conjugué à des protéines transporteuses spécifiques, dites «**apoprotéines**» (les graisses sont «apposées» aux protéines), et surtout à l'**apoprotéine B**, pour former des particules dites VLDL, puis **LDL** (*very low density lipoproteins*, très légères parce qu'elles sont composées avant tout de graisses, plus légères que les protéines, et *low density lipoproteins*, avec un peu plus de protéines).

Les apoprotéines (15 variétés) ne sont pas des cargos passifs, mais des poissons-pilotes, guidant les graisses vers des cibles tissulaires spécifiques. Les LDL transportent le CHO aux tissus, en particulier muscles et parois artérielles, où il est aussi indispensable qu'une vitamine, en particulier pour les membranes cellulaires.

Le CHO tissulaire et artériel en excès, non utilisé localement, est conjugué à une autre **apoprotéine dite A** venue du plasma et passe dans le sang sous forme de **HDL** (*high density lipoproteins*, lourdes parce qu'elles contiennent beaucoup de protéines et peu de graisses). Le HDL retourne alors au foie par deux «portes», l'une par captation directe par des récepteurs (dits «éboueurs» ou «*scavengers*» parce qu'ils sont censés «épurer» le sang d'un cholestérol en excès), l'autre qui ne s'ouvre qu'après que les HDL ont été retransformées en LDL par la «*cholesterylester transfer protein*» (CETP), qui fait repasser le CHO de l'apoprotéine A des HDL à l'apoprotéine B des LDL, qui réintègrent le foie grâce aux **récepteurs des LDL** dont il est recouvert (l'absence génétique de ces récepteurs est la cause de l'hypercholestérolémie familiale, découverte nobélisée en 1977). Ces récepteurs LDL sont sans cesse détruits et renouvelés. L'enzyme qui les détruit s'appelle PCSK-9. Retenez-le, on en reparlera.

Le CHO revenu au foie est alors réutilisé ou transformé en sels biliaires et excrété par la bile dans l'intestin (chole = bile, le cholestérol est le stérol de la bile), où une partie est réabsorbée et revient au foie pour un nouveau cycle.

Les valeurs normales «officielles» du cholestérol dans le sang sont comprises entre 1,6 (4 mmol) et 2,4 g/l (6 mmol) pour le cholestérol total, les valeurs décrétées «optimales» (?) étant de 1,6 à 2 g/l (4 à 5 mmol). On y reviendra. Les valeurs des LDL (normale < 1 g/l) et des HDL (normale 0,40 – 0,60) n'ont guère d'intérêt (voir note «La farce du bon et du mauvais cholestérol»). On mesure d'ailleurs plus ou moins bien (mal) l'une des deux et on calcule l'autre par différence avec le CHO total. Seules des valeurs du CHO supérieures à 2,5 ou 2,7 g/l (6,5 – 7 mmol) peuvent (pourraient) justifier des traitements médicamenteux.

Mais, pour élargir ses marchés, et évidemment pas dans un objectif de santé publique, l'industrie pharmaceutique et certains médecins leaders d'opinion, qu'elle appointe, ont proposé sans le début du quart du commencement d'une preuve scientifique de définir une «**préhypercholestérolémie**» et d'abaisser les normes à 1,6 g/l pour le cholestérol (4 mmol). Exactement le même scénario qui a conduit à fabriquer la pré-HTA, le prédiabète, la préostéoporose et bientôt le pré-Alzheimer, **dans une logique de triplement**

Pr Philippe **EVEN** – Pr Bernard **DEBRÉ**

des marchés et de quadruplement des bénéfices, qui a si bien réussi jusqu'ici.

L'athérome et ses complications

Mais pourquoi ce haro sur le cholestérol ? Que nous a-t-il fait ?

C'est qu'il est l'un des éléments, mais sûrement pas la cause, d'une très grave maladie dégénérative, qui débute à 10 ans dans l'aorte, 20 ans sur les coronaires, 30 ans sur les artères cérébrales et qui touche, quoique à un degré très inégal, toute la population, l'**athérome artériel**, maladie des grosses artères (et des petites en cas de diabète), qui conduit à l'accumulation lente dans les artères, sur des dizaines d'années, de macrophages (cellules inflammatoires dérivées des monocytes du sang) bourrés de graisses et de cholestérol, sous forme de plaques dures, jaunes, brillantes, ivoirisées, de 5 mm à plusieurs centimètres, incrustées dans les parois internes des artères. Ces plaques peuvent obstruer les vaisseaux, se fissurer et provoquer une thrombose, c'est-à-dire une coagulation locale du sang, avec formation d'un caillot obstruant l'artère.

Caillots et plaques peuvent aussi se détacher et donner lieu à une embolie partant des grosses artères et emportée par le flux sanguin vers les plus petites, occluant les artères coronaires, cérébrales, rétiniennes, rénales ou les artères des membres inférieurs et de l'intestin, avec des conséquences graves. Privés de sang et d'oxygène, les tissus souffrent ou meurent, et c'est, selon les cas, l'angor ou l'infarctus, c'est-à-dire la nécrose, la destruction locale du muscle myocardique (140 000/an, dont 45 000 mortels), l'accident vasculaire cérébral majeur ou mineur, avec nécrose, ramollissement cérébral et hémiplégie plus ou moins massive et plus ou moins réversible (100 000 cas et 40 000 décès/an), et, chez les diabétiques, la gangrène des jambes (10 000 amputations/an) ou la cécité brutale d'un œil.

Le facteur initial de la formation des plaques est inconnu, à l'évidence familial et sûrement génétique, polygénique, lié à de multiples mutations mal identifiées. Il est aussi certainement de nature inflammatoire. Très vite, les microlésions initiales sont suivies du dépôt des lipides et du cholestérol, et de l'arrivée de monocytes se transformant en macrophages et en *foam cells* chargées de graisses et provoquant une réaction secondaire inflammatoire (**on retrouve partout l'inflammation**. Voir note « Dans les flammes de l'inflammation » et *Nature Med*, 2008, 14 : 1015).

Les accidents de l'athérome surviennent avec une fréquence croissante après 50 ans, mais les cas mortels s'observent surtout après 65 ans et surtout 80 (30 % de 65 à 80 ans et 60 % après 80 ans). Tous ensemble, ces 90 000 décès rendent compte de 17 % de la mortalité totale en France. Cette mortalité est plus du double aux États-Unis et en Angleterre, et le triple en Finlande, mais beaucoup plus faible dans les pays méditerranéens et moins encore au Japon (5 % de la mortalité), et, en France même, les décès sont 2 fois plus fréquents à Lille, Roubaix, Tourcoing qu'à Toulouse, Bordeaux ou Montpellier.

le syndrome métabolique : un loup-garou purement commercial

Pure construction de l'industrie et des cardiologues à son service, le « syndrome métabolique » réunit non pas quatre maladies en effet souvent associées, parce qu'elles ont des causes communes, comme on l'a dit, et qu'elles seraient dans un premier temps quatre marqueurs, quatre prémaladies, soi-disant prédictives de maladies qui n'existent pas encore, mais qui pourraient survenir et qu'il faut donc prévenir. Le « syndrome » réunit non pas HTA, diabète 2, obésité et hypercholestérolémie, mais pré-HTA (TA ≥ 13/8,5), pré-diabète (**glycémie >... 1 g/l**, donc juste à peine supérieure à la normale !), obésité définie par le tour de taille (> 1 m chez l'homme, 0,8 m chez la femme) et hypercholestérolémie supérieure à 1,6 à 2 g/l (c'est-à-dire parfaitement normale !!!), à quoi s'ajoute encore la stéatose du foie. **Un théâtre d'ombres.**

Aucun traité de médecine d'aucun pays ne mentionne le « syndrome métabolique » et personne n'en parlait il y a dix ans. C'est la dernière-née des *« mongering diseases »*, les maladies inventées par l'industrie pharmaceutique pour vendre ses médicaments (voir chapitre « L'industrie pharmaceutique internationale »). **Quand elle n'invente plus de médicaments, l'industrie invente des maladies** pour étendre ses marchés et y vendre ses vieux médicaments en bout de course, recyclés dans un nouvel emploi. 10 livres, 100 articles, 20 films le racontent, signés des plus grands noms internationaux de la médecine.

Ce syndrome n'est qu'un fantasme.

Certes, ces pathologies sont souvent associées par deux, trois ou quatre et elles peuvent se compliquer à la longue d'athérome et de maladies artérielles, cardiaques ou cérébrales.

Mais rien ne justifie de construire un « syndrome » précurseur qu'il faudrait prévenir et qui aurait une existence propre et dont les éléments seraient soi-disant interdépendants alors qu'ils sont seulement les conséquences diverses de causes communes liées au style de vie sédentaire et surtout, surtout nutritionnel occidental. Le vent gonfle les voiles, creuse la mer, abat les arbres, mais le gonflement des voiles n'a aucun effet sur les vagues, ni sur la chute des arbres. Et vice versa. Trois raisons de rejeter ce « syndrome » :

• première raison, les éléments de cette constellation sont souvent isolés. Le syndrome métabolique, ce n'est pas un pour tous, tous pour un ;

• deuxième raison, il n'y a aucun lien de causalité directe entre ces quatre pathologies et le fait de souffrir de l'une n'implique pas qu'on soit condamné à souffrir des autres ;

• troisième raison, ces pathologies ne pèsent pas le même poids : le diabète est une maladie sérieuse ou grave, qui ne cesse de s'aggraver au fil des années et est souvent associée à l'obésité, et entraîne des atteintes micro-artérielles rénales, oculaires et coronaires particulières ; l'HTA est une maladie sérieuse, mais le plus souvent isolée et aisément contrôlable ; l'obésité n'est réellement grave que si elle est associée à l'HTA et/ou au diabète, qu'elle aggrave, mais ne crée pas ; enfin, l'hypercholestérolémie inférieure à 2,5 g/l n'est ni une pathologie ni même un marqueur biologique de risque artériel, qui n'apparaît qu'au-delà de 2,5 g/l et reste marginal en l'absence d'HTA ou de diabète, et l'athérome lui-même est un processus dégénératif autonome, inflammatoire et génétique, lié au vieillissement, et, dans plus de la moitié des cas, il se manifeste par des accidents cardiaques ou cérébraux, sans HTA, ni obésité, ni diabète, ni hypercholestérolémie.

L'acharnement préventif : le principe de précaution dévoyé

Simple nébuleuse floue de circonstance, le syndrome métabolique n'a pour but que de créer un vaste marché réunissant les médicaments préventifs de toutes ses composantes, de façon à ouvrir la voie à des ordonnances de trois, quatre ou cinq médicaments préventifs, à prendre pendant vingt ou trente ans pour tous les plus de 50 ans des pays occidentaux : 500 millions de personnes. Pactole : **un syndrome, quatre raisons de prescrire.** Pour vingt ans ! Au nom du principe de précaution poussé à l'extrême. («**Ne faudrait-il pas appliquer le principe de précaution au principe de précaution lui-même ?**» dit A. Madelin.)

Pourquoi l'industrie investirait-elle dans la recherche de nouveaux antibiotiques (aucun depuis vingt ans), malgré la montée des résistances, pour des traitements avec 1 ou 2 molécules données en moyenne sept jours à 2 millions de malades par an, quand elle peut vendre des traitements de 4 ou 5 molécules, à la fois pendant trente ans ou plus, à 10 millions de personnes. Faites le compte. Le syndrome métabolique est la plus belle conquête de l'industrie pharmaceutique.

Il concernerait aujourd'hui près d'un Français sur trois après 50 ans, soit environ 10 millions, et il est à l'origine du quart des dépenses de santé pour des maladies qui n'existent pas encore et qui n'existeront le plus souvent jamais, des prémaladies, des maladies fantômes. **Visionnaire, Knock** l'avait inventé dès 1923 : tout bien-portant était un malade qui s'ignore et il couchait la moitié d'un village, ne maintenant l'autre moitié en activité que pour se constituer une certaine réserve de malades futurs et pour s'occuper des alités (il est vrai que Louis Farigoule, dit Jules Romains, l'avait écrit en collaboration avec Louis Jouvet, qui, avant d'être comédien, était un pharmacien qui avait tout compris). «**Ces malades qu'on fabrique**», écrivait déjà, il y a trente ans, dans un livre prémonitoire, le professeur Jean-Charles Sournia, directeur général de la Santé.

Ainsi, la CNAM rembourse-t-elle 2,7 milliards d'euros pour l'HTA, 1,1 milliard pour le diabète, 1,5 milliard pour les hypercholestérolémiants, soit **5,3 milliards** (200 000 smics, 100 000 salaires médians). En parodiant Knock, on pourrait dire que «**les traitements curatifs, c'est de la pêche à la ligne, mais les traitements préventifs, c'est de la pisciculture**».

Tous ces bilans et ces traitements seraient justifiés s'ils réduisaient sensiblement la fréquence des complications. C'est le cas pour le vrai diabète à glycémie supérieure à 1,4 g/l, et pour l'hypertension supérieure à 15/9, mais pas pour le prédiabète et la préhypertension et encore moins pour le cholestérol.

Mais l'hypercholestérolémie est devenue une fièvre obsessionnelle, obsidionale même, comme si, à nos portes, le cholestérol

Pr Philippe **EVEN** – Pr Bernard **DEBRÉ**

nous assiégeait, alors que nous nous assiégeons nous-mêmes.

L'hypercholestérolémie, un deuxième diabète? Certainement pas. Un deuxième grand marché pharmaceutique? Certainement oui. Et bien plus que le diabète, comme si le coût des pathologies était inversement proportionnel à leur gravité.

Le cholestérol n'est pas si dangereux

De vastes enquêtes anglaises, américaines et suédoises ont statistiquement montré que:

• **le risque d'AVC avant 65 ans est sans aucun (<u>aucun</u>) lien avec le cholestérol** et ne le devient, à un faible degré, qu'après 70 ans;

• **le risque d'accident coronarien est au contraire lié au taux de cholestérol comme les infections et l'importation des bananes: les deux plafonnent en hiver.** La mortalité par infarctus sur dix ans augmente linéairement avec lui, doublant certes quand il double, mais passant seulement de 1,6 à 3,3%, soit + **1,7%** quand il s'élève de 1,6 à 3,2 g/l et + 0,6% quand il s'élève seulement à 2,4 g/l.

Présentés ainsi, les chiffres sont impressionnants, font peur et semblent justifier l'activisme des cardiologues, dont la plupart n'ont pas été y regarder de plus près.

Faisons-le pour eux.

D'abord, ces études sont menées sur des populations «jeunes» de 50-55 ans, avant que l'athérome ne soit complètement installé, alors que les traitements seront appliqués de 50 à 80 ans et auront nécessairement beaucoup moins d'impact.

Ensuite, les 45 000 morts par infarctus (dont la grande majorité a un cholestérol inférieur à 2 g/l) représentent 8% de la mortalité totale annuelle en France (45 000/550 000), pourcentage élevé mais «seulement» 1,5 pour 1 000 chaque année des Français de plus de 50 ans, 45 000 sur 30 millions (beaucoup moins à 50 ans, beaucoup plus après 75 ans).

Sur ce risque, le cholestérol n'est, ou pourrait être, à l'origine que d'une majoration relative de 1,7% de 45 000 comme on vient de le voir, soit **750 décès annuels supplémentaires** en valeur absolue, sur les 550 000 décès par an, soit 1,4 pour mille. On est loin d'une hécatombe, et les 1 300 millions d'euros dépensés chaque année en statines pour tenter de les éviter semblent d'autant plus excessifs que ces traitements n'ont, comme on va le voir, guère d'impact sur cette surmortalité cardiaque.

Réduire le cholestérol ne réduit guère les maladies artérielles

Réduire la cholestérolémie, simple marqueur silencieux, n'est pas un objectif en soi, c'est de réduire d'éventuelles complications cardio-vasculaires qu'il s'agit. Plusieurs essais en ont analysé les résultats sur des dizaines de milliers de patients, toujours de 50 à 60 ans, de cholestérol initial compris entre 1,8 et plus de 3 g/l, et en moyenne de 2,7 g/l.

La meilleure étude, signée en 2002, du grand épidémiologiste anglais R. Peto sur 20 000 sujets suivis cinq ans, à haut risque et ayant déjà fait un infarctus du myocarde ou un AVC, et traités par le **Zocor**, la statine de Merck. Étude confirmée par d'autres, de moindre qualité, parce qu'elles sont menées, organisées sur des malades hypertriés d'au plus 60 ans, analysées, synthétisées par l'industrie pharmaceutique et signées d'auteurs sous contrat avec l'industriel responsable du médicament.

Le lecteur profane doit savoir que, selon une enquête très récente (*The Lancet*, déc. 2011), moins d'un tiers des responsables universitaires des essais cliniques ont accès aux documents originaux des observations de terrain, recueillies par des centaines de médecins, dans des dizaines de centres de 10 ou 20 pays, mais qu'ils ont seulement accès à des données réunies, filtrées, remises en forme, sans aucune transparence par les analystes des firmes. Il doit aussi savoir que les essais publiés sont des essais dont les résultats sont favorables aux médicaments des firmes et que **les essais négatifs ne sont jamais publiés**, alors que leurs conclusions sont d'une importance égale, voire supérieure à celles des essais positifs publiés. Ces essais sont de la pure prestidigitation. **Ce qui compte, c'est ce qu'on ne voit pas** (voir chapitre « L'industrie pharmaceutique internationale »).

Nous avons revu dans le détail et, disons-le, sans joie la plupart des grands essais (ne citons ici que les articles déterminants: *New England Journal of Medicine*, 1994, <u>331</u>, 1331; 1999, <u>340</u>, 70; 2001, <u>345</u>, 1583; *The Lancet*, 2002, <u>360</u>, 7; 2003, <u>361</u>, 2005; 2004, <u>363</u>,

737 ; 2006, <u>368</u>, 919 ; 2011, <u>378</u>, 2013).

Globalement, les **statines** permettent, selon la dose, une réduction du cholestérol, respectivement de 25 %, 33 %, et, à très hautes doses, 50 %, et parallèlement des **réductions des accidents cardiaques, de 15, 30 et 50 % aux très hautes doses.** Du moins sur cinq ans.

Résultats apparemment spectaculaires. Les plus enthousiastes, financés par Pfizer, Merck et Astra-Zeneca, fabricants des statines les plus vendues, parlent de « **miracle** » et annoncent pour bientôt « **la fin des attaques cardiaques** » (E. Topol).

Mais il s'agit de diminutions en valeur relative, et on va voir que cela ne fait presque rien en valeur absolue.

Comme le cholestérol lui-même n'est responsable que d'un excès de 1,7 % des complications coronaires, qui passent de 1,6 à 3,3 % quand il passe de 1,6 à 3,2 g/l, le bénéfice absolu apporté par les statines est nécessairement minuscule.

S'il y a en France, comme on l'a vu, 750 accidents mortels de plus par an possiblement liés à l'hypercholestérolémie, **les statines peuvent tout au plus en éviter 250 par an.** Pour 1 300 millions d'euros chaque année (dont 900 pour la CNAM), soit **5,2 millions d'euros/vie**, non pas sauvée, mais seulement prolongée de cinq ans, sans compter les consultations et les bilans. Cher, non ?

Dans ces études, menées en général sur cinq ans, deux ou trois avec dix ans de recul, il faut traiter, conclut R. Peto, 100 malades pendant cinq ans, pour éviter UN accident coronarien grave/an. À 600 euros de statines, consultations et bilans/an/malade, cela fait 60 000 euros/an pour ces 100 cas traités et, sur cinq ans, **300 000 euros par malade sauvé.** C'est beaucoup, mais 18 fois moins que le chiffre précédent. Pourquoi ? Parce qu'il s'agit dans les essais de **malades à haut risque** associé (HTA, diabète, obésité), d'où un taux de « sauvetage » élevé de 1/100 en cinq ans !

Si, au contraire, on traite tous les Français de plus de 50 ans, y compris les personnes âgées de plus de 65-70 ans, à l'athérome déjà installé, avec un cholestérol juste supérieur à 1,6 g/l, sans pathologie associée et sans accidents vasculaires personnels ou familiaux avérés, ce ne sont plus 100 qu'il faut traiter pour en sauver un, mais 10 fois plus, et donc avec un coût par vie sauvée multiplié aussi par 10, **soit 3 millions d'euros !** Et justement la facture annuelle des seuls médicaments, statines et autres

LE NÉGOCE DU CHOLESTÉROL, DE L'ATHÉROME...

hypolipémiants, est exactement de cet ordre, parce que justement on traite ainsi **2 millions de personnes** (certains disent **5 millions**. Demandez-le à la CNAM) à 600 euros/an/personne.

Or, il n'y a en France ni 1 ni 2 millions de patients répondant aux critères requis et encore moins 5. Si l'on traite des millions de personnes, c'est que **les indications ne sont pas respectées**, car les statines ne doivent être prescrites et ne sont remboursables que sous trois conditions associées : 1) après avoir essayé un régime énergique ; 2) en cas d'échec, aux patients ayant plus de 2 g/l de cholestérol ; 3) avec un **diabète** vrai ou une vraie **hypertension artérielle**, ou des **antécédents personnels ou familiaux avérés d'accidents vasculaires. Leurs effets bénéfiques, d'ailleurs limités, n'ont été démontrés QUE chez de tels patients** et non pour la population générale. Les indications autorisées par l'AMM sont d'ailleurs claires :

• hypercholestérolémie familiale ;

• hypertendus traités avec trois facteurs de risque, avec ou sans hyperglycémie ;

• diabète 2, avec deux facteurs de risque, avec ou sans hyperglycémie ;

• pathologie cardio-vasculaire avec athérome démontré.

Les statines sont donc distribuées au robinet par les cardiologues et les généralistes à presque tous les hommes ou femmes de plus de 50 ans qui passent à leur portée, donc hors indications.

Dès 2002, le CREDES avait d'ailleurs étudié la prescription par les généralistes sur 40 000 dossiers. 95 % des sujets n'avaient pas de maladies des artères du cœur ni du cerveau, et la moitié pas de dosage du cholestérol ! C'est alors bien 1 000 patients qu'il faut traiter cinq ans, pour, éventuellement, allonger de deux à cinq ans la vie d'un ou deux patients. Voilà donc des médicaments appliqués à 4 ou 5 fois plus de malades qu'il ne serait justifié et qui représentent en 2010 une dépense de médicaments de 2 milliards d'euros... mais Pfizer à lui seul empoche 15 milliards/an !

Les cardiologues justifient les statines chez tous les sujets à cholestérol normal parce qu'elles donnaient d'aussi bons (!) résultats dans la prévention des accidents cardiaques que chez les hypercholestérolémiques, en s'appuyant sur le célèbre **essai JUPITER**, mené par Astra-Zeneca, stoppé volontairement après deux ans, trois ans plus tôt que les cinq prévus, tant les effets étaient soi-disant spectaculaires (mais sans publier les résultats). Malheureusement pour Astra-Zeneca, M. de Lorgeril (CNRS, Grenoble) et J. Abramson (Harvard) ont **carbonisé** ces résultats en montrant, chiffres en main, que le nombre d'infarctus et d'AVC était exactement le même.

Mais ce n'est pas tout. Même les plus enthousiastes sont forcés de reconnaître qu'aux doses courantes les statines n'ont guère d'efficacité, d'où, depuis 2005, une **campagne forcenée pour doubler ou tripler les doses et les prix.**

Résultat, en 2011, un grand essai sur sept ans et 12 000 patients compare les résultats de **20 et 80 mg** de Zocor. Et c'est une catastrophe : les accidents cardio-vasculaires sont identiques (27,7 % vs 24,5 %), mais, dans le groupe surtraité, 52 myopathies (douleurs, faiblesse musculaire) contre 1 et 22 rhabdomyolyses gravissimes contre... 0 ! Rideau sur les fortes doses ? Pas du tout, nos cardiologues continuent. Plus doucement. **En doublant plutôt que quadruplant.**

Une fois de plus, répétons que le traitement préventif de la maladie coronarienne, de l'athérome, et plus généralement, du syndrome métabolique, est une question de régime alimentaire, d'exercice, de contrôle de l'hypertension artérielle, du diabète et du tabagisme actif, **dès 20 ou 30 ans.**

Si la mortalité coronarienne a été réduite de 60 % aux États-Unis et en Angleterre entre 1980 et 2000, elle l'a été par ces efforts multidirectionnels, visant à réduire tous les facteurs de risque, le tabagisme – avec succès –, l'obésité – sans succès, bien au contraire – et surtout le diabète et l'HTA. Les traitements anticholestérol et les statines en particulier n'y ont joué à peu près aucun rôle, les statines n'étant d'ailleurs apparues qu'après que cette chute de mortalité s'était déjà largement produite. Ce n'est pas pour rien que National Health Service au Royaume-Uni refuse depuis 2004 de prendre en charge les statines !

Fibrates et statines : le casse du siècle

Si l'on met à part les vieilles **résines** censées empêcher la réabsorption intestinale des sels biliaires éliminés par la vésicule et qui, réabsorbés, sont aussitôt retransformés en cholestérol par le foie, et **l'ezétimibe** développée en 2003 par Merck et qui inhiberait la protéine qui permet l'absorption intestinale du cholestérol ingéré, les unes et les autres d'une efficacité limitée, deux familles dominent les possibilités de traitement, les fibrates et les statines.

Les **fibrates** (ou chlorophénoxyisobutyrates), molécules découvertes par deux chercheurs d'Astra-Zeneca, se fixent sur les récepteurs PPAR-α, qu'ils ont découverts en même temps, grande découverte de biologie fondamentale, dont on n'a pas fini de parler (voir note « L'Avandia et l'Actos »). Par ce biais, ils stimulent l'oxydation des AG, la synthèse des lipases, des LDL-récepteurs hépatiques, des apoprotéines A des HDL. Ils réduisent fortement les hypertriglycéridémies, mais seulement de 10 % le cholestérol et, miracle, sont plutôt bien tolérés (contrairement aux glitazones antidiabétiques, qui se lient aux PPAR-γ), même s'ils sont parfois compliqués de myalgies, troubles digestifs, lithiase biliaire, etc., mais sans accidents mortels. Donc, un rapport bénéfice/risque convenable, mais un intérêt limité.

Toutes autres sont les **statines**. Des stars. Tourbillonnantes. Elles sont partout. Dans les journaux scientifiques, dans la presse générale et *people*, dans tous les médias, à la télé, sur Internet, partout, et surtout dans les journaux financiers et dans la moitié des armoires à pharmacie. Un nom bien trouvé qui rassure, qui évoque le calme, la stabilité, la pérennité.

Leur découverte vient de la bactériologie la plus fondamentale. Akira Endo (médaille Lasker, pré-Nobel, 2008), formé à Tokyo, a travaillé sur les antibiotiques naturels que fabriquent les champignons pour détruire les bactéries, dès 1968. Pour cela, ils fabriquent du **mévalonate**, dont les bactéries ont besoin pour former leur paroi, mais qui est aussi le **précurseur du cholestérol** dans notre foie. À New York, il est stupéfié par l'obésité américaine. Il comprend qu'un inhibiteur bactérien de la synthèse du mévalonate devrait bloquer aussi celle du cholestérol. Il isole des champignons la « **compactine** », analogue chimique du mévalonate et qui stoppe la synthèse du CHO. Échec, ça ne marche pas chez le rat. Il s'entête. Ça marche chez la poule, le singe et le chien. Il a gagné. En 1977, cinq hypercholestérolémies familiales voient leur taux de cholestérol s'effondrer, mais, chez le chien, cela provoque des lymphomes. Re-échec. Merck reprend le problème, utilise la **lovastatine**, quasi-copie de la compactine. Feu vert de la FDA en 1984.

Molécules complexes, multi-hétéro-cycliques, elles inhibent la synthèse hépatique du cholestérol, en bloquant un enzyme clé, et réduisent la cholestérolémie de 20 % et, en doublant, quadruplant ou sextuplant les doses, et en prenant des risques, jusqu'à 50 % en quelques mois. Mais on a vu que cela ne changeait pas grand-chose en termes de réduction des accidents après cinq ou dix ans. Donc, cela ne sert presque à rien.

Par contre, elles sont souvent bien supportées à petite dose, mais avec des complications à dose élevée : **myalgies et faiblesse musculaire** parfois invalidante dans 1-5 % des cas (mais 1 % sur 1 million de Français traités, cela fait 10 000 cas de complications musculaires), pouvant aller, exceptionnellement, jusqu'à des déchirures hémorragiques des membranes des cellules musculaires (**rhabdomyolyse**) très graves, mais dans seulement 1 cas par million (180 cas/an de 1990 à 2002) (mais le cœur est aussi un muscle. Serait-il iconoclaste de demander si les statines n'altèrent pas les performances myocardiques ? La question n'a jamais été posée...). Il y a aussi des atteintes hépatiques, en général limitées à un triplement des transaminases (1 % des cas), et, de façon très exceptionnelle, des **hépatites aiguës graves**, survenant elles aussi dans 1 cas par million. Très rare, mais 50 millions de personnes en prennent dans le monde, et ça fait 50 rhabdomyolyses et 50 hépatites fulminantes/an.

Parmi les autres complications, des **atteintes cutanées parfois sévères** (24 cas autour de Bordeaux en six ans, soit environ 80/an en France : éruptions diverses bénignes, urticaire, prurit, eczéma, dermographisme, mais aussi maladies épidermiques bulleuses et syndrome de Lyell), **vascularites** nécrosantes, **pneumopathies** interstitielles et fibroses pulmonaires, **impuissance**, régressant toutes à l'arrêt des statines. En revanche, contrairement à certaines craintes initiales, il n'y a **aucun risque d'aucun type de cancer** à long terme (*The Lancet*, décembre 2011).

La première des statines commercialisée, le **Zocor** de Merck (simvastatine), débarque en 1988 et, très vite, le marché explose et la concurrence démarre. Presque tous les laboratoires accourent comme une meute frénétique, chacun sa statine en main, chimiquement très voisine : BMS en 1989 avec l'**Elisor** (pravastatine) ; Bayer en 1990, qui devra retirer sa cérivastatine (**Staltor**), à cause d'un nombre de rhabdomyolyses 60 fois plus élevé que les autres, risque qu'il connaissait et n'a reconnu qu'avec quatre ans de retard et une centaine d'accidents graves ; Novartis en 1995 avec le **Lescol** (fluvastatine) ; Pfizer en 1997 avec l'atorvastatine, le **Tahor** (Lipitor aux États-Unis), qui dépassera le Zocor de Merck grâce à un lancement sans précédent, avec pourtant un dossier bien inférieur, et finira par remporter à lui seul 15 G$, la moitié du marché mondial des statines. Quant aux Français, qui n'inventent rien, comme d'habitude, et ne mettent pas même au point un *« me too »*, mais se bornent à vendre sous licence, ils se font génériqueurs sans le dire : Sanofi, avec deux molécules, **Zocor**, rebaptisée **Lodalès** en 1989, et **Elisor**, rebaptisée **Vasten**, et Pierre Fabre en 1995, avec le **Fractal**, la fluvastatine de Novartis. Enfin, petit dernier, contrairement à son habitude, Astra-Zeneca arrive avec le **Crestor**, avec une stratégie commerciale si envahissante et un dossier si léger qu'il est condamné par le *Lancet*. Ce qui provoque aussitôt l'indignation de B. Avouac (membre permanent de nos commissions d'AMM, qui défend le laboratoire dans le journal de l'industrie ! Selon lui, « les raisons qui conduisent le *Lancet* à une telle condamnation sont incompréhensibles, et d'ailleurs, demande-t-il, quelles sont les garanties scientifiques qu'offre ce journal ? » [!]. Mais, peu après, l'AFSSAPS lance une mise en garde à l'encontre du **Crestor** à cause de la fréquence des rhabdomyolyses et contre-indique la dose forte (tout en précisant que les accidents ont été observés à toutes les doses !). Ça fait huit statines en neuf ans, plus quatre associations sur le marché français, sans compter déjà beaucoup de génériques des premières arrivées et 1,3 milliard d'euros en 2010, dont 900 à rembourser par la CNAM.

Leur histoire illustre bien la concurrence entre les firmes et le **« paradoxe de Furberg »**, grand pharmacologue américain : « Si un membre d'une classe de médicaments est actif, tous le sont et il est donc inutile que les molécules arrivant secondairement sur le marché se donnent le mal de présenter aux autorités des dossiers bien étudiés (d'où la faiblesse du dossier du Tahor, apparu après le Zocor). Mais, à l'inverse, si un membre de la même classe est la cause d'accidents sérieux, telle la cérivastatine de Bayer, tous les autres sont soudainement très différents et cette différence devient un argument de marketing ! » (M. Angell.)

Pour conclure, rappelons que 900 millions d'euros, c'est 1,5 fois le déficit total des hôpitaux publics, 7 fois le déficit 2011 de l'Assistance publique de Paris, c'est le salaire brut annuel de 55 000 smicards, 4,5 fois l'économie de 200 millions qui serait réalisée en réduisant d'un jour les indemnités d'arrêt de travail, c'est la construction de nombreuses HLM, c'est un soutien enfin efficace à l'ensemble des maisons de retraite et à la prise en charge de l'Alzheimer, qui en aurait un autre besoin que les soi-disant hypercholestérolémiques, pour la plupart responsables de leur hypercholestérolémie.

La santé est un bien collectif et pas seulement individuel. Son coût doit être pris en compte dans toutes les décisions d'autorisation et de remboursement des médicaments. L'Angleterre a bien fait de ne pas rembourser les statines et d'imposer aux génériques des statines un prix 12 fois inférieur aux nôtres.

Mais l'histoire des statines n'est pas terminée. Malgré leurs limites, l'industrie ne va pas cesser de tenter d'élargir leur marché, bien au-delà du cholestérol. Les voilà d'abord étendues à la **prévention des accidents vasculaires**, que le cholestérol soit élevé ou non. Il faut donc en donner à tout le monde, quel que soit le niveau du cholestérol, et cela non seulement étend le marché, mais pose une question qui va faire florès: **quel est donc leur mécanisme d'action**, si elles sont actives même quand le cholestérol est normal? Ne joueraient-elles pas sur la composante inflammatoire de l'athérome? Ne seraient-elles pas des **anti-inflammatoires** masqués? Ne faut-il pas alors étendre leur marché à toutes les maladies inflammatoires et même à n'importe quelle maladie avec une composante inflammatoire (par exemple une simple augmentation de la *C-reactive protein*), et pourquoi ne pas aller concurrencer les AINS sur le marché des polyarthrites? Et sur celui des maladies **auto-immunes**? Et les voilà proposées dans la **sclérose en plaques**, et, comme elles sont censées réduire les accidents vasculaires, ne faut-il pas faire d'une pierre deux coups, *two birds with one stone*, les étendre au **diabète**, ce que des essais des firmes tentent d'imposer de 2004 à 2008, sans aucun résultat concluant, les uns positifs, un peu (CARDS), les autres négatifs (4D, Aspen et Corona)? Mais pourquoi pas d'une pierre trois coups et y ajouter l'**ostéoporose**? Mais pourquoi s'arrêter là? Et voilà les statines essayées contre les plaques d'athérome, contre les rétrécissements aortiques, et même dans la prévention des **thromboses veineuses**! Pour le moment, échec, mais l'industrie ne renonce pas facilement. La preuve, comme le cancer serait souvent d'origine inflammatoire, parce que les cellules inflammatoires finiraient par induire la cancérisation des cellules épithéliales qui les jouxtent, n'est-ce pas le marché de la **prévention des cancers** qui pourrait s'ouvrir aux statines (comme le prétend une grande étude suédoise de 2000, restée sans suite)? Reste encore à les essayer dans l'impuissance et le strabisme.

Pourquoi pas ?

Si on parlait moins du « cholestérock and roll », dit *Le Canard* ? Eh bien, pas du tout. La note sur « la farce du bon et du mauvais cholestérol » va le raconter.

Addendum (mai 2012) : le *New England Journal of Medicine* se réveille : « Is it time to reassess the statins ? »... car elles semblent bien déclencher des diabètes ! (3 études sur 165 000 patients : 10 à 25 % de diabètes de plus que chez les non-traités, un cas pour 250 traitements !) La FDA impose l'information sur les boîtes. Bascule.

Dernière nouvelle : ça y est, la machine à cash du syndrome métabolique est lancée, visant désormais bien en dessous de 50 ans : les 35 ans et plus pourront, pour 18 euros, se faire mesurer glycémie, cholestérol, TA, index de masse corporelle chez les pharmaciens (qui auront reçu pour cela une formation de 2,5 heures) et qui seront rétribués pour cela, grâce à la loi HPST de R. Bachelot, la grande prêtresse des préventions inutiles, en remplacement des médecins, dont l'enthousiasme pour le syndrome métabolique ne paraît pas encore suffisant à l'industrie. Un contournement pour conduire l'État à rembourser davantage pour des médicaments déjà largement surprescrits aux plus de 50 ans. « La machine est lancée », titre d'ailleurs le journal du LEEM (mai 2012).

LA FARCE DU BON ET DU MAUVAIS CHOLESTÉROL

Il faut sauver le soldat Pfizer.

Voilà que la poule aux œufs d'or s'épuise. Les grands journaux économiques, *Wall Street Journal*, *The Economist*, *Les Échos*, l'annoncent en première page, au moins 10 fois depuis un an et le couperet va maintenant tomber.

Les statines, leader du marché mondial des médicaments, vont être toutes génériquées en 2013. Déjà plusieurs sont tombées, simvastatine (**Zocor** de Merck et sa copie, le **Lodalès** de Sanofi), sortie en 1988, pravastatine (**Elisor** de BMS et sa copie de Sanofi encore, le **Vasten**), sortie en 1989, et, prochainement, ce sera le tour de la superstar, l'atorvastatine de Pfizer (**Tahor** en France, **Lipitor** ailleurs), lancée en 1997, puis, dans deux ans, la rosuvastatine (**Crestor**) d'Astra-Zeneca, lancée en 2003. Débâcle. Branle-bas de combat. Pour Pfizer, c'est un marché de 15 milliards de dollars (100 en treize ans), qui rétrécit comme peau de chagrin. Pour l'ensemble des statines, c'est un marché de 25 milliards de dollars, qui passe à la trappe, alors qu'il représente aujourd'hui 25 % des rentrées de Pfizer, Merck, Astra-Zeneca, etc. Leur survie est en question.

Les manœuvres de retardement, les négociations avec les grands génériqueurs, Watson ou Ranbaxy, ne régleront rien. La Bourse plonge, les pharmas dévissent de l'indice moyen de Wall Street, qu'elles avaient dominé jusqu'en 2002 et maintenu pendant la crise. Une quasi-faillite. La firme n'a rien à proposer pour remplacer le Lipitor. C'est l'échec des labos qui jouent tout sur un ou deux « blockbusters ». Ce modèle est mort. Mais les journaux français pavoisent : Sanofi va devenir leader mondial (en valeur boursière et certes pas en molécules nouvelles !). Mais il n'a pas progressé, c'est Pfizer qui recule !

Pour conserver l'immense marché « fabriqué » du cholestérol, il faut donc inventer autre chose. Les compagnies y songent depuis cinq ans. Et c'est fait grâce à une supercherie de plus : l'histoire du « bon » et du « mauvais » cholestérol : il ne suffit pas de réduire le cholestérol, il faut faire mieux, mieux viser. Ce qu'il faut

LA FARCE DU BON ET DU MAUVAIS CHOLESTÉROL

maintenant, c'est augmenter le «**bon**» **cholestérol**, car, à côté du «mauvais» cholestérol des LDL, que les statines font baisser, on a découvert un «bon» cholestérol, qu'on va désormais augmenter grâce à de nouvelles molécules. Miracle.

Malheureusement, cette distinction bon/mauvais n'a ni base biochimique ni base épidémiologique qui tienne. Biologiquement, le «**mauvais**» **cholestérol, ce serait le cholestérol des LDL**, que le foie exporte dans toutes les directions, dans les tissus et dans les artères, qui en ont un absolu besoin, et qui représente 75 % du cholestérol total, celui-là même que réduisent plus ou moins les statines, celui qui jusque-là était l'ennemi public. Mais, biologiquement, ce qualitatif de «mauvais» appliqué aux LDL n'a aucun sens. Le cholestérol n'est pas un déchet. C'est une molécule «noble», absolument indispensable à la vie de toutes les cellules, ne serait-ce que pour former leurs membranes externe et périnucléaire, et les membranes des multiples organites intracellulaires, et pour en dériver les hormones surrénales et sexuelles. Le cholestérol, c'est un produit de luxe, une molécule très sophistiquée et nécessaire à la vie.

À l'inverse, le schéma mercantile d'aujourd'hui, qui, on le verra, ne repose sur rien ou peu s'en faut, c'est, dit la prépublicité de médicaments qui n'existent pas encore, d'élever le «**bon**» **cholestérol, celui des HDL**, qui ramènent des artères et des tissus vers le foie, le cholestérol que les cellules n'ont pas utilisé, baptisé «excès» de cholestérol, pour y être éliminé, puisqu'il est soi-disant «mauvais». Mais, justement, il ne l'est pas du tout. Une partie est réexportée vers les tissus avec les LDL, une autre est éliminée par la bile (*chole*, «bile», le cholestérol est le stérol de la bile), mais réabsorbée par l'intestin et renvoyée au foie. Il y a donc **deux cycles du cholestérol** articulés autour de la plaque tournante du foie : (intestin-foie-intestin) et (foie-tissus-foie). Les transporteurs, **LDL et HDL, ne sont ni bons ni mauvais**. Ils sont aussi nécessaires l'un que l'autre, mais cela on ne le dit pas et on présente les HDL comme des cargos, des poubelles, qui débarrassent nos artères du cholestérol qui les «pollue».

Cette notion simpliste de bon et de mauvais cholestérol, matraquée dans les médias, a fait florès. Elle est très populaire auprès du public, vite séduit par les idées simples. Le yin et le yang ont toujours fait recette. Désormais, si Dieu décide toujours de notre avenir vasculaire, l'HDL est son prophète.

Le rôle protecteur des HDL n'est pas mieux justifié épidémiologiquement. Nous avons revu toutes les grandes études publiées depuis 1970, celles qui comparent la valeur des HDL chez les sujets normaux et chez ceux qui développent une coronarite, avec ou sans infarctus, mortelle ou non, et, d'autre part, celles qui suivent un à six ans des milliers de sujets normaux (de 1 000 à 10 000) et mesurent la fréquence des coronarites en fonction des taux d'HDL, dont les valeurs varient de 0,2 à 0,65 g/l.

Deux conclusions : 1) les coronarites ne semblent plus fréquentes que si les HDL sont **inférieurs à 0,35 g/l et à condition que, simultanément, le cholestérol total soit élevé**, supérieur à 2 g/l (des HDL bas avec un cholestérol total bas sont normaux), soit chez environ 8-10 % des sujets ; 2) il n'y a aucun bénéfice à élever les HDL au-dessus de 0,35 g/l. Le marché qui s'offre à l'industrie, c'est moins de 10 % de la population. Pas 100 %.

Le soi-disant bon cholestérol, l'HDL-cholestérol, n'est donc à peu près qu'un leurre, un appât pour recréer un nouveau marché, à la hauteur de celui des statines.

Bien que ce ne soit guère ici le lieu de détailler ces études et de les commenter, l'affaire est d'une telle importance que nous ne pouvons pas ne pas en donner les grandes lignes, tant la communauté tout entière des cardiologues qui prescrivent ces molécules et des médias qui croient encore au bon et au mauvais cholestérol sera choquée de notre position. Voici donc, en bref, dans l'ordre chronologique, celles qui discernent un lien entre HDL et coronarites et celles qui n'en discernent aucun ou guère :

• étude Miller et Miller, 1973 : il pourrait y avoir un lien entre mortalité cardiaque et HDL bas ;

• étude des NIH américains (NHLI), 1975 : maladies cardiaques plus fréquentes si les HDL sont très bas, inférieurs à 0,35, mais pas de réduction du risque aux taux plus élevés ;

• première étude Framingham, 1977, étude fondatrice du concept de «bon» cholestérol : un HDL inférieur à 0,35 coïncide avec un risque de 10 %, contre 6 % au-dessus (4 000 malades recrutés en 1950 et suivis vingt ans) ;

• petites études norvégiennes de Tromsö (1973, 1981, 1985) confirmant la précédente ;

• études norvégiennes d'Oslo (1980, 1984) : pas de différence de mortalité selon les HDL, et même HDL plus élevés en cas de maladie cardiaque !

LA FARCE DU BON ET DU MAUVAIS CHOLESTÉROL

• grande étude «British Heart Study» (1986) sur 7 500 sujets suivis quatre ans, avec 2,6 % de complications coronaires : aucun lien entre accidents cardiaques mortels et taux des HDL *(«HDL is not a major risk factor»)* ;

• minuscule étude USA-Canada, 1991, sur 320 malades coronaires «prématurés» (avant 60 ans), comparés au groupe Framingham. Les facteurs de risque ont été le diabète (× 11), l'HTA (× 2,1), le tabac (× 2,5) et l'HDL inférieur à 0,35 g/l (× 3) ;

• trois études israéliennes (1973-1985) : le facteur de risque principal est le cholestérol total et les HDL bas ne viennent qu'ensuite ;

• étude allemande PROCAM (Munster), 1995, sur 4 500 sujets suivis six ans. Un HDL inférieur à 0,35 g/l multiplie le risque cardiaque par 2,5 (de 2 à 5 %), mais est moins prédictif que le cholestérol total, et, surtout, les HDL bas n'ont aucune influence si le cholestérol total est supérieur à 2 g/l ;

• étude internationale TNMI (2007), signée d'auteurs tous liés par contrat avec les firmes commercialisant les statines menacées : Pfizer, MSD et Astra-Zeneca, dont les conclusions confirment la relation inverse HDL/coronarite, ce qu'infirment les données chiffrées ! (9,5 % de coronarites pour des HDL inférieurs à 0,38 g/l... et 9 % pour des valeurs de 0,48 à 0,55 g/l!) ;

• métanalyse du NIH 2011 (NHLBI) regroupant 4 grandes études antérieures : NHLI 1975, LRCPPT (1977, 1984), MRPTT (1977, 1982), réunissant 15 000 sujets de 35 à 70 ans, mais seulement suivis de 0,2 à deux ans et montrant une relation inverse entre HDL et coronarites mortelles ou non : + 1,9 % par augmentation de 0,01 g/l chez l'homme (et 4,2 % chez la femme), mais il s'agit de données recueillies il y a quarante à cinquante ans, sur des populations de style de vie très différent de celui d'aujourd'hui. Nous ne sommes pas des coronariens américains des années 1960-1970.

En dépit de cela, le mythe du «bon» cholestérol est lancé, et nos cardiologues ne vont évidemment pas relire les dizaines d'études sur le sujet. Ils croient. Le moment est venu d'inventer les molécules capables de l'augmenter. L'industrie s'y engage furieusement, à corps perdu, question de survie ou de mort, et c'est économiquement presque vrai. Mais ce n'est clairement pas un objectif de santé publique. Le «bon» cholestérol, c'est presque une légende.

La solution de l'industrie, c'est de **transformer les LDL en HDL**, le «mauvais» cholestérol en «bon» cholestérol, de transférer le cholestérol de l'apoprotéine B des LDL à l'apoprotéine A des

HDL. Un enzyme, la « *cholesterylester transfer protein* » (CETP), fait exactement l'inverse. Il suffirait de l'inhiber. Expérimentalement, cela a été fait avec des anticorps monoclonaux dès 1989, puis avec des ARN-antisens bloquant le gène de la CETP (1996), puis avec de petites molécules de synthèse (1997-2000).

La course est partie. Pfizer arrive en tête avec le **torcetrapib** (2004). Il va jusqu'à doubler le taux d'HDL et réduit de 20 % les LDL. Pfizer a gagné : « **Le développement le plus important de notre génération** », écrit sans rire son président, J. Kindler (!). Un jackpot se prépare. Il va remplacer le Lipitor-Tahor. Non, 93 décès sur 15 000 patients, 1,6 fois plus que dans le groupe de contrôle, par infarctus, AVC, HTA, mort subite et même cancer (1,7 fois plus que sans). L'action Pfizer perd 12 % en une journée. Le tor-cetrapib ne sera jamais commercialisé. Au suivant, car les autres continuent : **anacetrapib** de Merck (2007), encore en phase d'essai et qui paraît ne pas donner d'HTA, et maintenant va surgir le **dal-cetrapib** de Roche. On verra, mais le jeu du « bon » cholestérol en a pris un coup.

Il n'y aura bientôt plus que les journalistes et Internet pour parler du « bon » cholestérol.

Mais l'industrie a un autre fer au feu pour remplacer les sta-tines mourantes : le PCSK-9 (épargnons-nous le nom complet de 36 lettres), une enzyme qui détruit les LDL-récepteurs membra-naires, qui réintègrent le « mauvais » cholestérol circulant dans le foie (voir p. 359). Il faut empêcher ce gêneur de nuire, par exemple avec des anticorps monoclonaux (Sanofi-Régénéron, Amgen, Pfizer, MSD, Novartis... tous !) ou avec des mini-ARN inhibant le gène du PCSK-9 (Alnylam, Santaris et BMS). Tous en phase II. Les analystes bancaires s'emballent. On verra dans 5 ans.

DIABÈTES

«S» car il y a **deux maladies** différentes qui portent le même nom définies par une même anomalie, «**l'hyperglycémie**» ou élévation de la concentration de sucre, et plus précisément du glucose, dans le sang (normale : 1 g/l), au-dessus de 1,4 g/l, mesurée à jeun, car la glycémie s'élève après les repas.

Mais la glycémie, normalement étroitement contrôlée par l'insuline, la principale hormone pancréatique, n'est qu'un **marqueur de diagnostic et de gravité**, qui en soi n'explique rien de la maladie.

Le premier diabète, appelé **diabète 1**, ou diabète maigre, est une maladie auto-immune génétiquement déterminée, détruisant le pancréas et créant une carence en insuline.

Le second, appelé **diabète 2**, ou diabète gras, est une maladie où l'insuline est normalement sécrétée, mais ne parvient pas à faire face à l'avalanche, **l'inondation calorique**, induite par l'hyperalimentation, et par de nombreuses anomalies génétiques encore loin d'être toutes identifiées. Diabète, obésité, même cause, même combat, mêmes traitements.

Dans le premier cas, on parle d'insuffisance de l'insuline, dans le second de résistance à l'insuline.

Le diabète 1 touche l'enfant et les adultes jeunes. Il résulte de la destruction progressive des cellules dites β du pancréas qui sécrètent l'insuline, par notre propre système immunitaire, qui se retourne contre nous-mêmes et détruit les îlots pancréatiques. Le diabète 1 est ainsi, avec les polyarthrites, la plus fréquente des **maladies auto-immunes**, loin devant la sclérose en plaques, la myasthénie ou le lupus. Ce comportement anormal du système immunitaire est lié à de multiples anomalies génétiques, en large partie encore inconnues. Le traitement comporte deux volets : l'insuline, pour compenser l'insuffisance pancréatique β, et les **traitements immunosuppresseurs**, pour stopper sélectivement la destruction du pancréas (anticorps monoclonaux par exemple). Mais, lorsque la maladie se manifeste et que la glycémie s'élève, plus de 80 % du pancréas est déjà définitivement détruit. Les traitements immunosuppresseurs et les anticorps monoclonaux antilymphocytes (anti-CD3) sont dès lors d'efficacité limitée, mais néanmoins prometteuse, à condition de les commencer plus tôt et d'utiliser des doses qui ne soient pas homéopathiques (L. Chatenoud).

Tout autre est le diabète 2. Il s'agit d'une maladie générale, qui touche tout notre système de **production et d'utilisation de l'énergie**, cette énergie nécessaire à la vie et dont l'apport à nos cellules dépend de l'absorption, du stockage et de l'utilisation des trois aliments principaux, sucres, graisses (ou lipides) et protéines de la viande et du poisson, soit pour les oxyder, c'est-à-dire les brûler avec l'oxygène en libérant l'énergie nécessaire aux mouvements et à la production de chaleur, soit pour les utiliser pour construire ou reconstruire en permanence nos tissus. Le «**métabolisme**», ce sont tous ces changements (μετα: «parmi, entre»; βαλλειν: «danser, échanger»; μεταβολη: «ensemble de changements», ici moléculaires).

En désorganisant ces multiples fonctions, **le diabète 2 est une maladie générale qui touche presque tous les organes impliqués dans le métabolisme des sucres et des graisses**, tissus adipeux, muscles, foie, reins et système artériel. Sa sévérité tient en particulier aux lésions vasculaires et surtout **microartérielles**, touchant les coronaires, les artères cérébrales, celles des membres inférieurs et celles de la rétine, des atteintes qui font du diabète 2 un facteur majeur d'**infarctus** du myocarde, d'accident vasculaire cérébral (AVC), d'**amputation des membres inférieurs** et de **cécité**, et de loin la première cause d'**insuffisance rénale grave** en dialyse ou à greffer.

Pour mieux comprendre ce que signifie le métabolisme, revenons à l'énergie dont nous avons besoin, comme toute machine, pour agir, nous mouvoir, assurer notre croissance et le renouvellement permanent de nos tissus. Cette énergie vient de l'oxydation, c'est-à-dire la combustion, des aliments, exactement comme le bois, le gaz ou le pétrole qui brûlent dans nos cheminées, nos chaudières, nos machines et nos usines. Plus nous faisons d'exercice, plus nous brûlons. D'ailleurs, cela donne chaud.

Loi de la chimie, jeu de l'affinité des atomes entre eux, de leur faim d'«électrons», qu'ils partagent ou s'arrachent, la combinaison avec l'oxygène dégage bien plus d'énergie et de chaleur qu'avec tout autre corps, parce qu'il est le plus avide d'électrons, et c'est ainsi que nos aliments, riches en carbone, sont transformés en gaz carbonique, CO_2, comme le sont le bois, le charbon, le pétrole. À eux seuls, les 7 milliards d'hommes rejettent ainsi, chaque année, 2 millions de tonnes de CO_2 dans l'atmosphère, plus de 700 milliards de m^3, contribuant au fameux réchauffement climatique *(if any)*.

Pour vivre, nous brûlons, donc nous oxydons, nos aliments. Brûler et oxyder, c'est la même chose. **Oxyder, c'est brûler à bas**

DIABÈTES

bruit, comme rouiller ou rancir. L'oxygène est nécessaire à la vie, comme il l'est au feu. La vie sans oxygène est pourtant possible, elle a même existé longtemps seule sur Terre pendant des milliards d'années, quand l'atmosphère était encore dépourvue d'oxygène, mais les autres combinaisons chimiques qui la permettaient ne généraient que peu d'énergie et ne permettaient qu'une vie ralentie, et la vie n'a vraiment explosé qu'avec l'arrivée de l'oxygène, extrait peu à peu de l'eau par photolyse, suivie de la photosynthèse des sucres et graisses par les premières algues vertes et les cyanobactéries, pendant deux milliards d'années.

Toute cette activité de production d'énergie au sein des êtres vivants, à partir de l'oxydation des aliments, qui se transforment les uns dans les autres, d'un sucre à un acide gras ou un acide aminé et vice versa, s'appelle le «métabolisme». Le stockage des aliments (graisses, glycogène du foie) et la construction de nouveaux tissus essentiellement à base de protéines, c'est «**l'anabolisme**»; La combustion, la destruction et la production d'énergie, c'est le «**catabolisme**». L'énergie dégagée par le catabolisme permet l'anabolisme.

Une hormone contrôle l'essentiel du métabolisme général. D'autres le modulent, mais aucune n'a la même importance. Cette hormone, c'est **l'insuline**, sécrétée par les cellules dites β du pancréas, agglomérées en petits îlots, d'où le nom d'insuline. C'est une **hormone anabolique**, agissant dans tous les tissus et surtout dans le foie, les muscles, le tissu graisseux, et régulant la captation, l'épargne, le stockage, la permanente reconstitution de nos ressources énergétiques. Elle stimule la mise en réserve du glucose, des acides gras et des acides aminés, sous forme de glycogène (un polymère de glucose), de graisses et de protéines, et, à l'inverse, elle inhibe le catabolisme de ces composés, réduisant la production de glucose par le foie. Elle épargne.

Sa sécrétion est déclenchée par l'absorption intestinale des aliments, qui provoquent la sécrétion d'«**incrétines**», hormones intestinales, qui accroissent la réponse des cellules β à l'arrivée du glucose, qui pénètre dans les cellules β grâce à des transporteurs transmembranaires spécifiques, dits GLUT. L'insuline est alors libérée dans le sang et parvient au foie où elle favorise la fabrication des lipides, des protéines et des sucres lourds et lents de réserve, et, tel un coffre-fort, bloque leur dégradation, en particulier celle du glycogène en glucose. C'est donc une **hormone hypoglycémiante**, mais aussi **hyperlipémiante**, car elle augmente le stockage graisseux, la lipémie, et en particulier le LDL-cholestérol (voir note «Le négoce du cholestérol»). Elle favorise aussi la synthèse des protéines et, comme telle, intervient dans la croissance et la prolifération cellulaire (rappelons que l'hormone de croissance hypophysaire agit sur la croissance de l'organisme par l'intermédiaire de l'*insulin-like growth factor I*, IGF-1).

Comme toutes les hormones, l'insuline exerce ses actions en interagissant avec des récepteurs spécifiques des membranes cellulaires, qui activent dans les cellules de multiples circuits métaboliques complexes.

Le diabète 2 est 10 fois plus fréquent que le diabète 1, avec 180 millions de malades dans le monde. Il est généralement découvert après 40-50 ans et s'aggrave au fil des années. Sa fréquence ne cesse de croître avec la sédentarité, le surpoids et l'obésité : 700 000 malades en France en 1998, 2,4 millions en 2010, 2,8 millions prévus en 2016. **Il s'agit là, avec l'obésité, de l'épidémie du siècle**, une épidémie commune. Même cause. L'obésité d'abord et, dix-vingt ans après, le diabète, de plus en plus sévère. De 1940 à 1945, ni obésité ni diabète.

Comme l'obésité, le diabète est associé aux maladies cardio-vasculaires. 60% des diabètes 2 sont associés à une hypertension artérielle, 80% sont en surpoids ou obèses et font partie des 12% de Français obèses (soit 7 millions, contre 33% aux États-Unis). On pourrait presque dire que l'obésité et le diabète 2 disparaîtraient sans la suralimentation et la sédentarité. On peut même le dire, car on apprend (*JAMA* 2012, 307, 56) que la chirurgie gastrique des obèses réduit certes le poids de 15 à 30%, mais surtout améliore 80% des diabétiques et, sur quinze ans, diminue le nombre des infarctus et AVC de 45% (voir addendum à la fin de la note «Obésité», p. 408).

Dans le diabète, les accidents cardio-vasculaires sont 3 fois plus fréquents que chez les non-diabétiques chez les hommes et 5 fois plus chez les femmes (12 000 infarctus du myocarde par an). Le diabète 2 est aussi la première cause de cécité et l'atteinte rénale est, on l'a dit, si fréquente qu'elle est la première cause de dialyse rénale (3 000 insuffisances rénales par an). Enfin, les neuropathies et l'atteinte des petites artères des membres inférieurs sont à l'origine de 10 000 amputations par an, sans parler de l'impuissance, qui touche 50% des diabétiques de plus de 50 ans. Globalement, le diabète est responsable d'au moins 30 000 décès par an.

Les dépenses de santé liées au diabète augmentent par ailleurs, non pas parallèlement, mais **beaucoup plus vite que le nombre des malades**: 2 milliards d'euros en 1998 (2 800 euros/malade), 9 milliards d'euros en 2010 (soit 4 000 euros/malade), par conséquent, 3,5 fois plus de malades au cours de cette période, mais 4,5 fois plus de dépenses.

Au sein de ces dépenses, le coût des médicaments est passé de 500 millions d'euros en 1998 à 1,2 milliard en 2010, soit 2,5 fois plus, une augmentation particulièrement scandaleuse, parce que les **nouveaux traitements** des années post-1990 sont **beaucoup moins efficaces, beaucoup plus chers et plus dangereux** que les médicaments antérieurs. En France, cinq firmes se partagent ce pactole: Takeda, 27 %, GSK, 24 %, Sanofi, Merck, Servier, 3 à 5 %, avec, en tête, à l'échelle mondiale, sur un marché de 9 milliards, les **glitazones**, peu efficaces (voir p. 391) et si dangereuses qu'on vient de les sortir du marché européen (50 % du marché en 2010!), tandis que le Glucophage (**metformine**), resté de loin le meilleur et le plus actif, ne représente que 2,6 % des dépenses, soit 20 fois moins que les glitazones! On peut s'interroger sur les **diabétologues** qui ont embrayé sur ce virage thérapeutique sans raison scientifique, bien au contraire, et ont cédé aux sirènes du marketing, qui leur faisait croire qu'il se passait quelque chose d'important dans leur discipline, un peu immobile depuis trente ans et qui leur donnait à tous un nouveau lustre. D'emprunt.

Le traitement du diabète 2 est à la fois simple et compliqué, mais pourquoi faire simple, quand on peut faire compliqué? Cela aussi contribue au « prestige » des diabétologues.

Le premier traitement, d'abord préventif et plus tard curatif, doit se fonder sur un **changement radical du mode de vie**: exercice d'au moins 3 kilomètres et trente minutes de marche rapide par jour, réduction des apports caloriques à 1 800-2 000 calories (voir note « L'obésité »), réduction en particulier des apports de sucres inutiles dans les aliments et les boissons, et restriction des graisses, notamment des aliments riches en acides gras saturés (un régime dont les résultats sont pendant de longues années équivalents à ceux des traitements médicamenteux). Il y a vingt-cinq ans qu'on le répète. Sans succès.

Les inhibiteurs d'absorption des sucres composés, tel l'**acarbose**, peuvent avoir une certaine utilité dans le prédiabète en association avec le régime, mais le plus logique est évidemment de manger moins.

Les traitements médicamenteux (4 familles, 10 molécules, 12 spécialités, plus 6 associations) ne doivent venir qu'après et en addition, et surtout sans se départir des efforts de régime. Il faut refuser de traiter ceux qui refusent le régime.

En première ligne, et de loin, il n'y a pas photo, le seul médicament à la fois bien supporté et qui ait démontré sa capacité à réduire la mortalité : la metformine (Glucophage, Stagid), une biguanide, découverte dès 1958. Son action est triple : elle favorise la captation du glucose circulant par le foie et, en même temps, réduit la fabrication hépatique de glucose, en ce sens, c'est une co-insuline, une 2e insuline, mais elle réduit aussi la synthèse des lipides. Elle est donc à la fois hypoglycémiante et hypolipémiante, contrairement à l'insuline, qui est hyperlipémiante et fait prendre du poids. À 0,30 euro/jour, elle ne rapporte évidemment plus rien à l'industrie, et c'est pareil pour les sulfamides.

Au second rang ou éventuellement associés, les sulfamides hypoglycémiants ou sulfonylurées (1956), Glucidoral, Daonil, Diamicron. Ils fouettent le cheval. Ce sont des stimulants de la sécrétion d'insuline (et comme tous les insulino-sécréteurs, ils agissent en se fixant sur les canaux ioniques potassium ATP-dépendants, et stimulent la synthèse et la libération d'insuline). Ils sont moins efficaces que la metformine et avec un peu plus de risques, quoique ceux-ci restent modérés, hormis le risque d'hypoglycémie et de coma en cas de surdosage, surtout chez les personnes âgées. Attention. Les glinides (1998), moins actifs, agissent de la même façon, sans les risques allergiques des sulfamides.

Les autres traitements développés de 1995 à 2008 et vendus sans raison à des prix de plus en plus élevés, 2 fois plus pour l'Actos et l'Avandia, les glitazones (2000), 5 fois plus pour les gliptines (2007), Galvus, Januvia, Xelevia, et 11 fois plus pour les « pro-incrétines » (2006 et 2009), Byetta et Victoza, ne sont que des traitements de 2e ou 3e rang, à réserver aux échecs de la metformine ou aux associations metformine-sulfamides, donc à utiliser au mieux comme traitement d'appoint, mineur, si mineur qu'il n'y aurait guère d'inconvénients à y renoncer. Y a-t-il eu jamais un seul malade sauvé par ces produits ? Après des années, il faut bien en venir aux insulines S.C, rapides, intermédiaires ou lentes (p. 678).

À cause de leur quasi-inefficacité et de leurs risques majeurs, les glitazones font l'objet d'une note spécifique. Plus intéressantes et beaucoup moins à risque sont les pro-incrétines et les gliptines, qui toutes deux interviennent par l'intermédiaire du *glucagon-like peptide-1* (GLP1). Qu'est-ce que le GLP1? Les cellules α du pancréas sécrètent le proglucagon, clivé en glucagon, hormone hyperglycémiante, et en GLP1 et 2. Le GLP1, hypoglycémiant, inhibe la libération du glucagon et stimule la sécrétion d'insuline (mais seulement quand la glycémie est élevée, comme un bon médecin). Il est détruit par la dipeptidase, DPP-4. De ce schéma découlent deux traitements, qui renforcent l'un et l'autre les effets du GLP1, les **gliptines**, inhibitrices de la DPP-4, et des agonistes des récepteurs du GLP1, **l'exénatide** et **le liraglutide**. Ces traitements ont une certaine activité sur la glycémie, qu'ils soient employés seuls ou mieux en association avec la metformine ou les sulfonylurées, et ils comportent peu d'effets secondaires. Problème : leur **prix exorbitant** est injustifié.

Bien que **de second rang, tous ces traitements nouveaux se sont pourtant taillé la part du lion** (80 % du marché) à coups de marketing, malgré les recommandations de la HAS et de beaucoup d'universitaires diabétologues, encore qu'ils aient réagi bien mollement à ces avalanches de nouveautés, peut-être parce qu'ils se sont laissé séduire par la nouvelle complexité de leur discipline et son cousinage avec la prestigieuse biologie métabolique de pointe.

Mais, avant de choisir les médicaments, encore faut-il définir leurs objectifs. D'où deux questions liées : où commence le diabète et faut-il ou non normaliser complètement la glycémie ou se contenter de valeurs légèrement augmentées ?

Depuis dix ou quinze ans est née une nouvelle entité qui, à elle seule, a conduit à doubler le nombre des diabétiques : le « **prédiabète** ». Il y avait la préhypertension et la préobésité appelée « surpoids », la préostéoporose, appelée « ostéopénie », il y a maintenant aussi le prédiabète. Avec ces nouvelles définitions, la moitié de la France de plus de 50 ans est malade et doit être traitée à vie, dès 50 ans et pour vingt-trente ans. Pactole, car 95 % des personnes ainsi surtraitées n'auraient pas souffert des complications annoncées, cardiaques ou autres, si elles n'avaient reçu aucun traitement.

Approche nouvelle, qui ouvre aux médecins et à l'industrie pharmaceutique un doublement ou triplement du marché. Il faut désormais traiter 100 patients pendant vingt à trente ans, disons entre l'âge de 50 et 80 ans, pour en préserver au mieux 1 ou 2 d'un AVC ou d'un infarctus, soit 2 000 traitements d'un an ou 500 000 euros pour éviter peut-être un accident mortel.

Ainsi est né le **prédiabète**, d'abord défini par une glycémie à jeun supérieure à 1,20 g/l. Mais, pour élargir encore ce nouveau cadre, on va abaisser la limite à 1,15 g/l et même à 1 g/l dans la définition du diabète associé au syndrome métabolique (voir note «Le négoce du cholestérol»), ou se baser non plus sur la glycémie à jeun, mais sur sa valeur après absorption de sucre (ça s'appelle l'épreuve d'**hyper-glycémie provoquée**: il y a prédiabète si la glycémie dépasse 1,4 g/l deux heures après ingestion de glucose) ou en remplaçant le critère glycémie par **l'hémoglobine glyquée (HbA1c)**. L'hémoglobine des globules rouges a en effet la propriété de fixer du sucre sur sa molécule et la quantité fixée reflète le taux moyen de glycémie des deux ou trois mois qui précèdent. On ne juge donc plus la glycémie à jeun à un instant donné, mais sa valeur moyenne dans la vie normale. Progrès en soi, à condition de fixer une valeur de référence raisonnable. La valeur normale de l'HbA1c est de 5 à 5,5% de l'hémoglobine totale, et, au-delà, c'est le prédiabète, puis le diabète, jusqu'à des valeurs de 7, 8 ou 9%, mais quelle est la limite fixée pour traiter?

D'où la seconde question: **Traitement intensif ou traitement plus souple?**

De grandes études (Accord, Advance), portant sur 20000 patients suivis quatre à cinq ans, ont montré que, contrairement à ce qu'en prévoyait – ou espérait – l'industrie, les **surtraitements accroissent les complications** (hypoglycémie, prise de poids), spécialement avec les glitazones, et qu'ils ne réduisent pas les complications cardio-vasculaires, mais seulement, de façon mineure et incertaine, les complications rénales.

Dès lors, l'objectif des traitements devrait être de **maintenir la glycémie entre 1,20 et 1,40 g/l et l'HbA1c entre 6,5 et 7%**, sans chercher à descendre entre 5,5 et 6,5%.

Note: Le marché gigantesque et galopant du diabète est tel que l'industrie cherche à y implanter sans cesse de nouveaux médicaments: insulines ultralentes; stimulants de sa sécrétion (FFAR-1 ou GP-R-40); incrétines non peptidiques per os; glytazars (inhibiteurs des PPAR-α et γ); activateurs de la glucokinase; fibroblast growth factors (FGF.21); inhibiteurs de la réabsorption tubulaire du glucose, créant de fortes glycosuries et retoqué par la FDA, etc., jusqu'ici sans succès. Les circuits métaboliques sont si nombreux et si complexes que cibler une seule des innombrables molécules impliquées ne change guère l'équilibre général du système.

L'AVANDIA ET L'ACTOS, DES MORTS POUR RIEN

Triste histoire d'un échec et double leçon.

Elle illustre d'abord la politique d'expansion de l'industrie pharmaceutique, qui consiste à **dénigrer les anciennes molécules génériquées**, qui ne lui rapportent plus guère, fussent-elles excellentes (les β-bloquants dans l'hypertension artérielle, les β2-stimulants et les stéroïdes inhalés dans l'asthme, la metformine et les sulfonylurées dans le diabète, etc.), **pour en promouvoir de nouvelles, souvent très inférieures, mais qui, brevetées et protégées, seront vendues beaucoup plus cher.**

Les meilleurs traitements du diabète datent d'avant les années 1960 et ne rapportent plus grand-chose. Alors, leurs limites, leurs échecs, il y en a, leurs contraintes, leurs complications, si rares qu'elles soient, sont montées en épingle. Il faut à tout prix de nouvelles molécules pour reconquérir cet immense marché en expansion constante.

Et comme beaucoup de diabétologues se prêtent au jeu, en partie avec l'espoir de voir apparaître de nouveaux traitements capables de mieux traiter les 10 ou 20 % de diabétiques difficiles à équilibrer, mais sans avoir, loin s'en faut, les connaissances biologiques nécessaires pour évaluer la validité scientifique des arguments qu'avancent les firmes pour les convaincre de la rationalité de leurs nouvelles molécules. La complexité de la biologie moléculaire et génomique du métabolisme dépasse la plupart d'entre eux, qui se laissent facilement enfumer sans voir les risques potentiels de ces nouveaux traitements et qui sont ensuite bien lents à réagir devant ceux qui, très vite, se manifestent pourtant à l'évidence.

Deuxième leçon, l'histoire des glitazones illustre **les dangers de la nouvelle médecine translationnelle à grande vitesse**, qui cherche à transférer en temps réel les découvertes les plus récentes de la biologie, **du laboratoire au lit du malade et aux caisses des firmes** pharmaceutiques. Cette nouvelle politique est la tarte à la crème de toutes les grandes institutions de recherche du monde, des NIH américains, qui tentent de créer pour cela un nouvel institut, à l'Union européenne, qui oriente tous ses programmes, dits de recherche, dans cette direction quasi exclusive, aux dépens de la recherche fondamentale, contre l'avis du prestigieux European Research Council, qui s'est autoconstitué, précisément pour contrer la Commission européenne. L'idée politique aujourd'hui dominante est de financer quasi exclusivement les recherches appliquées et de collaborer avec l'industrie sans contrepartie, en mettant à sa disposition les moyens de la recherche publique, pour soi-disant accélérer le progrès thérapeutique. Bonne politique de principe et qu'il faut mener pour assurer les progrès réguliers, mais à court terme du savoir, et à condition qu'elle soit contrôlée, qu'elle ne soit pas à sens unique et qu'elle ne soit pas poursuivie au détriment de la recherche fondamentale, seule susceptible, à long terme, de grandes percées surprenantes et novatrices, voire révolutionnaires.

Il faut donc laisser le temps au temps, car les succès rapides sont exceptionnels et les échecs presque généraux (voir chapitre « L'industrie pharmaceutique internationale », p. 70, et les notes « Anticorps monoclonaux », « Cancers » et « L'Avastin »). On sait maintenant après quinze ans d'illusions qu'il va falloir serrer les boulons.

L'histoire des glitazones en est exemplaire. Elle commence dans les années 1980. Des biologistes moléculaires d'Astra-Zeneca, croyant découvrir de nouveaux récepteurs des hormones stéroïdes sexuelles, découvrent en réalité de nouveaux **facteurs nucléaires de transcription (FNT)**, extraordinairement puissants, les PPAR, « Peroxysome Proliferator-Activated Receptors » (trois types, α, β et γ). Les FNT sont des molécules à deux faces ou à deux lames, comme un couteau suisse, à la fois **récepteurs** de signaux hormonaux ou autres et **effecteurs** en agissant sur les gènes. Lorsque certaines molécules – médiateurs, hormones, agents toxiques ou médicaments –, dites ligands, se lient aux FNT, ils réagissent aussitôt à cette sorte de « signal moléculaire », en se fixant comme des clés dans une serrure sur des sites spécifiques du long ruban d'ADN, au contact de certains gènes, dont ils déclenchent (ou répriment) la transcription (transcription, ça veut dire que l'ADN du gène est copié sous forme d'ARN-messagers, qui filent hors des noyaux et vont conduire, dans le cytoplasme, à la synthèse des protéines spécifiques codées par ces gènes).

Tous les gènes sont contrôlés par des FNT, mais, parmi les FNT, certains sont plus égaux que d'autres. La plupart sont mineurs et contrôlent l'expression d'un seul gène, mais d'autres peuvent en contrôler 10, 20, 100 ou même 200, non pas au hasard, mais pour des **actions programmées**. Les protéines qui en découlent vont en effet agir de façon coordonnée, et c'est pour cela qu'elles sont produites ensemble, au service d'une ou parfois plusieurs fonctions cellulaires importantes, telles que croissance, prolifération, détoxication, etc.

Un FNT majeur commande ainsi une ou deux fonctions complexes. Y toucher est dangereux, car, en l'état des connaissances biologiques, on ne peut encore en prévoir toutes les conséquences, qu'on découvre souvent à ses dépens. **Toucher à un FNT, c'est ouvrir la boîte de Pandore.**

Or, les PPAR sont des FNT de grande envergure, contrôlant une bonne partie du métabolisme des sucres et des graisses. Ils agissent de la même façon que les récepteurs nucléaires des rétinoïdes ou des hormones thyroïdiennes, corticoïdes ou sexuelles et ils exercent souvent leur action en formant des « hétérodimères », en se mariant, en quelque sorte, avec les récepteurs des rétinoïdes, dits RXR (voir note « Les rétinoïdes »).

On connaît aujourd'hui plusieurs des stimulants naturels qui mettent en œuvre ces molécules et plusieurs médicaments qui interviennent de cette façon, tels les **fibrates** (voir note « Le négoce du cholestérol ») et différents toxiques.

L'un des résultats de l'activation des PPAR-γ est la stimulation des « **peroxysomes** », très petits organites intracellulaires, qui dégradent par peroxydation un grand nombre de protéines usées ou d'agents toxiques venus de l'extérieur, d'où le nom donné aux FNT qui les activent de « récepteurs des activateurs de la prolifération des peroxyzomes » (en anglais, Peroxysome Proliferator-Activated Receptors. Désolé de ce jargon). Ils sont aussi impliqués dans la régulation des gènes contrôlant le métabolisme du glucose et des lipides. Les PPAR-γ sont d'ailleurs principalement exprimés dans le tissu graisseux, les muscles, le cœur, l'os et les cellules β du pancréas. Leurs activateurs naturels sont des dérivés d'acides gras. Leur activation **amplifie le tissu adipeux, capte les acides gras** circulants et **augmente la sensibilité à l'insuline**. À cause de cela, l'industrie pharmaceutique, sans connaître la potentialité de ce qu'ils sont par ailleurs capables de faire, va tenter de les utiliser dans le diabète (glitazones). Idée désastreuse, car ce sont des **bombes dangereuses**. Mais, commercialement, il s'agit de ranimer d'urgence le gigantesque marché du diabète, en pleine croissance en nombre de malades, mais qui n'est plus occupé que par de vieux médicaments très efficaces, qui ne rapportent plus rien. Il faut y aller.

Les premières molécules synthétisées pour les activer (après les fibrates) sont les **glitazones** (thiazolidines diones) qui se lient aux PPAR-γ des cellules graisseuses (adipocytes), du cœur et des muscles. Les effets de l'activation des PPAR par les glitazones sont surtout marqués sur le métabolisme des graisses : expansion du tissu graisseux, prise de poids, déplacement des graisses des zones profondes vers les tissus sous-cutanés, réduction des acides gras circulants (par captation et diminution du catabolisme des graisses) et captation des triglycérides par les adipocytes, et, comme on l'a vu, ils renforcent les effets de l'insuline, sans qu'on en sache le mécanisme, effet direct sur le foie et les muscles, ou effet indirect par l'intermédiaire des hormones sécrétées par les adipocytes, telle l'adiponectine. Personne n'en sait rien.

Et **leur histoire clinique va courir de catastrophe en catastrophe**. Quatre fois. Ça commence avec la firme japonaise Takeda, qui en synthétise deux, la **ciglitazone** et l'**englitazone**, qui vont s'avérer très vite toxiques pour le foie et ne seront jamais commercialisées. Premier échec.

Puis, une autre firme japonaise, Sankyo, lance la troglitazone (**Resulin**), reprise par Pfizer et autorisée en 1997 aux États-Unis, mais retirée trois ans après, à cause de centaines **d'hépatites graves**. On apprendra plus tard que **Pfizer avait dissimulé** 20 cas d'élévation de 10 à 30 fois des transaminases hépatiques pendant les essais, et qu'un expert de la FDA qui avait tenté de s'opposer à l'autorisation de mise sur le marché (AMM) avait été aussitôt déchargé du dossier. Deuxième échec.

Trois ans après, en 2000, arrive la rosiglitazone (**Avandia**) de GSK. La FDA l'autorise malgré l'avis négatif de sa commission de pharmacovigilance (comme en France, les commissions d'autorisation ont la prééminence sur celles de vigilance thérapeutique).

Mais, très vite, les effets bénéfiques de l'Avandia apparaissent limités. La Commission de la transparence française classera la molécule comme ayant des effets mineurs (classe 4) en 2003, puis des effets nuls (classe 5) en 2006, comme l'avait fait la revue *Prescrire*. Pour une note de 90 millions d'euros par an et surtout une liste de complications, qui va rapidement s'allonger : augmentation de poids, rétention fluide, insuffisance cardiaque, œdème maculaire de la rétine, augmentation de la fréquence des infarctus, des AVC et des fractures osseuses. Rapport bénéfice/risque négatif.

Dès 2007, deux des plus grands journaux, le *New England Journal of Medicine* et le *JAMA*, font état d'une **augmentation de 40 % des accidents cardiaques** avec 65 % de cas mortels sous **Avandia**. Si on extrapole les données à tous les Américains qui l'utilisent, c'est **50 000 crises cardiaques** à mettre au passif de la molécule ! On apprend aussi que l'auteur d'un des articles a été soumis à des pressions et intimidations directes de la part de quatre représentants de GSK, mais il a enregistré l'entretien et l'a transmis à la justice.

La grande presse s'en mêle et la FDA, l'Agence américaine de médicament, qui ne peut juridiquement l'interdire, en limite cependant les indications, réduisant ainsi du même coup le marché de 3 à 1 milliard de dollars par an, en même temps que GSK est confronté à 13 000 plaintes et doit, en juillet 2010, provisionner 3,7 milliards de dollars pour y faire face. Mais il refuse de retirer la molécule du marché contrairement à ce que Merck avait fait pour le **Vioxx**, et bien que l'Agence européenne du médicament de Londres suspende la molécule au milieu de 2010 et demande son interdiction pour tous les pays de l'Union européenne à la Commission de santé de Bruxelles.

L'Avandia est donc retiré du marché français sans que l'AFS-SAPS et la pharmacovigilance y aient été pour rien, se bornant à le placer sur sa liste mythique des médicaments « sous surveillance renforcée » ! Troisième échec.

Mais jamais trois sans quatre dans le monde des *mee too*, et Takeda, déjà échaudé, mais têtu, lance sa troisième glitazone, la pioglitazone (**Actos**) en 2000, quelques semaines après l'Avandia (la molécule est également commercialisée en association avec la metformine, sous le nom de **Competact**).

Quand l'Avandia est suspendu en 2010, Takeda déclenche aussitôt une campagne promotionnelle forcenée en faveur de l'Actos pour prendre sa place et écrit à ses visiteurs : « Vous avez déjà su saisir cette **belle opportunité**. Il s'agit maintenant de transformer l'essai dans les prochains mois. Nos objectifs sont ambitieux. »

Et naturellement, là encore, comme on pouvait le prévoir, sauf à l'AFSSAPS, des complications cardiaques et surtout des tumeurs de la vessie interviennent.

Celles-ci avaient été suspectées aux États-Unis, dès 2005, où 14 cancers de la vessie sur 2 600 patients avaient été observés, contre 6 chez 2 600 non traités, 2,3 fois plus, mais ce n'était pas statistiquement significatif (p = 0,07). Donc, silence. Mais on va s'apercevoir, quelques mois après, que l'une des tumeurs des non-traités n'était pas un cancer. C'est alors 14 vs 5, 2,8 fois plus, et c'est significatif (p = 0,04)! Une fois de plus, on peut ironiser sur la fiabilité des statistiques sur de si petits nombres. Un cas de plus, un de moins, et tout change. Tout change, parce qu'en 2005 on aurait pu arrêter l'Actos et qu'il a fallu attendre six ans de plus... pour un cas erroné!

En France, il faudra attendre l'excellente étude épidémiologique de la CNAM française, avec des sur-risques de 20 % à un an, 36 % à deux ans et 70 % à deux ans et demi (ça veut dire 1,7 fois plus de risques de cancer de la vessie). Surprise totale, dit la firme, alors que les expérimentations sur le rat l'avaient laissé craindre, mais avaient été écartées, comme les données cliniques de 2005.

Alors, avec dix ans de retard, mais, **Mediator** aidant, l'AFSSAPS se résout à suspendre l'Actos au milieu de 2011. **Les glitazones, c'est fini, mais après avoir remboursé 90 millions d'euros × 10 ans × 65 %, soit 585 millions d'euros. Et combien de morts?**

Il aura donc fallu **quinze ans** pour que trois molécules similaires, au mécanisme mal compris, sans efficacité notable, mais source de complications graves et mortelles, soient retirées d'un marché où elles n'auraient jamais dû être admises, d'abord à cause de leurs très faibles effets bénéfiques, ensuite à cause des prix demandés, enfin, et surtout, parce que s'attaquer à un facteur nucléaire aux effets multiples et encore inconnus était scientifiquement et éthiquement inacceptable.

Qu'en pensent MM. Marimbert, Lechat, Abadie et Mmes Castot et Bartoli, entre autres, ex-président et cadres supérieurs de l'AFSSAPS, qui n'ont rien vu?

Note (avril 2012): l'Actos est seulement «suspendu», car l'EMA propose simplement une «restriction» sans supprimer l'AMM, car ses effets seraient favorables... pour certains patients... mais exclusivement en 2e ligne. La France a fait appel auprès de la Commission européenne, qui l'a rejeté et qui a confirmé la décision de l'EMA. Mais l'Actos reste chez nous «non remis à disposition» et Takeda ne moufte pas. À suivre.

L'OBÉSITÉ, LES COUPE-FAIM

Image en miroir de la faim dans le monde, l'obésité devient **le premier problème de santé publique des pays riches**, en particulier aux États-Unis, où l'on parle de pandémie. L'obésité molle, huileuse et luisante, y coule, y ruisselle dans les rues, où les quintaux de tous âges déambulent en se dandinant, Noirs et Blancs confondus, avec aujourd'hui 35 % d'obèses et 68 % en surpoids (45 % en 1980). Le poids de la population américaine, anglaise et australienne ne cesse de croître, plus vite que partout ailleurs. Depuis 1980, le poids moyen des hommes de 1,85 m est passé de **86 à 97 kilos** et celui des femmes a augmenté parallèlement. Blanche ou Noire, la Vénus hottentote est aujourd'hui américaine. L'augmentation a été plus faible, en Europe, de **86 à 90 kilos** pour 1,85 m, et moins encore en France, en Italie, en Crète et dans les pays méditerranéens, et plus faible encore en Asie et en Afrique. L'Amérique du Sud se place en position intermédiaire. Les proportions d'adultes en surpoids (+ 10 à 20 % du poids normal) sont aux États-Unis, en Angleterre, en Espagne, en Italie et en France de 68, 63, 56, 38 et 37 %, un accroissement de 60 % pour les trois premiers, de 20 % pour les deux autres depuis 1980, en 30 ans. Les proportions d'obèses (+ 20 % à 100 % du poids du corps) sont aujourd'hui aux États-Unis, en Angleterre, aux Pays-Bas et au Japon de 35, 25, 10 et 4 % (sumos exclus). Les proportions d'enfants en surpoids sont aussi passées, depuis 1980, de 15 à 40 % aux États-Unis, de 9 à 32 % en Angleterre, de 4 à 15 % au Japon. Le poids moyen des individus est directement et linéairement relié au revenu moyen par tête, mais l'obésité touche surtout **les pauvres des pays riches et les riches des pays pauvres**.

Trop d'hommes et de femmes passent une grande partie de leur vie, affalés, à calmer leurs angoisses ou le vide de l'existence qu'ils se sont faite, et surtout qu'on leur a faite, à dévorer, mastiquer, déglutir, suçoter, lécher, aspirer, grignoter, croquer la nourriture et siroter les boissons grasses, crémeuses, craquantes, fondantes, sucrées, aromatisées ou alcoolisées, avalant chaque jour, sans même s'en apercevoir, 1 000 à 1 500 kcal de plus que ce qui leur serait nécessaire.

Sans une vie physiquement active et surtout sans réduire sévèrement leur alimentation, ils sont perdus. Le dire, c'est enfoncer des portes depuis longtemps ouvertes. On le dit tous les jours, ils le savent, mais, fatalistes, beaucoup s'enfoncent chaque année un peu plus et de plus en plus tôt, surtout les plus pauvres, car, dans tous les pays occidentaux, l'obésité progresse en même temps que s'étend la pauvreté. **L'obésité est une maladie sociale**, une maladie de pauvres, une maladie du chômage, une maladie d'hommes et de femmes qui se sentent, et qui sont piétinés, méprisés par une société injuste et de plus en plus inégalitaire et désespérante, qui très tôt sacrifie les jeunes, leur dessinant un avenir de plus en plus sombre, sans travail, donc sans liberté, sans sécurité, sans projet qui mobilise, sans objectif qui valorise, sans conviction et sans espoir d'un monde plus équitable, où chacun aurait la chance que tous méritent. C'est qu'il faut être riche pour manger maigre, courir et fréquenter les salons de fitness. Mais cette façon de vivre, ou plutôt de ne pas vivre, est aussi une démission. C'est se réfugier dans une drogue dure. Tout homme, toute femme doit se construire activement, pas se détruire passivement. **Les calories sont beaucoup plus dangereuses que le tabac, la cocaïne et l'héroïne** réunis et *a fortiori* le cannabis, qui n'est qu'une amusette.

Selon l'OMS (*Lancet*, 2012, 378 : 804-847), la pandémie d'obésité (et de diabète) ne relève pas de la sédentarité. Elle est nutritionelle. Mécanisation et automatisation du travail, motorisation des transports, urbanisation, accompagnées d'une réduction de la ration calorique moyenne (3500 à 3000 de 1930 à 1970) sont là depuis 1930 et l'obésité n'apparaît qu'après 1970, avec une ration calorique qui passe alors de 3000 à 4000 Cal. Fruits, légumes, poissons frais de plus en plus insipides et chers s'effondrent, au bénéfice des viandes et volailles grasses et surtout de nourritures et de boissons «obésogéniques» industrielles bon marché, vite préparées (fast-foods), hautement caloriques, riches en graisses et sucres, marketées et diffusées à outrance y compris auprès des enfants, qui y sont spécialement vulnérables, au grand bénéfice de 5 à 10 grandes firmes internationales prédatrices. Devant cette inondation calorique, les États n'ont su qu'imposer des étiquetages peu lisibles, sans mettre en place les limites caloriques et les taxes, qui seules pourraient endiguer ce flot de poisons parfumés, sucrés, moelleux, et sans lancer de grands programmes éducatifs scolaires et familiaux. Faudra-t-il alors rationner?

Les graisses

Chimiquement, les graisses (ou lipides), c'est presque uniquement du carbone et de l'hydrogène, prêts à brûler comme l'huile d'une lampe ou la cire d'une bougie, ou le pétrole, le fuel, notre fuel. Pas d'azote, peu d'oxygène, c'est léger, ça flotte, ça coule ; rappelez-vous d'ailleurs le poids des atomes : l'hydrogène, c'est 1, le carbone, 12, mais l'azote des protéines, c'est 14, et l'oxygène des sucres et des protéines, 16.

Brûler, c'est se combiner à l'oxygène, c'est s'oxyder. La combustion, c'est une oxydation. Brûler, c'est cela qui fournit de l'énergie. Même les métaux s'oxydent. Ils rouillent.

Les graisses (9 cal/g) sont, par gramme, 2 fois plus énergétiques que les sucres et les protéines de la viande ou du poisson (4,5 cal/g), parce qu'elles sont presque du charbon pur et qu'elles brûlent complètement, contrairement aux sucres et aux protéines. L'huile, oil, c'est du pétrole.

Les graisses sont littéralement de l'énergie en boîte, stockée dans des cellules spécialisées, les **adipocytes**, ceux des graisses « blanches », de « réserve », 95 % de la graisse totale, et ceux, très différents, des graisses « brunes », riches en mitochondries, les petits organites intracellulaires de la respiration des cellules, de petites chaudières, qui fabriquent l'énergie, en brûlant sucres et graisses. La graisse de tous les obèses du monde, c'est 5 millions de tonnes !

Les adipocytes ne sont pas que des cellules passives de stockage. Ils constituent de véritables glandes endocrines, aux cellules couvertes de récepteurs multiples, mesurant à chaque instant le métabolisme, le taux de glycémie ou des différents lipides, et sécrétant de nombreuses hormones telles la leptine et l'adiponectine vers le pancréas, le foie, le tube digestif et surtout les centres cérébraux de l'appétit (voir note p. 409).

100 g de graisse apportent 900 Calories (ou plus exactement kcal), soit l'énergie suffisante pour soulever 75 kilos à 5 000 m (mais comme tout n'est pas absorbé et que le rendement mécanique est faible à cause de la production de chaleur qui absorbe les 2/3 de l'énergie, et à cause aussi de l'énergie consommée pour le renouvellement des tissus, disons plutôt soulever 75 kilos à 250 m... soit 60 étages). Une tête nucléaire dans une plaquette de beurre. **L'alcool, c'est 700 Cal/100 g, et les sucres et les protéines, 450 Cal/100 g.** Mais attention : les aliments crus contiennent 80 % d'eau et les cuits 50 % ou moins ; 100 grammes de fruits, c'est seulement 20 grammes de sucres, donc 90 calories, pas 450, mais 100 grammes de chocolat – graisses et sucres sans eau –, c'est 800 calories. Un sucre (6 grammes), c'est 27 calories, comme 1 ml d'essence et quatre ou cinq mini-biscuits Kraft à l'apéritif, c'est 60 Cal, plus 250 pour

Pr Philippe **EVEN** – Pr Bernard **DEBRÉ**

l'alcool, de quoi élever vos 70 kg de... 350 m (!!!) et un steak de 200 grammes frais avec 70 % d'eau, 25 % de protéines et 5 % de graisses, c'est 330 calories, etc. Pour calculer la valeur énergétique des aliments, il faut évaluer leur **poids sec**, sans eau. Ça complique.

Qu'est-ce que l'obésité ?

Un index normalisateur incompréhensible, prenant en compte le poids et la taille, l'**index de masse corporelle (IMC)**, quotient du poids par le carré de la taille (normale : 25), est utilisé par les statisticiens. Il ne parle guère aux médecins et encore moins aux patients. Il est plus simple de prendre pour norme un poids en kilos égal au nombre de centimètres de taille au-dessus de 1 m. Le poids normal d'un homme de 1,80 m est de 80 kilos, etc., décalé de 5 à 10 pour les femmes, soit 55 kilos pour une femme de 1,60 m et on exprime le **surpoids en pourcentage** du poids théorique : 90 kg pour 1,80 m = + 11 %, 120 kg = + 33 %.

Les deux indices sont d'ailleurs linéairement reliés : toute augmentation d'**un point de l'IMC au-dessus de la normale de 25 correspond à un excès de poids de 4 %**, quelle que soit la taille, et vice versa (alors à quoi bon l'IMC ?).

Par convention, **la maigreur**, c'est un IMC inférieur à 20, le **surpoids** supérieur à 28 (+ 20 % du poids) et l'**obésité**, supérieur à 30, soit + 25 % du poids et jusqu'à 50, soit + 100 % du poids. Telles sont les définitions des épidémiologistes. Pour les cliniciens, le surpoids est un concept courtois et l'obésité commence à + 5 à + 6 kilos, parce que c'est à partir de ces chiffres qu'il faut réagir. **Demain, il sera trop tard.**

Les conséquences pathologiques de l'obésité

Elles sont difficiles à établir, car, au fil des années et surtout après 50 ans, apparaissent, une fois sur deux soit **diabète, soit hypertension artérielle** (HTA), soit hypercholestérolémie, soit **athérome** artériel, soit stéatose du foie (infiltration graisseuse) et parfois 2 ou 3 d'entre eux, et, dix ans plus tard, les complications communes de toutes ces pathologies, les **maladies coronaires et vasculaires cérébrales**, qui rendent difficile l'écriture de l'histoire naturelle des obésités isolées, si tant est qu'elles existent (ne pas confondre les associations de ces pathologies avec le très médiatique «syndrome métabolique» qui associe non pas des maladies, mais des craintes de maladies futures; voir note «Le négoce du cholestérol»).

La grande obésité accroît aussi beaucoup la fréquence des **cancers**: de 20%, lorsque l'IMC est supérieur à 35, soit 45% de surpoids (surtout les cancers de la «chaîne alimentaire», + 80% pour les cancers digestifs et du pancréas et 4,5 fois plus pour les cancers du foie) et quand l'IMC est seulement de 30 à 35, 25 à 45% de surpoids, de 10% pour la plupart des cancers et déjà 50 à 90% pour le foie, le pancréas et le tube digestif (en revanche, les cancers du poumon sont réduits de 20 à 30%. Serait-ce un effet du tabac?). Les grands tabagiques sont maigres. On prend du poids avec l'arrêt du tabac, si on n'y prend garde. De deux maux, choisir le moindre?

Il est frappant d'observer depuis trente ans la fréquence de plus en plus grande de l'obésité, contrastant avec la diminution de fréquence de l'HTA et la réduction de moitié des pathologies cardio-vasculaires graves. On devrait alors assister, dans les vingt ans, à une recrudescence des pathologies artérielles et coronaires ou cérébrales, car les maladies cardio-vasculaires d'aujourd'hui reflètent l'obésité d'hier, tandis que **l'obésité d'aujourd'hui pourrait bien annoncer les complications cardiaques de demain.** Telle est la crainte exprimée aux États-Unis.

Régime et exercice

Il n'y a qu'un traitement préventif et curatif de l'obésité qui soit efficace et sans risque: le régime hypersévère poursuivi des années et l'exercice physique. Il n'y a pas d'obèses en Somalie, au Soudan et en Éthiopie, pays des marathoniens et des multimilers, et il n'y en avait guère dans les rues de Paris de 1940 à 1945, avec les restrictions alimentaires et les tickets de viande, de lait, de pain, etc. L'un de nous l'a vécu.

Faut-il les rétablir? Ou réduire chirurgicalement le volume de l'estomac (voir addendum de ce chapitre)? Ou éduquer, revenir aux fondamentaux, aux calories absorbées chaque jour? Dès l'enfance.

En restant simple, **le poids est très strictement proportionnel aux apports alimentaires et inversement proportionnel aux dépenses physiques.**

Certes, il y a quelques déviations marginales tenant à la génétique (tel le gène GPR120 identifié par Pr Froguel en 2012), à la constitution ou non, dès l'enfance, d'un capital d'adipocytes, qui pèseront peut-être (?) ensuite sur les plus ou moins grandes prises de poids, et, surtout, les organismes s'adaptent et, privés de nourriture, perdent d'abord du poids très rapidement, puis beaucoup moins vite, alors qu'ils sont encore obèses. Ils s'adaptent en réduisant, sans même s'en rendre compte, leurs activités physiques à tous les instants et en réorientant certaines voies métaboliques. Mais **ces malades qui prétendent prendre un kilo simplement en regardant une pomme font sourire.** Foutaises. **Tel régime, tel poids.**

Les innombrables régimes miraculeux de très médiatiques professeurs Douchnoque, qui conseillent la viande plutôt que le pain ou les graisses, ou l'inverse, sont scientifiquement sans valeur démontrée (même si les régimes hypercaloriques riches en protéines préservent mieux la masse maigre des muscles et ceux qui sont pauvres en protéines la réduisent au profit des graisses abdominales et périphériques. Cela est marginal). Ce qu'il faut, c'est **réduire les calories absorbées, point final. Peu importe que cette économie calorique vienne du pain, des graisses ou de la viande.** Le foie interconvertit et rééquilibre tout cela en fonction des besoins de chacun. Seul compte l'apport calorique total, d'où qu'il vienne, à des nuances près (*JAMA* 2012, <u>307</u>, 88).

D'abord attention : il y a **deux types de calories**, les petites, les calories avec un c minuscule (cal), et les grandes, les **Calories** avec un C majuscule (Cal), qui valent 1 000 cal ou 1 kilocalorie (kcal), qui est **l'unité de base en nutrition**, donc :

$$1 \text{ Cal} = 1 \text{kcal} = 1\,000 \text{ cal.}$$

Ensuite, ne disons pas au lecteur profane que 1 kcal, c'est 4 000 joules ou newton-mètres.

Il est plus réaliste de dire que **1 Cal, c'est** 400 kpm (kilogramme poids-mètre), c'est-à-dire **400 kilos déplacés de 1 m** ou 40 kilos portés à 10 m, soit encore 80 kg au 1er étage. Une seule Calorie ! Et il y en a 30 dans un petit carré de chocolat de 10 g. Des bombes.

Mais on doit dire aussi que 1 Cal, c'est l'énergie nécessaire pour élever de 1 degré la température de 1 l d'eau, soit 1 800 Cal pour porter nos 50 l d'eau corporelle à 37 °C et autant pour l'y maintenir vingt-quatre heures sur vingt-quatre, et beaucoup plus dans l'eau glacée. L'homéothermie coûte cher et le froid fait maigrir. Si le cœur vous en dit. Notre température de repos de 37 °C est réglée par le cerveau qui contrôle la production de chaleur, la

L'OBÉSITÉ, LES COUPE-FAIM

«thermogénèse», par le métabolisme, et surtout par le foie (mais rien ne peut l'empêcher de s'élever à 39 °C ou 40 °C ou plus à l'effort, malgré l'évaporation de la sueur qui la dissipe).

Heureusement, l'intestin n'absorbe pas tout ce qui est ingéré. Les aliments sont d'abord fragmentés par les bactéries (des millions de milliards parasitent l'intestin. Certaines favorisent l'obésité, en particulier certains «probiotiques» vendus sans vergogne par certaines firmes) et les enzymes salivaires, gastriques, pancréatiques et intestinales, et les fragments ne sont pas absorbés passivement par la muqueuse de l'intestin, mais par des transporteurs moléculaires transmembranaires sélectifs. Toutes les calories ingérées ne sont donc pas absorbées et les 2/3 de celles qui le sont sont brûlées pour nous maintenir à 37 °C, et la moitié de celles qui restent sert à reconstruire, à renouveler nos tissus ou leur croissance.

Ainsi, sur 2 500 cal absorbées par jour, régime moyen d'un adulte, il n'en reste que 400 à 500 pour assurer nos mouvements, nos déplacements, notre travail mécanique et physique (attention, avec un régime à 3 000 cal, il en reste 1 000 et à 3 500 cal, 1 500).

Mais 500 Cal, c'est encore énorme : 1 Cal, c'est 400 kpm... et 500, c'est 80 kilos transportés à 2 500 m d'altitude ! Ou 20 kilos levés 1 000 fois à 1 m chaque jour, soit, en huit heures de travail, soulevés 2 fois par minute, ou encore 5 kilos levés à 1 m, pendant huit heures, au rythme d'une fois toutes les huit secondes. On comprend bien alors que, **pour maigrir, l'essentiel sera le régime, pas l'exercice physique.**

(On aurait pu dire aussi que ces 500 Cal, c'est 1 million de joules, soit, dans une journée de 84 000 secondes, une puissance mécanique moyenne de 25 watts ou joule par seconde avec une puissance en plein effort pouvant atteindre brièvement 200 ou 300 watts. Seuls les dopés du Tour de France peuvent maintenir des puissances de 400-430 watts.)

Mais quels aliments choisir ? À chacun selon son goût, mais en sachant ce que chacun apporte. Il y a cinq groupes d'aliments et de boissons :

• groupe 1, hors concours, apportant de **500 à 900 cal/100 g** : l'huile (900), le beurre, la margarine et la mayonnaise (700 cal, il y a dedans 10 % d'eau), les frites et les chips (600), les pâtes (400 à 500), les crèmes, caramel par exemple (400), le chocolat (500), mais 30 pour un petit carré. Les noix, les noisettes, les amandes, les cacahuètes, les pistaches, etc. (600) ;

- les aliments du groupe 2 apportent 300 à 500 cal/100 g : viandes et volailles grasses (bœuf, mouton, porc, canard, 400), charcuteries (500), biscottes (400), fromages gras (400), dattes et fruits secs (300);
- groupe 3, **150 à 250 cal/100 g** : le pain (250, et 650 pour une baguette de 250 g), les poissons gras (sardine, hareng, maquereau, saumon, anguille, 250), les viandes maigres (veau, bavette, filet, foie, rognon, tripes, lapin et poulet, 250), les fromages maigres (200);
- groupe 4, de **70 à 150 cal/100 g** : les poissons maigres (morue ou cabillaud, sole, haddock, sandre, truite, brochet, 80), le riz (100), la pomme de terre à l'eau (80), les petits pois (70), les bananes (90), les œufs (2 œufs = 160), les olives (120), les crustacés (100), les coquillages (70) et les yaourts (70);
- enfin, le groupe 5, de **20 à 70 cal/100 g**, du vent : concombre, courge, aubergine, ratatouille, potiron, champignons, tomate (20), légumes verts, carotte, navet, chou, chou-fleur (40) et fruits frais, et melon (60);
- pour les boissons, pour 2 bons verres = 36 dl) :
  – vin à 13° (320) et une bouteille : 700 (1 l = 130 g d'alcool et 36 dl à 7,5/g = 300 kcal);
  – bière (120 et 1 l, 350);
  – lait (160);
  – demi-bouteille de Coca-Cola (200);
  – apéritifs courants (1 verre : 250);
  – alcool, whisky, vodka, eaux-de-vie (100 ml) : 320 et 3 whiskies, 1 000 cal. Vous pouvez courir ou golfer, vous ne les rattraperez pas !

L'exercice est important pour éviter l'obésité, mais trop difficile pour la faire régresser une fois installée. On évite de grossir par le sport, mais, devenu obèse, on ne maigrit pas en courant. On protège seulement ses muscles et ses os.

Ainsi, en trente minutes, les **marches** en plat, tranquilles à 4 km/h, et un peu plus vives, à 6 km/h, font perdre respectivement 125 et 180 cal, 1 verre de vin, et le **jogging** à 8 km/h, 225 à 250 cal, et avec une pente de 5 %, c'est-à-dire de 5 m par 100 m, ces valeurs grimpent respectivement à 180, 260 et 350 cal (ces valeurs sont valables pour un homme de 70 kilos. À 60 et 90 kilos, elles seraient diminuées ou augmentées de 15 %).

Comme on le voit, une heure d'exercice physique par jour permet à peine de compenser une prise de calories supérieure de 300 à la norme, qui est elle-même de 1 800 à 2 500, selon le poids et la taille, et qui ne s'élève au-dessus de ces valeurs que pour les métiers exigeant une dépense physique majeure.

L'OBÉSITÉ, LES COUPE-FAIM

Personne n'a évalué ce que le **travail intellectuel** pourrait apporter aux régimes amaigrissants. Plaisanterie? Pas tout à fait. Avec 2% du poids du corps, le cerveau consomme au repos 25% de l'énergie apportée par les aliments et, au cours de l'évolution des espèces, le volume du cerveau a augmenté en raison inverse du tissu graisseux. Plus le cerveau est important, moins il y a de tissu adipeux.

Les résultats du régime et de l'exercice ne sont pas spectaculaires, faute de conviction et d'énergie.

Sur le papier, diminuer les apports de 500 cal/jour réduit le poids de 15% en un an et 25% en trois ans, et 3 km de jogging par jour le réduisent de 10% en un an.

Mais la réalité est bien différente. Les patients ont encore si peu intégré la gravité de l'obésité, et ils ont si peu d'énergie et de volonté, qu'il faudrait leur arracher la nourriture avec les dents! Faudrait-il la taxer comme l'alcool et le tabac?

Dans plusieurs études américaines récentes, avec des populations de milliers d'obèses volontaires, de 55 ans et 103 kilos en moyenne (70 à 140), attentivement suivis deux ans, avec, comme toujours à cet âge, **80% d'hypertendus, 70% d'hypercholestérolémiques et 22% de diabétiques**, au point qu'il n'y a pas d'obésité isolée, la perte de poids après deux ans d'efforts n'a été que de 5 kilos en moyenne et supérieure à 5 kilos dans seulement 40% des cas. En outre, si 30% avaient perdu 10 kilos ou plus en six mois, il n'en restait déjà plus que 16% après deux ans! Pas surprenant, car le dosage des médiateurs sanguins stimulant les centres cérébraux de l'appétit montre que les taux restent extrêmement élevés après des mois ou des années de régime, autrement dit, le comportement cérébral sous-cortical reste identique à ce qu'il était, **le cerveau a toujours faim**, poussant les patients à reprendre un régime hypercalorique à la première occasion.

Pour perdre par le seul exercice 5 kilos de graisse en deux ans, soit 50 000 cal, dont 20 000 utilisables pour le travail mécanique et le métabolisme, c'est l'équivalent de 8 millions de kpm qu'il faut dissiper, soit 80 kilos portés à 100 km d'altitude en deux ans, soit 130 m/jour, ou 20 kilos soulevés 500 fois à 1 m chaque jour, soit, en huit heures de travail, une fois par minute. De quoi décourager un marathonien! C'est donc bien avant tout le régime qu'il faut contrôler. Rigoureusement et très tôt, dès 10 ans.

Reste la liposuccion aux effets bien transitoires et surtout la chirurgie gastrique, beaucoup plus efficace (voir addendum).

Les médicaments dans l'obésité

Il n'y en a pas.

Aucun ne montre d'efficacité notable au-delà de la perte pendant quelques mois de 5 kilos au plus, et tous sont des traitements dangereux, comme le racontent les drames des amphétamines, c'est-à-dire de l'**aminorex** en Suisse, du **Pondéral**, de l'**Isoméride**, associés ou non à la **phentermine** américaine, et du **Mediator** de Servier.

Échec aussi du rimonabant (**Acomplia**) de Sanofi, inhibiteur des récepteurs cérébraux endocannabinoïdes (récepteurs du cannabis), lancé par une campagne de publicité mondiale de quatre ans, où la future molécule miracle est présentée non comme un progrès pour les patients, mais comme un futur « blockbuster » à 10 milliards de dollars pour les actionnaires, campagne sans équivalent dans l'histoire de la publicité pharmaceutique, lancée plusieurs années avant la sortie de la merveille, dans tous les médias nationaux et internationaux, et telle qu'on n'en avait jamais vue.

Échec retentissant pour les Laurel et Hardy, Astérix et Obélix de Sanofi, l'énorme J.-F. Dehecq, qui se disait « l'homme aux bretelles et chaussettes tricolores », et le minuscule G. Le Fur, le pharmacologue de poche hyperfuté, responsables du naufrage, éjectés aussitôt l'un et l'autre (avec des parachutes de platine). Juste avant l'échec, G. Le Fur réussit même à se faire élire à l'Académie des sciences, parrainé par E.-E. Baulieu et J. Glowinski. C'est que l'Académie est pauvre...

Il était né le divin médicament. Une Annonciation. Il arrivera, il arrive. Le voici, le voilà. Et puis, en quelques mois, ce sont les idées suicidaires et les suicides, masqués jusque-là, qui se manifestent, comme avec les plus dangereux des antidépresseurs, pour une efficacité presque dérisoire, tout juste mesurable, le plus souvent de quelques kilos, avec seulement un recul d'un an ou dix-huit mois. Comme tous les autres. Ça marche pour affiner la silhouette en maillot de bain, mais cela n'a presque AUCUN effet dans les vraies obésités. Accepté en Europe, avec des réserves en Allemagne, le rimonabant sera retoqué par la FDA américaine et, à peine entré, retiré du marché européen et français. Foudroyé.

Puis viendront l'affaire du **Mediator**, balayant tout sur son passage (voir note « Mediator et Isoméride »), et le retrait du marché du **Sibutral** (sibutramine Abbott) en 2011, un antidépresseur masqué, inhibiteur de la recapture de la sérotonine et de la noradrénaline. Puis encore les complications hépatiques gravissimes, qui conduisent, en 2011 toujours, au retrait de l'orlistat (**Alli, Xenical**) de GSK.

Hormis ce dernier, qui prétendait inhiber les lipases digestives et réduire l'absorption des graisses, tous, amphétamines ou non, sont des **coupe-faim** visant à inhiber ou stimuler différents neuromédiateurs cérébraux ou leurs récepteurs. Mais **on ne joue pas avec le cerveau**, en prenant le risque, parfaitement prévisible, de modifier l'humeur et tous les comportements, et pas seulement le comportement alimentaire, et de susciter idées suicidaires et suicides, dépressions, anxiété ou agressivité parfois criminelle, exactement comme le font parfois les antidépresseurs inhibiteurs de la recapture des bioamines. Et c'est bien ce qui s'est produit, avec, en prime, d'autres complications très graves, souvent mortelles, valvulopathies cardiaques et hypertension artérielle pulmonaire.

Mais **l'extension de la pandémie d'obésité** crée aujourd'hui une situation explosive. Il y a d'abord la demande des patients et surtout des patientes.

Désarroi aussi des médecins, désarmés, faute de médicaments, conduits à prescrire à peu près n'importe quoi, **hors indication, antidépresseurs, diurétiques, hormones thyroïdiennes** et, parfois, tous à la fois, et cela, non sans prendre eux-mêmes des risques (84 d'entre eux ont été suspendus d'un à trois mois par les conseils de l'ordre, à cause de la prescription, hors indication, de Mediator comme coupe-faim).

Ensuite, préoccupation croissante des pouvoirs publics, surtout aux États-Unis, devant l'ampleur de l'épidémie d'obésité, y compris dès l'enfance.

Et enfin, naturellement, l'avidité de l'industrie pharmaceutique, qui voit là le plus immense des marchés lui tendre les bras. Des centaines de millions de gens à traiter à vie, des dizaines de milliards à encaisser.

Tous ces facteurs conduisent donc chaque année à l'apparition de nouvelles ou soi-disant nouvelles molécules, présentées sous le jour le plus attrayant, pour obtenir les autorisations de commercialisation américaines et européennes.

On reste cependant confondu de la **médiocrité abyssale et des dangers potentiels des molécules aujourd'hui en instance d'obtenir l'AMM américaine ou européenne**, et dont aucune ne montre d'efficacité autre que marginale, et qui toutes ne sont que de simples associations ou copies plus ou moins déguisées des molécules qui viennent justement d'être interdites, ou sont en passe de l'être, et qui, sorties par la porte, tentent de rentrer par la fenêtre, comme le Mediator avait remplacé l'Isoméride interdit.

Voici les principales de celles qui chauffent et nous menacent, sept simples copies et quatre originales :

• le **Conquer**, qui associe un antiépileptique aux dangers bien connus, le topiramate, et, pour faire bonne mesure, une amphétamine, la phentermine, déjà condamnée aux États-Unis. On croit rêver ;

• le **Contrave**, qui vient d'obtenir l'avis favorable de la FDA, première acceptation d'un coupe-faim contre l'obésité depuis dix ans, et qui associe, sans la moindre vergogne, le bupropion, antidépresseur masqué, utilisé sans succès comme antitabagique, et la naltrexone, un antagoniste opioïde prescrit sans succès contre l'addiction à l'alcool ;

• l'**Erripatic** (zonisamide et bupropion, décidément remis dans toutes les sauces) ;

• la **Tesofensine**, inhibiteur de la recapture des trois amines biologiques, sérotonine, noradrénaline et dopamine ;

• la **Lorcasérine** (Belviq d'Arena autorisé par la FDA en juin 2012), agoniste de certains récepteurs de la sérotonine, au mode d'action proche de l'Isoméride, mais soi-disant sans effet sur les récepteurs sérotoninergiques des valves cardiaques et sans effet dépresseur. Un miracle ;

• le **Qnexa**, simple antiépileptique détourné (la FDA vient de l'autoriser).

À quoi s'ajoutent quatre molécules un peu plus originales, mais apparaissant dès maintenant très décevantes :

• le **Victoza** (liraglutide), analogue du *glucagon-like factor*, qui augmente la synthèse et la sécrétion d'insuline, mais entraîne une réduction de poids et qui est déjà sur le marché comme antidiabétique ;

• le **Symelin**, ciblant l'amyline, récepteur de la leptine ;

• le **Veineperit**, visant des récepteurs de neuropeptides ;

• le **Goat**, inhibiteur de la ghréline (hormone gastrique d'action cérébrale, stimulant la sécrétion de l'hormone de croissance, et par conséquent la prise de poids !).

Promesses de bonheur. «**Mangez de la salade**», disait Klakmuf dans *Signé Furax* de P. Dac et F. Blanche.

Pour conclure sur l'**obésité** et le **diabète**, une bombe, peut-être une grande **révolution thérapeutique**, venue des États-Unis, de Suède, d'Italie et d'Angleterre : obésité, diabète, hypertension, infarctus, AVC, insuffisance rénale relèvent d'une même cause : l'inondation de l'organisme par les calories, entraînant l'inefficacité de l'insuline, l'épuisement du pancréas, l'accumulation des graisses, l'activation des hormones gastro-adipo-cérébrales et l'inflammation adipocytaire et vasculaire.

En voici la preuve (*Journal of the American Medical Association*, 2011, <u>305</u> : 2419 ; 2012, <u>307</u> : 56 ; *Nature Medicine*, 2012, <u>18</u> : 185, 656, 666, 668 ; *New England Journal of Medicine*, 2007, <u>357</u> : 753 ; 2012, <u>366</u> : 1567, 1577, 1635) : **la chirurgie bariatrique** (βαρίος, « lourd »), ou réduction chirurgicale de 75 % du volume gastrique par différentes techniques laparoscopiques, entraîne en 3 mois, sans complication majeure, que l'obésité soit modérée (IMC 30-35) ou massive (IMC 39-40), la quasi-normalisation du poids (– 10 à – 60 kilos), la guérison des diabètes difficiles à équilibrer, la normalisation du cholestérol et la **réduction de moitié de la mortalité cardiaque** jugée 10 ans après (attention, il ne s'agit pas là de la chirurgie esthétique des petites obésités de la femme jeune).

Révolution **difficile à avaler**, «**difficult to swallow**», pour les médecins, signe l'éditorial d'un grand journal américain : ce sont peut-être maintenant les chirurgiens qui vont prendre en main le traitement des diabètes, grands obèses ou non, difficiles à équilibrer et celui des obésités, moyennes ou grandes. Au grand dam de l'industrie des médicaments.

<u>Note</u> : Pas ici d'évocation du système neuroendocrine extraordinairement complexe et encore mal connu, qui contrôle l'appétit et les dépenses d'énergie, ni des quelques maladies génétiques liées à diverses mutations et qui jouent un certain rôle dans quelques rares obésités, telle celle des Indiens pimas. S'y impliquent des dizaines d'hormones, neuromédiateurs et leurs récepteurs hypothalamiques (NPY, agouti, CNTF, GABA-R, sérotonine-R), hypophysaires (GH, MSH et MSH-R), adipocytaires (leptine, adiponectine, β-3-R), digestifs (ghréline, obestatine, PYY), pancréatiques (insuline) et de multiples récepteurs musculaires et hépatiques. Après beaucoup d'efforts et d'illusions, aucun médicament n'a pu en être dérivé. Le système, intégré et autorégulé, est en équilibre très instable et tout action ciblée sur une molécule entraîne aussitôt des réactions imprévisibles des autres. Immense déception après l'enthousiasme des années 2000.

MEDIATOR ET ISOMÉRIDE
NOSFERATU ET LES 40 VOLEURS

Cas d'école.

L'histoire du Mediator a été révélée par **Irène Frachon** : *Mediator, combien de morts ?*, en mai 2010, et reprise dans plusieurs ouvrages (P. Even, *La Recherche biomédicale en danger*, en novembre 2010, racontant « la triple saga meurtrière des laboratoires Servier » et, plus récemment, *La Revanche du rameur* du Dr D. Dupagne et *Le Livre noir du médicament* de C. Lalo, qui a enquêté dans plusieurs pays, en particulier en Belgique, une colonie Servier, et qui raconte l'histoire comme un roman policier, et c'est bien de cela qu'il s'est agi).

Le livre d'I. Frachon n'a eu initialement aucun impact, malgré l'écho que lui avait donné Anne Crignon dans *Le Nouvel Observateur* dès mai 2010, et il a fallu l'intervention de G. Bapt, député socialiste en novembre 2010, pour faire éclater l'affaire au grand jour.

Il y a eu ensuite quatre rapports officiels : le rapport Debré-Even, sur les mesures à prendre, adressé à sa demande au président de la République et à Xavier Bertrand, et aussitôt édité (mars 2011) ; le rapport fracassant de l'IGAS (janvier 2011), qui, avec une indépendance qui fait honneur à l'administration française et à ses auteurs, Anne-Carole Bensadon et Étienne Marie, menés par Aquilino Morelle, démonte, pièce par pièce, toute la mécanique d'un mensonge de trente ans, sans en rien éluder, **un réquisitoire**, qui ne pardonne rien à Servier, et moins encore à l'**AFSSAPS**, cette usine à gaz irresponsable et sans tête, ce panier de crabes où s'agitent sans efficacité, comme des écureuils dans une cage, 1 000 personnes pour nombre d'entre elles incompétentes ou sous influence, réparties en 105 commissions rivales et jalouses les unes des autres, une maison si complexe, cloisonnée, lourde, maladroite et erratique, **qu'il lui faudrait des années pour interdire le cyanure**, une administration si lente qu'on dirait celle de la justice, tandis que souffrent les victimes, une efficacité à l'image de celle de trop de nos 750 agences, autorités, conseils, offices, fondations, instituts, observatoires, commissariats, qualifiés de hauts, supérieurs ou nationaux, autorités sans autorité, autonomes sans autonomie, responsables sans responsabilités, simples fusibles destinés à protéger les ministres et à caser

MEDIATOR ET ISOMÉRIDE

les amis dans des emplois de luxe, 2 à 5 fois mieux payés que dans la fonction publique, et qu'on trouve dans tous les domaines et au moins 50 dans le champ de la santé (voir p. 33). Enfin sont arrivés, à leur rythme, en juin et juillet 2011, les rapports des missions d'information parlementaires, de l'Assemblée (G. Bapt et J.-P. Door) (juin 2011) et du Sénat (F. Autain et M.-T. Hermange) (juillet 2011), le second infiniment plus incisif que le premier, ce qui n'était guère difficile et, finalement, l'excellent rapport des *Assises du médicament* d'E. Couty en juillet avec beaucoup de propositions intéressantes.

L'organisation Servier

L'affaire est simple dans ses évidences, mais complexe dans ses arcanes et détours : un finaud et patelin, aux yeux plissés, vifs et pointus comme des canines, ceux de l'usurier Corbaccio de *Volpone*, joué par Charles Dullin, une sorte de Nosferatu, originaire de Vatan, le trou le plus plat, désert et perdu du Berry, donc de France, fils du patron de la pharmacie de la place Gambetta à Orléans, pharmacie désertée par le pharmacien quand avançaient les troupes allemandes du 15 au 22 juin 1940 (H. Amouroux). Pharmacien que j'ai bien connu en 1943-1944, entre l'église Saint-Paterne, la Kommandantur et le Grand Hôtel détruit par les bombardements de 1940, personnage paranoïde, avide d'un pouvoir absolu, mais paternaliste, respecté d'employés sélectionnés comme on sait, pour leur origine purement hexagonale (Corse incluse) et leur adhésion à la droite non gaulliste politiquement correcte, et de surcroît mieux payés qu'ailleurs, parti d'à peu près rien après un engagement de dernière minute en septembre 1944 et, aujourd'hui, jeune marié de 90 ans, à la tête d'une douzaine de laboratoires, Servier, Biogaran, Ardix, Euthérapie, Biopharma, etc., et d'une fortune de plus de 6 milliards, la 10e française, avec un chiffre d'affaires égal aux 2/3 d'Areva, sans avoir découvert une seule molécule intéressante, mais en en commercialisant une vingtaine, dont les trois ou quatre convenables sont des **copies** de molécules étrangères (Metformine Biogaran, Glucidoral, Diamicron, Minerva, Fludex et Coversyl) et les autres **inutiles** (Aérodiol, Stablon, Vitathion, Pseudophage, Valdoxan, Hyperium, Daflon, Pneumorel, etc.) ou **dangereuses** (Vectarion, Survector, retiré du marché, Vastarel, Trivastal, Procoralan, Protelos, et, sans rival dans l'histoire des médicaments, le **trio mortel des coupe-faim**, largués l'un après l'autre de 1976 à 1985, **Pondéral**, **Isoméride** et **Mediator** qui ne sont tous trois que les prodrugs d'une même amphétamine, la **norfenfluramine**). Exceptionnelle collection d'échecs, de fautes et de mensonges, évidemment sans intention de tuer, mais avec une de prise de risques qui pouvaient (devaient) y mener (pour comprendre ce que sont les amphétamines, voir p. 504).

Pourtant, tout au long de ces derniers cinquante ans, J. Servier a sans cesse affirmé la priorité qu'il aurait accordé tout au long de sa carrière à la recherche, à travers «l'institut de recherches Servier», encombré pour la frime de matériels de haute performance inutilisés, dit un ancien du laboratoire, et sans chercheur qui ait jamais rien trouvé, parce qu'ils étaient tous adeptes de la pharmacologie physiologique des années 1960, et qu'ils étaient passés à côté des révolutions de la biologie moléculaire et de la génomique, qui dominent la recherche pharmacologique depuis les années 1980. Masque que tout cela. Bref, un personnage aux crocs acérés, qui ne voulait certes tuer personne, mais était prêt à en prendre le risque, car il savait bien que les amphétamines ne sont pas des sucres d'orge (note p. 504).

J. Servier voulait seulement faire beaucoup d'argent pour régner. Et son chiffre d'affaires s'est envolé de 1 milliard d'euros en 1980 à 2,8 en 1985 et 3,5 aujourd'hui, mais pour 70% à l'exportation au prix fort, dans des pays sans système de contrôle des médicaments, qui faisaient confiance «au label France», Russie, pays de l'Est, Birmanie (à Rangoon, en pharmacie, sous une grande banderole «Servier», des rayons de Daflon et d'Arcalion, totalement inutiles), Chine, Amérique du Sud et Afrique noire, ironiquement inondée de coupe-faim. Exactement ce qu'elle attend !

Pour atteindre ses objectifs, Servier, maître ès corruption et intrigues, est parvenu avec une habileté inégalée à s'entourer, hier et aujourd'hui, des meilleurs avocats et de nombreux politiques, anciens ministres, députés ou sénateurs de tout bord, J.-B. Raymond, H. Nallet, P. Douste-Blazy, M. Hannoun, N. About, P. Corbin, secrétaire général du Conseil économique et social, ancien secrétaire général de l'Assistance publique, pour ne citer qu'eux, et il a placé ses affidés aux postes décisionnels, au sein de l'administration de l'Assistance publique, des facultés de pharmacie (celle de l'Observatoire était une colonie Servier, son doyen, un certain Durand, un homme lige, et plusieurs des épouses de

MEDIATOR ET ISOMÉRIDE

ses professeurs, employées de Servier, et leurs maris tout dévoués, tel le très horrifique professeur Claude – voir les témoignages du professeur Delattre).

En médecine, il arrosa largement diabétologues, rhumatologues, pneumologues (un pneumologue ne peut que se souvenir du lancement du **Vectarion** ou Almitrine, dans les années 1975, appuyé sur 50 articles anglais, canadiens, américains, français, dithyrambiques, ridicules et largement stipendiés, pour une molécule certes originale, mais **sans aucun intérêt thérapeutique et non sans dangers**, et toujours là en 2012, remboursée à 35 %) et surtout cardiologues, et leurs sociétés savantes, leurs congrès et leurs journaux, finançant l'institut Hippocrate, et accueillant les futurs internes en médecine dans la conférence Hippocrate, pour préparer un avenir de confiance entre eux et lui, multipliant les déjeuners et dîners de contact politico-journalistico-médicaux au Grand Véfour, ou dans le bel hôtel particulier de Boulogne, sans oublier de surcroît l'Académie de médecine.

Mais l'objet de toutes ses préoccupations était avant tout de coloniser l'appareil administratif chargé de le contrôler. Bref, un homme qui **sait circonvenir exactement ceux qu'il faut corrompre**, pas au hasard Balthazar comme font les autres firmes, et ainsi capable de traverser les mailles trop larges du filet percé, tenu par les personnels naïfs, peu compétents, et entretenant quelquefois des liens de connivence exagérément étroits, de l'ineffable AFSSAPS (l'analyse au cas par cas, que nous avons faite des liens d'intérêt des centaines d'experts de nos commissions d'AMM et de la transparence, montre que Servier finance à lui seul autant de contrats que ne le fait chacune des six ou sept plus grandes firmes internationales, chacune 10 fois plus importantes que lui !). Non seulement Servier cible intelligemment ceux dont il s'assure la collaboration, mais il pousse dans toutes les directions d'innombrables tentacules, au point qu'aujourd'hui, lorsque le nouveau directeur de l'AFSSAPS tente, non sans résistances internes, de réorganiser l'agence, il semble ne pouvoir s'entourer que d'anciens de chez Servier, qui, tel un essaim de termites, ont littéralement mité l'agence de l'intérieur (7 sur 13 promus ces derniers mois, Mme Rey-Quinio en tête), au point que, derrière chaque porte, on découvre un homme ou une femme de Servier. On ne voit cela qu'à Naples, en Calabre ou en Sicile, 'Ndrangheta, Camorra, Mafia confondues. **N'y aurait-il pas du Toto Riina chez Jacques Servier ?**

Terrible choc, car l'AFSSAPS, usine à gaz née sans réalisme d'un cerveau énarchique sincère, mais plein d'illusions, privilégiant la perfection des structures plutôt que la compétence des hommes, se croyait la **meilleure agence de médicament du monde** et le disait, et le répétait, et l'écrivait, au point d'en convaincre les ministres de tutelle, alors que la France était depuis toujours la dernière nation à retirer du marché les molécules dangereuses. Elle était, qui plus est, de plus en plus dessaisie de ses responsabilités d'évaluation par l'Agence européenne de Londres, beaucoup moins compétente encore et très influencée par l'industrie, comme l'indiquent les rapports venus de tous les pays, et où la France est représentée par les plus suspects des membres de l'AFSSAPS, le président français de la principale commission, E. Abadie, successeur de J.-M. Alexandre, venant directement de l'industrie pharmaceutique et même de son syndicat, le LEEM, et l'un des membres les plus écoutés étant le directeur de l'évaluation de l'AFSSAPS (P. Lechat), récemment stigmatisé pour avoir dissimulé ses liens avec l'industriel même dont il présidait le comité chargé d'évaluer ses produits. L'un et l'autre poussé à la démission ou écarté ces jours-ci. Enfin.

La naissance du Mediator

Dès les années 1960, l'obésité devient un problème de santé publique. Donc, un marché, cela n'échappe pas à J. Servier.

Les amphétamines sont déjà connues comme de puissants excitants coupe-faim (ou anorexigènes, d'où le nom obligatoirement terminé en «orex» des molécules de ce type).

Il y avait déjà eu en France la corydrane et le maxiton, interdits à la fin des années 1950. En 1965, un laboratoire suisse lance en Suisse et en Autriche une molécule coupe-faim, **l'aminorex**, presque une amphétamine (en fait, un double noyau hexa- et pentacyclique, un benzène et un oxazole, donc avec un oxygène et un azote dans le noyau), interdit trois ans après, grâce à H.P. Gurtner, cardiologue de Berne, frappé de constater déjà une augmentation de 20 fois des hypertensions artérielles pulmonaires (HTAP) – 20 fois, noter le chiffre – avec des lésions identiques à celles observées chez l'animal avec la monocrotaline ou la fulvine. Il y aura des dizaines de morts (0,2 % des malades, 200 pour 100 000), qui font, à l'époque, beaucoup de bruit.

Dès lors, la route est coupée pour les coupe-faim, mais les laboratoires Servier, qui sont sur le coup depuis plusieurs années, ne renoncent pas. Le benfluorex, Servier travaille dessus depuis 1960. L'objectif, c'est d'obtenir des dérivés de l'amphétamine débarrassés d'une partie de ses effets excitants «sympathiques» liés à la libération de noradrénaline, en conservant les effets coupe-faim de type sérotonine, en greffant pour cela différents radicaux sur le groupe aminé terminal.

À partir de la **norfenfluramine** – NFF – (amphétamine trifluorée) vont naître, de 1960 à 1964, la **fenfluramine** – FF – (NFF-éthylaminée) ou Pondéral et, plus lourd, le **benfluorex** – BF – (NFF-phénylpropanée), et tous sont **présentés comme de puissants coupe-faim**. Plusieurs brevets sont déposés en France, en Angleterre et aux États-Unis, il y a cinquante ans, par la société Science, Union et Compagnie, filiale de Servier. Le benfluorex y est bien présenté comme une amphétamine coupe-faim : «Cette molécule possède une activité **anorexigène**, analgésique, anticonvulsivante et de régulation du métabolisme des lipides.» Comme le remarque B. Rossigneux, l'effet coupe-faim est bien mentionné en tête des bénéfices attribués à cette molécule, qui est également présentée comme une amphétamine coupe-faim à deux congrès internationaux, dès 1971, à Nassau, aux Bahamas, puis à Marbella, en Espagne, et dans plusieurs publications. Servier sait donc que le Pondéral et le benfluorex sont des amphétamines, parce qu'il les a voulus – et fabriqués – ainsi, en partant de la norfenfluramine. Mais le Pondéral et le benfluorex sont métabolisés en quelques minutes et libèrent la NFF. Le Pondéral et le benfluorex ne sont donc que les «prodrugs» inactives de la norfenfluramine, qu'ils libèrent dans le sang aussitôt absorbés.

Les deux molécules seront commercialisées l'une après l'autre. D'abord, la fenfluramine, en 1963, en France, avant l'affaire de l'aminorex suisse, sous le nom de **Pondéral**, en 1967 en Angleterre (**Ponderax**) et en 1973 aux États-Unis (**Pondimin**), puis, en 1976, le benfluorex sous le nom de **Mediator**, mais là, changement de décor et début d'un déni de 30 ans : l'aminorex est passé par là et, compte tenu de la mauvaise réputation des amphétamines, ce n'est plus une amphétamine ni un coupe-faim, mais **«une molécule d'appoint dans le traitement du diabète et**

des hypertriglycéridémies». Tel est le masque. Et Servier n'en démordra plus.

Il suffit pourtant de regarder la molécule pour constater qu'elle est chimiquement une amphétamine. Même un étudiant médiocre en pharmacie ou pharmacologie la reconnaîtrait au premier coup d'œil. Pourtant, Servier présente le benfluorex comme un modificateur du métabolisme des graisses (?), actif contre le diabète et les hypertriglycéridémies, par des voies tout à fait inconnues, sans autre argument, ni en 1975 ni aujourd'hui, que des travaux biseautés de son laboratoire, qui seront invalidés par l'expert, qu'il a pourtant lui-même choisi pour les évaluer, et dont il exclura les conclusions négatives du dossier présenté à la Direction de la pharmacie en 1976, pour obtenir l'autorisation de commercialisation. Bien entendu, la Direction de la pharmacie n'y voit que du feu et voilà le Mediator sur le marché. Nous sommes en 1976. Il n'y a pas encore de commission d'AMM à cette époque (elle fut créée au ministère en 1977). Personne n'en parle pendant plus de 20 ans. **Petite molécule, peu d'intérêt, ventes faibles.**

Pondéral (fenfluramine) et Isoméride (dexfenfluramine)

Mais, dans les années 1980, tout change, l'obésité croît si vite dans les pays occidentaux que le besoin de coupe-faim augmente et que le marché potentiel séduit de plus en plus l'industrie, dédouanant les amphétamines, dont on oublie, ou fait semblant d'oublier, qu'elles peuvent tuer. La **phentermine**, qui tuera elle aussi, sort aux États-Unis, et Servier relance en 1981 le **Pondéral** (fenfluramine), et, en 1985, l'**Isoméride** (dexfenfluramine, isomère du précédent), et, cette fois, il les présente peu à peu pour ce qu'ils sont : des amphétamines et des coupe-faim. L'affaire de l'aminorex suisse, qui date de treize ans, est oubliée.

Mais très vite, dès 1981 et jusqu'en 1993, plusieurs publications en Hollande, Suisse, Angleterre et France signalent des HTAP (hypertension artérielle pulmonaire) mortelles avec l'Isoméride. Le plus grand centre français d'HTAP reconnu mondialement, celui de Clamart, considère que l'Isoméride multiplie par 3 le risque de

MEDIATOR ET ISOMÉRIDE

cette pathologie grave. Mais rien ne bouge en France. Sauf Servier, peut-être sincèrement convaincu de l'absence de danger de son médicament et qui finance une grande étude internationale sur cinq pays pour tenter de le démontrer, gérée par un Français, qu'il connaît depuis longtemps, L. Abenhaim, professeur à Montréal, appuyé par les professeurs Duroux et Simonneau, les patrons de Clamart, qui recrutent la majorité des patients. Et c'est la catastrophe : L. Abenhaim, si amicalement lié qu'il soit à Servier, ne peut que constater et publier en 1996 que l'Isoméride multiplie par 23 le risque d'HTAP graves (Gurtner, en Suisse, avec l'aminorex, avait trouvé 20).

Stupeur : non seulement rien ne se passe en France et Servier parvient à empêcher les premières notifications de valvulopathies détectées en Belgique par le Dr Ewalenko, la Frachon belge, et qui devaient remonter à la FDA américaine. Celle-ci, qui ne pouvait pourtant pas ignorer l'article d'Abenhaim publié dans le plus grand journal de médecine du monde, le *New England Journal of Medicine*, autorise au même moment la commercialisation de l'Isoméride aux États-Unis, sous le nom de **Redux** (il est vrai que deux des six experts de la FDA qui en décident sont liés contractuellement à Servier !). Servier tente en même temps de faire taire Abenhaim, sans y parvenir. « Il faut faire taire ces messieurs », dit un e-mail de Servier-États-Unis, signé d'une très, très proche de J. Servier. Cette attitude vaudra à Abenhaim, qui dit avoir reçu de petits cercueils par la poste, d'être nommé directeur général de la Santé en France.

Il faut attendre un an encore, la publication en 1997, toujours dans le *New England Journal of Medicine*, d'une chirurgienne cardiaque de la Mayo Clinic, **Heidi Connolly**, qui rapporte 24 cas de valvulopathies sévères à l'Isoméride, pour qu'enfin ces médicaments, pris par 18 millions d'Américains et 9 millions de Français, soient immédiatement interdits aux États-Unis, où on les pense responsables de **40 000 accidents graves et décès**, et où Wyeth, le laboratoire diffuseur de la molécule de Servier sur le territoire américain, est condamné à payer **14 milliards de dollars** aux victimes, à la suite d'une action de classe (une plainte commune). Wyeth ne s'en remettra jamais et sera finalement racheté par Pfizer. Mais Servier ne paie rien (sauf au Canada) !

Il faut saluer la perspicacité d'H. Connolly qui s'étonne, dès la première patiente, une obèse de 1,65 m et 110 kilos, opérée en mai 1996 pour valvulite mitrale, des lésions des valves et des cordages très inhabituelles qu'elle observe belles, dures, blanches, lisses, brillantes recouvrent et épaississent les valves comme un enduit, un vernis, un dépôt (et c'est bien cela sur les coupes histologiques), et qui lui évoquent aussitôt les atteintes valvulaires de l'ergotamine, du méthysergide (voir note « Ergot de seigle ») et surtout du très rare syndrome « carcinoïde », lié à la sécrétion massive de sérotonine par les tumeurs carcinoïdes digestives ou bronchiques (c'était le sujet de la thèse de l'un de nous en 1964). Rien de commun avec les lésions valvulaires grossières et sténosantes liées à des endocardites infectieuses ou au RAA (rhumatisme articulaire aigu de l'enfance), ou liées à l'âge pour les valves aortiques. Ces lésions ne ressemblent à aucune autre. En avoir observé une fois, et *a fortiori* plusieurs, ne s'oublie pas. Deuxième malade, trois mois plus tard. Les deux sous Isoméride depuis un à deux ans. Sans enquête rétrospective, sans solliciter d'autres centres, H. Connolly, toute seule, réunira et publiera 24 cas recueillis en quinze mois à la seule Mayo Clinic, tous sous Isoméride depuis un à vingt-cinq mois, en moyenne onze mois. Un an après, M. Kahn à Minneapolis analyse 500 dossiers de patients pour moitié sous et sans Isoméride : 53 valvulites dans le groupe traité contre 3 dans le groupe de contrôle : 17 fois plus : 20, 23, 17, c'est toujours la même proportion (17, c'est aussi le chiffre d'I. Frachon).

Mais, en France, silence radio. Aucun cardiologue, aucun chirurgien cardiaque n'a rien vu et, comme les plaintes de groupe en justice (*class actions* aux États-Unis) ne sont pas autorisées, mais seulement les plaintes individuelles, seulement quatre patients touchés par l'Isoméride auront les moyens et la ténacité d'attaquer Servier et seront indemnisés. L'une, Anna Paulos, qui a dû être greffée des deux poumons, recevra 400 000 euros en 2006 après dix ans de procédure ; A. Goudman, indemnisé pour la mort de sa femme, décédée avant d'avoir pu bénéficier d'une greffe cœur-poumon, 90 000 euros, et un ou deux autres 20 000 euros chacun. **On ne saura jamais combien de Français sont morts de l'Isoméride, faute de la moindre enquête française et du silence passif des médecins. Exactement comme avec le Vioxx** (voir note « Le Vioxx »). L'Isoméride tuait aux États-Unis, mais pas en France. L'image du nuage de **Tchernobyl** ne peut manquer, une fois encore, de venir à l'esprit.

On peut aussi se poser des questions sur les cardiologues français et sur le leader des maladies valvulaires, blessé à l'os et engagé dans un déni qui ne le grandit pas. Comment les médecins et les échographistes ne se sont-ils pas étonnés de voir tant de polyvalvulites et, qui plus est, de valvulites atypiques (le médicament touche le plus souvent plusieurs valves et ne crée pas de rétrécissements, mais seulement **des régurgitations, des insuffisances valvulaires**) sans se poser de questions sur leur origine, alors même que la principale cause des valvulites mitrales et tricuspides, le RAA, a disparu depuis cinquante ans et créait des monovalvulites sténosantes aux lésions grossières, irrégulières et calcifiées, bien différentes de celles des médicaments, coupe-faim ou dérivés de l'ergot de seigle (voir p. 505) ? Et comment les chirurgiens cardiaques, qui réparent des valves toutes les semaines, n'ont-ils rien vu qui les étonne et qu'H. Conolly a reconnues au premier coup d'œil ? Étrange cécité de presque toute une discipline, aujourd'hui humiliée et qui, plutôt que de se remettre en cause, tente de nier des faits acceptés partout dans le monde et tente de s'opposer aux indemnités dues aux victimes. Mais, enfin, en 1997, l'Europe réagit aussitôt après la FDA et interdit Pondéral et Isoméride.

La deuxième naissance du Mediator

La France est obligée de suivre et interdit à son tour toutes les amphétamines. Toutes, mais pas le Mediator, puisque, selon Servier, il n'est pas une amphétamine. Et non seulement il n'est pas interdit, mais, comme les deux autres le sont, il va s'emparer du marché français des coupe-faim, toujours en prétendant ne pas en être un. **Le Mediator sera la roue de secours de Servier après la crevaison de l'Isoméride.** Il ne tente cependant pas de s'attaquer aux marchés des pays bien contrôlés de l'Angleterre, de l'Allemagne et de l'Europe du Nord, mais il va s'implanter facilement sur les marchés italien, espagnol, portugais et grec, moins rigoureux.

Car Servier, lui, a compris l'opportunité de récupérer « son » marché, désormais interdit à l'Isoméride, et il ne manque pas de suggérer à ses visiteurs médicaux d'insister auprès des médecins sur l'effet amaigrissant du Mediator. La demande des patients, et surtout patientes, conduit alors beaucoup d'entre eux, qui n'ont plus rien d'autre à prescrire, à utiliser le Mediator, vieux médicament sans histoire, autorisé et remboursé à 65 %, et **dont ils n'ont donc aucune raison de se méfier.** L'AFSSAPS ne juge même pas utile de leur rappeler par lettre qu'il n'est pas autorisé comme coupe-faim, mais seulement en appoint du traitement du diabète, où son efficacité est d'ailleurs si exactement nulle qu'elle fait sourire tous les diabétologues. Les médecins praticiens ne sont ici, comme souvent, coupables de rien, mais plutôt des victimes, car Servier et l'État les ont trompés.

Et la consommation s'envole : 300 000 Français (et surtout Françaises) en prennent désormais tous les jours, et consommeront finalement 7 millions de boîtes, soit 200 millions de comprimés au total, pour un revenu finalement modeste pour Servier, de 30 millions d'euros par an (en France). Une arnaque pour des queues de cerise, car un grand marché en France, c'est 200 à 500 millions d'euros.

La mort trop lente du Mediator

Mais, peu à peu, à partir de 1998, les alertes vont se multiplier. Le grand centre de pharmacologie italien, Mario Negri, du professeur Garattini (qui avertit l'EMA) et le centre français de pharmacovigilance de Besançon démontrent ce que Servier cachait depuis trente ans : le Mediator et l'Isoméride, c'est la même chose. Ils agissent exactement de la même façon, en libérant tous deux en quelques minutes dans l'organisme, aussitôt après leur ingestion, la même molécule, la « **nordexfenfluramine** », la molécule même de l'amphétamine, fluorée, qui avait servi à les fabriquer. **Le Mediator, c'est de l'Isoméride.**

Toujours pas de réaction de l'AFSSAPS.

Pourtant, on sait aussi depuis des années que la nordexfenfluramine est une **sérotonine bis** qui déclenche les lésions pulmonaires et cardiaques, en particulier en stimulant les récepteurs de la sérotonine, très nombreux sur les valves, avec autant d'efficacité que la sérotonine elle-même, réalisant exactement le tableau observé dans les tumeurs carcinoïdes.

Et voilà qu'en 1999 un cardiologue de Marseille signale à la commission de pharmacovigilance régionale de l'AFSSAPS un cas de valvulopathie certain (le patient n'avait aucune atteinte valvulaire avant de prendre le Mediator). Aucune enquête de l'AFSSAPS centrale, mais des représentants de Servier, prévenus on ne sait par quel canal (serait-ce l'AFSSAPS elle-même ?), débarquent aussitôt

MEDIATOR ET ISOMÉRIDE

à Marseille et, presque menaçants, critiquent violemment l'observation, dont ils rejettent la validité. Quelques jours plus tard, le médecin est sévèrement tancé pour ses «divagations» par un professeur de cardiologie de Marseille, adjoint du maire, diligenté par Servier et aujourd'hui décédé.

Deux ou trois observations similaires sont encore rapportées et, **en 2003, l'Italie et l'Espagne interdisent le Mediator** (Servier jouera sur les mots en disant qu'il n'avait pas demandé le renouvellement de son autorisation, mais il savait qu'elle serait refusée et il a préféré la retirer sur la pointe des pieds en prétextant des ventes trop faibles).

Dix observations de valvulopathies sortiront une à une ou deux par deux après 2003, dont une d'un grand pharmacologue de Toulouse, au-dessus de tout soupçon, membre des commissions de pharmacovigilance de l'AFSSAPS et particulièrement bien placé pour faire avancer le dossier... qui n'avancera pas d'un pouce : **le Mediator reste autorisé et remboursé à 65 %**, malgré l'avis de la Commission de la transparence de l'HAS, qui l'avait classé au dernier rang d'efficacité, en classe 5, et par conséquent en principe non remboursable, même pas à 35 %.

Deux études sont cependant lancées par Servier, pour retarder encore les décisions d'enquêtes éventuelles de l'AFSSAPS. Elles concluent à la grande efficacité du Mediator dans le diabète à la stupéfaction de l'excellent diabétologue lyonnais censé diriger à distance ces études réalisées en Grèce, un article qui sera la risée des diabétologues, qui n'ont jamais utilisé le Mediator, même comme appoint.

Pendant douze ans, de 1998 à 2009, Servier, formidable joueur d'échecs, ne cessera d'intervenir pour paralyser une AFSSAPS déjà bien peu réactive, freinée de l'intérieur par plusieurs de ses cadres, parfois au niveau le plus élevé. On apprend ainsi il y a peu que le professeur J.-M. Alexandre, qui a bloqué plusieurs fois les procédures de l'AFSSAPS visant à condamner le Mediator, n'a certes rien touché de Servier tant qu'il était en fonction (encore que...), mais dès sa retraite, de 2000 à aujourd'hui, il a reçu 1,1 million d'euros de Servier, dont il est devenu l'un des consultants. Pour ses précieux conseils ? Ou en échange de ses longs et loyaux services ? Comment un homme de sa qualité a-t-il pu en arriver là ? Servier multiplie ainsi les interventions, les contestations, les modifications de notices, les propositions

Pr Philippe **EVEN** – Pr Bernard **DEBRÉ**

de nouvelles enquêtes permettant de retarder de deux ans les décisions éventuelles, les demandes d'avis complémentaire de nouvelles commissions, dont les opinions divergentes de celles des commissions antérieures conduisent à de nouvelles commissions, pour arbitrer ces divergences, etc. Le dossier rebondit ainsi de plot en plot, **comme au billard électrique**, au point que, dans cette période, le Mediator sera l'objet de 24 séances des commissions de pharmacovigilance, sans que jamais aucune décision soit prise. Et quand enfin le Comité national de pharmacovigilance décide de proposer le retrait, il est désavoué par la commission d'autorisation de mise sur le marché, qui, à l'AFSSAPS, a le pas sur la pharmacovigilance, et surtout par J. Marimbert lui-même, toujours d'un courage exemplaire, sollicité par « Mado », Madeleine Dubois, cadre de Servier, ancienne proche de J. Barrot, ancien ministre de la Santé et spécialiste des allers-retours Servier-cabinets ministériels.

Ainsi, pendant dix ans, le rapport de l'IGAS en fait foi, Servier, comme un maître du jeu d'échecs et la main sur le cœur « enfume », « roule dans la farine », disent l'IGAS, les multiples commissions et groupes de travail de l'AFSSAPS, à coups de mensonges, de trompe-l'œil, de chausse-trappes, de portes dérobées et de fausses fenêtres, de glaces sans tain, de jeux de miroirs, d'alternances de lumière noire et de flashes éblouissants, de fausses perspectives, de nœuds coulants, de cartes biseautées, de dés pipés, de sables mouvants, de panneaux indicateurs inversés et de fausses promesses, tandis qu'inconscient, l'œil plissé, sûr de ses appuis, Jacques Servier n'entend pas, en arrière-plan, les lamentations désolées de ses victimes, auxquelles il ne croit pas et qui le laissent donc indifférent, têtu, obstiné, pathétique.

C'est alors que, enfin, entre en scène, en 2007, **la chevalière blanche**, une pneumologue de Brest, pleine de courage, d'une rare lucidité, et bien formée à l'hypertension artérielle pulmonaire dans le service de référence de Clamart, où elle a vécu l'histoire de l'Isoméride. Elle va, à elle seule, et contre vents et marées, renverser le cours des choses, mais non sans essuyer de multiples tentatives d'intimidation et les rebuffades à répétition de l'AFSSAPS et des représentants régionaux de Servier. Mais I. Frachon est droite dans ses bottes et bouleversée par l'histoire des malades qu'elle suit, y compris dans le personnel de son propre hôpital, et **elle va faire seule, en deux ans, le travail que l'AFSSAPS et ses**

MEDIATOR ET ISOMÉRIDE

1 000 fonctionnaires n'ont pas fait en quinze ans. Malgré ses doutes initiaux et ses angoisses nocturnes, car elle est presque seule dans cette affaire, aidée de deux ou trois médecins brestois, elle parvient à réunir plusieurs observations et surtout à lancer, sans aucun moyen, une vaste étude, revoyant les centaines de dossiers de cardiopathies valvulaires de l'hôpital de Brest et retrouvant parmi eux 27 cas de valvulopathies sans autre cause, survenues après ou pendant le traitement au Mediator et qu'il a fallu opérer (et s'il y en a 27 au CHU de Brest, nous pensons qu'il y en a probablement 2 000 à 2 500 dans les 90 hôpitaux des CHU français. **Le Mediator ne pleut pas qu'à Brest**).

En juillet 2009, après deux ans d'efforts, de déceptions, d'accueil méprisant, elle est enfin autorisée à présenter l'étude en commission de l'AFSSAPS. Quelques-uns, qui n'ont rien fait, en critiquent la méthodologie tels les professeurs B. Iung et Ph. Ravaud, consultants... de Servier. C'est que, pour autoriser un médicament, il suffit de faibles probabilités d'efficacité, mais, **pour le retirer** et donc léser les intérêts économiques de l'industrie, **il faut des preuves**. Pourtant, cette fois, le choc est frontal. Elle a gagné. Impossible d'enterrer l'affaire. L'AFSSAPS avait, en 2001, imposé à Servier une étude nationale, menée par la Société française de cardiologie sans l'objectif de rechercher des valvulopathies, mais qui sera revue en 2009 après l'intervention d'I. Frachon et qui conclura comme elle. Parallèlement, **A. Weill**, de la CNAM, lance ses ordinateurs, analyse toutes les valvulopathies opérées en chirurgie cardiaque, repère celles qui avaient été ou étaient encore sous Mediator et confirme le travail d'I. Frachon (il entreprend cette enquête sans en référer à ses supérieurs de la CNAM et **sera placardisé** pour l'avoir faite, jusqu'à ce qu'il soit réintégré par X. Bertrand, scandalisé de cela). L'ensemble des résultats est alors analysé par une des meilleures statisticiennes de France, C. Hill, et par l'équipe de M. Zureik à Bichat, et ils aboutissent en 2009 à des conclusions similaires. Il y a eu, depuis quinze ans ou plus, 500 à 2 000 morts par valvulopathies liées au Mediator (sans compter les hypertensions artérielles pulmonaires). Au minimum 1 320, conclut A. Fournier avec M. Zureik en 2012.

Pendant ces deux années-là, Irène Frachon aura été l'honneur de la médecine. Peu d'entre nous, et probablement aucun, auraient été capables de mener seuls un tel combat, dans une pareille atmosphère de doute, de rejet, d'hostilité, de mépris et de calomnies.

Rencontrer une I. Frachon dans sa vie, c'est reprendre confiance dans l'homme et plus encore dans la femme, car nous ne sommes pas sûrs que les hommes, tous du «sérail», auraient eu cette force, pas même les meilleurs. Car c'était à l'équipe de Clamart, internationalement reconnue et tenue au courant par I. Frachon, d'intervenir auprès du ministère et, si besoin, des médias, et non pas de se borner à la soutenir verbalement et amicalement, mais sans s'engager elle-même, trop dépendante du milieu et des laboratoires, qui financent tant de services, y compris Servier. **L'équipe de Clamart** avait combattu contre l'Isoméride, mais elle n'a rien fait contre le Mediator. Elle **a failli.**

L'homme dans cette affaire, comme souvent, ça a été une femme. D'exception. Quelle force, quelle magnifique nature! La culture, la tradition familiale, la tradition protestante, celle, comme beaucoup de minorités, de résister à l'injustice et aux pressions, n'y sont sûrement pas pour rien. Le lecteur doit comprendre que si le Mediator n'est plus sur les tables de nuit, si des milliers de personnes vont être indemnisées, si dans le domaine de l'efficacité et de la sécurité des médicaments, il y a un avant et un après Mediator, un avant et un après 2010, et si même les ministres de la Santé seront ceux d'avant et d'après 2010, **rien de tout cela n'aurait été possible sans Irène Frachon.**

L'empoisonneur, les incapables et les corrompus

2 000 morts, cela équivaut aux décès prouvés de Tchernobyl, c'est beaucoup plus que les morts «nucléaires» de Fukushima (encore aucun), c'est autant que le *Titanic*, le scandale du sang contaminé, et c'est probablement comparable au Vioxx et à l'Isoméride, sur lesquels on s'est bien gardé d'enquêter, mais aussi presque autant que l'attentat du 11 Septembre 2001. Cela veut dire, depuis 1985, au moins **4 000 à 5 000 morts** pour ces quatre seules affaires, morts **dont la responsabilité incombe beaucoup plus aux agences de l'État**, chargées de surveiller le médicament, qu'aux industriels eux-mêmes. Sans compter les malades, dont 6 800 ont déjà porté plainte contre Servier et qui survivent difficilement, douloureusement, handicapés, angoissés pour la vie et pour une vie plus courte.

MEDIATOR ET ISOMÉRIDE

Évidemment, J. Servier conteste, admet au plus deux ou trois décès. Toute son équipe à Neuilly, à Gidy, est dressée, vent debout, nie, rejette, se cambre devant l'insupportable. On peut le comprendre, tant la responsabilité est exclusivement celle de Jacques Servier et de deux ou trois de ceux qui l'entourent (J.-P. S., N. C., F. W., machine à éteindre tous les signaux), pas aux employés du Loiret ou d'ailleurs, pointés du doigt, heurtés de plein fouet. Dur aussi pour eux.

Mais, sur la réalité de 2 000 morts, c'est une évidence. Nous l'avons dit, s'il y a eu 19 valvulopathies graves à Brest, il y en a 2 000 en France, et les calculs de C. Hill et M. Zureik sont incontournables et les preuves s'accumulent. Hier encore, **G. Habib**, professeur de cardiologie à Marseille, reprend les échographies de toutes les valvulites de son hôpital, depuis six ans : 130 cas, dont 83 expliqués par les causes habituelles et 47 sans cause apparente, dont 42 chez la femme, 34 sous Mediator, 20 associés à l'Isoméride ou au Pondéral et 1 sous Isoméride seul. Tous avec des lésions échographiques caractéristiques de polyvalvulopathie avec régurgitation, touchant 28 fois les valves mitro-aortiques, 32 fois les tricuspides, avec seulement 9 sténoses, et puis sous-presse M. Humbert, O. Sanchez, G. Habib, etc., avec I. Frachon, 85 cas d'HTAP, dont le quart avec valvulite, et encore un excellent travail de F. Le Ven et C. Tribouilloy, analysant avec précision la nature très particulière de ces valvulites issues de 8 CHU (Brest, Amiens, Marseille, Paris, etc.). Affaire entendue.

Cette histoire a permis de mesurer l'incohérence, le manque de conviction et d'action et les lacunes de commandement de cette agence dérisoire, irresponsable et coupable. La démission de son incapable président – il avait déjà prouvé son incompétence en 2004 avec le Vioxx – et de son adjointe, qui ignoraient totalement les problèmes qu'ils avaient à juger et n'en avaient pas une seconde l'intuition, ne suffit pas à clore le dossier, car voilà cet ancien, et charmant, président aveugle de l'AFSSAPS et conseiller d'État, promu secrétaire général d'un grand ministère, pas moins. Son adjointe a été, elle, satellisée au ministère des Sports, pour évaluer le dopage probablement (puis retour à l'IGAS). **N'y aurait-il pas dans ce pays des mises à la retraite d'office ?** Aucun fonctionnaire n'est-il jamais responsable de rien ?

Malgré sa sincérité, son engagement, son énergie, il n'est pas certain que X. Bertrand soit parvenu à redresser la barre. Faire voter une loi partielle est une chose, sortir les décrets, puis leurs indispensables circulaires d'application et faire sauter les «règlements intérieurs» des agences (inscrits au Code de santé publique!), c'est bien autre chose (voir addendum de ce guide qui décrit la situation en juin 2012). Il ne suffit pas **d'annoncer «le nettoyage de la pharmacopée»** en acceptant que le président de l'HAS (qui lui aussi avait dissimulé ses conflits d'intérêt) «envisage» de réévaluer un (!) médicament ou peut-être une classe de médicaments en 2012 «avec l'aide de l'Académie de médecine» (!), qui n'a jamais rien fait dans ce domaine (ni d'ailleurs dans aucun autre).

Chaque semaine qui passe montre à quel point certains personnels de l'agence débaptisée résistent à leur nouveau directeur – il avait fallu Hercule pour nettoyer les écuries d'Augias –, beaucoup, qui n'ont toujours rien compris et convaincus d'avoir bien et beaucoup travaillé, voudraient qu'elle reste ce qu'elle était et le montrent : démission en bloc de certaines commissions, retards de retrait du marché des médicaments dangereux, absence de réaction sur le Thiotépa périmé, publication de listes consternantes de médicaments sous surveillance renforcée, tantôt 56, tantôt 70, mêlant médicaments dangereux, médicaments inefficaces, médicaments récents à juste titre à surveiller, médicaments utiles et sans danger aucun, en vrac, sans discernement et sans courage, absence de réaction énergique sur les prothèses de sein PIP, qu'elle savait défectueuses et ne respectant pas les normes depuis des années, trop long maintien de ses représentants les plus contaminés par l'industrie à l'Agence européenne, l'EMA, de Londres (Eric Abadie et Philippe Lechat [enfin sur le départ]), promotions internes d'anciens collaborateurs de Servier (7 sur 13!), dont C. Rey-Quinio, celle-là même qui a été responsable de l'Isoméride chez Servier et qui, dès 1999, se retrouve chargée du dossier Mediator à l'AFSSAPS, où elle a évidemment été envoyée pour cela par J. Servier, malgré la perte de salaire – officielle – que cela comportait. Et encore, absence d'intervention à Bruxelles pour exiger une refonte de **l'Agence européenne, totalement inféodée à l'industrie, comme le démontre l'audit interne 2009 de l'agence elle-même**, publié par le Formindep de Ph. Foucras (après une enquête de deux ans qui a exigé de multiples demandes et protestations pour ne se voir fournir, dans un premier temps, que des copies édulcorées et non les originaux, comme la loi européenne l'impose). D'où il ressort que les 2/3 des 4 600 experts de l'EMA, n'ont pas informé de leurs liens avec l'industrie, mais n'en ont pas moins été chargés des rapports d'évaluation, alors même qu'ils étaient encore salariés, et, depuis des années, par l'industriel dont ils avaient à évaluer le produit, et cela en accord avec son incroyable règlement intérieur qui précise que « le choix des experts évaluateurs n'a pas à prendre en compte des liens avec l'industrie » (à quoi bon dès lors les déclarer ?).

La même EMA, qui vient d'indiquer publiquement, et noir sur blanc, « qu'elle ne demanderait pas que les nouvelles molécules soient comparées aux anciennes et qu'au contraire elle se satisfaisait des comparaisons avec les placebos » ! (Exactement le contraire de ce qu'a dit vouloir exiger notre ministre de la Santé.)

Jacques Servier, grand-croix de la Légion d'honneur

Pour finir avec ironie, le lecteur ne doit pas ignorer que, deux mois avant la suspension du Mediator, l'AFSSAPS autorisait la commercialisation de deux de ses génériques, soit **trois Mediator sur le marché au lieu d'un**, et qu'en juin 2009 Jacques Servier recevait, à l'Élysée, la grand-croix de la Légion d'honneur, le plus haut grade de l'ordre, réservé à une douzaine de Français, des mains du président de la République, pour sa grande carrière d'industriel. Un grand moment de théâtre comique, digne de la réception à l'Académie française du comte de Latour-Latour, par le duc de Maulévrier, dans *L'Habit vert* de R. de Flers et G. A. de Caillavet, ou des plaidoiries de Me Barbemolle d'*Un client sérieux* de Courteline ou encore de celles de Me Bafouillet des *Facéties du sapeur Camember*. Comment ses conseillers ont-ils pu proposer un texte pareil au chef de l'État ? Lisez :

> *Cher Jacques Servier,*
> *Votre histoire, c'est une grande histoire française riche de leçons.*
> *Vous avez été formé à l'école de la grande médecine française, celle de Pasteur, celle des nombreux prix Nobel dont notre pays peut s'enorgueillir* (3 en trente ans contre 180 aux États-Unis et 15 à 20 à l'Angleterre et l'Allemagne, 5 ou 6 à la Suisse, aux pays scandinaves, etc.), *celle des Jean Bernard et autres Jean Hamburger. [...]*

Vous êtes un entrepreneur comme la France en compte peu. Les laboratoires Servier, entre 48 et aujourd'hui, ont connu un développement remarquable. De la pharmacie familiale à Orléans, neuf employés, à 54, où l'entreprise s'installe à Neuilly, etc.

En tant qu'entrepreneur, vous avez été souvent sévère à l'endroit de l'administration française. Vous critiquez l'empilement des mesures, des normes, des structures, et vous avez raison. [...]

J'espère que chacun aura compris que c'est un grand Français que je vais décorer au nom de la République française.

À lire dans les écoles.

Conclusions

• J. Servier est personnellement le responsable n° 1 de cette affaire, mais s'il a donné la mort, ce fut sans intention de la donner... mais en en prenant le risque de plus en plus évident depuis 1995. Reste qu'à ce jour et jusqu'à l'issue des procédures judiciaires en cours, il est présumé innocent des graves fautes pénales qui lui sont reprochées.

• L'AFSSAPS est responsable au même degré par l'incompétence de ses dirigeants et la corruption de ses experts. Il est très exagéré d'écrire que « l'arbre du scandale cache la forêt de l'intégrité et du désintéressement » (J. Biot, président du JNBD, société consultante).

• Le syndicat de l'industrie s'est désolidarisé de Servier très tard. On aimerait l'avoir entendu plus tôt.

• Les cardiologues ont fait preuve d'une grave cécité, par incompétence, non par corruption.

• Les généralistes trompés par Servier et l'AFSSAPS ont été des victimes.

• Irène Frachon, A. Weill, A. Morelle, et ses deux collègues de l'IGAS, et G. Bapt ont droit à la reconnaissance du pays.

LES OMÉGA 3, ILLUSION ET RÉALITÉ
LES INUITS ET LES CRÉTOIS AVAIENT RAISON

1978 : des chercheurs danois découvrent que les Inuits du Groenland, nourris, très tôt et toute leur vie, de poissons riches en acides gras insaturés, ne souffrent jamais de maladies coronaires ou artérielles.

Les Méditerranéens, nourris de graisses végétales et de poisson, par exemple avec le régime crétois riche en acide linolénique et en fruits et légumes, souffrent 3 ou 4 fois moins de ces pathologies que les Anglo-Saxons ou les Nordiques.

La nouvelle fait grand bruit, mais que sont exactement ces acides gras (AG) particuliers ? Les AG sont des chaînes linéaires de 16 à 30 atomes de carbone (C), portant chacun 1 ou 2 atomes d'hydrogène (H). Quand ils ne portent qu'un H, les atomes de C sont liés entre eux par mise en commun de deux paires d'électrons. Dans ce second cas, on parle de **double liaison**, plus faible, moins énergétique que les simples liaisons, donc plus faciles à rompre ou à oxyder. En queue de molécule, un radical acide (COOH). Pratiquement du charbon pur. **Les AG sont un carburant très énergétique** pour les êtres vivants, mais ils ne sont pas que cela.

Ainsi, de l'**acide arachidonique** à 20 carbones dérivent deux très grandes familles de médiateurs, les **prostaglandines** cyclisées et les multiples **leucotriènes** linéaires (voir note « Les anti-inflammatoires non stéroïdiens (AINS) »). De nombreux autres AG incorporés dans les membranes cellulaires jouent un rôle de **récepteurs** de signalement, d'autres agissent comme des anti-inflammatoires et quelques-uns modulent le fonctionnement des **canaux ioniques**, de transfert dans ou hors de la cellule des ions sodium, potassium, calcium, etc.

Quand certains des C sont liés à un seul H, donc avec une double liaison entre 2 C, on dit qu'ils sont « **désaturés** » (ou « **insaturés** », ce qui sous-entend qu'on pourrait les oxyder ou les saturer en leur ajoutant de l'oxygène ou de l'hydrogène). Ils sont donc **plus réactifs**, plus capables de se lier à un autre atome monovalent, chlore, fluor, hydrogène, etc.

Leur dénomination chimique précise le nombre de C (octadéca: 18 C, pour les **acides linoléique et linolénique**; eicosa: 20 C; décosa: 22 C, etc.) et précise également le nombre de doubles liaisons: 2 pour l'acide linoléique (ou octadécadiénoïque), 4 pour l'acide **arachidonique** ou eicosatétraénoate (AA) et jusqu'à 5 ou 6 doubles liaisons pour d'autres, tels que l'acide eicosapentaénoïque (**EPA**) ou l'acide docosahexaénoïque (**DHA**).

La place des C avec double liaison les distingue. Elle est déterminée par rapport à la «tête» de la molécule, appelée par convention «ω». On parle **d'ω-3**, quand la double liaison est placée sur le 3e C, **d'ω-6** quand elle est sur le 6e C, etc.

Les **AG saturés** sont ceux des graisses animales (viande, lait, beurre) et des huiles de coprah ou de palme.

Les **AG mono-insaturés** sont présents dans l'huile d'olive, tel l'acide oléique.

Les **AG multi-insaturés**, tels les acides linoléique et linolénique, sont présents dans le maïs, le tournesol, les pépins de raisin, le soja, le colza et les noix. Ce sont des **AG essentiels**, parce que notre organisme en a besoin et ne sait pas les fabriquer. Ce sont de véritables vitamines.

Notre organisme absorbe des ω-3 et ω-6 et leur ajoute en général des doubles liaisons, et parfois des C qui allongent la chaîne.

Le plus important de ces AG est l'acide arachidonique, présent dans les viandes, le lait et les œufs. D'autres, présents dans les poissons gras (hareng, maquereau, sardine, saumon, truite), sont en C20 avec 5 doubles liaisons (pentaénoïque).

Bien différents des AG sont les autres lipides alimentaires, en particulier les stérols des huiles végétales (maïs, tournesol, colza), voisins du cholestérol, et de beaucoup d'autres phytostérols et stérols (voir note «Le négoce du cholestérol»).

On attribue un effet hypocholestérolémiant à ces stérols végétaux, mais cela n'a jamais été confirmé par des études sérieuses, qui n'ont montré au mieux qu'une réduction de 5 à 10% du niveau de cholestérol, mais ils entraînent en revanche une diminution nuisible de l'absorption des vitamines A, D et K.

Les observations polaires et méditerranéennes ont soulevé à l'origine d'immenses espoirs, pour parvenir à réduire la fréquence des maladies cardio-artérielles. Pour tester l'hypothèse d'une protection efficace par les AG insaturés, d'immenses études épidémiologiques ont été lancées, comparant sur deux à quatre ans les effets de régimes avec ou sans AG polyinsaturés, surtout EPA, DHA et acides linoléique et linolénique.

Immense déception: on n'observait ni réduction de la mortalité totale, ni de la mortalité cardio-vasculaire, ni des accidents vasculaires cérébraux ou des infarctus. Tous ces compléments alimentaires, toute cette pub TV ne servaient qu'à tromper les consommateurs. Les ω-3 n'avaient aucun intérêt.

Eh bien, justement, pour une fois, pas du tout, car, violant le bon sens, toutes ces études épidémiologiques étaient dès le départ mal parties et condamnées à l'échec. Pourquoi? Parce que la maladie artérielle, l'athérome, commence à 30 ans, s'aggrave lentement toute la vie, et que ses lésions sont irréversibles. Après 60 ans, l'essentiel du mal est fait ou peu s'en faut et aucun régime ne peut y changer quoi que ce soit, sinon ralentir légèrement la progression, mais après 60 ans, quand commençaient les grandes études, les jeux étaient faits.

C'est dès le début de la vie, et au moins dès 30 ans, qu'il faut éviter les graisses animales. C'est ainsi que les Inuits et les Crétois se protègent. Toutes ces études qui ont coûté très cher n'ont servi à rien. C'est l'observation des résultats des régimes précoces et de long terme qui compte: il n'y a pas ou guère d'infarctus et d'accidents vasculaires cérébraux chez les Esquimaux et les Japonais, et 2 à 4 fois moins autour de la Méditerranée qu'aux États-Unis et en Europe du Nord. **C'est l'alimentation dès la jeunesse qu'il faut contrôler. Les capsules d'ω-3 après 50 ou 60 ans ne servent rigoureusement à rien.** Les études comparatives ont eu au moins le mérite de le montrer.

Pourtant, la publicité pour les ω-3 continue régulièrement sur les chaînes TV et l'**Omacor** des laboratoires P. Fabre poursuit une belle carrière, à 1 à 2 euros/jour, soit 350 à 700 euros/an, **remboursé à 65%**, des prix 1,5 fois supérieurs aux statines, malgré les efforts de la revue *Prescrire* pour les démythifier et malgré quelques effets secondaires gênants, mais sans gravité, nausées, éructations, vomissements, diarrhées, épistaxis, etc. (sans compter une augmentation des LDL de 17%, qui devrait alarmer ceux qui ont peur du cholestérol).

Telle est l'histoire des ω-3, qui n'ont plus aucun intérêt après 60 ans.

ACIDITÉ, BRÛLURES, REFLUX ET ULCÈRES GASTRIQUES
LES INHIBITEURS DE LA POMPE À PROTONS (IPP)

Ils sont parmi les médicaments les plus remarquablement efficaces, les moins toxiques et les plus consommés en France (890 millions d'euros remboursés par la CNAM en 2010, soit 5 % des dépenses totales), un immense marché où les firmes se concurrencent au couteau, un marché de **1,3 milliard d'euros** remboursés à 65 % par la CNAM, soit 900 millions d'euros/an (4 % des dépenses totales).

La sécrétion **d'acide chlorhydrique (ClH)** par l'estomac, destinée à disloquer les aliments dans un bain acide, est déclenchée par l'ingestion, la vue, l'odeur des aliments, et l'heure et l'idée des repas. Elle a donc une double source, mécanique – le remplissage gastrique – et cérébrale, la sensation de faim.

Les ions H +, les protons, sont sécrétés activement par une grosse molécule membranaire, dite «**pompe à protons**» (PP) des cellules gastriques. Les ions chlore sont sécrétés passivement.

Les rameaux **parasympathiques** du nerf vague (voir note «Sympathique et parasympathique») déclenchent la sécrétion par un double mécanisme. Ils activent directement la PP et ils stimulent indirectement des **cellules «neuroendocrines»** de la paroi gastrique, qui libèrent alors de l'histamine (HST), qui agit sur des **récepteurs gastriques à l'HST de type «H2»** (bien différents des récepteurs H1 impliqués dans les réponses allergiques). Stimulés, ceux-ci activent à leur tour la PP.

La prostaglandine **PGE$_2$** active aussi ses récepteurs gastriques et inhibe l'action de l'HST. **Les AINS antiprostaglandines** ont l'effet inverse, d'où leur effet prosécréteur ulcérogène. Deux hormones sont aussi sécrétées par certaines cellules de l'estomac, la **gastrine**, qui active les cellules neuroendocrines et, par elles, la PP, et la **somatostatine**, qui a les effets inverses.

Les **inhibiteurs de la PP** la bloquent en agissant directement sur elle. Les IPP sont une très grande découverte des chercheurs

ACIDITÉ, BRÛLURES, REFLUX ET ULCÈRES GASTRIQUES

d'Astra-Zeneca (des inhibiteurs des récepteurs H2 à l'HST avaient été découverts quelques années avant, chez GSK, par J. Black, qui reçut le Nobel pour cela et pour les β-bloquants. Ils sont presque aussi efficaces que les IPP, mais, dépassés, n'ont plus d'indications).

Les IPP sont très surprescrits, très surconsommés, à la moindre brûlure gastrique, et, à considérer les chiffres de vente, tous les Français souffrent de brûlures d'estomac et de reflux œsophagiens, réels ou non, mais qui font la fortune des laboratoires et des endoscopistes. Ils sont notamment donnés systématiquement avec les AINS, pour en limiter les effets secondaires digestifs, avant même de vérifier qu'ils existent et à un prix 2 à 3 fois plus élevé que les tampons antiacides qui pourraient souvent suffire.

L'**Inexium** (ésoméprazole), le dernier venu, est un simple isomère du **Mopral** (oméprazole de 1996) (même s'il arrive que deux isomères aient une activité très différente, ce n'est pas le cas ici), simple copie lancée par Astra-Zeneca en 2000, pour le relayer au moment où son brevet arrivait à expiration et qu'il allait être (et est) largement génériqué, mais les génériques sont en France vendus 11 fois plus cher (onze!) qu'en Angleterre. Un «modèle» d'opération commerciale et ça a marché, l'Inexium souffre à peine chez nous des génériques du Mopral (en Angleterre, il a disparu). Une fois de plus, notre Comité économique des produits de santé (CEPS) n'a pas joué en faveur des patients et de la CNAM, mais il a privilégié les industriels.

HORMONES SEXUELLES FÉMININES
POUR COMPRENDRE GESTATION, CONTRACEPTION ET MÉNOPAUSE

Les hormones sexuelles féminines sont les **œstrogènes** et la **progestérone**. Ce sont des stérols proches des corticoïdes surrénaux. Pour faire simple, du **cholestérol** dérive, d'une part, la DHEA inerte et, d'autre part, la **progestérone**. DHEA et progestérone sont les précurseurs de la **testostérone**, qu'une aromatase transforme en **œstrogènes**, œstradiol, puis œstriol. Elles contrôlent toutes les étapes de la reproduction, cycle menstruel, fécondation, nidation, gestation, lactation. Elles exercent leurs effets en se liant à un récepteur nucléaire, l'ensemble se fixant ensuite sur un segment spécifique de l'ADN, proche des gènes activés, selon un schéma tout à fait comparable à celui observé pour les hormones thyroïdiennes, les corticostéroïdes, les rétinoïdes et les PPAR (voir notes « Les rétinoïdes » et « Le négoce du cholestérol »).

Les **œstrogènes** sont sécrétés surtout les 14 premiers jours du cycle menstruel et la progestérone surtout du 14e au 28e jour.

L'objectif des œstrogènes est de préparer l'ovulation du 1er au 14e jour du cycle et celui de la progestérone, de préparer la gestation, d'où son nom, du 14e au 28e jour.

Les œstrogènes comportent un grand nombre de molécules. Par ordre de puissance, l'**œstradiol** (OE), l'œstrone et l'œstriol. Parmi les dérivés de synthèse, l'**éthinylestradiol** (EE) est d'une puissance équivalente à l'OE, mais échappe à l'inactivation du premier passage hépatique, ce qui lui donne une plus grande puissance par voie orale.

De nombreux stérols végétaux et des composés non stéroïdes de synthèse industrielle – plastiques, pesticides, etc. – ont une activité hormonale ou antihormonale, potentiellement dangereuse, en particulier, des chlorophényls et le célèbre **bisphénol A** des plastiques et des biberons en passe d'être interdit en France, mais l'Agence européenne de sécurité des aliments, très influencée

HORMONES SEXUELLES FÉMININES

par les lobbies industriels, estime, comme en France le professeur Carcassonne, qu'il n'y a pas de preuves directes, mais seulement indirectes (apportées, dans un excellent travail, par le professeur Ch. Sultan de Montpellier), et elle tend, comme souvent, à considérer, *de facto*, que le doute doit profiter aux industriels, plutôt qu'aux citoyens. Elle s'oppose donc à l'ANSES française et souhaite le maintenir, d'où une très vive controverse, où un grand nombre de spécialistes américains soutiennent l'agence française.

Les œstrogènes sont produits par transformation de la testostérone, grâce à une **aromatase** du système des cytochromes P450 (voir chapitre «Difficulté d'évaluer les risques des médicaments» et note «Histoire de l'Aromasine»). Après la ménopause, ils sont encore produits par le tissu adipeux. Chez l'homme, ils sont synthétisés par le testicule.

Les œstrogènes sont responsables de la puberté à tous les niveaux, appareil génital féminin, caractères sexuels secondaires, formation du squelette. Chez l'adulte, pendant le cycle menstruel, ils entraînent, dans la première partie, l'ovulation et la prolifération de la muqueuse utérine ou «endomètre». Ils exercent également de multiples effets sur tous les tissus (vaisseaux, foie, système nerveux central, cœur) et sur la construction de la masse osseuse.

Les progestines sont plus nombreuses encore, physiologique et de synthèse: **progestérone** naturelle, synthétisée par le corps jaune ovarien, nortestostérone, norgestrel, lévonorgestrel et beaucoup d'autres. Dans la deuxième partie du cycle, les œstrogènes et surtout la progestérone préparent la fécondation, la nidation et la gestation.

La sécrétion des œstrogènes et celle de la progestérone sont régulées par deux hormones, dites «**gonadotrophines**», sécrétées par l'hypophyse à la base du cerveau, la **FSH** *(Follicle-stimulating hormone)*, déclenchant la sécrétion des œstrogènes, et la **LH** *(Luteinizing hormone)*, déclenchant celle de la progestérone.

Le rythme alternatif de la sécrétion est déterminé par la libération cyclique, intermittente, d'hormones, dites *«**Gonadotropin-releasing hormones**»* (GnRH), sécrétées par la base du cerveau, dans la région sous-thalamique, et dirigées vers l'hypophyse sous-jacente. On ne sait pas ce qui détermine le **rythme pulsatile, intermittent et régulier** de la sécrétion des GnRH, qui détermine lui-même le rythme de la sécrétion de la FSH et de la LH, et donc celui des œstrogènes et de la progestérone, et finalement celui des cycles menstruels, tous les 28 jours, avec ovulation au 14e jour et fin de cycle avec les règles, au 28e : on parle d'horloge biologique interne, spécifique de chaque espèce, sans en connaître les causes.

On sait seulement que le système est régulé par **rétroaction** (feed-back), l'élévation des taux sanguins d'œstrogènes et de progestérone bloquant la libération des GnRH et donc celle de FSH et LH.

Ce feed-back est la **base de la contraception**, les pilules augmentant les taux sanguins d'œstrogènes ou d'œstrogènes et progestérone, et freine les GnRH en bloquant la production de FSH et LH, et donc celle des œstrogènes et de la progestérone, inhibant l'ovulation, sans répercussion sur l'endomètre, qui reste stimulé par les stéroïdes mêmes de la pilule. À l'arrêt du traitement, au 21e jour, la muqueuse utérine se détache et produit des règles artificielles, trois jours après l'arrêt de la pilule.

La **fécondation**, qui se produit dans les trompes, où sont descendus les ovocytes et où sont remontées seulement quelques centaines des 400 millions de spermatozoïdes éjaculés, intervient du 14e au 24e jour. Dans la 2e partie du cycle, la muqueuse utérine continue de proliférer, sa vascularisation se développe, elle gonfle, devient œdémateuse et ses sécrétions de mucus s'amplifient. Ces modifications sont maximales au 20e jour. Au 28e jour, ou bien la fécondation n'a pas eu lieu et la muqueuse utérine se détache, ce qui déclenche les saignements menstruels, ou bien l'œuf, l'ovocyte fécondé, s'implante dans les replis de la muqueuse et se développe.

Il va alors sécréter lui-même diverses hormones pour son propre développement, corticoïdes, œstrogènes, progestérone et **gonadotrophines, dites «chorioniques»**, FSH et LH qui vont stimuler le corps jaune ovarien pour qu'il continue à sécréter la progestérone, jusqu'au moment où le relais sera pris par le placenta, vers la 10e semaine de gestation, après quoi les ovaires ne jouent plus aucun rôle.

L'embryon naît de la fécondation des ovocytes ou oocytes ovariens par les spermatozoïdes. L'ovaire contient environ 2 millions d'ovocytes à la naissance, dont seulement 300 000 survivront à l'âge de 10 ans et normalement, sauf stimulation ovarienne artificielle, 400 seulement seront libérés par l'ovaire dans les trompes, pour être fécondés, au cours des 13 cycles menstruels annuels de 28 jours, pendant trente à quarante ans. Ce schéma vient d'être contesté : certaines cellules de l'ovaire pourraient à l'âge adulte se

HORMONES SEXUELLES FÉMININES

transformer en ovocytes fécondables. La maîtrise de ce processus devrait résoudre certaines infertilités (2012).

Les ovocytes contiennent comme toutes nos cellules 23 paires de chromosomes (23 chromosomes paternels et 23 maternels, avec, dans chaque lot, 22 chromosomes similaires dans les deux sexes et 1 chromosome sexuel X ou Y), mais, peu avant l'ovulation, ils passeront à 23 chromosomes seulement, pour se réunir aux spermatozoïdes, également réduits à 23 chromosomes, pour donner naissance par fusion à un embryon de 46 chromosomes, pour moitié maternels et paternels, dont 2 sexuels, XY chez le mâle et XX chez la femelle.

Dans l'ovaire, les ovocytes sont contenus dans des vésicules nourricières, sécrétant les œstrogènes, les «**follicules**». Après l'ovulation, le follicule se transforme en «**corps jaune**», véritable glande endocrine, qui sécrète la progestérone.

L'utilisation des œstrogènes et/ou des progestatifs dans la contraception, l'IVG médicale et le THM sont traités dans deux notes à part.

TRAITEMENT HORMONAL DE LA MÉNOPAUSE
OU DE L'INTERPRÉTATION DES DONNÉES STATISTIQUES

On pensait il y a vingt-cinq ans **que le THM** non seulement calmait les symptômes souvent pénibles de la ménopause, mais constituait un **traitement préventif des pathologies cardio-vasculaires et tumorales et de l'ostéoporose.**

Virage brutal dans les années 2003-2005 et qui laisse encore des traces profondes.

Quatre grandes enquêtes exaltent à grand bruit les **dangers des THM**: Women Health Initiative – WHI – américaine, sur 16 000 femmes en 2002; Million Women Study – MWS – britannique, en 2003, méthodologiquement conduite à la va-vite; enquête de la Mutuelle générale de l'Éducation nationale et de l'institut Gustave-Roussy en France sur 100 000 femmes, en 2004; enfin, rapport de l'AFSSAPS en 2005.

Leurs conclusions brutales ont conduit à l'arrêt d'une 5e grande étude anglaise, qui venait d'être engagée (l'enquête WISDOM, sur 32 millions de femmes), et à la **condamnation à peu près générale du THM** mis en œuvre il y a trente ans. Depuis 2003, la consommation des médicaments destinés à traiter la ménopause a diminué des trois quarts, tant les médias ont affolé l'opinion publique en évoquant des milliers de cas de cancers, d'infarctus ou d'embolies.

Pourtant, **les études WHI et MWS ne sont pas transposables en France**, car elles concernent des traitements qui ont été appliqués à des femmes plus âgées (50 à 70 ans, 63 ans en moyenne), souvent avec une forte surcharge pondérale, sur des durées très supérieures de cinq ou dix ans, utilisant des molécules per os peu utilisées en France, à base d'œstrogènes de jument et de dérivés synthétiques de la progestérone, telle la médroxyprogestérone, alors qu'on utilise en France l'œstradiol et la progestérone naturelle, souvent par voie cutanée.

Surtout, ces enquêtes privilégient les **résultats relatifs, beaucoup plus spectaculaires que les résultats absolus.** Parler d'excès

TRAITEMENT HORMONAL DE LA MÉNOPAUSE

de 26 % des cancers du sein, 29 % des maladies coronaires, et *idem* pour les phlébites, les embolies et les accidents vasculaires cérébraux, laisse croire à des milliers d'accidents graves.

Pourtant, en termes absolus, ces différences sont infiniment moins remarquables. Par exemple, dans l'étude WHI, pour 8 000 femmes dans chaque groupe traité et non traité, les nombres respectifs de cancers du sein, d'infarctus, d'AVC, de phlébites et d'embolies pulmonaires sont de 31 vs 24, 30 vs 24, 40 vs 20, soit 7 cas, 6 cas et 20 cas de plus chez les femmes traitées, **un excès total de 33 cas pour 8 000 malades**, et, à l'inverse, les cancers du côlon et les fractures ostéoporotiques sont moins fréquents chez les femmes traitées, respectivement 8 vs 13 et 118 vs 153, soit **40 de moins**... 33 vs 40. Bilan nul !

À titre d'exemple encore, le risque de cancer du sein était présenté comme accru de 27 %. Soit. Mais, dans la réalité, il s'agissait de risques relatifs de 3,3 % contre 2,6 %, soit une différence infime de 0,7 %, mais il est vrai que cela fait bien 0,7/2,6, une augmentation de 27 %... Mais on aurait tout aussi pu bien dire que 96,7 % des femmes traitées ne faisaient pas de cancers, contre 97,4 % des non-traitées, une différence qui apparaît cette fois comme infime.

Ajoutons que ces études ne montraient aucune augmentation des cancers de l'ovaire et de l'endomètre, et que **la mortalité totale à cinq ans était la même dans les deux groupes**. *Much ado about nothing.*

De même encore, le surcroît de cancers du sein, de maladies coronaires et d'accidents vasculaires cérébraux étaient seulement, après cinq ans, de 8 cas pour 10 000 femmes traitées, pour chacune de ces trois pathologies (par exemple, pour le cancer du sein, 458 sur 10 000 femmes traitées contre 450 chez les 10 000 autres non traitées), des chiffres non statistiquement significatifs et qui laissent rêveur quand on sait à quel point le recueil de telles données sur des dizaines de milliers de cas par des centaines de médecins est de qualité inégale.

Mais il y a pire encore. **L'extrapolation de ces résultats à l'ensemble de la population traitée** (2 millions de femmes en France et 10 millions aux États-Unis) a conduit à affoler la population : le chiffre de 8 cas sur 10 000 de cancers du sein en plus était présenté comme un excès annuel de 8 000 cancers du sein. De même, en France, l'AFSSAPS, toujours pertinente, conclut, en 2005, que, sur l'ensemble de plus de 2 millions de femmes traitées, ces chiffres indiquent un excès de 1 000 à 1 200 cancers du sein, soit 5 % de l'ensemble de ces cancers (22 000).

Ces chiffres, répercutés à l'envi par la grande presse, ont soulevé d'innombrables **protestations de beaucoup de gynécologues médicaux** et de leurs associations scientifiques.

Le rôle cancérigène du THM était d'autant plus incertain que les cancers du sein découverts chez les femmes traitées l'étaient très tôt, dès la première année, et qu'ils étaient plus volumineux et plus disséminés que ceux du groupe non traité, ce qui suggère que le THM pourrait bien avoir accéléré l'évolution de cancers préexistants et qu'on aurait dû repérer avant de commencer le traitement, plutôt qu'il ne les aurait induits.

Reste enfin que le surcroît de cancers du sein n'apparaît que chez les femmes traitées par l'association d'œstrogènes et de progestatifs de synthèse, mais non chez celles qui ne reçoivent que des œstrogènes, ni chez celles qui n'utilisent que de la progestérone naturelle micronisée (**Estima, Utrogestan, Progestogel**).

À force de rechercher le risque zéro, les femmes pourraient bien se retrouver ramenées trente ans en arrière. Il faut, nous semble-t-il, raison garder, et, puisque le bilan des inconvénients égale à peu près celui des avantages, décider de traiter seulement lorsque les femmes, au moment de la ménopause, ressentent vraiment des gênes sérieuses et à condition qu'elles n'aient pas d'antécédent de cancer du sein ou de pathologies cardiaques, artérielles ou thrombosantes, et seulement après avoir examiné les seins en mammographie, ou mieux en échographie.

Traiter pour soulager et non pour réduire le risque de cancer du côlon ou de fractures, puisque d'autres traitements moins à risque existent pour prévenir l'ostéoporose.

CONTRACEPTION, PILULE ET IVG

Triste bilan

Depuis cinquante ans, la majorité des citoyens des pays occidentaux a enfin accepté que la vie des hommes ne commence pas à la minute de la conception, que l'ovocyte fécondé et les embryons de quelques cellules souches n'étaient pas encore des êtres humains, qu'ils n'étaient pas sacrés et que les femmes ont le droit de décider en toute liberté si et quand elles souhaitent devenir mère, dans des conditions où elles puissent assurer le développement et l'éducation harmonieuse de leurs enfants.

Trente ans après, avec **220 000 IVG chaque année** pour 800 000 naissances, le bilan de la contraception est un quadruple échec en chaîne, au niveau de la pilule anticonceptionnelle, de la pilule du lendemain, de l'IVG médicale et de l'IVG chirurgicale, spécialement pour les jeunes filles de 15 à 19 ans, victimes d'une volonté sournoise de ne pas les aider à vivre leur sexualité débutante. Ainsi, malgré 80 % d'utilisation de la pilule par des jeunes Françaises, du moins celles qui veulent éviter la grossesse, contre 90 % des Hollandaises, mais seulement 50 % des Anglaises et Américaines et 20 % des Espagnoles du même âge, pour qui le préservatif reste le moyen anticonceptionnel le plus répandu, **15 000 jeunes Françaises accouchent chaque année d'enfants finalement acceptés, mais initialement non désirés**, et 40 000 se résolvent, souvent dans la douleur, à une IVG médicale (60 % des IVG et jusqu'à 95 % dans certaines régions, telles que l'Alsace) ou encore trop souvent chirurgicale, parce que décidée trop tardivement, après la 8e semaine, et qu'elles ne peuvent parfois réaliser qu'à l'étranger, faute de capacités, donc de volonté d'accueil en France, où 100 centres de prise en charge ont été fermés depuis dix ans, et où, chaque année, des centres hospitaliers publics renoncent aux IVG et ferment, par manque de personnel, tandis que les cliniques privées y renoncent pour des raisons de tarifications dérisoires et évidemment voulues.

La première cause de cette situation bloquée et inacceptable est **l'incapacité et, dans beaucoup de cas, la volonté de ne pas donner aux enfants et adolescents une éducation sexuelle claire, vraie**, ouverte sur les réalités de la vie des hommes et des femmes, qui fasse place aux données anatomiques et fonctionnelles, aux instincts, aux pulsions, aux déviances, aux sentiments qui les accompagnent et aux émotions fusionnelles de la vie amoureuse, qui ne peut s'épanouir que débarrassée de l'anxiété et des interdits arbitraires, dans la liberté, la sienne et celle de l'autre, et, pour cela, il faudrait d'abord que les parents et les enseignants soient eux-mêmes plus ouverts, informés et libérés, qu'ils ne le sont souvent. Reste Internet, et ses dérives pires que le silence.

Échec très lourd, où beaucoup croient, probablement à juste titre, voir le poids des dogmes de toutes les religions et celui d'une certaine bourgeoisie, dont les filles sont tout autant les victimes. On peut espérer que le prochain rapport du professeur Israël Nisand, qui se bat depuis tant d'années sur le terrain, pour ouvrir intelligemment ces jeunes à la vie réelle, saura décliner des propositions constructives, qui seront appliquées, de façon à se rapprocher des pays du Nord, d'où l'IVG, et en particulier l'IVG chirurgicale, a pratiquement disparu.

Pour des raisons plus socioculturelles que scientifiques, **une grande partie de la profession médicale a cautionné depuis trente ans l'idée que la pilule était le diable**, qu'elle faisait, en vrac, le lit des cancers du sein, de l'ovaire, de l'endomètre, qu'elle était la cause de nombreuses thromboses et embolies pulmonaires, et qu'elle accentuait le risque ultérieur de maladies coronaires et d'accidents vasculaires cérébraux, spécialement si elle avait été prise avant 20 ans et pendant de longues années, et que le risque de cancer du sein persistait, même cinq ans après son arrêt.

Il a fallu attendre les années 2000 pour lire, enfin, qu'il n'y avait aucune augmentation du risque de cancer du sein, mais cela n'a pas empêché le fameux **CIRC** (Centre prétendu international de recherche sur le cancer), basé à Lyon, de **classer en 2005 la pilule, prise par 100 millions de femmes dans le monde, parmi les substances cancérigènes** et d'affirmer qu'elle était à l'origine de milliers de cas de cancers du sein, du col et même du foie (mais non de l'ovaire et de l'endomètre...), alors que ce CIRC n'est qu'un appendice de l'OMS de Genève et ne mène rigoureusement aucune recherche propre, se bornant à réunir des experts internationaux bien choisis, pour leur faire émettre les avis politiquement corrects.

Quelles pilules ?

Cette prise de position extraordinairement archaïque et antiscientifique a provoqué de très vives réactions de la quasi-totalité des gynécologues et, en France, du Collège national de la spécialité.

Mais il a fallu attendre 2010 pour que la vérité s'impose enfin, en particulier grâce à une grande étude anglaise portant sur **46 000 femmes suivies près de quarante ans** (1 200 000 femmes. année, soit un traitement moyen de vingt-six ans par femme), d'où il ressort **d'extraordinaires différences en faveur de la pilule** : la mortalité globale sous pilule est de 12 % inférieure à celle des autres femmes, les cancers sont 15 % moins fréquents, en particulier le cancer du côlon (– 38 %), de l'ovaire (– 17 % et – 20 % dans une autre étude rassemblant des résultats de 45 publications de 21 pays), tandis que la fréquence des cancers du sein n'était pas modifiée, les accidents cardiaques étant de leur côté 14 % plus rares. **Seules les phlébites étaient 3 fois plus fréquentes**, rarement compliquées d'embolies pulmonaires, spécialement en cas d'anomalies génétiques de la coagulation. Plus frappant encore, ces énormes diminutions étaient d'autant plus importantes que la pilule avait été prise plus longtemps !

Les vrais problèmes de la pilule, ce sont les phlébites, 1 fois sur 10 compliquées d'embolie pulmonaire, et on comprend les réactions des familles qui ont vécu ces accidents parfois graves et même mortels, exprimées par l'association qu'elles ont fondée, et qui s'alarment de recenser **600 à 1 600 cas par an sur 6 millions de femmes sous pilule, soit 0,01 % environ**, le plus souvent limités à une phlébite sans embolie pulmonaire.

Ce risque n'est cependant pas celui de toutes les pilules, mais surtout celui des pilules dites de 3e ou 4e génération, qui se sont ruées à 10 ou 12 sur le marché depuis 10 ans, parce qu'elles ont été promues de façon forcenée par l'industrie sous prétexte qu'elles seraient plus efficaces, ce que rien n'a jamais démontré, et qu'elles donneraient moins d'effets secondaires mineurs immédiats (moindre risque de prise de poids) et qu'elles amélioreraient « l'état de la peau » (!).

Malheureusement, malgré l'avis de la HAS, qui ne les recommande qu'en 2ᵉ ligne, dans le cas où les pilules de 2ᵉ génération seraient mal supportées, elles ont conquis le tiers du marché. Une fois de plus, l'apparence d'un progrès a conduit à une sérieuse régression. **Il est temps de faire le ménage.**

Les pilules à l'éthinylestradiol surdosées et dites de « **1ʳᵉ génération** » sont à exclure complètement. Les pilules à utiliser sont les pilules dites de « **2ᵉ génération** », d'éthinylestradiol micronisé associé au lévonorgestrel (Daily, Ludéal, P. Fabre), apparues à partir de 1988, seules remboursées à 65 % et que prennent 4 millions de femmes.

Il faut écarter les pilules de « **3ᵉ génération** », prises par 2 autres millions de femmes, qui associent également l'éthinylestradiol à dose faible et de nouveaux progestatifs de synthèse (désogestrel, gestodène ou norgestimate – Cycléane, Mercilon, Varnoline, Minesse, Carlin, Felixita, Melodia, Belara, Triafemi) et plus encore les « **4ᵉ génération** », à la drospirénone (Jasmine, Jasminelle), car elles n'ont aucune efficacité supplémentaire et comportent toutes des risques 3 à 6 fois supérieurs de thromboses veineuses et d'embolies pulmonaires, déjà 1,5 fois plus fréquentes avec les pilules de 2ᵉ génération par rapport aux femmes non traitées (voir enquête danoise publiée en octobre 2011, sur 8 millions de femmes avec une fréquence 3 ou 4 fois plus grande avec les pilules de 3ᵉ génération).

Une fois de plus, la 3ᵉ génération n'est pas supérieure et ici même inférieure à la 2ᵉ, et la 4ᵉ n'est pas non plus supérieure à la 3ᵉ, etc. Il s'agit de renouveler le marché et pas d'autre chose. Le point noir est la fréquence avec laquelle les femmes oublient de prendre leur pilule, avec, dans une enquête américaine de 2012, 28 % de grossesses sous pilule à cause de ces oublis, d'autant plus fréquents que les jeunes filles les prennent en cachette de leurs parents (selon I. Nisand, les implants seraient plus sûrs).

Par ailleurs, **la pilule ne peut toujours pas être obtenue en France sans ordonnance.** On peut espérer qu'un projet de loi présenté le 14 novembre 2011 au Parlement et qui préconise l'accès anonyme et gratuit à la pilule soit voté, mais il serait encore mieux que les parents eux-mêmes soient les moteurs de cette évolution, quitte à réviser leurs classiques !

Les pilules du lendemain

Un autre exemple des résistances sociétales et politiques est donné par l'histoire des pilules «du lendemain», dites aussi «**plan B**», pour les jeunes filles et les femmes qui n'étaient pas sous pilule préventive continue. Toutes ces pilules ont été des **découvertes françaises**, mais elles ont été freinées en France même. La première a été lancée sans succès par Émile-Étienne Baulieu en 1981, mais elle n'a jamais pu obtenir son AMM. Elle a été relayée en 1999 par le lévonorgestrel (**Norlevo**), autorisé dans un contexte devenu moins archaïque, mais seulement délivré sur ordonnance médicale avec accord des parents. La troisième, l'uli-pristal (**Ellaone**), est toute récente (2009) et lancée par le même laboratoire français, HB Pharma, et aussitôt autorisée aux États-Unis. Chacune apporte un délai un peu plus long, trente-six heures pour le RU-486, soixante-douze heures pour le Norlevo et cent vingt heures pour Ellaone, dite «pilule du 5e jour», ce qui laisse plus de temps aux femmes pour prendre leur décision. Il a fallu aussi plusieurs années pour qu'enfin le Norlevo soit remboursé, mais il ne peut toujours être obtenu qu'auprès des infirmières des écoles, et Ellaone n'a été remboursé qu'en septembre 2010 par décision du ministre, malgré des oppositions politiques diverses, avec un prix de vente (24 euros) 4 fois supérieur à celui du Norlevo et, bien entendu, elle n'est toujours pas disponible sans ordonnance.

Même histoire aux **États-Unis**, où une puissante association de parents soutient que «cette nouvelle pilule, dont le mécanisme d'action est le même que celui du Norlevo (voir note "Hormones sexuelles féminines"), sera, comme lui, à l'origine de nombreux décès» (aucun) et «qu'elle prive l'enfant à naître (un embryon de 5 jours) des nutriments qui lui sont nécessaires».

Réaction habituelle, car déjà l'arrivée du Norlevo avait déclenché une violente polémique aux États-Unis, qui avait conduit Susan Wood, commissaire de la FDA pour la santé des femmes, à démissionner bruyamment en 2005, lorsque, contre l'avis de ses commissions scientifiques, la FDA avait refusé que le Norlevo soit vendu sans ordonnance, ce qui avait conduit aussi à un éditorial fracassant de J. Drazen, éditeur en chef du *New England Journal of Medicine*, pour la soutenir. La pilule «plan B» est maintenant en vente libre sans ordonnance aux États-Unis, mais seulement pour les femmes de plus de 18 ans et pas gratuitement. Et voilà pourquoi, parmi les jeunes Américaines de moins de 20 ans, 50 % ne prennent pas la pilule, 6 % sont enceintes sans l'avoir voulu, et 2 % contraintes à une IVG. En France, l'obtention de la pilule et sa gratuité ne sont encore possibles que par passage à l'infirmerie du lycée pour obtenir des « **Pass Santé Contraception** », seulement distribués dans les 470 lycées d'Île-de-France depuis quelques mois, ce qui oblige les jeunes filles à parler de leur vie privée dans leur lycée, ce qu'elles rejettent unanimement. Elles préféreraient l'alternative d'aller consulter dans un centre de planning extérieur, mais s'il y en a encore 22 à Paris, la situation est bien différente en dehors des grandes villes.

La sexualité reste donc largement un tabou, spécialement entre parents et enfants, et le manque d'éducation sexuelle, l'absence d'informations, les difficultés d'accès aux centres de conseil et de planning et aux médecins, les coûts et le poids des idées reçues restent des freins majeurs à la maîtrise de la fécondité et la cause de beaucoup de douleurs, de traumatismes psychologiques et de drames familiaux, avec 40 000 avortements avant 19 ans.

Interruptions de grossesse

Rançon des échecs et blocages de la contraception, les interruptions médicales de grossesse autorisées jusqu'au 63e jour (voir p. 737) et les avortements chirurgicaux tardifs, qu'on ne devrait plus voir.

LES CYSTITES DE LA FEMME

Il s'agit d'infections vésicales sans fièvre entraînant pollakiurie, brûlures mictionnelles et parfois hématurie.

Elles sont quelquefois isolées, elles peuvent être traitées par les antibiotiques monodose ou par une antibiothérapie plus classique qui ne doit pas être prolongée plus de quatre à cinq jours. Les traitements de dix jours sont obsolètes.

Les cystites récidivantes sont malheureusement fréquentes. Tout d'abord, il faut en rechercher les causes. Après avoir éliminé calculs du rein et polypes de la vessie, il est nécessaire de cerner le profil de la malade tant on sait que les symptômes de la cystite peuvent être le reflet de troubles psychologiques. Il faut aussi lutter contre la constipation, peut-être même contre les troubles vaginaux, en particulier les troubles trophiques dus à la ménopause. Chez la jeune femme, les brides hyménéales sont classiquement avancées. Il n'a jamais été véritablement prouvé qu'elles soient responsables de quelque infection que ce soit. Il existe également des cystites postcoïtales qui peuvent handicaper la vie sexuelle des jeunes femmes. À ce propos, il est illusoire de faire une escalade thérapeutique, ces récidives ne sont pas dues à la présence de germes intravésicaux qui auraient résisté aux traitements antérieurs mais toujours à une nouvelle infection avec des germes dont la sensibilité n'a peu ou pas évolué. Cette escalade thérapeutique qui commence par la Furadantine puis se continue par une quinolone de 1re génération pour parfois arriver aux quinolones de 2e génération, voire aux injections intramusculaires diverses, est le plus souvent une erreur.

Certes, il n'est pas nécessaire lors de la première infection ou lors d'infections très espacées de faire à chaque fois un examen cytobactériologique des urines avec antibiogramme. En revanche, lorsque les cystites sont récidivantes, il est nécessaire d'avoir au moins un antibiogramme de référence. Se pose alors le problème de l'antibiothérapie à faibles doses et sur un long terme. Auparavant, la Furadantine était utilisée sans aucune arrière-pensée et donnait des résultats spectaculaires, il suffisait d'instituer une dose d'attaque pendant l'infection aiguë puis de prescrire un comprimé tous les jours ou tous les deux jours pendant plusieurs mois.

L'AFSSAPS a émis une alerte sur la Furadantine. Cette alerte nous semble disproportionnée par rapport au nombre de femmes utilisant ce traitement. Cela dit, il est possible d'utiliser des antibiotiques classiques qui ont fait leur preuve et qui ne coûtent pas chers, telle la Norfloxacine. Il n'est pas utile d'utiliser des quinolones qui coûtent plus cher.

Dans ces cystites récidivantes, il est évidemment totalement contre-indiqué d'utiliser des monodoses.

CANCERS
FRÉQUENCE, ÉVOLUTION, DÉPISTAGE

Les cancers, qui n'y songe ? Si de grands progrès ne sont pas faits, 30 % d'entre nous vont en mourir, exceptionnellement avant 30 ou 40 ans, et, en moyenne, à 75 ans. Demi-consolation.

Épidémiologie

En France et contrairement à ce qui est souvent dit, les cancers n'augmentent pas, mais au contraire diminuent depuis quinze ans, 280 000 en 1990, 370 000 en 2010 mais **l'augmentation n'est qu'apparente**. Depuis vingt ans, le nombre des plus fréquents des cancers stagne ou régresse aux États-Unis, où ils sont mieux recensés que chez nous : – 25 % pour le côlon, – 8 % pour les poumons (la diminution chez les hommes surpassant l'augmentation chez les femmes), – 6 % pour le sein.

L'augmentation apparente en France est liée à plusieurs facteurs :

• le recensement national lacunaire en 1990 (seules quelques régions l'avaient mis en place), alors qu'il était déjà très précis et national dans les autres pays occidentaux, en particulier aux États-Unis et en Angleterre ;

• le dépistage, qui a fait apparaître d'un coup des cancers qui n'auraient jamais été identifiés ou l'auraient été plus tard (les cancers de la prostate ont paru tripler entre 1990 et 2000, mais n'augmentent plus aujourd'hui) ;

• la part croissante des 65-90 ans dans la population, âge de la très grande majorité des cancers.

Seuls augmentent massivement les cancers du foie, à cause de la pandémie d'hépatites B et C, et peut-être à cause du métabolisme accru par l'hyperalimentation, les cancers du foie étant 1,9 à 4,5 fois plus fréquents chez les obèses et les grands obèses (voir note « L'obésité »), et **les cancers bronchiques de la femme** (5 % des cancers du poumon en 1980, plus de 30 % aujourd'hui), parce que les femmes ne se sont mises à fumer autant que les hommes qu'à partir des années 1970, tandis qu'à l'inverse les campagnes d'information sur les risques du tabac ont conduit les hommes à fumer de moins en moins dans tous les pays du monde occidental, d'où une réduction de 10 % des cancers bronchiques de l'homme, qui se poursuit régulièrement. En revanche, les cancers du pancréas augmentent lentement, mais régulièrement, pour des raisons qui ne sont pas identifiées (aliments chimiquement modifiés, virus inconnus ou peut-être là aussi à cause du régime hypercalorique, les **cancers du pancréas** étant 1,3 à 1,9 fois plus fréquents chez les obèses et les grands obèses).

Quels sont **les plus fréquents**, ceux qui menacent en priorité ? Si vous fumez, le poumon, 25 000/an, sinon, fumeurs ou non, hommes et femmes, le côlon, 38 000, le sein, 50 000, et la prostate, 70 000. À eux quatre, ils regroupent la moitié des cancers. Derrière, viennent les cancers ORL (15 000), les leucémies et les tumeurs ganglionnaires, la maladie de Hodgkin et les lymphomes, etc., foie, pancréas, ovaire, estomac, œsophage, utérus, rein, vessie, cerveau, peau, de 3 000 à 9 000 chacun, à quoi s'ajoutent les rares, mais graves cancers de l'enfant, de 0 à 15 ans, environ 2 000/an (leucémies : 45 %, système nerveux : 33 %, sarcomes osseux et musculaires : 13 %, rétinoblastomes : 3 % et tumeurs germinales : 3 %).

Les symptômes des cancers

Une longue et douloureuse maladie, annoncent les nécrologies. Longue, souvent. Douloureuse, tardivement, et les médicaments d'aujourd'hui permettent de l'éviter ou l'atténuer fortement.

Surtout une maladie prégnante et parfois angoissante, de tous les instants, obligeant à vivre au présent et à renoncer à se projeter dans l'avenir, enfermant chacun dans une certaine solitude, quelle que soit la chaleur de l'entourage. Combat de tous les jours. Combat qui excentre l'existence, mais quelquefois la recentre, effaçant d'autres angoisses, atténuant les dépressions, les anxiétés en les reciblant sur une pathologie bien réelle, contre laquelle on se mobilise.

Le cancer est pendant des années une maladie invisible, minuscule, sournoise et sans symptôme. Il faut souvent vingt à trente ans pour que la ou les cellules cancéreuses initiales parviennent à former une tumeur de quelques millimètres, et encore des mois ou des années pour atteindre plusieurs centimètres, après vingt-cinq ou trente ans de divisions cellulaires. Le cancer du sein palpable, le cancer du poumon visible à la radiographie ont commencé vingt ou trente ans avant qu'on les détecte, et il est probable que beaucoup de ceux qui démarrent s'arrêtent en route, et 80 % des hommes de plus de 65 ans ont un mini-cancer de la prostate à l'autopsie, qui n'a pas encore donné de symptôme et n'en aurait probablement jamais donné.

Cliniquement et contrairement à une légende tenace, pas d'amaigrissement, pas d'essoufflement, pas de douleurs violentes, ni de grande fatigue, sauf parfois en fin d'évolution. Lorsqu'ils ont échappé au dépistage et qu'ils commencent à se manifester, il n'est pas trop tard pour agir. Les symptômes qui les révèlent sont banals, ceux de multiples maladies bénignes, toux sèche qui traîne, petite douleur ici ou là, mais inhabituelle et qui dure, nodule ou ridule du sein, crachat strié d'un peu de sang, dysurie, traces de sang dans les urines ou dans les selles, petites hémorragies génitales, qui inquiètent, mais qui relèvent le plus souvent de causes bénignes. Devant ces symptômes, consultez, mais restez calmes. Il n'y a pas le feu.

Le pronostic des cancers : quels sont les plus graves et les moins graves ?

170 000 décès en 2010 sur un total de 550 000 décès annuels, soit 30 %, désormais première cause de mortalité devant les maladies cardio-vasculaires qui reculent. 50 % survivent plus de cinq ans et 35 à 40 % plus de dix ans, de sorte que beaucoup de malades meurent d'une autre cause, et 30 % guérissent complètement.

Les plus redoutables aujourd'hui, avec un taux de survie à trois ans de moins de 30 % et à cinq ans de moins de 10 %, sont, à cause de leur localisation, ceux du cerveau et de l'œsophage, et, à cause de leur vitesse évolutive, les cancers du poumon à petites cellules (20 % des cancers du poumon), les cancers de la plèvre (mésothéliomes) liés à l'amiante, ceux du pancréas, du foie, de l'estomac, certaines leucémies aiguës et certains lymphomes, et beaucoup de cancers de l'ovaire.

Les moins graves, avec un taux de survie à cinq ans de 90 % et souvent une guérison complète, sont les cancers de la peau, de la prostate, du sein, du testicule, les leucémies chroniques et la maladie de Hodgkin.

En position intermédiaire, les cancers du poumon non à petites cellules (épidermoïdes et adénocarcinomes, 80% des cancers du poumon), avec des survies à trois ans de 50% et 10% de guérisons, et, surtout, les cancers du côlon, du col utérin, du rein, des os, du pharynx, du larynx et de la vessie, avec des taux de survie à cinq ans de 60% et 40% de guérisons définitives.

L'âge de la mort est aussi très différent selon les cancers. Pour les quatre plus fréquents, le poumon et la prostate sont aux deux extrêmes : pour le poumon, 40% avant 65 ans et 35% après 75 ans (8% après 85 ans), et, pour la prostate, 16% avant 65 ans et 68% après 75 ans, dont 33% après 85 ans.

Le côlon est presque aussi tardif que la prostate (19% avant 45 ans, 61% après 75 ans, dont 26% après 85 ans).

Le sein est intermédiaire : 37% avant 65 ans et 44% après 75 ans, dont 18% après 85 ans.

Mais ces pourcentages ne sont que des moyennes. Chaque cancer comporte plusieurs variétés de gravité inégale, dont le pronostic dépend beaucoup du stade précoce ou non du traitement, de sorte que même les plus graves peuvent guérir complètement, s'ils sont pris tôt (pour le cancer du poumon non à petites cellules, 10% de guérisons pour les cancers de plus de 5 cm, mais 70% en dessous de 2 ou 3 cm).

Plus de 100 000 guérisons par an. Des millions de Français vivent normalement après leur cancer, qui n'est plus pour eux qu'un mauvais souvenir et celui aussi d'une bataille qu'ils ont gagnée contre la tumeur et parfois contre eux-mêmes. Il y a toujours des raisons d'espérer et les miraculés sont nombreux. Hier, M. M. de O., que j'avais presque oublié, opéré pour un cancer du poumon à 45 ans il y a vingt ans, et qui n'avait statistiquement guère de chances de guérison complète, me téléphone de New York. Il ne s'agit même pas d'une rechute. Tout va bien.

Le dépistage des cancers

La mortalité absolue augmente pour les mêmes raisons artificielles que leur nombre, mais elle augmente beaucoup moins (et même diminue pour certains), tandis que la **mortalité relative par rapport au nombre des cancers a diminué de 10 à 50% et de 30% en moyenne depuis vingt ans**, en partie grâce aux dépistages qui identifient certains cancers plus précocement, mais surtout grâce aux progrès thérapeutiques pour trois raisons : meilleure prise en charge des malades, grâce au Plan cancer, utilisation rationalisée des molécules classiques, et, encore marginalement, apparition de quelques molécules ciblées sur les anomalies génétiques connues de certains cancers.

Le dépistage précoce des cancers y joue un certain rôle, mais certainement pas de façon aussi déterminante qu'on l'avait espéré, à cause de ses limites et de son coût. Plus important que le dépistage est l'utilisation qu'on en fait, explorer, surveiller ou opérer.

Le plus ancien et le plus efficace est le dépistage du **cancer du col utérin** par frottis, dès 35 ans. Il a réduit de 80 % le nombre de ces cancers : un frottis tous les trois ans, utilisant deux tests, l'un très sensible, récent mais peu spécifique, repérant des virus du papillome (HPV), cause quasi exclusive de ces cancers, et présent, qu'il y ait déjà cancer ou non, l'autre, cytologique, très ancien, au microscope (test de Papanicolaou), moins sensible, mais très spécifique, identifiant la cancérisation, mais laissant échapper 40 % des cancers, une double analyse à moins de 100 euros, qui permet la résection des lésions en quelques minutes.

Ce dépistage-traitement est si efficace qu'il pose le problème de l'utilité de la vaccination anti-HPV des très jeunes femmes (vaccins Gardasil ou Cervarix), dont l'efficacité est hautement probable, mais encore incertaine, et qui ne doit surtout pas faire renoncer aux frottis de dépistage (on ne connaîtra l'efficacité de ces vaccins que dans quinze à vingt ans, puisque les cancers n'apparaissent que très longtemps après l'infection HPV, mais elle montre déjà une diminution encourageante des lésions bénignes précancéreuses). La seule limite est le prix exorbitant de ces vaccinations, de plus de 200 euros, 10 fois supérieur à celui des autres vaccins, **sans aucune raison qui le justifie**.

Contrairement aux espoirs d'il y a vingt ans, le dépistage des **cancers du sein** par mammographie est aujourd'hui controversé, l'échographie et l'IRM donnant plus de sécurité et pas d'irradiation X. Le récent bilan de l'US Preventive Services Task Force (USPSTF) de 2011 établit cependant que :

• la mortalité a décru pour moitié grâce aux progrès thérapeutiques et pour moitié grâce aux dépistages (affirmation contestable, dont beaucoup, dont nous-mêmes, considèrent que l'apport du dépistage est moindre que celui du progrès thérapeutique) ;

• ces résultats dépendent beaucoup de l'âge : de 50 à 60 ans et de 60 à 70 ans, la mortalité par cancer du sein des femmes dépistées est réduite respectivement de 14 % et 32 %, mais aucune réduction n'est observée après 70 ans et seulement de 10 % de 40 à 50 ans, dans la période préménopausique, car la mammographie classique est peu capable d'analyser les densités élevées et souvent nodulaires des seins à cet âge, d'où un grand nombre de faux positifs. La mammographie digitalisée et surtout l'**échographie** seraient certainement supérieures, avec un risque moindre de faux positifs, mais l'échographie pose un problème de coût, car c'est un examen long, qui doit être réalisé par un spécialiste expérimenté, alors que la mammographie est un examen rapide, lu par un spécialiste, mais réalisé par un technicien.

Ce bilan américain est cependant le plus optimiste et il est très contesté par des dizaines d'autres études (plus de 200 publiées depuis les années 1980, concernant au total de 600 000 à 1 million de femmes, suivies dix à vingt ans dans tous les pays, États-Unis, Angleterre, Norvège, Suède, Pays-Bas [aucun bilan en France, hormis quelques études ponctuelles régionales], y compris la fameuse métanalyse Cochrane – mais difficiles à interpréter, car, depuis vingt ans, les techniques et l'expérience des radiologues ont beaucoup progressé, invalidant en partie les conclusions de beaucoup d'études. Toutes soulignent la fréquence de 50 à 80 % des **faux positifs** générateurs d'angoisses et d'examens en cascade et de **faux négatifs** [dans 30 % des cancers du sein reconnus cliniquement, l'examen de la mammographie de l'année d'avant montre que le cancer était déjà présent et n'avait pas été reconnu]).

De nombreuses études montrent aussi que **la mortalité à dix ans n'a pas été réduite ou seulement de 2 à 3 %** (certains disent 5 ou 10 %) des 0,07 % de femmes qui meurent chaque année de cancers du sein, et que 3 % de 0,07 % fait bien peu de vies sauvées et peut-être aucune, si l'on prend en compte l'incidence des complications des investigations et interventions inutiles.

La fréquence des **faux positifs** reflète l'angoissante peur des radiologues de passer à côté d'un cancer, et on le comprend, d'où une échelle de réponse toujours tirée vers le haut par les radiologues : 1) mammographie normale ; 2) anomalie bénigne ne demandant aucune autre investigation ; 3) anomalie probablement bénigne à surveiller ; 4) anomalie suspecte à explorer ; 5) anomalie évocatrice...

Pourtant, puisqu'il faut prendre position dans ce débat, **ces examens doivent être à notre sens préconisés** tous les deux ans (et peut-être tous les ans de 40 à 50 ans, à cause de la vitesse évolutive plus grande des tumeurs à cet âge, car si le taux de mortalité n'est pas, ou guère, abaissé par le dépistage dans cette tranche d'âge, les années de survie obtenues sont évidemment beaucoup plus élevées que chez les femmes âgées), et cela malgré les radiations cancérigènes reçues, les faux négatifs faussement rassurants et les faux positifs, générateurs d'angoisses, d'examens répétés, de biopsies et parfois de traitements inutiles et à risque, sans compter les coûts importants (à au moins 100 euros/dépistage pour 15 millions de femmes tous les deux ans, cela fait 750 millions d'euros an).

Globalement, il nous semble cependant que **ce dépistage s'impose**.

En effet, sur 15 millions de Françaises de 40 à 80 ans, 50 000 par an développent un cancer du sein, soit 0,3 %, d'où, sur trente à quarante ans, un risque cumulé de 9 à 12 % (1 femme sur 8 aux États-Unis). Parmi elles, 10 000 vont mourir, soit 0,07 %. Or, si le dépistage réduisait ce chiffre de 10 %, il le ferait passer à 0,063 %. Pas spectaculaire, mais cela représente en valeur absolue 1 000 vies, prolongées chacune de dix ans en moyenne. Cela nous paraît justifier le dépistage du cancer du sein, malgré ses limites et ses contraintes. À 750 millions d'euros/an, ce n'est même pas le coût des statines, 4 fois sur 5 inutiles (voir note « Le négoce du cholestérol »).

Sans être aussi grave que le cancer du poumon ou du pancréas, le **cancer du côlon**, s'il est plus tardif, est aussi sensiblement plus grave que le cancer du sein. Son dépistage est donc *a priori* plus nécessaire, mais il n'est malheureusement **guère efficace**.

Les tests détectant le sang dans les selles n'ont guère d'intérêt, positifs le plus souvent sans polype ni cancer du côlon, et négatifs dans 50 % des cancers avérés.

Théoriquement, la coloscopie, qui repère bien les polypes supérieurs à 1 cm, mais à qui échappent souvent les lésions planes, qui représentent le tiers des lésions précancéreuses, pourrait être une méthode à la fois de dépistage et de traitement immédiat, en permettant l'exérèse des lésions précancéreuses, avant même que le cancer ne soit apparu.

Malheureusement, son impact s'avère très faible. Réalisée tous les cinq ans (aucun cancer ne se développe cinq ans après une colonoscopie normale ou normalisée par exérèse des polypes), en regroupant cinq études portant sur 400 000 personnes, suivies de douze à dix-huit ans, on constate qu'elle n'a permis de réduire la mortalité par cancer du côlon que de 15 % en valeur relative (le nombre de décès ayant été de 1 % chez les non-dépistés et 0,85 % chez les dépistés, une différence de 0,15 % seulement !). Résultat là encore peu spectaculaire. Mais ici, le résultat n'est pas meilleur en valeur absolue, car le nombre de vies sauvées est presque dérisoire. Sur 25 millions de Français et de Françaises de plus de 50 ans, 38 000 développent un cancer du côlon chaque année, et 20 000 en meurent, soit, avec un gain de 0,15 %, 30 survies supplémentaires seulement. Et cela au prix de quelques complications sévères de la colonoscopie (perforations, hémorragies) et de 2 ou 3 décès prématurés, liés au traitement (la colonoscopie virtuelle par scanner, moins désagréable pour le patient et qui a beaucoup progressé, fait aujourd'hui en apparence jeu égal avec la colonoscopie classique, mais elle ne peut détecter les lésions précancéreuses plates).

Ces résultats nous semblent invalider le dépistage systématique très coûteux des cancers du côlon, en dépit de l'intérêt que lui portent beaucoup de gastro-entérologues pour des raisons évidentes, mais une coloscopie tous les cinq ans, de 50 à 70 ans, en cas de colopathie fonctionnelle, OK.

La possibilité du dépistage du **cancer bronchique**, le plus fréquent des cancers graves, est « à l'étude » depuis vingt ans sans parvenir à se mettre en place, car les pneumologues, dans tous les pays du monde, sont en désaccord avec son intérêt et sa faisabilité.

La notion clé est qu'un cancer du poumon de moins de 3 cm de diamètre, opéré, guérit définitivement dans 70 % des cas, tandis que les tumeurs plus volumineuses ou disséminées sont mortelles dans 80 à 90 % des cas en un à cinq ans, et les guérisons de moins de 5 à 10 %.

Sur 53 000 fumeurs de 55 à 75 ans suivis en 6 ans au National Cancer Institute américain, suivis annuellement 1/3 par radio, 1/3 par scanner et 1/3 non dépistés, 2 000 cancers sont identifiés (4 %), avec une mortalité réduite de 20 % après scanner et 8 % après radio. Au scanner, 70 % des cancers débutants (et 19 % de stade avancé), 57 % à la radio et seulement 37 % sans dépistage (avec 40 % de tumeurs avancées). Résultat encourageant mais... avec **95 % de faux positifs** et une mortalité de 1 pour 1 000 due aux investigations additionnelles ! Biopsier et opérer des lésions de moins de 1 cm, surtout multiples, est **une grave erreur stratégique**, car 95 %

sont cicatricielles ou bénignes. Il ne faut explorer que les lésions de **1 à 3 cm**, ou plus, et en dessous se limiter à répéter l'examen six mois après, pour vérifier s'il y a eu ou non augmentation, car les petites lésions malignes peuvent en général sans risque attendre six mois. La radiographie simple est suffisante pour des yeux exercés, mais pas pour l'ensemble des médecins dépisteurs ou, comme aux États-Unis, ce sont des infirmières peu entraînées qui lisent les clichés. Le scanner est plus sensible, mais beaucoup plus cher, et surtout, ces cancers évoluant souvent plus rapidement que ceux du sein et du côlon, il faudrait un dépistage tous les six à douze mois. Difficile, cher et à risque, à cause des radiations (10 mSv par scanner) et des contraintes. Notre conseil est cependant d'au moins informer clairement les malades, de ses avantages et de ses inconvénients : 50 % des grands et vrais fumeurs de 10 à 60 cigarettes par jour, inhalant la fumée, feront un cancer entre 40 et 80 ans, qui les tuera en moyenne à 68 ans. Qu'ils prennent leur destin en main, c'est-à-dire : 1) qu'ils arrêtent de fumer ; 2) qu'ils se fassent faire **un dépistage tous les ans**, pendant les quinze ans qui suivent l'arrêt du tabac.

Le dépistage du cancer de la prostate est un sujet hypercontroversé.

Le **cancer de la prostate** est le plus fréquent, mais le plus tardif des cancers chez l'homme (environ 71 000 nouveaux cas diagnostiqués en France en 2009), et il représente la troisième cause de mortalité par cancer. La Haute Autorité de santé vient d'estimer que le bénéfice d'un dépistage de masse sur la survie spécifique du cancer de la prostate n'a pas été établi. De plus, il est maintenant clairement reconnu que la majorité des cancers prostatiques sont peu agressifs et ne mettent pas en péril le pronostic vital. Jusqu'à la moitié des cancers de la prostate diagnostiqués dans des programmes de dépistage pourraient relever d'une simple surveillance. Un dépistage généralisé pourrait donc aboutir à un « surdiagnostic » et induire un risque de surinvestigation et de « surtraitement ». Le coût d'un tel dépistage appliqué à 15 millions de plus de 50 ans ne pourrait être inférieur à 1,5 milliard.

La vision des urologues est différente. En France, comme dans le reste de l'Europe et aux États-Unis, les différentes associations d'urologie sont en faveur d'un dépistage, au moins à titre « individuel ». En effet, la détection précoce du cancer de la prostate par toucher rectal et dosage du PSA permet de diagnostiquer des tumeurs à un stade précoce, donc curables. Ainsi, l'Association française d'urologie recommande un toucher rectal et un dosage du PSA total chaque année, à partir de 50 ans et jusqu'à 75 ans, chez les hommes dont l'espérance de vie est estimée supérieure à dix ans. Ce dépistage est débuté à l'âge de 45 ans chez les hommes à risque accru (origine afro-antillaise ou antécédent familial de cancer prostatique).

La difficulté est donc la suivante : d'un côté, l'utilisation régulière du PSA est un progrès pour diagnostiquer des cancers «à temps», c'est-à-dire avant qu'ils n'évoluent vers des métastases. D'un autre côté, on risque d'aboutir à un «surdiagnostic» et à un «surtraitement» très coûteux des formes non évolutives. Quelle est alors la juste mesure ?

En 2009, deux grandes études multicentriques ont analysé l'effet du dépistage sur la mortalité par cancer de la prostate.

La première est l'étude américaine PLCO (*Prostate, Lung, Colorectal and Ovarian Cancer Screening Trial*). Cette étude a randomisé 76 693 hommes âgés de 55 à 74 ans, entre un groupe soumis à un dépistage (PSA annuel pendant six ans et toucher rectal annuel pendant quatre ans) et un groupe témoin. Avec sept ans de suivi, la mortalité spécifique liée au cancer de la prostate était similaire. Cependant, cette étude a été **fortement biaisée** par la pratique irrégulière d'examens dans le groupe témoin : 34,3 % des hommes du groupe témoin avaient déjà eu un dosage du PSA et 31,9 % avaient déjà eu un toucher rectal avant l'inclusion et près de 10 % avaient réalisé des dosages répétés de PSA et 4,3 % avaient même eu des biopsies avant l'inclusion.

La deuxième est l'étude européenne ERSPC (*European Randomized Study of Screening for Prostate Cancer*), qui a regroupé 7 centres européens et inclus 182 160 hommes âgés de 55 à 69 ans, randomisés entre dépistage par PSA (en moyenne tous les quatre ans) et absence de dépistage. Cette étude a montré une réduction de 20 % du taux de décès liés au cancer de la prostate dans le groupe dépisté (p = 0,04). Les taux de décès commençaient à diverger après sept ans, puis cette différence s'accentuait au fil du suivi. Autre résultat significatif : il y avait une réduction de 41 % des tumeurs avec métastases osseuses (donc incurables) dans le groupe dépisté.

Une troisième étude, encore plus récente, a randomisé 20 000 hommes entre un groupe soumis au dépistage (PSA tous les deux ans) et un groupe témoin. Avec un suivi médian de

CANCERS

quatorze ans, le risque cumulé de mortalité liée au cancer de la prostate était réduit de 56 % dans le groupe dépisté par rapport au groupe non dépisté. Cette étude correspond à la branche suédoise de l'étude ERSPC et montre que le dépistage apporte une **réduction très significative** de la mortalité liée au cancer prostatique.

Si l'on veut un dépistage intelligent du cancer de la prostate, il faut donc **mieux cibler** les hommes qui vont en bénéficier et adapter la fréquence des tests en fonction du risque individuel. En effet, on sait qu'**un premier dosage plus précoce du PSA** pourrait modifier la fréquence des dosages ultérieurs. **La valeur initiale du PSA total, dosé avant 50 ans, est prédictive du risque de développer un cancer prostatique.** Pour un PSA initial ≤ 0,5 ng/ml, ce risque est inférieur à 7,5 % durant les vingt-cinq années à venir. Ce risque est multiplié par 2,5 avec un PSA initial compris entre 0,5 et 1 ng/ml, et par 19 pour un PSA initial compris entre 2 et 3 ng/ml. D'autre part, une étude récente a montré qu'avec un PSA initial inférieur à 1,5 ng/ml, dosé avant 50 ans, le risque de développer un cancer durant les neuf années suivantes n'est pas significatif. En revanche, pour un PSA initial supérieur à 1,5 ng/ml, le risque augmente dès les premières années de suivi. Il est donc logique de s'orienter vers une détection plus précoce et plus ciblée du cancer de la prostate. La fréquence des tests serait fonction du premier PSA dosé avant l'âge de 50 ans. Ainsi, les tests pourraient être espacés tous les trois ou cinq ans par exemple si le PSA initial est inférieur à 1,5 ng/ml.

La recommandation actuelle des urologues reste encore le dosage annuel du PSA total chez les hommes ayant une espérance de vie supérieure à dix ans, mais cela ne signifie pas qu'il faille traiter tous les cancers diagnostiqués, certains cancers n'évoluent pas et n'ont pas besoin d'être traités. **Le plus important et le plus coûteux n'est pas le dépistage, mais ce que l'on en fait.**

L'avenir de tous les dépistages, ce seront les tests biologiques et génétiques par simple prélèvement de sang, identifiant des marqueurs moléculaires sanguins, spécifiques des cancers, mais encore à découvrir, ou des anomalies génétiques des cellules cancéreuses ou de l'ADN libre circulant, que tous les cancers, même précoces, libèrent dans la circulation et qu'il est possible d'identifier.

Ces techniques progressent. Elles seront opérationnelles dans les dix ou quinze ans.

LA VRAIE NATURE DES CANCERS : DES MONSTRES IMMORTELS

La cancérologie est une collection de maladies rares. Le cancer n'existe pas. Il n'y a pas de cancer, seulement une infinité de cancers, tous différents, non seulement entre les divers organes qu'ils touchent, sein, poumon, etc., mais aussi entre les diverses variétés de cancers d'un même organe, cancers épidermoïdes, adénocarcinomes, cancers à petites cellules et à grandes cellules du poumon, et plus grande diversité encore, il n'y a pas deux cancers identiques au sein de chaque variété. **Pas de jumeaux parmi les cancers**, chacun est individuel. Dès lors, rien n'est jamais joué. Chaque malade a sa chance. Mais aussi sa malchance.

Tous les cancers sont des maladies génétiques. Tous sont dus à des anomalies des gènes, d'une incroyable diversité, qui chacune détraque les programmes régulateurs de développement et de prolifération des cellules. Chaque cancer n'est pas lié, comme on l'avait **très naïvement** cru en 1980-1990, à une seule anomalie génétique qui serait présente dans tous les cas similaires, mais presque toujours à plusieurs, différentes d'un cas à l'autre et différentes en différents points d'une même tumeur (*New England Journal of Medecine*, 2012, <u>366</u>, 883) et se multipliant au fil du temps. Ce n'est pas une autoroute vitale unique qui serait coupée ou détournée, mais un réseau de voies métaboliques, dont deux, trois, dix sont interrompues. Ou élargies... jamais les mêmes. Décourageant.

Cancer et cellules souches

Au départ, le cancer, c'est tantôt une cellule souche d'organe dérivée d'une cellule souche embryonnaire qui déraille et engendre une sorte d'embryon monstrueux et immortel, tantôt une cellule adulte, différenciée, spécialisée, qui fait marche arrière, se dédifférencie, redevient cellule souche et donne elle aussi naissance à une sorte d'embryon, tout aussi monstrueux.

LA VRAIE NATURE DES CANCERS : DES MONSTRES IMMORTELS

Clarifions cette histoire de cellule souche.

Il y a trois types de cellules souches, les **cellules souches embryonnaires** primordiales, fusion d'un ovocyte et d'un spermatozoïde, qui ont encore toutes les potentialités de développement de la première cellule, c'est-à-dire de l'œuf initial et qui va produire l'embryon par divisions cellulaires successives, 2, 4, 8 cellules, etc., jusqu'à 100 milliards à l'âge adulte, soit une cinquantaine de divisions cellulaires en moyenne.

Les cellules souches primordiales sont dites «**totipotentes**», car elles peuvent donner naissance à tous les types de cellules et de tissus, mais certaines restent dormantes, comme en réserve dans la moëlle, parfois pour la vie entière, tandis que la plupart se multiplient et se spécialisent pour donner des cellules d'adultes différenciées de peau, de muscle, de foie ou de cerveau. Entre ces deux voies, certaines se différencient peu et donnent des **cellules souches «filles» d'organe**, telles que les cellules souches du sang, dites «**pluripotentes**», parce qu'elles pourront donner naissance aux diverses lignées du sang (globules rouges, lymphocytes, polynucléaires), ou cellules souches nerveuses, qui pourront donner des neurones ou des astrocytes, ou cellules souches conjonctives, qui donneront des cellules musculaires ou des fibroblastes.

Ainsi, les cellules souches d'organe se différencient pour la plupart complètement et donnent les **cellules adultes hyperspécialisées** de nos organes et tissus – neurones, foie, rétine, muscles, etc. –, **mais, dans tous les organes, il reste un contingent de ces cellules souches filles ou secondaires, dormantes, une sorte de réserve**, qui assurent au long de la vie le renouvellement régulier des tissus au fur et à mesure de leur usure, et qui, chez la salamandre, font repousser les pattes ou la queue coupées. **Ces cellules souches d'organe sont la source de beaucoup de cancers et de reprises évolutives de cancers**, alors même que les traitements avaient pu réduire l'essentiel des tumeurs, car ces cellules souches peuvent alors relancer la maladie. Cela explique que des traitements qui avaient pourtant fait fondre complètement une tumeur n'allongent guère la durée de vie. Ce sont ces cellules souches que les traitements doivent cibler en priorité.

Ces cellules souches d'organe se divisent d'autant plus souvent que les tissus doivent se renouveler plus rapidement, sans cesse dans la moelle osseuse, qui produit les cellules sanguines à vie courte, ou dans la muqueuse digestive, qui se renouvelle entièrement tous les trois à cinq jours, moins souvent dans les autres tissus et presque pas pour les neurones. Plus les cellules souches d'organe se divisent souvent, plus s'accroît le risque d'erreur, d'anomalie de la division cellulaire, touchant les chromosomes ou les gènes eux-mêmes, et plus est grand et précoce le risque de cancer, surtout si différents toxiques – tabac, amiante, UV, pesticides, produits chimiques divers – lèsent l'ADN (c'est-à-dire les gènes mêmes de nos cellules) ou les protéines destinées à le réparer, lorsqu'il est lésé.

Et c'est peut-être pourquoi les cancers du sang sont précoces, les cancers du poumon si nombreux et ceux du cerveau relativement rares.

Les cancers sont ainsi des sortes d'embryons qui auraient mal tourné, des embryons hors de tout contrôle et qui ont conservé l'immortalité des cellules souches. Plus rien ne les arrête, parce que les circuits de régulation intra- et intercellulaires qui permettent la vie en société des organismes pluricellulaires sont détraqués par ces anomalies génétiques.

On ne peut évoquer les cellules souches sans dire qu'il est possible en introduisant 3 à 5 gènes par manipulation génétique avec, ou surtout sans, virus vecteur, soit de « **rétrodifférencier** » les cellules adultes, telles que les fibroblastes ou les cellules cardiaques ou cutanées, pour en faire des cellules souches, dites « induites », très proches des cellules embryonnaires, soit de les « **transdifférencier** » directement de fibroblastes en cellules cardiaques ou neurones. Dans les deux cas, ces cellules manipulées ont la capacité potentielle de régénérer les tissus lésés, en particulier cardiaque, neuronal ou cutané, pour traiter infarctus, Parkinson ou brûlures, mais avec encore beaucoup d'échecs et, surtout, le risque de créer des tumeurs embryonnaires. Formidable percée ouvrant la voie à une **médecine régénérative**, due à S. Yamanaka (Kyoto) et R. Jaenisch (MIT) et aujourd'hui utilisées par des centaines d'équipes, ce qui en fait l'un des domaines les plus actifs de la biologie, dont la France est à peu près absente (à l'exception d'une équipe à Mulhouse et d'une à Paris et bien peu d'autres), à cause de restrictions éthiques et juridiques beaucoup plus sévères qu'aux États-Unis et en Angleterre, et surtout qu'au Japon, en Chine et en Corée.

Mort et immortalité cellulaire

La vie des organismes multicellulaires, comme celle de l'Europe, ne s'accommode guère de l'anarchie et de la liberté de vie individuelle des bactéries, c'est-à-dire des nations. Les cellules amenées par l'évolution à vivre ensemble au sein d'un organisme échangent entre elles de multiples signaux hormonaux (hormone de croissance, insuline, IGF-1, hormones thyroïdienne et parathyroïdienne, hormones sexuelles, etc.), parahormonaux (rétinoïdes, vitamine D), facteurs de croissance (épidermique, fibroblastique, vasculaire ou des plaquettes sanguines [EGF, FGH, VEGF, PDGF], médiateurs « locaux » [sérotonine, histamine, prostaglandines, etc.], cytokines [lymphokines, chémokines, cadhérines, intégrines, etc.]), des centaines, qui chacun interagit avec ses récepteurs spécifiques membranaires, cytoplasmiques ou intranucléaires, qui induisent des réponses cellulaires différentes : un médiateur ou une hormone, dix réponses. Belle complexité.

Intégrés, ces signaux régissent le fonctionnement coordonné des cellules au service d'un objectif prioritaire, qui est la survie de l'organisme tout entier et celle de l'espèce. Ils déclenchent ainsi l'activité de centaines de circuits intracellulaires, impliquant des milliers de molécules hautement spécifiques, codées par autant de gènes, et qui coordonnent les grandes fonctions cellulaires (**croissance, multiplication**, production d'énergie, mobilité, sécrétion, etc.), y compris, quand cela est nécessaire, des signaux déclenchant des programmes de mort cellulaire, qu'on appelle « **apoptose** », où l'on voit les cellules se suicider, une mort qu'on dit génétiquement programmée, mais qui ne se produit que si elle est déclenchée par des signaux inter- et intracellulaires. Quelque chose doit appuyer sur le bouton. **La mort cellulaire** n'est, à tout moment, qu'une option parmi d'autres. Elle **n'a rien de fatal**. Elle s'inscrit dans un programme, mais elle n'est pas inscrite dans le bronze. Elle n'est pas inéluctablement « programmée ». Les cellules meurent, non parce qu'elles seraient inévitablement, structurellement, par construction, mortes tôt ou tard, mais sur ordre, parce qu'elles ont reçu à un instant donné un signal de mort venu d'elles-mêmes ou des cellules voisines, ou de l'organisme qui les réunit, ou même de l'extérieur. Et justement, les cellules cancéreuses, au programme génétique désorganisé, ne répondent plus à ce signal. Elles sont « déprogrammées » et deviennent **éternelles**, ne mourant de faim ou de manque d'oxygène qu'à l'instant où l'organisme dans lequel elles se sont développées meurt lui-même des lésions que leur développement a provoquées.

La durée de vie des cellules et leur capacité de division ne sont donc pas des données immuables. La mort cellulaire n'a rien d'inéluctable. Celle des organismes vivants non plus. **La mort des cellules et la mort des organismes ne sont pas des fatalités biologiques.** Les cellules ouvertes sur l'extérieur et qui peuvent s'y approvisionner n'ont aucune raison biologiquement identifiée de mourir. L'immortalité est possible. Tout dépend de la capacité des cellules à réparer sans cesse les lésions biochimiques qui la blessent. Nos neurones vivent pour la plupart un siècle et nos cellules digestives cinq jours. Il est clair que cette durée de vie est liée à leur fonction particulière dans les organismes vivants et leur vie en quelque sorte en société, de façon interdépendante les unes des autres et régulées par la finalité de survie de l'organisme lui-même. La vie, c'est la possibilité de l'éternité.

La souris vit deux ans, la chauve-souris, vingt-cinq, le cheval, vingt ans et l'âne, quarante, le lézard, deux ans, et la tortue, deux cents, le moineau, deux ans, et le perroquet, quatre-vingts, et les cellules malignes sont immortelles et se multiplient sans cesse, dès lors qu'on les nourrit et que leurs «télomérases» maintiennent leurs «**télomères**» protecteurs (capuchons d'ADN non codant protégeant les extrémités des chromosomes, qui se réduisent à chaque division cellulaire, mais qui peuvent être reconstruits par des «télomérases», découverte nobélisée en 2009). Elles ont échappé au système de contrôle collectif de l'organisme et celles du cancer de l'utérus d'**Henrietta Lacks**, morte il y a cinquante ans, vivent toujours en culture, dans des milliers de laboratoires, où elles ont produit depuis lors 500 tonnes de cellules «HeLa» (10 000 fois le poids de H. Lacks à sa mort), et elles continuent de le faire, après s'être divisées des milliers de fois. En résumé, les cellules ne meurent que si on les tue. Le programme génétique de mort cellulaire n'est pas une horloge. Il ne se déclenche que si un signal l'enclenche, et, justement, les cancers ont échappé à ce contrôle et se développent tant que notre organisme, qu'ils détériorent peu à peu, leur fournit les moyens de leur croissance : vaisseaux, aliments et oxygène.

Le traitement, ce n'est pas nécessairement de tuer les cellules cancéreuses, mais plutôt de les reprogrammer, de les redifférencier, de leur réapprendre à mourir.

La génétique des cancers

Les cancers et leur immortalité sont d'origine génétique.

Quelles sont les anomalies génétiques des cancers, et quand et pourquoi apparaissent-elles ?

5 % des cancers sont **héréditaires**, liés à des anomalies génétiques des cellules **germinales** (ovocytes et spermatozoïdes), transmises de génération en génération, comme la couleur des yeux, et touchant toutes les cellules de l'organisme.

Mais 95 % des anomalies sont **acquises**, ne touchant que quelques cellules d'un organe donné. Ces anomalies non germinales sont appelées «**somatiques**» (soma = corps) et elles ne sont pas transmissibles héréditairement, et donc 95 % des cancers n'ont rien d'héréditaire. Ces anomalies décryptées depuis vingt ans et depuis cinq ans, de façon beaucoup plus précise, grâce à de nouveaux moyens techniques très onéreux, sont de six types, et toutes se produisent au cours des divisions cellulaires :

• des **mutations**, c'est-à-dire le remplacement, le changement d'une des quatre bases nucléotidiques de notre ADN, l'une en remplaçant une autre et changeant ainsi le code génétique (on parle de mutations ponctuelles), un changement qui peut n'avoir aucune conséquence (mutation «**neutre**») ou inactiver le gène (mutation avec **perte de fonction**), ou l'activer (mutation avec **gain de fonction**) ;

• gain ou perte de microsegments de gènes (on dit «insertion» ou «délétion» au sein d'un gène et globalement «**indels**») ;

• multiplication du **nombre de copies** d'un même gène (on parle d'«amplification») ;

• **réarrangements entre gènes**, un fragment de gène coupé se déplaçant et se liant à un fragment d'un autre gène, situé ailleurs sur le même chromosome ou sur un autre chromosome et créant un néogène, potentiellement dangereux (on appelle cela «**translocation**», dont l'exemple le plus connu est celui du chromosome dit «Philadelphie», de la leucémie myéloïde chronique) ;

• altérations, dites «**épigénétiques**», certains gènes étant modifiés soit par adjonction de radicaux chimiques simples, méthyles ou acétylés, soit par de petits morceaux d'ARN régulateurs qui éteignent ou allument tel ou tel gène, ce qui change le message génétique, soit par des modifications des ARN messagers par des enzymes ou d'autres mini-ARN régulateurs, ce qui change le message du gène, donc la protéine qu'il code ;

• sans oublier la plus grossière des anomalies : le nombre anormal de chromosomes, lié à des erreurs de redistribution asymétrique des chromosomes lors de la division cellulaire (on dit «aneuploïdie»).

Ainsi, plus un tissu se renouvelle vite, plus ses cellules se divisent souvent, plus fréquentes et plus précoces y sont les anomalies génétiques et les cancers (les leucémies aiguës sont plus précoces que les tumeurs d'organes, dites tumeurs solides).

Pourquoi les anomalies génétiques augmentent-elles avec l'âge ?

La fréquence des mutations et donc celle des cancers augmentent avec l'âge. Tout se passe comme si deux facteurs intervenaient :

• les toxiques (tabac, UV, molécules cancérigènes, etc.), qui lèsent ou se collent à l'ADN et augmentent la fréquence des anomalies ;

• et surtout les défaillances de nos cinq ou six **systèmes multimoléculaires de réparation des mutations** de l'ADN, dont certains deviennent inopérants dans le cancer, dépassés par l'ampleur des réparations nécessaires ou eux-mêmes mutés ou altérés par des toxiques externes, en particulier par les molécules d'oxygène, dites «activées» et dangereuses, générées par un **métabolisme énergétique intense**. On parle alors de «**radicaux libres**». Un radical libre est une molécule qui a perdu un ou des électrons, de sorte qu'elle n'a plus qu'un nombre impair, donc instable, d'électrons périphériques. Plus elle est petite, plus elle est mobile, réactive et dangereuse, en tentant d'arracher le ou les électrons qui lui manquent à toutes les molécules qu'elle rencontre. La plus toxique est l'oxygène moléculaire, qu'on appelle «**superoxyde**» quand il a perdu un électron (O_2^-). Une enzyme, la **superoxyde-dismutase**, peut le transformer en eau oxygénée H_2O_2, sans danger. Même la publicité TV en parle, pour vous proposer des cosmétiques ou des régimes contre les terribles radicaux libres. Naturellement, ceux qui en parlent ainsi dans les petites lucarnes n'ont pas la moindre idée de ce que sont ces radicaux libres. Ce sont des molécules porteuses d'atomes «électrophiles», qui «aiment les électrons»,

LA VRAIE NATURE DES CANCERS : DES MONSTRES IMMORTELS

qui veulent à tout prix retrouver celui qui leur manque, en l'arrachant à toute molécule qui passe à leur portée. **Les radicaux libres chassent l'électron**, où qu'il soit, et démolissent beaucoup de nos molécules en les leur arrachant, les transformant du même coup elles-mêmes en chasseur d'électrons, donc en un nouveau radical libre. Une cascade de réactions qui ne s'arrête que lorsque interviennent des enzymes spécialisés pour cette fonction de rendre à chacun les électrons qui lui manquent (SOD, catalases, etc.). Selon M. Radman, la cause toute première des cancers et du vieillissement, ce sont certes les mutations des gènes de l'ADN, mais la cause déterminante, ce sont les lésions d'oxydation des protéines qui normalement réparent les mutations (on dit «**carbonylation**» des protéines) et les titularisent quand elles ne le font pas.

Le nombre final d'anomalies résulte donc du déséquilibre mutations/réparations. Les **mutations augmentent avec l'âge, parce que les systèmes de réparation sont de plus en plus lésés** eux-mêmes par les radicaux libres. **L'oxygène qui nous est indispensable est à la longue aussi un danger** (deux jours de respiration d'oxygène pur détruisent les poumons et rendent aveugle). Autre sujet, mais il y a un véritable parallélisme entre les 2 dangers qui nous menacent : vieillissement et cancer. L'un et l'autre augmentent parallèlement à la fréquence des mutations non réparées.

Le vieillissement résulte de mutations non cancérigènes, mais déclenchant des programmes de «mort cellulaire». La mort d'un organisme n'est que la somme des morts cellulaires dans les différents organes. **On meurt en pièces détachées**, touchés ici ou là, dans le myocarde, le cerveau, la rétine, etc. Ainsi, les mutations se produisant au hasard (pas tout à fait !), les unes déclenchent des proliférations oncogènes anormales, des cancers, les autres des morts cellulaires aboutissant au vieillissement. Les unes et les autres finissent par tuer, par cancer ou insuffisance viscérale. **Cancer et vieillissement**, même combat, parfaitement symétrique. Loterie où l'on tire toujours un mauvais numéro, qui tombe à gauche, cancer, à droite, vieillissement. **On meurt de l'immortalité des cancers ou de la mortalité de nos cellules.** D'où une question unique : pourquoi les mutations, rares avant 50 ans, sont-elles de plus en plus fréquentes après 50 ans ? Réponse : parce qu'elles sont de moins en moins réparées. Mais pourquoi sont-elles moins bien réparées ? Parce que les systèmes de réparation s'altèrent avec le temps, à cause de l'oxygène. Mais pourquoi les protéines deviennent-elles plus sensibles aux radicaux libres? Quelle(s) protection(s) ont-elles perdue(s)? Antioxydants? (les antioxydants sont de grosses molécules riches en électrons et qui les cèdent facilement, sans en souffrir, aux radicaux libres.) Chaperones? (les chaperones sont des molécules en forme de cône protégeant les autres protéines plus fragiles.) Et pourquoi les ont-elles perdues? L'avenir le dira. Peut-être. Telle est, dans les grandes lignes, la thèse de M. Radman, suivi de quelques autres. Hypothèse, mais les confirmations expérimentales commencent à apparaître. Immense sujet. À risque.

Les cancers : des labyrinthes moléculaires

Revenons au cancer. L'immense majorité des mutations est neutre, sans aucun effet, et elles sont alors dites « *passengers* », passagères passives. Neutres.

Une minorité d'entre elles seulement est cancérigène. Elles sont alors dites « *drivers* » ou « causales ». Parmi elles, il y a des mutations « positives » (*gain mutations*), dites « actives ». On parle alors d'« **oncogènes** » (tels de nombreux gènes de tyrosine kinase, cibles de la plupart des molécules et anticorps anticancéreux récents) et d'autres, au contraire, dites « négatives », qui inactivent les gènes inhibiteurs de la prolifération cellulaire, dits « **anti-oncogènes** » ou gènes « répresseurs » (telles les mutations de la p53 ou du gène Rb).

Les tumeurs portent ainsi de 1 000 à 100 000 mutations de nos 20 000 gènes, mais 400 seulement sont aujourd'hui identifiées comme des « *drivers* » impliqués dans nos cancers, soit 0,3 % du génome codant, mais la liste s'allonge chaque année.

Au sein d'un même type de tumeur, adénocarcinome du poumon ou cancer ovarien, ou autre, le nombre d'anomalies varie non seulement d'un malade à l'autre, mais **au sein d'une même tumeur, d'un point à un autre**, et entre la tumeur primitive et ses métastases à distance, et, plus décourageant encore, des anomalies génétiques nouvelles **ne cessent d'apparaître en cours d'évolution**, témoignant de l'instabilité génétique fondamentale de beaucoup de cancers (voir note « L'Iressa »). Une diversité intra-tumorale qui va rendre très difficile les thérapeutiques ciblées et la fameuse médecine « personnalisée ».

LA VRAIE NATURE DES CANCERS : DES MONSTRES IMMORTELS

À cette complexité s'ajoute l'inégalité des gènes mutés. Certains sont des **gènes domestiques**, exécutants à responsabilité limitée, ne codant qu'une protéine, mais d'autres sont des gènes dominants **(mastergènes)**, qui contrôlent la fonction et parfois l'intégrité de 5, 10, 100 ou 200 autres gènes, et par conséquent des fonctions cellulaires coordonnées entières. Ainsi, beaucoup sont des **facteurs de transcription** importants (voir note « L'Avandia et l'Actos »). Les mutations de ces gènes dominants « **gardiens du génome** » détraquent toute la machinerie cellulaire et sont un facteur d'instabilité biologique, et donc aussi génétique, de multiples fonctions cellulaires, qui favorise alors les mutations des gènes « domestiques ».

Dans 2 à 3 % des cancers, peut même survenir une anomalie-catastrophe, qui peut à elle seule conduire à des centaines de réarrangements confinés sur un ou plusieurs chromosomes.

L'accumulation des anomalies n'est donc pas en cancérologie un processus régulier, graduel, contrôlable, mais elle peut être explosive. Il reste encore beaucoup à comprendre dans ce domaine.

Multiplicité, diversité, instabilité, une telle variabilité du profil génétique explique que les tumeurs aient une évolution et une sensibilité différentes aux traitements, et pourquoi tout malade peut toujours espérer avoir tiré, à défaut du bon, le moins mauvais numéro à cette loterie.

Par chance, certaines tumeurs ne portent **qu'une ou deux anomalies**, particulièrement les tumeurs de l'enfant, les lymphomes, quelques leucémies et les sarcomes, qui sont souvent liés à une seule anomalie chromosomique lourde, translocation par exemple, plutôt qu'à de **nombreuses mutations** ponctuelles. Dès lors, on est confronté à une seule cible thérapeutique, et des traitements actifs sont, ou seront, possibles.

Au contraire, **les tumeurs solides courantes** et beaucoup de leucémies aiguës portent rarement des translocations et plutôt de nombreuses mutations, jusqu'à 100 000 pour les mélanomes, dont un petit nombre seulement sont des « *drivers* », responsables de tumeurs. Parmi les gènes les plus souvent touchés dans les tumeurs solides, p53, BRAF, EGF-R, ERBb2, HER2 ou neu, ras, JAK-2, KIT, PDGF-R, MET, etc. Dans les leucémies aiguës myéloïdes, certaines mutations sont de bon et d'autres de mauvais pronostic, d'autres marquent encore la sensibilité à certains médicaments, ouvrant la voie à la future géno-thérapeutique personnalisée.

Ces différences sont telles qu'un cancérologue américain a pu parler de **cancers «stupides»**, ne portant qu'une anomalie génétique potentiellement vulnérable au traitement (par exemple, la translocation Philadelphie de la leucémie myéloïde chronique, que le Glivec peut bloquer), et de **cancers «intelligents»**, comme le cancer du poumon, qui portent de nombreuses anomalies et en créent sans cesse de nouvelles, échappant aux thérapeutiques ciblées, initialement actives, telle que l'Iressa (voir note « L'Iressa »).

La description de ces anomalies ne cesse de se préciser grâce aux progrès des techniques d'analyse des tumeurs (cytogénétique, puis séquençage, puis analyse massive du génome, dite GWA « genome-wide association » [prononcez "Djiouass"], comparant les phénotypes et les génotypes tumoraux, analyse du nombre de copies de gènes). Plus de 2000 tumeurs ont été aujourd'hui entièrement séquencées et, dans dix ou quinze ans, les tumeurs de tout malade le seront probablement en quelques heures, ce qui pourrait éventuellement permettre de guider les choix thérapeutiques. Rêves ?

L'identification des anomalies génétiques de chaque cancer (on parle de *« cancer profiling »* ou de «portrait génétique») pourrait permettre, lorsqu'on parviendra, si on y parvient, à décoder cette masse de données brutes, de connaître le talon d'Achille de chacune et de cibler les thérapeutiques avec soit des anticorps monoclonaux, soit de petites molécules de synthèse, soit de grosses molécules recombinantes, véritables **boulets magiques**, inhibant, corrigeant ou compensant les anomalies identifiées. Ce décodage sera très lent, et il faut savoir que corriger une seule anomalie ne sera généralement pas suffisant et qu'il faudra presque toujours associer trois ou quatre molécules, capables de corriger trois ou quatre des mutations identifiées. Vaste programme!

Les magnifiques succès récents du **Glivec** (imatinib), de l'**Iressa** et du **Tarceva**, actifs sur 10 à 12% de cancers bronchiques, ou des inhibiteurs de la mutation V.600.E de BRAF, avec le vémurafénib dans les mélanomes, ont ouvert la voie, nourri l'espoir et fondé le paradigme. Beaucoup de déceptions et d'échecs sont cependant à prévoir, mais, au moins, un chemin est ouvert.

La question inquiétante est la suivante: **pourquoi tant d'échecs? Parce que les tumeurs sont hétérogènes et évoluent.** Les populations cellulaires sensibles meurent, éventuellement tuées par les médicaments, mais d'autres minoritaires prennent le relais. Seconde raison, de nouvelles mutations apparaissent, contournant l'effet des médicaments, et les tumeurs initialement sensibles deviennent résistantes, et c'est ce qui s'est produit après des succès initiaux spectaculaires, avec 17 % de résistances au Glivec après cinq ans, et 100 % de résistances au BLX4032, anti-BRAF en quelques mois, alors qu'il avait fait disparaître 80 % des mélanomes, ou encore, après dix-huit mois, avec l'Iressa et le Tarceva dans les cancers du poumon. Au fond de toute tumeur, restent des **cellules souches filles d'organes**, dormantes, prêtes à prendre le relais. Cela n'est pas très encourageant.

CHIMIOTHÉRAPIES CYTO-TOXIQUES ET TRAITEMENTS CIBLÉS DES CANCERS
ESPOIRS, DÉSILLUSIONS ET TROMPERIES

De 1960 à 1998, le traitement des cancers repose sur des **molécules cytotoxiques**, **peu sélectives**, touchant presque aussi durement les cellules normales que les cellules cancéreuses.

Quelques progrès pourtant dans la diversité des mécanismes d'action des molécules, et par conséquent dans la possibilité de les associer (cela ne sert à rien d'associer des médicaments dont l'action est quasi identique).

Soudain, en 1998, coup de tonnerre. Des traitements efficaces et **non cytotoxiques**, **ciblés sur les seules cellules malignes**, apparaissent. Des «*magic bullets*». Enthousiasme général parmi les cancérologues, leurs sociétés et leurs journaux. Le cancer est en passe d'être vaincu dans les dix ans. Nous avons les clés. Chanson connue. On annonçait déjà en 1970 la guérison des leucémies dans les dix ans, et en 1985, quand les premiers oncogènes ont été découverts, que les cancers ne passeraient pas l'an 2000. La littérature scientifique de l'époque apparaît aujourd'hui confondante de naïveté.

Douze ans après, de rares succès, d'innombrables échecs, des toxicités majeures, un coût décuplé. Il va falloir attendre. Longtemps. Mais reste la conviction, probablement justifiée, que là est la solution de demain. Ou d'après-demain.

Les traitements cytotoxiques

Ils restent aujourd'hui de loin au premier rang, ceux qu'on utilise en 1re ligne. Ils ont fait depuis quarante ans reculer la mortalité de 30%, allongé les vies d'un à cinq ans, parfois dix, guéri des centaines de milliers de malades, transformé certains cancers

CHIMIOTHÉRAPIES CYTOTOXIQUES...

en maladies, certes pénibles, mais qui guérissent, ne laissant que le souvenir d'une épreuve vaincue, tels beaucoup de cancers du sein, du côlon ou certains lymphomes et leucémies. **Beaucoup sont de grands médicaments** à l'histoire chargée de succès. Ne jetons pas l'enfant avec l'eau du bain. **Toxiques**, ils ne le sont pas pour toutes les cellules, mais sélectivement **pour les cellules qui prolifèrent** et sont en cours de division cellulaire, c'est-à-dire pour les cellules tumorales et malheureusement aussi, mais à un moindre degré, pour celles de nos cellules normales qui se reproduisent vite, cellules sanguines, cellules des follicules pileux, cellules de la muqueuse digestive, mais ils épargnent souvent les autres tissus ou, du moins, n'entraînent que des complications supportables, comme tous les médicaments actifs.

Tous sont des **poisons du génome ou de la division cellulaire**. Tant que l'**ADN** dort, il est à peu près en sécurité. Tous les dangers commencent quand il **se recopie et se dédouble**. La cellule passe de 23 à 46 paires de chromosomes. Puis, les chromosomes de chaque paire se séparent, s'éloignent l'un de l'autre, glissent le long de rails faits de ce que l'on appelle des «**microtubules**», formant un **fuseau** convergeant vers chacun des deux pôles opposés de la cellule, qui se sépare alors en deux moitiés à 23 paires de chromosomes chacune. Succession d'opérations complexes et à risque. C'est le moment de frapper les cellules cancéreuses.

Les principales molécules utilisées pour léser l'ADN ou empêcher la division des cellules tumorales ont été successivement des **antipurines** et **antipyrimidines**, qui sont les molécules de base de l'ADN normal (1949-1994), des sels de platine tétravalent avides d'électrons et se collant à l'ADN qui les lui prête (1965), des **alcaloïdes** végétaux et des **taxanes** dérivés de microchampignons des aiguilles de l'if (p. 762), désorganisant les rails microtubulaires du fuseau lors de la division cellulaire (1963-1993), ou encore des **antitopoisomérases** 1 et 2 (1967-1998) (voir le paragraphe IV de la liste des médicaments anticancéreux, pour leur mécanisme) et quelques autres, dont ceux qui ne tuent pas les cellules cancéreuses, mais les **retransforment en cellules normales** (p. 765).

Ces molécules, qui ont été et restent l'essentiel des traitements, ont permis d'allonger de six mois à cinq ans la vie des malades et d'en guérir 10 à 20 % selon les cas, et beaucoup plus dans certains cancers – sein, prostate, peau, etc. –, mais elles l'ont fait au prix de **complications multiples**, perte de cheveux presque constante, grande fatigue, douleurs articulaires et musculaires, complications

473

hématologiques parfois graves (neutropénie, anémie, thrombo-pénie), digestives, cutanées et moins souvent hépatiques, rénales, neurologiques et cardiaques, laissant parfois des séquelles à retarde-ment, en particulier myocardiques ou responsables de lymphomes. Leurs effets hématologiques immédiats les plus graves ont été en général maîtrisés par l'érythropoïétine pour les anémies, le G-CSF pour les grandes neutropénies et les transfusions de plaquettes dans les thrombopénies sévères.

Telles qu'elles sont, elles restent le traitement de 1re ligne de base des cancers, inchangé depuis vingt-cinq ans.

Les thérapeutiques ciblées

Ces nouvelles thérapeutiques apparaissent en 1998 avec le **MabThera** et en 2000 avec le **Glivec**. L'objectif est d'identifier les anomalies génétiques de chaque tumeur ou leucémie et de tenter de corriger l'anomalie, en ciblant les gènes anormaux avec des molé-cules hautement spécifiques, qu'on a appelées «boulets magiques» ou «*silver bullets*» de 3 types, **anticorps monoclonaux** qui ne peuvent s'adresser qu'à des récepteurs de surface des membranes des cellules cancéreuses, sans pouvoir y pénétrer, **grosses molé-cules recombinantes** obtenues par génie génétique ou **petites molécules de synthèse chimique** qui peuvent pénétrer au sein des cellules malignes et jusque dans leur noyau et leur génome.

Le premier de ces traitements a été le **MabThera** (rituximab) en 1998, dirigé contre une molécule de surface des lymphocytes B normaux ou tumoraux (la molécule CD20), et, depuis, une ving-taine ont obtenu leur AMM en France, des dizaines sont en attente et 900 en cours d'étude, au cours de milliers d'essais cliniques encore en phase II ou III, hélas! jusqu'ici sans beaucoup de réussite.

Le succès exceptionnel, quasi paradigmatique du **Glivec** dans les leucémies myéloïdes chroniques, les tumeurs stromales de l'intestin et de l'estomac et quelques sarcomes (voir note 1, p. 771), ceux moins décisifs de l'**Iressa** et du **Tarceva** dans 10 à 15% des cancers bronchiques, porteurs de certaines mutations ou délétions (voir note «L'Iressa»), du **MabThera** dans les lymphomes B, du **vémurafénib** dans les 50% de mélanomes porteurs de la mutation V600-F, et celui appréciable de l'**Herceptin** dans les 25% de cancers du sein HER2 +, ont fait lever d'immenses espoirs. Ils préfigurent l'avenir. Peut-être.

CHIMIOTHÉRAPIES CYTOTOXIQUES...

Déjà, ces thérapeutiques, très rarement seules et en 1re ligne, le plus souvent en appoint des cytotoxiques classiques, commencent à améliorer les résultats et on peut espérer qu'à l'échéance de dix à vingt ans un grand nombre de tumeurs seront maîtrisées.

Nous en sommes malheureusement encore très loin. Pour cinq raisons :

• **La plupart des succès sont transitoires** et suivis de récidives, tardives avec le Glivec (cinq ans), plus précoces avec l'Iressa (un an à un an et demi), et beaucoup plus rapides, au bout de sept mois, avec le vémurafénib.

• **Les complications infectieuses et tumorales** sont souvent sérieuses, plus rares, mais plus graves que celles des chimiothérapies classiques.

• **Il faudra des années pour que soit compris** le rôle des diverses anomalies génétiques responsables des tumeurs.

• Il faudra dans la plupart des cas des **traitements associant plusieurs molécules cibles, visant plusieurs des anomalies génétiques des cancers**, qui restent encore à découvrir.

• De nouvelles mutations apparaîtront immanquablement en cours d'évolution, qu'il faudra identifier et pour lesquelles il faudra imaginer de nouveaux traitements.

La plupart des essais en cours sont si désespérants que, après un gigantesque effort de quinze ans pour repérer les perles rares susceptibles d'ouvrir des marchés à 5 ou 10 milliards, **l'industrie commence à renâcler** et le dit, tant les échecs se multiplient.

L'échec complet des anti-PARP dans les cancers du sein, dits BRCA +, annoncés comme une révolution en 2010, au grand barnum annuel de cancérologie américain (ASCO), n'est pas pour rien dans cette déception pour des molécules qui avaient suscité beaucoup d'enthousiasme et pour lesquelles Sanofi avait mis 600 millions de dollars pour racheter la biotech qui les avait développées, et Astra-Zeneca de même, pour une autre de ces sociétés.

Surtout, **l'analyse que nous avons menée des résultats de 100 essais de phases II et III**, publiés dans le *Journal of Clinical Oncology*, le *Lancet* et le *New England Journal of Medicine* en 2010, 2011 et 2012 et de nombreux de phases I et II dans *Cancer Cell*, où 30 molécules nouvelles sont comparées à des traitements classiques, est **désespérante** : 10 % de **réponses initiales** cliniques et radiologiques totales (de 0 à 10 % – une fois 24 %), des réponses partielles et souvent très partielles, dans 10 à 30 %

475

des cas, des **temps de survie sans symptômes**, allongés, en termes de moyenne ou de médiane, de cinq jours à dix semaines et de **survie totale** à peine supérieurs, au total, des résultats cliniquement mineurs pour les malades, qui n'atteignent souvent même pas le niveau de signification statistique, et, pire encore, un grand nombre d'essais interrompus pour inefficacité ou complications, ou même pas publiés, tant les résultats intermédiaires sont peu convaincants. La nouvelle recherche «**translationnelle**», qui vise à transformer le plus vite possible les découvertes fondamentales en produits dits innovants et commercialisables, est au zénith. Elle est devenue la tarte à la crème de tous les pays, qui croient ainsi relancer leur économie, mais, dans le domaine des médicaments, elle est partie trop tôt, poussée par une industrie affamée de nouvelles recettes, mais sans les bases scientifiques suffisantes pour maîtriser l'hypercomplexité de la biologie des cancers. C'est de recherche fondamentale que nous avons encore besoin (voir notes «Nature des cancers» et «Traitements des cancers»).

En thérapeutique des tumeurs, on ne peut encore guère mener que des recherches précliniques et des coups de sonde de phases I et II, mais rarement des essais de phase III, condamnés dans 99% des cas à échouer ou à ne montrer que des progrès cliniquement infimes.

Il conviendrait de mettre un terme à ces annonces flamboyantes de progrès majeurs, lancées à coups de cymbales et qui sont presque toujours suivies de lendemains qui déchantent après les barnums annuels triomphalistes de l'ASCO (American Society of Clinical Oncology) et ses 37000 congressistes aux voyages payés par l'industrie, pseudo-progrès répercutés sur toutes les chaînes TV du monde, pour faire croire aux patients que la science avance à pas de géant et surtout faire croire au marché qu'il peut investir sur ces firmes si créatrices, et faire savoir aux États qu'il va falloir débourser. Mais chaque année qui passe, il faut enterrer ces faux espoirs, avant-hier, les antiangiogènes, hier les PARP, aujourd'hui l'immunothérapie, avec, sur toutes les télés du monde, le «blinatumomab» ou la super-Herceptine, dont on ne parlera plus dans 6 mois, comme d'habitude. Mais cela fait actuellement des pages dans la presse, 5 minutes de Flaysakier sur France 2 et une interview d'A. Buzyn, directrice de l'INCA, qui vient nous raconter que la recherche cancérologique française est la 2e du monde au nombre de postes affichés (sans présentation orale) à l'ASCO, alors qu'elle est au 8e rang mondial par ses publications, au 12e rang par ses citations et que seul le nombre des essais cliniques lancés par le plan cancer a marqué un progrès, mais 2 fois inférieur à ce qu'il prévoyait.

Pour couronner le tout, **les prix s'envolent** de façon vertigineuse, comme jamais on ne l'a vu, dans aucun domaine thérapeutique. Plus le traitement est étroitement ciblé sur telle ou telle anomalie spécifique de telle ou telle tumeur, moins il peut s'appliquer à un grand nombre de malades, plus le marché est restreint, plus l'industrie augmente ses prix jusqu'à **50 000 ou 100 000 dollars par traitement et par malade,** de façon à maintenir son niveau de bénéfice habituel de 15 à 20 % du chiffre d'affaires, et cela même lorsque le médicament ne lui a presque rien coûté, comme cela avait été le cas du **Glivec** (la molécule datant des années 1975 était en «réserve» sur les étagères de Novartis, qui ne lui trouvait aucune application, jusqu'à ce qu'un chercheur de Portland, **Brian Druker,** la lui demande et démontre son extraordinaire efficacité dans les LMC (leucémies myéloïdes chroniques). Alors Novartis accepte de la commercialiser à un prix très élevé, ce que son P-DG justifie en expliquant qu'il l'avait fixé au double du prix de la molécule antérieure, l'**interféron,** qui était beaucoup moins efficace que le Glivec, et pas du tout en fonction de ce que lui avait coûté le Glivec. Selon ce type de raisonnement, si l'eau distillée se révélait le grand traitement de telle ou telle pathologie, elle serait vendue au prix de l'or en fusion).

D'où l'**explosion du prix des anticancéreux.** Les coûts ont quadruplé en trente ans et atteignent aux États-Unis 125 milliards de dollars en 2010, soit 5 % des dépenses de santé totales, et ils devraient atteindre 210 milliards de dollars en 2020, surtout à cause des molécules ciblées à 50 000 dollars par malade, ou plus, pour des résultats si limités qu'il faudrait, par exemple, environ 1,2 million de dollars pour allonger d'un an la vie d'un seul cancer du poumon, ce qui aboutirait à une **dépense annuelle de 440 milliards de dollars,** si tous les cancéreux américains devaient être traités ainsi.

Dans les hôpitaux français, le coût des chimiothérapies anti-cancéreuses est passé de 470 millions d'euros en 2004 (**2 200 euros/ malade**) à plus de 1,9 milliard d'euros (**7 000 euros/malade**) en 2010, en y incluant les plus récentes chimiothérapies, avec en tête, **MabThera** et **Herceptin,** très utiles, et l'**Avastin** qui ne sert à rien (voir note «L'Avastin»), qui représentent 50 % à eux trois, suivis par **Taxotère,** 12 %, **Campto, Velcade, Erbitux, Glivec, Gemzar** et **Alimta,** qui se partagent les 38 % restants. À quoi s'ajoutent **390 millions d'euros pour l'érythropoïétine**, utilisée en cas d'anémie induite par les chimiothérapies, sans que soient pris en compte ses effets cancérigènes propres, démontrés par plusieurs essais qui ont dû être interrompus à cause de cela (ce qui n'est pas une surprise dans la mesure où l'on sait depuis 2002 que les récepteurs à l'érythropoïétine existent non seulement sur les globules rouges, mais dans le cerveau, l'ovaire, l'utérus, la prostate et les tumeurs de ces organes, et qu'il a été montré que l'EPO bloque les voies de l'apoptose, c'est-à-dire de la mort cellulaire, ce qui risque de rendre les cellules tumorales plus résistantes encore aux traitements). Au total, 1,9 milliard d'euros en 2010, pour un nombre de malades traités, passés dans ces six années de 210 000 à 270 000, autrement dit plus qu'un **triplement des coûts par malade** (de 2 200 à 7 000 euros).

Ces dépenses représentent ainsi plus de **30 % des près de 6 milliards d'euros de dépenses de médicaments hospitalières** (pour 0,7 % du volume), devant les anti-infectieux (15 %) et le sang et ses dérivés (15 %), et le seul **Avastin** représente 430 millions d'euros et 8 % des dépenses hospitalières de médicaments, pour un service rendu pratiquement nul, voire négatif (voir note « L'Avastin »).

Oui, ces médicaments sont l'avenir, mais non, aujourd'hui, ils sont certes « innovants » ou de 4e génération, comme le répète sans cesse l'industrie, mais ils n'ont pas changé le destin de 98 % des malades. Le traitement de base, de 1re ligne, reste, et de loin, la chimiothérapie classique des années 1990-2000. **Rien ne justifie les prix demandés par l'industrie**, et surtout pas le soi-disant coût des recherches, **toutes menées dans les laboratoires publics**, financés par l'État, donc par les citoyens, et pas plus les dépenses liées aux **essais cliniques, dont les coûts élevés sont uniquement dus à la médiocrité des molécules** et donc à la nécessité d'y inclure un grand nombre de malades, pour parvenir à trouver de minimes différences entre patients traités et non traités, des différences cliniquement minuscules, qui ne deviennent « statistiquement significatives » qu'à cause du nombre élevé de patients inclus dans l'essai. Il faut bien comprendre qu'un traitement vraiment efficace, cela se voit sur 50 malades, un traitement intéressant sur 100. S'il en faut 1 000 ou 5 000 pour trouver un avantage, c'est que la différence est minuscule et qu'elle aurait pu se faire dans l'autre sens. **Ces essais « montagnes » accouchent de souris**. Aucun n'a changé le destin des patients.

CHIMIOTHÉRAPIES CYTOTOXIQUES...

Après avoir analysé plus de 100 de ces essais, nous concluons **qu'il n'y a aucune raison de croire à ces différences minuscules.**

Ces gigantesques essais en trompe-l'œil toujours volontairement biaisés, voire truqués (voir chapitre «L'industrie pharmaceutique internationale») et, à 1 milliard de dollars, expliquent en partie, sans les justifier, les prix de certains médicaments, mais ces médicaments s'ouvrent ensuite des marchés de 1 à 5 milliards de dollars. Par an. Soit, en cinq ans, 25 fois la mise. Qui dit mieux?

Certes, chaque vie a une valeur infinie, même après 70 ans, certes, chaque semaine de vie compte, mais **ces dépenses se font au détriment des patients atteints d'autres pathologies, et aux dépens de tout le système de santé.** Tout n'est pas possible et deux à quatre semaines d'existence de plus, mais dans de mauvaises conditions, ne peuvent être considérées comme une priorité. «Il y a une limite à ce que les nations peuvent consacrer à la Santé. Il faudra fixer des priorités» (School of Economics de Londres). C'est pourquoi il serait raisonnable de **refuser les médicaments d'un coût supérieur à 25 000 euros/an**, comme le fait le NICE anglais (National Institute for Clinical Excellence) ou, comme le suggère le National Cancer Institute américain et un éditorial de *Nature Medicine* propose de refuser l'AMM si les molécules nouvelles apportent moins de trois mois dans les cancers avancés ou métastasés et moins de quatre à six mois sans rechute pour les autres.

Devant ce déluge de dépenses, **la réaction de l'HAS française** est exactement ce qu'on pouvait en attendre: «Certains traitements anticancéreux très chers n'apportent pas les bénéfices espérés (!). En 2011, nous avons réfléchi (!), avec l'Académie de médecine (!), à un cadre pour cette réévaluation. Nous allons peut-être (!) nous auto-saisir en 2012 d'un médicament (!) ou d'une classe de médicaments anticancéreux» (J.-L. Harousseau, président de la HAS, *Les Échos*, 7 novembre 2011). *No comment.*

À force de placer des **serviteurs fusibles irresponsables et politisés comme il convient à la tête de nos grandes agences pléthoriques** et quelque peu inertes, plutôt que de sélectionner par appel d'offres des hommes énergiques, compétents, indépendants et responsables, choisis publiquement sur leur programme d'action, défini dans le cadre de la mission qui leur serait confiée, et responsables de leurs résultats et de leur calendrier d'exécution, les gouvernements se paralysent eux-mêmes. **Ils le paieront, et nous le paierons.**

L'AVASTIN :
LA GRANDE DÉSILLUSION

Judah Folkman (1933-2008), chirurgien de l'hôpital pour enfants de Boston et professeur à Harvard, croit découvrir l'œuf de Colomb, avec une idée simple, lumineuse et passionnante, qui paraît pouvoir ouvrir d'immenses perspectives, mais peut-être aussi trop simple, voire simpliste au deuxième regard. Elle a provoqué aussitôt autant de scepticisme que d'enthousiasme. Mais, très vite, l'industrie pharmaceutique s'y engouffre. Car elle a compris qu'avec le traitement de **tous** les cancers avec une même molécule s'ouvrait là **un marché de milliards de dollars**.

Dans les années 1970, les traitements des cancers par des molécules cytotoxiques sont dangereux et d'efficacité limitée à long terme. Au lieu d'utiliser des molécules toxiques, pourquoi ne pas bloquer la vascularisation des tumeurs et les priver de ressources et d'oxygène. Folkman a longtemps observé la croissance des cellules thyroïdiennes de souris en culture et il a vu qu'elles ne se développent qu'après avoir développé autour d'elles un réseau de capillaires sanguins pour se nourrir. Il suffirait de bloquer cette fabrication vasculaire, **l'angiogénèse**, pour anéantir les tumeurs.

En dix ans, il isole une série de facteurs proangiogéniques, telles l'angiostatine et l'endostatine. D'autres plus actifs sont ensuite identifiés par d'autres équipes, FGF (Fibroblast Growth Factor) et surtout, en 1988, le **VEGF (Vascular Endothelial Growth Factor)**, chez Genentech, en Californie, par Napoleone Ferrara. Déjà un nom de victoire. Les portes de l'avenir semblent s'ouvrir.

L'industrie commence à développer des antagonistes des facteurs angiogéniques (plus de 50 aujourd'hui commercialisés ou en cours d'étude).

Parallèlement, l'idée germe que ces traitements pourraient s'appliquer aux **dégénérescences maculaires liées à l'âge** (DMLA), où la macula, le centre de la rétine, est envahie de vaisseaux qui interrompent les rayons lumineux et conduisent à la cécité. Deuxième marché d'envergure.

Les plaques d'athérome elles-mêmes, qui commencent par une hypervascularisation locale des parois artérielles, pourraient ensuite constituer une troisième cible et un troisième marché.

Judah Folkman reçoit d'innombrables prix et entre à l'Académie des sciences américaine. Mais il n'aura pas le Nobel, car il va falloir déchanter.

Aujourd'hui, la molécule antiangiogénique la plus utilisée est un **anticorps monoclonal humanisé anti-VEGF**, commercialisé à la fois par Roche, dès 2004, pour les cancers (bévacizumab, vendu sous le nom d'**Avastin** et utilisé par voie intraveineuse), et par Novartis pour l'ophtalmologie (ranibizumab, commercialisé sous le nom de **Lucentis**, utilisé par voie intraoculaire, et qui est le fragment actif de l'Avastin, mais un peu plus petit et soi-disant éliminé plus rapidement des yeux).

Genentech, la société de biotechnologie qui les a mis au point l'un et l'autre, et qui est aujourd'hui rachetée par Roche, les a vendus aux deux firmes avec interdiction d'usage croisé : l'Avastin en cancérologie, le Lucentis en ophtalmologie.

Les ventes d'Avastin ont très vite atteint plusieurs milliards de dollars, tant a séduit l'idée d'une molécule unique pour tous les cancers. En fonction des essais cliniques, elle a été successivement autorisée pour les cancers du côlon, du poumon, du sein et du rein, les plus gros marchés, et étendue à d'autres, ovaires, glioblastome, etc. Chiffre d'affaires : **5 milliards de dollars en 2008, 50 000 dollars par traitement**.

D'autres anticorps anti-VEGF sont apparus depuis, avec les mêmes résultats, le sunitinib (**Sutent**) de Pfizer et le sorafénib (**Nexavar**) de Bayer, proposés dans les cancers du foie et du rein.

L'Avastin est désormais l'anticancéreux de loin le plus prescrit en France, avec à lui seul plus de 20 % du marché des anticancéreux, soit 500 millions d'euros/an.

Tous les cancérologues le prescrivent, associé à telle ou telle autre molécule, rarement en 1re ligne, souvent en 2e ligne, quand ils ne savent plus quoi faire, comme s'ils y croyaient. Pour rien. Car ils ne peuvent pas ne pas savoir que l'Avastin est **inutile et potentiellement dangereux**. Ils ne le prescrivent que pour faire semblant de prescrire quelque chose, pour ne pas laisser le malade sans espoir, presque de façon compassionnelle, peut-être pour se raconter à eux-mêmes qu'ils ont tout essayé et peut-être pour quelques-uns pour plaire à Roche, sans se rendre compte qu'ils contribuent à ruiner les budgets hospitaliers et à priver d'autres malades de soins plus importants que ce cautère sur une jambe de bois.

Les chiffres valent de s'arrêter une minute. 500 millions d'euros, c'est le salaire annuel brut de 30 000 smicards, c'est plus que le déficit annuel des Hôpitaux de Paris, c'est 2,5 fois les 200 millions d'euros d'économie que souhaitait faire le gouvernement en 2011 en restreignant les indemnités pour arrêt de maladie, c'est aussi plus de 5 % du déficit 2001 de la CNAM, et c'est enfin 2 % des dépenses totales de médicaments en France et 2 à 8 fois plus que chacun des autres grands anticancéreux indispensables, tels le Taxotère, l'Herceptin, l'Erbitux, l'Alimta, le Campto, le Gemzar ou le platine. C'est enfin presque autant que les baisses de prix de nombreux médicaments, imposées, à juste titre, à l'industrie pour 2012 (670 millions d'euros). Tout cela pour une molécule inutile et probablement dangereuse.

Car les faits scientifiques sont là. Têtus. **Nous avons revu nous-mêmes les 20 études les plus importantes publiées de 2003 à 2011** concernant l'Avastin. Elles portent sur 10 000 malades atteints de cancers avancés ou métastatiques, 8 sur des cancers du côlon, 4 sur les cancers du rein, 2 sur les cancers du poumon et 2 sur les cancers du sein. Plus quelques autres.

Employé **seul, l'Avastin n'a aucun effet mesurable**. Son adjonction à d'autres chimiothérapies allonge la durée de vie moyenne de **presque trois mois** (de 0,5 à 5). Quand on sait à quel point ce genre d'études financées par Roche sont «optimisées», ces trois mois ne démontrent à peu près rien, et, dans plusieurs études, la différence n'est même pas statistiquement significative.

Mais ce n'est pas tout. L'Avastin est la source de **complications graves**, 2 à 4 fois plus fréquentes qu'avec les traitements comparables sans Avastin : **hémorragies** tumorales du côlon (17 % vs 2 %) et du poumon (9 % dont 6 % mortelles), hémorragies et retards de cicatrisation postopératoires, hémorragies cérébrales, **perforations** digestives (jusqu'à 11 % dans les cancers de l'ovaire, avec nécessité d'interrompre l'essai), sans compter **hypertension**, thromboses artérielles, diarrhées graves et leucopénies sévères.

Et ce n'est encore pas tout. Plusieurs travaux expérimentaux chez l'animal, publiés dans les plus grands journaux, montrent que **l'Avastin peut accélérer et non pas freiner le développement des tumeurs et faciliter les métastases**, peut-être parce qu'en privant la tumeur d'oxygène il conduit les cellules cancéreuses à décrocher de leur site initial pour tenter de s'implanter à distance.

L'AVASTIN : LA GRANDE DÉSILLUSION

Critique systématique ? Hier même, à mi-novembre 2011, l'encre de ce texte à peine sèche, **la FDA vient d'interdire l'Avastin aux stades avancés des cancers du sein** et, comme la molécule ne sert à rien aux stades initiaux, son histoire se termine ici. Sauf qu'elle est encore autorisée en France, où elle n'est même pas sur la célèbre liste des médicaments sous surveillance renforcée de l'AFSSAPS.

Mais Roche ne peut accepter cela et **les tirs de barrage** commencent. En rafale. Le 29 décembre, dans le *New England Journal of Medicine*, Roche-Genentech brûle ce qu'on croit être ses dernières cartouches avec deux essais dans le cancer de l'ovaire, financés, préparés, rédigés par la firme, où les auteurs, très illégalement, ne prennent même pas la peine d'indiquer leurs conflits d'intérêt, deux articles presque déshonorants pour les auteurs et le journal, comparant les effets de la chimiothérapie classique avec ou sans Avastin, chez, chacun, 1 800 et 1 500 malades. Le premier, mené dans 336 hôpitaux, conclut que l'Avastin, donné de quatre à douze mois, prolonge la vie de quatre mois (en fait, deux groupes, l'un avec une prolongation de 0,9 mois, l'autre de 3,8), mais, à la lecture, **la durée de vie totale n'est pas modifiée d'un iota** et l'hypertension y est 4,5 fois plus fréquente et les ruptures intestinales 2,2 fois plus. Le second, cosigné de 3 cancérologues français sur 27 auteurs, mené dans 263 hôpitaux de 11 pays, montre après trois ans une prolongation de la survie sans rechute de **1,6 mois**, avec 9 fois plus d'hypertensions artérielles et 4 décès, contre un seul sans Avastin, dus à des perforations digestives et des hémorragies cérébrales. Histoire terminée ?

Non. Le 26 janvier, quatre semaines plus tard, dix semaines après la décision de retrait de la FDA, Roche remet le couvert avec deux nouveaux articles, l'un américain, l'autre allemand, toujours **dans le *New England Journal of Medicine*, littéralement « avastinisé »**, 4 articles sur 16 en un mois sur cette molécule ! tentant de démontrer l'intérêt de l'Avastin dans les cancers du sein métastasés ou de pronostic grave (pour les spécialistes, de plus de 4 cm, HER2-négatifs, œstrogènes-récepteurs négatifs ou positifs, mais avec extension ganglionnaire), en choisissant, comme trop souvent, un critère d'efficacité non signifiant, sans pertinence (un critère de « remplacement » ou secondaire, ou auxiliaire, en anglais *« surrogate »*, ici, la réponse anatomopathologique complète), et non le critère clinique pertinent (la durée de vie). Et le taux de réponse

483

n'est en rien modifié dans les tumeurs avec récepteurs hormonaux et passe seulement de 15 % sans Avastin à 18,5 % avec Avastin dans l'un des essais, et de 28 à 34 % dans l'autre, avec 33 % de complications, soit 2 à 6 fois plus de complications sérieuses : infections, neutropénie, HTA, mucosités, syndrome mains-pieds. Nul. Fin de partie.

Il faut interdire dès aujourd'hui l'Avastin et sauver 400 millions d'euros par an.

En ophtalmologie, c'est autre chose, l'histoire de ce qu'il faut bien appeler un tour de passe-passe. Selon des études portant sur 7 000 malades, les injections intraoculaires mensuelles de Lucentis et d'Avastin ont exactement le même effet bénéfique très réel sur les DMLA, et retardent en moyenne de deux ans la cécité, et ni les complications systémiques ni les complications oculaires locales, qui pourraient résulter de l'injection intravitréenne d'une solution d'Avastin prévue pour la voie intraveineuse, ne sont plus fréquentes avec un médicament qu'avec l'autre.

Mais Lucentis, à 1 200 euros l'ampoule, est vendu 3,4 fois plus cher que l'Avastin à 350 euros. Différence déjà tout à fait inacceptable, mais il ne s'agit que d'une différence théorique, car en pratique elle est beaucoup plus grande. Le flacon d'**Avastin** permet de traiter 25 malades, soit 14 euros l'injection... **85 fois moins cher que le Lucentis**, dont le flacon pourrait permettre 4 injections, mais en pratique l'un et l'autre flacons sont toujours utilisés pour un seul malade. 85 fois !

Résultat, le **Lucentis est remboursé à hauteur de 240 millions d'euros en 2010, au 7ᵉ rang des médicaments les plus coûteux, pour 50 000 malades traités.** Avastin + Lucentis = 750 millions d'euros et nous n'avons jamais eu un ministre de la Santé aussi sincèrement décidé à réformer le système. Décourageant.

L'IRESSA (GÉFITINIB) : UNE BELLE HISTOIRE DE CANCÉROLOGIE

Le **Glivec** (voir p. 474) est LE succès le plus prometteur et porteur d'espoir de la thérapeutique des cancers, un modèle et une leçon. Mais l'**Iressa**, au succès réel, mais moins décisif, éclaire mieux les mécanismes génétiques multiples et évolutifs des cancers.

Il suffit d'une translocation unique avec fusion intergénique pour créer une leucémie des cellules sanguines, parce qu'en se multipliant beaucoup plus que les autres cellules elles prennent le risque de cassure chromosomique, de translocation d'un bout de gène, de resoudure à un autre gène et ce néogène peut s'avérer très dangereux. Dès lors, une seule molécule comme le **Glivec** peut en corriger les effets, en ciblant cette anomalie unique. Une cible, une flèche.

Au contraire, les tumeurs solides, qui se développent dans des tissus qui se multiplient moins que les cellules du sang, ne sont presque jamais liées à des translocations, mais à de très nombreuses erreurs ponctuelles, mutations ou délétions de nombreux gènes, qui ne cessent de s'accumuler après la quarantaine et au fil de l'évolution des tumeurs, et en rendent le traitement beaucoup plus difficile (voir note « La vraie nature des cancers »). Il n'y a plus ici une cible unique et connue, mais 10, 20, 30 cibles, dont beaucoup inconnues et différentes d'une tumeur à l'autre. Il ne s'agit plus de tirer le sanglier, mais une volée de lapins.

Les cancers bronchiques

Il y a trois variantes de cancer des bronches, l'un des plus meurtriers, 25 000/an, 8 fois sur 10 dus au tabac – à la fumée de cigarette **inhalée**, beaucoup moins à la fumée non inhalée de cigarette, de cigare ou de pipe et pas du tout au « tabagisme passif » –, les 3/4 chez l'homme, où ils diminuent peu à peu, et 1/4 chez la femme, où ils **augmentent** rapidement à cause du tabagisme féminin explosif depuis les années 1980). À part, et particulièrement meurtriers en six-douze mois, les cancers «à petites cellules» (20%). Les autres sont les cancers dits «épidermoïdes» (30%) et les adénocarcinomes (50%), mortels en un à deux ans si on n'a pas pu les opérer, et en trois à cinq ans si l'intervention a été possible, avec 5% de guérisons définitives (mais les cancers de moins de 3 cm et opérés guérissent dans 70% des cas).

L'arrière-plan génétique :

L'histoire de l'Iressa concerne les adénocarcinomes qui portent de multiples mutations, délétions, insertions ou amplifications des copies de gènes, qui, en s'additionnant, causent la prolifération maligne (le tabac en est une cause). Ces altérations génétiques concernent de multiples gènes : 1) dans 40% des cas : l'**EGF-R** (codant pour le récepteur de l'«*epidermal growth factor*»), une tyrosine kinase qui joue un rôle déterminant dans le contrôle de la prolifération des épithéliums et des tumeurs épithéliales et dans l'angiogénèse, et les métastases tumorales, en activant en cascade des protéines clés, telles mTOR [voir note «Les rétinoïdes»], RAS, Raf, MEK, PI3K et Akt, etc. ; 2) dans 10% des cas, **HER2 ou neu** (appartenant à la même famille des EGF-R et par ailleurs impliquée dans 20% des cancers du sein) ; 3) dans 35%, **MET** ; 4) dans 60%, p53 et au moins une demi-douzaine d'autres.

L'EGF-R joue un rôle très précoce, d'abord dans le développement des dysplasies bronchiques encore bénignes, puis des adénocarcinomes, par le biais de deux altérations génétiques activantes, **délétion dans l'exon 19** et **mutation L-858-R dans l'exon 21.**

L'histoire du géfitinib

En 2003, surprise : un succès magique, une nouvelle molécule ciblée, le géfitinib ou Iressa d'Astra-Zeneca (voir note «Cancers»), un inhibiteur de l'EGF-R, allonge de deux ans la durée de vie des adénocarcinomes bronchiques, sans grande toxicité, avec une survie sans symptômes 4 fois supérieure à celle obtenue avec les chimiothérapies toxiques classiques. Espoir. Mais ce succès magnifique concerne des malades très particuliers, des **femmes**

L'IRESSA (GÉFITINIB) : UNE BELLE HISTOIRE DE CANCÉROLOGIE

est-asiatiques non fumeuses. Et très vite, paraissent des résultats beaucoup moins bons (allongement banal de deux mois) sur des malades tout-venant, au point qu'Astra-Zeneca retire en mai 2005 la demande d'AMM européenne pour sa molécule, qui bénéficiait d'une autorisation temporaire d'utilisation (ATU) en France, et la FDA retire l'autorisation qu'elle avait donnée. L'action d'Astra-Zeneca perd 8 % en Bourse en vingt-quatre heures. Déception.

Mais, en 2005, deux groupes américains analysant ces extraordinaires discordances montrent que **les tumeurs sensibles sont celles qui portent les deux mutations de l'EGF-R, vues plus haut**, mutations bienheureuses, qui paraissent rendre les tumeurs sensibles au géfitinib. La molécule est alors réautorisée aux États-Unis et autorisée en Europe pour les malades porteurs de ces mutations. Très vite, un inhibiteur de l'EGF-R similaire, l'erlotinib, est à son tour autorisé (**Tarceva**, Roche).

Pour la première fois, le pronostic de 10-12 % des cancers bronchiques si peu sensibles aux chimiothérapies les plus énergiques est transformé par un traitement bien supporté. Victoire ?

Non, car dès 2005 apparaît une **reprise évolutive, après un an et demi à deux ans** de guérison apparente. Demi-succès seulement.

Mais, très vite, la génomique moléculaire tumorale identifie de nouvelles mutations apparues après coup, secondairement, qui paraissent expliquer les récidives, en rendant les cancers insensibles au géfitinib (**mutation T-790M de l'exon 20** de l'EGF-R ou **amplification de l'oncogène MET**), et, aujourd'hui, plusieurs molécules visant ces nouvelles mutations et amplifications sont en cours d'évaluation.

Deux conclusions à cette histoire bouclée en cinq ans :

1. Pour la seconde fois en cancérologie après le Glivec et après des centaines d'échecs, des inhibiteurs spécifiquement ciblés et bien tolérés permettent de véritables succès thérapeutiques. L'avenir s'éclaire.

2. L'analyse des réponses aux traitements a conduit à l'identification de nouvelles mutations dans les cancers par **un retour de la clinique au fondamental, par une sorte de recherche translationnelle inversée**, comme le dit le prix Nobel S. Brenner, qui souligne à quel point les recherches fondamentale et appliquée sont interdépendantes et peuvent se nourrir l'une de l'autre.

HISTOIRE DE L'AROMASINE
L'ACHARNEMENT PRÉVENTIF EN MARCHE

L'**aromatase** synthétise des œstrogènes dans tous les tissus à partir de la testostérone (voir note «Hormones sexuelles féminines»). Elle est la seule source d'œstrogènes chez l'homme et chez la femme ménopausée, dont les ovaires ne produisent plus. Les **antiaromatases** lancées en 1996 bloquent cette synthèse. Les deux premières, **Arimidex** et sa quasi-copie **Femara**, ne sont pas des stéroïdes, la troisième, l'**Aromasine** de Pfizer, est un stéroïde (exemestane). Elles sont équivalentes. Elles ont d'abord été utilisées dans les cancers du sein, en 2ᵉ ou 3ᵉ ligne, puis proposées en 1ʳᵉ ligne dans les petits cancers de la femme ménopausée et porteurs de récepteurs aux œstrogènes, avec des résultats de 15 à 20% supérieurs à ceux obtenus auparavant par le tamoxifène. Le laboratoire **Pfizer fait alors le pari d'utiliser l'Aromasine, non plus pour traiter, mais pour prévenir le cancer du sein après la ménopause**, nouvel exemple d'acharnement préventif, avec un marché 50 fois plus vaste que celui du traitement curatif, le marché de TOUTES les femmes ménopausées!

C'est d'abord dans le *New England Journal of Medicine*, depuis 2005, une série de *«comments»* ou d'éditoriaux raccrocheurs, *«Switching to aromatase inhibitors»*, *«Beyond tamoxifen»*, *«A triumph of translations oncology»*, *«New stars in the sky»*. Puis, c'est dans le même journal, en juin 2011, une étude unique, sur 4 500 femmes ménopausées, suivies trois ans seulement (bien court pour évaluer la prévention des cancers). Le travail est présenté simultanément à coups de cymbales au congrès de l'ASCO, le grand barnum commercial annuel de l'American Society of Clinical Oncology, qui attire 10 000 cancérologues du monde entier (le professeur D. Khayat lui-même était présent avec son *«charter of cancer»*). *Le Parisien* décrit l'impact, comme le plus spectaculaire du congrès: l'Aromasine a réduit des 2/3 les risques de cancers. De nouveaux espoirs.

Cinq commentaires:

• Le professeur Khayat applaudit cette percée, «d'autant – dit-il – qu'il n'existait pas de médicaments équivalents». Il sait

HISTOIRE DE L'AROMASINE

pourtant, autant que quiconque, qu'il existe depuis 1996 deux antiaromatases, sorties plusieurs années avant la molécule de Pfizer, aux effets rigoureusement similaires (Arimidex et Femara).

• Ce travail unique devra être confirmé par d'autres **sur une plus longue durée**. Rien ne justifie d'en faire la grande percée de l'année.

• Les nombres de cancers apparus en trois ans sont de 33/2 300 femmes non traitées et 11/2 300 chez les traitées (0,5 % vs 1,4 %), soit 22 cancers en moins en trois ans, soit 7 de moins par an pour 2 300 femmes traitées, soit 0,3 %. Il faut donc **traiter 315 femmes pour éviter au mieux, si l'essai n'est pas biseauté comme ils le sont tous, un cancer par an**, à 5 euros/jour, soit 1 750 euros/an par cas.

• Si l'on s'engage dans cette prévention, c'est en France un supermarché de 6-8 millions de femmes ménopausées qui prendraient le médicament pendant des années, alors que l'Aromasine ne permettrait d'éviter 1 cancer/an que chez 0,3 % de femmes traitées… Même si on ne traitait qu'une femme ménopausée sur 10, cela ferait encore 1,2 milliard d'euros/an pour Pfizer France. Jackpot ! Il nous semble que cela mérite réflexion et ne justifie pas de présenter le travail de Pfizer non confirmé par d'autres comme une grande percée.

• Enfin, il s'agit d'une molécule « proménopausante », avec des **effets secondaires**, qu'on peut négliger s'il s'agit du traitement curatif d'un cancer, parce que le jeu en vaut la chandelle, mais peu acceptables pour un traitement préventif de masse sur des années (bouffées de chaleur, insomnies, nausées, céphalées, dépressions, arthralgies, myalgies, etc.). On ne peut prendre les mêmes risques en préventif qu'en curatif.

UNE DOUBLE HISTOIRE CHINOISE DANS LA LEUCÉMIE AIGUË PROMYÉLOCYTAIRE (LAPM) DE L'ENFANT

100 cas par an en France, la LAPM représente à peine 10 % des leucémies aiguës non myéloblastiques. Elle est associée à une translocation chromosomique quasi spécifique (**translocation 15-17**). Très hémorragique, elle est constamment et rapidement fatale. Jusqu'en 1985, le seul traitement est la chimiothérapie (daunorubicine) peu efficace et qui accentue les hémorragies.

L'histoire de l'arsenic

En 1970, des chercheurs de l'université Harbin en Chine du Nord sont envoyés dans les campagnes pendant la révolution culturelle pour retrouver les secrets de la médecine chinoise, que le président Mao pensait bien supérieure à la médecine occidentale, et là, ils s'intéressent aux vertus traditionnelles des oxydes d'arsenic.

L'arsenic per os se révèle cependant aussi toxique qu'à Loudun, mais Zhang-Ting-Dong a l'idée de le solubiliser et d'injecter par voie veineuse de très petites doses de **trioxyde d'arsenic** (As203), et obtient ainsi 80 % de guérisons de la LAPM. Mais les Chinois ne publient leur trouvaille qu'en 1992 dans un journal chinois, de telle sorte que leur découverte passe inaperçue jusqu'en 1997, où elle paraît dans *Blood*, le grand journal américain d'hématologie, en collaboration avec l'université de Shanghai-II, présidée alors par le professeur Chen-Zhu, qui avait fait sa thèse à Saint-Louis à Paris et sera plus tard ministre de la Santé. Une coopération étroite s'établit alors entre les Chinois et un chercheur de Saint-Louis, **H. de Thé**, qui montre que le trioxyde d'arsenic détruit l'oncoprotéine dérivée du gène de fusion de la translocation 15-17, responsable de la leucémie. Les deux équipes publient leurs résultats en 1997, mais ne prennent aucun brevet puisque la molécule est connue en Chine depuis l'Antiquité.

Les auteurs n'avaient cependant pas indiqué comment ils avaient préparé un oxyde d'arsenic soluble, stable et injectable. C'est alors qu'en deux mois **R. Warrell** du Memorial Sloan-Kettering Cancer Institute de New York, et patron d'une start-up, réussit la manipulation et publie, en 1998, 11 guérisons complètes sur 12 LAPM, brevette ce produit non protégé et revend sa société à Cell Therapeutics (pour 15 millions de dollars), qui la revend à **Cephalon** (pour 70 millions de dollars), qui commercialise le produit à **50 000 dollars par traitement**, et en France à **400 euros le flacon**, environ **4 000 fois le prix de fabrication du médicament**, qui est payé à ce prix exorbitant par les hôpitaux français, mais reste scandaleusement inaccessible aux classes pauvres et moyennes de la plupart des pays, et même aux États-Unis... 400 euros pour quelques milligrammes d'arsenic! Une histoire similaire se produira parallèlement, avec l'artémisine, traitement miracle du paludisme (voir note «Paludisme et artémisine»).

L'histoire de la trétinoïne

Mais l'histoire de la leucémie promyélocytaire ne s'arrête pas là. Ce sont encore les Chinois (Wang-Zhen-Yi) qui, en 1988, vont découvrir et produire, toujours sans le breveter, un traitement bien supporté qui leur a permis d'obtenir 80 % de rémissions stables et complètes dans cette même LAPM, un traitement profondément original, qui visait **non à détruire les cellules malignes, comme le fait l'arsenic, mais à les redifférencier, les «renormaliser»**, grâce à «l'acide tout-trans rétinoïque» ou trétinoïne, dérivé de la vitamine A (qui s'avéra très supérieur aux autres rétinoïdes d'abord essayés dans le même but, *in vitro* et sur un seul malade, par quelques équipes occidentales, entre 1983 et 1986) (voir note «Les rétinoïdes»).

Ce succès fut confirmé deux ans et demi plus tard, à l'hôpital Saint-Louis (S. Castaigne, L. Degos, 1990), en collaboration avec Wang-Zhen-Yi et grâce à la molécule fournie par les Chinois, qui fut ensuite synthétisée et **brevetée par la firme suisse Roche (Vésanoïd), et commercialisée à un prix très élevé**, encore une fois au détriment des chercheurs chinois et des malades.

Après coup, la découverte que la translocation 15-17 de la LAPM se situe au contact du récepteur rétinoïque RAR explique probablement l'action des rétinoïdes, mais c'est aussi un exemple de plus de ce que le mécanisme des médicaments n'est souvent compris que bien après leur découverte et leur utilisation.

SYMPATHIQUE ET PARASYMPATHIQUE
L'ACTION ET LE REPOS –
LE JOUR ET LA NUIT
ADRÉNALINE ET ACÉTYLCHOLINE

Impossible de comprendre les notices de médicaments sans comprendre le sens de ces mots bizarres. On entend en effet parler sans cesse, à propos d'un grand nombre de médicaments utilisés dans les maladies cardiaques, pulmonaires, neurologiques ou psychiatriques, de substances «**sympathiques**» ou «**parasympathiques**», **adrénergiques et cholinergiques**, de catécholamines, d'amphétamines, etc. Et non seulement ces molécules représentent 10 % des médicaments, mais surtout **presque tous les médicaments**, quel que soit leur objectif, **entraînent des réactions secondaires impliquant ces substances** mystérieuses ou leurs récepteurs, excitation, dépression, agressivité, idées suicidaires, céphalées, convulsions, vertiges, troubles de la vision et de l'audition, nausées, vomissements, constipation, diarrhées, accélération ou ralentissement du cœur (tachycardie ou bradycardie), troubles de la régularité cardiaque (arythmie), hypo- ou hypertension artérielle, etc. Elles sont partout.

Essayons d'éclairer votre lanterne et de raviver les souvenirs des praticiens. Et les nôtres !

Il y a deux systèmes nerveux.

L'un, conscient et que tout le monde connaît, est constitué par le cortex cérébral, qui reçoit les informations des cinq sens par les nerfs sensitifs, optiques et auditifs, et, en retour, gouverne la pensée et toutes les actions conscientes, à travers les nerfs moteurs connectés aux muscles squelettiques striés, sous le contrôle de la volonté. Les informations ascendantes montent au cortex cérébral, et les réponses motrices en descendent par la moelle épinière et les nerfs périphériques. Ces nerfs, épais comme des câbles, sont protégés par une gaine de «myéline», une gaine de graisse, sans cesse renouvelée (mais détruite dans les maladies «démyélinisantes» comme la sclérose en plaques).

L'autre système nerveux, inconscient, indépendant, autonome et souvent ignoré, assure le contrôle intégré permanent et automatique, de jour et de nuit, des activités essentielles à la vie, dites «végétatives»: activité cardiaque, circulation du sang, respiration, tonus ou relaxation des vaisseaux, digestion, absorption et dégradation, stockage et utilisation des aliments, métabolisme hépatique, production d'énergie et de chaleur, sécrétion glandulaire, production d'hormones, etc., et c'est pourquoi on parle de système neurovégétatif. Ses centres de commande siègent dans le bulbe et le cerveau profond sous-cortical, d'où il contrôle aussi les émotions, le comportement général et l'humeur, calme ou agitation et agressivité, maîtrise ou pulsions et colère, etc.

Ces fonctions végétatives inconscientes sont coordonnées par un **réseau dense, serré, enveloppant tous les organes, une résille de nerfs très grêles**, dont certains, à proximité des organes, sont fins comme des fils de soie et dépourvus de gaine de myéline. Ces nerfs sont dits «végétatifs». Le plus important d'entre eux est le **nerf «vague»** ou «pneumogastrique», ou X, car c'est la dixième paire de nerfs crâniens venus du bulbe, dont le nom dit bien l'extrême dispersion à presque tous les viscères thoraco-abdominaux. Sa stimulation trop forte conduit à une chute brutale, mais brève, de la tension artérielle, avec perte de connaissance sans gravité, appelée «accident vagal». N. Sarkozy lui-même en a souffert, un dimanche, après trop d'efforts.

Ce système neurovégétatif est subdivisé en deux systèmes complémentaires. L'un a reçu le nom de «**sympathique**» (qui agit ensemble, par les mêmes voies), tandis qu'on a donné au second, parallèle et complémentaire du premier, le nom de «**parasympathique**». Les centres sous-corticobulbaires et les nerfs eux-mêmes agissent en libérant à leur extrémité des molécules, dites «**neuromédiateurs**», sympathiques ou parasympathiques.

Les neuromédiateurs du système sympathique sont des «**catécholamines**». La principale est la **noradrénaline (NA)**. Elle est synthétisée dans le cytoplasme des neurones, à partir d'un acide aminé banal, la phénylalanine hydroxylée en tyrosine, elle-même dihydroxylée en **DOPA** (3-4-dihydroxyphénylalanine), puis en **dopamine**. La dopamine est ensuite introduite dans des vésicules de stockage par un «transporteur» spécifique (inhibé par la réserpine) et elle est transformée à 90 % en NA. La transformation de la NA en **adrénaline** n'a lieu que dans les **glandes médullosurrénales** (ou glandes *« adrenal »* en anglais, d'où son nom). Donc, six étapes : phénylalanine, tyrosine, DOPA, dopamine, NA et adrénaline.

Sous l'effet du courant électrique parcourant le neurone, la NA est libérée dans la « synapse » nerveuse (**la synapse** est l'espace minuscule entre la terminaison d'un neurone et le début du suivant). Ne vous étonnez pas du passage d'un courant électrique dans les nerfs. C'est une sorte d'**électricité « mouillée »**, qui se propage assez lentement par rapport au courant électrique habituel, fait d'électrons très légers. Il s'agit ici d'un courant « ionique », dû aux mouvements d'ions beaucoup plus lourds que les électrons, positifs (NA +, K +, CA ++...). Ce courant se propage grâce à l'entrée séquentielle tout au long du nerf, point après point, d'ions sodium chargés (Na +) venant des liquides péricellulaires, échangés avec d'autres ions négatifs qui quittent le nerf à travers des « **canaux ioniques** », grosses protéines membranaires, dont la « perméabilité » est contrôlée par beaucoup de médicaments. Un monde décrit par 5 prix Nobel. En chaque point d'entrée de sodium, l'axone se « charge » un peu, puis se décharge et ainsi de suite, de proche en proche tout au long de l'axone. C'est lent, mais c'est bien de nature électrique. Et ainsi stimulées, par une décharge électrique dans leurs parois, les vésicules vont s'ouvrir à l'extérieur et libérer leur contenu de médiateur.

Dans la synapse, une partie de la **NA libérée** se fixe sur ses récepteurs postsynaptiques spécifiques (α1, α2, β1, β2, selon les cas), situés sur le neurone suivant. La **NA en excès est recaptée** par les neurones présynaptiques, grâce à des transporteurs actifs (inhibés par la **cocaïne**, d'où les effets d'excitation de cette drogue, qui prolonge la présence de la NA dans la synapse). Elle est alors soit restockée dans les vésicules intraneuronales, soit, en petite partie, détruite par des enzymes, la monoamine oxydase (**MAO**) et la catécholamine-O-méthyltransférase (**COMT**), qui ne jouent ici qu'un rôle mineur (ce qui explique que leurs inhibiteurs utilisés en psychiatrie n'ont en général pas d'effets secondaires trop marqués).

Le médiateur du système **parasympathique** est une autre amine, **l'acétylcholine (l'AC)**, et c'est pourquoi le système parasympathique est aussi appelé « cholinergique ».

L'acétylcholine est synthétisée dans les neurones à partir de la choline, absorbée par le tube digestif, grâce à une acétyltransférase, et stockée elle aussi dans des vésicules intraneuronales, au voisinage de la synapse nerveuse et des jonctions neuromusculaires **des muscles lisses** et **des muscles striés**, car l'AC est aussi le médiateur neuromusculaire du système nerveux volontaire.

L'AC est libérée dans la synapse par les potentiels électriques nerveux, comme l'est la noradrénaline. Elle se fixe alors sur des récepteurs spécifiques sur le neurone postsynaptique suivant, mais, grande différence avec la NA, elle n'est **pas recapturée, mais détruite** dans la synapse même en moins d'une milliseconde par **l'acétylcholinestérase**, contrairement à la NA et à d'autres médiateurs tels que la **sérotonine** et la **dopamine**, qui sont aussi **recapturées** activement par les neurones présynaptiques. On parle d'ailleurs fréquemment en thérapeutique **des agents bloquant la recapture** de la NA, de la sérotonine et de la dopamine, en particulier en psychiatrie et en neurologie. Symétriquement, il existe aussi en thérapeutique des **inhibiteurs de la cholinestérase**, qui retardent la destruction de l'AC et maintiennent son action. Ils sont notamment utilisés dans la myasthénie et proposés (sans succès) dans la maladie d'**Alzheimer**.

Sachez encore qu'à côté des deux systèmes sympathique et parasympathique il existe d'autres systèmes fondés sur d'autres neuromédiateurs, qui ont une très grande importance, en particulier au niveau du fonctionnement cérébral. Ces substances sont la **sérotonine**, l'**histamine** et la **dopamine**. Il en existe d'ailleurs d'autres, non pas de nature aminique, mais peptidique, tels que l'**acide gamma-hydroxybutyrique ou GABA et les glutamates**, etc.

Ainsi, deux systèmes complémentaires, sympathique adrénergique et parasympathique cholinergique, contrôlent et **coordonnent** en permanence l'activité de tous nos organes – cœur, poumons, tube digestif, vaisseaux, sécrétions de l'estomac, du pancréas, des glandes salivaires et sudorales, ouverture et fermeture de la pupille, etc. –, et presque au même degré l'état d'excitation ou de dépression cérébrale. Chacun connaît les décharges d'adrénaline.

Le système sympathique

Les neurones sympathiques partent surtout de la moelle épinière et des ganglions sympathiques dorso-lombaires.

Plus de 100 molécules différentes, de nature adrénergique, naturelles ou synthétisées chimiquement, souvent extraordinairement

SYMPATHIQUE ET PARASYMPATHIQUE

puissantes et dangereuses, sont utilisées en thérapeutique. Ces substances agissent comme des clés dans les serrures sur des dizaines de molécules-récepteurs différentes, disséminées sur les membranes cellulaires de tous les tissus et qui sont spécifiques de chaque tissu, le même médiateur suscitant dans chacun d'eux des réponses différentes – contraction, sécrétion, etc. –, mais coordonnées par un objectif commun. **La variété des réponses est donc liée à la variété des récepteurs** et non pas à celle des médiateurs.

Il y a cinq familles de récepteurs adrénergiques, dites α1 et α2, β1, β2 et β3.

La stimulation des **récepteurs α1 et β1** du cœur et des artères renforce la contraction et augmente la fréquence cardiaques, et elle élève la tension artérielle par constriction des muscles lisses des artères.

La stimulation des **récepteurs β2** adrénergiques entraîne une puissante dilatation des bronches, exploitée dans le traitement de l'asthme, et une stimulation cardiaque peu importante.

La stimulation des **récepteurs β3**, situés dans le tissu adipeux, accroît la combustion des graisses et la production de chaleur ou thermogenèse.

Les principaux adrénergiques naturels endogènes ou synthétisés chimiquement sont les suivants :

• **l'adrénaline**, synthétisée dans les seules glandes médullosurrénales, agit sur tous les récepteurs, α1, α2, β1, β2 et β3, tandis que la **noradrénaline** (adrénaline déméthylée), synthétisée dans le système nerveux, agit sur les récepteurs α1, α2 et sur les β1, mais non les β2. Elle n'a donc aucune application dans l'asthme.

Très puissantes, l'adrénaline et la noradrénaline ne peuvent être utilisées en thérapeutique que par voie intraveineuse, car elles sont immédiatement inactivées dans le sang et les tissus par la MAO et la COMT. Elles n'ont donc leur place qu'en **situation d'urgence**, l'adrénaline pour rétablir les contractions d'un cœur arrêté, la noradrénaline comme vasoconstricteur pour rétablir la pression artérielle. L'adrénaline par voie intramusculaire est également le traitement salvateur des **chocs anaphylactiques** (par exemple par piqûre d'abeille) ;

• molécule de synthèse, **la phényléphrine ou néosynéphrine** est un vasoconstricteur très puissant, actif sur les seuls récepteurs α1 cardiaques et artériels ;

• **l'éphédrine** et son isomère, la **pseudo-éphédrine**, ne sont que lentement inactivées et sont donc utilisables per os. Elles sont beaucoup moins puissantes que l'adrénaline, mais actives comme elle sur tous les récepteurs. Elles comportent en thérapeutique **plus de risques potentiels que d'intérêt** et devraient en être éliminées, en particulier des multiples sirops ou antalgiques auxquels on les a associées ;

• la **clonidine** est une molécule très curieuse. C'est un agoniste des α2-récepteurs et, comme tel, elle devrait être hypertensive, mais elle ne l'est que très brièvement par voie intraveineuse, tandis que per os, à long terme, c'est au contraire un hypotenseur, à cause de son action propre au niveau du système nerveux central ;

• l'**isoprotérénol**, ou **isoprénaline** (ou **Isuprel**), agit très puissamment par injection ou inhalation sur les β1 et β2-récepteurs cardiaques et bronchiques, avec des effets tonicardiaques et dilatateurs bronchiques très spectaculaires. Il est largement utilisé en réanimation et en cardiologie dans les situations d'urgence, et il a été utilisé aussi jusque dans les années 1970 dans l'asthme, en inhalation, avec des succès remarquables, mais malheureusement **des accidents cardiaques sévères et parfois mortels** ont failli rayer les β-stimulants de la carte des traitements de l'asthme (voir note « L'asthme ») ;

• en 1975, apparaissent les β2-stimulants sélectifs, **salbutamol** ou **albutérol** et **terbutaline**. Ils sont employés per os, en inhalation ou en perfusion. La voie orale est à éviter (effet tardif sur les bronches et quelques réactions cardiaques mineures), la voie intraveineuse et les nébulisations sont réservées aux situations d'urgence (voir note « Asthme »).

Les β2-stimulants sont aussi utilisés en obstétrique comme relaxants de l'utérus ;

• des β2-stimulants de longue durée d'action (environ douze heures) les ont largement remplacés dans le traitement de fond de l'asthme depuis les années 1990 (**salmétérol** et **fénotérol**) ;

• la **dopamine**, précurseur immédiat de la noradrénaline, est avant tout un neuromédiateur cérébral. Elle est active sur ses propres récepteurs, mais aussi sur les récepteurs β1 des adrénergiques. Immédiatement métabolisée, elle est inactive par voie orale. En perfusion, elle augmente le débit cardiaque et légèrement la pression artérielle, et n'a pas d'effet vasoconstricteur sur les artères. Elle augmente aussi le débit rénal. Elle est pour cela largement utilisée en réanimation cardiaque.

Les récepteurs dopaminergiques des noyaux gris centraux du cerveau sont sensibles à de nombreuses substances de synthèse, dites «dopaminergiques», très utilisées dans le traitement de la maladie de Parkinson, en particulier les dérivés de l'ergot de seigle;

• **l'amphétamine**, la métamphétamine, la phentermine et leurs dérivés, appelés collectivement «amphétamines», ne sont pas chimiquement des catécholamines, mais leur structure chimique est presque identique à celle de l'adrénaline.

Elles agissent sur leurs propres récepteurs et entraînent la libération de beaucoup d'amines endogènes de leur site de stockage. Ce sont donc de puissants stimulants globaux du système nerveux central, associant les effets α et β-périphériques des adrénergiques. Elles inhibent le sommeil et stimulent les activités mentales, au prix de beaucoup d'erreurs et d'oublis, et elles induisent une hyperactivité, parfois explosive et dangereuse, un état euphorique et parfois paranoïde et, à la longue, des effets délirants, agressifs ou suicidaires (voir note à la fin de ce chapitre). Mais surtout elles réduisent l'appétit, et c'est cet effet coupe-faim qui a été largement exploité par l'industrie pharmaceutique et a conduit aux catastrophes successives du **Pondéral**, de l'**Isoméride** (1996) et du **Mediator**, et leurs milliers de morts (voir note «Mediator et Isoméride»);

• le méthylphénidate (**Ritaline**) est un analogue amphétaminique, non par sa formule chimique, mais par ses effets stimulants, mentaux plus que moteurs, sur le système nerveux central (quoiqu'il puisse être convulsivant à fortes doses). Il est utilisé dans le traitement des rares narcolepsies et, avec de larges excès, dans celui du **soi-disant syndrome de perte d'attention avec hyperactivité de l'enfant** (voir note «Antidépresseurs»);

• pour en terminer avec les stimulants adrénergiques, il faut encore citer les inhibiteurs sélectifs de la recapture de la noradrénaline, qui renforcent ses effets, tel le bupropion (**Zyban**), utilisé sans succès notable dans les désintoxications tabagiques, et les nombreux inhibiteurs mixtes des recaptures synaptiques de la NA et de la sérotonine, telle la sibutramine (ou **Sibutral**), utilisée comme coupe-faim avec tous les dangers que cela peut comporter (voir notes «Mediator et Isoméride» et «L'obésité»), et beaucoup d'autres, telle l'imipramine (**Tofranil**), utilisée comme antidépresseur, mais aujourd'hui beaucoup moins que les inhibiteurs sélectifs de la recapture de la seule sérotonine.

Pr Philippe **EVEN** – Pr Bernard **DEBRÉ**

Antagonistes des récepteurs adrénergiques

Ces antagonistes, appelés **α ou β-bloquants**, empêchent la fixation des adrénergiques sur leurs récepteurs α et/ou β, et sont largement utilisés en thérapeutique.

Les antagonistes α ont aujourd'hui perdu la plus grande part de leur intérêt initial.

Les α1-bloquants, **prazosine** et analogues, réduisent la vasoconstriction artérielle et ont été utilisés comme antihypertenseurs dans les années 1950-1960. Seule leur reste aujourd'hui leur application dans la levée de la contraction urétrale et du col vésical dans **l'adénome prostatique**.

Parmi les α2-bloquants, l'effet de la **yohimbine** sur les dysfonctions érectiles est largement fantasmé. **Phentolamine** et **phénoxybenzamine** réduisent les vasoconstrictions artérielles et augmentent le débit cardiaque. Leurs seules indications d'exception sont les poussées hypertensives des phéochromocytomes (tumeurs rares de la médullosurrénale).

Les antagonistes des récepteurs β, les **β-bloquants**, sont au contraire au premier plan de la thérapeutique. Développés avec un grand succès dans les années 1970 pour le traitement des insuffisances cardiaques postinfarctus de tout type, et pour celui de l'angor et de l'insuffisance coronarienne, ils ont révolutionné plus encore celui de l'hypertension artérielle, dont ils sont depuis quarante ans, avec les diurétiques, les molécules dominantes.

Le premier β-bloquant, le **propranolol**, valut le Nobel 1988 à James Black, mort en janvier 2012. Non sélectif, il bloque les β1 et β2-récepteurs cardiaques, vasculaires et bronchiques. Les autres, apparus quelques années après, sont surtout β1-bloquants, et quelques-uns ont une activité mixte, partiellement et faiblement agoniste (**pindolol, acébutolol**). D'autres ont simultanément une certaine activité α1-bloquante (**labétalol**). D'autres enfin auraient des effets vasodilatateurs directs, indépendamment de leur activité bloquante. Du moins, tel est le discours des firmes pharmaceutiques engagées sur le marché hyperconcurrentiel de l'hypertension artérielle. En pratique clinique, ces différences n'apparaissent pas et ne sont d'aucun intérêt. **Tous les β-bloquants se valent.**

Le système parasympathique

Les neurones parasympathiques partent surtout du bulbe et de la moelle sacrée.

Le système parasympathique n'utilise qu'**un médiateur, l'acétylcholine** (AC), équivalente à la noradrénaline pour le système sympathique.

L'extrême diversité des effets de l'AC vient de la variété de ses récepteurs, groupés en deux grandes familles, **muscariniques** et **nicotiniques**.

Les **cinq récepteurs dits «muscariniques»** (la muscarine est un poison de champignon des bois) sont présents dans tous les tissus, en particulier les muscles lisses digestifs et urinaires, dans les glandes sécrétrices externes et la pupille, mais ils sont absents des muscles lisses artériels.

Par voie orale ou IV, ils sont activés par la **pilocarpine**, la **muscarine**, la **métacholine**, mais non par l'AC elle-même, qui est détruite aussitôt par la cholinestérase.

Ils sont bloqués par l'**atropine** (voir l'histoire extraordinaire de l'atropine dans la note «Asthme») et ses analogues, issus des plantes solanacées – datura, belladone –, telle la **scopolamine**, ou de synthèse (**ipratropium, tiotropium**), utilisés comme bronchodilatateurs.

Les **17 autres récepteurs sont dits «nicotiniques»**, car ils répondent à la nicotine. On les trouve à deux niveaux. Ce sont d'abord les récepteurs des jonctions neuromusculaires des muscles striés, et, comme telle, l'AC est l'un des médiateurs synaptiques du système nerveux volontaire. Ce sont aussi les récepteurs des synapses où s'articulent les neurones proximaux et distaux du système parasympathique, c'est-à-dire les neurones pré- et post-synaptiques. Leur articulation se fait dans de mini-structures nerveuses, dites **ganglions parasympathiques**, au contact des structures musculaires ou glandulaires innervées.

Les récepteurs nicotiniques sont inhibés par le **curare**, les **ammoniums quaternaires**, la **tubocurarine**, la **succinylcholine** et leurs analogues utilisés en anesthésie, pour obtenir une immobilité et une relaxation musculaire complètes. Ces molécules entraînent aussi une totale **paralysie respiratoire** et la vie ne peut être maintenue qu'en ventilation artificielle.

Les récepteurs muscariniques et nicotiniques de l'AC sont également présents de façon mal systématisée **dans le cerveau**, et interviennent de façon complexe dans les fonctions cognitives. L'atropine peut ainsi entraîner des états hallucinatoires délirants et les anticholinestérases peuvent avoir quelques effets bénéfiques mineurs dans la maladie d'Alzheimer (mais aussi de rares effets négatifs dangereux).

La **nicotine** est un alcaloïde liquide qui donne son odeur au tabac. Les feuilles de cette plante en contiennent 1 à 2 % et chaque cigarette 5 à 10 mg, mais n'en délivrent que 2 mg aux fumeurs (mais 4 à 6 en bouffées profondes).

En injection, la nicotine peut être un poison mortel à une dose d'environ 60 mg. Elle est rapidement métabolisée dans l'organisme, avec une demi-vie de deux heures, et elle est éliminée dans les urines (et le lait). Ses effets sont rigoureusement impossibles à schématiser, car ils peuvent être directs sur les récepteurs acétylcholiniques, et indirects par libération de dopamine cérébrale et d'adrénaline des glandes médullosurrénales. Ils s'exercent sur le système nerveux central et les nerfs périphériques, et parfois de façon opposée. Ils dépendent dès lors des doses, du temps et des organes. Très globalement, la nicotine entraîne plutôt la **dépression** du système nerveux central, la **tachycardie** plutôt que la bradycardie, la vasodilatation artérielle plutôt que la vasoconstriction, la stimulation plutôt que la paralysie musculaire, sans qu'on puisse réellement prévoir à coup sûr les résultats.

La dépendance et la sensation de plaisir procurées par la nicotine sont liées aux effets indirects, en particulier à la libération de dopamine et d'autres médiateurs cérébraux, plutôt qu'à celle de la nicotine elle-même.

Contre la **dépendance tabagique**, on a proposé divers moyens pharmacologiques, outre la nicotine elle-même, tel le bupropion (**Zyban**, vu plus haut) et la varénicline (**Champix**), qui est un agoniste des récepteurs nicotiniques à l'AC. Mais ces deux produits peuvent aussi changer l'humeur et les comportements, avec des risques non négligeables de prise de poids, dépressions, suicides, insomnies, nausées, troubles du rythme cardiaque et ischémies myocardiques. Leur balance bénéfice/risque est donc très négative. **Ils devraient être interdits depuis longtemps.**

Tout oppose les deux systèmes nerveux autonomes. Le dur et le mou

Malgré des analogies de structure, les deux systèmes sont presque opposés dans leurs objectifs. On dirait deux candidats à la présidentielle.

Les neurones sympathiques partent des centres cérébraux sous-corticaux et surtout thoraco-lombaires, et se distribuent à une chaîne de petits ganglions sympathiques le long de la colonne vertébrale, où chacun s'articule avec un à dix longs neurones secondaires, dits «postsynaptiques», qui se distribuent aux organes. Le système est donc **construit en éventail pour des réactions diffuses ou générales**. Il réagit en bloc, parfois brutalement (c'est la décharge d'adrénaline de la peur et de la rage).

Il innerve ainsi tout l'organisme, sauf les muscles squelettiques striés volontaires. Il est **le système «de jour»**, de la vie active, de la réactivité, des émotions, des réactions au stress. Dans une vie parfaitement calme, il serait probablement inutile. Dans le détail, il augmente la force de contraction et la fréquence cardiaque, contracte les artères et crée une hypertension artérielle, dilate les bronches, élargit les pupilles (mydriase) et il dérive le débit sanguin des viscères vers les muscles de l'action volontaire. **Il prépare au combat. C'est un système dopant.**

Le parasympathique en est presque l'exact opposé. Plus segmenté, moins généralisé, ses neurones partent du cerveau profond et du bulbe vers le cœur, les muscles lisses et les glandes des bronches et du tube digestif, et ils partent aussi de la moelle lombaire basse vers les viscères et les muscles pelviens. Très longs, les neurones présynaptiques s'articulent avec des neurones postsynaptiques, très courts, presque au contact des viscères qu'ils innervent, **une structure en «râteau» et non en éventail, qui se prête à des régulations locales monoviscérales.**

Dans le détail, il ralentit le cœur, dilate les artères, abaisse la tension artérielle, contracte les muscles lisses digestifs et active les sécrétions digestives et pancréatiques, assure l'évacuation des urines et la contraction de la pupille (myosis). Lui non plus n'intervient pas sur les muscles squelettiques striés, mais l'AC est aussi le neuromédiateur des jonctions neuromusculaires des muscles volontaires.

Ainsi le parasympathique est-il **le système de la vie calme, de la nuit, qui rétablit les ressources de l'organisme** à travers le contrôle des activités de motricité, sécrétion et absorption digestives, et le système qui réduit les dépenses énergétiques. Lui nous est indispensable.

Note sur les amphétamines

« L'amphétamine » est la phényléthylène-amine (chef de file de toutes les substances adrénergiques : adrénaline, noradrénaline, etc.) méthylée.

La molécule ressemble à une clé avec une tête hexagonale (phényle) et une tige (éthylène), terminée par un minicrochet (amine).

Les premières amphétamines sont synthétisées dans les années 1920 : amphétamine (Benzédrine ou Corydrane), dexamphétamine (ou Maxiton), méthylamphétamine (ou Méthédrine).

Ce sont d'extraordinaires stimulants de la veille et de l'activité intellectuelle et physique, qui donnent une sensation d'efficacité et de supériorité. Un état de grâce. Tout paraît facile. Les drogués se sentent des dieux, mais le réveil est difficile et les travaux exécutés sous drogue fourmillent d'erreurs ou conduisent à des accidents graves.

Le marché des amphétamines a explosé pendant la première guerre mondiale. Tous les combattants des troupes de choc, tankistes, aviateurs et parachutistes allemands, puis anglais et japonais, étaient systématiquement drogués à la Méthédrine (on dit que la Méthédrine a gagné la bataille d'Angleterre en septembre 1940). Hitler en croque à hautes doses. Mais très vite apparaît un état de dépendance et des troubles mentaux graves : agressivité, violence, délires hallucinatoires, meurtres et suicides. Ce sont des drogues dures. L'ecstasy en dérive.

Dès 1943, elles sont écartées de toutes les armées du monde, mais elles seront, après la guerre, de plus en plus utilisées par les intellectuels (Sartre carbure à un tube de Corydrane par jour), par les étudiants, drogués au Maxiton et au Corydrane dans les périodes d'examens, et par les sportifs, en particulier pendant le Tour de France, y compris en injection (J. Malléjac a failli en mourir et Simpson en est mort en course en grimpant le mont Ventoux).

Corydrane et Maxiton sont interdits dès la fin des années 1950.

«ERGOT DE SEIGLE»
DU MAL DES ARDENTS
AU PARKINSON ET À LA MIGRAINE

L'ergot de seigle, produit d'un champignon du seigle (*Claviceps purpurea*), occupe une grande place dans l'histoire depuis plus de deux mille ans, une histoire émaillée d'«ergotisme», de «mal des ardents», de «feu de Saint-Antoine», illustrée par les peintures de Grünewald sur le rétable d'Issenheim, à Colmar, avec gangrène sèche, brûlante et noire des quatre membres qui se mortifient et finissent par tomber sans hémorragie. La dernière épidémie en France est partie d'une boulangerie de Pont-Saint-Esprit, vers 1950. On ne compte pas non plus les empoisonnements et les avortements provoqués. Ils sont l'arme des faiseuses d'ange.

C'est que l'ergot contient des dizaines d'alcaloïdes et d'amines, de structure chimique très complexe (4 à 7 hexa- et pentacycles) avec effets **agonistes/antagonistes très puissants sur les récepteurs α-adrénergiques et ceux de la dopamine et de la sérotonine: ergocristine, bromocriptine, cabergoline, pergolide** (inhibiteurs de la sécrétion de prolactine, utilisés dans le traitement des adénomes hypophysaires à prolactine et pour leurs effets dopaminergiques dans le Parkinson, mais aussi modificateurs des comportements, tel le **pergolide** [ou **Celance**], retiré du marché après avoir, comme d'habitude, stagné des années sur la fameuse liste des médicaments sous surveillance renforcée de l'AFSSAPS, car il donnait des atteintes valvulaires comme celles du **Mediator** et celles du syndrome carcinoïde des tumeurs sérotoninosécrétantes). Et aussi **l'acide lysergique**, d'où dérive le LSD, drogue hallucinogène puissante et dangereuse, molécule indolique réagissant avec tous les récepteurs de la sérotonine, elle-même molécule indolique, et encore la **méthergoline** et la **méthysergide (Désernil)**, inhibiteur des sérotonine-récepteurs, utilisable dans la prévention des migraines, mais aussi capable de déclencher des fibroses rétropéritonéales et pulmonaires. **Comme on le voit lorsqu'on parle de sérotonine, les fibroses tissulaires ne sont pas loin** – cœur, péritoine ou poumon – et avec les travaux exceptionnels de G. Karsenty, Français de New York, on commence à s'apercevoir que la sérotonine joue un rôle important dans le métabolisme osseux. En revanche, la **dihydroergotamine** (Ikaran) proposée comme veinotonique n'a aucun effet mesurable sur le mystérieux «tonus veineux» invoqué pour justifier cette classe de produits, dont le déremboursement n'a été obtenu à l'arraché que récemment, après quinze ans d'efforts.

En mars 2012, l'AFSSAPS a recensé les complications des dérivés de l'ergot de seigle, ergotamine (**Gynergène**), dihydroergotamine (**Seglor**), bromocriptine (**Parlodel**), cabergoline (**Dostinex**), lisuride (**Dopergine**), dihydroergocryptine (**Vasobral**), dihydroergocristine (**Iskedyl**) et dihydroergotoxine (**Hydergine**), nicergoline (**Sermion**), méthysergide (**Desernil**), méthylergométrine (**Méthergin**), tous actifs sur les récepteurs de la sérotonine (comme l'est la norfenfluramine dérivée du Médiator). Résultat : 140 fibroses pulmonaires ou rétropéritonéales, 12 HTAP, 18 valvulopathies cardiaques, qui viennent s'ajouter à celle de la pergolide (Celance), retirée du marché en 2011. Pourquoi l'ensemble de ces molécules ne l'est-il pas aussi, comme s'en inquiète *Prescrire* ?

LES ANTIDÉPRESSEURS : LA DÉPRESSION, UNE MALADIE SOCIALE
LES DÉRIVES DE LA PSYCHIATRIE

5 millions de patients sous antidépresseurs, 130 millions de boîtes d'hypnotiques, anxiolytiques et antidépresseurs, consommées en 2010, une tous les quinze jours, deux comprimés par jour en moyenne, mais souvent deux, voire trois antidépresseurs simultanément (seul le Portugal fait mieux), avec un cortège de troubles du comportement, de la mémoire, de l'attention au travail ou sur la route, de l'affectivité, éteinte, de désinhibitions dangereuses, de dépendance.

Normalité, combien de crimes on commet en ton nom !

13 000 psychiatres, dont 6 000 dans les hôpitaux publics, des milliers de psychologues et de psychanalystes non médecins, soi-disant 600 000 **schizophrènes**, soi-disant 600 000 «**troubles bipolaires**» (alternances de dépression et d'excitation, dont les plus graves constituent le cadre ancien des «maniaco-dépressifs»), 10 000 à 100 000 (?) **autistes** (peut-être un traitement en vue, imaginé par Y. Ben Ari à Marseille), 1 500 000 **TOC** (troubles obsessionnels compulsifs), 100 000 lits d'hôpitaux psychiatriques publics (dits «centres spécialisés») et privés, et, semble-t-il, à voir la consommation des antidépresseurs, des dizaines de millions de déprimés, et pour tous des définitions subjectives, des frontières mal limitées entre normalité et anormalité, entre psychoses et névroses, et entre les maladies psychotiques elles-mêmes, et, pour tous, le poids des facteurs affectifs, émotionnels, culturels, sociaux et économiques.

Le sens des mots mêmes n'est pas clair, les anciens termes persistants, mêlés aux nouveaux. Clarifions. Un peu. Distinguons :

• les **antipsychotiques**, dirigés contre les «psychoses», maladies graves, peu réversibles, schizophrénie, manies, formes graves des troubles bipolaires, etc. On dit aussi «**neuroleptiques**» ou «**tranquillisants** majeurs» ;

• les traitements symptomatiques de situations «**névrotiques**» transitoires réversibles, pas des maladies vraies :

Pr Philippe **EVEN** – Pr Bernard **DEBRÉ**

- antidépresseurs,
- anxiolytiques,
- hypnotiques,

tous utilisés de façon interchangeable... ou concomitante, car tous ces symptômes sont souvent associés, de sorte que les traitements s'intriquent, associant les quatre classes de médicaments, souvent par deux ou par trois.

La psychanalyse et les thérapeutiques de rééducation comportementale ne peuvent pas tout, pour tous les malades.

Humeur et comportement ont nécessairement des substrats neuronaux moléculaires. Le cerveau n'est qu'un viscère comme un autre. Ses réactions devant les perceptions sensitives et sensorielles devraient avoir quelque chose de commun avec celle, par exemple, des cellules hépatiques, bombardées chaque jour par des milliers de molécules différentes.

Les illusions de la psycho-neurochimie

Les premières lueurs éclairant les relations structure et fonction du cerveau viennent de la prodigieuse découverte des réseaux neuronaux par les deux ennemis Santiago Ramón y Cajal et Camillo Golgi (Nobel 1906) il y a un siècle, une bombe comme la biologie en connut peu et qui stupéfia le monde scientifique. Jusque-là, le cerveau était vu comme une matière molle, homogène, sans structure et non comme un **réseau câblé**, au contraire très structuré. Ce fut ensuite la découverte des interactions entre néocortex, paléocortex, hippocampe, noyaux gris centraux et l'identification des premières molécules, dites «neuromédiateurs», sécrétées, relarguées, recaptées, brisées et dansant une valse éperdue dans les espaces synaptiques interneuronaux, **acétylcholine** (AC), **noradrénaline** (NA), **dopamine** (DA), **sérotonine** (ST), **histamine** (HST), et celle de leurs dizaines de récepteurs spécifiques, puis celle du **GABA** (acide gamma-aminobutyrique) et de ses récepteurs, et de **l'acide glutamique** et des glutamate-récepteurs (AMPA, NMDA, kaïnate).

Le vertige de l'explication biochimique des fonctions cérébrales a alors saisi neuroscientifiques, neurologues et psychiatres. C'était il y a quarante ans. La psychanalyse, c'était fini, le comportementalisme, une simple kinésithérapie, l'ère de la biochimie s'ouvrait.

LES ANTIDÉPRESSEURS : LA DÉPRESSION, UNE MALADIE SOCIALE

En 1949, en Australie, J. Cade découvre par hasard les effets du **lithium** sur le cobaye, puis chez l'homme, et Henri Laborit, en France, découvre les effets tranquillisants d'un préanesthésique, la **chlorpromazine** (un antihistaminique), confirmés à Sainte-Anne par P. Deniker, ce qui en fit 2 des 12 Français récompensés par la médaille américaine Lasker, l'antichambre du Nobel.

Soixante ans après, on en connaît beaucoup plus, mais la déception est grande. « Plus s'étend le cercle des lumières, plus s'étend autour de lui le cercle de l'ombre » (H. Poincaré) :

• On ne compte plus les **neuromédiateurs** et leurs dizaines ou centaines de récepteurs, s'amplifiant, s'inhibant, se libérant les uns des autres.

• Les fonctions des **astrocytes**, les cellules les plus nombreuses du cerveau, et celles de leurs innombrables connexions avec les neurones et leur rôle dans la communication interneuronale et le contrôle des synapses restent inconnus.

• Même ignorance de la fonction de la **microglie**, qui est partout, mais on ne sait exactement pourquoi et sûrement pas seulement pour assumer une fonction de défense de type immunitaire, sous prétexte qu'elle se transforme parfois en macrophages.

• Le câblage des **réseaux neuronaux**, différent d'une région à l'autre, échappe à toute systématisation cohérente, sauf chez les nématodes (vers) à 302 neurones de Sydney Brenner, quand nous en avons 100 milliards, parfois longs de 1 m, jouant le rôle d'émetteurs, chacun portant des milliers de dendrites, s'étendant parfois sur plusieurs millimètres et jouant le rôle de récepteurs.

• L'échec des approches **génétiques** les plus performantes pour identifier les gènes dont les mutations pourraient être liées aux maladies psychiatriques, même les mieux définies, telles que l'autisme ou la schizophrénie, même avec les techniques les plus puissantes, telles que la GWA, qui ne parviennent qu'à repérer des milliers de mutations ponctuelles, dont 200 ou 300 un peu plus fréquentes et souvent les mêmes dans les diverses maladies psychiatriques, sans qu'il soit possible d'en discerner une seule qui apparaisse statistiquement comme responsable, au moins en partie, de l'une d'entre elles, probablement parce que les phénotypes des 200 à 300 maladies ou syndromes psychiatriques sont mal définis, faute de critères objectifs. **Pas de génotype précis sans phénotype bien défini.**

- Le piétinement des **imageries fonctionnelles**, en couleurs, les plus élaborées et les plus chères, par RMN (résonance magnétique nucléaire) et PET-scan, au CEA, au Neurospin d'Orsay, à 100 M€, pour tenter de décrire les rélations dynamiques entre néocortex, hippocampe, amygdales, cingula et autres noyaux gris, suscitées par le calcul, la réflexion, les émotions, etc., toutes échouant, faute de résolution suffisante et de marqueurs suffisamment spécifiques et nombreux. Des jeux. Pour faire carrière. Bons pour les gobe-mouches.

- Impossible de planter des **nanoélectrodes** dans chaque neurone pour en enregistrer l'activité ou de mesurer celle des canaux calcium ou voltage-dépendants, faute d'indicateurs calciques fluorescents performants.

Les progrès technologiques les plus récents, scanning microscopique électronique couplé à des ultratomes débitant les cerveaux frais en coupes de 25 nm reconstruites en 3D, optique photonique laser couplée au marquage moléculaire fluorochromique spécifique, repérage dynamique des molécules non fluorescentes par absorption et réémission photonique, etc., tout cela échoue devant la trop grande complexité d'un réseau de 100 milliards de neurones, entre lesquels les synapses se créent, s'évanouissent ou se titularisent entre chaque neurone, sur lequel des milliers de dendrites poussent chacun 10 000 bourgeons palpeurs, *« spines »*, sans cesse en mouvement, se connectant ici, puis là.

Tout cela sonne peut-être le glas de toute possibilité de comprendre jamais les désordres moléculaires ou multimoléculaires qui sous-tendent les maladies psychiatriques.

Toutes ces observations témoignent non seulement de la sophistication et de la complexité, mais aussi de la **plasticité** du système nerveux central, en situation d'adaptation permanente aux sollicitations sensorielles et émotionnelles.

On mesure mieux aujourd'hui l'illusion biochimique simpliste de la psychiatrie des années 1960-1970 : « Il y a quelque angélisme à croire qu'on peut prendre le dessus sur notre propre cerveau » (S. Dehaene, 2009).

Ainsi s'éteint peu à peu, devant la multitude des échecs et des accidents l'enthousiasme qu'avait suscité la découverte des dopaminergiques, des inhibiteurs de cholinestérases, des inhibiteurs de la recapture synaptique de la NA, de la DA et/ou de la ST, celle des antagonistes des GABA-récepteurs ou des récepteurs endocannabinoïdes, etc.

LES ANTIDÉPRESSEURS : LA DÉPRESSION, UNE MALADIE SOCIALE

En attendant des décennies que le tableau s'éclaire, le temps est peut-être revenu, dans l'intérêt des malades déprimés, de l'écoute et d'une psycho-analyse comportementale humaniste et rationalisée.

Biochimie, psychoses et dépression

Le champ immense des traitements biochimiques des dépressions a été au cœur de toute cette période, autant que celui des psychoses. Les retombées n'ont pas été totalement négatives. Les médicaments d'aujourd'hui, en particulier les inhibiteurs sélectifs de la recapture de la sérotonine (ISRS), marquent, **peut-être**, un certain progrès sur les inhibiteurs de la monoamine oxydase (IMAO) et les médicaments « tricycliques » des années 1970, au moins en termes de réduction des effets secondaires.

Mais, avant d'en venir aux dépressions, **un mot des psychoses** et des antipsychotiques, ex-neuroleptiques, ex-tranquillisants majeurs, ne serait-ce qu'à cause de leur utilisation étendue aux dépressions les plus sérieuses.

La **schizophrénie** a longtemps été regardée de façon simpliste, comme liée à un excès dopaminergique relevant donc **d'antidopaminergiques** (chlorpromazine, halopéridol, flu- et perphénazine) au prix d'effets secondaires parkinsoniens pénibles. Puis sont venus les **antipsychotiques dits « atypiques »** de 2e génération, moins antidopamine et avec moins de parkinsonisme, mais avec des effets anti-ST-récepteurs et des complications métaboliques plus marquées (diabète, prise de poids, hypercholestérolémie), et sans plus d'efficacité que les molécules de 1re génération. Leur évaluation, menée par le National Institute of Mental Health des NIH, sur 1 500 patients suivis dix-huit mois, conclut à une efficacité identique des 1re et 2e générations, avec un léger avantage pour une molécule plus récente, l'olanzapine (**Zyprexa**), un peu (à peine) supérieure au **Risperdal** ou à la quétiapine (**Séroquel**) et aux molécules de 1re génération, mais avec des effets secondaires particuliers, surtout la prise de poids. Donc, **pas de supériorité marquée des 2es générations sur les 1res, sauf leur prix... multiplié par 5 !** S'agirait-il encore une fois d'un mythe commercial ?

Concernant les « **troubles bipolaires** », une revue de 68 essais cliniques conclut à la supériorité marquée du **Risperdal** (1996), de

511

l'**halopéridol** (1976) et du **Zyprexa** (1996) sur les placebos. Tandis que, à l'opposé, les antiépileptiques «détournés», promus et utilisés hors indication, tels que la lamotrigine (**Lamictal**, 1996), la gabapentine (**Neurontin**, 1996), le topiramate (**Epitomax**, 1996), la carbamazépine (**Tégrétol**, 1974), sont **inférieurs aux placebos** (!), les autres molécules, **lithium** (1973), valproate (**Dépakine**, 1985), quétiapine (**Séroquel**), ayant une activité intermédiaire.

Là encore, aucune supériorité des molécules les plus récentes. Sauf en termes de prix.

Dans le champ des dépressions, il y a d'abord le noyau dur des **dépressions «majeures»**, les dépressions sans cause immédiate décelable, isolées ou associées aux psychoses, schizophrénie, maniaco-dépression (ou troubles bipolaires graves), TOC, syndrome de panique, etc., ou à des pathologies neurologiques ou générales, Parkinson, troubles cognitifs, hypothyroïdie, etc. Celles-ci sont du ressort de psychiatres expérimentés.

Il y a ensuite, et surtout, les **dépressions mineures ou modérées**, chroniques ou intermittentes, sans maladie neurologique ni psychose associées, celles des généralistes. La question est ici de définir qui traiter et comment, autrement dit de définir, dans chaque cas, la place des médicaments et celle de l'écoute, des conseils et de la surveillance rapprochée.

Plus noires sont les nouvelles du monde, du pays, de l'environnement immédiat, plus les femmes, les hommes, les jeunes se replient sur eux-mêmes ou sur la convivialité artificielle et aveugle d'Internet, plus les centres de convivialité et de rencontres qu'étaient les cafés en France, les *« circolo di la conversazione »* en Italie, disparaissent, plus les gens s'angoissent, s'alarment et voient leur avenir sans avenir et celui de leurs enfants menacé de tous côtés, et plus monte la dépression, la soi-disant maladie du siècle (c'est oublier un peu vite le XIXe siècle, *Les Misérables* ou les conditions de vie de classes laborieuses en Angleterre), installée au cœur des pays occidentaux sans soleil, car il y a un gradient Nord-Sud de la dépression.

L'ayant fabriquée, les politiques et les «élites» ne peuvent s'en étonner, après avoir tourné tous leurs efforts, et les nôtres, vers l'argent, de plus en plus versé aux actionnaires qui ne savent plus qu'en faire plutôt qu'au travail, à l'investissement ou à la création, creusant chaque jour un peu plus les disparités salariales et sociales, vers la déesse croissance, n'importe quelle croissance, la croissance

LES ANTIDÉPRESSEURS : LA DÉPRESSION, UNE MALADIE SOCIALE

inutile, la croissance gadget, celle des besoins artificiellement fabriqués, celle de la production et de l'exportation de l'inexportable, armes ou nucléaire, plutôt que vers la bougie, les feux de bois, l'élevage des poules et le simple bonheur convivial, amical ou plus égalitaire des peuples, comme l'écrivait hier dans *Die Zeit*, non pas un anarcho-gauchiste, mais Wolfgang Schaüble, protestant, ministre des Finances de droite, du gouvernement de droite, d'un pays au capitalisme triomphant. Espoir ?

Les grandes firmes, toujours préoccupées de notre santé – elles le disent, l'écrivent et nous les croyons naturellement –, se sont ruées sur ce marché immense de la tristesse et du découragement, dont l'alcool et le tabac ont été chassés, pour y ramener artificiellement l'enthousiasme et la productivité, surtout la productivité, sans que changent en rien les conditions de vie qui avaient créé cette dépression généralisée, **traitant ainsi les conséquences, dont les politiques refusent de traiter les causes.** Elles ne pouvaient qu'échouer. Elles ont échoué. C'est en changeant la vie quotidienne et les relations des hommes entre eux qu'on fera reculer les dépressions circonstancielles. **Aimez-vous les uns les autres...**

Ce sont ces dépressions circonstancielles, de très loin les plus nombreuses, qui représentent le marché qui intéresse les firmes. On ne gagne pas d'argent avec quelques schizophrènes. Il faut étendre les antipsychotiques au traitement des dépressions, comme on le fait aussi avec certains antiépileptiques.

Ces dépressions sont celles dont le médecin généraliste assure souvent seul la charge et la lourde et difficile responsabilité, celle d'affronter la tristesse, le désenchantement, le pessimisme, le sentiment de culpabilité, la dépersonnalisation et la perte d'intérêt pour soi-même, les autres et le monde extérieur, de leurs malades, souvent associés à un ralentissement mental, à l'insomnie, aux conversions somatiques, aux boulimies, aux variations de poids dans un sens ou dans l'autre, à la perte de libido, aux idées suicidaires et aux tentatives de suicide ou de meurtres. Médicalisation du mal-être, certes, mais comment faire autrement quand les liens familiaux et sociaux se dissolvent ?

IMAO et tricycliques : les premiers antidépresseurs

Dans les années 1960-1970, les moyens thérapeutiques sont encore limités et maniés avec précaution. Les médecins généralistes ne s'y risquent guère. La consommation est faible, le marché étroit. On ne parle guère de la dépression et on en parlait encore moins de 1940 à 1945. À dire vrai, on va en parler quand les firmes vont créer ce marché. **Plus augmente le nombre des antidépresseurs, plus augmente celui des dépressions !**

Les premiers antidépresseurs visent à renforcer ce qu'on croit savoir de la neurotransmission cérébrale par les monoamines NA, DA, ST. Ce sont les IMAO (inhibiteurs de la monoamine oxydase, telle l'**iproniazide**, freinant la destruction des bioamines [voir note « Sympathique et parasympathique »] et les **tricycliques** (deux hexacycles réunis par un heptacycle), inhibiteurs de la recapture synaptique des bioamines, dont ils prolongent la durée d'action dans les synapses, et qui sont aussi des inhibiteurs des récepteurs cérébraux de l'histamine et des récepteurs « muscariniques » de l'acétylcholine (AC).

Après trois ou quatre semaines, leur efficacité commence à apparaître et n'est pas spectaculaire, mais du moins mesurable dans les dépressions majeures, avec des effets secondaires fréquents, surtout de type anticholinergique.

Voici, à titre d'exemple, la liste des effets indésirables de l'un d'entre eux (Effexor, 1998, Wyeth), fournie par la firme elle-même, mais rigoureusement identique pour tous les autres, y compris les plus anciens :
- fréquents ou très fréquents (1 à 10 % ou plus) :
– asthénie ;
– céphalées (30 %), vertiges, cauchemars, insomnies, nervosité, tremblements, frissons, hypertonie, confusion, dépersonnalisation ;
– sècheresse buccale (10 %), sueurs nocturnes (12 %) ;
– anorexie, nausées, vomissements, constipation ;
– perte de libido, impuissance, anorgasmie, ménorragies, métrorragies ;
– hypertension artérielle, bouffées de chaleur, palpitations ;
- peu fréquents ou rares (1 à 10 pour 1 000 ou 10 000) :
– ecchymoses, hémorragie gastro-intestinale ;

– hallucinations, agitation, myoclonie, accès maniaque, convulsions ;

– troubles de l'équilibre, acouphènes, difficulté d'accommodation, mydriase, agueusie ;

– hépatites biologiques et cliniques (ictères) ;

– syndrome de rétention hydrique ;

– hyperprolactinémie, gynécomastie ;

– hypotension, syncopes ;

– diarrhée ;

– alopécie ;

– rétention urinaire ;

• fréquence indéterminée (?) :

– thrombopénie, anémie, neutropénie ;

– syndrome malin des neuroleptiques, syndrome sérotoninergique, syndrome extrapyramidal ;

– urticaire, érythèmes polymorphes, syndromes de Lyell et Stevens-Johnson (30 % mortels), anaphylaxie ;

– idées et tentatives suicidaires ;

– tachycardie, fibrillation ventriculaire, torsades de pointe ;

– rhabdomyolyse (ruptures musculaires) ;

• et syndrome de sevrage en cas d'arrêt brutal du traitement, situation de dépendance avec paresthésie, vertiges, cauchemars, anxiété, tremblements, fièvre, vomissements...

Tous ces effets secondaires réduisent le marché, et ces médicaments à 0,50 euro/jour ne rapportent plus rien à l'industrie. C'en est presque fini des IMAO et des tricycliques.

Les inhibiteurs sélectifs de la recapture de la sérotonine (ISRS)

Et voilà que, dans les années 1985-1990, s'ouvre une voie nouvelle. Les inhibiteurs sélectifs de la recapture intrasynaptique de la seule sérotonine (ST), qui prolongent la durée d'action interneuronale de cette bioamine. **La sérotonine serait-elle la reine des bioamines ? Celle qui ferait voir la vie en rose, dynamiserait et désinhiberait ?**

Immense progrès, affirment les leaders d'opinion de la psychiatrie. La maîtrise biochimique de l'humeur est en marche.

La réalité est bien différente. Les effets physiologiques de la ST sont impossibles à décrire. Elle n'est qu'un neuromédiateur parmi d'autres, ses *alter ego*. Elle est un joueur dans une équipe. Personne ne peut prévoir ses résultats. Comme toutes les autres bioamines, HT, DA et NA, ses effets varient en chaque point de l'organisme, en chaque point du système nerveux central et périphérique, car ils dépendent des spécificités fonctionnelles de chacun de leurs nombreux transporteurs et récepteurs (17 différents pour la seule ST), et ils varient tout autant avec l'activité de chacune des bioamines, dépendant à chaque instant, comme dans une équipe, de l'activité des autres, chacune ayant des effets directs immédiats qui déclenchent aussitôt des réponses réflexes des autres. À chaque instant, la situation biologique du système nerveux dépend d'un **équilibre instable** entre les concentrations des différents neuromédiateurs et de leurs récepteurs.

Ainsi, la ST est-elle vasoconstrictrice ici, vasodilatatrice là, et son action initiale peut être inversée ou renforcée à chaque instant par la libération d'une autre bioamine, qu'elle provoque parfois elle-même, créant ainsi son propre frein ou son propre accélérateur. La situation est la même sur le muscle lisse digestif, sur les plaquettes, sur les remaniements osseux ou fibreux des tissus et surtout au sein des diverses régions du système nerveux central ou périphérique.

Les succès thérapeutiques relatifs des tricycliques, des IMAO ou des inhibiteurs de la recapture non sélective des bioamines, et plus tard celui des ISRS, ont établi comme un **dogme naïf que la dépression serait principalement due à un manque de sérotonine**, ce qui a conduit quelques psychiatres ironiques à déclarer par analogie que les douleurs reflètent une carence en opiacés et la fièvre une carence en aspirine !

Au niveau central, les effets directs de la sérotonine seraient de diminuer l'anxiété, la dépression, l'impulsivité et l'agressivité, et ses inhibiteurs auraient les actions inverses, mais on ne doit pas être surpris que les médicaments tendant à renforcer son action, tels les ISRS, puissent occasionnellement entraîner des effets inverses, allant jusqu'au suicide et au crime... et c'est bien ce qui s'est produit.

Très vite, les ISRS ont explosé le marché. D'abord, le **Prozac** (fluoxétine de Lilly) dès 1988 (en 1984, Solvay n'avait pas percé avec sa fluvoxamine) et, très rapidement, les autres firmes

LES ANTIDÉPRESSEURS : LA DÉPRESSION, UNE MALADIE SOCIALE

s'empressent d'en sortir des quasi-copies à la mitraillette, **Deroxat** (paroxétine, parodie du précédent) de GSK, en 1992, **Zoloft** (sertraline) de Pfizer en 1996, pour prendre la place du Deroxat arrivé en fin de brevet et qui allait être génériqué, **Seropram** (citalopram) de Lundbeck en 1998, relayé en 2002 par l'escitalopram (**Seroplex**), toujours pour s'opposer aux génériques. Curieusement, alors que les Français allaient devenir les plus avides consommateurs d'antidépresseurs, **les laboratoires français n'en sortent aucun et ne les copient même pas !** L'explosion a été tellement rapide qu'ils n'ont rien vu venir et en sont restés encore aujourd'hui aux tricycliques, les vieux inhibiteurs mixtes à 4 sous de la NA et de la ST, commercialisés dès 1958 : **Tofranil** du CSP ; **Surmontil** de Sanofi en 1960 ; **Ixel** (milnacipran) de P. Fabre en 1996, tous des inhibiteurs mixtes non sélectifs, relayés pour les dépressions majeures, où une plus grande prise de risques est acceptable par de plus récents de Wyeth, avec l'**Effexor** (venlafaxine, dont on a vu plus haut les effets secondaires), en 1998, et de Lilly, avec le **Cymbalta** (duloxétine) en 2004, mais, eux, à **des prix revus et corrigés, 2 à 3 fois supérieurs** aux anciens tricycliques, une fois de plus avec l'accord incompréhensible de notre Comité économique des produits de santé.

Mais voilà les ISRS prescrits à plein baquet à partir de la fin des années 1990 et qui conquièrent un **marché mondial de 10, puis 15 milliards de dollars**. Le dos au mur devant la demande croissante des patients, les généralistes ont d'autant moins le choix que personne ne les met en garde, ni sur la très faible efficacité, à peine supérieure à celle des placebos, quand elle l'est, ni sur les risques, et bien au contraire, puisque *Le Quotidien du médecin*, les visiteurs médicaux et quelques-uns des psychiatres surtitrés des grands centres psychiatriques porte-voix de l'industrie, en France comme aux États-Unis, font chorus pour parler de révolution thérapeutique. Et **en dix ans, la consommation décuple**. Il y a aujourd'hui 25 antidépresseurs, dont 7 ISRS sur le marché, plus 7 anxiolytiques, sans compter les 20 benzodiazépines antihypnotiques souvent associées, les 20 antipsychotiques souvent utilisés aussi dans les dépressions résistant aux ISRS, sans compter certains antiépileptiques, Neurontin, Lyrica, Epitomax et Tégrétol, par exemple, soit plus de **50 molécules et 55 spécialités**, sans oublier les dizaines de génériques, utilisées par 2, voire 3 à la fois, une pour la dépression, une pour l'anxiété, une pour l'insomnie, etc.

Depuis dix ans et plus, **les Français consomment 3, 5, 8 fois plus de ces molécules que tout autre pays**, quand à peu près personne n'en prenait il y a trente ou quarante ans, du temps des Trente Glorieuses. Il est vrai que, dans le même temps, la consommation de vin et d'alcool a diminué de 50 %, tout en restant au 1er rang mondial des grands pays, et celle du tabac de 30 %. Y aurait-il une relation ?

Cependant, d'autres pays ne sont pas en reste. La psychiatrie est aujourd'hui la spécialité dominante et **le plus grand marché pharmaceutique aux États-Unis.** *« A raging epidemic of mental illness »* (M. Angell, 2011). Le nombre des malades y a été multiplié par 2,5 de 1985 à 2007, touchant 4 millions de personnes. Pire, les maladies mentales y sont la première cause de maladies des enfants et 10 % des moins de 6 ans sont sous traitement (!). La fréquence du *« juvenile bipolar disorder »* a été multipliée par 40 de 1993 à 2004 et l'autisme par 6. **Plus le nombre et la variété des molécules s'accroissent, plus les maladies dépressives et psychiatriques sont fréquentes.** Y aurait-il une relation ? Car, pour les gens mal dans leur peau, prendre un médicament, c'est être estampillé, reconnu publiquement comme malade, et, dès lors, excusé des erreurs et des manques, pardonné plus facilement des dérapages de tout genre. C'est devenir moins responsable de ses actes. Un statut qui protège. **Il y a parfois quelque chose d'une « profession » dans l'état de maladie** reconnue et remboursée... Beaucoup n'existent à leurs propres yeux que sous ce masque.

Un tournant

Mais, en 2002, la contre-révolution commence. David Healy, psychiatre irlandais, pourfend la paroxétine (**Deroxat** de GSK), parent de la fluoxétine de Lilly, que déjà quelques psychiatres considèrent comme inefficace et peut-être responsable de tentatives de suicide. En 1994, à Louisville, Kentucky, Joseph Wesbecker blesse 20 personnes, en tue 8 et se suicide, alors qu'il était sous fluoxétine, mais Lilly n'est pas condamné, rien ne prouvant la responsabilité directe du médicament.

En 2002, une famille du Wyoming porte plainte contre GSK (le patient a tué sa femme, sa fille et sa petite-fille avant de se suicider). Healy, appelé comme expert, obtient une commission

LES ANTIDÉPRESSEURS : LA DÉPRESSION, UNE MALADIE SOCIALE

rogatoire, se fait ouvrir, très difficilement, les archives du laboratoire londonien, pendant quarante-huit heures seulement et sous la surveillance des employés de GSK. Il découvre que **quatre des cinq études réalisées n'ont pas été publiées, alors qu'elles concluaient à l'inefficacité du Deroxat** et parfois à un état d'agitation avec idées de **suicide**. Un document interne au laboratoire estime que **« la publication des résultats est impossible au plan commercial »**. GSK est condamné à verser 6 millions de dollars à la famille. Un millième des ventes annuelles du Deroxat. Qui continuent.

Deux ans passent. Un nombre croissant de psychiatres d'adolescents ont le sentiment que le Deroxat pourrait bien, en effet, conduire au suicide, de même que plusieurs autres ISRS. Ces médicaments soulagent peut-être un peu, parfois, la dépression, mais ils peuvent désinhiber et provoquer agitation et risque de suicide. Le Comité britannique de sécurité des médicaments se fait ouvrir tous les dossiers des firmes, comme il en a le droit. Surprise : **dans les essais publiés, ces molécules sont efficaces et non dangereuses, mais des études non publiées, bien plus nombreuses, montrent le contraire.** Les ISRS sont aussitôt interdits dans la dépression de l'enfant et l'adolescent en Angleterre, et la FDA américaine avertit médecins et parents qu'ils ne sont probablement pas plus efficaces qu'un placebo, qu'ils comportent un risque accru de suicide et qu'une réévaluation est en cours. En France, rien.

I. Kirsch (université de Hull, Grande-Bretagne) a eu ultérieurement accès aux dossiers de la FDA américaine sur 42 essais cliniques concernant les 5 antidépresseurs les plus vendus (Prozac, Deroxat, Zoloft, Celexa, Effexor, etc.). La majorité, qui n'avait pas été publiée, ne montrait AUCUNE **supériorité sur le placebo** et seulement 18 %, tous publiés, republiés et encore republiés, trouvaient une certaine supériorité, probablement parce que, en ressentant les effets secondaires du médicament, certains patients devinaient qu'ils étaient réellement traités et non sous placebo, et avaient dès lors tendance à se dire améliorés. Et en effet, en utilisant de l'atropine comme un pseudo-placebo, un « nocebo », pour créer des effets secondaires, toute différence d'efficacité disparaissait entre antidépresseur et pseudo-placebo !

Juin 2004. Le procureur général de New York porte plainte contre GSK. En France, c'est toujours le silence. GSK tente de se défendre.

Le journal *Lancet* commente : « La défense du laboratoire patauge dans le double langage. Il trompe les malades, ceux qui prennent le médicament, et ceux qui se sont prêtés aux essais cliniques en croyant servir le progrès, et qui étaient convaincus que des résultats honnêtes et complets seraient publiés (ce problème jamais évoqué est celui de tous les essais, tous domaines confondus). Si le laboratoire n'a rien à cacher, qu'il ouvre ses dossiers avant d'y être contraint par une cour de justice. »

On apprend ensuite qu'un premier rapport de la FDA, fondé sur les résultats de 25 essais de la firme et resté secret, montrait **2 fois plus de tentatives et d'idées suicidaires sous Deroxat**.

En septembre 2004, la firme propose 2,5 millions de dollars pour stopper la procédure et la procédure s'arrête. La somme paraît énorme. Elle représente 1 % des ventes annuelles qui continuent comme si de rien n'était.

Sept ans après, toutes les molécules sont encore sur le marché, à un prix double des anciens tricycliques. Beaucoup sont génériquées. Beaucoup de nouvelles, simples quasi-copies des anciennes, sont apparues (6 en France), mais les suicides et meurtres continuent, certes exceptionnels, mais si spectaculaires que chacun s'en souvient : sous antidépresseurs, la fille de Jacques Servier décapite son mari à la hache, et, en Vendée, un médecin massacre toute sa famille avant de se suicider, etc.

Et comme la dépression classique ne lui suffit plus, pour élargir encore son marché, l'industrie obtient, et brevette, de **nouvelles indications**, « **dépression gériatrique** », « **boulimie** », **timidité**, rebaptisée « **phobie sociale** », « **syndrome des jambes sans repos** », et elle rebaptise les difficultés de milieu de cycle de millions de femmes en « **syndrome dysphorique prémenstruel** », pour lequel Lilly recycle et rebrevette le vieux Prozac génériqué en une nouvelle pilule de couleur lavande, et non plus jaune, sous le nouveau nom de Sarafem, à prendre huit jours par mois pendant des années, par des dizaines de millions de femmes (un marché superbe), et le vend 2 fois plus cher que le Prozac et 4 fois plus que ses génériques. Exactement la même molécule, au même dosage. Seuls la couleur et le prix ont changé... 500 millions de dollars d'amende. Une paille.

L'industrie va plus loin encore et commercialise des **antidépresseurs masqués** pour le sevrage tabagique (bupropion ou **Zyban**, inhibiteur de la recapture de la NA), et se prépare à en lancer

LES ANTIDÉPRESSEURS : LA DÉPRESSION, UNE MALADIE SOCIALE

plusieurs autres comme « coupe-faim » sur le gigantesque marché de l'obésité (voir note « L'obésité »).

Voilà donc des molécules **d'efficacité quasi nulle**, à peine supérieures aux placebos, et, dans quelques essais seulement, avec des **effets secondaires gênants** très fréquents, voire constants, et **quelques décès par suicide ou crime**, il est vrai, exceptionnels, servies à la louche aux populations occidentales, qui en redemandent, sans réaction ni des institutions scientifiques psychiatriques, ni des agences nationales du médicament, qui acceptent qu'elles soient **remboursées à 65 %** par notre Comité économique des produits de santé et qui coûtent ainsi à la CNAM **600 millions d'euros par an.** Pour rien.

Triste. Car de très nombreux essais cliniques ont montré que :
- les comprimés placebos sont 3 fois plus actifs que rien !
- les antidépresseurs ISRS sont égaux ou à peine supérieurs aux placebos !

Mais la psychiatrie va aller plus loin encore, étendant, comme on l'a vu, les indications relativement restreintes de certains antipsychotiques et antiépileptiques à l'immense marché de la dépression, puis les antidépresseurs à l'insomnie et vice versa, **élargissant**, comme d'autres disciplines d'ailleurs, le **périmètre des différentes pathologies en en changeant les définitions**, quitte à ce qu'elles se chevauchent de plus en plus, exactement la même démarche qu'elle a mise en œuvre avec le prédiabète, la préhypertension, etc. Comme cela n'est toujours pas suffisant, **elle invente des maladies nouvelles** : *« grief syndrome »*, le chagrin après le deuil, et **« syndrome juvénile bipolaire »**, qui se préparent à entrer dans le futur *DSM-5*, **« syndrome d'hyperactivité avec perte d'attention de l'enfant »** qui n'existait pas en 1990, et toucherait aujourd'hui 15 % des enfants américains et de plus en plus de jeunes Français, et que certains, en France, proposent de rechercher dès la maternelle, pour mieux repérer, surveiller, rééduquer, traiter, mettre au pas ou à l'écart les contestataires de demain. Elle redéfinit aussi la schizophrénie et l'autisme (sa fréquence aux États-Unis serait de 0,07 % à... 100 fois moins, ce qui ferait, en France, 2 000 à 100 000, les chiffres officiels français variant de 13 000 à 600 000 !), et elle étend leurs frontières, individualisant, à côté des manies aiguës sévères, les simples comportements obsessionnels compulsifs, les TOC, qu'il faut considérer comme des psychoses bien étiquetées, même lorsque leurs manifestations apparaissent simplement comme des traits de caractère, et elle fait disparaître la grave et rare maniaco-dépression, qu'elle remplace par les troubles bipolaires beaucoup plus fréquents, mais avec cinq niveaux de gravité, y compris les entrées de gamme, les simples comportements instables des sujets dont l'humeur diffère le soir et le matin, et qui, tous, si bénins qu'ils soient, relèveraient de l'une ou l'autre des innombrables molécules qui se partagent un marché en expansion permanente.

Mais cela ne suffit toujours pas. *Nec plus ultra* sous la pression de l'industrie, la prochaine version du DSM se lance dans la psychiatrie préventive en décrivant des syndromes précurseurs, le «*psychosis risk syndrome*», le «*mild cognitive impairment*», prélude à l'Alzheimer (lancé février 2012), et elle se prépare à institutionnaliser en 2013 le «syndrome des jambes sans repos» (1 fois sur 10, il s'agirait peut-être d'une neuropathie périphérique organique, mais 9 fois sur 10 d'une manifestation psychologique) et encore l'«*hypersexuality syndrome*» et le «*temper dysregulation disorder with dysphoria*» (TDD), ainsi que le «*binge eating syndrome*», qui devraient être les «bonanzas» de l'industrie pour demain.

La corruption de la psychiatrie (américaine) («Books», février 2012)

Tout cela ne s'est pas fait tout seul et tient à la nature très particulière de la psychiatrie et à la corruption massive et démontrée de beaucoup de psychiatres américains par l'industrie pharmaceutique, qui leur a permis de devenir des «KOL» («*key opinion leaders*»).

La psychiatrie, l'une des plus belles, fraternelles et compassionnelles disciplines médicales, est aussi une discipline purement clinique et subjective, et peut-être est-ce mieux ainsi. À cause de cela, aucune des grandes pathologies psychiatriques ne repose sur des critères démontrés, anatomiques, radiologiques ou biochimiques. Tous ses cadres pathologiques reposent donc sur des critères cliniques, largement subjectifs, porte ouverte à de multiples dérives.

Pour tenter d'y mettre de l'ordre, la psychiatrie américaine a légitimement tenté de définir un répertoire des différents syndromes et maladies psychiatriques, qui fasse référence.

LES ANTIDÉPRESSEURS : LA DÉPRESSION, UNE MALADIE SOCIALE

Cet effort a abouti à la publication d'une véritable bible psychiatrique, certains ironisent en parlant de «révélation», puisqu'elle procède par affirmation, sans qu'aucune preuve soit jamais donnée et d'ailleurs non plus aucune référence scientifique, mais seulement des avis, des jugements, des opinions. Tel est le **DSM** (*Diagnostic and Statistical Manual of Mental Disorders*), publié tous les cinq à dix ans par l'American Psychiatric Association (APA), dont la première version, le *DSM-1*, remonte à quarante ans. Aujourd'hui, les *DSM*, des catalogues de 300 ou 400 maladies psychiatriques de 700 pages, tirent à 1 million d'exemplaires et ils sont la principale ressource financière de l'APA.

L'industrie a très vite compris que définir les maladies, c'était aussi définir des marchés, et elle s'est lancée dans une vaste entreprise, visant à élargir le périmètre des maladies classiques et à en multiplier le nombre, et, finalement, avec l'illusion de la précision, à **multiplier les traitements symptomatiques**, un symptôme–un médicament, de sorte qu'un tableau associant anxiété, dépression, insomnie, boulimie et impuissance conduise à la prescription de cinq molécules. Banco.

Ainsi, le *DSM-2* comportait 182 diagnostics, le *DSM-3* de 1980, 265, le *DSM-4* de 2000, 365, et le *DSM-5*, prévu pour 2013, devrait en atteindre 500. Tout se passe comme si les firmes tenaient la plume.

La sélection et le mode de fonctionnement des experts sont rien moins que transparents : délibérations secrètes et absence de références scientifiques, etc. Le *DSM-5*, en cours de rédaction, s'appuie sur 170 membres permanents et 4 500 experts extérieurs, dont 58 % ont des liens étroits et publiés avec l'industrie, et, en particulier, avec les firmes les plus impliquées dans les maladies psychiatriques, telles que Lilly et GSK.

Ces dérives ont provoqué il y a cinq ou six ans de **vives réactions** de la grande presse et des enquêtes du Congrès, menées notamment par le célèbre sénateur républicain Charles Grassley, chevalier blanc de la lutte contre la corruption médicale et qui est à la source du Sunshine Act du président Obama, qui va imposer aux États-Unis une transparence totale sur les conflits d'intérêt à partir de 2013, soutenu par de grandes associations citoyennes révoltées contre la médicalisation, la psychiatrisation et la mercantilisation des difficultés de vie de dizaines de millions d'Américains, telles que American Citizen-Consumer de Ralph Nader, et de multiples

« *watchdog groups* », qui ont été jusqu'à faire vaciller le conseiller bioéthique du président des États-Unis, compromis lui aussi avec l'industrie !

Elles ont abouti à **la condamnation et la radiation de plusieurs psychiatres universitaires**, pour avoir dissimulé à leur université leurs liens financiers, et l'importance de ces liens, avec l'industrie pharmaceutique : L. Gyulaï, C. Bowden, D. Ivans, Gary Sachs, à San Antonio, Philadelphie, New York, Boston (où Joseph Biederman avait empoché aussi 1,6 million de dollars), et Stanford, où A. Schatzberg, président de l'APA, détenait 6 millions de dollars d'actions d'une compagnie pharmaceutique !

Le sommet de la prévarication a été atteint par **Charles Nemeroff**, de l'université Emory de Miami, l'un des grands responsables du *DSM*, condamné pour avoir reçu 9 millions de dollars pour un essai clinique, dont une grande partie pour lui-même, sans en avertir son université, 850 000 dollars de GSK pour des conférences et 4 millions de dollars pour diverses consultances. C. Nemeroff a reconnu les faits, plaidé oublis et erreurs, protesté de son honnêteté, juré de respecter la règle de 10 000 dollars maximum par an venant de l'industrie, imposée par les universités américaines. L'année suivante, il déclarait, sans rire, 9 999 dollars... mais on découvrait aussitôt qu'il en avait en réalité reçu 170 000, de sorte qu'il dut finalement démissionner.

Toutes ces histoires ont fait l'objet, depuis dix ans, d'au moins 50 articles dans le *New England Journal of Medicine*, le *Lancet* et d'autres, de livres écrits par de grands universitaires américains, comme A. Relman, J. Kassirer, M. Angell, ou par de grands journalistes, comme C. Lane, A. Bass, Melody Peterson, Gina Kolata et tous les grands journaux et *news magazines* américains en ont parlé 100 fois depuis 2000, le *New England Journal of Medicine* allant jusqu'à publier la liste nominale des rémunérations et actions, à hauteur de 1 à 6 millions de dollars, versées par l'industrie au bénéfice de nombreux universitaires américains, liste où la psychiatrie est particulièrement bien représentée au côté de la cardiologie, et, récemment, le *New England Journal of Medicine* a publié une grande enquête menée par plusieurs universitaires américains, montrant à quel point la corruption a gangrené le système, spécialement en cardiologie et psychiatrie.

C'est aujourd'hui le responsable du *DSM-5*, le professeur D. Kupfer de Pittsburgh, consultant de Lilly, Pfizer, Johnson,

Solvay, Lundbeck et... Servier, qui est placé sous le feu des projecteurs pour s'être entouré d'une majorité d'experts sous contrat avec l'industrie.

Naturellement, la situation est exactement comparable en France, bien qu'elle ne soit pas rendue publique, car quatre ou cinq des grands psychiatres universitaires que chacun connaît ont prêché la même bible que leurs collègues américains.

L'HISTOIRE DU BACLOFÈNE DANS LE SEVRAGE ALCOOLIQUE

Autorisé depuis près de quarante ans à des doses de 30-70 mg, comme anticontracturant dans la sclérose en plaques et diverses pathologies neurologiques (Liorésal Winthrop donc Sanofi), cet agoniste des récepteurs cérébraux du GABA (acide gamma-aminobutyrique) est au cœur d'un très vif débat international.

En 2004, le docteur Olivier Ameisen, Français, cardiologue à New York devenu grand alcoolique, découvre sur lui-même, après avoir tout essayé, l'efficacité du baclofène (B), après avoir entendu parler de son efficacité sur des modèles animaux d'alcoolisme et d'un paraplégique cocaïnomane guéri par le Liorésal, donné pour ses contractures. Guérison totale. Le mal-être persiste, mais le besoin, le désir d'alcool, le « craving » a disparu avec des doses de 150 à 500 mg (il prend le B. depuis 8 ans, mais n'a plus besoin que de 40 mg par jour). Il publie cette autoexpérience aux États-Unis (*The End of my Addiction*; en France, *Le Dernier Verre*, Denoël). Controverses, oppositions corporatistes multiples, en particulier à Paris. Qui est ce cardiologue alcoolique qui croit découvrir ce qu'aucun psychiatre n'avait remarqué et qui va détourner les alcooliques de leurs consultations et des médicaments qu'ils proposent, antidépresseurs, Revia, Aotal, Esperal, tous en échec patent? D'autant que plusieurs essais donnent des résultats contradictoires (Addolorato à Rome, 71 % de succès contre 29 % pour le placebo; Garbutt à Chapel Hill, échec), mais tous étudiés avec des doses trop faibles de 30 mg à 100 mg, alors que le B est souvent utilisé à l'hôpital dans les contractures, par voie IV, jusqu'à 300 et 500 mg, sans effets secondaires majeurs.

Surgit un milliardaire néerlandais alcoolique et partisan convaincu du B qui l'a guéri. Il est prêt à financer un grand essai clinique, mais les médecins chargés de le mener hésitent à dépasser 100 mg, ce qui risque de conduire à des résultats ambigus. Colère d'Ameisen (la colère est son état naturel!... un indigné) vertement exprimée dans la presse. En France, plusieurs généralistes et psychiatres, universitaires ou non (B. Granger, Philippe Jaury, M. Detilleux, R. de Beaurepaire), eux aussi convaincus, se sont

L'HISTOIRE DU BACLOFÈNE DANS LE SEVRAGE ALCOOLIQUE

mis à l'employer hors AMM sur 100 malades, avec des succès spectaculaires dans au moins 50 % à 60 % des cas, avec des doses de 100 à 200 mg, en créant un état d'« indifférence à l'alcool ». Pourtant, impossible de mettre sur pied des essais comparatifs contre placebo. Le ministère débloque les crédits, puis les retire, et l'AFSSAPS piétine, comme d'habitude, renvoyant le dossier de commission en commission. **Un Mediator à l'envers.** Après sept ans d'atermoiements, il serait temps d'élargir l'AMM. Les faits ne laissent guère de place au doute : 5 millions d'alcooliques, 45 000 décès par an (9 % de la mortalité) par cirrhoses, neuropathies, cancers, violences. 500 médecins le prescrivent maintenant à au moins 2 000 alcooliques. Triste feuilleton. Et c'est sans compter les accidents de la route, les victimes d'agression sexuelle ou non (40 % des agressions), les vies et les familles éclatées, la clochardisation, le chômage, les vies détruites, toutes les dérives. « Le baclofène est le seul traitement actuel d'une maladie mortelle et il n'a jamais tué personne. L'alcool si. 40 000/an » (R. de Beaurepaire, patron du grand centre de psychiatrie de Villejuif). Mais déjà 100 000 personnes l'utilisent en France et Ameisen est enfin officiellement invité à donner une conférence dans un grand centre universitaire. Le vent tourne, la société civile s'en mêle, les « autorités compétentes » sont contraintes de s'engager. *Le Nouvel Observateur* en fait un dossier et soutient, sans négliger ni masquer les effets secondaires potentiels entièrement à préciser, mais qui semblent jusqu'à aujourd'hui modérés ou mineurs et transitoires, avec un rapport bénéfice/risque très favorable aux doses inférieures à 200 mg. Contre l'AFSSAPS, on gagne à tous les coups ! Mais P. Lechat veille. On ne peut rien faire. Il faut une étude comparative et on ne peut attribuer une AMM puisque le laboratoire du Liorésal, Sanofi, ne la demande pas ! Nous proposons avec quelques autres, dont G. Bapt, que l'AFSSAPS donne une ATU réservée aux psychiatres. B. Granger, très moteur dans cette affaire, la négocie. Maraninchi devient plutôt favorable et finalement X. Bertrand décide dans le bon sens, juste avant son départ. Aussitôt, l'ANSM s'incline et rend un avis « prudemment favorable » (A. Crignon), autorisant une prescription suivie au cas par cas. Un essai comparatif contre placebo débute en mai 2012 après trois ans d'atermoiements, avec 60 médecins sélectionnant chacun 6 ou 7 alcooliques volontaires (essai « Bacloville » de P. Jaury, professeur de médecine générale à Necker), et O. Ameisen, commence enfin à être reconnu, après huit ans de purgatoire. D'autres molécules sont parallèlement à l'étude : naméfen de Lundbeck, voisin de Revia (naltrexone), oxybate de DB Pharma, dont le baclofène vient évidemment contrarier le développement, ce qui n'est pas sans expliquer les réactions de certains «baclophobes». Cette histoire pose la question clé d'aujourd'hui : faut-il toujours des essais comparatifs lourds et lents, quand une molécule apporte des preuves incontestables d'efficacité en essai ouvert sur quelques dizaines de patients et qu'il ne reste plus qu'à en mesurer les effets indésirables, que les grands essais cliniques n'identifient d'ailleurs pas mieux ?

Étude analytique de 24 classes de médicaments

LISTE DES MÉDICAMENTS
MODE D'EMPLOI

Les médicaments sont présentés en 24 chapitres

19 concernent les grandes disciplines médicales, cardiologie, pneumologie, rhumatologie, psychiatrie, etc.

Chacune est divisée en 5 à 10 sous-chapitres correspondant aux maladies les plus importantes de chaque discipline, par exemple, en neurologie, l'épilepsie, la maladie de Parkinson, la sclérose en plaques, les migraines, etc., ou, en cardiologie, les médicaments de l'hypertension artérielle, ceux du cholestérol, les anticoagulants, etc.

5 chapitres concernent les médicaments généraux utilisés dans plusieurs disciplines médicales, tels les antalgiques et les anti-inflammatoires, les antibiotiques, les antiviraux, les antifongiques et les antiparasites, et, l'immense domaine des médicaments anticancéreux.

Dans chaque chapitre et sous-chapitre, les médicaments sont listés :

• par **classe de médicaments** utilisés dans les mêmes maladies, par exemple dans l'hypertension artérielle, les bêtabloquants, les prils, les sartans et les diurétiques, ou, parmi les antalgiques, les salicylés, les opiacés, ou, parmi les antiasthmatiques, les β2-stimulants et les corticoïdes, etc. ;

• ensuite par **molécules originales** (ou principes actifs), selon la dénomination commune internationale (DCI) ;

• enfin, en **spécialités** (molécules commercialisées), souvent beaucoup plus nombreuses que les molécules, dont chacune peut être commercialisée par plusieurs laboratoires concurrents (de 1 à 18) sous des noms commerciaux différents (environ 2 200 spécialités pour 1 500 molécules, sans compter les génériques).

Pour chaque spécialité, 8 indicateurs sont précisés :

1. LE LABORATOIRE, qui la commercialise et qui l'a découverte, copiée ou quasi copiée.

2. L'ANNÉE D'AUTORISATION DE MISE SUR LE MARCHÉ FRANÇAIS (AMM) (ce qui permet d'identifier le laboratoire qui a le premier découvert et développé le médicament), ce qui souligne la quasi-absence de la France, 90 % des grandes molécules étant venues des États-Unis, d'Angleterre ou de Suisse et parfois d'Allemagne ou du Japon jusqu'en 1990, et 99 % depuis.

3. L'EFFICACITÉ selon un indice **E** à 5 niveaux, identique à celui de la Commission de transparence :
E1 : excellence = ★★★★
E2 : grande efficacité = ★★★
E3 : bonne efficacité = ★★
E4 : efficacité modeste ou très modeste = ★
E5 : efficacité nulle (hormis l'effet placebo subjectif important pour tous les médicaments) = **0**

L'évaluation ne concerne ici que les médicaments bien prescrits : indication justifiée, absence de contre-indication, dose et durée adaptées, prise en compte des pathologies associées à celle qui est traitée, prise en compte des interactions avec d'autres médicaments éventuellement prescrits. Elle est fondée sur :
- l'expérience des auteurs ;
- la base de données de l'institut Necker constituée et régulièrement analysée et classée depuis quarante ans, et comportant plus de 20 000 articles sélectionnés des plus grands journaux de médecine et biologie internationaux ;
- les grands ouvrages de pharmacologie et thérapeutique, spécialement les « Bibles » internationales que sont deux des douze éditions successives (1941-2011) de *The Pharmacological Basis of Therapeutics*, celles de 1980 et 2011, de Louis S. Goodman et Alfred Gilman (Nobel 1994), (2 000 pages, L. Brunton éditeur, McGraw-Hill, NY) ;
- la base de données inestimable de la revue *Prescrire* ;
- le dictionnaire *Vidal*, fondé en 1911 par Louis Vidal et la société OVP (Office de vulgarisation pharmaceutique), il appartient

au groupe UBM Medica, filiale d'United Business Media, qui répertorie 5 800 médicaments (le fabricant doit payer pour y être inscrit). Les notices sont soi-disant contrôlées par la commission publicité de l'AFSSAPS et par la Haute Autorité de santé (HAS) sans rigueur ni compétence. Le *Vidal*, c'est l'industrie pharmaceutique elle-même ;

    • les avis presque toujours excellents de la Commission de transparence de la Haute Autorité de santé, sur l'amélioration apportée par les nouvelles molécules (ASMR), présidée et vice-présidée par les professeurs Gilles Bouvenot et Claire Le Jeunne.

L'efficacité a ici été évaluée relativement à l'objectif idéal à atteindre, qui est la guérison ou le soulagement complets. Ainsi, les meilleurs anticancéreux sont seulement classés **E2** ou **E3**, parce qu'ils prolongent la vie de un à dix ans, mais ne guérissent que dans 10 à 50 % des cas et non 100 %, et, de même, les anti-VIH sont classés **E2** ou **E3**, mais non **E1**.

Ces évaluations comportent cependant une part inévitable de subjectivité. Il doit être clair que quelques médicaments placés dans une classe donnée pourraient l'être dans celle qui précède ou suit (**E3** pourrait être parfois **E2** ou **E4**), problème éternel de tous les classements ou catégorisations discontinues, problème général du «numérique», celui des frontières entre les groupes (ou les pixels), celui de tous les «histogrammes». Nous pensons cependant que les incertitudes concernent moins de 10 % des molécules et que ces données chiffrées sont plus précises et moins inexactes que les adverbes!

4. L'ÉVALUATION DES RISQUES, classée en 5 groupes :

R0 : risque nul

R1 : risque mineur

R2 : risque modéré, mais préoccupant, pénible ou angoissant pour le malade

R3 : risques importants et divers

R4 : risque majeur, soit par la fréquence très grande d'effets modérés multiples, soit par la gravité, parfois mortelle, mais toujours exceptionnelle (même le Mediator n'a tué «que» 1 000 des 700 000 personnes qui l'ont utilisé)

Aucun médicament n'est totalement anodin, mais ceux qui sont classés ici **R3** et **R4** ne doivent être prescrits que s'ils sont jugés vraiment nécessaires et s'il n'y a pas d'alternative moins risquée.

Ils sont toujours à manier avec des précautions particulières et un suivi médical très, très attentif et expérimenté.

Les risques classés ici le sont dans l'absolu, sans tenir compte de la gravité de la pathologie traitée. C'est ainsi que tous les médicaments anticancéreux sont classés au niveau **R3** ou **R4**, mais qu'ils doivent néanmoins être utilisés, compte tenu de la gravité inéluctable des tumeurs. Ils représentent «en moyenne» le moindre risque, même si beaucoup de malades en souffrent et si quelques pour cent décèdent prématurément à cause des traitements. À l'inverse, une pathologie sans gravité ne doit jamais être traitée par des médicaments classés **R3** ou **R4**, ni même parfois **R2**.

Les risques détaillés de chaque médicament ne sont pas précisés ici, pour des raisons multiples, décrites dans le chapitre «Difficultés d'évaluation des risques». Le patient doit s'en entretenir avec son médecin. Les index **R** sont là pour attirer son attention, et doivent être discutés avec son médecin qui le connaît et qui a tous les moyens de s'informer, si cela est nécessaire, pour répondre à ses questions. Le but de cet index est de favoriser le dialogue malade-médecin.

5. LES PRIX des médicaments (fixés par le Comité économique interministériel des produits de santé, CEPS) sont précisés, en se concentrant sur le prix par jour des médicaments per os (par voie buccale) et, autant que possible, sur celui des plus chères des préparations par injection ou perfusion intraveineuse (les prix des spécialités non remboursées – NR – ne sont pas indiqués).

Les prix permettent:

• des comparaisons instructives entre les différentes spécialités d'une même molécule;

• entre des molécules originales (la 1re commercialisée) et leurs quasi-copies ultérieures («*me too*»), dont l'efficacité et les risques sont, dans 99% des cas, exactement les mêmes, mais où, cas unique, les copies obtiennent des prix égaux, voire supérieurs aux molécules originales!

Ils permettent aussi de comparer:

• les prix accordés aux laboratoires français, étrangers produisant en France et étrangers produisant à l'étranger;

• les prix des différentes classes thérapeutiques appliquées dans le même objectif, aux mêmes pathologies (on est alors souvent surpris de constater que les classes thérapeutiques les moins efficaces sont vendues aussi cher, voire 4 ou 5 fois plus cher que les plus efficaces!).

Dans l'ensemble, les prix sont accordés, plutôt que sur la valeur thérapeutique des médicaments, en fonction d'impératifs économiques, voire politiques, tenant largement, très largement, compte des intérêts et de l'influence des firmes pharmaceutiques, sous prétexte d'un soutien à l'économie et à l'emploi, qui ne devraient JAMAIS être pris en considération, contrairement à ce que proclament des bien-portants, les patrons du CEPS, Noël Renaudin jusqu'en 2011, Gilles Johanet depuis lors, qu'on laisse, sous la pression des industriels et sans contrôle démocratique. On n'assure pas dans l'honneur, l'emploi, le développement économique et le PIB d'une nation par la vente très chère de produits dangereux. Armes ou médicaments, c'est la même chose. Cela doit être dit. Les Français ne paient pas les cotisations sociales pour les beaux yeux de l'industrie pharmaceutique internationale (voir chapitre «Prix et remboursement des médicaments, le CEPS»).

6. LE TAUX DE REMBOURSEMENT accordé par le CEPS et la CNAM, en suivant certes les avis de la Commission de transparence de la Haute Autorité de santé, mais aussi et de façon bien visible et critiquable, comme pour les prix, en décidant en fonction des pressions financières et/ou politiques des firmes.

Les taux de remboursement sont indiqués en 5 catégories:
- remboursement à 100% (toutes les maladies classées ALD, affection de longue durée, cancers, HTA, maladie VIH, par exemple)
- remboursement à 65%
- remboursement à 35%
- non-remboursement (NR)
- et «Hôpital», où le financement des médicaments est assuré, soit par leur prise en charge dans les dotations des hôpitaux fondées sur leur activité (T2A), soit par le remboursement à 100% (parfois 65%) par la CNAM. L'hôpital achète directement à l'industrie à travers des procédures d'appel d'offres ou de négociation directe, parfois si mal menées que les prix obtenus sont les mêmes qu'à la pharmacie du coin, malgré l'énormité des commandes (cependant, ces dernières années, les hôpitaux ont, semble-t-il, obtenu des rabais importants, qui auraient permis de réduire la facture de 8 à 5,5 milliards d'euros).

Pour ne pas compliquer un texte déjà ardu, nous n'avons pas

précisé les cas dits de «rétrocession hospitalière», où des médicaments «hospitaliers» sont prescrits à la sortie des malades, achetés d'abord dans les pharmacies des hôpitaux, mais ensuite en ville, sur prescription hospitalière.

L'analyse des remboursements pour une même molécule et une même classe de médicaments est parfois surprenante, le laboratoire Servier obtenant, par exemple, non seulement des prix plus élevés, mais des taux de remboursement supérieurs à ceux des autres firmes (voir par exemple le cas du Coversyl). Même chose, au degré près, pour Pierre Fabre et Sanofi.

7. Trois **SYMBOLES** importants peuvent précéder le nom des molécules ou spécialités. Leur signification est la suivante :

✪ : molécule ou spécialité **indispensable** (415,19 %)

⊠ : molécule ou spécialité à retirer du marché pour :

• **efficacité insuffisante** en soi (**E4** ou **E5**) ou par rapport à d'autres plus efficaces (de 0 à 71 % selon les disciplines médicales)

• **risque important** (**R3** ou **R4**) par rapport à d'autres molécules disponibles (0 à 29 % selon les disciplines)

• ou les deux (0 à 19 % selon les disciplines)

⊓ : quasi-copie ou copie inutile, commercialisée bien après la molécule originale, sans aucune supériorité sur elle et vendue aussi cher ou plus cher (0 à 44 % selon les disciplines), et également à retirer peu à peu du marché pour **redondance inutile**, sauf à laisser les firmes se livrer à une guerre des prix dans le cadre d'une concurrence commerciale qu'on ne peut que souhaiter. En accordant des prix protégés égaux ou supérieurs à des molécules, dites souvent de 2e ou 3e génération, mais sans supériorité sur les molécules antérieures, l'État empêche lui-même toute concurrence commerciale entre les firmes, pénalise celles qui ont découvert la molécule originale initiale et accroît les dépenses de santé. Tout cela n'est pas innocent.

8. De nombreuses **NOTES** numérotées expliquent brièvement les mécanismes d'action ou commentent l'efficacité, les risques, les prix et les taux de remboursement.

ANTIBIOTIQUES ANTIBACTÉRIENS

DÉPENSES DE LA CNAM 2010 : **730** MILLIONS D'EUROS (3,5 %)

63 molécules (M)
87 spécialités (S)
S/M = **1,36**

Exigence de retrait immédiat de spécialités : **2** (2 %)
Propositions de retrait ou de déremboursement de spécialités pour risque excessif et/ou inefficacité : **15** (17 %)
Propositions de retrait ou de déremboursement de spécialités pour redondance excessive : **17** (20 %)
Spécialités jugées indispensables : **23** (26 %)

87 % de médicaments remboursés à 65 %
1 % de médicaments remboursés à 35 %
9 % de médicaments pris en charge par l'hôpital
2 % de médicaments non remboursés

L'efficacité des antibiotiques évaluée ici suppose, plus encore que pour tous les autres médicaments, que les indications, les doses, le rythme, la voie d'administration et la durée du traitement soient optimaux, que les toxicités à court et long terme soient prises en considération, et, surtout, qu'il soit tenu compte des sensibilités et des résistances bactériennes connues, et, en cas d'affection sérieuse, des résistances mesurées au laboratoire par une technologie valide (ce qui est trop rarement le cas).

(Voir note « Antibiotiques » et tableaux joints schématisant les indications.)

Pr Philippe **EVEN** – Pr Bernard **DEBRÉ**

Antibactériens de ville d'utilisation courante

(prix moyen : 2,8 €/j, de 0,75 à 7)

Pénicillines

(les dates officielles d'AMM sont très postérieures aux mises sur le marché effectives)

Pénicillines sensibles aux pénicillinases (1941) (per os et inj.)

Molécule	Spécialité	Laboratoire	AMM	Efficacité	Risque	Prix/jour	Taux de remboursement
Pénicillines G (benzylpénicilline)[1]	**Extencilline**[2]	Sanofi	74	E2 ★★★	R2 modéré	2,9 €	65 %
Pénicilline V (phénoxyméthyl-pénicilline)	**Oracilline**	UCB Pharma	85	E2 ★★★	R2 modéré	1,8 €	65 %

Pénicillines résistantes aux pénicillinases (dites méticilline résistante ou PM)[3]

Molécule	Spécialité	Laboratoire	AMM	Efficacité	Risque	Prix/jour	Taux de remboursement
Cloxacilline (inj.)	**Orbénine**	Astellas	82	E2 ★★★	R2 modéré		65 %
Oxacilline (inj.)	**Bristopen**	BMS	64	E2 ★★★	R2 modéré		65 %

---

1. Disponibles en France dès 1945, après une période de vente au marché noir illustrée par le film de Carol Reed, *Le Troisième Homme*, avec Orson Welles (laboratoire SmithKline Beecham et Bristol).

2. RAA ; syphilis ; germes sensibles... plus beaucoup d'indications à cause des résistances.

3. Staphylocoques et streptocoques sensibles. En 2011, limitées aux formes injectables. Le coût des formes orales était de 2 €/j.

ANTIBIOTIQUES ANTIBACTÉRIENS

Aminopénicillines à large spectre (pénicillines A)[1]

Molécule	Spécialité	Laboratoire	AMM	Efficacité	Risque	Prix/ jour	Taux de rembour- sement
✪ Amoxicilline (per os, inj.)	Clamoxyl[2]	GSK	74	E2 ★★★	R2 modéré	1 €/j	65 %
	🗍 Bactox	Innotech	82	E2 ★★★	R2 modéré	2,9 €/j	65 %
✪ Amoxicilline + Clavulanate[3]	Augmentin[4]	GSK	90 (en fait 78)	E2 ★★★	R2 modéré	2,2 €/j	65 %
Ampicilline + Sulbactam (IM, IV)	Unacim (sauf méningites)	Pfizer	91	E2 ★★★	R2 modéré		65 %

Céphalosporines (k)[5]

Céphalosporines de première génération (1948) (plus aucune indication justifiée)

Molécule	Spécialité	Laboratoire	AMM	Efficacité	Risque	Prix/ jour	Taux de rembour- sement
☒ Céfadroxil	☒ Oracéfal	BMS	76	E5 0	R2 modéré	1,9 €/j	65 %
☒ Céfalexine	☒ Keforal	Sciencex	76	E5 0	R2 modéré	2 €/j	65 %
☒ Céfaclor	☒ Alfatil	Dexo	81	E5 0	R2 modéré	2,7 €/j	65 %
	☒ Haxifal	Erempharma	03	E5 0	R2 modéré	3,6 €/j	65 %

Céphalosporines de deuxième génération

Molécule	Spécialité	Laboratoire	AMM	Efficacité	Risque	Prix/ jour	Taux de rembour- sement
Céfuroxime	Zinnat (per os, IM, IV)	GSK	79	E2 ★★★	R2 modéré	3,6 €/j	65 %
	🗍 Cépazine (per os)	Novaxo	87	E2 ★★★	R2 modéré	3,2 €/j	65 %

---

1. Tous germes sensibles.
2. 23 génériques.
3. Antipénicillinase protégeant l'amoxicilline par compétition.
4. 21 génériques.
5. Réactions allergiques souvent croisées avec les pénicillines. Pénicillines et céphalosporines appartiennent à la famille chimique des bêtalactamines.

Pr Philippe **EVEN** – Pr Bernard **DEBRÉ**

Céphalosporines orales de troisième génération (résistantes aux lactamases)

Molécule	Spécialité	Laboratoire	AMM	Efficacité	Risque	Prix/ jour	Taux de rembour- sement
✪ Céfixime	Oroken	Sanofi	88	E2 ★★★	R2 modéré	2,6 €/j	65 %
Céfotiam	Taketiam	Takeda	92	E2 ★★★	R2 modéré	3,4 €/j	65 %
	🗍 Texodil	Grünenthal	92	E2 ★★★	R2 modéré	3,4 €/j	65 %
Cefpodoxime	Orelox	Sanofi	90	E2 ★★★	R2 modéré	3,2 €/j	65 %

Macrolides[1]

(IV seulement dans les maladies sévères, telle la légionellose)

Molécule	Spécialité	Laboratoire	AMM	Efficacité	Risque	Prix/ jour	Taux de rembour- sement
✪ Érythromycine (1952)	Érythrocine (per os, IV)	CSP	76	E2 ★★★	R2 modéré	2 €/j	65 %
	🗍 Abboticine (per os)	CSP	66	E2 ★★★	R2 modéré	1 €/j	65 %
	🗍 Égéry (per os)	Bailleul	93	E2 ★★★	R2 modéré	1,2 €/j	65 %
	🗍 Pédiazole (+ Sulfamide)	CSP	88	E2 ★★★	R2 modéré	6,2 €/j	65 %
Clarithromycine (per os)[2]	Naxy et Mononaxy	Cephalon	91	E2 ★★★	R2 modéré	2,8 €/j	65 %
	🗍 Zeclar et Monozeclar	Abbott	97	E2 ★★★	R2 modéré	4,5 €/j	65 %
Roxithromycine (per os)	🗍 Claramid	Pfizer	86	E2 ★★★	R2 modéré	2,1 €/j	65 %
	Rulid	Sanofi	88	E2 ★★★	R2 modéré	2,1 €/j	65 %
✪ Azithromycine (per os) (M. avium ; Chlamydias) (demi-vie et diffusion tissulaire très importantes)	Zithromax	Pfizer (-Pliva)	99	E2 ★★★	R2 modéré	5,5 €/j	65 %
	Azadose[3]	Pfizer	97	E2 ★★★	R2 modéré	2,1 €/j	65 %

---

1. Parmi les molécules interagissant le plus fortement avec le système des CYP hépatiques et avec le métabolisme de beaucoup de médicaments (voir chapitre « Difficulté d'identification des risques »).

2. Éradication des infections à Mycobacterium avium.

3. Prophylaxie des infections à Mycobacterium avium.

ANTIBIOTIQUES ANTIBACTÉRIENS

Molécule	Spécialité	Laboratoire	AMM	Efficacité	Risque	Prix/jour	Taux de remboursement
☒ Kétolide : télithromycine (per os)[1]	☒ **Ketek**	Sanofi	01	E2 ★★★	R3 important	7 €/j	65 %
☒ Midécamycine (per os)	☒ **Mosil**	Menarini	91	E4 ★	R2 modéré	1,6 €/j	65 %
☒ Spiramycine	☒ **Rovamycine** (per os, inj.)	Grünenthal	83	E4 ★	R2 modéré	3,3 €/j	65 %
	☒ **Missilor, Bi Missilor** (+ Métronidazole)	Pierre Fabre	83	E4 ★	R2 modéré	1,7 €/j	65 %
	☒ **Rodogyl –Birodogyl** (+ Métronidazole)	Sanofi	70	E4 ★	R2 modéré	2,1 €/j	65 %

Paramacrolides

Lincosamides (per os, inj.)

Molécule	Spécialité	Laboratoire	AMM	Efficacité	Risque	Prix/jour	Taux de remboursement
Clindamycine (active sur B. Fragilis)	**Dalacine**	Pfizer	72	E4 ★	R3 important	3,1 €/j	65 %
☒ Lincomycine	☒ **Lincocine**	Pfizer	82	E4 ★	R3 important	1,8 €/j	65 %

Synergistines

Molécule	Spécialité	Laboratoire	AMM	Efficacité	Risque	Prix/jour	Taux de remboursement
Pristinamycine (per os)	**Pyostacine**	Sanofi	72	E4 ★	R2 modéré	8 €/j	65 %

---

1. Rapport bénéfice/risque peu favorable et prix exorbitant.

Cyclines (per os)

Grands antibiotiques des années 1960, elles ne sont plus indiquées en 1re ligne, à cause des résistances, que dans les pathologies à Brucella, Rickettsies, Mycoplasmes et Chlamydias, gonococcies, syphilis et en dermatologie (acné), et en 2e ligne dans la prophylaxie du paludisme. (Cf. aussi Dermatologie)

Molécule	Spécialité	Laboratoire	AMM	Efficacité	Risque	Prix/ jour	Taux de rembour- sement
Doxycycline	✪ Vibramycine	Sinclair	62	E3 ★★	R2 modéré	0,6 €/j	65 %
	⬚ Doxy	Elerté	82	E3 ★★	R2 modéré	0,4 €/j	65 %
	⬚ Doxylis	Expanscience	04	E3 ★★	R2 modéré	0,5 €/j	
	⬚ Doxypalu	Bailleul	00	E3 ★★	R2 modéré		NR
	⬚ Granudoxy	Pierre Fabre	97	E3 ★★	R2 modéré	0,5 €/j	65 %
	⬚ Tolexine	Bailleul	95	E3 ★★	R2 modéré	0,8 €/j	65 %
⊠ Lymécycline	⊠ Tétralysal	Galderma	92	E4 ★	R2 modéré	0,85 €/j	65 %
⊠ Métacycline	⊠ Lysocline	Teofarma	74	E4 ★	R2 modéré	1,3 €/j	65 %
	⊠ Physiomycine	Dexo	78	E4 ★	R2 modéré	1,4 €/j	65 %
Minocycline	⬚ Mestacine	Tonipharm	86	E3 ★★	R2 modéré	1,2 €/j	65 %
	⬚ Minolis	Expanscience	87	E3 ★★	R2 modéré	NR	
	Mynocine	Tonipharm	73	E3 ★★	R2 modéré	1,2 €/j	65 %
Tygécycline (glycylcycline; infections profondes de la peau, des tissus mous, de l'abdomen, du pancréas)	Tygacil (IV)	Wyeth	06	E3 ★★	R3 important		Hôp.

Sulfamides

Molécule	Spécialité	Laboratoire	AMM	Efficacité	Risque	Prix/ jour	Taux de rembour- sement
Sulfaméthoxazole + Triméthoprime (pneumocystis; infections urinaires)	✪ Bactrim (per os, inj.)	Roche	70	E3 ★★	R3 important	0,75 €/j	65 %

ANTIBIOTIQUES ANTIBACTÉRIENS

Autres

Molécule	Spécialité	Laboratoire	AMM	Efficacité	Risque	Prix/jour	Taux de remboursement
Phénicolés : Thiamphénicol (indications très limitées à cause des dépressions immunologiques parfois sévères)	Thiophénicol	Sanofi	61	E4 ★	R3 important	6,7 €/j	65 %
Acide fusidique (staphylococcies cutanées, osseuses et articulaires)	✪ Fucidine (per os, inj.)	Léo	64	E3 ★★	R2 modéré	7 €/j	65 %

Antibiotiques hospitaliers des pathologies rares et/ou graves

(prix moyen : per os : 6 €/j ; injections : 42 €/j)

Pénicillines

Pénicillines anti-Gram négatifs sévères[1] (inj.)

Molécule	Spécialité	Laboratoire	AMM	Efficacité	Risque	Prix/jour	Taux de remboursement
Ticarcilline (IV)	✪ Ticarpen	GSK	80	E2 ★★★	R2 modéré	43 €/j	65 %
	Claventin (+ Clavulanate)	GSK	87	E2 ★★★	R2 modéré	40 €/j	65 %
Pipéracilline (IV)	Tazocilline (+ Tazobactam)	Wyeth	92	E2 ★★★	R2 modéré	120 €/j	65 %

---

1. Pyocyanique ; Acinetobacter et Entérocoques : Klebsielles ; Serratia ; Enterobacter ; Providencia ; Citrobacter.

Céphalosporines injectables de 3ᵉ génération (K3)

Molécule	Spécialité	Laboratoire	AMM	Efficacité	Risque	Prix/jour	Taux de remboursement
Céfotaxime (IV)	✪ Claforan	Sanofi	80	E2 ★★★	R2 modéré		Hôp.
Ceftazidime (IV)[1]	Fortum	GSK	85	E2 ★★★	R2 modéré	70 €/j	65 %
Ceftriaxone (IM, SC)	✪ Rocéphine	Roche	84	E2 ★★★	R2 modéré	14 €/j	65 %

Céphalosporine de 4ᵉ génération (K4)[2]

Molécule	Spécialité	Laboratoire	AMM	Efficacité	Risque	Prix/jour	Taux de remboursement
Céfépime (IV)	Axépim	BMS	93	E2 ★★★	R2 modéré	60 €/j	65 %
Cefpirome (IV)	✪ Cefrom	Sanofi	93	E2 ★★★	R2 modéré		Hôp.

Carbapénèmes (IV)[3]
(dérivés du proustien S. Cattleya)

Molécule	Spécialité	Laboratoire	AMM	Efficacité	Risque	Prix/jour	Taux de remboursement
Imipénème	✪ Tiénam (+ Cilastatine)	MSD	08	E2 ★★★	R3 important	55 €/j	65 %
Ertapénème	Invanz	MSD	02	E2 ★★★	R3 important		Hôp.
Doripénème	Doribax	Janssen-Cilag	08	E2 ★★★	R3 important		Hôp.
Méropénème	Méronem	Astra-Zeneca	97	E2 ★★★	R3 important		65 %

---

1. Active sur les pyocyaniques.

2. Efficacité marquée sur les Entérobactéries Citrobacter, Serratia. À utiliser dans les infections nosocomiales.

3. Germes nosocomiaux, céphalosporines résistantes. Prescription initiale hospitalière avec rétrocession et remboursement 65 % éventuel. Absence d'allergie croisée avec les pénicillines et céphalosporines.

ANTIBIOTIQUES ANTIBACTÉRIENS

Autres bêtalactamines

Molécule	Spécialité	Laboratoire	AMM	Efficacité	Risque	Prix/jour	Taux de remboursement
Aztréonam (monobactame) (IM; IV)[1]	✪ Azactam	Sanofi	87	E2 ★★★	R2 modéré	100 €/j	65%

Floxacines
(Fluoroquinolones) (per os, IM, IV)[1 et 2]

Molécule	Spécialité	Laboratoire	AMM	Efficacité	Risque	Prix/jour	Taux de remboursement
Ciprofloxacine (per os)	✪ Ciflox	Bayer	87	E2 ★★★	R2 modéré	5,4 €/j	65%
Ofloxacine (per os, IV)	✪ Oflocet	Sanofi	86	E2 ★★★	R2 modéré	3,3 €/j	65%
Péfloxacine (per os, IM)	Péflacine	Sanofi	84	E2 ★★★	R2 modéré	10,5 €/j	65%
Lévofloxacine (per os, IV)	Tavanic	Sanofi	98	E2 ★★★	R2 modéré	5 €/j	65%
Moxifloxacine (per os)	Izilox	Bayer	01	E2 ★★★	R2 modéré	4,6 €/j	65%

Aminosides [3] (IM, IV)

Molécule	Spécialité	Laboratoire	AMM	Efficacité	Risque	Prix/jour	Taux de remboursement
Gentamicine (IM)	✪ Gentalline	Schering-Plough	82	E3 ★★	R3 important	5 €/j	65%
Tobramycine	Nebcine (IM et IV)	Erempharma	74	E3 ★★	R3 important	8,8 €/j	65%
	⬜ Tobi (sol. p. inhal.)	Novartis	00	E3 ★★	R3 important	8,8 €/j	65%
Nétilmicine (IM, IV)	Nétromicine	Schering-Plough	81	E3 ★★	R3 important	9,8 €/j	65%
Spectinomycine (IM) (gonococcie)	Trobicine	DB Pharma	76	E3 ★★	R3 important	8,5 €/j	65%

---

1. Infections sévères à Gram négatifs seulement, en particulier pyocyanique (spectre type aminoside plutôt que bêtalactamine).

2. Différences de prix injustifiées.

3. Le premier, la Streptomycine (1951), a été retiré du marché.

Glycopeptides
(actifs sur les Gram + méticilline résistante)

Molécule	Spécialité	Laboratoire	AMM	Efficacité	Risque	Prix/jour	Taux de rembour-sement
Teicoplanine (IV)	✪ Targocid	Sanofi	88	E2 ★★★	R3 important		Hôp.
Vancomycine	Vancocine : retirée						

Autres antibactériens

Molécule	Spécialité	Laboratoire	AMM	Efficacité	Risque	Prix/jour	Taux de rembour-sement
Fosfomycine (spectre large ; antibio-tique de recours) (IV)	✪ Fosfocine	Sanofi	79	E2 ★★★	R1 mineur		Hôp.
Polymyxines : Colistine (1947)	Colimycine (inj. inhal.)	Sanofi	58	E4 ★	R3 important		35 %
Daptomycine (IV) (lipopeptide) (Gram + et vancomycine résistants)	Cubicin (per os, inj.)	Novartis	05	E2 ★★★	R2 modéré		Hôp.
Oxazolidinone : Linézolide (per os) (réservé aux germes multirésistants Gram +, tels staphylo. méticil-line résistante ; risque d'acidose lactique et anémie)	Zyvoxid (per os, inj.)	Pfizer	01	E2 ★★★	R2 modéré		65 %

Analogue recombinant de la protéine C[1]

Molécule	Spécialité	Laboratoire	AMM	Efficacité	Risque	Prix/jour	Taux de rembour-sement
☒ Drotrécogine (IV)	☒ Xigris	Lilly	02	E5 0	R4 majeur		Hôp.

---

1. Pas un antibactérien direct, mais un anticoagulant détourné. Inhibiteur des facteurs V et VIII activés bloquant l'activation de la thrombine et les micro-thromboses qui seraient une des causes des grandes infections généralisées (?), dites « sepsis ». Son utilité a été fondée sur des essais très biaisés. Elle n'a aucune place dans leur traitement, ses risques hémorragiques sont majeurs et son prix exorbitant.

ANTIBIOTIQUES ANTIBACTÉRIENS

Antituberculeux

(INH = isoniazide [Rimifon] retiré après avoir sauvé des centaines de millions de malades dans le monde, avec la Streptomycine, également retirée avant l'arrivée de la rifampicine)

Molécule	Spécialité	Laboratoire	AMM	Efficacité	Risque	Prix/ jour	Taux de rembour-sement
Rifampicine (per os, IV, collyre)[1]	✪ Rifadine	Sanofi	68	E1 ★★★★	R1 mineur	1,2 €/j	65 %
	Rimactan	Sandoz	68	E1 ★★★★	R1 mineur	1 €/j	65 %
Rifabutine (per os) (anti-Mycobact. avium)	Ansatipine	SERP	93	E2 ★★★	R1 mineur	12,2 €/j	65 %
Éthambutol (per os, IM, IV)	✪ Myambutol	Genopharm	69	E2 ★★★	R1 mineur	0,1 €/j	65 %
Pyrazinamide (per os)	✪ Pirilène	Pfizer	77	E2 ★★★	R2 modéré	0,8 €/j	65 %

Antilépreux

Molécule	Spécialité	Laboratoire	AMM	Efficacité	Risque	Prix/ jour	Taux de rembour-sement
Dapsone	✪ Disulone	Sanofi	58	E3 ★★	R2 modéré	0,4 €/j	65 %

---

1. Le plus actif des antituberculeux. Découverte par le laboratoire italien Lepetit, elle a remplacé l'INH comme antibiotique le plus actif sur le BK dès les années 1965 et presque éradiqué la tuberculose dans les pays occidentaux, associée de principe à deux autres antibiotiques pour éviter les résistances qui se développent très vite en monothérapie. Elle a aussi un spectre très large : lèpre, brucellose, Légionelles, Cocci Gram + et sévères en milieu hospitalier et en prophylaxie des méningococcies.

ANTIVIRAUX ET ANTIRÉTROVIRAUX

DÉPENSES DE LA CNAM 2010 : **960** MILLIONS D'EUROS (4,6 %)

31 molécules (M)
36 spécialités (S)
S/M = **1,16**

Exigence de retrait immédiat de spécialités : **0**
Propositions de retrait ou de déremboursement de spécialités pour risque excessif et/ou inefficacité : **0**
Propositions de retrait ou de déremboursement de spécialités pour redondance excessive : **0**
✪ Spécialités jugées indispensables : **29** (80 %)

Remboursements
100 % : 72 %
65 % : 14 %
35 % : 6 %
Hôp. : 8 %
NR : 0

ANTIVIRAUX ET ANTIRÉTROVIRAUX

Grippe

Inhibiteurs de la protéine M2
(et de l'ouverture, puis du réassemblage des virions)

Molécule	Spécialité	Laboratoire	AMM	Efficacité	Risque	Prix/jour	Taux de remboursement
☒ Amantadine (résistances fréquentes) (aussi dans le Parkinson léger, comme dopaminergique mineur)	☒ **Mantadix**	BMS	72	E4 ★	R2 modéré	0,2 €/j	65 %

Inhibiteurs de la neuraminidase virale
(qui assure la libération et la diffusion des virions)
(efficacité moyenne, limitée aux 48 premières heures après les premiers symptômes. Ne jamais dépasser 5 jours de traitement)

Molécule	Spécialité	Laboratoire	AMM	Efficacité	Risque	Prix/jour	Taux de remboursement
Oseltamivir (per os)	✪ **Tamiflu**	Roche	02	E4 ★	R3 important	5 €/j	35 %
Zanamivir (inhalation)	**Relenza**	GSK	99	E4 ★	R3 important	16 €/j	35 %

Pr Philippe **EVEN** – Pr Bernard **DEBRÉ**

Herpès 1 et 2, varicelle-zona, CMV

(pas d'effet sur EBV)

(inhibent l'ADN-synthèse virale, mais non celui de la cellule hôte [en IV, in sida et transplantation])

Molécule	Spécialité	Laboratoire	AMM	Efficacité	Risque	Prix/jour	Taux de remboursement
Aciclovir (per os, inj.)[1]	✪ Zovirax	GSK	82	E3 ★★	R1 mineur	9 €/j	65 %
Valaciclovir (per os)[2]	Zelitrex	GSK	95	E3 ★★	R1 mineur	6 €/j et 30 €/j in CMV	65 %
Famciclovir (per os)[3]	✪ Oravir	Novartis	96	E3 ★★	R2 modéré	15 €/j	65 %
Ganciclovir (IV)[4]	✪ Cymévan	Roche	88	E3 ★★	R3 important		Hôp.
Valganciclovir (per os)[4 et 5]	Rovalcyte	Roche	02	E3 ★★	R3 important	106 €/j	65 %
Cidofovir (IV)[3 et 6]	Vistide	Gilead	97	E3 ★★	R2 modéré		Hôp.
Foscarnet (IV)[4]	Foscavir	Astra-Zeneca	91	E3 ★★	R3 important		Hôp.

Hépatites A, B et C

Cf. Hépatologie

---

1. Actif sur HSV-1 et 2 et V-ZV. (Gertrude Elion a reçu le Nobel pour cette découverte... et quelques autres.)
2. Actif aussi sur CMV.
3. Prévention des douleurs et atteintes oculaires du zona et herpès génital.
4. Prévention et traitement des infections à CMV du sida et en transplantation (rétinites, pneumopathies, etc.).
5. Prodrug orale du ganciclovir.
6. Papova, Pox et Adénovirus.

ANTIVIRAUX ET ANTIRÉTROVIRAUX

Antirétroviraux[1]

Ils ont radicalement transformé le pronostic, allongé de dix à vingt ans la vie des malades et pratiquement éliminé la transmission du HIV aux nouveau-nés de mères séropositives traitées, mais au prix de complications métaboliques, cardiaques et rénales parfois sévères, après dix ans de traitement.

Le premier, l'AZT, synthétisé par Gertrude Elion et G. Hitchings comme anticancéreux et inutilisé, a été identifié comme anti-HIV par *screening* systématique par S. Broder du National Cancer Institute et développé par GSK. L'industrie a ensuite, en quelques années, réussi l'exploit de mettre sur le marché 6 familles différentes de molécules, en appliquant des données fondamentales venues des laboratoires académiques, qui avaient identifié par exemple les récepteurs CCR-5 et les sites de fusion de la gp42. L'industrie a fait en même temps des bénéfices colossaux, en obtenant des prix de vente exorbitants dans les pays développés.

Quatre questions se posent :
• les tri- ou quadrithérapies sont nécessaires pour éviter les résistances. Quelles sont les meilleures associations ?
• faut-il traiter plutôt tard quand les T4 sont inférieurs à 400, pour ne pas créer trop tôt d'effets secondaires, ou très tôt, pour bloquer les contaminations que le préservatif n'a pas réduites significativement (toujours 6 000 à 8 000 nouveaux cas par an en France) ?
• faut-il traiter continûment ou ne le faire que six mois pour éradiquer le maximum de virus, particulièrement abondants à la période initiale, puis réduire le traitement à quatre, voire deux jours par semaine, pour réduire les contraintes et les complications, comme le suggère J. Leibowitch (essai Icarre en cours) ?
• comment assurer la distribution effective et le contrôle de la réalité des traitements en Afrique, aux Indes et en Asie du Sud-Est ?

---

1. Mis au point en 1987.

551

Pr Philippe **EVEN** – Pr Bernard **DEBRÉ**

✪ 10 inhibiteurs nucléosidiques de la transcriptase inverse virale

(moyenne : 8 €/j)

Molécule	Spécialité	Laboratoire	AMM	Efficacité	Risque	Prix/jour	Taux de remboursement
Zidovudine ou AZT	**Rétrovir**	GSK	87	E2 ★★★	R3 important	7,3 €/j	100%
Didanosine	**Videx**	BMS	97	E2 ★★★	R3 important	7 €/j	100%
Stavudine	**Zérit**	BMS	96	E2 ★★★	R3 important	7,5 €/j	100%
Abacavir	**Ziagen**	GSK	99	E2 ★★★	R3 important	10,3 €/j	100%
Lamivudine	**Epivir**	GSK	02	E2 ★★★	R3 important	6,3 €/j	100%
Ténofovir	**Viread**	Gilead	01	E2 ★★★	R3 important	12,5 €/j	100%
Emtricitabine	**Emtriva**	Gilead	01	E2 ★★★	R3 important	6 €/j	100%
Abacavir + Lamivudine	**Kivexa**	GSK	02	E2 ★★★	R3 important	15,8 €/j	100%
Zidovudine + Lamivudine	**Combivir**	GSK	98	E2 ★★★	R3 important	13,2 €/j	100%
Zidovudine + Lamivudine + Abacavir	**Trizivir**	GSK	02	E2 ★★★	R3 important	21,7 €/j	100%
Emtricitabine + Ténofovir	**Truvada**	Gilead	04	E2 ★★★	R3 important	18 €/j	100%

✪ 3 inhibiteurs non nucléosidiques de la transcriptase inverse

(moyenne : 9 €/j)

Molécule	Spécialité	Laboratoire	AMM	Efficacité	Risque	Prix/jour	Taux de remboursement
Efavirenz	**Sustiva**	BMS	99	E2 ★★★	R3 important	10,7 €/j	100%
Étravirine	**Intelence**	Janssen-Cilag	08	E2 ★★★	R3 important	16,4 €/j	100%
Névirapine	**Viramune**	Boehringer	97	E2 ★★★	R3 important	7 €/j	100%

ANTIVIRAUX ET ANTIRÉTROVIRAUX

✪ 9 inhibiteurs de la protéase virale

(moyenne : 16 €/j)

Molécule	Spécialité	Laboratoire	AMM	Efficacité	Risque	Prix/jour	Taux de remboursement
Atazanavir	Reyataz	BMS	03	E2 ★★★	R3 important	16,3 €/j	100%
Darunavir	Prezista	Janssen-Cilag	06	E2 ★★★	R3 important	24,7 €/j	100%
Fosamprénavir	Telzir	GSK	04	E2 ★★★	R3 important	14,2 €/j	100%
Indinavir	Crixivan	MSD	96	E2 ★★★	R3 important	11,1 €/j	100%
Nelfinavir	Viracept	Roche	97	E2 ★★★	R3 important	6,8 €/j	100%
Ritonavir	Norvir	Abbott	96	E2 ★★★	R3 important	13,6 €/j	100%
Saquinavir	Invirase	Roche	96	E2 ★★★	R3 important	13,1 €/j	100%
Tipranavir	Aptivus	Boehringer	05	E2 ★★★	R3 important	26,5 €/j	100%
Lopinavir + Ritonavir	Kaletra	Abbott	01	E2 ★★★	R3 important	17,8 €/j	100%

Inhibiteur de l'intégrase

(30 €/j)

Molécule	Spécialité	Laboratoire	AMM	Efficacité	Risque	Prix/jour	Taux de remboursement
✪ Raltégravir	Isentress	MSD	07	E2 ★★★	R3 important	30 €/j	100%

Inhibiteur des corécepteurs CCR-5 des cellules hôtes

Molécule	Spécialité	Laboratoire	AMM	Efficacité	Risque	Prix/jour	Taux de remboursement
✪ Maraviroc	Celsentri	Pfizer	07	E2 ★★★	R3 important	26 €/j	100%

Pr Philippe **EVEN** – Pr Bernard **DEBRÉ**

Inhibiteur de la fusion virus-cellule hôte

Molécule	Spécialité	Laboratoire	AMM	Efficacité	Risque	Prix/jour	Taux de rembour-sement
✪ Enfuvirtide (SC)	**Fuzéon**	Roche	03	E2 ★★★	R3 important	3 300 €/j	100 %

ANTIFONGIQUES (CHAMPIGNONS) ANTHELMINTHIQUES (VERS)

24 molécules (M)
30 spécialités (S)
S/M = **1,25**

Exigence de retrait immédiat de spécialités : **1** (3 %)
Propositions de retrait ou de déremboursement de spécialités pour risque excessif et/ou inefficacité : **1** (3 %)
Propositions de retrait ou de déremboursement de spécialités pour redondance excessive : **2** (7 %)
✪ Spécialités jugées indispensables : **11** (37 %)

Remboursements
65 % : 71 %
35 % : 7 %
Hôp. : 7 %
NR : 14 %

Pr Philippe **EVEN** – Pr Bernard **DEBRÉ** GUIDE DES 4 000 MÉDICAMENTS

Antifongiques généraux

(contre les champignons microscopiques, causes des mycoses graves des sida et immunodéprimés)

Amphotéricine

Molécule	Spécialité	Laboratoire	AMM	Efficacité	Risque	Prix/ jour	Taux de rembour- sement
Amphotéricine B (IV)	**Abelcet** (complexée avec lipides)	Cephalon	97	E2 ★★★	R3 important		Hôp. 65 %
	✪ **Fungizone**[1] (colloïde lié aux sels biliaires) (per os, IV)	BMS	61	E2 ★★★	R3 important	2,1 €/j	65 %

Azolés (imidazoles-IA et triazoles-TA)

(multiples interactions médicamenteuses par le système des CYP hépatiques)

Molécule	Spécialité	Laboratoire	AMM	Efficacité	Risque	Prix/ jour	Taux de rembour- sement
☒ Kétoconazole (IA) (per os)[2]	☒ **Nizoral**	Janssen-Cilag	82	E4 ★	R4 majeur	2,1 €/j	35 %
Itraconazole (per os, inj.) (TA)[3]	✪ **Sporanox** (tableau d'honneur de *Prescrire*, 1993)	Janssen-Cilag	92	E2 ★★★	R4 majeur	5,7 €/j	65 %
Fluconazole (per os, inj.) (TA)	**Béagyne**	Effik	03	E2 ★★★	R3 important		NR
	Triflucan	Pfizer	88	E2 ★★★	R3 important	9,5 €/j	65 %
Voriconazole (per os, inj.) (TA)[3]	✪ **Vfend**	Pfizer	02	E2 ★★★	R4 majeur		Hôp. 65 %
Posaconazole (per os, inj.) (TA)[3]	**Noxafil**	Schering-Plough	05	E2 ★★★	R2 modéré		Hôp. 65 %

---

1. Mycoses invasives à Aspergillus, Histoplasmes, Cryptocoques, Mucormycoses, Blastomycoses, Sporotrichoses, Candidas in immunodéprimés.

2. Retirée en 2011 (hépatites). Était au tableau d'honneur de *Prescrire* en 1984 et pas sur la liste des 77 médicaments en surveillance renforcée de novembre 2010.

3. Infections sévères et invasives à Aspergillus, Cryptococcus, Candida, Fusarium, Coccidioïdoses, etc., dans les immunodépressions et le sida.

ANTIFONGIQUES ET ANTHELMINTHIQUES

Antimétabolite (cryptococcose méningée)

Molécule	Spécialité	Laboratoire	AMM	Efficacité	Risque	Prix/ jour	Taux de rembour- sement
Flucytosine (per os, IV)	✪ Ancotil	Meda Pharma	75	E3 ★★	R3 important	10 €/j	35 %

Alcaloïde végétal

Molécule	Spécialité	Laboratoire	AMM	Efficacité	Risque	Prix/ jour	Taux de rembour- sement
Griséofulvine (per os) (dermatophytoses)	Griséfuline	Sanofi	64	E3 ★★	R3 important	0,4 €/j	65 %

Echinocandines (inj.)

(contre candidoses et aspergilloses graves)

Molécule	Spécialité	Laboratoire	AMM	Efficacité	Risque	Prix/ jour	Taux de rembour- sement
Anidulafungine	✪ Ecalta	Pfizer	07	E2 ★★★	R2 modéré		Hôp.
Caspofungine	Cancidas	MSD	01	E2 ★★★	R2 modéré	7,3 €/j	Hôp. 65 %
Micafungine	Mycamine	Astellas	08	E2 ★★★	R3 important		Hôp. 65 %

Allylamine

Molécule	Spécialité	Laboratoire	AMM	Efficacité	Risque	Prix/ jour	Taux de rembour- sement
Terbinafine[1] (per os)	Fungster	Pierre Fabre	05	E3 ★★	R1 mineur	1,1 €/j	65 %
	Lamisil	Novartis	92	E3 ★★	R1 mineur	1,65 €/j	65 %

---

1. Mycoses des ongles.

Antipneumocystis

(sida, transplantés, immunodéprimés)

Molécule	Spécialité	Laboratoire	AMM	Efficacité	Risque	Prix/jour	Taux de remboursement
Pentamidine (inh., inj.)	✪ Pentacarinat	Sanofi	89	E3 ★★	R2 modéré	1,1 €/j	65 %
Atovaquone (per os)	Wellvone	GSK	96	E3 ★★	R2 modéré		65 %
Cotrimoxazole	Bactrim						
Dapsone (per os)	Disulone	Cf. Antibiotiques					

Anthelminthiques

(contre les vers tropicaux ou européens)

Les infections liées aux vers touchent 5 milliards de personnes par an : vers ronds (Ascaris ; Ankylostomes ; Strongyloides ; Trichinelles ; Filaires ; Onchocercose), vers plats, soit Cestodes (tænia ; cysticercose ; échinococcose ou hydatidose), soit Trématodes (douve ; schistosomiase).

Filaires et anguillules

Molécule	Spécialité	Laboratoire	AMM	Efficacité	Risque	Prix/jour	Taux de remboursement
Ivermectine (per os)	✪ Mectizan	Pfizer	97	E2 ★★★	R1 mineur		NR
	Stromectol (tableau d'honneur de Prescrire, 1989)	MSD	99	E2 ★★★	R1 mineur	20 €/j	65 %

Filaires seuls

Molécule	Spécialité	Laboratoire	AMM	Efficacité	Risque	Prix/jour	Taux de remboursement
Diéthylcarbamazine (per os)	✪ Notézine	Sanofi	74	E2 ★★★	R1 mineur		Hôp. 65 %

ANTIFONGIQUES ET ANTHELMINTHIQUES

Oxyures, Ascaris, Ankylostomes

Molécule	Spécialité	Laboratoire	AMM	Efficacité	Risque	Prix/jour	Taux de remboursement
Benzimidazoles: albendazole, flubendazole (per os)	🗋 **Fluvermal**	McNeil	80	E2 ★★★	R1 mineur	0,8 €/j	65 %
	✪ **Zentel**	GSK	87	E2 ★★★	R1 mineur	5,4 €/j	65 %
Pyrantel (per os)	🗋 **Combantrin**	Teofarma	73	E3 ★★	R1 mineur	13 €/j	65 %
	Helmintox	Innotech	88	E3 ★★	R1 mineur	4 €/j	65 %
☒ Pyrvinium (per os)	☒ **Povanyl**	Oméga Pharma	68	E4 ★	R1 mineur		NR

Tænias

Molécule	Spécialité	Laboratoire	AMM	Efficacité	Risque	Prix/jour	Taux de remboursement
Albendazole (per os)	✪ **Eskazole**	GSK	05	E3 ★★	R1 mineur		Hôp.
Niclosamide (per os)	**Trédémine**	Sanofi	64	E3 ★★	R1 mineur	3,8 €/j	65 %

Douves

Molécule	Spécialité	Laboratoire	AMM	Efficacité	Risque	Prix/jour	Taux de remboursement
Triclabendazole (per os)	✪ **Egaten** (tableau d'honneur de *Prescrire*, 2006)	Novartis	02	E3 ★★	R2 modéré		NR

ANTIPARASITES

20 molécules (M)
21 spécialités (S)
S/M = **1,05**

Exigence de retrait immédiat de spécialités : **0**
Propositions de retrait ou de déremboursement de spécialités pour risque excessif et/ou inefficacité : **0**
Propositions de retrait ou de déremboursement de spécialités pour redondance excessive : **0**
✪ Spécialités jugées indispensables : **8** (29 %)

Remboursements
100 %: 5 %
65 %: 59 %
35 %: 0
Hôp.: 9 %
NR: 21 %

ANTIPARASITES

Un principe :

Les parasites sont comme nous, des êtres biologiques bien plus complexes que les bactéries. Ce qui peut les tuer est souvent agressif pour nos cellules.

Les doses efficaces sont toujours proches des doses toxiques.

La marge de sécurité des médicaments est toujours faible.

Antipaludéens

(voir notes « Paludisme et artémisine »)

Molécule	Spécialité	Laboratoire	AMM	Efficacité	Risque	Prix/ jour	Taux de rembour- sement
Quinine (1630)[1]	**Quinine Lafran** (per os)	Lafran	70	E3 ★★	R4 majeur	10,7 €/j	65 %
	Quinimax (+ Quinidine) (IV)	Sanofi	97	E3 ★★	R4 majeur	1,4 €/ ampoule	65 %
	Surquina (per os, IV)	Innotech	99	E3 ★★	R4 majeur		NR
✪ Chloroquine[2]	**Nivaquine**	Sanofi	47	E2 ★★★	R3 important	2,6 €/j	65 %
Méfloquine[2]	**Lariam**	Roche	85	E2 ★★★	R3 important	éq. 0,6 €/j	65 %
✪ Artéméther[3] (+ Luméfantrine[4])	**Riamet** (per os)	Novartis	01	E1 ★★★★	R2 modéré		Hôp. 65 %
✪ Halofantrine[3] ou Méthylartémisine	**Halfan**	GSK	88	E1 ★★★★	R1 mineur		NR
Atovaquone	**Wellvone**	non indiquée seule dans le paludisme (Cf. Pneumocystis)					
Proguanil[5] (remboursé sous certaines conditions en Guyane)	**Paludrine**	Astra-Zeneca	89	E4 ★	R2 modéré		NR
✪ Proguanil + Atovaquone[6] (remboursé en Guyane)	**Malarone**	GSK	97	E2 ★★★	R2 modéré		NR
Proguanil + Chloroquine[5] (remboursé en Guyane)	**Savarine**	Astra-Zeneca	96	E3 ★★	R2 modéré		NR

1. Accès paludéens. Proposé dans les crampes musculaires et le syndrome des jambes sans repos, sans raison et avec une réelle toxicité (voir Neurologie). Interdite par la Food and Drug Administration dans cette indication.
2. Utilisée aussi dans les maladies inflammatoires : lupus, polyarthrites.
3. Traitement des accès et prévention dans les zones résistantes à la chloroquine.
4. Parente de la méfloquine. Traitement des accès.
5. Prévention.
6. Accès et prévention.

Pr Philippe **EVEN** – Pr Bernard **DEBRÉ**　　　GUIDE DES 4000 MÉDICAMENTS

Sulfadoxine + Pyriméthamine[1]	Fansidar	Roche	98	E3 ★★	R2 modéré		Hôp. 65%
Doxycycline[2]	Doxy	Cf. Antibiotiques					
	Doxypalu						
	Granudoxy						

Leishmanioses

Molécule	Spécialité	Laboratoire	AMM	Efficacité	Risque	Prix/ jour	Taux de rembour- sement
Antimoine (antimo- niate de méglumine)	Glucantime	Sanofi	47	E3 ★★	R3 important		65%
Pentamidine	Pentacarinat	Cf. Antifongiques					
Amphotéricine B	Ambisome	Cf. Antifongiques					
	Fungizone						
Miltéfosine (application cutanée)	Miltex	Baxter	96	E2 ★★★	R2 modéré		100%

Trypanosomiase africaine[3]

Molécule	Spécialité	Laboratoire	AMM	Efficacité	Risque	Prix/ jour	Taux de rembour- sement
✪ Pentamidine	Pentacarinat	Cf. Antifongiques					
Éflornithine	Vaniqa (IV. Actif dans la trypanoso- miase, mais la seule forme commercialisée est en crème pour le traitement de 2e ligne de l'hirsutisme !)	Almirall	01	E2 ★★★	R3 important		NR

---

1. Plus guère d'indications.
2. Peu active seule.
3. Maladie du sommeil (500 000 malades et 50 millions à risque). La trypanoso- miase africaine ou maladie de Chagas ne comporte pas de médicaments en France.

ANTIPARASITES

Toxoplasmose[1]

Molécule	Spécialité	Laboratoire	AMM	Efficacité	Risque	Prix/jour	Taux de remboursement
♻ Pyriméthamine (per os)	Malocide	Sanofi	52	E2 ★★★	R2 modéré		65%
Spiramycine (spécialement pendant la grossesse)	Rovamycine						
Azithromycine	Zithromax						
	Azadose						
Clarithromycine	Naxy			Cf. Antibiotiques			
	Zeclar						
Atovaquone	Wellvone						
Dapsone	Disulone						
Triméthoprime + Sulfaméthoxazole	Bactrim						
Clindamycine	Dalacine						

Amibiase – giardiase – trichomonase[2]

Nitroimidazoles

Molécule	Spécialité	Laboratoire	AMM	Efficacité	Risque	Prix/jour	Taux de remboursement
♻ Métronidazole (per os)	Flagyl	Sanofi	59	E2 ★★★	R1 mineur	1,1 €/j	65%
Ornidazole (per os, IV)	Tibéral	SERP	85	E2 ★★★	R1 mineur		Hôp.
Secnidazole (per os)	Secnol	Iprad	91	E2 ★★★	R1 mineur	8,5 €/j	65%
Tinidazole (per os)	Fasigyne	Teofarma	74	E2 ★★★	R1 mineur	3 €/j	65%

---

1. Cause d'encéphalites graves du sida et de rétinites sévères acquises pendant la grossesse et s'exprimant des décennies après. Le traitement doit associer pyriméthamine et un antibiotique.

2. 50 millions de malades et 100 000 décès.

Iodo Quinoles

Molécule	Spécialité	Laboratoire	AMM	Efficacité	Risque	Prix/jour	Taux de remboursement
Tiliquinol et tilbroquinol (per os)	Intetrix	Ipsen	66	E4 ★	R1 mineur	0,7 €/j	65 %

Microsporidiose (chez les immunodéprimés)

Molécule	Spécialité	Laboratoire	AMM	Efficacité	Risque	Prix/jour	Taux de remboursement
✪ Fumagilline	Flisint	Sanofi	06	E3 ★★	R3 important		Hôp. 65 %

ANTI-INFLAMMATOIRES ET ANTALGIQUES

Dépenses de la CNAM 2010 : **2,1** milliards d'euros (10 %)

57 molécules (M)
133 spécialités (S) (dont 40 associations)
S/M = **2,3**

Exigence de retrait immédiat de spécialités :   **4**   (3 %)
Propositions de retrait ou de déremboursement de spécialités pour risque excessif et/ou inefficacité :   **15**   (11 %)
Propositions de retrait ou de déremboursement de spécialités pour redondance excessive :   **47**   (35 %)
✪ Spécialités jugées indispensables :   **15**   (11 %)

Remboursements
65 % : 64 %
35 % : 5 %
Hôp. : 5 %
NR : 24 %

(Voir les 4 notes « Les flammes de l'inflammation », « Corticoïdes », « AINS » et « L'affaire du Vioxx ».)

AINS antipyrétiques et analgésiques[1]

Molécules isolées

Molécule	Spécialité	Laboratoire	AMM	Efficacité	Risque	Prix/ jour	Taux de remboursement
Acide acétylsalicylique (per os ou IV)[2]	✪ Aspégic	Sanofi	70	E2 ★★★	R2 modéré		65%
	⬛ Alka Seltzer	Bayer	(1899) 84	E2 ★★★	R2 modéré		NR
	⬛ Aspirine Upsa	BMS	92	E2 ★★★	R2 modéré		65%
	⬛ Aspro	Bayer	66	E2 ★★★	R2 modéré		NR
	Aspirine du Rhône (Cf. aussi antiagrégants pour Kardégic, Cardio-solupsan et Pravadual)	Bayer	87	E2 ★★★	R2 modéré		NR
Paracétamol ou acétaminophène[3 et 4]	✪ Doliprane	Sanofi	60	E2 ★★★	R1 mineur		65%
	Perfalgan (IV)	BMS	02	E2 ★★★	R1 mineur		Hôp.
	⬛ Algodol	Pharmastra	96	E2 ★★★	R1 mineur		NR
	Claradol	Bayer	84	E2 ★★★	R1 mineur		65%
	⬛ Dafalgan	BMS	83	E2 ★★★	R1 mineur		65%
	⬛ Dolko	Thérabel-Lucien	03	E2 ★★★	R1 mineur		65%
	⬛ Dolotec	Innotech	95	E2 ★★★	R1 mineur		NR RAE
	Efferalgan	BMS	82	E2 ★★★	R1 mineur		65%
	⬛ Efferalganodis	Upsa	98	E2 ★★★	R1 mineur		NR
	⬛ Geluprane	Sanofi	81	E2 ★★★	R1 mineur		65%
	⬛ Panadol	GSK	96	E2 ★★★	R1 mineur		NR
	⬛ Paralyoc	Cephalon	86	E2 ★★★	R1 mineur		65%
	⬛ Paracétamol SKB	GSK	96	E2 ★★★	R1 mineur		NR RAE

1. Ces médicaments anti-inflammatoires dominés par l'aspirine et le paracétamol sont surtout actifs sur les douleurs et les fièvres temporaires, moins sur les maladies inflammatoires chroniques. Ils ne sont en général pas à utiliser au long cours, au-delà de quelques jours (sauf indication particulière).

2. Plus 10 associations avec vitamine C, paracétamol ou caféine.

3. Antipyrétique et analgésique peu anti-inflammatoires (faible inhibiteur des Cox).

4. Plus 28 associations avec vitamine C, caféine, codéine, aspirine, dextropropoxyphène.

ANTI-INFLAMMATOIRES ET ANTALGIQUES

Associations au paracétamol (P)

Molécule	Spécialité	Laboratoire	AMM	Efficacité	Risque	Prix/jour	Taux de remboursement
P + Codéine[1]	Algicalm	Grünenthal	96	E2 ★★★	R1 mineur		NR
	Claradol-Codéine	Bayer	90	E2 ★★★	R1 mineur		65 %
	Codoliprane	Sanofi	83	E2 ★★★	R1 mineur		65 %
	Dafalgan-Codéine	BMS	90	E2 ★★★	R1 mineur		65 %
	Efferalgan-Codéine	BMS	88	E2 ★★★	R1 mineur		65 %
	Klipal-Codéine	Pierre Fabre	82	E2 ★★★	R1 mineur		65 %
	Lindilane	Grünenthal	84	E2 ★★★	R1 mineur		65 %
P + Codéine[1] + Caféine	Migralgine	McNeil	77	E2 ★★★	R1 mineur		NR
	Prontalgine	Boehringer	76	E2 ★★★	R1 mineur		NR
P + Caféine	Céfaline Hauth	Homme de fer	01	E2 ★★★	R1 mineur		NR
	Claradol-Caféine	Bayer	87	E2 ★★★	R1 mineur		NR
	Théinol	Bailly-Creat	97	E2 ★★★	R1 mineur		65 %
P + Propoxyphène[1]	Di-Antalvic	Sanofi	65	E2 ★★★	R2 modéré		65 % (retiré 2011)
	Propofan (+ Caféine)	Sanofi	94	E2 ★★★	R2 modéré		65 % (retiré 2011)
P + Tramadol[1]	Ixprim	Sanofi	02	E2 ★★★	R2 modéré		65 %
	Zaldiar	Grünenthal	02	E2 ★★★	R2 modéré		65 %
☒ P + Pseudoéphédrine[2]	Dolirhume	Sanofi	96	E2 ★★★	R2 modéré		NR
	Actifed rhume (+ Triprolidine)	McNeil	00	E2 ★★★	R2 modéré		NR
	Dolirhumepro (+ Doxylamine)	Sanofi	05	E2 ★★★	R2 modéré		NR

---

1. Opiacés.
2. Adrénergique.

Pr Philippe **EVEN** – Pr Bernard **DEBRÉ**

☒ P + Chlorphénamine ou Phéniramine[1] + Vit. C	**Actifed grippe**	McNeil	95	E2 ★★★	R3 important		NR
	Fervex	Upsa	80	E2 ★★★	R3 important		NR
	Rhinofébral	McNeil	76	E2 ★★★	R3 important		NR
☒ P + Chlorphéniramine[1] + Pseudoéphédrine[2]	**Humex rhume**	Urgo	97	E2 ★★★	R3 important		NR
☒ P + Diphénhydramine[1]	**Actifed jour et nuit**	McNeil	01	E2 ★★★	R3 important		NR
☒ P + Prométhazine[1]	**Algotropyl**	Biocodex	56	E2 ★★★	R3 important		NR
☒ P + Aspirine + autre	**Actron** (+ Caféine)	Bayer	66	E2 ★★★	R3 important		NR
	Novacetol (+ Codéine)[3]	Pharmastra	81	E2 ★★★	R3 important		NR
P + Vit. C	☐ **Doliprane Vit. C**	Sanofi	01	E2 ★★★	R1 mineur		NR
P + Ténoate	☐ **Trophirès**	Sanofi	66	E2 ★★★	R1 mineur		NR

AINS majeurs

(Anti-inflammatoires non stéroïdiens)

AINS indoliques

Molécule	Spécialité	Laboratoire	AMM	Efficacité	Risque	Prix/ jour	Taux de remboursement
☒ Indométacine	**Indocid**	MSD – HAC Pharma	65	E3 ★★	R3 important	0,4 €/j	65 %

---

1. Antihistaminique de première génération à effets nerveux centraux.
2. Adrénergique.
3. Opiacés.

ANTI-INFLAMMATOIRES ET ANTALGIQUES

AINS carboxyliques

Molécule	Spécialité	Laboratoire	AMM	Efficacité	Risque	Prix/ jour	Taux de rembour- sement
Ibuprofène (ac. propionique)	Antarène	Elerté	94	E2 ★★★	R1 mineur	0,5 €/j	65%
	Brufen	Abbott	03	E2 ★★★	R1 mineur	0,36 €/j	65%
	Nurofen	Reckitt-Benckiser	05	E2 ★★★	R1 mineur		NR
Flurbiprofène	Antadys	Théramex	84	E3 ★★	R2 modéré	0,5 €/j	65%
	Cébutid	Almirall	76	E3 ★★	R2 modéré	0,54 €/j	65%
Alminoprofène	Minalfène	Bouchara	91	E3 ★★	R2 modéré	0,62 €/j	65%
Tiaprofène	Flanid Gé	Pierre Fabre	00	E3 ★★	R2 modéré	0,52 €/j	65%
	Surgam	Grünenthal	74	E3 ★★	R2 modéré	0,52 €/j	65%
Kétoprofène	Profénid	Sanofi	74	E3 ★★	R3 important	0,53 €/j	65%
	Ketum	Menarini	95	E3 ★★	R3 important	0,3 €/j	65%
Naproxène	Apranax	Roche	81	E2 ★★★	R2 modéré	0,34 €/j	65%
	Naprosyne	Grünenthal	91	E2 ★★★	R2 modéré	0,5 €/j	65%
Sulindac	Arthrocine	Gerda	75	E3 ★★	R2 modéré	0,47 €/j	65%
Diclofénac	Voltarène	Novartis	76	E2 ★★★	R3 important	0,45 €/j	65%
	Flector	Genévrier	99	E2 ★★★	R3 important	0,59 €/j	65%
	Artotec (+ Misoprostol)	Pfizer	93	E3 ★★	R2 modéré	1,1 €/j	35%
Acéclofénac	Cartrex	Almirall	97	E3 ★★	R2 modéré	0,2 €/j	65%
Étodolac (anti-Cox-2 et Cox-1)	Lodine	Daiichi	86	E3 ★★	R2 modéré	0,56 €/j	65%

Fénamates

Molécule	Spécialité	Laboratoire	AMM	Efficacité	Risque	Prix/ jour	Taux de rembour- sement
Ac. niflumique	Nifluril	BMS	66	E3 ★★	R2 modéré	0,39 €/j	65%

Enolates (oxicam)

Molécule	Spécialité	Laboratoire	AMM	Efficacité	Risque	Prix/ jour	Taux de rembour- sement
Piroxicam	✪ Feldène	Pfizer	81	E2 ★★★	R2 modéré	0,39 €/j	35 %
	⬜ Brexin	Pierre Fabre	92	E2 ★★★	R2 modéré	0,55 €/j	35 %
	⬜ Cycladol	Chiesi	98	E2 ★★★	R2 modéré	0,55 €/j	35 %
	⬜ Geldène	Arkopharma	05	E2 ★★★	R2 modéré		NR
	⬜ Proxalyoc	Cephalon	97	E2 ★★★	R2 modéré	0,45 €/j	35 %
Méloxicam	⬜ Mobic	Boehringer	95	E3 ★★	R2 modéré	0,37 €/j	65 %
Ténoxicam	⬜ Tilcotil	Meda Pharma	89	E3 ★★	R2 modéré	0,58 €/j	65 %

Autres

Molécule	Spécialité	Laboratoire	AMM	Efficacité	Risque	Prix/ jour	Taux de rembour- sement
Nabumétone	⬜ Nabucox	Mayoly-Spindler	90	E3 ★★	R2 modéré	0,72 €/j	65 %
☒ Nimésulide[1]	☒ Nexen	Thérabel-Lucien	95	E3 ★★	R4 majeur	0,54 €/j	65 %

Coxibs

(voir note « L'affaire du Vioxx »)

Molécule	Spécialité	Laboratoire	AMM	Efficacité	Risque	Prix/ jour	Taux de rembour- sement
☒ Célécoxib	☒ Celebrex	Pfizer	00	E3 ★★	R4 majeur	1,3 €/j	65 %
☒ Étoricoxib	☒ Arcoxia	MSD	08	E3 ★★	R4 majeur	1,1 €/j	35 %
☒ Rofécoxib	Vioxx	MSD	99	retiré en 2004			

---

1. Hépatites graves deux fois plus fréquentes qu'avec les autres AINS, ayant conduit à des greffes du foie.

ANTI-INFLAMMATOIRES ET ANTALGIQUES

Anti-inflammatoires stéroïdiens ou corticoïdes[1] généraux[2]

(per os, IV ou IM)
(les prix sont per os pour des doses équivalant à 20 mg de prednisone, mais les doses varient de 5 à 30 dans les maladies courantes et de 50 à 100 dans les plus rares)

Molécule	Spécialité	Laboratoire	AMM	Efficacité	Risque	Prix/ jour	Taux de rembour-sement
Prednisone	✪ Cortancyl	Sanofi	55	E1 ★★★★	R3 important	0,4 €/j	65%
Prednisolone	Solupred	Sanofi	64	E1 ★★★★	R3 important	0,27 €/j	65%
Méthyl-prednisolone	Médrol	Pfizer	96	E1 ★★★★	R3 important	0,27 €/j	65%
	✪ Solu-Médrol	Pfizer	91	E1 ★★★★	R3 important		65%
	Dépo-Médrol	Pfizer	61	E1 ★★★★	R3 important		65%
Dexaméthasone	Dectancyl	Sanofi	59	E1 ★★★★	R3 important	0,9 €/j	65%
Bétaméthasone	Célestène	Schering-Plough	65	E1 ★★★★	R3 important	0,5 €/j	65%
	⬚ Célestamine (+ Antihistaminique)	Schering-Plough	65	E1 ★★★★	R3 important		35%
	Betnésol	Sigma-Tau	63	E1 ★★★★	R3 important	0,27 €/j	65%
	⬚ Diprostène	Schering-Plough	76	E1 ★★★★	R3 important		65%
Triamcinolone	⬚ Hexatrione	Daiichi	75	E2 ★★★	R3 important		65%
	✪ Kénacort retard	BMS	73	E2 ★★★	R3 important		65%
Cortivazol	Altim	Sanofi	71	E2 ★★★	R3 important		65%

---

1. Puissances respectives: cortisone: 0,8; cortisol: 1; prednisone et prednisolone: 4; méthylprednisolone: 5; dexa- et bétaméthasones: 25; triamcinolones: 5 (et retard: 20). La rétention sodée des glucocorticoïdes est très faible pour cortisol, prednisone et -olone et méthylprednisolone. Elle est nulle pour les béta- et dexaméthasones.

2. Corticoïdes locaux: Cf. Dermatologie, Pneumologie et ORL.

Antalgiques opiacés[1]

Modérés[2]

Molécule	Spécialité	Laboratoire	AMM	Efficacité	Risque	Prix/jour	Taux de remboursement
Codéines	✪ **Codenfan**	Bouchara	98	E3 ★★	R1 mineur		65%
	Dicodin	Mundipharma	89	E3 ★★	R1 mineur		65%
Tramadol	▭ **Biodalgic**	Biocodex	99	E3 ★★	R1 mineur		65%
	▭ **Contramal**	Grünenthal	98	E3 ★★	R1 mineur		65%
	Topalgic (per os 50 mg; IV)	Sanofi	05	E3 ★★	R1 mineur		65%
	Monoalgic (100-300 mg)	Sanofi	05	E3 ★★	R1 mineur		65%
	▭ **Monocrixo**	Thérabel-Lucien	03	E3 ★★	R1 mineur		65%
	▭ **Monotramal**	Grünenthal	05	E3 ★★	R1 mineur		65%
	▭ **Takadol**	Expanscience	00	E3 ★★	R1 mineur		65%
	▭ **Zumalgic**	Erempharma	99	E3 ★★	R1 mineur		65%
	▭ **Zamudol**	Meda Pharma	98	E3 ★★	R1 mineur		65%

Puissants

(les 3 premiers sont la morphine et 2 dérivés très proches; le 4e, le fentanyl, est une phénylpipéridine ou phénylpéthidine très différente, mais agoniste des mêmes récepteurs)

Molécule	Spécialité	Laboratoire	AMM	Efficacité	Risque	Prix/jour	Taux de remboursement
Morphine (composé complexe à 16 carbones, 3 hexacycles et 2 ponts internes)	**Actiskenan**	BMS	99	E2 ★★★	R3 important		65%
	▭ **Oramorph**	Norgine Pharma	97	E2 ★★★	R3 important		65%
	Sévrédol	Mundipharma	99	E2 ★★★	R3 important		65%
	✪ **Moscontin**	Mundipharma	86	E2 ★★★	R3 important		65%
	▭ **Skenan**	BMS	91	E2 ★★★	R3 important		65%

---

1. Non anti-inflammatoires.
2. La plupart associés au paracétamol ou à l'aspirine (Cf. Anti-inflammatoires).

ANTI-INFLAMMATOIRES ET ANTALGIQUES

Molécule	Spécialité	Laboratoire	AMM	Efficacité	Risque		Taux
Hydromorphone (analogue cétonique de la morphine)	**Sophidone**	Mundipharma	98	E2 ★★★	R3 important		65%
Oxycodone (dérivé méthylé du précédent)	✪ **Oxycontin**	Chauvin	46	E2 ★★★	R3 important		NR
	Oxynorm	Mundipharma	03	E2 ★★★	R3 important		65%
Fentanyl	**Abstral**	Prostrakan	09	E2 ★★★	R3 important		65%
	Actiq	Cephalon	02	E2 ★★★	R3 important		65%
	✪ **Durogésic**	Janssen-Cilag	97	E2 ★★★	R3 important		65%
	Instanyl	Nycomed	09	E2 ★★★	R3 important		NR
	Matrifen	Nycomed	08	E2 ★★★	R3 important		65%

Agonistes/Antagonistes des récepteurs opioïdes[1]

Molécule	Spécialité	Laboratoire	AMM	Efficacité	Risque	Prix/ jour	Taux de rembour- sement
Buprénorphine	▯ **Temgésic** (per os)	Schering-Plough	87	E2 ★★★	R3 important		65%
	✪ **Subutex** (per os)	Schering-Plough	95	E2 ★★★	R3 important		65%
	Buprénorphine Mylan (per os)	Mylan	06	E2 ★★★	R3 important		65%

Antispasmodiques

Cf. Gastro-entérologie

---

1. Par voie IV, utilisés comme antalgiques. Per os, dans le traitement des addictions et des douleurs.

Anesthésiques locaux

(voir aussi Ophtalmologie)
(en crème, gel, pommade, pulvérisation)

Tous dérivent de la cocaïne du coca des Andes, identifiée en 1860 et analysée par S. Freud. Puissant anesthésique local, elle entraîne par ailleurs une forte addiction, d'où d'autres dérivés : procaïne, puis lido-, bupiva- et tétracaïnes. Tous agissent en se liant et bloquant les canaux sodium des neurones. La tétracaïne, le plus puissant et celui dont l'action est la plus longue, n'existe que par voie orale, en pastilles à sucer.

Molécule	Spécialité	Laboratoire	AMM	Efficacité	Risque	Prix/jour	Taux de remboursement
Lidocaïne	✪ Xylocaïne (gel, nébul.)	Astra-Zeneca	65 et 79	E2 ★★★	R1 mineur		65 %
	Dynexan (crème)	Kreussler Pharma	99	E2 ★★★	R1 mineur		35 %
	Instillagel (instillation urétrale)	Hepatoum	97	E2 ★★★	R1 mineur		Hôp.
	Emla – Emlapatch (+ Prilocaïne)	Astra-Zeneca	90	E2 ★★★	R1 mineur		65 %
	Anesderm (+ Prilocaïne)	Pierre Fabre	05	E2 ★★★	R1 mineur		65 %
Lidocaïne-Naphazoline (α-adrénergique)	Xylocaïne Naphazoline (sol.)	Astra-Zeneca	56	E2 ★★★	R1 mineur		Hôp. 65 %

Infiltration locale par injection

Molécule	Spécialité	Laboratoire	AMM	Efficacité	Risque	Prix/jour	Taux de remboursement
Lidocaïne (LC)	✪ Xylocaïne	Astra-Zeneca	49	E2 ★★★	R1 mineur		65 %
Procaïne	⬜ Procaïne Lavoisier	Chaix	98	E2 ★★★	R1 mineur		35 %
Lévobupivacaïne (action plus longue que la LC et plus cardiotoxique)	Chirocaïne	Abbott	04	E2 ★★★	R1 mineur		Hôp.
Mépivacaïne (durée d'action 20 % supérieure à la LC)	Carbocaïne	Astra-Zeneca	96	E2 ★★★	R1 mineur		Hôp.

ANTI-INFLAMMATOIRES ET ANTALGIQUES

Ropivacaïne (longue durée et peu cardiotoxique)	**Naropeine**	Astra-Zeneca	04	E2 ★★★	R1 mineur		Hôp.
Articaïne + Adrénaline	**Alphacaïne**	Dentsply		E2 ★★★	R1 mineur	réservé aux dentistes	
	Ubistesin	3M Santé		E2 ★★★	R1 mineur	réservé aux dentistes	
Lidocaïne + Adrénaline	**Xylocaïne Adrénaline**	Astra-Zeneca	49	E2 ★★★	R1 mineur		Hôp. 65%

IMMUNOTHÉRAPIES
(HORS VACCINS)

DÉPENSES DE LA CNAM 2010 (AVEC VACCINS) :
1,6 MILLIARD D'EUROS (7,5 %)

40 molécules (M)
53 spécialités (S)
S/M = 1,32

Exigence de retrait immédiat de spécialités : 2 (4 %)
Propositions de retrait ou de déremboursement de spécialités pour risque excessif et/ou inefficacité : 0
Propositions de retrait ou de déremboursement de spécialités pour redondance excessive : 0
✪ Spécialités jugées indispensables : 17 (32 %)

Remboursements
100 % : 8 %
65 % : 23 %
35 % : 0
Hôp. : 43 %
En cours : 23 %

IMMUNOTHÉRAPIES

Immunorenforçateurs

Immunosubstituants

Immunoglobulines humaines IV non spécifiques polyvalentes[1]

(appliquées aux déficits d'anticorps et agammaglobulinémies, aux infections bactériennes ou virales sévères, telle la rougeole des femmes enceintes et des nouveau-nés non immunisés en recrudescence avec le recul de la vaccination depuis cinq ans. Contiennent aussi des anticorps anti-HBA et B, anti-CMV, anti-zona-varicelle. Elles sont inefficaces sur les septicémies néonatales. Proposées aussi dans les maladies inflammatoires auto-immunes, tels le Guillain-Barré ou les purpuras thrombocytémiques[2]) (le E3 ★★ pourrait être aussi bien E4 ★)

Molécule	Spécialité	Laboratoire	AMM	Efficacité	Risque	Prix/ jour	Taux de rembour- sement
	Gammagard	Baxter	94	E3 ★★	R2 modéré		Hôp. 100%
	✪ Tégéline	LFB Biomé- dicaments	96	E3 ★★	R2 modéré		Hôp. 100%
	Kiovig	Baxter	05	E3 ★★	R2 modéré		Hôp. 100%
	Subcuvia	Baxter	05	E3 ★★	R2 modéré		Hôp. 100%
	Gammanorm	Octapharma	05	E3 ★★	R2 modéré		Hôp. 100%
	Sandoglobuline	Behring	05	E3 ★★	R2 modéré		Hôp. 100%
	Clairyg	LFB Biomé- dicaments	05	E3 ★★	R2 modéré		Hôp. 100%
	Octagam	Octapharma	05	E3 ★★	R2 modéré		Hôp. 100%
	Privigen	Behring	05	E3 ★★	R2 modéré		Hôp. 100%

---

1. Essentiellement IgG obtenues par éthanolofractionnement d'environ 10 000-20 000 plasmas poolés. Coût élevé. La Tégéline est sur la liste des 25 médicaments les plus coûteux pour la CNAM.

2. Autrefois traités par splénectomie avec tous les aléas infectieux graves des splénectomies.

Immunoglobulines spécifiques
(immunisation passive, ex-sérothérapie)

Molécule	Spécialité	Laboratoire	AMM	Efficacité	Risque	Prix/jour	Taux de remboursement
Immuno-globulines anti-hépatite B[1]	✪ Ivhebex	LFB Biomédicaments	01	E2 ★★★	R2 modéré		Hôp. 100%
Immuno-globulines anti-tétaniques	✪ Gamma-Tétanos (d'autres pourraient être accessibles contre la rage, la rougeole, la varicelle, le CMV, le VRS, le botulisme, l'incompatibilité Rh)	LFB Biomédicaments	05	E2 ★★★	R2 modéré		65%

Immunostimulants

Interleukine-2 recombinante (cancer du rein)
(voir aussi Immunosuppresseurs 1, 2)

Molécule	Spécialité	Laboratoire	AMM	Efficacité	Risque	Prix/jour	Taux de remboursement
Aldesleukine (SC, IV)	✪ Proleukin	Novartis	89	E3 ★★	R3 important		Hôp. 100%

Interférons (IFN) recombinants[2]

Molécule	Spécialité	Laboratoire	AMM	Efficacité	Risque	Prix/jour	Taux de remboursement
✪ IFN-α-2 (SC) (vus aussi en hépatologie)	Intron-A (α-2b)[3]	Schering-Plough	89	E2 ★★★	R3 important	14 €/j	65%
	Roféron-A (α-2b)[4]	Roche	99	E2 ★★★	R3 important	22 €/j	65%
	✪ Pégasys (Peg-IFN-α-2a)[5]	Roche	05	E2 ★★★	R3 important	26 €/j	65%
	✪ Viraféronpeg (Peg-IFN-α-2a)[6]	Schering-Plough	00	E2 ★★★	R3 important	27 €/j	65%
	Imukin[7]	Boehringer	92	E3 ★★	R3 important		Hôp. 100%

---

1. Prévention chez les transplantés du foie.
2. Mécanismes d'action moléculaire mal connus.
3. Hépatites chroniques B et C; LMC; leucémies à tricholeucocytes; lymphome folliculaire; myélome; mélanome; carcinoïde.
4 *Idem* + cancer du rein. Kaposi chez VIH+; lymphomes T cutanés.
5. Hépatites B et C.
6. Hépatite C.
7. Granulomatose septique chronique; ostéopétrose maligne.

IMMUNOTHÉRAPIES

IFN-β-1 (voir aussi Neurologie, SEP)	**Avonex** (IFN-β-1a) (IM)	Biogen Idec	03	E3 ★★	R3 important	33 €/j	65 %
	Rebif (IFN-β-1a) (SC)	Merck Serono	02	E3 ★★	R3 important	28 €/j	65 %
	Bétaféron (IFN-β-1b)	Bayer	05	E3 ★★	R3 important	33 €/j	65 %
	Extavia (IFN-β-1b)	Novartis	02	E3 ★★	R3 important	28 €/j	65 %

Vaccins

Non abordés dans cet ouvrage.

Immunomodulateurs[1]

(voir aussi Cancérologie)

Molécule	Spécialité	Laboratoire	AMM	Efficacité	Risque	Prix/ jour	Taux de rembour- sement
Thalidomide	**Thalidomide Celgene**	Celgene	07	E3 ★★	R3 important		Hôp.
Lénalidomide	**Revlimid** (per os)	Celgene	07	E3 ★★	R3 important		Hôp. 100 %

Immunosuppresseurs

DÉPENSES DE LA CNAM 2010 (AVEC VACCINS) :
1,2 MILLIARD D'EUROS (6 %)

Nécessaires dans :
• Transplantation d'organe (rejet de greffe et réaction du greffon contre le receveur ou GVHD)
• Maladies auto-immunes et inflammatoires

---

1. Terme qui ne veut rien dire. Les mécanismes d'action sont mal compris et parfois opposés, stimulants ou inhibiteurs et également antiangiogéniques.
Indications rares : myélome ; lymphome du manteau ; Kaposi ; lèpre ; GVHD.
Interdits en cas de grossesse à cause du risque de malformations graves.

Pr Philippe **EVEN** – Pr Bernard **DEBRÉ**

Immunosuppresseurs généraux[1]

Corticostéroïdes

Cf. Maladies inflammatoires

Interleukine-2 (IL-2) à faible dose[1] (2011, à confirmer)

Inhibiteurs de la calcineurine ou de la mTOR[2]

Voir aussi Dermatologie

Molécule	Spécialité	Laboratoire	AMM	Efficacité	Risque	Prix/ jour	Taux de rembour- sement
✪ Ciclosporine (per os et IV) (Ces deux ciclosporines ne sont pas bioéquivalentes et leurs doses ne sont pas interchangeables; une molécule dérivée est à l'étude, plus active et moins toxique – TSATX 247)	Sandimmun	Novartis	83	E2 ★★★	R4 majeur	18 €/j	100 %
	Néoral	Novartis	95	E2 ★★★	R4 majeur	18 €/j	100 %
✪ Sirolimus (rapamycine)	Rapamune (per os)	Wyeth	01	E2 ★★★	R3 important	17 €/j	Hôp. 100 %

---

1. L'intensité des réponses immunes dépend de la prolifération des lympho-cytes T (LT), qui dépend elle-même de l'interleukine-2 (IL-2) sécrétée par les LT eux-mêmes. Les fortes doses d'IL-2 stimuleraient les LT-4 activateurs et donc les LT-8 et les réponses immunes. Les faibles doses activeraient les LT-4 régulateurs et seraient immunosuppressives (D. Klatzmann, *The New England Journal of Medicine*, novembre 2011). Si ce dernier point se confirme, ce serait une révolution.

2. Les médicaments de ce groupe exercent un effet immunosuppresseur T, par deux voies différentes: 1/ l'expression des gènes de l'IL-2, d'autres interleukines et de différents facteurs de croissance, est contrôlée par le NFAT (facteur nucléaire d'activation des LT). Ce facteur cytoplasmique ne peut entrer dans le noyau qu'après activation par la «calcineurine» et la «calmoduline», mais la ciclosporine se lie à ces protéines et inhibe leur action sur le NFAT. La ciclosporine réduit ainsi la sécrétion de l'IL-2, la prolifération des LT et l'intensité des réponses immunes; 2/ la tacrolimus et le sirolimus agissent en aval: l'IL-2 libérée se lie à son récepteur à la surface des LT et déclenche une prolifération des LT, qui dépend également d'une protéine dite *«mammalian target of rapamycin»* – mTOR. L'intensité de la réponse est très réduite par l'intervention du complexe que forment tacro- ou sirolimus avec une protéine dite FK506, complexe qui se lie et inactive la mTOR et réprime ainsi la prolifération des LT et la réponse immunitaire.

IMMUNOTHÉRAPIES

✪ Tacrolimus	**Advagraf** (per os)	Astellas	07	E2 ★★★	R3 important	40 €/j	100 %
	Prograf (per os, IV)	Astellas	95	E2 ★★★	R3 important	36 €/j	100 %
	Modigraf (per os)	Astellas	09	E2 ★★★	R3 important		NR
✪ Temsirolimus (seulement indiqué dans le cancer du rein et les lymphomes)	**Torisel**	Wyeth	01	E2 ★★★	R3 important	Hôp. (voir Cancérologie)	
✪ Évérolimus (IV) (cancer du rein avancé)	**Afinitor**	Novartis	01	E2 ★★★	R3 important	Hôp. (voir Cancérologie)	

Inhibiteur de la synthèse des guanino-nucléosides

Molécule	Spécialité	Laboratoire	AMM	Efficacité	Risque	Prix/ jour	Taux de rembour- sement
✪ Mycophénolate mofétil (transplanta- tion; dermatologie)[1]	**Cellcept** (per os, IV)	Roche	96	E2 ★★★	R3 important	10 €/j	100 %

Inhibiteur de la prolifération lympho- et leucocytaire

Molécule	Spécialité	Laboratoire	AMM	Efficacité	Risque	Prix/ jour	Taux de rembour- sement
✪ Azathioprine (s'insère dans l'ADN) ou Imuran	**Imurel** (per os, IV)	GSK	61	E2 ★★★	R3 important	10 €/j	Hôp. 100 %

Inhibiteur lymphopéniant de la circulation des lymphocytes

Fingolimod (en attente)

---

1 Inhibiteur réversible de la synthèse des guanino-nucléosides nécessaires aux fonctions des récepteurs couplés aux G-protéines, voie métabolique cruciale pour l'activation des lymphocytes T et B (les autres cellules peuvent utiliser des voies alternatives). Thérapeutique préventive majeure des rejets de greffe, utilisée en association avec les corticoïdes et éventuellement le sirolimus (risque d'aplasie, d'infections par le CMV et leucoencéphalopathie multifocale, par réactivation de polyomavirus dormants : JC, BK).

Cytotoxiques (Cf. Cancérologie)

Méthotrexate

- Méthotrexate Bellon
- Métoject
- Novatrex

Cyclophosphamide

- Endoxan

Léflunomide

- Arava

Sérum de lapin antithymocytaire (IgG)

(rejet de rein aigu)
Utilisé hors pharmacopée

Janus kinase inhibiteurs (à l'étude : CP 690.550)

Immunosuppresseurs spécifiques (anticorps monoclonaux et petites molécules de synthèse)

Anticorps monoclonaux

Anticorps monoclonaux murins

Molécule	Spécialité	Laboratoire	AMM	Efficacité	Risque	Prix/ jour	Taux de remboursement
Anti-CD3 murin (muromonab)	**Orthoclone OK-T3**[1]	Janssen-Cilag	86	E3 ★★	R3 important	10 €/j	100 %

Anticorps chimériques ou humanisés (voir note « Anticorps monoclonaux »)

Anti-CD3
En cours d'évaluation dans le diabète auto-immun sans réponse nette... mais appliqué à dose « homéopathique ».

---

1. N'est plus guère utilisé à cause de sa toxicité.

IMMUNOTHÉRAPIES

Antirécepteur de l'interleukine-2 (IL-2-R) ou anti-CD25 des lymphocytes T activés

Molécule	Spécialité	Laboratoire	AMM	Efficacité	Risque	Prix/ jour	Taux de rembour- sement
Basiliximab	Simulect	Novartis	98	E2 ★★★	R3 important	10 €/j	Hôp.
Ustekinumab (anti-IL-2 et IL-23)	Stelara	Janssen- Cilag	08	E2 ★★★	R3 important	10 €/j	Hôp.
Daclizumab	Zenapax	Roche	en cours				

Anti-CD52 (protéine lymphomonocytaire)

Molécule	Spécialité	Laboratoire	AMM	Efficacité	Risque	Prix/ jour	Taux de rembour- sement
Alemtuzumab (LLC; transplantation)	Campath	Genzyme	en cours	E4 ★	R3 important		

Anti-TNF-α (Tumor Necrosis Factor)
(essentiellement polyarthrites et, loin derrière, les maladies auto-immunes de la peau et la maladie de Crohn)

DÉPENSES 2010 DE LA CNAM (avec l'Enbrel, plus loin):
600 MILLIONS D'EUROS (3 %)

Molécule	Spécialité	Laboratoire	AMM	Efficacité	Risque	Prix/ jour	Taux de rembour- sement
Infliximab (IV)	✪ Remicade	Schering- Plough	99	E2 ★★★	R3 important		Hôp.
Adalimumab (SC)	✪ Humira	Abbott	03	E2 ★★★	R3 important	Eq. 80 €/j	65 %
Golimumab (SC)	Simponi	Janssen- Cilag et Schering- Plough	11	E3 ★★	R3 important		NER
Certolizumab	Cimzia	UCB Pharma	en cours				

583

Anti-CD20 (protéine de membrane des lymphocytes B et des lymphomes)

Molécule	Spécialité	Laboratoire	AMM	Efficacité	Risque	Prix/jour	Taux de remboursement
Rituximab (lymphomes et maladies auto-immunes)	✪ Mabthera (IV)	Roche	98	E2 ★★★	R3 important		Hôp.
Ofatumumab	Arzerra	GSK	en cours				

Antirécepteur de l'interleukine-1 (IL-1-R)

Molécule	Spécialité	Laboratoire	AMM	Efficacité	Risque	Prix/jour	Taux de remboursement
Anakinra	Kineret	Biovitrum Ab	09	E3 ★★	R3 important		65 %

Anti-IL-1

Molécule	Spécialité	Laboratoire	AMM	Efficacité	Risque	Prix/jour	Taux de remboursement
Canakinumab	Ilaris	Novartis	en cours				

Antirécepteur de l'interleukine-6 (IL-6-R)

Molécule	Spécialité	Laboratoire	AMM	Efficacité	Risque	Prix/jour	Taux de remboursement
Tocilizumab (arthrite juvénile)	RoActemra (IV)	Roche	01	E4 ★	R3 important		NER

Anti-immunoglobuline E (IgE)

Molécule	Spécialité	Laboratoire	AMM	Efficacité	Risque	Prix/jour	Taux de remboursement
Omalizumab (SC) (voir note «Asthme»)	Xolair	Novartis	05	E4 ★	R3 important		65 %

IMMUNOTHÉRAPIES

Antiadhésines (cadherines, intégrines, sélectines)

Molécule	Spécialité	Laboratoire	AMM	Efficacité	Risque	Prix/jour	Taux de remboursement
Natalizumab[1]	**Tysabri** (Cf. SEP, neurologie)	Biogen Idec-Elan	06	E4 ★	R4 majeur		Hôp.
Efalizumab (SC)[2]	**Raptiva**	Serono	05	E4 ★	R4 majeur	32 €/j	en cours
Edrécolomab[3] (cancer côlon)	**Panorex**	GSK	en cours				

Anti-IL-5 (syndrome hyperéosinophilique)

Molécule	Spécialité	Laboratoire	AMM	Efficacité	Risque	Prix/jour	Taux de remboursement
Mépolizumab		GSK	en cours				

Antirécepteurs du Neuro-Growth-Factor

Molécule	Spécialité	Laboratoire	AMM	Efficacité	Risque	Prix/jour	Taux de remboursement
Tanezumab (ostéoarthrite du genou)		Pfizer	en cours				

Antiprotéine C5 du complément

Molécule	Spécialité	Laboratoire	AMM	Efficacité	Risque	Prix/jour	Taux de remboursement
Éculizumab (hémoglobinurie paroxystique)	**Soliris** (IV)	Alexion Pharma	07	E3 ★★	R3 important		Hôp.

---

1. Anti-intégrine α-4 bloquant le passage des LT vers le cerveau. Risque de leucoencéphalopathie.

2. Inhibe la liaison LFA-1 des LT/ICAM-1 des cellules endothéliales, des macrophages et des cellules épidermiques. Risque de leucoencéphalopathie (CAM pour « *Cell adhesion molecules* »).

3. Anti-CAM épithélial.

Anticytokine stimulatrice des lymphocytes B (BLYS)

Molécule	Spécialité	Laboratoire	AMM	Efficacité	Risque	Prix/jour	Taux de remboursement
Bélimumab (lupus érythémateux disséminé)	Benlysta	GSK, HGS	en cours				

Immunosuppresseurs spécifiques de synthèse

AntI-CD2 (protéine de fusion IgG-LFA-3)

Molécule	Spécialité	Laboratoire	AMM	Efficacité	Risque	Prix/jour	Taux de remboursement
Aléfacept (psoriasis)	Amevive	Biogen Idec	en cours				

Anti-TNF-α (protéine de fusion IgG-portion du TNF-α-récepteur)

Molécule	Spécialité	Laboratoire	AMM	Efficacité	Risque	Prix/jour	Taux de remboursement
✪ Étanercept (polyarthrites; Crohn)	Enbrel (SC)	Wyeth	99	E2 ★★★	R4 majeur	eq. 40 €/j	65 %

Anti-B7 (récepteur de CTLA-4 des LT)

Molécule	Spécialité	Laboratoire	AMM	Efficacité	Risque	Prix/jour	Taux de remboursement
Abatacept	Orencia	BMS	en cours				

ALLERGIE[1]

27 molécules (M)
31 spécialités (S)
S/M = 1,15

Exigence de retrait immédiat de spécialités : 4 (13 %)
Propositions de retrait ou de déremboursement de spécialités pour risque excessif et/ou inefficacité : 13 (42 %)
Propositions de retrait ou de déremboursement de spécialités pour redondance excessive : 3 (10 %)
✪ Spécialités jugées indispensables : 2 (6 %)

Remboursements
65 % : 13 %
35 % : 55 %
NR : 32 %

(Voir les deux notes « Asthme » et « Un centenaire désastreux : la désensibilisation ».)

---

1. Voir les deux notes : « Asthme » et « Un centenaire désastreux : la désensibilation ».

Antihistaminiques

Antihistaminiques H1 (per os)[1]

Molécule	Spécialité	Laboratoire	AMM	Efficacité	Risque	Prix/ jour	Taux de rembour- sement
✪ Cétirizine (racémique)	Zyrtec	UCB Pharma	96	E3 ★★	R1 mineur	0,37 €/j	35 %
	Zyrtecset	Pierre Fabre	04	E3 ★★	R1 mineur		NR
	Virlix	Sanofi	87	E3 ★★	R1 mineur	0,37 €/j	35 %
	Actifed-Cétirizine	McNeil	07	E3 ★★	R1 mineur		NR
▢ Lévocétirizine (énantiomère du précédent)[2]	▢ Xyzall	UCB Pharma	02	E3 ★★	R1 mineur	0,37 €/j	35 %
	▢ Lévocétirizine	Teva	09	E3 ★★	R1 mineur	0,24 €/j	35 %
Loratadine (racémique)	Clarityne	Schering-Plough	88	E3 ★★	R1 mineur	0,4 €/j	35 %
Desloratadine (énantiomère du précédent)[2]	▢ Aérius	Schering-Plough	00	E3 ★★	R1 mineur	0,4 €/j	35 %
☒ Ébastine	Kestin	Almirall	96	E4 ★	R1 mineur	0,58 €/j	35 %
☒ Mizolastine	Mizollen	Thérabel-Lucien	97	E4 ★	R1 mineur	0,43 €/j	35 %
☒ Oxatomide	Tinset	Janssen-Cilag	84	E4 ★	R1 mineur	0,4 €/j	35 %
☒ Rupatadine	Wystamm	Bouchara	08	E4 ★	R1 mineur	0,3 €/j	35 %
☒ Azélastine (pulvérisations)	Allergodil	Meda Pharma	93	E4 ★	R1 mineur		35 %
☒ Kétotifène	Zaditen	Sigma-Tau	79	E5 0	R1 mineur	0,35 €/j	35 %
☒ Bilastine	Inorial	Pierre Fabre (venue de Menarini)	11	E4 ★	R1 mineur	0,28 €/j	30 %

---

1. Se lient aux récepteurs H1 de l'histamine. Tous sont des antihistaminiques de 2e génération, qui ne parviennent pas au cerveau et n'ont pas d'effets sédatifs généraux. Tous ont une réelle efficacité dans les allergies aiguës, conjonctivites, rhinites, urticaire, mais non générales ou bronchiques (asthme).

2. Développées pour relayer le brevet du précédent arrivant en fin de vie et maintenir des prix élevés, malgré les génériques.

ALLERGIE

Freinateurs de la synthèse de l'histamine

Molécule	Spécialité	Laboratoire	AMM	Efficacité	Risque	Prix/jour	Taux de rembour-sement
☒ Tritoqualine (per os)	**Hypostamine**	Chiesi	60	E5 0	R1 mineur		NR

Antihistaminiques H1 – Anticholinergiques[1]

Molécule	Spécialité	Laboratoire	AMM	Efficacité	Risque	Prix/jour	Taux de rembour-sement
Prométhazine (per os, inj.)	**Phénergan**	UCB Pharma	50	E4 ★	R2 modéré	0,22 €/j	35%
Dexchlorphénira-mine (per os, inj.)	**Polaramine**	Schering-Plough	61	E4 ★	R2 modéré		NR
Cyproheptadine (per os)	**Périactine**	Teofarma	74	E4 ★	R2 modéré		NR
☒ Hydroxyzine (per os)	**Atarax**	UCB Pharma	55	E4 ★	R2 modéré	0,4 €/j	65%
☒ Alimémazine (per os)	**Théralène**	UCB Pharma	59	E4 ★	R2 modéré	0,15 €/j	35%
☒ Bromphénira-mine (per os)	**Dimégan**	Dexo	73	E4 ★	R2 modéré	0,65 €/j	35%
☒ Méquitazine (per os)	**Primalan**	Pierre Fabre	95	E4 ★	R2 modéré	0,5 €/j	35%

Choc anaphylactique

Molécule	Spécialité	Laboratoire	AMM	Efficacité	Risque	Prix/jour	Taux de rembour-sement
Adrénaline IM[2]	✪ **Anapen**	CSP	03	E1 ★★★★	R2 modéré		65%

---

1. Tous sont des antihistaminiques de 1re génération, stimulant ou déprimant les centres nerveux cérébraux avec des effets secondaires acétylcholiniques (muscariniques). Ils ont été vus avec les hypnotiques en psychiatrie.

2. Présente dans toute trousse de médecin, elle sauve la vie. Les corticoïdes actifs après quatre-six heures sont sans aucune action. Remboursement à 100% à exiger.

Pr Philippe **EVEN** – Pr Bernard **DEBRÉ**　　　GUIDE DES 4000 MÉDICAMENTS

Désensibilisations

(voir note « Désensibilisation »)

Efficacité variable, mais démontrée

Molécule	Spécialité	Laboratoire	AMM	Efficacité	Risque	Prix/ jour	Taux de rembour- sement
Venins d'abeille ou guêpe (inj.)	**Albey**	Stallergènes SA	85	E3 ★★	R2 modéré		65 %
	Alyostal	Stallergènes SA	90	E3 ★★	R2 modéré		65 %

Efficacité non démontrée[1]

Molécule	Spécialité	Laboratoire	AMM	Efficacité	Risque	Prix/ jour	Taux de rembour- sement
Préparations individuelles (inj.)	☒ **Allergènes Alk-Abello**	Alk-Abello		E5 0	R3 important		NR
	☒ **Allergènes Stallergènes**	Stallergènes SA		E5 0	R3 important		NR
Pollens de graminées (CP)	☒ **Grazax**[2]	Alk-Abello	07	E5 0	R3 important		NR
	☒ **Oralair**	Stallergènes SA	10	E5 0	R3 important		NR

Homéopathie

Molécule	Spécialité	Laboratoire	AMM	Efficacité	Risque	Prix/ jour	Taux de rembour- sement
Extraits végétaux	**Rhinallergy** (per os)	Boiron	09	E5 0	R0 nul		NR

---

1. Pour nous, radicalement sans le moindre bénéfice autre que l'effet placebo (il faut y croire), mais non sans risques.
2. Publicité télévisuelle répétée.

ORL
ANGINES OU PHARYNGITES, RHINITES, SINUSITES, LARYNGITES, OTITES, HYPOACOUSIE

77 molécules (M)
93 spécialités (S)
S/M = **1,20**

Exigence de retrait immédiat de spécialités : **0**
Propositions de retrait ou de déremboursement de spécialités pour risque excessif et/ou inefficacité : **61** (66 %)
Propositions de retrait ou de déremboursement de spécialités pour redondance excessive : **0**
✪ Spécialités jugées indispensables : **5** (5 %)

Remboursements
65 % : 1 %
35 % : 32 %
NR : 67 %

(Voir aussi « Allergie » et « Pneumologie ».)

Pr Philippe **EVEN** – Pr Bernard **DEBRÉ**

Congestion nasale

Pulvérisations nasales[1]

Vasoconstricteurs adrénergiques (A)[2]

Molécule	Spécialité	Laboratoire	AMM	Efficacité	Risque	Prix/ jour	Taux de rembour-sement
✪ Oxymétazoline (α-1, α-2 agonistes)	**Pernazène**	Jolly-Jatel	56	E2 ★★★	R2 modéré		35 %
	Aturgyl	Sanofi	62	E3 ★★	R2 modéré		35 %
☒ Éphédrine (agoniste des α, β-récepteurs)	☒ **Rhinamide**	Bailly-Creat	65	E4 ★	R3 important		35 %
	☒ **Rhino-Sulfuryl**	Legras	77	E4 ★	R3 important		NR

Vasoconstricteurs A + Prednisolone (P)

Molécule	Spécialité	Laboratoire	AMM	Efficacité	Risque	Prix/ jour	Taux de rembour-sement
Naphazoline + P	**Dérinox**	Thérabel-Lucien	61	E3 ★★	R2 modéré		35 %
Oxymétazoline + P	**Déturgylone**	Sanofi	68	E3 ★★	R2 modéré		35 %

Vasoconstricteurs A + Antiseptique

Molécule	Spécialité	Laboratoire	AMM	Efficacité	Risque	Prix/ jour	Taux de rembour-sement
☒ Tuaminoheptane + Benzalkonium	**Rhinofluimucil** (+ Acétylcystéine)	Zambon		E4 ★	R2 modéré		35 %

---

1. Nous ne partageons pas les critiques de *Prescrire* sur ces produits, qui déclencheraient des « troubles cardio-vasculaires » chez l'enfant et l'adulte « parfois mortels » et des « infarctus du myocarde » chez l'adulte non cardiaque. À dose prescrite et sans en associer plusieurs, le risque est nul et le soulagement remarquable.

2. Ventes des vasoconstricteurs remboursés : 20 millions de flacons pulvériseurs en 2009 pour 16 millions d'euros de remboursement à 35 %, soit un marché d'au moins 60 millions d'euros.

ORL

Voies orale et rectale

Solutions buvables (B), comprimés (C), sirops (S), suppositoires (SU)

Vasoconstricteurs adrénergiques (A)

Molécule	Spécialité	Laboratoire	AMM	Efficacité	Risque	Prix/jour	Taux de remboursement
☒ Pseudoéphédrine (α, β-agoniste)	**Sudafed** (C,S)	GSK	90	E4 ★	R3 important		35%

Vasoconstricteurs A + Antihistaminique H1

Molécule	Spécialité	Laboratoire	AMM	Efficacité	Risque	Prix/jour	Taux de remboursement
☒ Pseudoéphédrine + Cétirizine	**Actifedduo** (C)	McNeil	06	E4 ★	R3 important		NR
☒ Phényléphrine (= Néosynéphrine, α-1-agoniste) + Chlorphénamine + Biclotymol	**Hexarhume**	Bouchara	71	E4 ★	R3 important		NR

Vasoconstricteur + Anti-inflammatoire

Molécule	Spécialité	Laboratoire	AMM	Efficacité	Risque	Prix/jour	Taux de remboursement
☒ Pseudoéphédrine + Paracétamol	**Dolirhume**	Sanofi	96	E4 ★	R2 modéré		NR
☒ Pseudoéphédrine + Ibuprofène	**Rhinadvil**	Wyeth	91	E4 ★	R2 modéré		35%
	Rhinureflex	Reckitt-Benckiser	95	E4 ★	R2 modéré		35%

593

Vasoconstricteur + Antihistaminique H1 (AH1)
+ Anti-inflammatoire

Molécule	Spécialité	Laboratoire	AMM	Efficacité	Risque	Prix/ jour	Taux de rembour- sement
☒ Pseudoéphédrine + Paracétamol + AH-1	Actifed jour et nuit (+ Diphénhydramine)	NcNeil	01	E4 ★	R3 important		NR
	Actifed rhume (+ Triprolidine)	McNeil	08	E4 ★	R3 important		NR
	Dolirhumepro (+ Doxylamine)	Sanofi	05	E4 ★	R3 important		NR
	Humex rhume (+ Chlorphénamine)	Urgo	97	E4 ★	R3 important		NR

Antihistaminique H-1 + Anti-inflammatoire
+ ... vitamine C (!?!)

per os : solutions buvables (B), granulés (G), comprimés (C) et supposi-toires (SU)

Molécule	Spécialité	Laboratoire	AMM	Efficacité	Risque	Prix/ jour	Taux de rembour- sement
☒ Paracétamol + Chlorphéna-mine + Vit. C	Rhinofébral (C)	McNeil	76	E4 ★	R2 modéré		NR
	Actifed grippe (B)	McNeil	95	E4 ★	R2 modéré		NR
☒ Paracétamol + Phéniramine + Vit. C	Fervex (G)	Upsa	80	E4 ★	R2 modéré		NR
☒ Paracétamol + Prométhazine	Algotropyl (SU)	Biocodex	56	E4 ★	R2 modéré		NR

ORL

Inhalations, fumigations

Molécule	Spécialité	Laboratoire	AMM	Efficacité	Risque	Prix/ jour	Taux de rembour- sement
Phytothérapies	☒ **Aromasol**	Pierre Fabre	54	E5 0	R0 nul		NR
	☒ **Balsofumine**	Sanofi	73	E5 0	R0 nul		NR
	☒ **Calyptol**	Techni-Pharma	47	E5 0	R0 nul		NR
	☒ **Dolirhume aux huiles essentielles**	Sanofi	73	E5 0	R0 nul		NR
	☒ **Essence algérienne**	Toulade	92	E5 0	R0 nul		NR
	☒ **Goménol**	Goménol	50	E5 0	R0 nul		NR
	Pérubore	Mayoly-Spindler	44	E5 0	R0 nul		NR
	Vicks Inhaler	Procter & Gamble	85	E5 0	R0 nul		NR
Divers	☒ **Rhinotrophyl** (ténoate d'éthanolamine)	Jolly-Jatel	96	E5 0	R0 nul		NR
	☒ **Rhino-Sulfuryl** (Si-Al)	Legras	77	E5 0	R0 nul		NR

Rhinite allergique

Traitements généraux : voir Allergie

Traitements locaux

Antihistaminiques H1

Molécule	Spécialité	Laboratoire	AMM	Efficacité	Risque	Prix/ jour	Taux de rembour- sement
☒ Azélastine (pulv.)	**Allergodil**	Meda Pharma	93	E4 ★	R1 mineur		35 %

Anticholinergiques

Molécule	Spécialité	Laboratoire	AMM	Efficacité	Risque	Prix/ jour	Taux de rembour- sement
☒ Ipratropium (sol. nasale)	**Atrovent**	Boehringer	85	E4 ★	R2 modéré		35%

Corticoïdes (voie nasale)

Molécule	Spécialité	Laboratoire	AMM	Efficacité	Risque	Prix/ jour	Taux de rembour- sement
Triamcinolone	**Nasacort**	Sanofi	97	E2 ★★★	R1 mineur	0,3 €/j	35%
✿ Béclométasone	**Béconase**	GSK	87	E2 ★★★	R1 mineur	0,45 €/j	35%
	Rhinomaxil	Zambon	06	E2 ★★★	R1 mineur	0,42 €/j	35%
	Humex Rhume des foins	Urgo	97	E2 ★★★	R1 mineur	0,33 €/j	35%
Budésonide	**Rhinocort**	Astra-Zeneca	99	E2 ★★★	R1 mineur	0,43 €/j	35%
Fluticasone	**Flixonase**	GSK	92	E2 ★★★	R1 mineur	0,33 €/j	35%
	Avamys	GSK	03	E2 ★★★	R1 mineur	0,33 €/j	35%
Flunisolide	**Nasalide**	Teva	91	E2 ★★★	R1 mineur	0,25 €/j	35%
Tixocortol	**Pivalone**	Pfizer	77	E2 ★★★	R1 mineur	0,42 €/j	35%
Mométasone	**Nasonex**	Schering-Plough	97	E2 ★★★	R1 mineur	0,32 €/j	35%

Cromones

Molécule	Spécialité	Laboratoire	AMM	Efficacité	Risque	Prix/ jour	Taux de rembour- sement
☒ Cromoglycate (nébul. orale et nasale)	**Lomudal**	Sanofi	80	E4 ★	R1 mineur		35%
	Lomusol	Sanofi	94	E4 ★	R1 mineur		35%
	Cromorhinol	Chauvin	95	E4 ★	R1 mineur		NR

ORL

Antiseptiques, anesthésiques et anti-inflammatoires locaux

Formes nasales

Antibiotique

Molécule	Spécialité	Laboratoire	AMM	Efficacité	Risque	Prix/ jour	Taux de rembour- sement
⊠ Mupirocine	Bactroban	GSK	91	E5 O	R1 mineur		65 %

Antiseptiques

Molécule	Spécialité	Laboratoire	AMM	Efficacité	Risque	Prix/ jour	Taux de rembour- sement
⊠ Ritiométan	Nécyrane	Pierre Fabre	67	E5 O	R1 mineur		NR
⊠ Thiophène- carboxylate (TPC)	Dolirhume TPC	Sanofi	73	E5 O	R1 mineur		NR
⊠ Benzodo- décinium	Prorhinel	Novartis	64	E5 O	R1 mineur		NR

Antiseptique + Antihistaminique

Molécule	Spécialité	Laboratoire	AMM	Efficacité	Risque	Prix/ jour	Taux de rembour- sement
⊠ Céthexonium + Phényltoloxamine	Biocidan	Menarini	57	E5 O	R1 mineur		NR

Pr Philippe **EVEN** – Pr Bernard **DEBRÉ**

GUIDE DES 4000 MÉDICAMENTS

Collutoires

Antiseptiques

Molécule	Spécialité	Laboratoire	AMM	Efficacité	Risque	Prix/jour	Taux de rembour-sement
Chlorhexidine	**Collunovar**	Dexo	60	E5 0	R1 mineur		NR
Hexétidine	**Collu-Hextril**	McNeil	66	E5 0	R1 mineur		NR
⊠ Biclotymol	**Hexaspray**	Bouchara	85	E5 0	R1 mineur		NR

Antiseptique + Corticoïde

Molécule	Spécialité	Laboratoire	AMM	Efficacité	Risque	Prix/jour	Taux de rembour-sement
⊠ Chlorhexidine + Tixocortol	**Thiovalone**	Pfizer	98	E4 ★	R1 mineur		NR

Antiseptique + Anesthésique

Molécule	Spécialité	Laboratoire	AMM	Efficacité	Risque	Prix/jour	Taux de rembour-sement
⊠ Hexamidine + Lidocaïne	**Colludol**	Cooper	82	E4 ★	R1 mineur		NR
✪ Hexamidine + Tétracaïne	**Oromédine**	Sanofi	82	E4 ★	R1 mineur		NR
Chlorhexidine + Tétracaïne	**Drill maux de gorge**	Pierre Fabre	93	E4 ★	R1 mineur		NR
	Eludril	Pierre Fabre	69	E4 ★	R1 mineur		NR
⊠ Cétrimide + Lidocaïne	**Lysocalmspray**	Pierre Fabre	03	E4 ★	R1 mineur		NR
⊠ Chlorhexidine + Oxybuprocaïne	**Désomédine**	Chauvin	07	E4 ★	R1 mineur		NR

ORL

Pastilles à sucer

Antiseptiques

Molécule	Spécialité	Laboratoire	AMM	Efficacité	Risque	Prix/ jour	Taux de rembour- sement
☒ Biclotymol	**Humex** (miel, citron, orange, menthe, fruits rouges)	Urgo	95	E5 0	R1 mineur		NR
	Solutricine (menthe, orange)	Sanofi	03	E5 0	R1 mineur		NR
☒ Amylmétacrésol	**Strepsils** (fraise, citron, miel)	Reckitt-Benckiser	91	E5 0	R1 mineur		NR

Antiseptique + Anesthésique

Molécule	Spécialité	Laboratoire	AMM	Efficacité	Risque	Prix/ jour	Taux de rembour- sement
Chlorhexidine + Tétracaïne	**Aphtoral** (+ Vit. C)	Pierre Fabre	77	E4 ★	R1 mineur		NR
	Drill (anis, menthe, citron, miel rosat, pamplemousse)	Pierre Fabre	84	E4 ★	R1 mineur		NR
☒ Amylmétacrésol + Lidocaïne	**Strepsils Lidocaïne**	Reckitt-Benckiser	99	E4 ★	R1 mineur		NR

Anesthésique seul

Molécule	Spécialité	Laboratoire	AMM	Efficacité	Risque	Prix/ jour	Taux de rembour- sement
✿ Tétracaïne	**Solutricine Tétracaïne**	Sanofi	05	E4 ★	R1 mineur		NR
Ambroxol	**Lysopadol**	Boehringer	03	E4 ★	R1 mineur		NR

Anti-inflammatoire

Molécule	Spécialité	Laboratoire	AMM	Efficacité	Risque	Prix/ jour	Taux de rembour- sement
☒ Flurbiprofène	**Strefen**	Reckitt-Benckiser	00	E4 ★	R1 mineur		NR

Pr Philippe **EVEN** – Pr Bernard **DEBRÉ**   GUIDE DES 4000 **MÉDICAMENTS**

Enzymes

Molécule	Spécialité	Laboratoire	AMM	Efficacité	Risque	Prix/jour	Taux de remboursement
☒ α-amylases	**Maxilase**	Sanofi	61	E5 0	R1 mineur		NR
	Mégamylase	Leurquin	99	E5 0	R1 mineur		NR

Antiseptique + Lysozyme (Ly)

Molécule	Spécialité	Laboratoire	AMM	Efficacité	Risque	Prix/jour	Taux de remboursement
☒ Ténoate + Ly	**Glossithiase**	Jolly-Jatel	70	E5 0	R1 mineur		NR
☒ Biclotymol + Ly	**Hexalyse** (+ Énoxolone)	Bouchara	98	E5 0	R1 mineur		NR
☒ Pyridoxine + Ly	**Lyso-6**	Pierre Fabre	65	E5 0	R1 mineur		NR
☒ Cétylpyridinium + Ly	**Lysopaïne**	Boehringer	94	E5 0	R1 mineur		NR

Divers

Molécule	Spécialité	Laboratoire	AMM	Efficacité	Risque	Prix/jour	Taux de remboursement
☒ Lévomenthol + Réglisse	**Blackoïds du Dr Meur**	SERP	70	E5 0	R0 nul		NR

ORL

Otites (instillations)[1]

Otites externes

Antibactériens + Corticoïdes

Molécule	Spécialité	Laboratoire	AMM	Efficacité	Risque	Prix/ jour	Taux de rembour- sement
Néomycine + Polymyxine + Fluocinolone	Antibio-Synalar	Jolly-Jatel	65	E3 ★★	R1 mineur		35 %
✪ Framycétine + Polymyxine + Dexaméthasone	Framyxone	Jolly-Jatel	98	E3 ★★	R1 mineur		35 %
⊠ Polymyxine + Néomycine + Fludrocortisone + Lidocaïne	Panotile	Zambon	75	E4 ★	R1 mineur		35 %
⊠ Polymyxine + Néomycine + Dexaméthasone	Polydexa	Bouchara	77	E4 ★	R1 mineur		35 %

Antibactériens + Corticoïdes + Antifongiques

Molécule	Spécialité	Laboratoire	AMM	Efficacité	Risque	Prix/ jour	Taux de rembour- sement
⊠ Oxytétracycline + Polymyxine + Dexaméthasone + Nystatine	Auricularum	Grimberg	87	E4 ★	R1 mineur		35 %

Anesthésiques locaux associés

Molécule	Spécialité	Laboratoire	AMM	Efficacité	Risque	Prix/ jour	Taux de rembour- sement
Phénazone + Lidocaïne	Otipax	Biocodex	85	E4 ★	R1 mineur		35 %

---

1. Les antibactériens sont utilisés en application locale et ne sont pas absorbés, donc bien tolérés. La polymixine est active sur les seuls Gram négatifs. Les résistances sont rares car l'antibiotique est peu utilisé et seulement par voie externe. La néomycine (aminoglycoside) est active sur les Gram négatifs et positifs. Par voie générale, ces antibiotiques donnent lieu à des complications sérieuses.

601

Pr Philippe **EVEN** – Pr Bernard **DEBRÉ**

Sympathomimétique + Antiseptique

Molécule	Spécialité	Laboratoire	AMM	Efficacité	Risque	Prix/ jour	Taux de rembour- sement
☒ Résorcinol + Éphédrine	**Osmotol**	Chauvin	49	E5 0	R1 mineur		NR

Otites avec perforation tympanique

Antibactériens (instillations)

Molécule	Spécialité	Laboratoire	AMM	Efficacité	Risque	Prix/ jour	Taux de rembour- sement
Ofloxacine	**Oflocet**						
Rifamycine	**Otofa**			Cf. Antibiotiques			

Divers d'efficacité nulle

Médicaments soufrés

(voie nasale ou orale : comprimés ; pulvérisations ; solutions buvables)

Molécule	Spécialité	Laboratoire	AMM	Efficacité	Risque	Prix/ jour	Taux de rembour- sement
☒ Sulfure de Na	**Actisoufre**	Grimberg	50	E5 0	R0 nul		NR
☒ Thiosulfate de Na et Mg	**Désintex**	Richard	45	E5 0	R0 nul		NR
☒ Cystine – Soufre – Vit. A	**Solacy**	Grimberg	74	E5 0	R1 mineur		NR
☒ S – Si – Al	**Sulfuryl**	Legras	97	E5 0	R0 nul		NR

ORL

Oligothérapie de manganèse (Mn) et de soufre (per os)

Molécule	Spécialité	Laboratoire	AMM	Efficacité	Risque	Prix/ jour	Taux de rembour- sement
	☒ Granions de manganèse[1]	EA Pharma	92	E5 0	R0 nul		NR
	☒ Oligosol manganèse[2]	Labcatal	06	E5 0	R0 nul		NR
	☒ Oligostim manganèse[2]	Boiron	90	E5 0	R0 nul		NR

---

1. Aucun argument pour le manganèse du laboratoire des Granions. EA Pharma Monaco commercialise aussi des «Granions» d'or (rhumatismes), d'argent et de cuivre (infections ORL, rhumatismes), de lithium (psychosomatisations), de magnésium (dystonies neurovégétatives!), sélénium (affections musculaires), soufre (infections récidivantes ORL) et zinc (acné), les seuls remboursés 35%.

2. Aussi au cobalt, bismuth, cuivre, or, argent, fluor, lithium, magnésium, nickel, sélénium, phosphore, potassium, soufre, zinc.

PNEUMOLOGIE
HORS CANCERS ET INFECTIONS (VOIR ANTIBIOTIQUES)

Dépenses de la CNAM 2010 (avec ORL) :
1,4 milliard d'euros (6,5 %)

75 molécules (M)
129 spécialités (S)
S/M = **1,72**

Exigence de retrait immédiat de spécialités : **3** (4 %)
Propositions de retrait ou de déremboursement de spécialités pour risque excessif et/ou inefficacité : **79** (62 %)
Propositions de retrait ou de déremboursement de spécialités pour redondance excessive : **16** (12 %)
✪ Spécialités jugées indispensables : **6** (5 %)

Remboursements
100 %: 0
65 %: 25 %
35 %: 41 %
Hôp.: 10 %
NR: 24 %

(Pour les cancers, voir plus loin Cancérologie et notes «Nature des cancers», «Épidémiologie des cancers» et «Une belle histoire de cancérologie, Iressa et Tarceva».)

PNEUMOLOGIE

Asthme et bronchites chroniques obstructives (BCO)[1]

2 pathologies et mêmes médicaments, très actifs dans l'asthme, peu dans les BCO

β2-stimulants[2] (une formidable révolution thérapeutique – 1973)

Action brève en inhalation ou IV

inhalés en aérosols pressurisés (A), poudres (P), nébulisations (N) ou intraveineux (IV)

Molécule	Spécialité	Laboratoire	AMM	Efficacité	Risque	Prix/ jour	Taux de rembour- sement
Salbutamol	✪ **Ventoline** (A,N,IV)	GSK	73	E1 ★★★★	R1 mineur	0,3 €/j	65 %
	🗇 **Airomir** (A)	Teva	96	E1 ★★★★	R1 mineur	0,5 €/j	65 %
	🗇 **Asmasal** (P)	UCB Pharma	98	E1 ★★★★	R1 mineur	0,5 €/j	65 %
	🗇 **Ventilastin** (P)	Meda Pharma	04	E1 ★★★★	R1 mineur	0,3 €/j	65 %
	🗇 **Salbumol Fort** (IV)	GSK	73	E1 ★★★★	R1 mineur		Hôp.
Terbutaline	**Bricanyl** (P,N,IV)	Astra-Zeneca	72	E2 ★★★	R1 mineur		65 %

---

1. Voir note «Asthme». Très fréquentes, les broncho-pneumopathies obstructives (BPCO: 2 pathologies: les bronchites chroniques avec ou sans emphysème et l'emphysème diffus, bulleux ou non) sont liées à la pollution industrielle, urbaine et/ou tabagique. Elles se traduisent par l'essoufflement à l'effort, très invalidant, puis, au repos, par une toux et une expectoration chroniques, et, à la longue et dans les cas les plus sévères, aboutissent à l'hypertension artérielle pulmonaire et à l'insuffisance cardiaque droite. Les surinfections sont fréquentes à Pneumocoque et Haemophilus, qui peuvent conduire en réanimation. Les lésions bronchiques et la destruction du tissu pulmonaire souvent associée (emphysème) se constituent en vingt à quarante ans. Elles sont fixées, anatomiques, peu sensibles aux traitements. Les corticoïdes inhalés, les β2-stimulants, les atropiniques y ont pourtant un certain effet en diminuant l'essoufflement. Elles sont la cause de dizaines de milliers de morts par an, en moyenne vers 70 ans.

2. Stimulants des récepteurs adrénergiques (ou sympathiques) de type β2. Voir notes «Sympathique et parasympathique» et «Asthme».

Action prolongée en inhalation (LP)

Molécule	Spécialité	Laboratoire	AMM	Efficacité	Risque	Prix/ jour	Taux de rembour- sement
Salmétérol	✪ Serevent (A, P)	GSK	91	E2 ★★★	R1 mineur	1,2 €/j[1]	65%
Formotérol	▯ Foradil (P)	Novartis	94	E2 ★★★	R1 mineur	1,6 €/j	65%
	Asmelor (P)	Meda Pharma	06	E2 ★★★	R1 mineur	0,9 €/j	65%
	Formoair (A)	Chiesi	05	E2 ★★★	R1 mineur	0,8 €/j	65%

Per os (O) ou suppositoires (SU) : aucune indication

Molécule	Spécialité	Laboratoire	AMM	Efficacité	Risque	Prix/ jour	Taux de rembour- sement
☒ Salbutamol	Salbumol (O, SU)	GSK	73	E3 ★★	R2 modéré	1 €/j	35%
☒ Terbutaline	Bricanyl LP (O)	Astra-Zeneca	89	E3 ★★	R2 modéré	0,3 €/j	35%
☒ Bambutérol	Oxéol (O)	Astra-Zeneca	94	E3 ★★	R2 modéré	0,4 €/j	65%

Corticoïdes

Per os : cf. « Anti-inflammatoires »

Prednisone, prednisolone, méthylprednisolone, béta- et dexa-méthasones, triamcindone.

Inhalation

une révolution plus importante encore que les β2-stimulants (voir note « Asthme »)

---

1. 4 fois la Ventoline !!!

PNEUMOLOGIE

Molécule	Spécialité	Laboratoire	AMM	Efficacité	Risque	Prix/jour	Taux de rembour-sement
Béclométasone (A,P,N)	✪ Bécotide	GSK	86	E1 ★★★★	R1 mineur	0,45 €/j	65%
	Béclone (A)	Leurquin	93	E1 ★★★★	R1 mineur	0,5 €/j	65%
	Béclojet (A)	Chiesi	94	E1 ★★★★	R1 mineur	0,8 €/j	65%
	Béclospray (A)	Chiesi	05	E1 ★★★★	R1 mineur	0,5 €/j	65%
	Béclospin (N)	Chiesi	06	E1 ★★★★	R1 mineur	5 €/j[1]	65%
	Asmabec (P)	UCB Pharma	99	E1 ★★★★	R1 mineur	0,75 €/j	65%
	Bémedrex Easyhaler (P)	HRA Pharma	98	E1 ★★★★	R1 mineur	0,7 €/j	65%
	Miflasone (P)	Novartis	93	E1 ★★★★	R1 mineur	0,75 €/j	65%
Budésonide	Miflonil (P)	Novartis	02	E1 ★★★★	R1 mineur	0,65 €/j	65%
	Pulmicort (P,N)	Astra-Zeneca	90	E2 ★★★	R1 mineur	1,1 €/j[1]	65%
	Novopulmon (P)	Meda Pharma	03	E2 ★★★	R1 mineur	0,7 €/j	65%
Fluticasone (doses = ½ béclométasone)	Flixotide (A,P)	GSK	93	E2 ★★★	R1 mineur	1,7 €/j[1]	65%
	Qvar Autohaler et Spray (A)	Teva	99	E2 ★★★	R1 mineur	0,9 €/j	65%

Corticoïdes et β2-stimulants

Molécule	Spécialité	Laboratoire	AMM	Efficacité	Risque	Prix/jour	Taux de rembour-sement
Béclométasone + Formotérol	Innovair (A)	Chiesi	07	E2 ★★★	R1 mineur	1,1 €/j	65%
Fluticasone + Salmétérol	✪ Seretide (A,P)	GSK	00	E2 ★★★	R1 mineur	1,9 €/j[2]	65%
Budésonide + Formotérol	Symbicort (P)	Astra-Zeneca	01	E2 ★★★	R1 mineur	1,1 €/j	65%

---

1. Aucune raison à ces prix 2 à 8 fois supérieurs au Bécotide… mais la révolution du Bécotide aurait justifié des prix plus élevés… rattrapage?

2. Pourquoi 1,6 fois le prix du Seretide?

Pr Philippe **EVEN** – Pr Bernard **DEBRÉ** GUIDE DES 4000 MÉDICAMENTS

Théophyllines

Médicaments efficaces, mais dépassés

Molécule	Spécialité	Laboratoire	AMM	Efficacité	Risque	Prix/ jour	Taux de rembour- sement
☒ Théophylline d'action prolongée (per os)	Tédralan	SERP	69	E4 ★	R3 important	0,3 €/j	35 %
	Dilatrane LP[1]	SERP	68	E4 ★	R3 important	0,2 €/j	35 %
	Euphylline LP130	Nycomed	81	E4 ★	R3 important	0,3 €/j	35 %
	Théostat LP130	Pierre Fabre	84	E4 ★	R3 important	0,3 €/j	35 %
☒ Bamifylline (per os)	Trentatil	UCB Pharma	64	E4 ★	R2 modéré	0,4 €/j	35 %
☒ Diprophylline (DP)	Ozothine à la DP	Zambon	54	E4 ★	R2 modéré		NR

Atropiniques[2]

En aérosols (A), poudres (P) et nébulisations (N)

Molécule	Spécialité	Laboratoire	AMM	Efficacité	Risque	Prix/ jour	Taux de rembour- sement
Ipratropium	**Atrovent** (A,N)	Boehringer	92	E3 ★★	R2 modéré	1,43 €/j	NR à 65 %[3]
Tiotropium	**Spiriva** (A,P)	Boehringer	05	E3 ★★	R2 modéré	1,4 €/j	65 %

Associations β2-stimulants et atropiniques : inutiles et dangereuses

Molécule	Spécialité	Laboratoire	AMM	Efficacité	Risque	Prix/ jour	Taux de rembour- sement
☒ Fénotérol + Ipratropium	**Bronchodual** (P)	Boehringer	93	E3 ★★	R3 important	0,8 €/j	35 %

1. LP : libération prolongée.
2. Anticholinergiques = antiparasympathomimétiques (voir note « Sympathique et parasympathique »).
3. Aérosol : NR ; nébulisateur : 65 %.

608

PNEUMOLOGIE

Antileucotriènes (inhibiteurs de la 5-lipoxygénase de l'acide arachidonique)[1]

Molécule	Spécialité	Laboratoire	AMM	Efficacité	Risque	Prix/jour	Taux de remboursement
☒ Montélukast (per os)	**Singulair** (prix double des médicaments les plus actifs !)	MSD	98	E4 ★	R2 modéré	2,5 €/j	65 %

Dichromone (benzopyrène)[2]

Molécule	Spécialité	Laboratoire	AMM	Efficacité	Risque	Prix/jour	Taux de remboursement
☒ Cromoglycate (cromolyne)	**Lomudal** (prix 1,5 fois au-dessus des médicaments actifs !)	Sanofi	80	E5 0	R1 mineur	1,7 €/j	35 %

Antihistaminiques H1

Molécule	Spécialité	Laboratoire	AMM	Efficacité	Risque	Prix/jour	Taux de remboursement
☒ Kétotifène[3]	**Zaditen**	Sigma-Tau	79	E5 0	R2 modéré	0,35 €/j	35 %

---

1. Défendus bec et ongles depuis quinze ans par Jeff Drazen, actuel éditeur en chef du *New England Journal of Medicine* lié à 12 des plus grandes firmes et spécialement consultant chez Merck Sharp and Dohme depuis plus de vingt ans, ils sont 1,5 à 2 fois plus chers que les associations β2-stimulants + corticoïdes inhalés, beaucoup moins actifs et n'ajoutent rien comme thérapeutique additionnelle. Zéro.

2. Dérivé de la khelline, présenté comme inhibiteur de la libération d'histamine vers 1965, il n'a aucun effet et a disparu des ouvrages de pharmacologie internationaux, mais il est toujours sur le marché et remboursé à 35 %.

3. Molécule lancée par Sandoz, reprise par Novartis, puis refourguée à Sigma-Tau. Elle est absolument sans la moindre utilité. L'un de nous, membre de la commission d'AMM, s'est opposé à l'AMM en 1982 : « Vous nous avez fait perdre 4 milliards de francs », me dit le patron de Sandoz-France ! La molécule est passée quand même quelques mois plus tard. Comme la précédente, elle n'est même plus dans les traités de pharmacologie internationaux, mais elle est encore sur le marché français, juste réduite désormais à un remboursement de 35 %.

Pr Philippe **EVEN** – Pr Bernard **DEBRÉ**

Anticorps monoclonaux[1]

Molécule	Spécialité	Laboratoire	AMM	Efficacité	Risque	Prix/ jour	Taux de rembour- sement
☒ Omalizumab (anti-IgE) (SC)	Xolair (prix délirant)	Novartis	05	E4 ★	R3 important	76 €/j	65 %

Mucolytiques[2]

Tous à retirer du marché

Comprimés (C), solutions buvables (B), sirops (S), nébulisations (N) et endotrachéale (T)

Molécule	Spécialité	Laboratoire	AMM	Efficacité	Risque	Prix/ jour	Taux de rembour- sement
☒ Carbocistéine	Bronchokod (S, B)	Sanofi	80	E5 0	R1 mineur	1,2 €/j	NR
	Broncoclar (S)	Upsa	90	E5 0	R1 mineur		NR
	Drill expectorant (S, B)	Pierre Fabre	91	E5 0	R1 mineur		NR
	Exotoux (B)	Bouchara	05	E5 0	R1 mineur		NR
	Fluditec expectorant (S)	Innotech	94	E5 0	R1 mineur		RAE[3]
	Fluvic (S)	Pierre Fabre	91	E5 0	R1 mineur		NR
	Muciclar (B)	McNeil	93	E5 0	R1 mineur		NR
	Rhinathiol Carbocistéine (S, B)	Sanofi	68	E5 0	R1 mineur		NR

---

1. Outre l'anti-IgE, un autre est en phase II, le lebrikizumab, dirigé contre l'interleukine-13. Il augmente de 5 à 8 % le débit aérien au laboratoire. Autant dire rien, les traitements actifs l'augmentent de 20 à 30 % et, de plus, les effets au laboratoire n'ont rien à voir avec les effets cliniques dans la vie réelle.

2. Il a fallu trente ans pour les dérembourser ! Presque tous ceux de classe d'efficacité 4 et 5 viennent de labos français ne vendant qu'en France.

3. Réservé à l'exportation (quel pays peut bien en vouloir ???).

PNEUMOLOGIE

☒ Acétyl- et Diacétyl-cystéine	Codotussyl expectorant (C,S)	Genévrier	89	E5 0	R1 mineur		NR
	Exomuc (B)	Bouchara	94	E5 0	R1 mineur		NR
	Fluimucil (B)	Zambon	80	E5 0	R1 mineur		NR
	Mucomyst (C,B)	Upsa	96	E5 0	R1 mineur		NR
	Mucolator (B)	Abbott	86	E5 0	R1 mineur		NR
	Mucothiol (C)	Jolly-Jatel	76	E5 0	R1 mineur		NR
	Solmucol (B)	Genévrier	89	E5 0	R1 mineur		NR
	Mucomystendo (T)	BMS	65	E5 0	R1 mineur	0,7 €/ amp.	35 %
☒ Bromhexine	Bisolvon (C)	Boehringer	77	E5 0	R1 mineur		NR
☒ Ambroxol	Surbronc (C,B)	Boehringer	84	E5 0	R1 mineur		NR
	Muxol (C,B)	Leurquin	87	E5 0	R1 mineur		NR
☒ Erdostéine	Vectrine (C,B)	Pharma 2000	93	E5 0	R1 mineur		NR
☒ Guaïfénésine	Vicks expectorant (S)	Procter & Gamble	99	E5 0	R1 mineur		NR
☒ Mesna (enzyme mucolytique)	Mucofluid (T)	UCB Pharma	76	E5 0	R1 mineur		Hôp.
☒ Désoxy- ribonucléase recombinante[1]	Pulmozyme (N)	Roche	94	E3 ★★	R2 modéré	30 €/j	65 %

---

1. Indiquée dans les seules mucoviscidoses.

Pr Philippe **EVEN** – Pr Bernard **DEBRÉ**

Antitussifs[1]

Tous à retirer du marché

Opiacés

Comprimés (C), sirops (S), solutions sans sucre (SS) (adultes ou enfants)

Molécule	Spécialité	Laboratoire	AMM	Efficacité	Risque	Prix/ jour	Taux de rembour- sement
☒ Codéine	**Néo-Codion** (C,S)	Bouchara	50	E4 ★	R3 important	0,45 €/j	35 %
	Codédrill (SS)	Pierre Fabre	76	E4 ★	R3 important		NR
	Euphon (S)	Mayoly-Spindler	44	E4 ★	R3 important	1,1 €/j	35 %
	Padéryl (S)	Gerda	55	E4 ★	R3 important	0,25 €/j	35 %
	Poléry adultes (S)	Pierre Fabre	77	E4 ★	R3 important	0,5 €/j	35 %
	Tussipax (C,S)	Bailleul-Biorga	60	E4 ★	R3 important	0,8 €/j	35 %
☒ Pholcodine	**Broncalène** (SS)	Tonipharm	95	E4 ★	R3 important		NR
	Hexapneumine (+ Chlorphénamine) (S)	Bouchara	70	E4 ★	R3 important		NR
	Biocalyptol (S,SS)	Zambon	02	E4 ★	R3 important		35 %
	Dimétane (SS)	Leurquin	03	E4 ★	R3 important	0,45 €/j	35 %
	Poléry enfants (S)	Pierre Fabre	77	E4 ★	R3 important		35 %
	Respilène (S)	Sanofi	95	E4 ★	R3 important	0,13 €/j	35 %
	Rhinathiol toux sèche (S)	Sanofi	01	E4 ★	R3 important		NR

---

1. La toux est un réflexe de défense utile. Les antitussifs sont donc rarement indiqués, peu efficaces, sauf à doses excessives. Tous comportent des risques et sont interdits chez l'enfant de moins de 2 ans (123 décès aux États-Unis). Leur retrait total s'impose, spécialement les antitussifs opiacés et les antitussifs histaminiques.

PNEUMOLOGIE

Molécule	Spécialité	Laboratoire	AMM	Efficacité	Risque	Prix/jour	Taux de remboursement
☒ Dextro-méthorphane	**Dexir** (S)	Upsa	87	E4 ★	R3 important		NR
	Dextrocidine (S)	Thérabel-Lucien	96	E4 ★	R3 important	0,3 €/j	35 %
	Drill toux sèche (SS)	Pierre Fabre	91	E4 ★	R3 important		NR
	Fluditec toux sèche (SS)	Innotech	96	E4 ★	R3 important		RAE
	Nodex (S)	Brothier	88	E4 ★	R3 important		NR
	Pulmodexane (C,SS)	Bailly-Creat	00	E4 ★	R3 important	0,6 €/j	35 %
	Tussidane (S,SS)	Elerté	03	E4 ★	R3 important		35 %
	Vicks toux sèche miel (S)	Procter & Gamble	98	E4 ★	R3 important		NR
☒ Noscapine	**Tussisédal** (S)	Elerté	65	E4 ★	R3 important		NR

Antihistaminiques (H1) et anticholinergiques

Molécule	Spécialité	Laboratoire	AMM	Efficacité	Risque	Prix/jour	Taux de remboursement
☒ Prométhazine + Méglumine	**Fluisédal** (S)	Elerté	69	E4 ★	R2 modéré		NR
☒ Alimémazine	**Théralène** (O,SS)	UCB Pharma	59	E4 ★	R2 modéré	0,1 €/j	35 %
☒ Oxomémazine	**Toplexil** (S,SS)	Sanofi	02	E4 ★	R2 modéré		35 %
☒ Chlorphénamine	**Hexapneumine nourrissons**	Bouchara	70	E4 ★	R2 modéré		NR
☒ Pimethixène	**Calmixène**	Novartis	68	E4 ★	R2 modéré		NR

613

Pr Philippe **EVEN** – Pr Bernard **DEBRÉ**   GUIDE DES 4000 MÉDICAMENTS

Autres

Aucun effet démontré.

Molécule	Spécialité	Laboratoire	AMM	Efficacité	Risque	Prix/ jour	Taux de rembour- sement
☒ Oxéladine (inconnue en pharma- cologie internationale)	**Paxéladine** (O,S)	Ipsen	67	E5 0	R1 mineur	0,38 €/j	35 %
☒ Pentoxyvérine	**Toclase** (SS)	Pierre Fabre	95	E5 0	R1 mineur		NR
	Vicks sirop pectoral (S)	Procter & Gamble	00	E5 0	R1 mineur		NR
☒ Hélicidine (extrait d'escargot)	**Hélicidine** (S)	Thérabel- Lucien	57	E5 0	R1 mineur	0,5 €/j	35 %
☒ Fenspiride	**Pneumorel** (O,S)	Euthérapie (Servier)	73	E5 0	R2 modéré		NR

☒ **Antitussifs extraits végétaux**[1]

Per os (O), sirops (S), solutions buvables (B), suppositoires (SU)

Molécule	Spécialité	Laboratoire	AMM	Efficacité	Risque	Prix/ jour	Taux de rembour- sement
	Activox (O)	Arkopharma	95	E5 0	R0 nul		NR
	Prospan (B)	Merck Serono	97	E5 0	R0 nul		NR
	Pertudoron (B)	Weleda	49	E5 0	R0 nul		NR
	Tussidoron (S)	Weleda	49	E5 0	R0 nul		NR
	Bronchodermine (SU)	SERP	60	E5 0	R0 nul		NR
	Bronchorectine (SU)	Mayoly- Spindler	76	E5 0	R0 nul		NR
	Coquelusédal (SU)	Elerté	06	E5 0	R0 nul		NR
	Fluisédal sans prométhazine (S)	Elerté	88	E5 0	R0 nul		NR

1. Phytothérapie et/ou homéopathie à base de menthe, eucalyptus, lierre, thym, gaïa, ipéca, droséra, vératrum, belladone, pin, terpine, citral, niaouli, cinéole, lavande, grindélia, térébenthine, méglumine, gelsémium, etc. Tous de classe 5 et presque tous de labos français, pas plus inefficaces et moins toxiques que les autres.

PNEUMOLOGIE

	Guethural (O)	Elerté	76	E5 0	R0 nul		NR
	Gouttes aux essences (B)	Pierre Fabre	49	E5 0	R0 nul		NR
	Néo-Codion nourrissons	Bouchara	59	E5 0	R0 nul		NR
	Ozothine (S, SU)	Zambon	55	E5 0	R0 nul		NR
	Pulmofluide (B)	LAIM	48	E5 0	R0 nul		NR
	Terpone (SU)	Rosa-Phytopharma	77	E5 0	R0 nul		NR
	Trophirès (SU)	Sanofi	64	E5 0	R0 nul		NR
	Spirodrine (O)	Sevene Pharma	09	E5 0	R0 nul		NR
	Stodal (O,S)	Boiron	44	E5 0	R0 nul		NR

Hypertension artérielle pulmonaire

Prostacycline et analogues

Molécule	Spécialité	Laboratoire	AMM	Efficacité	Risque	Prix/ jour	Taux de rembour-sement
Iloprost (inhal.)	Ventavis	Bayer	03	E3 ★★	R2 modéré		Hôp. 100%
Époprosténol (IV)	Flolan	GSK	98	E3 ★★	R3 important		Hôp. 100%
Tréprostinil (IV)	Remodulin	Bioprojet Pharma	05	E3 ★★	R3 important		Hôp. 100%

Inhibiteur de la 5-phosphodiestérase

Molécule	Spécialité	Laboratoire	AMM	Efficacité	Risque	Prix/ jour	Taux de rembour-sement
Sildénafil (per os) (c'est du Viagra et c'est le même labo)	Revatio	Pfizer	05	E4 ★	R2 modéré		Hôp. 100%

Pr Philippe **EVEN** – Pr Bernard **DEBRÉ**

Antiendothéline-récepteurs (ETR)

Molécule	Spécialité	Laboratoire	AMM	Efficacité	Risque	Prix/jour	Taux de remboursement
Ambrisentan (anti-ETR-A, per os)	**Volibris**	GSK	08	E3 ★★	R3 important		Hôp. 100 %
Bosentan (anti-ETR-A et B, per os)	✪ **Tracleer**	Actelion	02	E3 ★★	R3 important		Hôp. 100 %
Sitaxentan (anti-ETR-A et B, per os)	**Thelin**	Pfizer	06	E3 ★★	R4 majeur		Hôp. 100 % (retiré 2010)

Maladies rares

Surfactants (intratrachéaux)

(extraits lipidiques tissulaires)

Molécule	Spécialité	Laboratoire	AMM	Efficacité	Risque	Prix/jour	Taux de remboursement
Poumons de porc (intratrachéal)	▢ **Curosurf**	Chiesi	92	E3 ★★	R2 modéré		Hôp.
Poumons de bovins (intratrachéal)	✪ **Surventa**	Abbott	94	E3 ★★	R2 modéré		Hôp.

Antiprotéases

Molécule	Spécialité	Laboratoire	AMM	Efficacité	Risque	Prix/jour	Taux de remboursement
α1-antitrypsine humaine (IV)	**Alfalastin**	LFB Biomédicaments	98	E3 ★★	R2 modéré		Hôp. 100 %

PNEUMOLOGIE

Stimulants ventilatoires

À éviter.

Molécule	Spécialité	Laboratoire	AMM	Efficacité	Risque	Prix/ jour	Taux de rembour- sement
☒ Almitrine (per os, IV)	**Vectarion**[1]	Euthérapie (Servier)	77	E4 ★	R3 important		35 %
☒ Doxapram (IV)	**Dopram**	Genopharm	74	E5 0	R2 modéré		Hôp.
☒ Citrate de caféine (per os, IV)	**Citrate de caféine Cooper**	Cooper	97	E4 ★	R1 mineur		65 %

Révulsifs (???)

Molécule	Spécialité	Laboratoire	AMM	Efficacité	Risque	Prix/ jour	Taux de rembour- sement
☒ Moutarde noire	**Autoplasme Vaillant** (cataplasme)	SERP	44	E5 0	R0 nul		NR
	Sinapisme Rigollot (cataplasme)	SERP	61	E5 0	R0 nul		NR

---

1. Lancement publicitaire exceptionnel en 1982, appuyé sur des dizaines d'articles dans les meilleurs journaux de la discipline, signés de dizaines d'équipes françaises, anglaises, belges, allemandes, bien financées pour ces essais, confirmant des effets ventilatoires sur l'oxygénation du sang mesurables au laboratoire d'exploration fonctionnelle respiratoire. En clinique, aucun effet utile et de multiples incidents de stimulation cérébrale excessive et de neuropathies périphériques. Plus personne, fort heureusement, ne s'en sert.

DERMATOLOGIE

DÉPENSES DE LA CNAM 2010 : **290** MILLIONS D'EUROS (1,4 %)

122 molécules (M)
224 spécialités (S)
S/M = **1,84**

Exigence de retrait immédiat de spécialités : **0**
Propositions de retrait ou de déremboursement de spécialités pour risque excessif et/ou inefficacité : **35** (17 %)
Propositions de retrait ou de déremboursement de spécialités pour redondance excessive : **67** (33 %)
✪ Spécialités jugées indispensables : **33** (16 %)

Remboursements
100 % : 1 %
65 % : 23 %
35 % : 25 %
Hôp. : 3 %
NR : 43 %

En dermatologie, les lésions se voient, donc plus d'effet placebo ! Les échecs sont patents. Il faut proposer alors d'autres médicaments. C'est pourquoi la dermatologie est la discipline médicale qui compte le plus grand nombre de spécialités : 224, soit 10 % du total à elle seule !

DERMATOLOGIE

Acné

Traitements locaux

Antibactériens

Molécule	Spécialité	Laboratoire	AMM	Efficacité	Risque	Prix/ jour	Taux de rembour- sement
Érythromycine	✪ Eryacné	Galderma	97	E4 ★	R1 mineur		35 %
	🗐 Eryfluid	Pierre Fabre	83	E4 ★	R1 mineur		35 %
	🗐 Stimycine	Stiefel	92	E4 ★	R1 mineur		35 %
Clindamycine	✪ Dalacine	Pfizer	72	E4 ★	R1 mineur		65 %
	🗐 Zindacline	DB Pharma	03	E4 ★	R1 mineur		NR
Peroxyde de benzoyle[1] (POB) (antipropionibacterium)	Brevoxyl	Stiefel	98	E4 ★	R1 mineur		NR
	🗐 Cutacnyl	Galderma	85	E4 ★	R1 mineur		35 %
	Eclaran	Pierre Fabre	83	E4 ★	R1 mineur		35 %
	🗐 Effacné	La Roche-Posay	83	E4 ★	R1 mineur		NR
	🗐 Pannogel	Sinclair	83	E4 ★	R1 mineur		35 %
	🗐 Panoxyl	Stiefel	81	E4 ★	R1 mineur		35 %
Acide azélaïque[2]	Finacea	Bayer	03	E4 ★	R1 mineur		NR
	🗐 Skinoren	Bayer	89	E4 ★	R1 mineur		NR

---

1. Antimicrobien et kératolytique.
2. Agent de première ligne des acnés non inflammatoires.

Pr Philippe **EVEN** – Pr Bernard **DEBRÉ** GUIDE DES 4000 MÉDICAMENTS

Rétinoïdes (seuls ou associés)
(voir note «Rétinoïdes»)

Molécule	Spécialité	Laboratoire	AMM	Efficacité	Risque	Prix/ jour	Taux de rembour- sement
Trétinoïne	⬜ **Effederm**	Sinclair	74	E2 ★★★	R1 mineur		35%
	♻ **Locacid**	Pierre Fabre	80	E2 ★★★	R1 mineur		35%
	⬜ **Rétacnyl**	Galderma	89	E2 ★★★	R1 mineur		NR
	Retin-A	Janssen- Cilag	75	E2 ★★★	R1 mineur		NR
	⬜ **Erylik** (+ Érythromycine)	Bailleul	97	E2 ★★★	R1 mineur		35%
Isotrétinoïne	⬜ **Antibiotrex** (+ Érythromycine)	Stiefel	99	E2 ★★★	R1 mineur		NR
	♻ **Roaccutane**	SERP	92	E2 ★★★	R2 modéré		NR
Adapalène	**Différine**	Galderma	95	E2 ★★★	R1 mineur		35%
	⬜ **Epiduo** (+ POB)	Galderma	08	E2 ★★★	R1 mineur		NR

Autres

Molécule	Spécialité	Laboratoire	AMM	Efficacité	Risque	Prix/ jour	Taux de rembour- sement
☒ Sels de S, Cu et Zn	☒ **Dermo Sulfuryl**	Legras	77	E5 0	R1 mineur		NR

Traitements généraux

Rétinoïdes (voir note «Rétinoïdes»)

Molécule	Spécialité	Laboratoire	AMM	Efficacité	Risque	Prix/ jour	Taux de rembour- sement
Isotrétinoïne	⬜ **Contracné**	Bailleul	01	E2 ★★★	R3 important	2 €/j	65%
	Curacné	Pierre Fabre	01	E2 ★★★	R3 important	2 €/j	65%
	⬜ **Procuta**	Expanscience	01	E2 ★★★	R3 important	2 €/j	65%
	♻ **Isotrétinoïne Teva**	Teva	01	E2 ★★★	R3 important	2 €/j	65%
	Roaccutane (gel)	SERP	99	E2 ★★★	R3 important		65%

DERMATOLOGIE

Antibactériens (cyclines et macrolides) (vus dans Antibiotiques)

Molécule	Spécialité	Laboratoire	AMM	Efficacité	Risque	Prix/jour	Taux de remboursement
Doxycycline	⬜ Doxy	Elerté	82	E4 ★	R2 modéré	0,25 €/j	65%
	⬜ Doxylis	Expanscience	04	E4 ★	R2 modéré	0,5 €/j	65%
	⬜ Granudoxy	Pierre Fabre	97	E4 ★	R2 modéré	0,35 €/j	65%
	⬜ Tolexine	Bailleul	95	E4 ★	R2 modéré	0,3 €/j	65%
	✪ Vibramycine	Sinclair	82	E4 ★	R2 modéré	0,3 €/j	65%
Minocycline	Mynocine	Tonipharm	73	E4 ★	R2 modéré	0,45 €/j	65%
	⬜ Mestacine	Tonipharm	87	E4 ★	R2 modéré	0,4 €/j	65%
	⬜ Minolis	Expanscience	95	E4 ★	R2 modéré	0,35 €/j	65%
⊠ Métacycline	⊠ Physiomycine	Dexo	78	E4 ★	R2 modéré	0,45 €/j	65%
⊠ Lymécycline	⊠ Tétralysal	Galderma	92	E4 ★	R2 modéré	0,4 €/j	65%
Érythromycine	⬜ Abboticine	CSP-Abbott	66	E4 ★	R2 modéré	2,5 €/j	65%
	Érythrocine	CSP-Abbott	76	E4 ★	R2 modéré	0,7 €/j	65%
	⬜ Égéry	Bailleul	93	E4 ★	R2 modéré		65%

Hormones sexuelles

Molécule	Spécialité	Laboratoire	AMM	Efficacité	Risque	Prix/jour	Taux de remboursement
Éthinylestradiol	Triafem	Effik	02	E3 ★★	R1 mineur		NR
Éthinylestradiol + Cyprotérone (antiandrogène)	Holgyème	Effik	02	E3 ★★	R1 mineur		NR
	Lumalia	Pierre Fabre	03	E3 ★★	R1 mineur		NR

Pr Philippe **EVEN** – Pr Bernard **DEBRÉ**   **GUIDE DES 4 000 MÉDICAMENTS**

Zinc

Molécule	Spécialité	Laboratoire	AMM	Efficacité	Risque	Prix/jour	Taux de rembour-sement
☒ Gluconate de zinc	**Effizinc**	Expanscience	05	E5 0	R1 mineur		35 %
	Granions de zinc	EA Pharma	92	E5 0	R1 mineur		35 %
	Rubozinc	Labcatal	88	E5 0	R1 mineur		35 %

Psoriasis

(maladie auto-immune cellulaire souvent associée à une polyarthrite)[1]

Traitements locaux

Dermocorticoïdes
(crèmes, pommades, gels, lotions, shampoings)

Molécule	Spécialité	Laboratoire	AMM	Efficacité	Risque	Prix/jour	Taux de rembour-sement
Hydrocortisone	✪ **Efficort**	Galderma	91	E2 ★★★	R1 mineur		65 %
	▯ **Locoïd**	Astellas	78	E2 ★★★	R1 mineur		65 %
Bétaméthasone	✪ **Célestoderm**	Schering-Plough	66	E2 ★★★	R1 mineur		65 %
	▯ **Bétésil**	Genévrier	07	E2 ★★★	R1 mineur		NR
	▯ **Diprosone**	Schering-Plough	07	E2 ★★★	R1 mineur		65 %
	▯ **Diprostène**	Schering-Plough	94	E2 ★★★	R1 mineur		65 %
	▯ **Diprosalic** (+ Salicylate)	Schering-Plough	77	E2 ★★★	R1 mineur		35 %
	✪ **Betnéval**	GSK	64	E2 ★★★	R1 mineur		65 %
Désonide	**Locapred**	Pierre Fabre	75	E2 ★★★	R1 mineur		65 %
	▯ **Tridésonit**	Sinclair	73	E2 ★★★	R1 mineur		65 %

---

1. Traitements d'abord locaux, puis en cas d'échec photothérapie ultraviolette (PUVA). Traitement général dans les formes étendues et graves.

DERMATOLOGIE

Fluticasone	**Flixovate**	GSK	93	E2 ★★★	R2 modéré		65%
Fluméthasone	**Alkosalen** (+ Salicylate)	Genopharm	97	E2 ★★★	R2 modéré		35%
	Alkotar (id° + goudron)	Genopharm	97	E2 ★★★	R2 modéré		35%
Difluprednate	**Epitopic**	Gerda	75	E2 ★★★	R2 modéré		65%
Diflucortolone	**Nérisone**	Bayer	78	E2 ★★★	R2 modéré		65%
	Nérisalic (+ Salicylate + acide salicylique)	Bayer	91	E2 ★★★	R2 modéré		35%
Clobétasol	**⬚ Clobex**	Galderma	07	E2 ★★★	R2 modéré		65%
	Dermoval	GSK	76	E2 ★★★	R2 modéré		65%

Cytotoxiques

Molécule	Spécialité	Laboratoire	AMM	Efficacité	Risque	Prix/ jour	Taux de rembour- sement
Chlorméthine	**Caryolysine**	Genopharm	49	E4 ★	R2 modéré		65%

Rétinoïdes (voir note « Rétinoïdes »)

Molécule	Spécialité	Laboratoire	AMM	Efficacité	Risque	Prix/ jour	Taux de rembour- sement
Tazarotène	**Zorac**	Pierre Fabre	97	E4 ★	R2 modéré		35%

Dérivés de la vitamine D

Molécule	Spécialité	Laboratoire	AMM	Efficacité	Risque	Prix/ jour	Taux de rembour- sement
Calcitriol (1-25-OH-Vit.D3)	**Silkis**	Galderma	99	E3 ★★	R1 mineur		35%
Calcipotriol[1]	**Daivonex**	Léo	95	E3 ★★	R1 mineur		65%
	Daivobet (+ Bétaméthasone)	Léo	03	E3 ★★	R1 mineur		65%
	⬚ Xamiol (+ Corticoïde)	Léo	08	E3 ★★	R1 mineur		65%

---

1. Quoiqu'il ne soit pas un rétinoïde, il agit par des voies parallèles et similaires aux rétinoïdes.

Pr Philippe **EVEN** – Pr Bernard **DEBRÉ**

Psoralènes[1]
(furanocoumarines végétaux)

Molécule	Spécialité	Laboratoire	AMM	Efficacité	Risque	Prix/ jour	Taux de rembour- sement
Méthoxsalène (ou étrétinate) (PUVA-thérapie)	**Méladinine** (local et per os)	DB Pharma	53	E3 ★★	R1 mineur	1 €/ séance UV	65 %
Tacalcitol	**Apsor**	Merck Serono	06	E3 ★★	R1 mineur		65 %

Réducteurs

Molécule	Spécialité	Laboratoire	AMM	Efficacité	Risque	Prix/ jour	Taux de rembour- sement
☒ Huile de cade	**Caditar**	Tradipharm	59	E5 0	R0 nul		35 %

Traitements généraux

Rétinoïdes (voir note « Rétinoïdes »)

Molécule	Spécialité	Laboratoire	AMM	Efficacité	Risque	Prix/ jour	Taux de rembour- sement
Acitrétine	✿ **Soriatane**	Actavis	88	E3 ★★	R3 important	3 €/j	65 %
Étrétinate ou méthoxsalène	**Méladinine**	DB Pharma	53	E3 ★★	R2 modéré	1 €/j	65 %

Cytotoxiques

Molécule	Spécialité	Laboratoire	AMM	Efficacité	Risque	Prix/ jour	Taux de rembour- sement
Méthotrexate	Cf. Cancérologie						

Immunosuppresseurs

Cf. plus loin Immunosuppresseurs en dermatologie.

---

1. Furanocoumariniques végétaux per os très photosensibilisants, utilisés en PUVA-thérapie à 330 nm dans le psoriasis, le vitiligo, etc.

DERMATOLOGIE

Dermatite atopique (ou allergique)

Maladie hyperimmune de plus en plus fréquente (10 % des moins de 5 ans), dans un tiers des cas chronique ou récidivante toute la vie, et souvent associée aux autres maladies allergiques, rhinites et asthme, avec éosinophilie et hyper IgE. Le plus souvent modérée, parfois majeure et invalidante. Les formes légères peuvent relever de l'homéopathie, de la phytothérapie ou de l'acupuncture pour ceux qui y croient...

Antiprurigineux locaux (gels, crèmes)

Molécule	Spécialité	Laboratoire	AMM	Efficacité	Risque	Prix/ jour	Taux de rembour- sement
AINS	**Parfenac** (bufexamac)	Wyeth	74	E4 ★	R1 mineur		NR
Antihistaminiques H1	**Butix**	Pierre Fabre	87	E4 ★	R0 nul		NR
	Phénergan	UCB Pharma	50	E4 ★	R0 nul		NR
Autres antiprurigineux	⊠ **Borostyrol** (borate, thymol, benjoin, etc.)	Mayoly-Spindler	43	E4 ★	R0 nul		NR
	⊠ **Eurax** (crotamiton)	Novartis	75	E4 ★	R0 nul		NR
	⊠ **Paps** (zinc, bismuth, salicy-late, borate, etc.)	Richard	64	E4 ★	R0 nul		NR
	⊠ **Synthol** (salicylate, menthol, résorcinol, etc.)	GSK	52	E4 ★	R0 nul		NR

Pr Philippe **EVEN** – Pr Bernard **DEBRÉ**   **GUIDE DES 4000 MÉDICAMENTS**

Dermocorticoïdes

Cf. Psoriasis (risque : atrophie cutanée, glaucome).

Ici, corticoïdes d'activité faible (antiprurigineux) :

Molécule	Spécialité	Laboratoire	AMM	Efficacité	Risque	Prix/ jour	Taux de rembour- sement
Hydrocortisone	Aphilan démangeaisons	Pierre Fabre	02	E3 ★★	R1 mineur		NR
	✪ Calmicort	Oméga Pharma	99	E3 ★★	R1 mineur		NR
	Dermaspraid démangeaison	Bayer	99	E3 ★★	R1 mineur		NR
	⬜ Hydracort	Galderma	97	E3 ★★	R1 mineur		NR
	⬜ Hydrocorti- sone Kerapharm	Horus Pharma	59	E3 ★★	R1 mineur		NR

Immunosuppresseurs

(Inhibiteurs de la calcineurine)

Cf. Immunosuppresseurs en dermatologie.

Immunosuppresseurs en dermatologie

(voir aussi Immunologie)

Utilisés dans les dermopathologies hyperimmunes telles que :
- Psoriasis
- Dermatites atopiques sévères de contact ou non
- Pemphigus bulleux, vulgaires, foliacés
- Épidermolyse bulleuse
- Lichen plan
- Alopécie primitive
- Vitiligo
- Rosacées

DERMATOLOGIE

Inhibiteurs de la calcineurine[1]

Molécule	Spécialité	Laboratoire	AMM	Efficacité	Risque	Prix/jour	Taux de remboursement
Ciclosporine	✪ Sandimmun	Novartis	83	E2 ★★★	R3 important	6 à 30 €/j	100%
	Néoral	Novartis	95	E2 ★★★	R3 important	6 à 30 €/j	100%
Tacrolimus (pommade)	✪ Protopic	Astellas	01	E2 ★★★	R3 important	1 tube : 35 €	NER
Pimécrolimus (local)[2]	✪ Elidel		(en cours d'AMM)	E2 ★★★	R3 important		NEA
Mycophénolate mofétil[3]	✪ Cellcept	Roche	96	E2 ★★★	R3 important	8 à 11 €/j	100%

Anticorps monoclonaux

Molécule	Spécialité	Laboratoire	AMM	Efficacité	Risque	Prix/jour	Taux de remboursement
Ustékinumab (anti-IL-12 et 23)	Stelara	Janssen-Cilag	08	E3 ★★	R4 majeur		NER (Hôp.)
Infliximab (anti-TNF-α)	✪ Remicade	Schering-Plough	99	E3 ★★	R4 majeur		Hôp.
Adalimumab (anti-TNF-α) (Cf. polyarthrites)	✪ Humira	Abbott	03	E3 ★★	R4 majeur	40 €/j	Hôp.

---

1. Les lymphocytes T et les mastocytes activés libèrent des chémokines et des cytokines inflammatoires, telle l'IL-2, sous l'influence du facteur de transcription nucléaire NFAT. Celui-ci est normalement activé par la calcineurine, mais celle-ci est elle-même inhibée par des mécanismes distincts, par la ciclosporine d'une part et par le tacrolimus (ou FK506) et le pimécrolimus d'autre part, d'où leur emploi comme immunosuppresseurs en transplantation d'organes et dans les maladies hyperimmunes, avec des risques rares, mais réels, de maladies malignes (lymphomes surtout). Les risques principaux sont surtout l'HTA et la néphrotoxicité, s'ils sont donnés longtemps par voie générale. L'avantage sur les corticoïdes est l'absence d'atrophie cutanée, mais les risques tumoraux sont tels qu'ils ne peuvent être utilisés en première ligne.

2. Peu d'absorption systémique.

3. Inhibiteur des ADN et ARN-synthèses par inhibition d'une enzyme conduisant à une déplétion des guanosylnucléotides, très particulièrement dans les lymphocytes T et B. Largement utilisé contre les rejets de greffe et dans les maladies dermatologiques hyperimmunes. Le risque majeur est celui d'une leuco-encéphalopathie sévère par réactivation du virus JC.

Pr Philippe **EVEN** – Pr Bernard **DEBRÉ**

Inhibiteur moléculaire recombinant du TNF-α (Tumor Necrosis Factor)

Molécule	Spécialité	Laboratoire	AMM	Efficacité	Risque	Prix/jour	Taux de rembour-sement
Étanercept (fusion du site de liaison du TNF-R au TNF avec Fc-IgG)	Enbrel	Wyeth	03	E3 ★★	R4 majeur	40 €/j	65 %

Photothérapies – Photodermatoses

Photosensibilisants[1] de PUVA-thérapie

Molécule	Spécialité	Laboratoire	AMM	Efficacité	Risque	Prix/jour	Taux de rembour-sement
Méthoxsalène (un psoralène vu plus haut) (Cf. Psoriasis)	✪ Méladinine (per os et locale)	DB Pharma	53	E3 ★★	R1 mineur		65 %
	Uvadex (voie extracorporelle)[2]	Therakos	06	E3 ★★	R0 nul		Hôp.

Photodynamique

Molécule	Spécialité	Laboratoire	AMM	Efficacité	Risque	Prix/jour	Taux de rembour-sement
Méthyl aminolévulinate[3]	Metvixia	Galderma	06	E3 ★★	R1 mineur		65 %

---

1. De nombreux médicaments ont un effet photosensibilisant plus ou moins marqué : Cordarone, phénothiazine, tétracyclines, thiazides, sulfonamides, sulfonylurées, benzodiazépines.
2. Entraîne l'apoptose des lymphocytes T. Utilisé dans lymphomes T cutanés, GNH, rejet de greffe, sclérodermie, diabète 1.
3. Inhibe la synthèse de la mélanine.

DERMATOLOGIE

Hyperpigmentation

Molécule	Spécialité	Laboratoire	AMM	Efficacité	Risque	Prix/ jour	Taux de rembour- sement
Méquinol (méthylhydroquinone)	**Leucodinine**	DB Pharma	62	E4 ★	R3 important		NR

Kératose actinique

Molécule	Spécialité	Laboratoire	AMM	Efficacité	Risque	Prix/ jour	Taux de rembour- sement
Diclofénac (anti-PGE$_2$)	**Solaraze** (gel)	Almirall	98	E3 ★★	R1 mineur		NR

Photodermatoses[1] et photoprotecteurs

Molécule	Spécialité	Laboratoire	AMM	Efficacité	Risque	Prix/ jour	Taux de rembour- sement
Acide para- aminobenzoïque (lucites seulement)[2]	**Pabasun**	Dexo	87	E4 ★	R0 nul		NR
	🗍 **Paraminan**	Dexo	75	E4 ★	R0 nul		NR
Chloroquine (Cf. Paludisme et Rhumato.)[3]	✪ **Nivaquine**	Sanofi	47	E3 ★★	R3 important		65 %
Hydroxychloro- quine (Cf. Rhumato.)[4]	**Plaquenil**	Sanofi	04	E3 ★★	R4 majeur		65 %

---

1. Lupus, dermatomyosite, lucites, porphyrie cutanée, sarcoïdose.

2. Prévention et traitement.

3. Convertie en protoporphyrine qui produit des radicaux libres oxygène sous la lumière à 420 et 600 nm.

4. L'amélioration éventuelle demande des mois. Mécanismes invoqués, mais non démontrés, multiples.

Pr Philippe **EVEN** – Pr Bernard **DEBRÉ**

Kératoses et verrues

Kératolytiques cosmétiques

Multiples α-hydroxy-acides (lactique, citrique, glycolique, etc.)

Acide salicylique

Médicaments soufrés et sulfhydrilés

Antiséborrhéiques locaux

Molécule	Spécialité	Laboratoire	AMM	Efficacité	Risque	Prix/ jour	Taux de rembour- sement
☒ Sulfure de sélénium	Selsun	Pharma Développe- ment	97	E5 0	R0 nul		NR
☒ Gluconate de lithium	Lithioderm	Labcatal	02	E5 0	R0 nul		35 %
☒ Huile de cade	Caditar	Tradipharm	59	E5 0	R0 nul		35 %

Kératolytiques des dermatoses sèches
(psoriasis, séborrhée, ichtyose, etc.)

Molécule	Spécialité	Laboratoire	AMM	Efficacité	Risque	Prix/ jour	Taux de rembour- sement
Trétinoïne locale							
Acitrétine per os			Cf. Acné				
Alitrétinoïne per os							

DERMATOLOGIE

Cors et verrues : traitements locaux

Molécule	Spécialité	Laboratoire	AMM	Efficacité	Risque	Prix/jour	Taux de remboursement
Acide acétylsalicylique	▭ Feuille de saule «Tout prêt»	Gilbert	69	E4 ★	R1 mineur		NR
	✪ Coricide Le Diable	Sodia	76	E4 ★	R1 mineur		NR
	▭ Duofilm (+ Ac. lactique)	Stiefel	81	E4 ★	R1 mineur		NR
	▭ Kérafilm	Pierre Fabre	59	E4 ★	R1 mineur		NR
	Pommade MO Cochon	Tradipharm	73	E4 ★	R1 mineur		NR
	Transvercid	Pierre Fabre	94	E4 ★	R1 mineur		NR

Verrues (voie générale per os)

Molécule	Spécialité	Laboratoire	AMM	Efficacité	Risque	Prix/jour	Taux de remboursement
☒ Nitrate, antimoine, thuya	Verrulia	Boiron	00	E5 0	R1 mineur		NR
☒ Méthionine, Mg, Mn, Fe, Ca	Verrulyse	Sinclair	70	E5 0	R1 mineur		NR

Condylomes acuminés – Verrues génitales

Molécule	Spécialité	Laboratoire	AMM	Efficacité	Risque	Prix/jour	Taux de remboursement
Fluorouracile (crème)	Efudix	Meda Pharma	78	E4 ★	R2 modéré	1 €/j	65 %
Podophyllotoxine (sol.)	Condyline	Astellas	98	E4 ★	R2 modéré	0,6 €/j	65 %
Imiquimod (crème)[1]	Aldara	Meda Pharma	78	E4 ★	R2 modéré	3,4 €/j	65 %

1. Se lie aux Toll-récepteurs induisant la sécrétion de TNF-α et IL-1, 6, 8, 10 et 12 (aussi dans les petits cancers basocellulaires de la peau et la kératose actinique).

Pr Philippe **EVEN** – Pr Bernard **DEBRÉ**

Dermoprotecteurs
(crèmes, pommades, pâtes, solutions, émulsions, bâtons...)

Molécule	Spécialité	Laboratoire	AMM	Efficacité	Risque	Prix/jour	Taux de rembourse-ment
Oxyde de Zn	**Agathol Baume** (oxyde Zn, Ti)	D&A Pharma	47	E5 0	R1 mineur		NR
	Aloplastine (oxyde Zn, talc)	Johnson & Johnson	65	E5 0	R1 mineur		35%
	Bioxyol (oxyde Zn, Ti)	Richard	69	E5 0	R1 mineur		NR
	Déflamol (oxyde Zn, Ti)	Sofibel	96	E5 0	R1 mineur		NR
	Dermocuivre (oxyde Zn, sulfate Cu)	Chauvin	56	E5 0	R1 mineur		NR
	Mitosyl irritations (oxyde Zn + huile de foie de poisson)	Sanofi	45	E5 0	R1 mineur		NR
	Oxyplastine (oxyde Zn)	Sinclair	55	E5 0	R1 mineur		NR
	Oxythyol (oxyde Zn, Ichthyolammonium)	Richard	74	E5 0	R1 mineur		NR
Trolamine	**Biafine**	Johnson & Johnson	76	E4 ★	R1 mineur		35%
	Lamiderm	Gifrer	00	E4 ★	R1 mineur		NR
☒ Divers	☒ **Dexeryl** (paraffine, vaseline, glycérol)	Pierre Fabre	91	E5 0	R1 mineur		35%: le seul remboursé, bravo P. Fabre
	☒ **Camphrice du Canada** (camphre)	Homme de fer	92	E5 0	R1 mineur		NR
	☒ **Cicatryl** (chloro-crésol, tocophérol, etc.)	Pierre Fabre	87	E5 0	R1 mineur		NR
	☒ **Avibon** (rétinol = vit. A)	Sanofi	85	E5 0	R1 mineur		NR
	☒ **Bépanthen** (dexpanthénol)	Bayer	51	E5 0	R1 mineur		NR
	☒ **HEC** (tannate, hamamélis, phénazone)	Chauvin	97	E5 0	R1 mineur		NR
	☒ **Jonctum** (oxacéprol)	Sinclair	75	E5 0	R1 mineur		NR
	☒ **Madécassol** (hydrocotyle)	Bayer	58	E5 0	R1 mineur		NR
	☒ **Oligoderm** (Cu, Mn)	Labcatal	90	E5 0	R1 mineur		NR
	☒ **Plasténan** (acéxamate)	Horus Pharma	76	E5 0	R1 mineur		NR
	☒ **PO 12** (énoxolone)	Boehringer	58	E5 0	R1 mineur		NR
	☒ **Veraskin** (Aloès des Barbades)	Pharma 2000	00	E5 0	R1 mineur		NR
	☒ **Vita-Dermacide** (nicotinamide, tryptophane, glutam)	Sinclair		E5 0	R1 mineur		NR
Molécules recombinantes (PGDF des plaquettes) (ulcères diabétiques)	**Régranex** (bécaplermine)	Johnson & Johnson	99	E4 ★	R1 mineur		65%

632

DERMATOLOGIE

Antitumoraux spécifiques

Rétinoïdes
(voir note « Rétinoïdes »)

Molécule	Spécialité	Laboratoire	AMM	Efficacité	Risque	Prix/jour	Taux de remboursement
Bexarotène (per os) (lymphomes cutanés)	✪ Targretin	Cephalon	01	E3 ★★	R2 modéré		100 % Hôp.
Alitrétinoïne (sarcome de Kaposi)	✪ Panrétin (gel)	Cephalon	00	E3 ★★	R2 modéré		65 % Hôp.

Antitumoraux locaux

Molécule	Spécialité	Laboratoire	AMM	Efficacité	Risque	Prix/jour	Taux de remboursement
Chlorméthine (lymphomes cutanés)	Caryolysine	Genopharm	49	E4 ★	R1 mineur		NER
Fluorouracile (Bowen, kératoses précancéreuses)	Efudix	Meda Pharma	78	E4 ★	R1 mineur		65 %
Miltéfosine (métastases des cancers du sein)	Miltex	Baxter	96	E4 ★	R1 mineur		100 %

Pr Philippe **EVEN** – Pr Bernard **DEBRÉ**

Anti-infectieux locaux

Antibactériens locaux[1]
(vus en partie dans Antibiotiques)

(gels, crèmes, pommades)

Molécule	Spécialité	Laboratoire	AMM	Efficacité	Risque	Prix/jour	Taux de remboursement
Cycline	✪ **Auréomycine Evans** (chlortétracycline)	UCB	74	E3 ★★	R1 mineur		35%
Acide fusidique	**Diacutis**	Pierre Fabre	08	E3 ★★	R1 mineur		35%
	Fucidine	Léo	64	E3 ★★	R1 mineur		65%
Antibactériens iodés	**Bétadine**	Meda Pharma	73	E4 ★	R1 mineur		35%
Mupirocine	**Mupiderm**	Almirall	88	E4 ★	R1 mineur		35%
Autres	**Cetavlon** (cétrimide)	Pierre Fabre	74	E4 ★	R1 mineur		NR
	Hexomédine (hexamidine)	Sanofi	55	E4 ★	R1 mineur		35%

Antiherpétiques locaux

Molécule	Spécialité	Laboratoire	AMM	Efficacité	Risque	Prix/jour	Taux de remboursement
Aciclovir (inhibiteur de la polymérase ADN virale)	🗋 **Herpevir**	Guerbet	79	E3 ★★	R1 mineur		65%
	🗋 **Activir**	Arkopharma	07	E3 ★★	R1 mineur		NR
	🗋 **Remex**	Genévrier	03	E3 ★★	R1 mineur		NR
	✪ **Zovirax** (aussi per os, IV, ophtalmo.)	GSK	86	E3 ★★	R1 mineur		35%
Autres	**Cuterpès** (ibacitabine)	Chauvin	73	E4 ★	R1 mineur		NR

---

1. Pyodermites, hidrosadénites.

DERMATOLOGIE

Antiparasitaires locaux[1]

Gale

Molécule	Spécialité	Laboratoire	AMM	Efficacité	Risque	Prix/ jour	Taux de rembour- sement
Sulfirame + Benzyle[2]	✪ Ascabiol	Zambon	45	E3 ★★	R0 nul		NR
Esdépalléthrine + Butoxyde de pipéronyle	Sprégal	Oméga Pharma	89	E3 ★★	R0 nul		NR

Poux

Molécule	Spécialité	Laboratoire	AMM	Efficacité	Risque	Prix/ jour	Taux de rembour- sement
Malathion (lotion)	Prioderm	Meda Pharma	82	E2 ★★★	R1 mineur		NR
Pyréthrines (shampoings)	✪ Itax	Pierre Fabre	90	E2 ★★★	R1 mineur		NR
	Para Spécial Poux	Oméga Pharma	89	E2 ★★★	R1 mineur		NR
	Parasidose	Gilbert	88	E2 ★★★	R1 mineur		NR
	Pyréflor	Leurquin	86	E2 ★★★	R1 mineur		NR
	Spray-Pax (lotion)	Oméga Pharma		E2 ★★★	R1 mineur		NR
Pyréthrines + Malathion	Para Plus	Oméga Pharma	87	E2 ★★★	R1 mineur		NR

---

1. Par voie générale, voir Anti-infectieux.
2. Aussi aoûtats.

Pr Philippe **EVEN** – Pr Bernard **DEBRÉ**　　GUIDE DES 4000 MÉDICAMENTS

Antifongiques locaux
(voir dans Antifongiques)

(dermatophytes, candidoses, etc.)

Molécule	Spécialité	Laboratoire	AMM	Efficacité	Risque	Prix/jour	Taux de remboursement
Imidazoles[1]	**Amycor** (bifonazole)	Merck Serono	84	E3 ★★	R1 mineur		35%
	✪ **Daktarin** (miconazole)	Janssen-Cilag	76	E3 ★★	R1 mineur		35%
	⬚ **Fazol** (isoconazole)	Sinclair	78	E3 ★★	R1 mineur		35%
	⬚ **Fongamil** (omoconazole)	Bailleul	87	E3 ★★	R1 mineur		35%
	Fonx (oxiconazole)	Astellas	91	E3 ★★	R1 mineur		35%
	⬚ **Kétoderm** (kétoconazole)	Janssen-Cilag	85	E3 ★★	R1 mineur		35%
	Lomexin (fenticonazole)	Effik	91	E3 ★★	R1 mineur		35%
	Monazol (sertaconazole)	Théramex	98	E3 ★★	R1 mineur		35%
	⬚ **Pévaryl** (éconazole)	McNeil	75	E3 ★★	R1 mineur		35%
	⬚ **Trosyd** (tioconazole)	Teofarma	83	E3 ★★	R1 mineur		35%
Terbinafine	✪ **Lamisil**	Novartis	92 et 99	E3 ★★	R1 mineur		35%
	Lamisilate	Novartis	92 et 06	E3 ★★	R1 mineur		35%
Amorolfine	**Curanail**	Galderma	09	E3 ★★	R1 mineur		35%
	⬚ **Locéryl**	Galderma	92	E3 ★★	R1 mineur		35%
Ciclopirox	**Mycoster**	Pierre Fabre	91	E3 ★★	R1 mineur		35%
	Sébiprox	Stiefel	99	E3 ★★	R1 mineur		35%

---

1. Bloquent la synthèse des ergostérols des membranes cellulaires fongiques.

DERMATOLOGIE

Antiseptiques locaux

Molécule	Spécialité	Laboratoire	AMM	Efficacité	Risque	Prix/jour	Taux de remboursement
Ammoniums quaternaires	**Stérilène** (cétrimide)	Gifrer	88	E3 ★★	R1 mineur		NR
	Sterlane (butans, miristalkonium)	Pharma Développement	66	E3 ★★	R1 mineur		NR
Chlorhexidine	**Baséal**	Pierre Fabre	05	E3 ★★	R1 mineur		35%
	Cétavlex aqueux	Pierre Fabre	05	E3 ★★	R1 mineur		NR
	▢ **Chlorhexidines alcoolique et aqueuse stérile**	Gilbert	97	E3 ★★	R1 mineur		NR
	▢ **Cytéal** (+ Hexamidine)	Pierre Fabre	76	E3 ★★	R1 mineur		NR
	✪ **Diaseptyl**	Pierre Fabre	05	E3 ★★	R1 mineur		35%
	▢ **Dosiseptine**	Gifrer	93	E3 ★★	R1 mineur		35%
	Euraxsepti	Novartis	93	E3 ★★	R1 mineur		NR
	▢ **Plurexid**	UCB Pharma	76	E3 ★★	R1 mineur		35%
	▢ **Septéal**	Pierre Fabre	86	E3 ★★	R1 mineur		35%
	▢ **Septivon**	Oméga Pharma	04	E3 ★★	R1 mineur		NR
Chlorhexidine + Benzalkonium	▢ **Biseptine**	Bayer	87	E3 ★★	R1 mineur		Hôp.
	▢ **Dermaspraid Antiseptique**	Bayer	93	E3 ★★	R1 mineur		NR
	▢ **Dermobacter**	Innotech	98	E3 ★★	R1 mineur		35%
	Mercryl	Menarini	00	E3 ★★	R1 mineur		NR
Povidone (iode)	✪ **Bétadine** (compresses, sol. alcoolique, gel dermique, vaginal, oculaire)	Meda Pharma	67	E3 ★★	R1 mineur		NR
Hypochlorite de sodium	▢ **Amukine**	Gifrer	93	E3 ★★	R1 mineur		NR
	✪ **Dakin Cooper**	Cooper	88	E3 ★★	R1 mineur		35%
Dérivés anioniques	**Dermacide** (tartrate, salicylate, laurylsulfate, oxyquinol)	Sinclair	53	E4 ★	R1 mineur		
Hexamidine	▢ **Hexomédine**	Sanofi	55	E4 ★	R1 mineur		
Triclocarban	▢ **Cutisan**	Lisapharm	60	E4 ★	R1 mineur		NR
	Solubacter	Lisapharm	70	E4 ★	R1 mineur		NR
☒ Colorants (acriflavine, oxyquinol)	☒ **Chromargon**	Richard	63	E4 ★	R1 mineur		NR

Pr Philippe **EVEN** – Pr Bernard **DEBRÉ**   GUIDE DES 4000 MÉDICAMENTS

Divers

Antisudoral local

Molécule	Spécialité	Laboratoire	AMM	Efficacité	Risque	Prix/ jour	Taux de remboursement
☒ Camphre, menthol, etc.	☒ **Éphydrol**	Sinclair	75	E5 0	R1 mineur		NR

Trophisme des phanères, ongles, cheveux (alopécies)

Molécule	Spécialité	Laboratoire	AMM	Efficacité	Risque	Prix/ jour	Taux de remboursement
	☒ **Bépanthène** (dexpanthénol)	Bayer	51	E5 0	R1 mineur		NR
	☒ **Biotine Bayer** (Vit. H) (per os, IM)	Bayer	57	E5 0	R1 mineur		NR
	☒ **Cystine B6**	Bailleul	74	E5 0	R1 mineur		NR
	☒ **Gel-Phan** (gélatine)	Pierre Fabre	74	E5 0	R1 mineur		NR
	☒ **Gélucystine** (cystine)	Jolly-Jatel	77	E5 0	R1 mineur		NR
	☒ **Lobamine-Cystéine** (+ Méthionine)	Pierre Fabre	75	E5 0	R1 mineur		NR

Détersion des plaies

Molécule	Spécialité	Laboratoire	AMM	Efficacité	Risque	Prix/ jour	Taux de remboursement
☒ Fibrinolysine – Désoxyribonucléase	☒ **Elase**	Pfizer	67	E5 0	R1 mineur		NR

Hirsutisme féminin

Molécule	Spécialité	Laboratoire	AMM	Efficacité	Risque	Prix/ jour	Taux de remboursement
Éflornithine (antienzyme)	**Vaniqa** (crème)	Almirall	01	E5 0	R1 mineur		NR

DERMATOLOGIE

Rides et spasmes musculaires faciaux et cervicaux

Molécule		Spécialité	Laboratoire	AMM	Efficacité	Risque	Prix/jour	Taux de remboursement
Toxines botuliques (A et B)[1]	a) rides cutanées	**Azzalure**	Galderma	09	E4 ★	R3 important		NR
		Vistabel	Allergan	04	E4 ★	R3 important		NR
	b) indications plus larges[2]	✪ **Botox**	Allergan	00	E4 ★	R3 important		Hôp.
		Dysport	Ipsen	93	E4 ★	R3 important		Hôp.
		Neurobloc (torticolis)	Esaï	00	E4 ★	R3 important		Hôp.

1. Bloquent la libération d'acétylcholine à la jonction neuromusculaire, paralysant le muscle injecté. Risques : diplopie, ptosis, dysphonie, dysphagie, dysarthrie, dysurie, souvent après des semaines.

2. Strabismes, blépharospasmes, paralysies oculomotrices, spasme hémifacial, torticolis spasmodique, hyperhidrose axillaire, myotonie thyroïdienne, spasticité des membres, pied équin de l'enfant.

RHUMATOLOGIE
(HORS CORTICOÏDES ET AINS – VOIR ANTI-INFLAMMATOIRES)

Dépenses de la CNAM 2010 : **1,3** milliard d'euros (6 %)

57 molécules (M)
109 spécialités (S) + **18** associations (127)
S/M = **2,3**

Exigence de retrait immédiat de spécialités : **4** (4 %)
Propositions de retrait ou de déremboursement de spécialités pour risque excessif et/ou inefficacité : **38** (34 %)
Propositions de retrait ou de déremboursement de spécialités pour redondance excessive : **23** (20 %)
✪ Spécialités jugées indispensables : **11** (10 %)

Remboursements
65 % : 66 %
35 % : 21 %
Hôp. : 4 %
NR : 9 %

RHUMATOLOGIE

Polyarthrites inflammatoires auto-immunes
(voir note «Syndrome inflammatoire»)

AINS[1]

Cf. Inflammation

Corticoïdes

Cf. Inflammation

Immunosuppresseurs

Ciclosporine, rapamycine, etc.
Cf. aussi Immunologie

Anticorps monoclonaux

Molécule	Spécialité	Laboratoire	AMM	Efficacité	Risque	Prix/ jour	Taux de rembour- sement
Infliximab (anti-TNF-α)	✪ Remicade	Schering-Plough	99	E2 ★★★	R3 important		Hôp.
Adalimumab (anti-TNF-α)	✪ Humira (SC)	Abbott	03	E2 ★★★	R3 important	eq. 80 €/j	65%
Rituximab (anti-CD20)[2]	MabThera	Roche	98	E2 ★★★	R3 important		Hôp.
Tocilizumab (anti-IL-6-récepteur)	RoActemra	Roche	01	E2 ★★★	R3 important		NER

Prix exorbitants: coût remboursements de la CNAM (2010)
- Humira: 270 millions d'euros
- Enbrel: 260 millions d'euros
- MabThera: 220 millions d'euros

---

1. Traitement symptomatique sans action sur l'évolution.
2. Cf. aussi Cancérologie (LLC, lymphomes).

641

Pr Philippe **EVEN** – Pr Bernard **DEBRÉ**　　　GUIDE DES 4000 MÉDICAMENTS

Molécules recombinantes (obtenues par génie génétique)

Molécule	Spécialité	Laboratoire	AMM	Efficacité	Risque	Prix/ jour	Taux de rembour-sement
Abatacept (mol. rec. CTLA-4/ Fc-IgG)[1]	**Orencia**	BMS	07	E3 ★★	R3 important		Hôp.
Étanercept (mol. rec. anti-TNF fusionnant TNF-récepteur et Fc-IgG)	✪ **Enbrel**	Wyeth	99	E2 ★★★	R3 important	eq. 40 €/j	65 %
Anakinra (anti-IL-1)	**Kineret**	Biovitrum Ab	09	E2 ★★★	R3 important		65 %

Petites molécules de synthèse

Molécule	Spécialité	Laboratoire	AMM	Efficacité	Risque	Prix/ jour	Taux de rembour-sement
Léflunomide (antienzyme DHODH)[2]	**Arava**	Sanofi	99	E3 ★★	R2 modéré	2,5 €/j	65 %

Cytotoxiques

(Cf. Cancérologie)

Méthotrexate
- Méthotrexate Bellon
- Métoject
- Novatrex

Cyclophosphamide
- Endoxan

---

1. Inhibe l'activation des lymphocytes T. AMM en 2e ligne après échec du méthotrexate et des anti-TNF.
2. Dihydroorotate déhydrogénase.

RHUMATOLOGIE

Thérapeutiques anciennes[1]

Molécule	Spécialité	Laboratoire	AMM	Efficacité	Risque	Prix/jour	Taux de remboursement
Sels d'or	**Allochrysine**	Genopharm	76	E4 ★	R2 modéré	eq. 0,7 €/j	65 %
Sulfasalazine (salicylate)	**Salazopyrine**	Pfizer	76	E4 ★	R2 modéré	0,6 €/j	65 %
D-pénicillamines	**Acadione**	Sanofi	77	E4 ★	R2 modéré	2 €/j	65 %
	Trolovol	D&A Pharma	76	E4 ★	R2 modéré	1,2 €/j	65 %
Antipaludéens	**Nivaquine** (chloroquine)	Sanofi	47	E4 ★	R1 mineur	0,1 €/j	65 %
	Plaquenil (hydroxyquine)	Sanofi	04	E4 ★	R1 mineur	0,4 €/j	65 %
☒ Minocycline	**Minolis**	Expanscience	87	E5 0	R1 mineur	0,45 €/j	65 %
	Mynocine	Tonipharm	73	E5 0	R1 mineur	0,45 €/j	65 %
	Mestacine	Tonipharm	87	E5 0	R1 mineur	0,45 €/j	65 %
	Parocline	CSP	95	E5 0	R1 mineur		NR

Ostéoporose[2] – Dyscalcémies – Maladie de Paget

Biphosphonates (per os et IV)[3]

1re génération (per os)
(remarquez la différence de prix de 1 à 10)

Molécule	Spécialité	Laboratoire	AMM	Efficacité	Risque	Prix/jour	Taux de remboursement
☒ Étidronate (ostéoporoses, Paget)	☒ **Didronel**	Procter & Gamble	81	E4 ★	R2 modéré	0,8 €/j	65 %
☒ Tiludronate (Paget)	☒ **Skelid**	Sanofi	95	E4 ★	R2 modéré	8,8 €/j	65 %

---

1. Efficacité faible, risques élevés.

2. Voir note « Ostéoporose ».

3. Analogues des pyrophosphates. Se lient à la matrice osseuse et inhibent les ostéoclastes et la résorption osseuse (ostéoporoses de la ménopause et des corticoïdes ; Paget ; cancer de la prostate ; hypercalcémies).

2ᵉ génération

Molécule	Spécialité	Laboratoire	AMM	Efficacité	Risque	Prix/ jour	Taux de rembour- sement
Alendronate[1]	✪ **Fosamax**	MSD	02	E2 ★★★	R2 modéré	1,1 €/j	65 %
Pamidronate	🗋 **Ostépam** (IV)	Nordic	05	E2 ★★★	R2 modéré	41 €/j	65 %
Ibandronate	**Bonviva**	Roche	03	E2 ★★★	R2 modéré	eq. 2,3 €/j	65 %

3ᵉ génération

Molécule	Spécialité	Laboratoire	AMM	Efficacité	Risque	Prix/ jour	Taux de rembour- sement
Risédronate	🗋 **Actonel**	Procter & Gamble	08	E2 ★★★	R2 modéré	1,2 €/j	65 %
Zolédronate	🗋 **Aclasta** (IV)	Novartis	05	E2 ★★★	R2 modéré	410 €/ an = 1,1 €/j	65 %

Associations

Molécule	Spécialité	Laboratoire	AMM	Efficacité	Risque	Prix/ jour	Taux de rembour- sement
☒ Acide alendronique + Vitamine D3	**Adrovance**	Ipsen	06	E2 ★★★	R2 modéré	1,2 €/j	65 %
	Fosavance	MSD	05	E2 ★★★	R2 modéré	1,1 €/j	65 %
	Actonelcombi	Procter & Gamble	07	E2 ★★★	R2 modéré	1,3 €/j	65 %

---

1. Le seul très bien étudié. C'est la molécule de référence.

RHUMATOLOGIE

Hormones parathyroïdiennes

Molécule	Spécialité	Laboratoire	AMM	Efficacité	Risque	Prix/jour	Taux de remboursement
Calcitonine[1] (SC, IM, IV)	🗍 **Cadens**	Zambon	04	E3 ★★	R2 modéré	4,5 €/j	35 %
	✪ **Calsyn**	Sanofi	96	E3 ★★	R2 modéré	4,5 €/j	35 %
	🗍 **Cibacalcine**	Novartis	83	E3 ★★	R2 modéré	5,7 €/j	35 %
	🗍 **Miacalcic**	Novartis	84	E3 ★★	R2 modéré	3,3 €/j	35 %
	🗍 **Calcitonine**	Pharmy II	98	E3 ★★	R2 modéré	4,5 €/j	35 %
Tériparatide[2]	✪ **Forsteo** (SC)	Lilly	03	E3 ★★	R2 modéré	14 €/j	65 %

Calcium

(apport nécessaire 1 000 à 1 500 mg/jour)[3]

Molécule	Spécialité	Laboratoire	AMM	Efficacité	Risque	Prix/jour	Taux de remboursement
	🗍 **Cacit**	Procter & Gamble	88	E3 ★★	R1 mineur	0,25 €/j	65 %
	🗍 **Calcidose 500**	Vernin	95	E3 ★★	R1 mineur	0,38 €/j	65 %
	🗍 **Calciforte**	Grimberg	65	E3 ★★	R1 mineur	0,35 €/j	65 %
	🗍 **Calciprat**	Iprad	93	E3 ★★	R1 mineur	0,25 €/j	65 %
	🗍 **Calcium Sandoz**	Sandoz	63	E3 ★★	R1 mineur	0,30 €/j	65 %
	🗍 **Calperos**	Bouchara	93	E3 ★★	R1 mineur	0,31 €/j	65 %
	🗍 **Calprimum**	D&A Pharma	96	E3 ★★	R1 mineur	0,32 €/j	65 %
	🗍 **Caltrate**	Wyeth	98	E3 ★★	R1 mineur	0,32 €/j	65 %

---

1. Sécrétée par les cellules parafolliculaires C, c'est une hormone humaine ou de saumon, hypocalcémiante, s'opposant à la parathormone (PTH) (utilisée dans hypercalcémies et Paget).

2. Peptide dérivé de la PTH, hormone hypercalcémiante stimulée par l'hypocalcémie et inhibée par l'hypercalcémie. Utilisée dans les hypocalcémies, elle réduit la calciurie et augmente la synthèse de calcitriol (vitamine D), qui augmente l'absorption digestive du calcium.

3. Les besoins sont couverts par une alimentation normale en produits lactés. Tous les calciums existent aussi en association avec la vitamine D3 (Cf. Vitamines D).

	⬜ **Densical**	Zambon	96	E3 ★★	R1 mineur	0,20 €/j	65%
	Fixical	Expanscience	99	E3 ★★	R1 mineur	0,32 €/j	65%
	Gluconate de calcium Lavoisier (per os, IV)	Chaix	06	E3 ★★	R1 mineur		65%
	⬜ **Orocal**	Théramex	89	E3 ★★	R1 mineur	0,31 €/j	65%
	⬜ **Ossopan**	Pierre Fabre	80	E3 ★★	R1 mineur	0,55 €/j[1]	65%
	Osteocal	Genopharm	01	E3 ★★	R1 mineur	0,32 €/j	65%
	⬜ **Ostram**	Merck Serono	87	E3 ★★	R1 mineur	0,17 €/j	65%
	⬜ **Pérical**	Besins Int.	96	E3 ★★	R1 mineur	0,26 €/j	65%

Vitamines D et dérivés
(dérivés des stérols)

Molécule	Spécialité	Laboratoire	AMM	Efficacité	Risque	Prix/jour	Taux de remboursement
Ergocalciférol (Vit. D2 végétale)	**Stérogyl**	DB Pharma	74	E3 ★★	R1 mineur	0,02 €/j	65%
	Uvestérol D	Crinex	89	E3 ★★	R1 mineur	0,09 €/j	65%
Cholécalciférol (Vit. D3 animale)	**Uvédose**	Crinex	89	E3 ★★	R1 mineur	eq. 0,02 €/j	65%
	Zymad	Novartis	00	E3 ★★	R1 mineur	0,11 €/j	65%
	⬜ **Vitamine D3 Bon**	Bouchara	64	E3 ★★	R1 mineur	1,45 €/j	65%
Calcitriol (1,25 dihydro-Vit. D3)	✪ **Rocaltrol**	Roche	82	E2 ★★★	R1 mineur	0,6 €/j	65%
Doxercalciférol (1-α-hydroxy. Vit. D3)	**Un-Alfa**	Léo	79	E3 ★★	R1 mineur	0,55 €/j	65%
Calcifédiol	**Dédrogyl**	DB Pharma	74	E3 ★★	R1 mineur	0,15 €/j	65%

---

1. Notez le prix double des autres, car vendu comme « extrait d'os », tout en ne retenant comme actif que le calcium !

RHUMATOLOGIE

☒ Associations de Vitamine D3 (cholécalciférol) (18)

Molécule	Spécialité	Laboratoire	AMM	Efficacité	Risque	Prix/ jour	Taux de rembour- sement
avec calcium (15)	Cacit Vitamine D3	Procter & Gamble	04	E3 ★★	R1 mineur	0,25 €/j	65 %
	Calcidose Vitamine D	Vernin	95	E3 ★★	R1 mineur	0,25 €/j	65 %
	Calciforte Vitamine D3	Grimberg	01	E3 ★★	R1 mineur	0,25 €/j	65 %
	Calciprat Vitamine D3	Iprad	96	E3 ★★	R1 mineur	0,25 €/j	65 %
	Calcium Vitamine D3	Sandoz	99	E3 ★★	R1 mineur	0,25 €/j	65 %
	Calcos Vitamine D3	Arkopharma	01	E3 ★★	R1 mineur	0,25 €/j	65 %
	Calperos D3	Bouchara	96	E3 ★★	R1 mineur	0,25 €/j	65 %
	Caltrate Vitamine D3	Wyeth	95	E3 ★★	R1 mineur	0,25 €/j	65 %
	Densical Vitamine D3	Zambon	98	E3 ★★	R1 mineur	0,25 €/j	65 %
	Eptavit	Leurquin	03	E3 ★★	R1 mineur	0,25 €/j	65 %
	Fixical Vitamine D3	Expanscience	04	E3 ★★	R1 mineur	0,25 €/j	65 %
	Ideos	Innotech	94	E3 ★★	R1 mineur	0,25 €/j	65 %
	Orocal Vitamine D3	Théramex	98	E3 ★★	R1 mineur	0,25 €/j	65 %
	Osséans D3	Sciencex	99	E3 ★★	R1 mineur	0,25 €/j	65 %
	Osteocal D3	Genopharm	01	E3 ★★	R1 mineur	0,25 €/j	65 %
avec fluor (2)	Fluostérol	Crinex	01	E4 ★	R2 modéré	0,06 €/j	35 %
	Zymaduo	Novartis	98	E4 ★	R2 modéré	0,04 €/j	35 %
avec vitamines A, E, C	Uvestérol A,D,E,C	Crinex	53	E5 0	R2 modéré		NR

647

Antiœstrogènes[1]

Molécule	Spécialité	Laboratoire	AMM	Efficacité	Risque	Prix/jour	Taux de remboursement
Raloxifène	**Evista**	Daiichi	98	E4 ★	R2 modéré	1 €/j	65 %
	❂ **Optruma**	Pierre Fabre	98	E4 ★	R2 modéré	1 €/j	65 %

Anticorps monoclonaux (voir note « Ostéoporose »)

Molécule	Spécialité	Laboratoire	AMM	Efficacité	Risque	Prix/jour	Taux de remboursement
Dénosumab (anticytokine RANKL – récepteur activateur du facteur nucléaire NFκB)	**Prolia**	Amgen	11	E3 ★★	R4 majeur	En cours	

Divers

Molécule	Spécialité	Laboratoire	AMM	Efficacité	Risque	Prix/jour	Taux de remboursement
☒ Ranélate de strontium	☒ **Protelos**	Servier	04	E4 ★	R4 majeur	1,6 €/j	65 %

---

1. Prévention de l'ostéoporose ménopausique.

RHUMATOLOGIE

Arthroses[1]

Molécule	Spécialité	Laboratoire	AMM	Efficacité	Risque	Prix/jour	Taux de rembour-sement
☒ Chondroïtine sulfate (per os)	Chondrosulf	Genévrier	93	E5 0	R1 mineur	0,75 €/j	35 %
☒ Diacéréine (per os)	Art.50	Negma	92	E5 0	R2 modéré	1,3 €/j	35 %
	Zondar	Pharma 2000	92	E5 0	R2 modéré	1,3 €/j	35 %
☒ Glucosamine	Voltaflex	Novartis	08	E5 0	R2 modéré		NR
Hyaluronate de sodium intra-articulaire	Hyalgan	Expanscience	92	E5 0	R0 nul	4,3 €/j	65 %[2]
☒ Insapo-nifiables d'avocat et soja (per os)	Piasclédine	Expanscience	77	E5 0	R1 mineur	0,5 €/j	35 %

---

1. La maladie appelée « arthrose » en France, et dont la fréquence augmente avec l'obésité et le vieillissement, a été longtemps considérée comme une maladie dégénérative des cartilages, d'origine inconnue. Elle est aujourd'hui considérée comme une maladie inflammatoire locale à point de départ synovial (les cellules dites « macrophages » des synoviales produiraient pour des raisons inconnues des cytokines inflammatoires s'attaquant aux chondrocytes et détruisant la matrice cartilagineuse). C'est pourquoi la maladie est appelée « ostéoarthrite » dans les autres pays. Elle touche à des degrés variables les 2/3 des femmes et 50 % des hommes après 50 ans, et surtout les mains, les hanches et les genoux. Le diagnostic s'établit sur les symptômes (douleurs, limitation des mouvements actifs et passifs, déformations) et la radio simple (scanner, CT-scan, IRM, ultrasons et biopsies n'ont que rarement un intérêt). L'arthroscopie a des indications restreintes. Le traitement repose sur l'exercice, la perte de poids, le paracétamol en 1re ligne, les AINS et les antalgiques opioïdes légers en 2e ligne, les injections intra-articulaires de corticoïdes actives trois semaines en cas de poussée. Laser, ultrasons, stimulation électrique des nerfs, acupuncture n'ont aucun effet objectif. Les injections articulaires de molécules cartilagineuses (sulfate de chondroïtine ou glucosamine, acide hyaluronique, diacerhéine) n'ont guère d'effets. Dans les cas les plus invalidants, les prothèses de hanche ou de genou sont indiquées.

2. Gonarthroses seulement.

Pr Philippe **EVEN** – Pr Bernard **DEBRÉ**

Goutte

La goutte touche 0,5 % de la population (sans prédilection pour les rois et les grands). Elle est due à la précipitation des cristaux d'urates en excès, déclenchant des calculs urinaires et une réaction inflammatoire dans les tissus, spécialement dans l'une ou l'autre des articulations (monoarthrites), surtout du gros orteil (les urates activent certains « Toll-récepteurs » de l'immunologie innée des macrophages – voir note « Immunologie » – qui entraînent la sécrétion de cytokines inflammatoires [IL-1, TNF-α], d'où l'activation des cellules de l'inflammation).

L'acide urique dérive directement de la xanthine et, plus en amont, des purines. C'est donc un déchet de l'ADN. Il est filtré par le rein, mais réabsorbé à 90 % grâce à un transporteur spécifique.

Le traitement repose sur :

• les inhibiteurs de la synthèse de l'acide urique (allopurinol, 1960 ; febuxostat, 2009) ;

• les oxydants, solubilisants de l'acide urique (rasburicase, 2003) ;

• les agents prévenant et traitant l'inflammation (colchicine, depuis le IVe siècle ; AINS ; corticoïdes).

Accès aigus

Molécule	Spécialité	Laboratoire	AMM	Efficacité	Risque	Prix/ jour	Taux de rembour- sement
Colchicine[1]	Colchicine Opocalcium	Vernin	1910	E3 ★★	R3 important	0,15 €/j	65 %
	Colchimax	Vernin	65	E3 ★★	R3 important	0,47 €/j	65 %

---

1. À cause des risques de diarrhée, neutropénies et neuropathies, essayer d'abord le paracétamol, les AINS ou les corticoïdes.

RHUMATOLOGIE

Traitements de fond hypo-uricémiants

Uricosuriques

Molécule	Spécialité	Laboratoire	AMM	Efficacité	Risque	Prix/ jour	Taux de rembour- sement
Probénécide	**Benemide**	Bouchara	56	E3 ★★	R1 mineur	0,22 €/j	35 %

Inhibiteurs de la synthèse (inhibition de la xanthine-oxydase)

Molécule	Spécialité	Laboratoire	AMM	Efficacité	Risque	Prix/ jour	Taux de rembour- sement
Allopurinol (analogue de la xanthine)	✪ Zyloric	GSK	67	E3 ★★	R4 majeur	0,1 €/j	65 %
Fébuxostat (inhibiteur de la xanthine-oxydase)	**Adénuric**	Ipsen	11	E3 ★★	R3 important	0,1 €/j	65 %

Dégradation de l'acide urique insoluble en allantoïne soluble

Molécule	Spécialité	Laboratoire	AMM	Efficacité	Risque	Prix/ jour	Taux de rembour- sement
Rasburicase (enzyme recombinante)[1]	✪ **Fasturtec** (IV)	Sanofi	11	E3 ★★	R3 important		Hôp. 100 %

---

1. Hyperuricémie aiguë des leucémies traitées chez l'enfant.

Pr Philippe **EVEN** – Pr Bernard **DEBRÉ**

GUIDE DES 4000 MÉDICAMENTS

Myorelaxants antispastiques
– Crampes – Maladies tendineuses

Molécule	Spécialité	Laboratoire	AMM	Efficacité	Risque	Prix/ jour	Taux de rembour- sement
☒ Quinine[1]	☒ **Hexaquine**	Goménol	51	E5 0	R4 majeur	0,3 €/j	35%
	☒ **Okimus**	Biocodex	53	E5 0	R4 majeur	0,3 €/j	35%
	☒ **Quinine Vitamine C**	Goménol	51	E5 0	R4 majeur	0,3 €/j	35%
Tétrazépam (benzodiazépine)	**Myolastan**	Sanofi	67	E5 0	R3 important	1,1 €/j	35%
	🗍 **Panos Gé.**	Daiichi	94	E5 0	R3 important	0,45 €/j	35%
Thiocolchicoside (mécanisme inconnu)[2]	**Coltramyl**	Sanofi	58	E5 0	R2 modéré	1,3 €/j	35%
	🗍 **Myorel**	Daiichi	91	E5 0	R2 modéré	1,1 €/j	35%
	🗍 **Myoplège**	Genévrier	97	E5 0	R2 modéré	1,1 €/j	35%
Baclofène (analogue du GABA)[3]	**Liorésal**	Novartis	72	E3 ★★	R1 mineur	0,75 €/j	35%
☒ Autres myorelaxants (mécanismes inconnus)[4]	**Décontractyl** (méphénésine)	Sanofi	98	E5 0	R2 modéré		NR
	Lumirelax (méthocarbamol)	Juvise	69	E5 0	R2 modéré	0,57 €/j	35%
Collagénases (maladie de Dupuytren)	**Xiapex**	Pfizer	11	E3 ★★	R1 mineur		NR

---

1. 2011 : la Commission de transparence conclut que son utilisation est «déraisonnable», à cause du «peu d'efficacité» et des effets secondaires parfois mortels, pancytopénies, agranulocytoses, anémies hémolytiques, thrombopénie, troubles du rythme cardiaque (allongement de QT et risques de torsades de pointe), hypoglycémies, hépatites, insuffisance rénale, tous très rares il est vrai. L'AFSSAPS a pourtant maintenu l'AMM pour les crampes. La Commission de transparence, la seule indépendante et objective, ne sert à rien.

2. Neuroleptique caché.

3. Action médullaire sur les contractures neurologiques (SEP, affections dégénératives). En cours d'évaluation à haute dose dans le traitement des dépendances (voir note «Baclofène»).

4. Soi-disant «action centrale».

652

RHUMATOLOGIE

Autres médicaments
en rhumatologie

Molécule	Spécialité	Laboratoire	AMM	Efficacité	Risque	Prix/ jour	Taux de rembour- sement
	☒ **Atépadène**	Mayoly-Spindler	92	E5 0	R0 nul		NR
	☒ **Dissolvurol**	Dissolvurol	58	E5 0	R0 nul		NR
	☒ **Oligosol Sélénium**[1]	Labcatal	06	E5 0	R0 nul		NR
	☒ **Oligostim Sélénium**[1]	Boiron	90	E5 0	R0 nul		NR
	☒ **Uteplex**	Biodim	60	E5 0	R0 nul		NR

---

1. Oligoéléments (voir Nutrition).

MALADIES
CARDIO-VASCULAIRES

Dépenses 2010 remboursées par la CNAM :
5,2 milliards d'euros (24 %)

189 molécules (M)
224 spécialités (S) + **42** associations (266)
S/M = **1,41**

Exigence de retrait immédiat de spécialités : **7** (3 %)
Propositions de retrait ou de déremboursement de spécialités pour risque excessif et/ou inefficacité : **68** (25 %)
Propositions de retrait ou de déremboursement de spécialités pour redondance excessive : **101** (37 %)
✪ Spécialités jugées indispensables : **29** (13 %)

Remboursements
100 % : 0
65 % : 75 %
35 % : 6 %
Hôp. : 5 %
NR : 14 %

I.   HYPERTENSION ARTÉRIELLE (avec diurétiques)
II.   HYPOCHOLESTEROLÉMIANTS ET HYPOLIPÉMIANTS
III. INSUFFISANCE CARDIAQUE
IV.   CORONARITES
V.   ANTI-AGRÉGANTS PLAQUETTAIRES
VI.   ANTICOAGULANTS
VII. FIBRINO (ou THROMBO)-LYTIQUES
VIII. ANTIFIBRINOLYTIQUES
IX.   ARYTHMIES
X.   DILATATEURS ARTÉRIELS
XI.   VARICES, JAMBES LOURDES (soi-disant veinotoniques)

MALADIES CARDIO-VASCULAIRES

Hypertension artérielle
(voir note «HTA»)

Dépenses 2010 de la CNAM : **2,7** milliards d'euros (14 %)

63 molécules + **27** associations
78 spécialités + **39** associations
Au total **117** spécialités, sans compter les génériques !!!

Bêtabloquants[1]

(voir note «Sympathique»)
(15 molécules quasi identiques, 17 spécialités) (0,4 €/j)

Molécule	Spécialité	Laboratoire	AMM	Efficacité	Risque	Prix/jour	Taux de remboursement
Propranolol	🗍 Avlocardyl	Astra-Zeneca	66	E2 ★★★	R2 modéré	0,2 €/j	65 %
Timolol	🗍 Timacor	Gerda	74	E2 ★★★	R2 modéré	0,5 €/j	65 %
Oxprénolol	🗍 Trasicor	Novartis	75	E2 ★★★	R2 modéré	0,5 €/j	65 %
✪ Acébutolol	Sectral	Sanofi	75	E2 ★★★	R2 modéré	0,6 €/j	65 %
✪ Pindolol	Visken	Novartis	79	E2 ★★★	R2 modéré	0,4 €/j	65 %
Labétalol (aussi α-bloquant)	🗍 Trandate	GSK	79	E2 ★★★	R2 modéré	0,4 €/j	65 %
Métoprolol	🗍 Lopressor	Daiichi	79	E2 ★★★	R2 modéré	0,15 €/j	65 %
	🗍 Seloken	Astra-Zeneca	79	E2 ★★★	R2 modéré	0,2 €/j	65 %
Nadolol	🗍 Corgard	Sanofi	80	E2 ★★★	R2 modéré	0,5 €/j	65 %
Bétaxolol	🗍 Kerlone	Sanofi	82	E2 ★★★	R2 modéré	0,4 €/j	65 %
Aténolol	🗍 Ténormine	Astra-Zeneca	85	E2 ★★★	R2 modéré	0,3 €/j	65 %
	🗍 Betatop	Iprad	88	E2 ★★★	R2 modéré	0,3 €/j	65 %
Céliprolol	🗍 Celectol	Sanofi	87	E2 ★★★	R2 modéré	0,7 €/j	65 %
Tertatolol	🗍 Artex	Therval	86	E2 ★★★	R2 modéré	0,4 €/j	65 %
Bisoprolol	🗍 Detensiel	Merck Serono	93	E2 ★★★	R2 modéré	0,2 €/j	65 %
Nébivolol (aussi NO producteur)	🗍 Nébilox	Negma	03	E2 ★★★	R2 modéré	0,5 €/j	65 %
	🗍 Temerit	Negma	03				

---
1. Diminuent le débit cardiaque et réduisent la production de rénine.

Pr Philippe **EVEN** – Pr Bernard **DEBRÉ**

Inhibiteurs calciques[1]

(9 molécules similaires et 10 spécialités) (0,6 €/j)

Molécule	Spécialité	Laboratoire	AMM	Efficacité	Risque	Prix/ jour	Taux de rembour- sement
Nifédipine	🗂 **Adalate**	Bayer	78	E2 ★★★	R2 modéré	0,3 €/j	65 %
Diltiazem	🗂 **Tildiem**	Sanofi	79	E2 ★★★	R2 modéré	0,5 €/j	65 %
Nicardipine	🗂 **Loxen**	Novartis	85	E2 ★★★	R2 modéré	0,7 €/j	65 %
Nitrendipine	**Nidrel**	UCB Pharma	87	E2 ★★★	R2 modéré	0,7 €/j	65 %
✪ Amlodipine	**Amlor**	Pfizer	90	E2 ★★★	R2 modéré	0,4 €/j	65 %
Félodipine	🗂 **Flodil**	Astra-Zeneca	05	E2 ★★★	R2 modéré	0,6 €/j	65 %
Isradipine	🗂 **Icaz**	Daiichi	90	E2 ★★★	R2 modéré	0,5 €/j	65 %
Lacidipine	🗂 **Caldine**	Boehringer	90	E2 ★★★	R2 modéré	0,6 €/j	65 %
Lercanidipine	🗂 **Lercan**	Pierre Fabre	99	E2 ★★★	R2 modéré	0,4 €/j	65 %
	🗂 **Zanidip**	Bouchara	98	E2 ★★★	R2 modéré	0,7 €/j	65 %

Inhibiteurs de la rénine

Molécule	Spécialité	Laboratoire	AMM	Efficacité	Risque	Prix/ jour	Taux de rembour- sement
Aliskirène	**Rasilez**	Novartis	07	E2 ★★★	R1 mineur	0,8 €/j	65 %
	Rasilez HCT (+ Diurétique)	Novartis					

---

1. Ils bloquent l'entrée du calcium dans les muscles lisses artériels et les myocytes entraînent leur relaxation. Ils sont surtout utilisés dans l'HTA purement systolique des sujets âgés. 0,5 €/j en moyenne.

MALADIES CARDIO-VASCULAIRES

Prils ou ice

(inhibiteurs de l'enzyme de conversion de l'angiotensine I inactive en angiotensine II active)[1] (13 molécules équivalentes et 16 spécialités) (0,6 €/j)

Molécule	Spécialité	Laboratoire	AMM	Efficacité	Risque	Prix/jour	Taux de remboursement
✪ Captopril	**Lopril**	BMS	81	E2 ★★★	R2 modéré	0,7 €/j	65 %
✪ Énalapril	**Renitec**	MSD	84	E2 ★★★	R2 modéré	0,5 €/j	65 %
Lisinopril	▢ **Prinivil**	MSD	87	E2 ★★★	R2 modéré	0,4 €/j	65 %
	▢ **Zestril**	Astra-Zeneca	87	E2 ★★★	R2 modéré	0,7 €/j	65 %
Périndopril	▢ **Coversyl**	Servier	87	E2 ★★★	R2 modéré	0,8 €/j	65 %[2]
Bénazépril	▢ **Briem**	Pierre Fabre	90	E2 ★★★	R2 modéré	0,6 €/j	65 %
	Cibacène	Meda Pharma	06	E2 ★★★	R2 modéré	0,5 €/j	65 %
Cilazapril	▢ **Justor**	Chiesi	90	E2 ★★★	R2 modéré	0,7 €/j	65 %
Fosinopril	▢ **Fozitec**	Merck Serono	95	E2 ★★★	R2 modéré	0,55 €/j	65 %
Imidapril	▢ **Tanatril**	Ipsen	98	E2 ★★★	R2 modéré	0,5 €/j	65 %
Moexipril	▢ **Moex**	UCB Pharma	96	E2 ★★★	R2 modéré	0,5 €/j	65 %
Quinapril	▢ **Acuitel**	Pfizer	89	E2 ★★★	R2 modéré	0,6 €/j	65 %
	▢ **Korec**	Sanofi	89	E2 ★★★	R2 modéré	0,6 €/j	65 %
Ramipril	▢ **Triatec**	Sanofi	04	E2 ★★★	R2 modéré	0,8 €/j	65 %
Trandolapril	▢ **Odrik**	Abbott	92	E2 ★★★	R2 modéré	0,5 €/j	65 %
Zofénopril	▢ **Zofenil**	Menarini	89	E2 ★★★	R2 modéré	0,5 €/j	65 %

---

1. 0,6 €/j en moyenne.
2. Notez le prix accordé, supérieur à l'original et 2 fois supérieur au moins cher.

Pr Philippe **EVEN** – Pr Bernard **DEBRÉ**

Sartans = antagonistes des récepteurs, dits AT1 de l'angiotensine II [1]

(7 molécules équivalentes et 11 spécialités) (0,8 €/j)

Molécule	Spécialité	Laboratoire	AMM	Efficacité	Risque	Prix/ jour	Taux de rembour- sement
Telmisartan	🗇 **Pritor**	Bayer	89	E2 ★★★	R2 modéré	0,8 €/j	65 %
	🗇 **Micardis**	Boehringer	98	E2 ★★★	R2 modéré	0,8 €/j	65 %
Losartan	🗇 **Cozaar**	MSD	95	E2 ★★★	R2 modéré	1 €/j	65 %
Candésartan	🗇 **Atacand**	Astra-Zeneca	05	E2 ★★★	R2 modéré	0,7 €/j	65 %
	🗇 **Kenzen**	Takeda	05	E2 ★★★	R2 modéré	0,7 €/j	65 %
Éprosartan	🗇 **Teveten**	Solvay	98	E2 ★★★	R2 modéré	0,7 €/j	65 %
✪ Irbésartan	✪ **Aprovel**	BMS	97	E2 ★★★	R2 modéré	0,8 €/j	65 %
Olmésartan	🗇 **Alteis**	Menarini	03	E2 ★★★	R2 modéré	0,6 €/j	65 %
	🗇 **Olmetec**	Daiichi	03	E2 ★★★	R2 modéré	0,6 €/j	65 %
Valsartan	🗇 **Nisis**	Ipsen	01	E2 ★★★	R2 modéré	1,3 €/j	65 %
	Tareg	Novartis	01	E2 ★★★	R2 modéré	0,8 €/j	65 %

Diurétiques [2]

(10 molécules, 12 spécialités) (0,35 €/j)

Diurétiques de l'anse (action brève) (équivalents)

Molécule	Spécialité	Laboratoire	AMM	Efficacité	Risque	Prix/ jour	Taux de rembour- sement
Bumétanide	**Burinex**	Léo	75	E1 ★★★★	R2 modéré	0,3 €/j	65 %
Furosémide	✪ **Lasilix**	Sanofi	77	E1 ★★★★	R2 modéré	0,3 €/j	65 %
Pirétanide	**Eurelix**	Sanofi	89	E1 ★★★★	R2 modéré	0,3 €/j	65 %

---

1. 0,8 €/j en moyenne, 2 fois plus que les bêtabloquants, 60 % de plus que les prils. Rien ne le justifie. Pas plus que leur prix qui varie de 0,6 à 1,3 €/j.

2. 0,28 €/j en moyenne. Les moins chers des anti-HTA.

MALADIES CARDIO-VASCULAIRES

Diurétiques thiazidiques et apparentés (proximotubulaires)[1 et 2] (équivalents)

Molécule	Spécialité	Laboratoire	AMM	Efficacité	Risque	Prix/jour	Taux de remboursement
Hydrochloro-thiazide (HCT)	♻ Esidrex	Novartis	59	E1 ★★★★	R2 modéré	0,06 €/j	65 %
Indapamide	Fludex	Euthérapie (Servier)	74	E1 ★★★★	R2 modéré	0,4 €/j	65 %
Ciclétanine	Tenstaten	Ipsen	86	E1 ★★★★	R2 modéré	0,45 €/j	65 %

Diurétiques épargneurs de potassium[3] (équivalents)

Molécule	Spécialité	Laboratoire	AMM	Efficacité	Risque	Prix/jour	Taux de remboursement
Amiloride	♻ Modamide	Gerda	91	E3 ★★	R2 modéré	0,25 €/j	65 %
Canrénone	Soludactone (IV)	Pfizer	67	E3 ★★	R2 modéré	13 €/j	65 %
Éplérénone	⬛ Inspra	Pfizer	05	E3 ★★	R2 modéré	2 €/j (8 fois la Moda-mide ???)	65 %
Spironolactone (anti-aldostérones)	Aldactone	Pfizer	82	E3 ★★	R2 modéré	0,3 €/j	65 %
	⬛ Spiroctan	Leurquin	81	E3 ★★	R2 modéré	0,3 €/j	65 %
	Spironolactone	Pfizer	96	E3 ★★	R2 modéré	0,3 €/j	65 %

Associations

(rien ne les justifie sinon la conquête des marchés pour l'industrie et la facilité de prescription pour les médecins au prix d'un manque de souplesse et de lisibilité des accidents, probablement plus fréquents). Nous souhaitons leur retrait (27 associations et 39 spécialités).

---

1. T1/2 3-15 h plus propice au traitement de l'HTA que les diurétiques de l'anse (1 h).
2. Chlortalidone et dopamine n'existent qu'en association.
3. Le triamtérène n'existe qu'en association.

Pr Philippe **EVEN** – Pr Bernard **DEBRÉ**

Diurétiques entre eux (0,24 €/j)

Molécule	Spécialité	Laboratoire	AMM	Efficacité	Risque	Prix/ jour	Taux de rembour-sement
Furosémide + Diurétique épargneur de potassium	Aldalix	Pfizer	92	E2 ★★★	R2 modéré	0,4 €/j	65 %
	Logirène	Erempharma	87	E2 ★★★	R2 modéré	0,5 €/j	65 %
Altizide + Spironolactone	Aldactazine	Pfizer	95	E2 ★★★	R2 modéré	0,5 €/j	65 %
	Spiroctazine	Leurquin	82	E2 ★★★	R2 modéré	0,14 €/j	65 %
	Spironolactone Altizide	Pfizer	98	E2 ★★★	R2 modéré	0,1 €/j	65 %
Hydrochlorothia-zide + Amiloride	Modurétic	MSD	72	E2 ★★★	R2 modéré	0,1 €/j	65 %
Hydro-chlorothiazide + Triamtérène	Prestole	Almirall	75	E2 ★★★	R2 modéré	0,2 €/j	65 %
Méthyclothiazide + Triamtérène	Isobar	Chiesi	86	E2 ★★★	R2 modéré	0,2 €/j	65 %

Bêtabloquants + Hydrochlorothiazide (0,3 €/j)

Molécule	Spécialité	Laboratoire	AMM	Efficacité	Risque	Prix/ jour	Taux de rembour-sement
Nébivolol	⬜ Conebilox	Negma	09	E2 ★★★	R2 modéré		NR
	⬜ Temeritduo	Menarini	09	E2 ★★★	R2 modéré		NR
Bisoprolol	⬜ Lodoz	Merck Serono	98	E2 ★★★	R2 modéré	0,4 €/j	65 %
Timolol + Amiloride	⬜ Moducren	Gerda	78	E2 ★★★	R2 modéré	0,2 €/j	65 %

Bêtabloquants + Chlortalidone[1] (ou clopamide) (0,35 €/j)

Molécule	Spécialité	Laboratoire	AMM	Efficacité	Risque	Prix/ jour	Taux de rembour-sement
Aténolol	⬜ Ténorétic	Astra-Zeneca	87	E2 ★★★	R2 modéré	0,2 €/j	65 %
Métoprolol	⬜ Logroton	Daiichi	83	E2 ★★★	R2 modéré	0,4 €/j	65 %
Oxprénolol	⬜ Trasitensine	Novartis	80	E2 ★★★	R2 modéré	0,5 €/j	65 %
Pindolol + Clopamide[1]	⬜ Viskaldix	Novartis	80	E2 ★★★	R2 modéré	0,3 €/j	65 %

---

1. N'existe qu'en association.

MALADIES CARDIO-VASCULAIRES

Prils + Hydrochlorothiazide (0,5 €/j)

Molécule	Spécialité	Laboratoire	AMM	Efficacité	Risque	Prix/ jour	Taux de rembour- sement
Énalapril	Co-Rénitec	MSD	87	E2 ★★★	R2 modéré	0,4 €/j	65%
Captopril	Captea	Sanofi	87	E2 ★★★	R2 modéré	0,3 €/j	65%
	Ecazide	BMS	87	E2 ★★★	R2 modéré	0,4 €/j	65%
Ramipril	Cotriatec	Sanofi	05	E2 ★★★	R2 modéré	0,8 €/j	65%
Bénazépril	Briazide	Pierre Fabre	92	E2 ★★★	R2 modéré	0,7 €/j	65%
	Cibadrex	Meda Pharma	92	E2 ★★★	R2 modéré	0,7 €/j	65%
Fosinopril	Fozirétic	Merck Serono	05	E2 ★★★	R2 modéré	0,5 €/j	65%
Lisinopril	Prinzide	MSD	89	E2 ★★★	R2 modéré	0,5 €/j	65%
	Zestorétic	Astra-Zeneca	05	E2 ★★★	R2 modéré	0,5 €/j	65%
Quinapril	Acuilix	Pfizer	89	E2 ★★★	R2 modéré	0,4 €/j	65%
	Korétic	Sanofi	93	E2 ★★★	R2 modéré	0,5 €/j	65%
Zofénopril	Zofénilduo	Menarini	05	E2 ★★★	R2 modéré	0,6 €/j	65%

Prils + Indapamide (0,7 €/j)

Molécule	Spécialité	Laboratoire	AMM	Efficacité	Risque	Prix/ jour	Taux de rembour- sement
Périndopril + Indapamide	Prétérax	Therval	07	E2 ★★★	R2 modéré	0,7 €/j	65%

Sartans + Hydrochlorothiazide (0,75 €/j)

Molécule	Spécialité	Laboratoire	AMM	Efficacité	Risque	Prix/ jour	Taux de rembour- sement
Candésartan	Cokenzen	Takeda	05	E2 ★★★	R2 modéré	0,75 €/j	65%
	Hytacand	Astra-Zeneca	00	E2 ★★★	R2 modéré	0,8 €/j	65%
Irbésartan	Coaprovel	BMS	98	E2 ★★★	R2 modéré	0,7 €/j	65%
Éprosartan	Coteveten	Solvay	06	E2 ★★★	R2 modéré	0,7 €/j	65%

Losartan	⬜ **Fortzaar**	MSD	99	E2 ★★★	R2 modéré	0,7 €/j	65%
	⬜ **Hyzaar**	MSD	95	E2 ★★★	R2 modéré	0,7 €/j	65%
Olmésartan	⬜ **Alteisduo**	Menarini	06	E2 ★★★	R2 modéré	0,75 €/j	65%
	⬜ **Coolmetec**	Daiichi	06	E2 ★★★	R2 modéré	0,75 €/j	65%
Telmisartan	⬜ **Micardisplus**	Boehringer	02	E2 ★★★	R2 modéré	0,8 €/j	65%
	⬜ **Pritorplus**	Bayer	02	E2 ★★★	R2 modéré	0,8 €/j	65%

Antihypertenseurs d'action centrale

(aucune indication aujourd'hui) (4 molécules et spécialités)

Molécule	Spécialité	Laboratoire	AMM	Efficacité	Risque	Prix/ jour	Taux de rembour- sement
☒ Méthyldopa	**Aldomet**	HAC Pharma	64	E3 ★★	R3 important	0,5 €/j	65%
☒ Clonidine	**Catapressan** (CP, IV)	Boehringer	86	E4 ★	R2 modéré	0,35 €/j	65%
☒ Moxonidine	**Physiotens**	Solvay	94	E4 ★	R1 mineur	0,6 €/j	65%
☒ Rilménidine	**Hyperium**	Biopharma (Servier)	87	E4 ★	R1 mineur	0,6 €/j	65%

Autres antihypertenseurs

(dépassés) (4 molécules, 6 spécialités)

Réserpiniques

Molécule	Spécialité	Laboratoire	AMM	Efficacité	Risque	Prix/ jour	Taux de rembour- sement
☒ Réserpine (+ Bendrofluméthiazide)	**Tensionorme**	Lisapharm	61 – 88	E4 ★	R2 modéré		65%

MALADIES CARDIO-VASCULAIRES

α1-bloquants (voir note « Sympathiques ») : seulement utiles en urologie

Molécule	Spécialité	Laboratoire	AMM	Efficacité	Risque	Prix/ jour	Taux de rembour- sement
☒ Prazosine	**Alpress**	Pfizer	88	E4 ★	R2 modéré		65 %
	Minipress	Dexo	81	E4 ★	R2 modéré		65 %
☒ Urapidil	**Eupressyl**	Novartis	96	E4 ★	R2 modéré		65 %
	Mediatensyl	Nycomed	88	E4 ★	R2 modéré		65 %
☒ Minoxidil	**Lonoten** (Cf. calvi- tie, Alostil de McNeil)	Pfizer	83	E4 ★	R2 modéré		65 %

Hypocholestérolémiants et hypolipémiants

(Cf. note « Négoce du cholestérol, autres lipides et statines »)

Dépenses 2010 de la CNAM : **1,5** milliard d'euros (8 %)

15 molécules + **3** associations
22 spécialités + **3** associations
Total : **25** spécialités

Statines : inhibiteurs de la synthèse hépatique du cholestérol

(par l'enzyme HMG-CoA réductase) (0,9 €/j)

Molécule	Spécialité	Laboratoire	AMM	Efficacité	Risque	Prix/ jour	Taux de rembour- sement
Simvastatine	♻ **Zocor**	MSD	88	E3 ★★	R2 modéré	1 €/j	65 %
	🗐 **Lodalès**	Sanofi	89	E3 ★★	R2 modéré	1 €/j	65 %
Atorvastatine	**Tahor**	Pfizer	97	E3 ★★	R2 modéré	1,1 €/j	65 %
Pravastatine	🗐 **Elisor**	BMS	89	E3 ★★	R2 modéré	0,75 €/j	65 %
	🗐 **Vasten**	Sanofi	89	E3 ★★	R2 modéré	0,75 €/j	65 %

Molécule	Spécialité	Laboratoire	AMM	Efficacité	Risque	Prix/jour	Taux de remboursement
Fluvastatine	🗍 **Fractal**	Pierre Fabre	95	E3 ★★	R2 modéré	0,9 €/j	65%
Fluvastatine	🗍 **Lescol**	Novartis	95	E3 ★★	R2 modéré	0,9 €/j	65%
Rosuvastatine	**Crestor**	Astra-Zeneca	03	E3 ★★	R2 modéré	1 €/j	65%
Atorvastatine + Amlodipine	🗍 **Caduet**	Pfizer	05	E3 ★★	R2 modéré	0,8 €/j	65%
Pravastatine + Acide acétylsalicylique	🗍 **Pravadual**	BMS	05	E3 ★★	R2 modéré	1 €/j	65%
Simvastatine + Ézétimibe	🗍 **Inegy**	MSD	05	E3 ★★	R2 modéré	2,2 €/j	65%

Fibrates : activateurs de la destruction des graisses

(par activation des PPAR-α renforçant l'oxydation des acides gras : voir note « Cholestérol ») (0,25 €/j)

Molécule	Spécialité	Laboratoire	AMM	Efficacité	Risque	Prix/jour	Taux de remboursement
Fibrates (dérivés de l'acide fibrique)	🗍 **Béfizal** (dézafibrate)	Actavis	82	E3 ★★	R1 mineur	0,25 €/j	65%
	🗍 **Fegenor** (fénofibrate)	Leurquin	01	E3 ★★	R1 mineur	0,2 €/j	65%
	🗍 **Fénofibrate Fournier**	Solvay	00	E3 ★★	R1 mineur	0,25 €/j	65%
	🗍 **Lipanor** (ciprofibrate)	Sanofi	83	E3 ★★	R1 mineur	0,2 €/j	65%
	✪ **Lipanthyl** (fénofibrate)	Solvay	00	E3 ★★	R1 mineur	0,3 €/j	65%
	🗍 **Lipur** (gemfibrozil)	Pfizer	82	E3 ★★	R1 mineur	0,4 €/j	65%
	🗍 **Sécalip** (fénofibrate)	Solvay	87	E3 ★★	R1 mineur	0,2 €/j	65%

Inhibiteurs de l'absorption intestinale du cholestérol

(inhibition de la protéine de transport)

Molécule	Spécialité	Laboratoire	AMM	Efficacité	Risque	Prix/jour	Taux de remboursement
Ézétimibe	**Ezétrol**	MSD	03	E3 ★★	R1 mineur	0,2 €/j	65%

MALADIES CARDIO-VASCULAIRES

Résine chélatrice bloquant la réabsorption des acides biliaires et augmentant l'élimination du cholestérol sous forme d'acides biliaires

Molécule	Spécialité	Laboratoire	AMM	Efficacité	Risque	Prix/ jour	Taux de rembour- sement
Colestyramine	**Questran**	BMS	73	E3 ★★	R1 mineur	0,2 €/j	65 %

Acides gras ω3 et ω6 polyinsaturés

(Acides eicosapentaénoïque et docosahexaénoïque)
(voir note « ω3 et autres acides gras »)

Molécule	Spécialité	Laboratoire	AMM	Efficacité	Risque	Prix/ jour	Taux de rembour- sement
	☒ **Omacor**[1]	Pierre Fabre	95	E5 0	R1 mineur	2,4 €/j	65 %
	☒ **Ysomega**	Pierre Fabre	05	E5 0	R1 mineur		NR

Autres hypolipémiants

Molécule	Spécialité	Laboratoire	AMM	Efficacité	Risque	Prix/ jour	Taux de rembour- sement
Acide nicotinique (Niacine)	☒ **Niaspan**	Abbott	05	E5 0	R1 mineur	1,3 €/j	65 %
Autres	☒ **Citrate de bétaïne Upsa**	Upsa	90	E5 0	R0 nul		NR
	☒ **Fonlipol** (tiadénol)	SERP	72	E5 0	R0 nul	0,5 €/j	35 %

---

1. Dépourvu de tout effet, l'Omacor est 2 à 12 fois plus cher que tous les autres hypolipémiants !!! et remboursé à 65 % !!!

Insuffisance cardiaque

(fraction d'éjection < 35% quelle qu'en soit la cause coronarienne, valvulaire, hypertensive ou primitive)

Digitaliques

Molécule	Spécialité	Laboratoire	AMM	Efficacité	Risque	Prix/jour	Taux de remboursement
Digoxine et Hémigoxine	✪ Digoxine Nativelle	Teofarma	60	E3 ★★	R3 important	0,1 €/j	65%

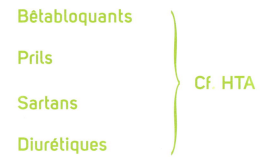

Bêtabloquants
Prils
Sartans
Diurétiques

Cf. HTA

Ivabradine

(inhibiteur sinusal A-V, dérivé du Vérapamil, inhibiteur calcique faible, soi-disant antiangineux)[1]

Molécule	Spécialité	Laboratoire	AMM	Efficacité	Risque	Prix/jour	Taux de remboursement
Ivabradine	⊠ Procoralan	Biopharma (Servier)	05	E5 0	R3 important	2,3 €/j	65%

Nésiritide
(peptide natriurétique recombinant)[2]

---

[1]. Lancé dans une séance à grand spectacle de la Société française de cardiologie, mais n'a aucune supériorité sur les bêtabloquants et n'ajoute rien en association avec ces médicaments. Le type du médicament inutile dans la tradition Servier.

[2]. Jamais autorisé en France, autorisé en 1999 aux États-Unis sur un seul essai jugeant l'effet seulement trois heures après l'administration. Retiré du marché en 2011 après que 1 milliard de dollars ont été dépensés pour rien!!

MALADIES CARDIO-VASCULAIRES

Coronarites – Angine de poitrine (angor)

(La plupart relèvent d'une coronographie suivie d'angioplastie avec pose de stent ou de pontage chirurgical. Les traitements ci-dessous sont purement antalgiques.)

Tous les médicaments proposés sont – ou prétendent être – des artério-dilatateurs.

Dérivés nitrés

Des classiques depuis Nobel, qui les découvrit par hasard et en prit lui-même à la fin de sa vie.

Action rapide

Molécule	Spécialité	Laboratoire	AMM	Efficacité	Risque	Prix/jour	Taux de remboursement
Isosorbide dinitrate	Isocard	Gerda	86	E3 ★★	R1 mineur	0,08 €/j	65 %
Trinitrine	Natispray	Teofarma	97	E2 ★★★	R1 mineur	0,08 €/j	65 %
	Nitronalspray	Pohl	05	E2 ★★★	R1 mineur	Collectivités	NR
	✪ Trinitrine	Tonipharm	46	E2 ★★★	R1 mineur	0,1 €/j	65 %

Action prolongée

Molécule	Spécialité	Laboratoire	AMM	Efficacité	Risque	Prix/jour	Taux de remboursement
Voie orale (nitrates d'isosorbide)	Langoran	Sanofi	80	E3 ★★	R0 nul	0,3 €/j	65 %
	🗇 Monicor	Pierre Fabre	04	E3 ★★	R0 nul		NR
	✪ Risordan	Sanofi	80	E3 ★★	R0 nul	0,2 €/j	65 %
Voie transdermique (trinitrine)	Cordipatch	UCB Pharma	88	E3 ★★	R0 nul	0,75 €/j	65 %
	Diafusor	Pierre Fabre	94	E3 ★★	R0 nul	0,5 €/j	65 %
	Discotrine	Dissolvurol	58	E3 ★★	R0 nul		NR
	Epinitril	Bouchara	02	E3 ★★	R0 nul	0,5 €/j	65 %
	Nitriderm	Novartis	84	E3 ★★	R0 nul	0,5 €/j	65 %

Autres antiangoreux vasodilatateurs coronaires[1]

(voir aussi Vasodilatateurs artériels X. 2)

Molécule	Spécialité	Laboratoire	AMM	Efficacité	Risque	Prix/ jour	Taux de rembour- sement
☒ Molsidomine	Corvasal	Sanofi	80	E5 0	R0 nul	0,6 €/j	65%
☒ Nicorandil (Activateur des canaux K+ VD)[2]	Adancor	Merck Serono	92	E5 0	R3 important	0,8 €/j	65%
	Ikorel	Sanofi	92	E5 0	R3 important	0,8 €/j	65%
☒ Trimétazidine	Vastarel[3]	Biopharma (Servier)	78	E5 0	R3 important	0,5 €/j	35%
☒ Dipyridamole (soi-disant aussi antiagrégant)	Cléridium	Dexo	79	E5 0	R2 modéré		NR
	Persantine	Boehringer	69	E5 0	R2 modéré		NR
☒ Vérapamil (inhibiteur calcique faible, non sélectif, non hypotenseur)	Isoptine	Abbott	89	E4 ★	R2 modéré	0,24 €/j	65%

Antiagrégants plaquettaires

(bloquent le stade initial de la coagulation intrartérielle)
(voir note « Antiagrégants et anticoagulants »)

Dépenses 2010 de la CNAM : **510** millions d'euros (2,7 %)
à cause du prix exorbitant du Plavix

---

1. Ils sont peu ou pas artério-dilatateurs et, quand ils le sont, ils dilatent les artères saines (avec des risques d'excès de débit ou de chute de la pression artérielle), mais sont sans aucun effet sur les artères pathologiques, rétrécies et durcies. Les maladies artérielles ne sont pas dues à des spasmes, mais à des lésions anatomiques irréversibles (même remarque au paragraphe IX).
2. Risques d'ulcérations digestives et vaginales.
3. Facteur de thromboses, d'hépatites, de syndromes parkinsoniens. Un pur produit Servier.

MALADIES CARDIO-VASCULAIRES

Traitements préventifs et en phase aiguë

Molécule	Spécialité	Laboratoire	AMM	Efficacité	Risque	Prix/jour	Taux de remboursement
Acide acétyl-salicylique[1 et 2]	🗋 **Aspirine Upsa 300 mg**	BMS	93	E2 ★★★	R2 modéré	0,07 €/j	65 %
	🗋 **Cardioso-lupsan 100 mg**	BMS	98	E2 ★★★	R2 modéré	0,09 €/j	65 %
	✪ **Kardégic 75 mg**	Sanofi	98	E2 ★★★	R2 modéré	0,09 €/j	65 %
	🗋 **Pravadual** (+ Statine)	BMS	06	E2 ★★★	R2 modéré	1 €/j	65 %
Flurbiprofène	**Cébutid**[3]	Almirall	78	E4 ★	R3 important	0,3 €/j	65 %
⊠ Ticlopidine (précurseur du clopidogrel)	**Ticlid**[4]	Sanofi	78	E4 ★	R4 majeur	1,8 €/j	65 %
✪ Clopidogrel[2]	✪ **Plavix**	Sanofi	98	E2 ★★★	R2 modéré	1,9 €/j	65 %
Prasugrel (ASMR : 5, mais prix = 2,1 fois les génériques du Plavix et remboursé 65 % !)	**Efient**	Lilly	08	E2 ★★★	R2 modéré	1,9 €/j	65 %
Ticagrélor (analogue de l'adénosine d'action, plus rapide que le Plavix)	**Brilique**	Astra-Zeneca	11	E2 ★★★	R3 important		
Térutroban (antagoniste des récepteurs du thromboxane – Per os)	**X...**	Servier	En cours d'AMM, (mais n'est pas supérieur à l'aspirine et entraîne plus de mini-saignements)				

---

1. Aussi actif que le Plavix (voir note « Antiagrégants »).

2. Ni l'aspirine ni le Plavix ne sont actifs dans la prévention des thromboses veineuses, quoique l'aspirine les réduise de 30 %, mais avec des saignements (2,5 vs 1,6 %). Le générique est vendu en France 12 fois plus cher qu'en Angleterre !!

3. En substitut de l'aspirine lorsqu'elle est contre-indiquée.

4. Prédécesseur du Plavix. Autorisé en 1978 pour éviter les thromboses dans les circuits de dialyse. Un an après, il est largement diffusé pour toutes les artérites, puis les migraines, puis les céphalées, multipliant ses ventes par 20, hors indications ! En outre, leucopénies dangereuses. Le Plavix l'a remplacé quinze ans après. Il n'a depuis longtemps plus rien à faire sur le marché.

Pr Philippe **EVEN** – Pr Bernard **DEBRÉ**　　　**GUIDE DES 4 000 MÉDICAMENTS**

Traitements en phase aiguë et post-intervention : antagonistes des récepteurs plaquettaires GP IIβ/IIIα[1]

Molécule	Spécialité	Laboratoire	AMM	Efficacité	Risque	Prix/ jour	Taux de rembour- sement
✪ Tirofiban (petite molécule non peptidique)	**Agrastat** (IV)	Merck-Sharp-Dohme	99	E2 ★★★	R2 modéré		Hôp.
Eptifibatide (peptide)	**Integrilin** (IV)	GSK	99	E2 ★★★	R2 modéré		Hôp.
Abciximab (anticorps monoclonal)	**Réopro** (IV)	Lilly-Centocor	95	E2 ★★★	R3 important		Hôp.

Anticoagulants

(voir note « Antiagrégants et anticoagulants »)

Dépenses 2010 de la CNAM : **350** millions d'euros (1,6 %)

Potentialisateurs de l'antithrombine III : héparines

(d'extraction des muqueuses digestives animales ; poids moléculaire : 1 million)

Héparines standard

(se lient par des séquences pentasaccharidiques à l'antithrombine III et la suractivent, ce qui inactive la thrombine et le facteur Xa, bloquant indirectement la coagulation)

Molécule	Spécialité	Laboratoire	AMM	Efficacité	Risque	Prix/ jour	Taux de rembour- sement
	✪ **Héparine Choay** (IV)	Sanofi	49	E1 ★★★★	R3 important	5 €/j	65 %
	✪ **Calciparine** (SC)	Sanofi	75	E1 ★★★★	R3 important	6 €/j	65 %

---

1. Voir note « Antiagrégants ».

670

MALADIES CARDIO-VASCULAIRES

Héparines de bas poids moléculaire SC
(PM d'environ 5 000) (demi-vie = 3 fois l'héparine)

Molécule	Spécialité	Laboratoire	AMM	Efficacité	Risque	Prix/ jour	Taux de rembour- sement
Énoxaparine sodique	✪ Lovenox	Sanofi	98	E1 ★★★★	R3 important	7 €/j	65 %
Daltéparine	✪ Fragmine	Pfizer	87	E1 ★★★★	R3 important	6,5 €/j	65 %
Nadroparine calcique	✪ Fraxiparine	GSK	85	E1 ★★★★	R3 important	7,5 €/j	65 %
	Fraxodi	GSK	98	E1 ★★★★	R3 important	8 €/j	65 %
Tinzaparine sodique	Innohep	Léo	91	E1 ★★★★	R3 important	4,5 €/j	65 %
Danaparoïde extractive (mélange)	Orgaran	Schering- Plough	96	E1 ★★★★	R3 important		Hôp.

Pentasaccharide de synthèse
(identique au pentasaccharide actif des héparines, se liant à l'antithrombine III et potentialisant 300 fois son inhibition du facteur Xa)

Molécule	Spécialité	Laboratoire	AMM	Efficacité	Risque	Prix/ jour	Taux de rembour- sement
Fondaparinux	✪ Arixtra (SC, IV)	GSK	02	E1 ★★★★	R3 important	7,8 €/j	65 %

Hirudines
(dérivés de la sangsue, inhibiteurs directs de la thrombine)
(indiquées en cas de thrombopénies à l'héparine)

Molécule	Spécialité	Laboratoire	AMM	Efficacité	Risque	Prix/ jour	Taux de rembour- sement
Lépirudine (molécule recombinante)	Refludan (IV)	Celgene	02	E2 ★★★	R3 important		Hôp.
Bivalirudine (synthétique)	Angiox (IV)	Medicines Company, Fr.	02	E2 ★★★	R3 important		Hôp.

Pr Philippe **EVEN** – Pr Bernard **DEBRÉ**

Antivitamines K

(premiers anticoagulants découverts en 1939; la vitamine K réduit et active les précurseurs inactifs des facteurs II, VII, IX et X synthétisés par le foie)

Molécule	Spécialité	Laboratoire	AMM	Efficacité	Risque	Prix/jour	Taux de remboursement
Coumariniques (per os)	✪ **Coumadine** (ou warfarine)	BMS	59	E2 ★★★	R3 important	0,25 €/j	65%
	✪ **Sintrom** (acénocoumarol)	Novartis	59	E2 ★★★	R3 important	0,25 €/j	65%
Indanediones	✪ **Préviscan** (fluindione)	Procter & Gamble	88	E1 ★★★★	R3 important	0,25 €/j	65%

Antithrombines
(voir note « Anticoagulants »)

Inhibiteur oral direct de la thrombine (voir note « Antiagrégants et anticoagulants ») :

Molécule	Spécialité	Laboratoire	AMM	Efficacité	Risque	Prix/jour	Taux de remboursement
Dabigatran (alternative aux antivitamines K dans la prévention des thromboses veineuses)[1]	**Pradaxa** (per os)	Boehringer	10	E2 ★★★	R4 majeur	5,5 €/j	65%
Antithrombine humaine rec. (thromboses à haut risque)	**Aclotine** (IV)	LFB	98	E2 ★★★	R1 mineur		Hôp. 100%

Inhibiteurs directs, sélectifs et oraux du facteur Xa

Même marché gigantesque que les antithrombines (décrits dans la note « Antiagrégants et anticoagulants ») et même problème de

---

1. Le Pradaxa aurait été responsable dans le monde de 256 décès par hémorragie.

MALADIES CARDIO-VASCULAIRES

coût et de sécurité, même s'il n'y a pas eu d'accidents hémorragiques mortels encore décrits avec ceux-ci.

Molécule	Spécialité	Laboratoire	AMM	Efficacité	Risque	Prix/ jour	Taux de rembour- sement
Rivaroxaban (molécule de synthèse de PM 423, dihexa- dipentacyclique chlorée et soufrée)	✪ Xarelto (per os)	Bayer	10	E2 ★★★	R3 important	6,3 €/j	65 %

Apixaban – BMS-Pfizer : grand essai de décembre 2011 : non supérieur à l'enoxaparine et 2,58 fois plus de complications hémorragiques majeures. Comme avec les autres, risques hémorragiques inacceptables, qui devraient empêcher toute commercialisation.

Fibrino (ou thrombo)-lytiques
(la fibrine des caillots est lysée par la plasmine, dérivée du plasminogène par l'action d'activateurs fibrinolytiques)
(traitement d'urgence des embolies pulmonaires ou artérielles cérébrales)

Molécule	Spécialité	Laboratoire	AMM	Efficacité	Risque	Prix/ jour	Taux de rembour- sement
Urokinase	Actosolv	Eumedica	85	E2 ★★★	R3 important		Hôp.
✪ Altéplase	Actilyse	Boehringer	87	E2 ★★★	R3 important		Hôp.
Rétéplase	Rapilysin	Actavis	96	E2 ★★★	R3 important		Hôp.
Ténectéplase	Métalyse	Boehringer	00	E2 ★★★	R3 important		Hôp.

Antifibrinolytiques
(s'opposent à l'action de la plasmine)

Acide tranexamique (analogue de la lysine se liant et inhibant la plasmine ; utilisé dans les hémorragies digestives, endométriales et urinaires ou après un traitement fibrinolytique, avec risque de très grave thrombose veineuse et d'embolie pulmonaire).

Molécule	Spécialité	Laboratoire	AMM	Efficacité	Risque	Prix/ jour	Taux de rembour- sement
	Exacyl	Sanofi	74	E4 ★	R1 mineur	1,5 €/j	35%
	Spotof	CCD	95	E4 ★	R1 mineur	1,1 €/j	35%

Arythmies. Prévention et traitement des fibrillations et flutters auriculaires (FA) et des tachycardies ventriculaires (TV)

Dépenses 2010 de la CNAM : **110** millions d'euros (0,5%)

Molécule	Spécialité	Laboratoire	AMM	Efficacité	Risque	Prix/ jour	Taux de rembour- sement
Amiodarone (FA et TV)	✪ **Cordarone** (per os, IV)	Sanofi	87	E2 ★★★	R2 modéré	1,1 €/j (géné- riques : 0,33)	65%
☒ Dronédarone (FA)	**Multaq**[1]	Sanofi	09	E3 ★★	R3 important		65%

---

1. Destinée à remplacer la Cordarone et à éviter ses complications thyroï-diennes, la molécule n'est pas iodée, et censée être aussi efficace et moins toxique. Autorisée fin 2009, mais en mars 2011 Sanofi stoppe un essai comparatif défavo-rable contre placebo publié en décembre 2011 pour mortalité globale multipliée par 5 (1% vs 0,2%), mortalité cardiaque et cérébrale multipliée par 2,2 (2% vs 0,9%), augmentation des hospitalisations (+ 43%) mais seulement en cas d'insuf-fisance cardiaque ou de fibrillation auriculaire permanente. Dans les autres cas, la molécule réduit les accidents mortels de 30 à 45%. La FDA rapporte ensuite 487 accidents pour 300 000 patients traités, dont 24 décès, des troubles du rythme et des cas d'hépatites sévères ayant imposé la transplantation. Par ailleurs, en mars 2010, la Commission de transparence de la HAS juge le service rendu comme «modéré», ne justifiant qu'un remboursement à 35%. Sanofi fait appel et le service rendu est reclassé «important» en juin 2010, avec un remboursement à 65%. Sanofi obtient ensuite du CEPS un prix 8 fois supérieur aux génériques de la Cordarone et 2,5 fois à la molécule originale, soit 2,8 €/j, soit 1 000 €/an, pour un traitement à prendre des années par des centaines de milliers de malades, c'est-à-dire un marché potentiel d'au moins 200 millions d'euros. Mais des protestations s'élèvent et, en septembre 2011, l'Agence européenne du médicament limite sérieusement ses indi-cations, en particulier aux cas d'échecs de la Cordarone et seulement chez les sujets n'ayant pas d'atteinte hépatique ou pulmonaire. L'AFSSAPS place la molécule «sous surveillance renforcée»... *As usual.*

MALADIES CARDIO-VASCULAIRES

Molécule	Spécialité	Laboratoire	AMM	Efficacité	Risque	Prix/jour	Taux de remboursement
Cibenzoline (TV)	▢ **Cipralan**	BMS	87	E3 ★★	R2 modéré	1,3 €/j	65%
	Exacor	Erempharma	91	E3 ★★	R2 modéré	1,2 €/j	65%
Disopyramide (FA,TV)	✪ **Rythmodan** (per os, IV)	Sanofi	86	E3 ★★	R2 modéré		Hôp.
Flécaïnide (FA)	✪ **Flécaïne** (per os, IV)	Meda Pharma	83	E2 ★★★	R2 modéré	0,45 €/j	65%
Lidocaïne (TV)	**Xylocard** (IV)	Astra-Zeneca	74	E3 ★★	R2 modéré		Hôp.
☒ Propafénone (FA)	**Rythmol**	Abbott	83	E4 ★	R1 mineur	0,8 €/j	65%
Hydroquinidine (FA,TV)	✪ **Sérécor**	Sanofi	80	E3 ★★	R1 mineur	0,7 €/j	35%
☒ Adénosine (FA)	**Krénosin** (IV)	Sanofi	93	E4 ★	R2 modéré		Hôp.
	Striadyne (IV)	Genopharm	50	E4 ★	R2 modéré		Hôp.

Artério-dilatateurs

Dépenses 2010 de la CNAM : **80** millions d'euros (0,4 %)

Ischémie aiguë sévère des membres inférieurs : voie injectable

Molécule	Spécialité	Laboratoire	AMM	Efficacité	Risque	Prix/jour	Taux de rembour-sement
Analogue de la prostacycline : iloprost	**Ilomédine** (IV)	Bayer	92	E4 ★	R4 majeur		Hôp.
☒ Pentoxifylline	**Torental** (IV)	Sanofi	79	E5 0	R2 modéré		Hôp.

Pr Philippe **EVEN** – Pr Bernard **DEBRÉ**

Voie orale [1]

(voir aussi «Les vasodilatateurs coronaires» (IV. 2), les soi-disant vaso-dilatateurs des artères coronaires) (ne dilatent au mieux que les artères des oreilles de lapin ou, chez l'homme, les artères normales, avec des risques cardiaques et cérébraux d'hyperfusion parfois majeurs, mais sans effet sur les artères malades, durcies ou obstruées par l'athérome depuis des années. Si les artères sont obstruées ou rétrécies, il faut les désobstruer ou les remplacer chirurgicalement. **Tous à dérembourser et plusieurs à interdire**. Tous, sauf deux, viennent de laboratoires français et ne sont admis dans aucun pays «sérieux» : États-Unis, Angleterre et Suisse)

Molécule	Spécialité	Laboratoire	AMM	Efficacité	Risque	Prix/ jour	Taux de rembour-sement
☒ Buflomédil	**Fonzylane**[2]	Cephalon	74	E5 0	R3 important	0,5 €/j	35 %
☒ Cilostazol	**Pletal**	Otsuka	08	E5 0	R1 mineur		NR
☒ Ginkgo biloba (remboursé !!!)	**Tanakan**	Ipsen	74	E5 0	R0 nul	0,5 €/j	35 %[3]
	Tramisal	Ipsen	86	E5 0	R0 nul	0,5 €/j	35 %
	Vitalogink	Mylan	06	E5 0	R0 nul	0,4 €/j	35 %
☒ Ifenprodil	**Vadilex**	Sanofi	78	E5 0	R0 nul	0,5 €/j	NR
☒ Naftidrofuryl	**Diactane**	Menarini	05	E5 0	R1 mineur	0,6 €/j	35 %
	Naftilux	Thérabel-Lucien	82	E5 0	R1 mineur	0,6 €/j	35 %
	Praxilène	Merck Serono	75	E5 0	R1 mineur	0,7 €/j	35 %
☒ Nicergoline	**Sermion**	Sanofi	73	E5 0	R1 mineur	0,6 €/j	35 %
☒ Pentoxifylline	**Torental**	Sanofi	72	E5 0	R1 mineur	0,3 €/j	35 %
☒ Piribédil	**Trivastal**	Euthérapie (Servier)	73	E5 0	R3 important	0,5 €/j	35 %[4]
☒ Moxisylyte	**Carlytène**	Meda Pharma	64	E5 0	R1 mineur	0,3 €/j	35 %
☒ Dihydro-ergocryptine	**Vasobral**	Chiesi	74	E5 0	R1 mineur	0,6 €/j	35 %

---

1. Beaucoup prétendument indiqués aussi dans les «déficits cognitifs»... «La tête et les jambes» !

2. Retiré en 2011 après trente-sept ans, pour complications cérébrales et cardiaques parfois très graves, connues au moins depuis cinq ans.

3. Médicament le plus vendu en France jusqu'en 2005 !!!

4. Aussi dans le Parkinson, où il est encore moins justifié.

MALADIES CARDIO-VASCULAIRES

Varices, jambes lourdes
(dites «insuffisance veineuse ou veinolymphatique»)

Sclérosants

(Inutiles et non sans danger. S'il y a des varices, il faut les enlever.)

Molécule	Spécialité	Laboratoire	AMM	Efficacité	Risque	Prix/ jour	Taux de rembour- sement
Lauromacrogol	**Aetoxisclérol**	Kreussler	96	E4 ★	R2 modéré		NR
Quinine, urée	**Kinuréa H**	Neitum	64	E4 ★	R2 modéré		35%
Glycérol, Cr-Al	**Sclérémo**	Bailleul	50	E4 ★	R2 modéré		NR
Tétradécyl sulfate	**Trombovar**	Kreussler	77	E4 ★	R2 modéré		35%

Pseudo-veinotoniques

(24 substances diversement associées)[1]

Voie générale (per os)

Molécule	Spécialité	Laboratoire	AMM	Efficacité	Risque	Prix/ jour	Taux de rembour- sement
Dihydroergotamine	☒ **Ikaran**	Pierre Fabre	77	E5 0	R0 nul		35%
Adénosine, heptaminol	☒ **Ampecyclal**	Gifrer	93	E5 0	R0 nul		NR
Hamamélis, aphloia	☒ **Aphloïne P**	DB Pharma	59	E5 0	R0 nul		NR
Marronnier d'Inde	☒ **Arkogélules marronnier d'Inde**	Arkopharma	87	E5 0	R0 nul		NR
Ail, cyprès, marron	☒ **Artérase**	Clément	62	E5 0	R0 nul		NR
Houx, hespéridine, etc.	☒ **Bicirkan**	Pierre Fabre	03	E5 0	R0 nul		NR
Hamamélis, marron, etc.	☒ **Climaxol**	Lehning	95	E5 0	R0 nul		NR

---

1. Il n'y a pas de muscles (ou guère) dans les parois veineuses et aucune de ces molécules n'a jamais rien contracté. Le retour sanguin veineux est assuré par les contractions intermittentes des muscles du mollet à l'exercice, les valves anti-retour et l'allongement occasionnel. Une seule molécule est encore remboursée (pour soutenir l'emploi dans le Tarn?). Toutes les autres ont été déremboursées en 2008, après quinze ans de résistance des firmes.

Pr Philippe **EVEN** – Pr Bernard **DEBRÉ**

				E	R		
Marron, hespéridine, etc.	☒ **Cyclo 3 Fort**	Pierre Fabre	74	E5 0	R0 nul		NR
Flavonoïdes	☒ **Daflon**	Euthérapie (Servier)	86	E5 0	R0 nul		NR
Etamsylate	☒ **Dicynone**	B&O Pharm	65	E5 0	R0 nul		NR
Myrtille, tocophérol	☒ **Difrarel**	Leurquin	65	E5 0	R0 nul		NR
Dihydroergotamine	☒ **Dihydroergota- mine Amdipharm**	CSP	86	E5 0	R0 nul		NR
Diosmine	☒ **Dio**	Sciencex	01	E5 0	R0 nul		NR
Diosmine	☒ **Diovenor**	Innotech	94	E5 0	R0 nul		NR
Oligomères	☒ **Endotélon**	Sanofi	88	E5 0	R0 nul		NR
Mélilot, héparine	☒ **Esberiven**	CSP	89	E5 0	R0 nul		NR
Mélilot, rutoside	☒ **Esberiven Fort**	CSP	92	E5 0	R0 nul		NR
Naftazone	☒ **Etioven**	Sanofi	96	E5 0	R0 nul		NR
Leucocianidol	☒ **Flavan**	Dexo	91	E5 0	R0 nul		NR
Hamamélis, marron	☒ **Fluon +**	Dissolvurol	96	E5 0	R0 nul		NR
Ginkgo, heptaminol, rutine	☒ **Ginkor Fort**	Tonipharm	88	E5 0	R0 nul		NR
Marron, hamamélis, Vit. P	☒ **Histo-Fluine P**	Richard	73	E5 0	R0 nul		NR
Hamamélis, écorces	☒ **Jouvence de l'Abbé Soury**	Oméga Pharma	40	E5 0	R0 nul		NR
Hydrocotyle	☒ **Madécassol**	Bayer	69	E5 0	R0 nul		NR
Diosmine	☒ **Médiveine**	Elerté	92	E5 0	R0 nul		NR
Troxérutine	☒ **Rhéoflux**	Pharma 2000	93	E5 0	R0 nul		NR
Dihydroergotamine	☒ **Tamik**	Iprad	79	E5 0	R0 nul		NR
Diosmine	☒ **Titanoral**	McNeil	04	E5 0	R0 nul		NR
Marron, hamamélis	☒ **Vascoflor**	Sevene Pharma	06	E5 0	R0 nul		NR
Troxérutine	☒ **Veinamitol**	Negma	90	E5 0	R0 nul		NR
Houx, ascorb.	☒ **Veinobiase**	Solvay	75	E5 0	R0 nul		NR
Marron, hamamélis	☒ **Veinosium**	Arkopharma	07	E5 0	R0 nul		NR
Marron, permethol	☒ **Veinotonyl**	CSP	91	E5 0	R0 nul		NR
Vit. C, tocophérol, rutoside	☒ **Véliten**	Zambon	74	E5 0	R0 nul		NR
Diosmine	☒ **Vénirène**	Sanofi	91	E5 0	R0 nul		NR

MALADIES CARDIO-VASCULAIRES

Voie locale (crèmes)

Molécule	Spécialité	Laboratoire	AMM	Efficacité	Risque	Prix/jour	Taux de rembour-sement
Marron, hespéridine	☒ Cyclo 3	vu					
Mélilot, héparine	☒ Esberiven	vu					
Polyester	☒ Hemoclar	Sanofi	61	E5 0	R0 nul		NR
Extrait sangsue	☒ Hirucrème	Bayer	74	E5 0	R0 nul		NR
Hamamélis	☒ Jouvence de l'Abbé Soury	vu					

Beaucoup de ces molécules suscitent l'hilarité générale des méde-cins depuis un demi-siècle, du Cyclo 3 « Fort » (!) au Daflon, de la Dicynone au Madécassol et à l'increvable Jouvence de l'Abbé Soury. Même hilarité avec les vasodilatateurs artériels, radicalement inef-ficaces, tels les dérivés du Ginkgo biloba, le Vadilex, le Sermion, le Torental, le Trivastal et le Tanakan, mais quelques-uns sont vraiment dangereux, comme le Buflomédil, retiré du marché en 2011, et le Vastarel, qui y reste encore accroché. Tous produits de nos laboratoires français : Sanofi, Servier, Fabre, Ipsen, etc., aucun étranger.

DIABÈTES
(VOIR NOTE « DIABÈTES »)

Dépenses de la CNAM 2010 : **1,15** milliard d'euros (5,5 %)

19 molécules (M)
39 spécialités (S)
S/M = **2,0**

Exigence de retrait immédiat de spécialités :   **10**   (26 %)
Propositions de retrait ou de déremboursement de spécialités pour risque excessif et/ou inefficacité :   **10**   (26 %)
Propositions de retrait ou de déremboursement de spécialités pour redondance excessive :   **3**   (8 %)
✪ Spécialités jugées indispensables :   **8**   (21 %)

Remboursements
65 % : 95 %
35 % : 3 %
Hôp. : 0
NR : 3 %

DIABÈTES

Diabète 1

✪ 14 insulines et analogues

(stylo, cartouches, flacons et pompes)[1]

On savait depuis Langerhans (1869), Minkowski et von Mering (1889) qu'il y a deux pancréas, celui qui déverse des enzymes dans l'intestin par le canal pancréatique, dit pancréas externe, et l'autre, formé d'une multitude de petits îlots cellulaires, qui sécrètent, les uns, dits α, le glucagon, et les autres, dits β, l'insuline et la déversent dans le sang, où elle abaisse la glycémie, mais on ne parvient pas à isoler l'insuline, détruite pendant l'extraction. F. Banting, chirurgien de 30 ans à Toronto, et un étudiant en médecine de 4e année, Ch. Best, s'y attaquent en juin 1921 dans le laboratoire de physiologie du Pr J.J.R. Macleod, peu enthousiaste de ce programme, et qui d'ailleurs part en vacances et les laisse travailler seuls.

Les deux chercheurs ont l'idée de lier le canal pancréatique, ce qui entraîne la dégénérescence du pancréas externe, et parviennent alors à extraire l'insuline. À son retour, Macleod, étonné, recrute J.B. Collip, spécialiste de la purification des extraits et, quelques semaines après, le premier malade de 14 ans (avec un diabète à 5 g/l!) est traité et guéri. Nobel pour Macleod (qui n'y est pour rien ou peu s'en faut) et Banting en 1923. Best et Collip restent sur la touche, à la colère de Banting. Sanger séquencera l'insuline (Nobel en 1958), Dorothy Crowfoot-Hodgkin en décrira la forme en 3 dimensions (Nobel 1964), R. Yalow et S. Berson mettront au point la technique de dosage avec des anticorps marqués à l'iode radioactif (Nobel 1977). Elle est aujourd'hui indispensable dans le diabète 1 et souvent nécessaire dans le diabète 2. Probablement la plus grande découverte du siècle : grande question, originalité, audace, succès technique. Et jeunesse.

Elle est actuellement fabriquée par génie génétique.

Trois laboratoires se partagent le marché mondial : Novo Nordisk (45 %), Sanofi (27 %), Lilly (25 %).

---

1. Le mécanisme d'action de l'insuline est donné dans la note « Diabètes ». Les prix moyens variables selon présentation et dose.

Pr Philippe **EVEN** – Pr Bernard **DEBRÉ**

Action rapide (SC, IM, IV)

Molécule	Spécialité	Laboratoire	AMM	Efficacité	Risque	Prix/ jour	Taux de rembour- sement
Insulines (rec.) (SC 40 min avant les repas)	Insuman	Sanofi	97	E1 ★★★★	R4 majeur	10 à 51 €	65 %
	✪ Umuline	Lilly	92	E1 ★★★★	R4 majeur	20 à 40 €	65 %
	Actrapid	Novo Nordisk	02	E1 ★★★★	R4 majeur	20 à 42 €	65 %
Analogues (l. glulisine ; lispro ; asparte) (SC 10-15 min avant les repas)	✪ Apidra	Sanofi	04	E1 ★★★★	R4 majeur	22 à 43 €	65 %
	Humalog	Lilly	96	E1 ★★★★	R4 majeur	22 à 40 €	65 %
	Novorapid	Novo Nordisk	99	E1 ★★★★	R4 majeur	21 à 43 €	65 %

Action lente (analogues)

(1 ou 2 fois par jour en SC, en général au coucher, mais ne contrôle pas la glycémie postprandiale)

Molécule	Spécialité	Laboratoire	AMM	Efficacité	Risque	Prix/ jour	Taux de rembour- sement
Insuline glargine (insuline + protamine et zinc)	✪ Insuline Lantus	Sanofi	00	E1 ★★★★	R4 majeur	47 à 67 €	65 %
Insuline détémir (insuline + ac. gras saturé)	Levemir	Novo Nordisk	04	E1 ★★★★	R4 majeur	67 €	65 %

Action intermédiaire

(combinaison Protamine + Lispro ou Apart ou NPH)

Molécule	Spécialité	Laboratoire	AMM	Efficacité	Risque	Prix/ jour	Taux de rembour- sement
Insuline (rec.)	✪ Insuman Comb	Sanofi	97	E1 ★★★★	R4 majeur	10 à 41 €	65 %
	Umuline Profil	Lilly	96	E1 ★★★★	R4 majeur	21 à 41 €	65 %
	Insuline Mixtard	Novo Nordisk	02	E1 ★★★★	R4 majeur	17 €	65 %
	Insulatard	Novo Nordisk	02	E1 ★★★★	R4 majeur	19 à 42 €	65 %

DIABÈTES

Analogues	Humalog Mix	Lilly	96	E1 ★★★★	R4 majeur	43 €	65 %
	✪ Novomix	Novo Nordisk	00	E1 ★★★★	R4 majeur	43 €	65 %

Diabète 2 – Antidiabétiques oraux[1]

Sensibilisateurs à l'insuline

Biguanides :
molécules de référence de première ligne

Molécule	Spécialité	Laboratoire	AMM	Efficacité	Risque	Prix/ jour	Taux de remboursement
Metformine (moyenne, 0,3 €/j) (découverte Merck Serono, 1958. Agit par la voie de AMPD-PK : augmente la captation du glucose, réduit la production hépatique de glucose et la lipogenèse)	✪ Glucophage	Merck Serono	59	E1 ★★★★	R1 mineur	0,33 €/j	65 %
	⬜ Metformine Biogaran	Biogaran (Servier)	97	E1 ★★★★	R1 mineur	0,3 €/j	65 %
	⬜ Stagid (voir aussi 5 associations)	Merck Serono	75	E1 ★★★★	R1 mineur	0,38 €/j	65 %

---

1. Voir notes « Diabètes » et « La très scandaleuse histoire des glitazones ». Notez ici que les 2 familles les plus anciennes et de loin les plus efficaces et les mieux tolérées (biguanides et sulfamides), qui doivent être le traitement de base, sont 3 à 10 fois moins coûteuses que les « nouveaux » traitements, par ailleurs beaucoup plus dangereux (au point que les glitazones ont dû être retirées d'un marché où elles n'auraient jamais dû être acceptées). Pour la CNAM, ces nouvelles molécules sont peu actives, mais représentent 50 % du marché total du diabète, le 6e marché français, avec 1,1 milliard d'euros, et elles coûtent en moyenne 8 fois les anciennes, qui restent la référence. Marché mondial 2010 en valeur : glitazones : 50 % ; sulfamides : 10 % ; gliptines : 5 % ; glinides : 3 % ; metformine : 2,5 % (mais 1re en volume).

Pr Philippe **EVEN** – Pr Bernard **DEBRÉ**

Glitazones (ou thiazolidinediones) (moyenne 0,9 €/j)

(découvertes en 1996 ; ligand des PPAR-γ, récepteurs nucléaires se liant à l'ADN et activant la transcription d'une centaine de gènes, spécialement du tissu adipeux. Elles augmentent la captation du glucose induite par l'insuline et réduisent le taux des acides gras)

Molécule	Spécialité	Laboratoire	AMM	Efficacité	Risque	Prix/ jour	Taux de rembour- sement
⊠ Troglitazone : retirée du marché				E4 ★	R4 majeur		
⊠ Rosiglitazone[1]	**Avandia**	GSK	00	E4 ★	R4 majeur	0,74 €/j	65 %
⊠ Pioglitazone[2]	**Actos**	Takeda	00	E4 ★	R4 majeur	1 €/j	65 %

Insulinosécréteurs

(mécanisme d'action dans la note « Diabètes »)

Sulfamides hypoglycémiants

(moyenne 0,35 €/j)

Molécule	Spécialité	Laboratoire	AMM	Efficacité	Risque	Prix/ jour	Taux de rembour- sement
🗋 Carbutamide	**Glucidoral**	Servier	56	E2 ★★★	R2 modéré	0,07 €/j	65 %
✪ Glibenclamide	**Daonil**	Sanofi	69	E2 ★★★	R2 modéré	0,19 €/j	65 %
Gliclazide	**Diamicron**	Servier	71	E2 ★★★	R2 modéré	0,64 €/j	65 %
Glimépiride	**Amarel**	Sanofi	96	E2 ★★★	R2 modéré	0,38 €/j	65 %
Glipizide	**Glibénèse**	Dexo	01	E2 ★★★	R2 modéré	0,31 €/j	65 %
	Ozidia	Pfizer	95	E2 ★★★	R2 modéré	0,54 €/j	65 %

---

1. Retirée du marché VII. 2010.
2. Retirée du marché VI. 2011.

DIABÈTES

Glinides

Molécule	Spécialité	Laboratoire	AMM	Efficacité	Risque	Prix/ jour	Taux de rembour- sement
Répaglinide	Novonorm	Novo Nordisk	98	E4 ★	R1 mineur	0,5 €/j	65 %

Agonistes des récepteurs du GLP1[1] ou Proincrétines[2]

Molécule	Spécialité	Laboratoire	AMM	Efficacité	Risque	Prix/ jour	Taux de rembour- sement
☒ Exénatide	Byetta	Lilly	06	E4 ★	R3 important	3,67 €/j	65 %
☒ Liraglutide	Victoza	Novo Nordisk	09	E4 ★	R3 important		NR

Gliptines

(moyenne 1,7 €/j)
(protectrice du GLP1 en inhibant la dipeptidylpeptidase-4)

Molécule	Spécialité	Laboratoire	AMM	Efficacité	Risque	Prix/ jour	Taux de rembour- sement
☒ Sitagliptine	Januvia	MSD	07	E4 ★	R3 important	1,8 €/j	65 %
	Xelevia	MSD → Pierre Fabre	07	E4 ★	R3 important	1,8 €/j	65 %
☒ Vildagliptine	Galvus	Novartis	07	E4 ★	R3 important	1,43 €/j	65 %

Inhibiteurs de l'absorption des sucres lents

(amidon, disaccharides)

Molécule	Spécialité	Laboratoire	AMM	Efficacité	Risque	Prix/ jour	Taux de rembour- sement
Acarbose	Glucor	Bayer	94	E4 ★	R0 nul	0,7 €/j	65 %
Miglitol	Diastabol	Sanofi	97	E4 ★	R0 nul	0,62 €/j	65 %

---

1. Glucagon-like peptide-1 : stimulant de la sécrétion d'insuline et renforçant les effets des incrétines, hormones digestives libérées par les repas (voir note « Diabètes »).

2. Voie sous-cutanée.

Associations

Molécule	Spécialité	Laboratoire	AMM	Efficacité	Risque	Prix/ jour	Taux de rembour- sement
Metformine + Glibenclamide	**Glucovance**	Merck Serono	01	E1 ★★★★	R2 modéré	0,6 €/j	65 %
☒ Metformine + Pioglitazone (retiré du marché 2011)	**Competact**	Takeda	06	E1 ★★★★	R3 important	1,25 €/j	65 %
☒ Metformine + Rosiglitazone (retiré du marché 2011)	**Avandamet**	GSK	03	E1 ★★★★	R4 majeur	0,95 €/j	35 %
☒ Metformine + Sitagliptine	**Janumet**	MSD	08	E1 ★★★★	R3 important	1,79 €/j	65 %
	Velmetia	Pierre Fabre	08	E1 ★★★★	R3 important	1,79 €/j	65 %
☒ Metformine + Vildagliptine	**Eucreas**	Novartis	07	E1 ★★★★	R3 important	1,77 €/j	65 %

Hypoglycémies

Molécule	Spécialité	Laboratoire	AMM	Efficacité	Risque	Prix/ jour	Taux de rembour- sement
Glucagon (hormone sécrétée par les îlots de cellules α du pancréas, d'effet hyper- glycémiant, en partie opposé à l'insuline)	♻ **Glucagen** (IV)	Novo Nordisk	93	E2 ★★★	R1 mineur		65 %
Diazoxide	**Proglicem** (per os)	Schering- Plough	97	E3 ★★	R1 mineur		Hôp. 65 %

OBÉSITÉ – NUTRITION – MÉTABOLISME
(HORS DIABÈTES)

70 molécules (M)
129 spécialités (S)
S/M = **1,84**

Exigence de retrait immédiat de spécialités : **3** (2%)
Propositions de retrait ou de déremboursement de spécialités pour risque excessif et/ou inefficacité : **92** (71%)
Propositions de retrait ou de déremboursement de spécialités pour redondance excessive : **16** (12%)
✪ Spécialités jugées indispensables : **6** (5%)

Remboursements
65%: 24%
35%: 5%
Hôp.: 2%
NR: 69%

(Voir notes «Obésité», «Cholestérol», «ω3 – ω6» et «Mediator».)

Pr Philippe **EVEN** – Pr Bernard **DEBRÉ**

Obésité

Médicaments à action centrale (coupe-faim)[1]

Molécule	Spécialité	Laboratoire	AMM	Efficacité	Risque	Prix/ jour	Taux de rembour-sement
☒ Sibutramine (inhibiteur de la recapture synaptique de la sérotonine et de la noradrénaline)	**Sibutral**	Abbott	01	E5 O	R4 majeur	3,6 €/j	NR (suspendu en 2011)

Médicaments à action périphérique (métabolique)[2]

Molécule	Spécialité	Laboratoire	AMM	Efficacité	Risque	Prix/ jour	Taux de rembourse-ment
☒ Orlistat (inhibiteur des lipases gastriques et pancréa-tiques, bloquant l'hydrolyse et l'absorp-tion des triglycérides)	**Alli**[3]	GSK	07	E5 O	R4 majeur		vente libre hors prescription
	Xenical[3]	Roche	98	E5 O	R4 majeur		NR (sur prescription)

---

1. Tous les « coupe-faim » modifient le comportement alimentaire en intervenant dans le jeu encore très, très mal connu des neuromédiateurs cérébraux. Ils peuvent ainsi modifier tous les comportements avec des risques de troubles de la régulation cardiaque, d'agressivité, de dépression, de suicide, comme le font les antidépresseurs. S'y ajoutent les complications cardiaques récemment démontrées (infarctus × 1,3 et accidents vasculaires cérébraux – AVC –, c'est-à-dire hémiplégie plus ou moins sévère et définitive × 1,4), d'autant plus inacceptables que l'efficacité est modeste à court terme (– 5 kg) et quasi nulle à deux ans. À dérembourser et exiger de la Commission européenne le retrait immédiat (voir note « Obésité »).

2. Risques rares d'hépatites fulminantes mortelles ou à transplanter et d'insuffisances rénales pour un bénéfice nul. À retirer.

3. En cours de réévaluation à l'Agence européenne et à l'AFSSAPS, à cause d'hépatites rares, mais graves ou mortelles. Retirés en novembre 2011.

OBÉSITÉ – NUTRITION – MÉTABOLISME

Divers

Molécule	Spécialité	Laboratoire	AMM	Efficacité	Risque	Prix/ jour	Taux de rembour- sement
Mucilages (alginate, agar-agar)	**Pseudophage**	Servier	63	E5 0	R0 nul		NR
☒ Oligothérapie	**Oligosol Zinc- Nickel-Cobalt**[1]	Labcatal	06	E5 0	R0 nul		NR
☒ Oligothérapie	**Oligostim Zinc- Nickel-Cobalt**[2]	Boiron	90	E5 0	R0 nul		NR
☒ Phytothérapie	**Arkogélules Camiline**[3]	Arkopharma	87	E5 0	R0 nul		NR
☒ Phytothérapie	**Dellova** (fucus, orthosiphon)	Clément	94	E5 0	R0 nul		NR
☒ Phytothérapie	**Urosiphon** (orthosiphon)	Pierre Fabre	76	E5 0	R0 nul		NR
☒ Spécialités à visée lipolytique locale (gel)	**Percutaféine** (caféine)	Pierre Fabre	82	E5 0	R0 nul		NR

Orexigènes (per os)

Molécule	Spécialité	Laboratoire	AMM	Efficacité	Risque	Prix/ jour	Taux de rembour- sement
Graine de fénugrec	☒ **Fénugrène**	Legras	44	E5 0	R0 nul		NR

---

1. Certainement à distinguer des 15 autres Oligosols : bismuth, cobalt, cuivre, or-argent, fluor, lithium, magnésium, manganèse, manganèse-cuivre, nickel-cobalt, sélénium, potassium, soufre, zinc, zinc-cuivre !

2. Certainement à distinguer des 9 autres Oligostims : lithium, magnésium, manganèse, cuivre, argent, cobalt, sélénium, soufre, zinc !

3. Certainement à distinguer des 15 autres Arkogélules : aubépine, charbon végétal, marron d'Inde et passiflore.

Pr Philippe **EVEN** – Pr Bernard **DEBRÉ**   GUIDE DES 4000 MÉDICAMENTS

Vitamines[1] (vitamine D in Ostéoporose)

Vitamine A (per os) (rétinol)

(voir note « Rétinoïdes »)

(soi-disant pour insuffisance pancréatique et malabsorption, sans base scientifique et sans carences en France)

Molécule	Spécialité	Laboratoire	AMM	Efficacité	Risque	Prix/jour	Taux de rembour-sement
	☒ A313	Pharma Développe-ment	49	E3 ★★	R1 mineur		65 %
	☒ Vitamine A Nepalm	Nepalm	97	E3 ★★	R1 mineur		65 %

Vitamines B1 – B9

Molécule	Spécialité	Laboratoire	AMM	Efficacité	Risque	Prix/jour	Taux de rembour-sement
☒ Vitamine B1 ou thiamine (per os et inj.) (carences, béribéri, encéphalopathie alcoolique)	Bénerva	Bayer	57	E4 ★	R1 mineur		NR
	Bévitine	DB Pharma	48	E4 ★	R1 mineur		65 %
☒ Vitamine B2 ou riboflavine (per os)	Béflavine	Bayer	44	E4 ★	R1 mineur		NR
☒ Vitamine B6 ou pyridoxine (per os) (carences inexistantes en France)	Bécilan	DB Pharma	56	E4 ★	R1 mineur		65 %
	Vitamine B6 Richard	Richard	60	E4 ★	R1 mineur		NR
Vitamine B9 ou acide folique (per os) (carences avec anémie macrocytaire, grandes dénutritions, prévention de la non-fermeture du tube neuronal de l'embryon)	Acide folique CCD	CCD	02	E3 ★★	R1 mineur		65 %
	☐ Spéciafoldine	Sanofi	47	E3 ★★	R1 mineur		65 %

---

1. Les vitamines sont des thérapeutiques de premier ordre lorsqu'elles sont indiquées par une carence démontrée ou prévisible, béribéri, Biermer, etc. Dans l'immense majorité des cas, hormis la vitamine D, elles sont totalement inutiles en Occident, sauf les vitamines B12 et K dans de rares circonstances. L'évaluation donnée ici de leur valeur suppose que leur utilisation soit justifiée...

OBÉSITÉ – NUTRITION – MÉTABOLISME

Vitamine B12 et dérivés (per os, IM)

(carences : Biermer, gastrectomie, iléorésection, régime végétarien strict > 4 ans)

Molécule	Spécialité	Laboratoire	AMM	Efficacité	Risque	Prix/jour	Taux de remboursement
Cyanocobalamine	**Vitamine B12 Bayer** (per os)	Bayer	87	E2 ★★★	R1 mineur		NR
	✪ **Vitamine B12 Delagrange** (per os, IM)	Sanofi	55	E2 ★★★	R1 mineur		65 %
	▢ **Vitamine B12 Gerda** (per os, IM)	Gerda	55	E2 ★★★	R1 mineur		NR
	▢ **Vitamine B12 Lavoisier** (IM)	Chaix	97	E2 ★★★	R1 mineur		NR
Hydroxoco-balamine	▢ **Dodécavit**	SERP	74	E2 ★★★	R1 mineur		35 %

Vitamine PP (groupe B) (nicotinamide)

Molécule	Spécialité	Laboratoire	AMM	Efficacité	Risque	Prix/jour	Taux de remboursement
	⊠ **Nicobion** (per os)	Teofarma	61	E5 0	R1 mineur		NR

Vitamine C (per os)[1]

(Cf. aussi nombreuses associations avec antalgiques et autres)

Molécule	Spécialité	Laboratoire	AMM	Efficacité	Risque	Prix/jour	Taux de remboursement
	⊠ **Ascorbate de calcium Richard**	Richard	59	E5 0	R0 nul		NR
	⊠ **Laroscorbine**	Bayer	74	E5 0	R0 nul		NR
	⊠ **Vitamine C UPSA**	UPSA	81	E5 0	R0 nul		NR
	⊠ **Guronsan** (Vit. C, caféine)	Schering-Plough	63	E5 0	R0 nul		NR

---

1. Ou acide ascorbique (antiscorbut), alcool quasi identique au glucose. Le scorbut apparaît après six mois de carence totale (absence de végétaux frais et de pommes de terre). Il a disparu depuis l'introduction de jus de citron dans la marine britannique au XIXᵉ siècle. La vitamine C est un facilitateur d'oxydation et joue un rôle dans la synthèse du collagène, des matrices conjonctives, osseuses et dentaires. L'alimentation courante en apporte dans tous les pays les 60 mg/jour nécessaires. Elle ne joue aucun rôle « tonifiant » ou renforçateur de quoi que ce soit. Elle a disparu des traités de pharmacologie depuis vingt ans et devrait avoir disparu des pharmacies.

Pr Philippe **EVEN** – Pr Bernard **DEBRÉ**

Vitamine E (α-tocophérol)

(Carences en vitamine E. Quelles carences ?)[1]

Molécule	Spécialité	Laboratoire	AMM	Efficacité	Risque	Prix/jour	Taux de rembour-sement
	☒ **Dermorelle** (per os)	Iprad	92	E5 0	R0 nul		65%
	☒ **Toco** (per os)	Pharma 2000	83	E5 0	R0 nul		65%
	☒ **Tocolion** (per os)	Sciencex	96	E5 0	R0 nul		65%
	☒ **Tocopa** (per os)	Arkopharma	92	E5 0	R0 nul		65%
	☒ **Vitamine E Nepalm** (IM)	Nepalm	97	E5 0	R0 nul		65%

Vitamine K

(Cf. « Coagulants » en cardiologie)

Soupes polyvitaminiques [2]

Molécule	Spécialité	Laboratoire	AMM	Efficacité	Risque	Prix/jour	Taux de rembour-sement
	☒ **Bécozyme** (B1,2,5,6 et PP) (per os, IM)	Bayer	56	E5 0	R1 mineur		NR
	☒ **Bétasélen** (C, β-carotène, sélénium)	Arkopharma	96	E5 0	R1 mineur		NR
	☒ **Berocca** (B1,2,5,6,9,12)	Bayer	99	E5 0	R1 mineur		NR
	☒ **Élévit-Vit. B9** (A,B1,2,5,6, 9,12,C,D,PP + Cu et Mn)	Bayer	01	E5 0	R1 mineur		NR
	☒ **Vitathion** (Vit. B1, C)	Servier	56	E5 0	R1 mineur		NR
	☒ **Princi-B** (B1, B6)	SERP	71	E5 0	R1 mineur		NR
	☒ **Protovit** (B1,2,6,9,12,C,D,E + Fer, Mg, Mn, P)	Bayer	99	E5 0	R1 mineur		NR

1. Noter le remboursement de cette soi-disant vitamine dont aucune carence n'a jamais été démontrée. Elle a disparu des traités de pharmacologie depuis vingt ans.
2. Revendiquent sans aucune base le traitement de « l'asthénie » (?).

OBÉSITÉ – NUTRITION – MÉTABOLISME

☒ **Hydrosol Polyvitaminé** (A,B1,2,5,6,PP,C,D)	Pharma Développement	55	E5 0	R1 mineur			NR
☒ **Vitamines B1-B6 Bayer**	Bayer	60	E5 0	R1 mineur			NR
☒ **Arginotri-B** (B1, B6)	Bouchara	64	E5 0	R1 mineur			NR
☒ **Surélen** (B6,PP,C)	Bayer	87	E5 0	R1 mineur			NR

Maladies métaboliques rares (per os)

Déficits en carnitine

(transporteur des acides gras à longue chaîne vers les mitochondries où ils sont oxydés en produisant de l'énergie)

Molécule	Spécialité	Laboratoire	AMM	Efficacité	Risque	Prix/ jour	Taux de rembour- sement
Lévocarnitine	✪ **Lévocarnil** (per os, IV)	Sigma-Tau	96	E3 ★★	R1 mineur	7 €/j	65 %

Maladie de Wilson

Molécule	Spécialité	Laboratoire	AMM	Efficacité	Risque	Prix/ jour	Taux de rembour- sement
Pénicillamine (per os) (chélateur de métaux lourds, elle interviendrait aussi dans la synthèse du collagène et a été employée dans la polyarthrite rhumatoïde)	✪ **Trolovol**	D&A Pharma	76	E4 ★	R2 modéré	3 €/j	65 %

Phénylcétonurie

Molécule	Spécialité	Laboratoire	AMM	Efficacité	Risque	Prix/ jour	Taux de rembour- sement
Saproptérine (per os)	✪ **Kuvan**	Merck Serono	08	E3 ★★	R2 modéré		Hôp.

Pr Philippe **EVEN** – Pr Bernard **DEBRÉ**

Sels minéraux (per os)[1]

Calcium : voir Maladies osseuses

Magnésium (per os)

(remboursé pour 6/10 molécules !)

Molécule	Spécialité	Laboratoire	AMM	Efficacité	Risque	Prix/ jour	Taux de rembour- sement
	☒ **Mag 2**	Cooper	73	E5 0	R1 mineur	0,25 €/j	35 %
	☒ **Magné B6**	Sanofi	70	E5 0	R1 mineur	0,25 €/j	35 %
	☒ **Magnésium Glycocolle Lafarge**	SERP	73	E5 0	R1 mineur		NR
	☒ **Magné- spasmyl**	Dexo	69	E5 0	R1 mineur		NR
	☒ **Magnévie B6**	Sanofi	04	E5 0	R1 mineur		NR
	☒ **Magnogène**	Novartis	90	E5 0	R1 mineur	0,25 €/j	35 %
	☒ **Mégamag**	Mayoly- Spindler	74	E5 0	R1 mineur	0,65 €/j	35 %
	☒ **Oromag**	Théramex	95	E5 0	R1 mineur		NR
	☒ **Spasmag** (per os, IV)	Grimberg	77	E5 0	R1 mineur	0,30 €/j	35 %
	☒ **Uvimag B6**	Zambon	64	E5 0	R1 mineur	0,35 €/j	35 %

Phosphore (per os)

Molécule	Spécialité	Laboratoire	AMM	Efficacité	Risque	Prix/ jour	Taux de rembour- sement
	Phosphoneuros	Bouchara	85	E4 ★	R0 nul	0,18 €/j	65 %
	☐ **Phosphore Alko**	Genopharm	73	E4 ★	R0 nul	0,36 €/j	65 %

---

1. Les ions intraveineux sont utilisés en réanimation ou médecine hospitalière, en cardiologie, néphrologie, etc., et vus dans ces disciplines.

OBÉSITÉ – NUTRITION – MÉTABOLISME

Fer

Injectable
(anémies aiguës, anémies de l'insuffisance rénale)

Molécule	Spécialité	Laboratoire	AMM	Efficacité	Risque	Prix/ jour	Taux de rembour- sement
Hydroxyde de fer	✪ Ferrisat	HAC Pharma	07	E2 ★★★	R3 important		65 %
	Venofer	Vifor	98	E2 ★★★	R3 important		Hôp.

Per os
(prévention et traitement des carences martiales)[1]

Molécule	Spécialité	Laboratoire	AMM	Efficacité	Risque	Prix/ jour	Taux de rembour- sement
	Ascofer	Gerda	67	E3 ★★	R1 mineur	0,45 €/j	65 %
	Fer AP-HP	AGEPS	05	E3 ★★	R1 mineur		Hôp.
	Fer UCB	Pierre Fabre	99	E3 ★★	R1 mineur		NR
	Fero-Grad Vitamine C	Teofarma	69	E3 ★★	R1 mineur	0,15 €/j	65 %
	Ferrostrane	Teofarma	65	E3 ★★	R1 mineur	0,6 €/j	65 %
	Fumafer	Sanofi	61	E3 ★★	R1 mineur	1,5 €/j	65 %
	Inofer	Lisapharm	97	E3 ★★	R1 mineur	0,25 €/j	65 %
	Tardyferon	Pierre Fabre	86	E3 ★★	R1 mineur	0,12 €/j	65 %
	Tardyferon B9	Pierre Fabre	86	E3 ★★	R1 mineur	0,12 €/j	65 %
	Timoferol	Elerté	97	E3 ★★	R1 mineur	0,1 €/j	65 %
	Tot'Héma (Fer, Mn, Cu)	Innotech	59	E3 ★★	R1 mineur		NR

---

1. Il y a quelques indications. Souvent associé aux vitamines B6, B9, C.

Pr Philippe **EVEN** – Pr Bernard **DEBRÉ**

Potassium (per os)

(hypokaliémies médicamenteuses parfois très dangereuses, en général par excès de diurétiques, avec risques majeurs de troubles du rythme cardiaque graves en dessous de 3 mEq/l)

Molécule	Spécialité	Laboratoire	AMM	Efficacité	Risque	Prix/jour	Taux de remboursement
	⬜ **Potassium Richard**	Richard	59	E2 ★★★	R3 important	0,31 €/j	65 %
	Diffu-K	UCB Pharma	83	E2 ★★★	R3 important	0,5 €/j	65 %
	✪ **Kaléorid LP**	Léo	90	E2 ★★★	R3 important	0,90 €/j	65 %
	⬜ **Nati-K**	DB Pharma	62	E2 ★★★	R3 important	0,27 €/j	65 %

Asthénie
(tous ces traitements sont moliéresques)

Acides aminés

Molécule	Spécialité	Laboratoire	AMM	Efficacité	Risque	Prix/jour	Taux de remboursement
	⊠ **Arginine Veyron**	Pierre Fabre	60	E5 0	R0 nul	0,64 €/j	65 %
	⊠ **Dynamisan**	Novartis	92	E5 0	R0 nul		NR
	⊠ **Sargenor**	Meda Pharma	64	E5 0	R0 nul		NR

Diméthylaminoéthanol

Molécule	Spécialité	Laboratoire	AMM	Efficacité	Risque	Prix/jour	Taux de remboursement
	⊠ **Acti 5** (+ Vit. C + Mg)	Pierre Fabre	74	E5 0	R0 nul		NR
	⊠ **Débrumyl**	Pierre Fabre	74	E5 0	R0 nul		NR

OBÉSITÉ – NUTRITION – MÉTABOLISME

Divers

Molécule	Spécialité	Laboratoire	AMM	Efficacité	Risque	Prix/jour	Taux de rembour-sement
	☒ **Neurosthénol**	DB Pharma	75	E5 0	R0 nul		NR
	☒ **Revitalose** (Mg, lysine, aspartate, Vit. C, etc.)	Pierre Fabre	56	E5 0	R0 nul		NR
	☒ **Phytémag** (feuilles et racines diverses)	Lesourd	92	E5 0	R0 nul		NR
	☒ **Sels calcaires nutritifs Weleda**	Weleda	49	E5 0	R0 nul		NR
	☒ **Ginseng Alpha**	Portalis	76	E5 0	R0 nul		NR
	☒ **Tonicalcium** (Vit. C, calcium)	Bouchara	82	E5 0	R0 nul		NR

☒ oligothérapies :
Granions, Oligosols, Oligostims, Oligocures

Sels minéraux per os présentés comme « modificateurs de terrain » sans la moindre preuve ni même tentative de démonstration scientifique. Tous ne sont que des placebos inoffensifs. Trois firmes se partagent le marché avec les mêmes minéraux, soit 22 produits (et 39 spécialités) non remboursés, mais dotés d'AMM et commercialisés depuis les années 1955-1960 :
• Labcatal (18 produits, dits « Oligosols ») ;
• Boiron (12 produits, dits « Oligostims ») ;
• EA Pharma (9 produits, dits « Granions »).

a) Potassium : crampes
b) Phosphate : dystonies neurovégétatives
c) Lithium : spasmophilie, états psychosomatiques
d) Zinc : pathologies cutanées, acné
e) Fluor : pathologies ligamentaires
f) Bismuth : pathologies ORL
g) Cuivre : infections grippales, rhumatismes
h) Cobalt : migraines
i) Magnésium : dystonies neurovégétatives, spasmophilie

j) Manganèse : allergies

k) Manganèse-Cuivre : infections et allergies ORL

l) Manganèse-Cobalt : dystonies neurovégétatives

m) Manganèse-Cuivre-Cobalt : asthénie

n) Nickel-Cobalt : dyspepsies

o) Zinc-Cuivre : puberté, ménopause, syndrome prémenstruel

p) Zinc-Cobalt-Nickel : régimes amincissants

q) Sélénium : pathologies musculaires et cutanées

r) Argent : états infectieux

s) Or-Argent : asthénie

t) Or-Manganèse-Cuivre : asthénie

u) Or-Cuivre-Argent : convalescences postinfectieuses

v) Or : maladies inflammatoires

GASTRO-ENTÉROLOGIE

Dépenses de la CNAM 2010 : **1,5** milliard d'euros (8 %)

83 molécules (M)
184 spécialités (S)
S/M = **2,2**

Exigence de retrait immédiat de spécialités : **0**

Propositions de retrait ou de déremboursement de spécialités pour risque excessif et/ou inefficacité : **96** (52 %)

Propositions de retrait ou de déremboursement de spécialités pour redondance excessive : **28** (15 %)

✪ Spécialités jugées indispensables : **19** (10 %)

Remboursements
65 % : 12 %
35 % : 30 %
Hôp. : 57 %
NR : 1 %

Pr Philippe **EVEN** – Pr Bernard **DEBRÉ**

Gastrologie

Ulcère gastroduodénal

Antisécrétoires gastriques (prix moyen 1,2 €/j)

Inhibiteurs de la pompe à protons (IPP) (multigénériqués)

(voir note «Inhibiteurs de la pompe à protons»)

Molécule	Spécialité	Laboratoire	AMM	Efficacité	Risque	Prix/ jour	Taux de rembour- sement
Oméprazole	✪ Mopral (multigénérique)	Astra-Zeneca	90	E1 ★★★★	R2 modéré	1,25 €/j	65%
Ésoméprazole	Inexium	Astra-Zeneca	00	E1 ★★★★	R2 modéré	1,1 €/j	65%
Lansoprazole	Lanzor	Sanofi	92	E1 ★★★★	R2 modéré	0,9 €/j	65%
	Ogast Ogastoro	Takeda	96, 05	E1 ★★★★	R2 modéré	1,3 €/j	65%
Pantoprazole	⬚ Eupantol	Nycomed	99	E1 ★★★★	R2 modéré	0,7 €/j	65%
	⬚ Pantozol	Nycomed	09	E1 ★★★★	R2 modéré		NR
	⬚ Inipomp	Nycomed	95	E1 ★★★★	R2 modéré	1,9 €/j	65%
Rabéprazole	⬚ Pariet	Janssen-Cilag	98	E1 ★★★★	R2 modéré	1,1 €/j	65%

Antihistaminiques H2 (antirécepteurs H2)

(Ils avaient valu le Nobel à James Black. Balayés du marché par les précédents, qui leur sont à peine supérieurs.)

Molécule	Spécialité	Laboratoire	AMM	Efficacité	Risque	Prix/ jour	Taux de rembour- sement
Ranitidine	Azantac	GSK	81	E2 ★★★	R1 mineur	1 €/j	35%
	Raniplex	Solvay	89	E2 ★★★	R1 mineur	0,8 €/j	35%
Cimétidine	Tagamet	Axcan	89	E2 ★★★	R1 mineur	1,7 €/j	35%
☒ Famotidine	☒ Pepdine	MSD	87	E2 ★★★	R1 mineur	1,5 €/j	35%

GASTRO-ENTÉROLOGIE

Prostaglandines (PG) analogues de la PGE$_1$

Molécule	Spécialité	Laboratoire	AMM	Efficacité	Risque	Prix/ jour	Taux de rembour- sement
Misoprostol	🗋 Cytotec	Pfizer	86	E3 ★★	R2 modéré	0,95 €/j	65 %
	✪ Artotec	Pfizer	93	E3 ★★	R2 modéré	1,1 €/j	35 %
	🗋 Gymiso	HRA Pharma	03	E3 ★★	R2 modéré		NR

Mucoprotecteur

Molécule	Spécialité	Laboratoire	AMM	Efficacité	Risque	Prix/ jour	Taux de rembour- sement
Sucralfate[1]	Keal	EG Labo	91	E4 ★	R1 mineur	0,8 €/j	35 %
	Ulcar	Sanofi	73	E4 ★	R1 mineur		NR

Agoniste des sérotonines 4-récepteurs (ST4)

Molécule	Spécialité	Laboratoire	AMM	Efficacité	Risque	Prix/ jour	Taux de rembour- sement
Cisapride	Prépulsid (nouvé-né, enfant)	Janssen- Cilag	88	E4 ★	R3 important		Hôp.

Reflux gastro-œsophagien et brûlures gastriques (souvent déclenchées par l'alcool ou les vins blancs)

(Le quart des patients croit souffrir d'un reflux, une maladie dont personne ne parlait il y a trente ans et qui aujourd'hui fait tourner à plein les cabinets d'endoscopie et les salles d'opération, surtout en clinique privée. Il y a les reflux fonctionnels occasionnels, souvent déclenchés par tel ou

---

1. Double action : 1/ inhibition de la pepsine gastrique qui peut autoléser la muqueuse ; 2/ formation d'un gel protecteur adhérent. À prendre deux heures après d'autres médicaments éventuels pour ne pas inhiber leur absorption. Ne pas associer à l'aluminium.

Pr Philippe **EVEN** – Pr Bernard **DEBRÉ**

tel aliment, vin, alcool et parfois psychosomatiques, et les reflux anatomiques vrais par hernie hiatale – l'estomac remonte dans le thorax vers l'œsophage – à opérer ou non, selon la gravité et le terrain. Le reflux peut à la longue contribuer au cancer de l'œsophage.)

Antisécrétoires gastriques
(Cf. Ulcères)

Tampons antiacides
(3 à 4 fois moins chers que les antisécrétoires et souvent suffisants)

Molécule	Spécialité	Laboratoire	AMM	Efficacité	Risque	Prix/ jour	Taux de remboursement
Alginate-Bicarbonate Na et/ou Ca ou AP-OH	✪ Gaviscon	Reckitt-Benckiser	79	E3 ★★	R1 mineur	0,3 €/j	35%
	🗇 Gavisconell	Reckitt-Benckiser	05	E3 ★★	R1 mineur		NR
	🗇 Topaal	Pierre Fabre	78	E3 ★★	R1 mineur	0,7 €/j	35%
	🗇 Topalkan	Pierre Fabre	99	E3 ★★	R1 mineur		NR
Hydroxydes d'aluminium et magnésium	✪ Maalox	Sanofi	71	E3 ★★	R1 mineur		NR
	🗇 Moxydar	Grimberg	88	E3 ★★	R1 mineur	0,35 €/j	35%
	Phosphalugel	Astellas	47	E3 ★★	R1 mineur	0,55 €/j	35%
	🗇 Xolaam	Ranbaxy	96	E3 ★★	R1 mineur	0,4 €/j	35%
	🗇 Rocgel	D&A Pharma	76	E3 ★★	R1 mineur	0,6 €/j	35%
	🗇 Riopan	Nycomed	98	E3 ★★	R1 mineur		NR
Carbonates de Ca et Mg	⊠ Rennie	Bayer	93	E4 ★	R1 mineur		NR

Nausées et vomissements

Antagonistes de la dopamine périphérique

Molécule	Spécialité	Laboratoire	AMM	Efficacité	Risque	Prix/ jour	Taux de remboursement
Métoclopramide	✪ Primpéran	Sanofi	67	E3 ★★	R1 mineur	0,3 €/j	35%
Alizapride	Plitican	Sanofi	81	E3 ★★	R2 modéré		NR

GASTRO-ENTÉROLOGIE

Molécule	Spécialité	Laboratoire	AMM	Efficacité	Risque	Prix/jour	Taux de remboursement
Dompéridone[1]	⊠ **Motilium**	Janssen-Cilag	80	E4 ★	R2 modéré	0,8 €/j	35%
	⊠ **Péridys**	Pierre Fabre	86	E4 ★	R2 modéré	0,85 €/j	35%
	⊠ **Bipéridys**	Pierre Fabre	03	E4 ★	R2 modéré	0,5 €/j	35%
	⊠ **Oropéridys**	Pierre Fabre	06	E4 ★	R2 modéré	0, 6 €/j	35%

Antihistaminiques H1

Molécule	Spécialité	Laboratoire	AMM	Efficacité	Risque	Prix/jour	Taux de remboursement
⊠ Métopimazine	⊠ **Vogalène**	UCB Pharma	73	E4 ★	R2 modéré	0,65 €/j	35%
	⊠ **Vogalib**	UCB Pharma	04	E4 ★	R2 modéré		NR
⊠ Méclozine	⊠ **Agyrax**	UCB Pharma	92	E4 ★	R2 modéré	0,4 €/j	35%
⊠ Diménhydrine	⊠ **Mercalm** (+ Caféine)	Tonipharm	96	E4 ★	R2 modéré		NR
	⊠ **Nausicalm**	Nogues	84	E4 ★	R2 modéré		NR
Diphénhydramine	**Nautamine**	Sanofi	74	E4 ★	R2 modéré		NR

Entérologie

Constipation

Antagonistes des opiacés

Molécule	Spécialité	Laboratoire	AMM	Efficacité	Risque	Prix/jour	Taux de remboursement
Bromure de méthylnaltrexone	**Relistor** (SC)	Wyeth	03	E2 ★★★	R1 mineur	0,3 €/j	65%

---

1. Utilisée contre le reflux des nouveau-nés et, hors indication, pour favoriser la lactation (stimulerait la production de prolactine), mais le passage dans le lait devrait faire interdire cette indication. En outre, risques d'arythmies ventriculaires très rares, mais quelques décès.

Pr Philippe EVEN – Pr Bernard **DEBRÉ**   GUIDE DES 4000 MÉDICAMENTS

Laxatifs de lest

Molécule	Spécialité	Laboratoire	AMM	Efficacité	Risque	Prix/jour	Taux de remboursement
Mucilages	☒ **Karayal**	Erempharma	79	E4 ★	R0 nul		NR
	Normacol	Norgine Pharma	69	E3 ★★	R0 nul	0,85 €/j	35 %
	☒ **Psylia**	Techni-Pharma	88	E4 ★	R0 nul		35 %
	Spagulax	Almirall	55	E3 ★★	R0 nul		35 %
	Transilane	Innotech	61	E3 ★★	R0 nul	0,3 €/j	35 %
	☒ **Kaologeais** (+ Méprobamate)	Erempharma	77	E4 ★	R2 modéré		NR

Laxatifs lubrifiants

Molécule	Spécialité	Laboratoire	AMM	Efficacité	Risque	Prix/jour	Taux de remboursement
Huile de paraffine	**Lansoÿl**	NcNeil	58	E4 ★	R0 nul	NR	
	Lubentyl	Sanofi	53	E4 ★	R0 nul	0,1 €/j	35 %
☒ Huile de paraffine + Mucilages ou lactulose	☒ **Melaxose**	Biocodex	96	E4 ★	R0 nul	0,3 €/j	35 %
	☒ **Parapsyllium**	Iprad	88	E4 ★	R0 nul	0,35 €/j	35 %
	☒ **Transulose**	Axcan	95	E4 ★	R0 nul	0,3 €/j	35 %
☒ Huile de paraffine + Sel alcalin	☒ **Lubentyl à la magnésie**	Sanofi	53	E4 ★	R0 nul	0,1 €/j	35 %

Laxatifs moteurs péristaltogènes

Molécule	Spécialité	Laboratoire	AMM	Efficacité	Risque	Prix/jour	Taux de remboursement
Pyridostigmine (anticholinestérasique, voir note «Parasympathique»)[1]	✪ **Mestinon**	Meda Pharma	54	E3 ★★	R1 mineur		65 %
☒ Prucalopride (agoniste sérotoninergique, neuroleptique caché)	☒ **Résolor**	Shire	11	E4 ★	R2 modéré		NR

---

1. Renforce les effets cholinergiques vagaux sur le péristaltisme intestinal.

GASTRO-ENTÉROLOGIE

Laxatifs osmotiques

Molécule	Spécialité	Laboratoire	AMM	Efficacité	Risque	Prix/jour	Taux de remboursement
☒ Laxatifs salins	☒ **Carbonex**	Legras	76	E4 ★	R0 nul		NR
	Chlorumagène	SERP	75	E4 ★	R0 nul		NR
Polyéthylène glycol	♻ **Forlax**	Ipsen	95	E4 ★	R0 nul	0,3 €/j	35 %
	Movicol	Norgine Pharma	95	E4 ★	R0 nul	1 €/j	35 %
	Transipeg	Bayer	93	E4 ★	R0 nul	0,5 €/j	35 %
☒ Lactitol	☒ **Importal**	Novartis	88	E4 ★	R0 nul		35 %
Lactulose	**Duphalac**	Solvay	86	E4 ★	R0 nul	0,8 €/j	35 %
	☐ **Lactulose Biphar**	Solvay	83	E4 ★	R0 nul	0,75 €/j	35 %
	☐ **Melaxose**	Biocodex	96	E4 ★	R0 nul	0,3 €/j	35 %
	☐ **Transulose**	Axcan Pharma	95	E4 ★	R0 nul	0,3 €/j	35 %
☒ Sorbitol	☒ **Hépagrume**	EG Labo	62	E5 0	R0 nul		NR
	☒ **Hépargitol**	Elerté	64	E5 0	R0 nul		NR
	☒ **Sorbitol Delalande**	Sanofi	56	E5 0	R0 nul		NR

Laxatifs par voie rectale

Molécule	Spécialité	Laboratoire	AMM	Efficacité	Risque	Prix/jour	Taux de remboursement
	♻ **Dulcolax** (Bisacodyl)	Boehringer	63	E4 ★	R0 nul		NR
	☐ **Éductyl** (sels minéraux)	Techni-Pharma	51	E4 ★	R0 nul		NR
	Microlax (sorbitol)	McNeil	64	E4 ★	R0 nul		NR
	☐ **Normacol**	Norgine Pharma	04	E4 ★	R0 nul		NR

Laxatifs irritants

Molécule	Spécialité	Laboratoire	AMM	Efficacité	Risque	Prix/jour	Taux de remboursement
Bisacodyl	Dulcolax	Boehringer	83	E4 ★	R0 nul		NR
	Contalax	Oméga Pharma	59	E4 ★	R0 nul		NR
☒ Sennosides	Agiolax (ispaghul, séné)	Rottapharm	74	E5 0	R0 nul		NR
	Grains de Vals (boldo, séné)	Nogues	75	E5 0	R0 nul		NR
	Herbesan tisane (séné, anis)	Super Diet	04	E5 0	R0 nul		NR
	Idéolaxyl (aloès, séné)	GSK	74	E5 0	R0 nul		NR
	Modane (séné)	Cooper	64	E5 0	R0 nul		NR
	Mucinum à l'extrait de cascara	Innotech	76	E5 0	R0 nul		NR
	Péristaltine	Novartis	44	E5 0	R0 nul		NR
	Petites pilules Carters[1]	Sofibel	35	E5 0	R0 nul		NR
	Pursennide (séné)	Novartis	77	E5 0	R0 nul		NR
	Sénokot (séné)	Meda Pharma	74	E5 0	R0 nul		NR
	Tamarine (séné, tamarin)	GSK	75	E5 0	R0 nul		NR
☒ Picosulfate de sodium	Fructines au PS	DB Pharma	73	E5 0	R0 nul		NR

Diarrhée

Ralentisseur du transit intestinal

Molécule	Spécialité	Laboratoire	AMM	Efficacité	Risque	Prix/jour	Taux de remboursement
Lopéramide (opioïde)	✪ Imodium	Janssen-Cilag	75	E3 ★★	R1 mineur	0,7 €/j	35%
	⬛ Arestal	Janssen-Cilag	96	E3 ★★	R1 mineur	1 €/j	35%
	⬛ Dyspagon	Pierre Fabre	95	E3 ★★	R1 mineur		NR
	⬛ Ercestop	Sanofi	98	E3 ★★	R1 mineur		NR
Opium	Parégorique Lafran	Lafran	68	E4 ★	R2 modéré		NR

---

1. Risque de torsades de pointe. Pendant trente ans, dès avant 1939, vendues sur toutes les chaînes radio comme « les petites pilules Carters... pour le foie ».

GASTRO-ENTÉROLOGIE

Antisécrétoires intestinaux

Molécule	Spécialité	Laboratoire	AMM	Efficacité	Risque	Prix/jour	Taux de remboursement
Racécadotril[1]	▢ Tiorfan	Bioprojet Pharma	92	E3 ★★	R1 mineur	1,4 €/j	35%
	Tiorfanor	Bioprojet Pharma	07	E3 ★★	R1 mineur	1,1 €/j	35%

Antibactériens intestinaux

Molécule	Spécialité	Laboratoire	AMM	Efficacité	Risque	Prix/jour	Taux de remboursement
⊠ Nitrofuranes	⊠ Bifix	Bayer	84	E5 0	R1 mineur		NR
	⊠ Ediston	Pierre Fabre	02	E5 0	R1 mineur		NR
	⊠ Ercéfuryl	Sanofi	80	E5 0	R1 mineur		NR
	⊠ Imoseptyl	McNeil	00	E5 0	R1 mineur		NR
Colistine	Colimycine	Sanofi	58	E4 ★	R2 modéré	1,7 €/j	35%

Argiles absorbantes

(Cf. Pansements intestinaux)

Substances d'origine microbienne[2]

Molécule	Spécialité	Laboratoire	AMM	Efficacité	Risque	Prix/jour	Taux de remboursement
	⊠ Bacilor	Iprad	65	E5 0	R1 mineur		NR
	⊠ Lactéol	Axcan	00	E5 0	R1 mineur		NR
	⊠ Lyo-Bifidus	Tradipharm	73	E5 0	R1 mineur		NR
	⊠ Ultra-Levure	Biocodex	97	E5 0	R1 mineur		NR

---

1. Inhibiteur des enképhalinases digestives protégeant les enképhalines inhibitrices des sécrétions intestinales.

2. Bacilles lactiques ou bifidus.

Autres antidiarrhéiques

Molécule	Spécialité	Laboratoire	AMM	Efficacité	Risque	Prix/ jour	Taux de rembour- sement
	☒ Sacolène	DB Pharma	76	E5 0	R1 mineur		NR
	☒ Salicairine	Legras	73	E5 0	R1 mineur		NR

Maladies inflammatoires de l'intestin – Maladie de Crohn

Anticorps monoclonaux

(voir aussi Polyarthrite rhumatoïde)

Molécule	Spécialité	Laboratoire	AMM	Efficacité	Risque	Prix/ jour	Taux de rembour- sement
Adalimumab (anti-TNF)	✪ Humira (SC) (PAR, SPA, Psoriasis, Crohn)	Abbott	03	E2 ★★★	R4 majeur	4 à 8 €/j	65 %
Infliximab (anticorps souris huma- nisé rec. anti-TNF-α, mais non TNF-β)	✪ Remicade (IV) (PAR, Psoriasis, Crohn, RCH)	Schering- Plough	99	E2 ★★★	R4 majeur		Hôp.

Corticoïdes à visée locale

Molécule	Spécialité	Laboratoire	AMM	Efficacité	Risque	Prix/ jour	Taux de rembour- sement
Budésonide per os	✪ Entocort	Astra-Zeneca	96	E2 ★★★	R1 mineur	3 €/j	65 %
	⬜ Rafton	Ferring	02	E2 ★★★	R1 mineur	3,4 €/j	65 %
Bétaméthasone lavement	Betnésol	Sigma-Tau	64	E4 ★	R1 mineur	3,2 €/j	65 %
Hydrocortisone en mousse pressurisée	Colofoam	Meda Pharma	86	E4 ★	R1 mineur	3,3 €/j	65 %

GASTRO-ENTÉROLOGIE

Dérivés de l'acide aminosalicylique (per os ou voie rectale)[1]

Molécule	Spécialité	Laboratoire	AMM	Efficacité	Risque	Prix/ jour	Taux de rembour- sement
Mésalazine (non admise pour la prévention des cancers du côlon)	⬗ Fivasa	Norgine Pharma	98	E3 ★★	R2 modéré	2,4 €/j	65 %
	⬗ Pentasa	Ferring	87	E3 ★★	R2 modéré	2,3 €/j	65 %
	Rowasa	Solvay	91	E3 ★★	R2 modéré	2,4 €/j	65 %
⊠ Olsalazine	⊠ Dipentum	UCB Pharma	90	E3 ★★	R2 modéré	2,4 €/j	65 %
Sulfasalazine	✿ Salazopyrine	Pfizer	75	E3 ★★	R3 important	1,2 €/j	65 %
⊠ Aminosalicylate de sodium	⊠ Quadrasa	Norgine Pharma	96	E3 ★★	R1 mineur		65 %

Colopathies fonctionnelles – Syndrôme du côlon irritable

Antispasmodiques atropiniques

(voir note « Parasympathique »)

Molécule	Spécialité	Laboratoire	AMM	Efficacité	Risque	Prix/ jour	Taux de rembour- sement
Atropine	✿ Atropine Lavoisier (SC, IM, IV)	Chaix	91	E3 ★★	R3 important		NR
⊠ Scopolamine	⊠ Scopoderm (patch)	Novartis	85	E3 ★★	R1 mineur		NR
	⊠ Scoburen (IV)	Renaudin	99	E3 ★★	R1 mineur		35 %

---

1. N'agissent pas comme l'aspirine sur la synthèse des prostaglandines, mais sur la lipoxygénase et la synthèse des leucotriènes et contre l'IL-1, le TNF-α et les radicaux libres.

Antispasmodiques nonatropiniques

Molécule	Spécialité	Laboratoire	AMM	Efficacité	Risque	Prix/ jour	Taux de rembour-sement
Phloroglucinol	♻ Spasfon	Cephalon	63	E4 ★	R1 mineur	0,7 €/j	35 %
	☒ Météoxane (+ Siméticone)	Iprad	96	E4 ★	R1 mineur	0,4 €/j	35 %
☒ Pinavérium	☒ Dicetel	Solvay	95	E5 0	R1 mineur	0,55 €/j	35 %
	☒ Pinaverium Biphar	Solvay	95	E5 0	R1 mineur	0,5 €/j	35 %
☒ Mébévérine	☒ Duspatalin	Solvay	73	E5 0	R1 mineur	0,4 €/j	35 %
	☒ Colopriv	Théramex	77	E5 0	R1 mineur	0,4 €/j	35 %
☒ Papavérine	☒ Acticarbine	Elerté	52	E5 0	R1 mineur		NR
	☒ Papavérine	SERP	98	E5 0	R1 mineur		NR
☒ Alvérine	☒ Météospas-myl (+ Siméticone)	Mayoly-Spindler	90	E5 0	R1 mineur	0,45 €/j	35 %
☒ Trimébutine (enképhalinergique)	☒ Débridat	Pfizer	74	E5 0	R0 nul	0,6 €/j	35 %

☒ Charbons

Molécule	Spécialité	Laboratoire	AMM	Efficacité	Risque	Prix/ jour	Taux de rembour-sement
Thé vert	Arkogélules thé vert	Arkopharma	97	E5 0	R0 nul		NR
Charbon végétal	Carbophos	Tradipharm	56	E5 0	R0 nul		NR
Charbon «activé»	Charbon de Belloc	Super Diet	99	E5 0	R0 nul		NR
Charbon et levure	Carbolevure	Pierre Fabre	74	E5 0	R0 nul		NR
Charbon et Siméticone	Carbosylane	Grimberg	81	E5 0	R0 nul		NR
Charbon, Magnésium et Siméticone	Carbosymag (+ Ox. Mg)	Grimberg	98	E5 0	R0 nul	0,4 €/j	65 % (?!)
Charbon «activé»	Carbomix	Tonipharm	87	E5 0	R0 nul		NR

GASTRO-ENTÉROLOGIE

Pansements gastro-intestinaux

Molécule	Spécialité	Laboratoire	AMM	Efficacité	Risque	Prix/ jour	Taux de rembour- sement
Argiles et appa- rentés (attapulgite, montmorillonite, etc.)	✪ Actapulgite	Ipsen	62	E4 ★	R0 nul		NR
	▭ Bedelix	Ipsen	79	E4 ★	R0 nul		NR
	Smecta	Ipsen	75	E4 ★	R0 nul		35%
	Gastropulgite	Ipsen	67	E4 ★	R0 nul		35%
	▭ Gélopectose	DB Pharma	54	E4 ★	R0 nul		NR
	▭ Gelox	Ipsen	81	E4 ★	R0 nul		35%
	▭ Acidrine	Teofarma	67	E4 ★	R0 nul		NR
☒ Polyvinyl- pyrrolidone	Bolinan	SERP	70	E5 0	R0 nul		NR
	Poly-Karaya	Sanofi	79	E5 0	R0 nul		NR
Silicone	☒ Imonogas	McNeil	05	E5 0	R0 nul		NR
	☒ Pepsane	Rosa-Phyto- pharma	91	E5 0	R0 nul		NR
	✪ Polysilane	UPSA	93	E5 0	R0 nul		NR
	☒ Siligaz	Arkopharma	77	E5 0	R0 nul		NR
	Polysilane Delalande	Sanofi	60	E5 0	R0 nul		NR
☒ Autres	Mutésa	Genopharm	64	E5 0	R0 nul		NR
	Neutroses	DB Pharma	75	E5 0	R0 nul		NR

Cancer du côlon

Cf. Cancérologie

Notez qu'aucun médicament n'est accepté en prévention des cancers du côlon, ni aspirine, ni mésalazine, ni coxibs (Onsenal, version digestive du Celebrex ou Célécoxib).

Pr Philippe **EVEN** – Pr Bernard **DEBRÉ**

Proctologie

Hémorroïdes

Topiques (crèmes et suppositoires)

Avec corticoïde et anesthésique local

Molécule	Spécialité	Laboratoire	AMM	Efficacité	Risque	Prix/jour	Taux de remboursement
☒ Ruscoside, vit. A et E, héparine + CS (5 molécules!)	☒ **Cirkan à la prednacinolone**	Pierre Fabre	79	E4 ★	R0 nul		NR
✪ Cinchocaïne, prednisolone	**Déliproct**	Bayer	63	E4 ★	R0 nul		NR
Cinchocaïne, fluocortolone	**Ultraproct**	Bayer	88	E4 ★	R0 nul		NR

Sans corticoïde avec anesthésique local

Molécule	Spécialité	Laboratoire	AMM	Efficacité	Risque	Prix/jour	Taux de remboursement
Benzocaïne, énoxolone, esculoside	**Sédorrhoïde**	Cooper	75	E4 ★	R0 nul		NR
☒ Titane, Zn, carraghénine	☒ **Titanoréïne à la lidocaïne**	McNeil	80	E4 ★	R0 nul		NR
Pramocaïne	**Tronothane**	Lisapharm	56	E4 ★	R0 nul		NR

Sans corticoïde et sans anesthésique local

Molécule	Spécialité	Laboratoire	AMM	Efficacité	Risque	Prix/jour	Taux de remboursement
☒ Extrait de sangsue	☒ **Hirucrème**	Richard	73	E5 0	R0 nul		NR
☒ Trimébutine	☒ **Proctolog**	Pfizer	73	E5 0	R0 nul	0,5 €/j	35 %
☒ Titanoxyde	☒ **Titanoréïne**	McNeil	98	E5 0	R0 nul		35 %

GASTRO-ENTÉROLOGIE

Voie générale (per os)

Molécule	Spécialité	Laboratoire	AMM	Efficacité	Risque	Prix/ jour	Taux de rembour- sement
☒ Adénosine phosphate d'heptaminol	Ampecyclal	Erempharma	93	E5 0	R0 nul		NR
☒ Hamamélis, esculoside, etc.	Aphloïne P	DB Pharma	59	E5 0	R0 nul		NR
	Histofluine P	Richard	73	E5 0	R0 nul		NR
☒ Extrait d'écorce de marronnier	Arkogélules marronnier d'Inde	Arkopharma	87	E5 0	R0 nul		NR
	Fluon +	Dissolvurol	96	E5 0	R0 nul		NR
☒ Ac. ascor- bique, houx, hhespéridine, ruscus ou cassis	Bicirkan	Pierre Fabre	03	E5 0	R0 nul		NR
	Cyclo 3 Fort	Pierre Fabre	74	E5 0	R0 nul		NR
	Veinobiase	Solvay	75	E5 0	R0 nul		NR
	Véliten	Zambon	74	E5 0	R0 nul		NR
☒ Flavonoïdes	Daflon	Euthérapie (Servier)	86	E5 0	R0 nul		NR
	Intercyton	UCB Pharma	91	E5 0	R0 nul		NR
☒ Diosmine	Dio	Sciencex	91	E5 0	R0 nul		NR
	Diovenor	Innotech	94	E5 0	R0 nul		NR
	Médiveine	Elerté	92	E5 0	R0 nul		NR
	Titanoral	McNeil	04	E5 0	R0 nul		NR
	Vénirène	Sanofi	91	E5 0	R0 nul		NR
☒ Héparine, mélilot	Esberiven Fort	CSP	72	E5 0	R0 nul		NR
☒ Leucocianidol	Flavan	Dexo	91	E5 0	R0 nul		NR
☒ Ginkgo, hepta- minol, rutine	Ginkor Fort	Tonipharm	88	E5 0	R0 nul		NR
☒ Troxérutine	Rhéoflux	Pharma 2000	00	E5 0	R0 nul		NR
	Veinamitol	Negma	90	E5 0	R0 nul		NR
☒ Carduus, pulsatilla, berberis	Vascodran	Sevene Pharma	09	E5 0	R0 nul		NR

MALADIES DU FOIE, DES VOIES BILIAIRES ET DU PANCRÉAS

27 molécules (M)
34 spécialités (S)
S/M = **1,26**

Exigence de retrait immédiat de spécialités : **0**
Propositions de retrait ou de déremboursement de spécialités pour risque excessif et/ou inefficacité : **14** (41 %)
Propositions de retrait ou de déremboursement de spécialités pour redondance excessive : **1** (3 %)
✪ Spécialités jugées indispensables : **9** (26 %)

Remboursements
100 % : 3 %
65 % : 45 %
35 % : 9 %
Hôp. : 9 %
NR : 33 %

MALADIES DU FOIE, DES VOIES BILIAIRES ET DU PANCRÉAS

Hépatites virales chroniques B et C

600 millions des hépatites sont dans le monde responsables de dizaines de millions de cirrhoses et de millions de cancers du foie. Il s'agit de l'épidémie du siècle au même titre que le sida. L'HBV est un virus ADN-intranucléaire inéradicable (cycle : ADN-ARN-ADN). L'HCV est extranucléaire et ne s'intègre pas au génome cellulaire et il est donc, en théorie, éradicable (il existe 6 génotypes différents). Vaccin efficace contre HBV, pas contre HCV.

Antiviraux

Hépatites B

Molécule	Spécialité	Laboratoire	AMM	Efficacité	Risque	Prix/jour	Taux de rembour-sement
Lamivudine[1]	✪ Zeffix	GSK	01	E3 ★★	R3 important	3,4 €/j	65%
Telbivudine[1]	Sebivo	Novartis	07	E3 ★★	R3 important	14 €/j	65%
Adéfovir dipivoxil[2]	✪ Hepsera	Gilead	09	E3 ★★	R3 important	17 €/j	65%
Entécavir[2]	✪ Baraclude	BMS	09	E3 ★★	R2 modéré	18 €/j	65%

Hépatites B et VIH

La base du traitement des hépatites B est l'association peg-IFN-α/Ribavirine (50% de réponses). D'autres se profilent (inhibiteurs de protéase ou de polymérase).

Peg signifie : associé au polyéthylèneglycol, qui en prolonge la durée de vie.

Molécule	Spécialité	Laboratoire	AMM	Efficacité	Risque	Prix/jour	Taux de rembour-sement
Ténofovir disoproxil[1]	✪ Viread	Gilead	01	E3 ★★	R3 important	12,5 €/j	100%

---

1. Anti-reverse-transcriptase.
2. Anti-polymerase.

Pr Philippe **EVEN** – Pr Bernard **DEBRÉ**   GUIDE DES 4 000 MÉDICAMENTS

Hépatites C (en association avec l'interféron)

Molécule	Spécialité	Laboratoire	AMM	Efficacité	Risque	Prix/ jour	Taux de rembour-sement
Ribavirine	✪ **Copégus**	Roche	03	E3 ★★	R3 important	20 €/j	65 %
	Rebetol	Schering-Plough	99	E3 ★★	R3 important	19 €/j	65 %

(Deux antiviraux en cours, Daclatasvir et Asunaprevir.)

Interférons α-2 recombinants[1]

Molécule	Spécialité	Laboratoire	AMM	Efficacité	Risque	Prix/ jour	Taux de rembour-sement
IFN-α-2a[1]	**Roféron-A**	Roche	99	E3 ★★	R4 majeur	22 €/j	65 %
IFN-α-2b[2]	✪ **Introna**	Schering-Plough	99	E3 ★★	R4 majeur	15 €/j	65 %
Peg-IFN-α-2a[3]	✪ **Pégasys**	Roche	05	E3 ★★	R4 majeur	26 €/j	65 %
	✪ **Viraféronpeg**[4]	Schering-Plough	00	E3 ★★	R4 majeur	27 €/j	65 %

---

1. Obtenu par génie génétique, le gène de l'IFN étant incorporé à des génomes bactériens et l'IFN étant produit en cultures bactériennes et extrait. Il y a 18 variétés d'IFN-α, β et γ. Les IFN-α et β sont normalement produits par toutes les cellules en réponse aux agressions virales et à différentes cytokines IL-1, IL-2, TNF. Ils ont des effets antiviraux, surtout sur les virus ARN et antiprolifération cellulaire, et ils stimulent T8 cytotoxiques, NK et macrophages. L'IFN-γ est produit par les lympho-cytes T et NK, avec peu d'effets antiviraux, mais il est activateur des macrophages.

Les IFN-α et β sont à la fois des antiviraux directs et indirects, car ils stimulent les réponses immunitaires antivirales, d'où, dans l'HBV, une diminution de la charge virale, le développement d'anticorps anti-HBe, une amélioration des lésions hépatiques dans 35 % des cas, une normalisation des transaminases et une dispari-tion de l'ADN viral dans le plasma, des rémissions obtenues dans 80 % des cas, avec l'IFN-α-2a.

Les résultats de l'IFN-α-2b dans l'HBC sont inférieurs avec seulement 25 % de rémissions.

2. Hépatites B et C chroniques ; LMC ; leucémie à tricholeucocytes ; lymphome folliculaire ; myélome carcinoïde ; mélanome (+ Roféron : cancer du rein ; Kaposi du VIH ; lymphome T cutané).

3. Hépatites B et C.

4. Hépatite chronique C.

MALADIES DU FOIE, DES VOIES BILIAIRES ET DU PANCRÉAS

Cirrhoses : arrêt de l'alcool, même dans les cirrhoses non alcooliques

Encéphalopathies

Molécule	Spécialité	Laboratoire	AMM	Efficacité	Risque	Prix/jour	Taux de remboursement
☒ Lactitol (hypoammoniémiant)	Importal	Novartis	88	E5 0	R0 nul	0,4 €/j	35 %
☒ Lactulose	Duphalac	Solvay	86	E5 0	R0 nul	0,35 €/j	35 %

Hémorragies digestives (htp)

Molécule	Spécialité	Laboratoire	AMM	Efficacité	Risque	Prix/jour	Taux de remboursement
Propranolol (β-bloquants)	Avlocardyl	Astra-Zeneca		E4 ★	R2 modéré		65 %
Terlipressine (pré-vasopressine)	☐ Glypressine	Ferring	87	E3 ★★	R1 mineur		Hôp. NR
	Haemopressin (IV)	European Pharma	09	E3 ★★	R1 mineur		Hôp. NR
Somatostatine et analogues (Octréotide)[1]	Somatostatine (IV)	UCB-Eumedica	93	E3 ★★	R2 modéré		Hôp. NR
	Sandostatine (SC)	Novartis	89	E3 ★★	R2 modéré	40 €/j	100 %

Cirrhose biliaire primitive

Molécule	Spécialité	Laboratoire	AMM	Efficacité	Risque	Prix/jour	Taux de remboursement
Ac. ursodé-soxycholique	Delursan	Axcan	80	E3 ★★	R1 mineur	3,9 €/j	65 %
	♻ Ursolvan	Sanofi	80	E3 ★★	R1 mineur	1,7 €/j	65 %

---

1. Cf. Endocrinologie – Hormone de synthèse.

Pr Philippe **EVEN** – Pr Bernard **DEBRÉ**

Cholérétiques et hépatotropes

Terminologie purement française, des années 1930-1950. Il n'y a ni cholérétiques ni hépatotropes. Molière sans Molière.

Cholérétiques

Molécule	Spécialité	Laboratoire	AMM	Efficacité	Risque	Prix/ jour	Taux de rembour- sement
☒ Hymécromone	**Cantabiline**	DB Pharma	78	E5 0	R0 nul		NR
☒ Ac. dimécrotique	**Hépadial**	Biocodex	72	E5 0	R0 nul		NR
☒ Anéthol- trithione	**Sulfarlem**	EG Labo	46	E5 0	R0 nul	0,12 €/j	35 %

Hépatotropes

Molécule	Spécialité	Laboratoire	AMM	Efficacité	Risque	Prix/ jour	Taux de rembour- sement
☒ Arginine – Bétaïne	**Arginine Veyron**	Bouchara	64	E5 0	R0 nul	0,6 €/j	NR
	Citrate de bétaïne	Upsa	90	E5 0	R0 nul		NR
☒ Silymarine	**Légalon**	Rottapharm	72	E5 0	R0 nul		NR
☒ Sorbitol	**Hépagrume**	EG Labo	91	E5 0	R0 nul		NR
	Hépargitol	Elerté	64	E5 0	R0 nul		NR
	Sorbitol Delalande	Sanofi	56	E5 0	R0 nul		NR

MALADIES DU FOIE, DES VOIES BILIAIRES ET DU PANCRÉAS

Enzymes

Molécule	Spécialité	Laboratoire	AMM	Efficacité	Risque	Prix/jour	Taux de remboursement
⊠ Amylase végétale	Amylodiastase	SERP	94	E5 O	R0 nul		NR
⊠ Cellulase fongique	Pancrélase	DB Pharma	46	E5 O	R0 nul		NR
⊠ Papayer	Papaïne Trouette-Perret	DB Pharma	97	E5 O	R0 nul		NR

Insuffisances pancréatiques externes – Mucoviscidose

Molécule	Spécialité	Laboratoire	AMM	Efficacité	Risque	Prix/jour	Taux de remboursement
Pancréatine amylo-lipo-protéolytique	Créon	Solvay	87	E4 ★	R0 nul	1,15 €/j	65 %
	Eurobiol	Mayoly-Spindler	88	E4 ★	R0 nul	1,4 €/j	65 %

ENDOCRINOLOGIE
HORS DIABÈTE, HORMONES SEXUELLES FÉMININES (IN GYNÉCO), HORMONES CORTICOSURRÉNALES (IN ANTI-INFLAMMATOIRES)

Dépenses de la CNAM 2010 : **490** millions d'euros (2,5 %)

29 molécules (M)
47 spécialités (S)
S/M = **1,62**

Exigence de retrait immédiat de spécialités : **0**
Propositions de retrait ou de déremboursement de spécialités pour risque excessif et/ou inefficacité : **0**
Propositions de retrait ou de déremboursement de spécialités pour redondance excessive : **9** (19 %)
✪ Spécialités jugées indispensables : **18** (38 %)

Remboursements
100 % : 52 %
65 % : 34 %
35 % : 2 %
Hôp. : 2 %
NR : 9 %

Maladie de l'hypophyse et de la croissance – Nanisme – Acromégalie

La sécrétion des hormones est régie par un système à 3 étages auto-régulé en feed-back :

- En périphérie, les hormones sécrétées par les glandes endocrines agissent sur les récepteurs de leurs cibles cellulaires. Ce sont les corticostéroïdes, les hormones thyroïdiennes, les hormones sexuelles, testostérone, œstrogènes ou folliculines et progestérone et *« l'insulin-like growth factor 1 »* (IGF-1), qui contrôle la croissance, mais aussi les réparations tissulaires, les cicatrisations et le poids.

- L'antéhypophyse régule la sécrétion de ces hormones périphériques par différents facteurs : ACTH (*adreno-cortico-trophic hormone* ou corticotropine), TSH (*thyroid-stimulating hormone* ou thyrotropine), FSH et LH (gonadotrophines ou hormone folliculo-stimulante et *luteinizing hormone*), GH (*growth hormone*) ou STH (Somathormone hypophysaire), contrôlant l'IGF-1. Le pegvisomant (Somavert) s'oppose à l'action de la GH, qui est aussi réduite par les β2-adrénergiques et les acides gras.

- En amont, la région sous-thalamique du cerveau contrôle la sécrétion des hormones hypophysaires par des *« releasing hormones »* (RH), CRH (cortico-RH), contrôlant la sécrétion d'ACTH, TRH (thyroïde RH), GHRH (*growth hormone* RH) et GnRH (gonadotropine RH), avec ses analogues de synthèse, les « rélines » (busé-, gosé-, leupro-, nafa-, triptoréline).

- En rétroaction, les taux des hormones périphériques, corticoïdes, hormones sexuelles et ceux des médicaments homologues régulent la synthèse et la libération des facteurs hypothalamiques : les taux sanguins élevés freinent les centres hypothalamiques et *vice versa*.

- La prolactine antéhypophysaire et les hormones posthypophysaires (ADH, ocytocine) sont les seules à agir directement sur leurs récepteurs tissulaires périphériques, seins et reins. La sécrétion de prolactine est inhibée par la dopamine et les médicaments dopaminergiques, bromocriptine, disuride, pergolide et cabergoline.

- La somatostatine hypothalamique et ses analogues, octréotide, lanréotide, séglitide, etc., inhibent la TRH et la GHRH (et sont utilisés, par exemple, dans l'acromégalie).

- La GH est aussi stimulée par la ghréline, une hormone gastrique, et par la sérotonine, la dopamine, les α2-adrénergiques, l'hypoglycémie et l'exercice.

Hormones de croissance (GH)
(aussi appelée somathormone ou STH)
recombinantes et analogues

(retards de croissance liés à un déficit de STH ; syndrome de Turner ; retard de croissance lié à une insuffisance rénale)

Molécule	Spécialité	Laboratoire	AMM	Efficacité	Risque	Prix/ jour	Taux de rembour- sement
Somatotropines (STH) (SC) (prix calculés pour patients de 30 kg)	⬜ Genotonorm	Pfizer	91	E2 ★★★	R3 important	20 à 600 €	100 %
	⬜ Maxomat	Sanofi	88	E2 ★★★	R3 important	30 €/j	100 %
	Norditropine	Novo Nordisk	00	E2 ★★★	R3 important	50 €/j	100 %
	⬜ Nutropinaq	Ipsen	03	E2 ★★★	R3 important	30 €/j	100 %
	⬜ Omnitrope	Sandoz	04	E2 ★★★	R3 important	24 €/j	100 %
	⬜ Saizen	Merck Serono	88	E2 ★★★	R3 important	30 €/j	100 %
	♻ Umatrope	Lilly	95	E2 ★★★	R3 important	30 €/j	100 %
	Zomacton	Ferring	92	E2 ★★★	R3 important	30 €/j	100 %
Somatomédine ou Mécasermine (IGF-1. rec. num.)	Increlex	Ipsen	01	E2 ★★★	R4 majeur	2,8/j	100 %

Antagoniste de l'hormone de croissance
(anti-STH-récepteur)

(acromégalie)

Molécule	Spécialité	Laboratoire	AMM	Efficacité	Risque	Prix/ jour	Taux de rembour- sement
Pegvisomant	♻ Somavert (STH rec. modifiée)	Pfizer	01	E3 ★★	R2 modéré	120 €/j	100 %

ENDOCRINOLOGIE

Analogues de la somatostatine (inhibitrice de multiples sécrétions endo- et exocrines, STH, TSH, etc.)[1]

Molécule	Spécialité	Laboratoire	AMM	Efficacité	Risque	Prix/ jour	Taux de rembour- sement
Octréotide (analogue de la somatostatine)	✪ Sandostatine	Eumedica	89	E3 ★★	R1 mineur		Hôp.
Lanréotide	Somatuline	Ipsen	94	E3 ★★	R1 mineur	55 €/j	100 %

Posthypophyse

Molécule	Spécialité	Laboratoire	AMM	Efficacité	Risque	Prix/ jour	Taux de rembour- sement
Desmopressine (analogue de synthèse de l'ADH, hormone antidiurétique) (diabète insipide)	✪ Minirin (per os, IV, endonasal)	Ferring	80	E2 ★★★	R1 mineur	3,4 €/j	65 %
Déméclocycline (antagoniste de l'ADH) (syndrome d'hyper-ADH)	Alkonatrem	Genopharm	96	E3 ★★	R1 mineur	29 €/j	65 %

Antihyperprolactinémie

Agonistes des dopamine-récepteurs (bromocriptine, cabergoline, lisuride, pergolide, tous dérivés de l'ergot de seigle et vus dans le traitement de Parkinson).

---

1. Hormone à double action :
– hypothalamique, inhibant la sécrétion de GH et TSH ;
– pancréatique, inhibitrice des sécrétions digestives endocrines (insuline, glucagon, sécrétine, gastrine, VIP, motiline, cholécystokinine, etc.) et exocrines (estomac, pancréas).
Indications : acromégalie ; carcinoïdes ; adénomes hyperthyroïdiens ; tumeurs endocrines digestives.

Pr Philippe **EVEN** – Pr Bernard **DEBRÉ**

Gonadotrophines et analogues

(voir note « Hormones sexuelles féminines »)

Gonadotrophines chorioniques humaines

Molécule	Spécialité	Laboratoire	AMM	Efficacité	Risque	Prix/ jour	Taux de rembour- sement
	✪ **Gonadotrophine chorionique Endo** (extraite d'urines de femmes enceintes : les effets sont ceux de la LH)	Schering-Plough	97	E3 ★★	R1 mineur	6 €/j	100%

Analogues de synthèse de la GnRH[1] (ou LH-RH) (octa- ou nonapeptides)

(Cf. Urologie)

Effet à double détente : d'abord stimulation de la sécrétion de LH, puis de la testostérone avec parfois quelques rares manifestations cliniques d'hypersexualité, suivie après trois semaines par un épuisement et d'une véritable castration chimique.

Molécule	Spécialité	Laboratoire	AMM	Efficacité	Risque	Prix/ jour	Taux de rembour- sement
Leuproréline	✪ **Enantone**	Takeda	08	E2 ★★★	R2 modéré	4 €/j	100%
	✪ **Eligard**	Astellas	05	E2 ★★★	R2 modéré	3,8 €/j	
Triptoréline	✪ **Décapeptyl**	Ipsen	86	E2 ★★★	R2 modéré	6 €/j	100%
	✪ **Gonapeptyl**	Ferring	01	E2 ★★★	R2 modéré	4,3 €/j	65%
Buséréline	✪ **Bigonist** (implant)	Sanofi	93	E2 ★★★	R2 modéré	4 €/j	100%
	✪ **Suprefact**	Sanofi	86	E2 ★★★	R2 modéré	3,5 €/j	100%
Goséréline	✪ **Zoladex**	Astra-Zeneca	87	E2 ★★★	R2 modéré	5 €/j	100%
Nafaréline	✪ **Synarel**	Pfizer	90	E2 ★★★	R2 modéré	4,6 €/j	65%

---

1. Cancer de la prostate – Endométriose – Contrôle de l'ovulation.

ENDOCRINOLOGIE

Androgènes et antiandrogènes

Androgènes virilisants (hypogonadisme masculin)

Molécule	Spécialité	Laboratoire	AMM	Efficacité	Risque	Prix/ jour	Taux de rembour- sement
Androstanolone (dihydrotestostérone)	**Andractim** (gel cutané)	Besins Int.	81	E3 ★★	R1 mineur	1,8 €/j	35 %
Testostérone (déficit gonadique masculin démontré par les taux de testostérone)	🗍 **Androtardyl** (IM)	Bayer	53	E4 ★	R1 mineur		65 %
	✪ **Pantestone** (per os)	Schering- Plough	84	E4 ★	R1 mineur	0,9 €/j	65 %
	Androgel (gel cutané)	Solvay	01	E4 ★	R1 mineur		NR
	Nebido (IM)	Bayer	05	E4 ★	R1 mineur		NR
	⊠ **Intrinsa** (baisse de la libido féminine)[1]	Procter & Gamble	02	E4 ★	R2 modéré		NR
	Testopatch	Pierre Fabre	06	E4 ★	R1 mineur		NR

Antiandrogènes

(cancer de la prostate et réduction des pulsions sexuelles – « Orange mécanique »)

Molécule	Spécialité	Laboratoire	AMM	Efficacité	Risque	Prix/ jour	Taux de rembour- sement
Bicalutamide	**Casodex**	Astra-Zeneca	95	E2 ★★★	R2 modéré	8 €/j	100 %
	Ormandyl	Pierre Fabre	08	E2 ★★★	R2 modéré	5,2 €/j	100 %
Cyprotérone	✪ **Androcur**	Bayer	96	E2 ★★★	R2 modéré	0,6 €/j	100 %
Flutamide	🗍 **Eulexine**	Schering- Plough	86	E2 ★★★	R2 modéré	2,9 €/j	100 %
Nilutamide	🗍 **Anandron**	Sanofi	86	E2 ★★★	R2 modéré	6,9 €/j	100 %

---

1. Scandale relevant du vaudeville. Il est bien connu que les femmes à barbe sont de dévorantes hypersexuelles à la féminité explosive. Mais NR : la CNAM se refuse à rembourser l'orgasme !

Pr Philippe **EVEN** – Pr Bernard **DEBRÉ**   GUIDE DES 4000 **MÉDICAMENTS**

Thyroïde

Hormones thyroïdiennes

Molécule	Spécialité	Laboratoire	AMM	Efficacité	Risque	Prix/ jour	Taux de rembour- sement
Thyroxine = Tétraiodo- thyronine = LT4 (t1/2: 18 h)	✪ **Lévothyrox**	Merck Serono	82	E1 ★★★★	R2 modéré		65%
	L-Thyroxine SERP	SERP	74	E1 ★★★★	R2 modéré		65%
Liothyronine = Triiodothyronine = LT3 (t1/2: 7 jours)	**Cynomel**	Sanofi	61	E1 ★★★★	R2 modéré		65%
Tiratricol (analogue de la LT3)	**Téatrois**	DB Pharma	74	E3 ★★	R2 modéré		NR
Association LT3-LT4	**Euthyral**	Merck Serono	76	E1 ★★★★	R2 modéré	0,3 €/j	35%

Antithyroïdiens (dérivés imidazolés soufrés)

Molécule	Spécialité	Laboratoire	AMM	Efficacité	Risque	Prix/ jour	Taux de rembour- sement
Carbimazole	✪ **Néo-Mercazole**	CSP	74	E2 ★★★	R1 mineur		65%
Thiamazole	**Thyrozol**	Merck Serono	99	E2 ★★★	R1 mineur		65%
Thiouraciles	**Basdène**	Bouchara	56	E2 ★★★	R1 mineur		65%
	🗍 **Proracyl**	Genopharm	01	E2 ★★★	R1 mineur		65%

Parathyroïde

Inhibiteur de la PTH (parathormone)

(traitement des hypercalcémies et des hyperparathyroïdies primaires et secondaires des dialysés en insuffisance rénale)

ENDOCRINOLOGIE

Molécule	Spécialité	Laboratoire	AMM	Efficacité	Risque	Prix/jour	Taux de rembour-sement
Cinacalcet[1]	✪ Mimpara	Amgen	02	E3 ★★	R2 modéré	24 €/j	65 %

Corticosurrénales

Cortisol et dérivés

Cf. Inflammation

Minéralocorticoïdes (insuffisance surrénale aiguë)

Molécule	Spécialité	Laboratoire	AMM	Efficacité	Risque	Prix/jour	Taux de rembour-sement
Désoxycortone	✪ Syncortyl (IM)	Sanofi	57	E2 ★★★	R1 mineur		65 %

Inhibiteurs de la synthèse du cortisol

Molécule	Spécialité	Laboratoire	AMM	Efficacité	Risque	Prix/jour	Taux de rembour-sement
Métyrapone (tumeurs surrénales : syndrome de Cushing)	✪ Métopirone	Novartis	96	E3 ★★	R2 modéré		Hôp. 65 %

Antagonistes de l'aldostérone

Cf. Diurétiques

- Aldactone
- Soludactone

---

1. Augmente la sensibilité des récepteurs du calcium des cellules parathyroïdiennes, entraînant une diminution de la sécrétion de la PTH (voir note « Ostéoporose »).

GYNÉCOLOGIE

Dépenses 2010 remboursées par la CNAM :
400 millions d'euros (2,2 %)

70 molécules (M)
115 spécialités (S)
S/M = **1,64**

Exigence de retrait immédiat de spécialités : **5** (14 %)
Propositions de retrait ou de déremboursement de spécialités pour risque excessif et/ou inefficacité : **22** (19 %)
Propositions de retrait ou de déremboursement de spécialités pour redondance excessive : **22** (19 %)
✪ Spécialités jugées indispensables : **27** (23 %)

Remboursements
100 % : 16 %
65 % : 55 %
35 % : 4 %
Hôp. : 6 %
NR : 19 %

(Voir les notes « Hormones sexuelles féminines », « Pilule contraceptive » et « Traitement hormonal de la ménopause ».)

GYNÉCOLOGIE

Gynécologie médicale générale – Traitement hormonal de la ménopause

(voir notes sur ce sujet et sur «Ostéoporose»)

Œstrogènes

(Insuffisance ovarienne; traitement hormonal de la ménopause[1]. Cf. aussi note «Ostéoporose».)

Oraux

Molécule	Spécialité	Laboratoire	AMM	Efficacité	Risque	Prix/ jour	Taux de rembour- sement
Estradiol	✪ Estreva	Théramex	95	E3 ★★	R1 mineur	0,08 €/j	65%
	📋 Estrofem	Novo Nordisk	82	E3 ★★	R1 mineur		NR
	📋 Oromone	Solvay	92	E3 ★★	R1 mineur	0,08 €/j	65%
	Provames	Sanofi	94	E3 ★★	R1 mineur	0,08 €/j	65%
Éthinylestradiol (50 µg)	✪ Ethinyl- Oestradiol Effik	Effik	49	E3 ★★	R1 mineur		NR
Estriol	Physiogyne	Schering- Plough	95	E3 ★★	R1 mineur	0,18 €/j	35%

Percutanés (gels, patchs)

Molécule	Spécialité	Laboratoire	AMM	Efficacité	Risque	Prix/ jour	Taux de rembour- sement
Estradiol	Délidose	HRA Pharma	96	E3 ★★	R1 mineur		65%
	📋 Dermestril	Rottapharm	96	E3 ★★	R1 mineur	0,27 €/j	65%
	✪ Estraderm	Novartis	87	E3 ★★	R1 mineur	0,27 €/j	65%
	Estrapatch	Pierre Fabre	01	E3 ★★	R1 mineur	0,27 €/j	65%
	📋 Estreva	Théramex	95	E3 ★★	R1 mineur	0,17 €/j	65%
	📋 Femsept	Théramex	98	E3 ★★	R1 mineur	0,27 €/j	65%
	📋 Oesclim	Solvay	94	E3 ★★	R1 mineur	0,27 €/j	65%

---

1. Voir note complémentaire.

Pr Philippe **EVEN** – Pr Bernard **DEBRÉ**

Estradiol	Oestrodose	Besins Int.	90	E3 ★★	R1 mineur	0,18 €/j	65%
	Oestrogel	Besins Int.	74	E3 ★★	R1 mineur	0,11 €/j	65%
	Thaïs Sept (transdermique)	Besins Int.	96	E3 ★★	R1 mineur	3,7 €/j	65%
	Vivelledot	Novartis	02	E3 ★★	R1 mineur	0,27 €/j	65%

Nasal

Molécule	Spécialité	Laboratoire	AMM	Efficacité	Risque	Prix/ jour	Taux de rembour- sement
Estradiol	Aérodiol (pernasal)	Servier		(retiré en 2007 par le labo)			

Vaginaux

Molécule	Spécialité	Laboratoire	AMM	Efficacité	Risque	Prix/ jour	Taux de rembour- sement
Promestriène + Chlorquinaldol (antiseptique)	Colposeptine	Théramex	77	E4 ★	R1 mineur	0,24 €/j	35%
	Colpotrophine	Théramex	74	E4 ★	R1 mineur	0,23 €/j	35%
Estriol + Progestérone + bac. Döderlein	Florgynal	Iprad	98	E4 ★	R1 mineur	0,35 €/j	35%
	Trophigil	Lyocentre	71	E4 ★	R1 mineur	0,49 €/j	35%

GYNÉCOLOGIE

Progestatifs [1]

Progestérone naturelle orale et vaginale

Molécule	Spécialité	Laboratoire	AMM	Efficacité	Risque	Prix/ jour	Taux de rembour- sement
	♻ Estima	Effik	99	E2 ★★★	R1 mineur	0,4 €/j	65 %
	Ménaelle	Théramex	00	E2 ★★★	R1 mineur	0,46 €/j	65 %
	⬒ Utrogestan	Besins Int.	80	E2 ★★★	R1 mineur	0,64 €/j	65 %

Progestérone percutanée

Molécule	Spécialité	Laboratoire	AMM	Efficacité	Risque	Prix/ jour	Taux de rembour- sement
	Progestogel	Besins Int.	71	E3 ★★	R1 mineur		65 %

Progestines
(dérivés de la progestérone)

Molécule	Spécialité	Laboratoire	AMM	Efficacité	Risque	Prix/ jour	Taux de rembour- sement
☒ Médroxy- progestérone + Méprobamate + Bendroflumé- thiazide	☒ Précyclan	Lisapharm	65	E3 ★★	R3 important	0,08 €/j	65 %
☒ Dihydro- gestérone	☒ Duphaston	Solvay	79	E4 ★	R2 modéré	0,72 €/j	65 %
☒ Chlormadinone	☒ Lutéran	Sanofi	65	E4 ★	R2 modéré	0,08 €/j	65 %
Médrogestone	Colprone	Biodim	76	E3 ★★	R2 modéré	0,44 €/j	65 %
Normégestrol	Lutényl	Théramex	83	E3 ★★	R2 modéré	0,44 €/j	65 %
Promégestone	Surgestone	Sanofi	81	E3 ★★	R2 modéré	0,44 €/j	65 %

---

1. A- et dysménorrhées ; insuffisance lutéale ; syndrome prémenstruel ; mastopathies ; THM ; endométrioses.

Œstroprogestatifs (hors contraception)

(Estradiol [E] + Progestatifs)

Molécule	Spécialité	Laboratoire	AMM	Efficacité	Risque	Prix/jour	Taux de remboursement
E + Lévonorgestrel (transderm.)	Femsept Combi et Femseptevo	Théramex	00	E3 ★★	R2 modéré	9 €/j	65%
E + Médroxy-progestérone	Divina	HRA Pharma	91	E3 ★★	R2 modéré	0,38 €/j	65%
	Duova	HRA Pharma	01	E3 ★★	R2 modéré	0,28 €/j	65%
E + Dihydrogestérone	Climaston	Solvay	97	E3 ★★	R2 modéré	0,27 €/j	65%
E + Drospirénone	Angeliq	Bayer	04	E3 ★★	R2 modéré	0,28 €/j	65%
E + Noréthistérone	Activelle	Novo Nordisk	98	E3 ★★	R2 modéré	0,28 €/j	65%
	Kliogest	Novo Nordisk	88	E3 ★★	R2 modéré	0,28 €/j	65%
	Novofemme	Novo Nordisk	02	E3 ★★	R2 modéré	0,33 €/j	65%
	Trisequens	Novo Nordisk	82	E3 ★★	R2 modéré	0,33 €/j	65%
E + Nomégestrol	Naemis	Théramex	02	E3 ★★	R2 modéré	0,33 €/j	65%

Cancérologie gynécologique

(sein, ovaires, utérus, col)

Dérivés de la progestérone en cancérologie (sein)

Molécule	Spécialité	Laboratoire	AMM	Efficacité	Risque	Prix/jour	Taux de remboursement
✪ Médroxy-progestérone	Farlutal	Pfizer	83	E4 ★	R1 mineur	4,1 €/j	100%
	Dépo-Prodasone	Pfizer	70	E4 ★	R1 mineur		100%
Mégestrol	Mégace	BMS	93	E4 ★	R1 mineur	2,8 €/j	100%

GYNÉCOLOGIE

Antiœstrogènes en cancérologie (sein)

Antagonistes des récepteurs des œstrogènes au niveau du sein et de l'endomètre[1]

Molécule	Spécialité	Laboratoire	AMM	Efficacité	Risque	Prix/ jour	Taux de rembour- sement
✪ Tamoxifène[2]	**Nolvadex** (12 génériques)	Astra-Zeneca	76	E2 ★★★	R1 mineur	1,2 €/j	100 %
Fulvestrant	**Faslodex** (IM)	Astra-Zeneca	01	E2 ★★★	R1 mineur	15 €/j	100 %

Inhibiteurs de l'aromatase (stéroïdes ou non)

(voir note « Aromasine »)

Molécule	Spécialité	Laboratoire	AMM	Efficacité	Risque	Prix/ jour	Taux de rembour- sement
Anastrozole (non stéroïde)	**Arimidex**	Astra-Zeneca	96	E2 ★★★	R1 mineur	4,3 €/j	100 %
✪ Létrozole (non stéroïde)	**Femara**	Novartis	97	E2 ★★★	R1 mineur	4,6 €/j	100 %
✪ Exémestane (stéroïde)	**Aromasine**	Pfizer	99	E2 ★★★	R1 mineur	4,8 €/j	100 %

---

1. Agonistes sur d'autres tissus comme l'os : voir note « Ostéoporose ».

2. Le raloxifène, sa presque exacte copie, est utilisé dans l'ostéoporose. Le tamoxifène réduit de 50 % le nombre de cancers invasifs et, en prévention, de 40 % le nombre de cancers en valeur relative mais, en valeur absolue, il faut traiter 95 patients pour éviter un cancer en cinq ans, et 56 patients pour en éviter un en dix ans ! Il accroît légèrement les cancers de l'endomètre.

733

Pr Philippe **EVEN** – Pr Bernard **DEBRÉ**

Contraception planifiée

(Cf. note « Pilule ») En pratique, ne prescrire que les œstroproges-tatifs minidosés, dits de 2e génération (3 fois moins de thromboses veineuses).

Progestatifs seuls

Molécule	Spécialité	Laboratoire	AMM	Efficacité	Risque	Prix/jour	Taux de rembour-sement
Désogestrel (per os)	**Cérazette**	Schering-Plough	99	E2 ★★★	R0 nul		NR
Médroxy-progestérone (IM)	**Dépo-Provera**	Pfizer	80	E2 ★★★	R0 nul		65%
Étonogestrel (implant)	**Implanon**	Schering-Plough	99	E2 ★★★	R0 nul	125 €	65%

Œstroprogestatifs contraceptifs

Fortes doses d'éthinylestradiol

Molécule	Spécialité	Laboratoire	AMM	Efficacité	Risque	Prix/jour	Taux de rembour-sement
☒ EE + Diénogest	☒ **Qlaira** (EE: 1 – 3000 µg)	Bayer	08	E2 ★★★	R3 important		NR
☒ EE + Étonogestrel (anneau vaginal)	☒ **Nuvaring**	Schering-Plough	03	E2 ★★★	R3 important		NR
☒ EE + Norelgestromine	☒ **Evra** (EE: 600 µg)	Janssen-Cilag	02	E2 ★★★	R3 important		NR

GYNÉCOLOGIE

Éthinylestradiol (EE) microdosé (≤ 50 µg) + Lévonorgestrel ou noréthistérone ou pilule de 2ᵉ génération

(aucune ne figure dans le *Vidal*, sauf les produits P. Fabre)

Les seules à utiliser.

Molécule	Spécialité	Laboratoire	AMM	Efficacité	Risque	Prix/ jour	Taux de rembour- sement
✪ EE + Lévonorgestrel (génériques) (seules remboursées)	Minidril (EE: 30 µg) (Ge)	Codépharma		E1 ★★★★	R1 mineur	0,1 €/j	65 %
	Daily (EE: 30 et 40 µg)	Pierre Fabre	02	E1 ★★★★	R1 mineur	0,1 €/j	65 %
	Ludéal (EE: 30 µg)	Pierre Fabre	01	E1 ★★★★	R1 mineur	0,1 €/j	65 %
	Leeloo (EE: 20 µg)	Théramex		E1 ★★★★	R1 mineur	0,12 €/j	65 %
	Adépal (EE: 40 µg)	Codépharma		E1 ★★★★	R1 mineur	0,12 €/j	65 %
	Lovavulo (EE: 20 µg)	Codépharma		E1 ★★★★	R1 mineur	0,12 €/j	65 %
	Trinordiol (EE: 30 µg)	Codépharma		E1 ★★★★	R1 mineur	0,1 €/j	65 %
	Amarance (EE: 30 µg)	Codépharma		E1 ★★★★	R1 mineur	0,08 €/j	65 %
	Stédiril (EE: 50 µg) (Ge)	Codépharma		E1 ★★★★	R1 mineur	0,08 €/j	65 %
EE + Noréthistérone (3 doses: 0,5, 0,75 et 1 mg)	Triella (EE: 35 µg)	Janssen-Cilag	04	E1 ★★★★	R1 mineur	0,08 €/j	65 %

Éthinylestradiol (EE) microdosé + Progestatifs 3ᵉ génération

Molécule	Spécialité	Laboratoire	AMM	Efficacité	Risque	Prix/ jour	Taux de rembour- sement
☒ EE + Désogestrel	Cycléane (EE: 30 µg)	Schering- Plough	91	E1 ★★★★	R3 important		NR
	Mercilon (EE: 20 µg)	Schering- Plough	88	E1 ★★★★	R3 important		NR
	Varnoline (EE: 30 µg)	Schering- Plough	82	E1 ★★★★	R3 important		NR
☒ EE + Gestodène	Minesse (EE: 15 µg)	Wyeth	99	E1 ★★★★	R3 important		NR
	Carlin (EE: 20 µg)	Effik	06	E1 ★★★★	R3 important		65 %
	Felixita (EE: 20 µg)	Théramex	06	E1 ★★★★	R3 important		65 %
	Melodia (EE: 15 µg)	Bayer	99	E1 ★★★★	R3 important		65 %
☒ EE + Norgestimate	Triafemi (EE: 35 µg)	Effik	02	E1 ★★★★	R3 important		NR

Éthinylestradiol microdosé + Progestatifs 4ᵉ génération

Molécule	Spécialité	Laboratoire	AMM	Efficacité	Risque	Prix/jour	Taux de remboursement
☒ EE + Drospirénone	Jasmine-Jasminelle (EE: 30 µg)	Bayer	01	E1 ★★★★	R3 important		NR
	Yaz (EE: 20 µg)	Bayer	08	E1 ★★★★	R3 important		NR

Pilules prétendues antiacné (!)[1]

Molécule	Spécialité	Laboratoire	AMM	Efficacité	Risque	Prix/jour	Taux de remboursement
☒ EE (20-30 µg) + Cyprotérone (progestatif de synthèse)	Diane 35	Bayer		E1 ★★★★	R3 important		NR
	Holgyème	Effik		E1 ★★★★	R3 important		NR
	Lumalia	Pierre Fabre		E1 ★★★★	R3 important		NR
	Evépar	Mylan		E1 ★★★★	R3 important		NR
	Minerva	Biogaran		E1 ★★★★	R3 important		NR
☒ EE + Chlormadinone	Belara (EE: 30 µg)	Grünenthal	05	E1 ★★★★	R2 modéré		NR

Contraceptifs locaux

Molécule	Spécialité	Laboratoire	AMM	Efficacité	Risque	Prix/jour	Taux de remboursement
Lévonorgestrel (en dispositif intra-utérin)	Miréna	Bayer	95	E2 ★★★	R1 mineur		65 %
Spermicides (benzalkonium, miristalkonium...)	Alpagelle	CAG Pharma	80	E4 ★	R1 mineur		NR
	Pharmatex	Innotech	70	E4 ★	R1 mineur		NR

---

1. Argument de vente pour attirer les jeunes filles? Aucune n'est remboursée.

GYNÉCOLOGIE

Contraceptifs d'urgence

Molécule	Spécialité	Laboratoire	AMM	Efficacité	Risque	Prix/ jour	Taux de rembour- sement
✪ Lévonorgestrel (pilule du lendemain, dite «plan B»)	Norlevo	HRA Pharma	99	E1 ★★★★	R2 modéré	7,6 €	65 %
✪ Ulipristal (du 5e jour)	EllaOne	HRA Pharma	09	E1 ★★★★	R2 modéré	24,15 €	65 %

Interruption de grossesse[1]

Interruption de grossesse jusqu'au 63e jour ou pour raison médicale après le 3e mois.
Utilisation séquentielle de
- antagonistes des récepteurs de la progestérone ;
- prostaglandines PGE_2 ou analogues.

(voir note « Pilules anticonceptionnelles »)

---

1. Forfait de 192 € pris en charge par la CNAM, remboursé à 70 %, complété éventuellement par les mutuelles. Dispense d'avance de frais en AME et en CMU. Tarif fixe en cabinet. Ce forfait comprend 4 consultations et la fourniture des médicaments. Ce forfait ne comprend pas l'échographie de datation et les examens biologiques (taux de bêta-hCG et détermination du groupe sanguin notamment).

- Étapes de l'IVG :
– Au cabinet : 1re consultation. Présentation de l'IVG et de son déroulement. Démarches administratives. Signature de la fiche de consentement. Examen clinique.
– Au cabinet : 2e consultation après une semaine minimum. Confirmation de la volonté d'IVG. Rédaction de la fiche de liaison cabinet/hôpital. Prise de la Mifégyne au cabinet. Remise des comprimés de misoprostol. Le misoprostol est pris trente-six à quarante-huit heures après la Mifégyne et il est nécessaire de rester à la maison, en présence d'une tierce personne de confiance, le jour de la prise du misoprostol.
– Au cabinet : dans les quatorze à vingt et un jours après la prise de la Mifégyne, consultation de contrôle avec présentation d'une prise de sang prouvant la réussite de l'IVG (l'échographie de contrôle est réservée à des cas exceptionnels).
– Tout au long de cette période, le médecin est joignable et prêt à recevoir la patiente.
- Documents et examens nécessaires :
– Taux de bêta-hCG confirmant la grossesse.
– Échographie de datation (permet de respecter les sept semaines d'aménorrhée).
– Carte de groupe sanguin-rhésus.
– Fiche d'information remise à la patiente et signée pour accord sur l'IVG et ses conséquences.

Pr Philippe **EVEN** – Pr Bernard **DEBRÉ**

Antiprogestérone

Molécule	Spécialité	Laboratoire	AMM	Efficacité	Risque	Prix/jour	Taux de remboursement
Mifépristone (RU-486)	✪ **Miféqyne**	Nordic Pharma	81	E1 ★★★★	R3 important	76 €	70 %

Prostaglandines et analogues

Molécule	Spécialité	Laboratoire	AMM	Efficacité	Risque	Prix/jour	Taux de remboursement
Dinoprostone (PGE$_2$)	▢ **Prostine E2**	Pfizer	84	E3 ★★	R2 modéré		Hôp.
	Prépidil	Pfizer	87	E3 ★★	R2 modéré		Hôp.
	Propess	Ferring	99	E3 ★★	R2 modéré		Hôp.
✪ **Misoprostol** (analogue de la PGE$_1$)	**Cytotec**						
	Artotec		Cf. Ulcère gastrique				
	▢ **Gymiso**						
Géméprost (analogue de la PGE$_1$)	**Cervagème**	Sanofi	84	E3 ★★	R2 modéré		Hôp.
Sulprostone (analogue de la PGE$_2$)	**Nalador**	Bayer	85	E3 ★★	R2 modéré		Hôp.

Stérilité hormonale[1] – FIV

Clomiphène

Antiœstrogène inhibant le freinage des œstrogènes sur l'hypothalamus et induisant une augmentation de FSH, d'estradiol, de LH, et l'ovulation (avec 10 % de gémellarité et 0,3 % de triplés).

---

1. Féminine (anovulation) et masculine (spermatogénèse insuffisante). La principale complication du clomiphène et des gonadotrophines est le syndrome d'hyperstimulation ovarienne, avec hyperperméabilité vasculaire généralisée et épanchements multiples: choc, détresse respiratoire.

GYNÉCOLOGIE

Le taux d'ovulation est de 75 % et 50 % de ceux-ci aboutissent à une grossesse, soit 1 cas sur 3.

Molécule	Spécialité	Laboratoire	AMM	Efficacité	Risque	Prix/ jour	Taux de rembour- sement
	✪ Clomid	Sanofi	67	E2 ★★★	R3 important	0,34 €/j	65 %
	Pergotime	Merck Serono	85	E2 ★★★	R3 important	1,1 €/j	65 %

Gonadotrophines (GNT = FSH et LH)

(en général en cas d'échec du clomiphène)

GNT extractives (urinaires ou chorioniques)

Molécule	Spécialité	Laboratoire	AMM	Efficacité	Risque	Prix/ jour	Taux de rembour- sement
Chorionique	Gonadotrophine chorionique (IM)	Schering-Plough	97	E3 ★★	R3 important	8 €/j	65 %
FSH: Urofollitropine[1]	Fostimon (SC)	Genévrier	06	E3 ★★	R3 important[3]	19 €/j	65 %
FSH-LH: Ménotropine[2]	Menopur (IM ou SC)	Ferring	99	E3 ★★	R3 important[3]	33 €/j	65 %

Gonadotrophines recombinantes (SC)

Molécule	Spécialité	Laboratoire	AMM	Efficacité	Risque	Prix/ jour	Taux de rembour- sement
✪ Chorionique	Ovitrelle	Merck Serono	07	E2 ★★★	R3 important[3]	41 €/j	100 %
✪ LH: Lutropine	Luveris	Merck Serono	04	E2 ★★★	R3 important[3]	64 €/j	100 %
✪ FSH: Follitropine	Gonal-F	Merck Serono	95	E2 ★★★	R3 important[3]	36 à 360 €/j	100 %
	Puregon	Schering-Plough	99	E2 ★★★	R3 important[3]	30 à 360 €/j	100 %
✪ FSH-LH: Follitropine + Lutropine	Pergoveris	Merck Serono	07	E2 ★★★	R3 important[3]	102 €/j	100 %

1. Extraite de l'urine de femme enceinte.
2. Extraite de l'urine de femme ménopausée.
3. Voir note 1 p. 216.

Analogues de la GnRH (Gonadotrophines releasing hormone)

(utilisées en gynécologie comme antagoniste des récepteurs de la GnRH de l'hypophyse pour déclencher l'ovulation en vue d'une FIV, suivie d'un transfert d'embryon)

(voir aussi Endocrinologie et Urologie)

Agonistes

Molécule	Spécialité	Laboratoire	AMM	Efficacité	Risque	Prix/jour	Taux de remboursement
✪ Gonadoréline (induction de l'ovulation pour traitement de la stérilité)	Lutrelef (SC, IV)	Ferring	85	E3 ★★	R1 mineur		100 %
✪ Triptoréline	Décapeptyl (SC)	Ipsen	86	E3 ★★	R1 mineur	6 €/j	100 %
✪ Nafaréline (inducteur de l'ovulation ; traitement de l'endométriose)	Synarel (pulv. nas.)	Pfizer	90	E3 ★★	R1 mineur	4,6 €/j	65 % et 100 %

Antagonistes (prévention des ovulations prématurées après stimulation ovarienne)

Molécule	Spécialité	Laboratoire	AMM	Efficacité	Risque	Prix/jour	Taux de remboursement
✪ Cétrorélix (anti-LH-R)	Cetrotide (SC)	Merck Serono	99	E2 ★★★	R2 modéré	54 €	100 %
✪ Ganirélix (anti-GnRH = LH-RH)	Orgalutran (SC)	Schering-Plough	01	E2 ★★★	R2 modéré	54 €	100 %

Grossesse

Ocytociques (utérotoniques)

(déclenchement du travail)

Dérivés de l'ergotamine

Molécule	Spécialité	Laboratoire	AMM	Efficacité	Risque	Prix/jour	Taux de remboursement
✪ Méthyl-ergométrine	Méthergin (per os et IM)	Novartis	52	E2 ★★★	R3 important	0,7 €/j	65 %

GYNÉCOLOGIE

Ocytocine et analogues

Molécule	Spécialité	Laboratoire	AMM	Efficacité	Risque	Prix/jour	Taux de remboursement
✪ Ocytocine	**Syntocinon** (IV)	Sigma-Tau	97	E2 ★★★	R2 modéré		65 %
Carbétocine	**Pabal** (IV)	Ferring	06	E2 ★★★	R2 modéré		Hôp.

Prostaglandines (PGE$_2$)

Molécule	Spécialité	Laboratoire	AMM	Efficacité	Risque	Prix/jour	Taux de remboursement
Dinoprostone	**Prépidil**						
	Propess	Cf. Interruption de grossesse					
	Prostine E2						

Relaxants utérins

(menace d'accouchement prématuré)

β2-stimulants

Molécule	Spécialité	Laboratoire	AMM	Efficacité	Risque	Prix/jour	Taux de remboursement
✪ Salbutamol (per os, suppo, IV)	**Salbumol**	GSK	73	E2 ★★★	R1 mineur	1 €/j	65 %

Antagonistes de l'ocytocine

Molécule	Spécialité	Laboratoire	AMM	Efficacité	Risque	Prix/jour	Taux de remboursement
✪ Atosiban	**Tractocile** (IV)	Ferring	99	E2 ★★★	R1 mineur		Hôp.

Pr Philippe **EVEN** – Pr Bernard **DEBRÉ**   GUIDE DES 4000 **MÉDICAMENTS**

Allaitement

Amplificateur (extrait de plantes)

Molécule	Spécialité	Laboratoire	AMM	Efficacité	Risque	Prix/ jour	Taux de rembour- sement
	☒ Galactogil	Iprad	97	E5 0	R0 nul		NR

Inhibiteurs de la prolactine dopaminergiques (stimulation des dopamines-R)

Molécule	Spécialité	Laboratoire	AMM	Efficacité	Risque	Prix/ jour	Taux de rembour- sement
Bromocriptine (dérivé de l'ergot)	**Parlodel**	Pfizer	76	E3 ★★	R2 modéré	0,26 €/j	65 %
Cabergoline	**Dostinex**	Pfizer	96	E3 ★★	R2 modéré	1,14 €/j	65 %
Quinagolide	**Norprolac**	Ferring	95	E3 ★★	R2 modéré	1,4 €/j	65 %
Lisuride	**Arolac**	Lisapharm	92	E3 ★★	R2 modéré	0,67 €/j	65 %

URO-NÉPHROLOGIE
HORS DIURÉTIQUES (IN CARDIOLOGIE), IMMUNOSUPPRESSEURS (IN IMMUNOTHÉRAPIES), EPO ET ANTICANCÉREUX (IN CANCÉROLOGIE)

Dépenses de la CNAM 2010 : **160** millions d'euros (0,8 %)

53 molécules (M)
73 spécialités (S)
S/M = **1,38**

Exigence de retrait immédiat de spécialités : **0**
Propositions de retrait ou de déremboursement de spécialités pour risque excessif et/ou inefficacité : **0**
Propositions de retrait ou de déremboursement de spécialités pour redondance excessive : **10** (13 %)
✪ Spécialités jugées indispensables : **13** (16 %)

Remboursements
100 % : 24 %
65 % : 24 %
35 % : 26 %
Hôp. : 0
NR : 26 %

Pr Philippe **EVEN** – Pr Bernard **DEBRÉ**

GUIDE DES 4000 MÉDICAMENTS

Reins

La plupart en Cardiologie, Cancérologie et Immunologie

Diurétiques

(Cf. Cardiologie, Hypertension artérielle)

Antihypertenseurs

(Cf. Cardiologie)

Immunosuppresseurs (néphropathie glomérulaire primitive et transplantation)

Corticoïdes (Cf. Maladies inflammatoires)

Azathioprine (Cf. Immunologie)
- Imurel

Chlorambucil
- Chloraminophène

Ciclosporine
- Néoral
- Sandimmun

Sirolimus et tacrolimus (Cf. Immunologie)
- Rapamune
- Prograf
- Modigraf
- Advagraf

Mycophénolate mofétil (Cf. Immunologie)
- Cellcept

URO-NÉPHROLOGIE

Anémie de l'insuffisance rénale

(Cf. Cancéro-hématologie maligne)

Époétine
- Binocrit
- Eprex
- Mircera
- Neorecormon

Darbépoétine
- Aranesp

Hyperkaliémies (per os)

Molécule	Spécialité	Laboratoire	AMM	Efficacité	Risque	Prix/ jour	Taux de rembour- sement
Résine de polys- tyrène sulfonate (échangeur K+/Na+ digestif)	✪ Kayexalate	Sanofi	70	E2 ★★★	R1 mineur	5 €/j	100 %
Résine de polys- tyrol sulfonate de Ca++ (échangeur K+/Ca++ digestif)	▢ Calcium sorbisterit	Fresenius	82	E2 ★★★	R1 mineur	2,6 €/j	100 %
	✪ Résikali	Fresenius	07	E2 ★★★	R1 mineur		NR

Hyperphosphorémie des dialysés rénaux

Apport de calcium

Molécule	Spécialité	Laboratoire	AMM	Efficacité	Risque	Prix/ jour	Taux de rembour- sement
Carbonate de calcium	Calcidia	Bayer	87	E3 ★★	R1 mineur	0,7 €/j	65 %

Pr Philippe **EVEN** – Pr Bernard **DEBRÉ**

Chélateurs du phosphore digestif

Molécule	Spécialité	Laboratoire	AMM	Efficacité	Risque	Prix/jour	Taux de remboursement
Acétate de calcium	**Phosphosorb**	Fresenius	07	E4 ★	R2 modéré		NR
Sévélamer (polymère)	**Renagel**	Genzyme	99	E3 ★★	R3 important	4,8 €/j	65 %
Lanthane	**Fosrenol**	Shire	05	E3 ★★	R3 important	5,5 €/j	65 %

Aquarétiques (per os)

Aucun effet.

Molécule	Spécialité	Laboratoire	AMM	Efficacité	Risque	Prix/jour	Taux de remboursement
Phytothérapie (extraits végétaux)	☒ **BOP**	PPDH	55	E5 0	R0 nul		NR
	☒ **Pilosuryl**	Pierre Fabre	74	E5 0	R0 nul		NR
	☒ **Urodren**	Sevene	08	E5 0	R0 nul		NR
	☒ **Urosiphon**	Pierre Fabre	76	E5 0	R0 nul		NR
Homéopathie	☒ **Poconéol n°1**	Pierre Fabre	74	E5 0	R0 nul		NR

Lithiase urinaire (per os)

Les calculs d'acide urique sont les seuls que l'on peut dissoudre en alcalinisant les urines. L'alcalinisant le moins cher est l'eau de Vichy Célestins, mais il a l'inconvénient de contenir du sodium. C'est pour ces raisons que, lorsqu'il existe une hypertension artérielle ou une contre-indication à un régime salé, il faut utiliser l'Alcaphor ou le Foncitril.

URO-NÉPHROLOGIE

Alcalinisants urinaires[1]

Molécule	Spécialité	Laboratoire	AMM	Efficacité	Risque	Prix/ jour	Taux de rembour- sement
THAM (capteur d'ions H+)	✪ Alcaphor	Pharma Développement	69	E2 ★★★	R1 mineur		NR
	Foncitril 4000	SERP	66	E2 ★★★	R1 mineur		NR

Anticalciuriques[2]

Molécule	Spécialité	Laboratoire	AMM	Efficacité	Risque	Prix/ jour	Taux de rembour- sement
☒ Succinimide (proche de l'éthosuxi- mide antiépileptique)	Succinimide Pharbiol	SERP	72	E4 ★	R1 mineur		NR

Infections urinaires et prostatiques

(voir note «Cystites de la femme»)

Nitrofuranes

Molécule	Spécialité	Laboratoire	AMM	Efficacité	Risque	Prix/ jour	Taux de rembour- sement
Nitrofurantoïne[3]	Furadoïne	Merck Serono	53	E2 ★★★	R3 important	0,25 €/j	65%
	Furadantine	Merck Serono	70	E2 ★★★	R3 important	0,7 €/j	65%
	Microdoïne	Gomenol	77	E2 ★★★	R3 important	0,54 €/j	65%

---

1. Prévention et traitement de la lithiase urique.
2. Traitement des hypercalciuries.
3. Retrait par l'AFSSAPS en 2011, sur la base de complications pourtant mineures (nausées, vomissements, rashs cutanés, vertiges) et, mais de façon excep- tionnelle, pour de graves complications, dont elle considère qu'on ne peut prendre le risque, compte tenu de l'existence d'autres anti-infectieux (syndrome de Lyell et Stevens-Johnson, neuropathies périphériques, pleuro-pneumopathies d'hypersensi- bilité, fibroses pulmonaires, surtout en cas de traitements prolongés ou récurrents).

Bêtalactamines

Molécule	Spécialité	Laboratoire	AMM	Efficacité	Risque	Prix/ jour	Taux de rembour- sement
Pivmecillinam (actif sur les Gram négatifs)	Selexid	Léo	07	E3 ★★	R1 mineur		NR

Macrolides

Molécule	Spécialité	Laboratoire	AMM	Efficacité	Risque	Prix/ jour	Taux de rembour- sement
Azithromycine (Cf. Antibactériens)	Zithromax Monodose	Pfizer-Pliva	95	E3 ★★	R1 mineur	13 €/j	65 %

Floxacines ou fluoroquinolones 2e génération

Molécule	Spécialité	Laboratoire	AMM	Efficacité	Risque	Prix/ jour	Taux de rembour- sement
Énoxacine	⬚ Enoxor	Pierre Fabre	88	E3 ★★	R2 modéré	1,8 €/j	65 %
Loméfloxacine	⬚ Décalogiflox	Biocodex	94	E3 ★★	R3 important	2,8 €/j	65 %
	⬚ Logiflox	Biocodex	94	E3 ★★	R3 important	4,6 €/j	65 %
Norfloxacine	✪ Noroxine	MSD	88	E3 ★★	R2 modéré	1,3 €/j	65 %
Ofloxacine	✪ Monoflocet	Sanofi	95	E3 ★★	R2 modéré	10 € une prise	65 %
	Oflocet	Sanofi	86	E3 ★★	R2 modéré	2,3 €/j	65 %
Péfloxacine	⬚ Péflacine Monodose	Sanofi	90	E3 ★★	R2 modéré	15 € une prise	65 %

Phosphonates

Molécule	Spécialité	Laboratoire	AMM	Efficacité	Risque	Prix/jour	Taux de remboursement
Fosfomycine[1]	**Uridoz**	Thérabel-Lucien	92	E3 ★★	R2 modéré	12 € (dose unique)	65 %

Fluoroquinolones 1re génération (plus d'indications)

Molécule	Spécialité	Laboratoire	AMM	Efficacité	Risque	Prix/jour	Taux de remboursement
☒ Acide pipémidique	**Pipram Fort**	Sanofi	83	E4 ★	R2 modéré	1,8 €/j	65 %
☒ Fluméquine	**Apurone**	Gerda	76	E4 ★	R2 modéré	1,2 €/j	65 %

(Cf. Antibactériens)

Sulfamides

Molécule	Spécialité	Laboratoire	AMM	Efficacité	Risque	Prix/jour	Taux de remboursement
Sulfaméthizol	**Rufol**	Urgo	60	E2 ★★★	R3 important		NR

Troubles de l'érection

La révolution a vraiment commencé lors de l'apparition des inhibiteurs de la phosphodiestérase. Le sildénafil (Viagra) en est le chef de file. Le tadalafil et le vardénafil ont été mis sur le marché quatre ans après et semblent donner les mêmes résultats. Le tadalafil agit

---

1. Infections sévères. Inactive sur le gonocoque.

plus longtemps. Dans les résultats, il est difficile de faire la part de l'effet psychologique. L'interrogatoire montre souvent que les fs sont plus difficiles avec la compagne régulière qu'avec d'autres. Il n'est pas sûr que, dans ces conditions, utiliser le Viagra comme béquille psychologique soit toujours indiqué.

Voie intracaverneuse

Molécule	Spécialité	Laboratoire	AMM	Efficacité	Risque	Prix/ jour	Taux de rembour- sement
Prostaglandine E1	Caverject et Caverjectdual	Pfizer	94	E2 ★★★	R2 modéré	19 €/ inj.	35 %

Voie orale

Indolealkylamine de rauwolfia

Molécule	Spécialité	Laboratoire	AMM	Efficacité	Risque	Prix/ jour	Taux de rembour- sement
☒ Yohimbine (anti-α-2-récepteur adrénergique)	Yocoral	Cevidra	00	E4 ★	R3 important		NR
	Yohimbine Houdé	Sanofi	44	E4 ★	R3 important		NR

Inhibiteurs de la 5-phosphodiestérase

Molécule	Spécialité	Laboratoire	AMM	Efficacité	Risque	Prix/ jour	Taux de rembour- sement
Sildénafil	✪ Viagra	Pfizer	98	E2 ★★★	R2 modéré		NR
Tadalafil	Cialis	Lilly	02	E2 ★★★	R2 modéré		NR
Vardénafil	Levitra	Bayer	03	E2 ★★★	R2 modéré		NR

Adénome de la prostate

Au début des années 1990, le Permixon et le Tadénan ont été mis sur le marché. Ils ont si peu d'action qu'on pourrait, non pas par dérision mais par expérience, les assimiler à l'huile de pépins de courge qui donne souvent des petits résultats identiques.

Les alphabloquants adrénergiques ont marqué un véritable tournant avec un bénéfice réel, permettant d'ouvrir le col, mais ils entraînent parfois une hypotension orthostatique qui peut être gênante, parfois dangereuse et une éjaculation rétrograde, dont il faut avertir le malade.

Les inhibiteurs de la 5-alpha-réductase antiandrogéniques (Chibro-Proscar et Avodart) ont au contraire peu apporté dans le traitement de l'adénome de la prostate. Les effets secondaires sont classiques : diminution de la libido et parfois gynécomastie gênante. Leurs effets sur la miction sont beaucoup moins importants que ceux des alphabloquants.

En revanche, chez les malades âgés qui présentent une augmentation modérée des PSA, il n'est pas inutile de les utiliser comme antiandrogène. Grâce à ce traitement, les PSA chutent de moitié et peuvent rester stables longtemps. S'ils remontent et s'il y a une induration, les traitements médicaux classiques du cancer de la prostate sont à mettre en œuvre.

Alpha-1-bloquants adrénergiques (per os)

(voir note « Sympathique »)[1]

Molécule	Spécialité	Laboratoire	AMM	Efficacité	Risque	Prix/jour	Taux de remboursement
Prazosine	✪ Minipress	Dexo	81	E3 ★★	R2 modéré	1,6 €/j	35 %
Térazosine	Hytrine	CSP	95	E3 ★★	R2 modéré	0,7 €/j	35 %

---

1. Ils réduisent le tonus du muscle lisse du col urétéral et de la prostate et du trigone musculaire vésico-urétéral, et ils induiraient l'apoptose et la non-prolifération du muscle lisse prostatique. Les effets hypotenseurs sont mineurs.

Tamsulosine	⬚ Josir	Boehringer	95	E3 ★★	R2 modéré	0,75 €/j	35%
	⬚ Omexel LP	Astellas	05	E3 ★★	R2 modéré	0,5 €/j	35%
	⬚ Omix LP	Astellas	95	E2 ★★★	R2 modéré	0,75 €/j	35%
	⬚ Mecir LP	Boehringer	05	E3 ★★	R2 modéré	0,5 €/j	35%
Alfuzosine	⬚ Urion LP	Zambon	90	E3 ★★	R2 modéré	1 €/j	35%
	✪ Xatral et Xatral LP	Sanofi	99	E3 ★★	R2 modéré	0,9 €/j	35%
Doxazosine	Zoxan LP	Pfizer	99	E3 ★★	R2 modéré	0,8 €/j	35%

Inhibiteurs de la 5-alpha-réductase

(antiandrogènes)[1]

Molécule	Spécialité	Laboratoire	AMM	Efficacité	Risque	Prix/ jour	Taux de rembour- sement
Finastéride (inhibe la 5-alpha-réd. de type II)	Chibro-Proscar	MSD	92	E4 ★	R2 modéré	1 €/j	35%
Dutastéride (inhibe les 5-alpha-réd. de type I et II)	Avodart	GSK	03	E4 ★	R2 modéré	1 €/j	35%

Phytothérapie (per os)

Rigoureusement aucun effet autre que placebo.

Molécule	Spécialité	Laboratoire	AMM	Efficacité	Risque	Prix/ jour	Taux de rembour- sement
☒ Serenoa repens (extrait lipostérolique)	Permixon[2]	Pierre Fabre	92	E5 0	R0 nul	1 €/j	35%
☒ Prunier d'Afrique (extrait)	Tadénan[2]	Solvay	92	E5 0	R0 nul	1 €/j	35%

---

1. Bloqueur de la conversion de la testostérone inactive en dihydrotestostérone active, parfois cause d'impuissance réversible à l'arrêt et très rarement de gynécomastie.
2. Longtemps les deux médicaments les plus vendus de France! Clochemerlesque!

URO-NÉPHROLOGIE

Cancer de la prostate avancé ou métastatique[1]

Le cancer de la prostate est de loin le plus fréquent et le moins dangereux des cancers (voir note «Cancer de la prostate»). Il comporte une note héréditaire, mais aucune mutation déterminante n'y a été identifiée. Sa fréquence est en France de 60 000 à 70 000 par an et aux États-Unis de 180 000 à 300 000, soit 17 % qui en meurent, dont 45 % après 80 ans (la question du dépistage est traitée dans la note «Cancers: fréquence, mortalité, dépistage»).

Antiandrogènes (per os)[2]

Stéroïdiens

Molécule	Spécialité	Laboratoire	AMM	Efficacité	Risque	Prix/jour	Taux de remboursement
Cyprotérone (analogue de 17-OH-progestérone et faible antagoniste des récepteurs androgéniques)	✪ Androcur	Bayer	80	E3 ★★	R3 important	3,4 €/j	100 %

Non stéroïdiens

(Antagonistes des récepteurs androgéniques. Peu actifs seuls, et à associer avec les analogues de la GnRH.)

Molécule	Spécialité	Laboratoire	AMM	Efficacité	Risque	Prix/jour	Taux de remboursement
Flutamide	Eulexine	Schering-Plough	86	E3 ★★	R3 important	2,9 €/j	100 %
Nilutamide	Anandron	Sanofi	86	E3 ★★	R3 important	6,4 €/j[3]	100 %
Bicalutamide	Casodex	Astra-Zeneca	95	E3 ★★	R3 important	4 €/j	100 %
Bicalutamide	Ormandyl	Pierre Fabre	08	E3 ★★	R3 important	2,6 €/j[4]	100 %

---

1. Au stade initial, le traitement relève de la chirurgie ou de l'irradiation. Au stade avancé, des dépresseurs de la testostérone et seulement en cas d'échec des chimiothérapies antitumorales.

2. Antagonistes se liant aux récepteurs androgéniques.

3. 2,2 fois le prix de l'Eulexine.

4. 35 % de moins que l'original.

Pr Philippe **EVEN** – Pr Bernard **DEBRÉ**

Analogues de la GnRH [1]
(Gonadotrophines releasing hormone)

La GnRH (aussi appelée LH-RH ou FSH-LH-RH) est une neurohormone diencéphalique, qui contrôle la sécrétion antéhypophysaire de LH et FSH, qui elles-mêmes contrôlent en cascade la sécrétion des hormones ovariennes (progestérone et estradiol). Chez l'homme, la LH contrôle la sécrétion de la testostérone, mais, après une semaine de stimulation continue par les analogues de la GnRH, les GnRH-récepteurs ne répondent plus, l'hypophyse cesse de stimuler les glandes sexuelles et la testostérone s'effondre en trois semaines de traitement.

Aucun antagoniste direct de la GnRH n'a encore été commercialisé.

Molécule	Spécialité	Laboratoire	AMM	Efficacité	Risque	Prix/ jour	Taux de remboursement
Triptoréline (décapeptide)	✪ **Décapeptyl** (SC)	Ipsen	86	E2 ★★★	R2 modéré	6 €/j	100%
	Décapeptyl LP (IM)	Ipsen	96	E2 ★★★	R2 modéré	4 €/j	100%
	Gonapeptyl	Ferring	01	E2 ★★★	R2 modéré	4,3 €/j	100%
Buséréline (nonapeptide)	**Suprefact** (SC 100% et nasal NR)	Sanofi	86	E2 ★★★	R2 modéré	30 €/j	100%
	✪ **Bigonist** (SC)	Sanofi	99	E2 ★★★	R2 modéré	4,7 €/j	100%
Goséréline (décapeptide)	**Zoladex** (SC)	Astra-Zeneca	87	E2 ★★★	R2 modéré	5 €/j	100%
Leuproréline (nonapeptide)	**Enantone LP** (SC ou IM)	Takeda	08	E2 ★★★	R2 modéré	4,5 €/j	65%
	Eligard (SC)	BMS	89	E2 ★★★	R2 modéré	3,8 €/j	100%

Œstrogènes (intérêt mineur)

Molécule	Spécialité	Laboratoire	AMM	Efficacité	Risque	Prix/ jour	Taux de remboursement
☒ Diéthylstilbestrol	☒ **Distilbène** (per os)	Gerda	45	E4 ★	R2 modéré	1,7 €/j	100%

---

1. Outre le cancer prostatique avancé, ils sont indiqués dans le cancer du sein hormonodépendant après la ménopause, l'endométriose, la puberté précoce et la réduction du volume des fibromes utérins en préopératoire.

URO-NÉPHROLOGIE

Chimiothérapies anticancéreuses

Voir Cancérologie

Le plus souvent taxanes.

Vessie

Tumeurs

(0,02 % de la population, environ 9 000 cas/an, dont 30 % chez la femme. Le tabac est un facteur important.)

Voie générale : Cf. Cancérologie

Voie intravésicale

Molécule	Spécialité	Laboratoire	AMM	Efficacité	Risque	Prix/jour	Taux de rembour-sement
Mitomycine C	Amétycine 40	Sanofi	74	E4 ★	R2 modéré		100 %
Thiotépa	Thiotépa Genopharm	Genopharm	94	E4 ★	R2 modéré		100 %
BCG	Immucyst	Sanofi	94	E4 ★	R2 modéré		100 %

Dysfonction vésicale (per os)

(antagonistes des récepteurs cholinergiques)

Molécule	Spécialité	Laboratoire	AMM	Efficacité	Risque	Prix/jour	Taux de rembour-sement
Chlorure de trospium	Céris	Rottapharm	99	E3 ★★	R2 modéré	0,28 €/j	35 %
Flavoxate	Urispas	Negma	81	E3 ★★	R2 modéré	0,46 €/j	35 %
Oxybutynine	✪ Ditropan	Sanofi	84	E3 ★★	R2 modéré	0,12 €/j	35 %
	Driptane	Solvay	94	E3 ★★	R2 modéré	0,2 €/j	35 %
Solifénacine	Vésicare	Astellas	04	E3 ★★	R2 modéré		NR
Toltérodine	Détrusitol	Pfizer	98	E3 ★★	R2 modéré		NR

Cancers du testicule

(Cf. Cancérologie)

Tumeurs embryonnaires plus ou moins différenciées (tératomes, choriocarcinomes), en moyenne à 30 ans (40 %).
Séminomes (différenciés ; 30 %), en moyenne à 40 ans.
Tumeurs mixtes (15 %).
90 % de guérisons aujourd'hui (avec platine, Bléomycine, vinblastine, Étoposide, etc.).

CANCÉROLOGIE – HÉMATOLOGIE MALIGNE

Dépenses 2010 remboursées par la CNAM :
1,9 milliard d'euros (8 % du total)

103 molécules (M)
114 spécialités (S)
S/M = **1,10**

Exigence de retrait immédiat de spécialités : **1** (1 %)
(Avastin)
Propositions de retrait ou de déremboursement de spécialités pour risque excessif et/ou inefficacité : **3** (3 %)
Propositions de retrait ou de déremboursement de spécialités pour redondance excessive : **2** (2 %)
✪ Spécialités jugées indispensables : **51** (46 %)

Remboursements
100 % : 23 %
65 % : 9 %
35 % : 0
Hôp. : 65 %
NR : 3 %

(Voir notes « Cancers », « Traitement des cancers », « Nature des cancers », « Iressa » et « Avastin ».)

Pr Philippe **EVEN** – Pr Bernard **DEBRÉ**

Chimiothérapies cytotoxiques générales

(les principales indications non limitatives figurent entre parenthèses)
(la date entre parenthèses est celle de la première application clinique des molécules les plus anciennes et toujours au premier plan)

Poisons de l'ADN

L'ADN est fait de l'alignement de 3 milliards de 4 petites molécules dites «bases» (purines et pyrimidines) dans un ordre précis, comme un texte en morse à 4 lettres au lieu de 2.

Les messages ainsi codés par les gènes dépendent de cet ordre, et commandent en aval l'ordre des acides aminés et donc la forme, et donc la fonction des protéines.

Les poisons de l'ADN changent les structures chimiques de ces bases et modifient les messages génétiques, conduisant à la mort des cellules.

Agents altérant les purines et les pyrimidines (dits alkylants)

Moutardes azotées (1946)

Molécule	Spécialité	Laboratoire	AMM	Efficacité	Risque	Prix/ jour	Taux de rembour- sement
Chlorméthine (Hodgkin) (1972)	**Caryolysine** (IV)	Genopharm	49	E3 ★★	R4 majeur		100 %
Chlorambucil (1962) (leucémie lymphoïde chronique : LLC)	✪ **Chloramino- phène** (per os)	Techni- Pharma	56	E2 ★★★	R3 important	1,6 €/j	100 %
Melphalan (myélomes) (1970)	**Alkéran** (per os et IV)	GSK	66	E3 ★★	R4 majeur	1,4 €/j	100 %
Cyclophos- phamide (1970) (lymphomes, LLC, cancers ovaire, sein, poumon)	✪ **Endoxan** (per os, IV, IM)	Baxter	60	E2 ★★★	R4 majeur	0,6 €/j	100 %
Ifosfamide (sarcomes ; cancer testicule)	**Holoxan** (IV)	Baxter	94	E3 ★★	R4 majeur		Hôp.

CANCÉROLOGIE – HÉMATOLOGIE MALIGNE

Nitroso-urées

Molécule	Spécialité	Laboratoire	AMM	Efficacité	Risque	Prix/jour	Taux de remboursement
Carmustine (gliomes cérébraux) (1971)	✪ Bicnu (IV)	BMS	81	E3 ★★	R4 majeur		100% Hôp.
Fotémustine (gliomes, mélanomes)	Muphoran (IV)	Servier	89	E3 ★★	R4 majeur	équiv. 40 €/j (3 IV en 15 j)	Hôp.

Autres alkylants

Molécule	Spécialité	Laboratoire	AMM	Efficacité	Risque	Prix/jour	Taux de remboursement
Busulfan (1969) (leucémie myéloïde chronique)	✪ Myleran (per os)	GSK	97	E3 ★★	R4 majeur		100% Hôp.
Procarbazine (1965) (Hodgkin; lymphomes; tumeurs cérébrales; cancer poumon à petites cellules)	Natulan (per os)	Sigma-Tau	65	E3 ★★	R4 majeur		100% Hôp.
Dacarbazine (Hodgkin; sarcomes; mélanome)	Déticène (IV)	Sanofi	75	E3 ★★	R4 majeur		100% Hôp.
Témozolomide (gliomes, astrocytomes)	Temodal (per os)	Schering-Plough	01	E3 ★★	R4 majeur		100% Hôp.
Estramustine (prostate)	Estracyt (per os)	CSP	79	E3 ★★	R4 majeur		100%
Thiotépa (ovaire, sein, vessie et leucémies de l'enfant) (1953)	Thiotépa Genopharm (IV)	Genopharm[1]	94	E3 ★★	R4 majeur		100% Hôp.
Pipobroman (polyglobulie)	Vercyte (per os)	Abbott	83	E3 ★★	R4 majeur	0,9 €/j	100%
Trabectédine (sarcomes, cancers ovaire et pancréas)	Yondelis (IV)	Pharmamar	01	E3 ★★	R4 majeur		NER

---

1. Pendant un an, Genopharm a vendu 30 000 lots de produits périmés, en falsifiant les dates de péremption. Le fabricant allemand, Riemser, en a averti l'AFSSAPS en mars 2011. Perquisitions immédiates en Suisse, mais aucune réaction de l'AFSSAPS. L'affaire éclate en novembre 2011, quand le fabricant allemand porte plainte contre Genopharm.

Pr Philippe **EVEN** – Pr Bernard **DEBRÉ**

GUIDE DES 4000 MÉDICAMENTS

Bloquants de l'ADN par adduction

(ces agents se «collent» sur l'ADN et le paralysent)

Composés organiques simples liés à un platine tétravalent, très électropositif et avide d'électrons. Découverts en 1965 par B. Rosenberg en faisant passer un courant entre 2 électrodes de platine, qui tuait les colonies bactériennes en formant des composés platinés avec le NH4 ou le chlore. Ces molécules jouent un rôle d'électrodes moléculaires extrêmement avides d'électrons et se fixent sur les molécules qui en sont riches, comme les guanines de l'ADN.
(poumon, côlon, ORL, œsophage, ovaire, vessie, estomac, testicule)

Molécule	Spécialité	Laboratoire	AMM	Efficacité	Risque	Prix/ jour	Taux de rembour- sement
✪ Cisplatine chloré	✪ **Cisplatyl** (IV) (génériqué)	Teva		E2 ★★★	R4 majeur	70 €/j	100% Hôp.
Carboplatine	✪ **Carboplatine** (IV) (génériqué)	Hospira		E2 ★★★	R4 majeur		100% Hôp.
Oxaliplatine (avec cycle quadrioxygéné) (spécifique des cancers du côlon et de l'estomac)	✪ **Eloxatine** (IV)	Sanofi	04	E2 ★★★	R4 majeur		100% Hôp.

Antimétabolites

(bloquage de l'ADN par insertion d'analogues des bases nucléotidiques)

Antifoliques

(les tétrahydrofolates sont nécessaires à la synthèse des purines et pyrimidines)

Molécule	Spécialité	Laboratoire	AMM	Efficacité	Risque	Prix/ jour	Taux de rembour- sement
Méthotrexate (1948) (lymphomes cutanés; mésothé- liome; cancers ovaire et poumon)	✪ **Méthotrexate** (per os, IV)	Sanofi	62	E3 ★★	R4 majeur	0,3 €/j	100%
Pémétrexed (cancer poumon; mésothéliome)	✪ **Alimta** (IV)	Lilly	04	E2 ★★★	R4 majeur	0,4 €/j	Hôp.
Fluorouracile (cancer côlon) (1971)	✪ **Fluorouracile** (IV)	Gé: Mylan; Sandoz; Meda Pharma	78	E2 ★★★	R4 majeur		100%

CANCÉROLOGIE – HÉMATOLOGIE MALIGNE

Analogues des purines

(Nobel pour Gertrude Elion et Georges H. Hitchings. Leur travail magnifique, commencé en 1942, a donné des anticancéreux, des immunosuppresseurs – azathioprine –, des antiviraux – aciclovir – et le 1er anti-HIV, l'AZT !!!)

Molécule	Spécialité	Laboratoire	AMM	Efficacité	Risque	Prix/ jour	Taux de rembour-sement
Mercaptopurine (1967) (leucémie aigue lymphoblastique)	Purinéthol (per os)	GSK	65	E3 ★★	R4 majeur	0,5 €/j	100%
Cladribine (LLC ; Hairy Cell Leukemia ; lymphomes de bas grade)	Leustatine (IV)	Janssen-Cilag	94	E3 ★★	R4 majeur		100% Hôp.
	Litak (SC)	Lipomed	01	E3 ★★	R4 majeur		100% Hôp.
Nélarabine (leucémies aigues T)	Atriance (IV)	GSK	07	E3 ★★	R4 majeur		100% Hôp.
Thioguanine (1962) (leucémies aigues myéloides)	Lanvis (per os)	GSK	99	E3 ★★	R4 majeur		100% Hôp.

Analogues des pyrimidines (telle la cytidine)

Molécule	Spécialité	Laboratoire	AMM	Efficacité	Risque	Prix/ jour	Taux de rembour-sement
Cytarabine ou cytosine arabinoside (1973) (leucémie myéloide aigue)	✪ Aracytine (IV)	Pfizer	72	E3 ★★	R4 majeur		100% Hôp.
	Dépocyte (IV)	Mundi-pharma	04	E3 ★★	R4 majeur		100% Hôp.
Gemcitabine difluo-rodéoxycytidine (cancers poumon, pancréas, vessie)	✪ Gemzar (IV)	Lilly	96	E3 ★★	R4 majeur		100% Hôp.
Azacitidine (effet différentiateur dans myélodysplasies)	Vidaza (IV)	Celgene	08	E3 ★★	R4 majeur		100% Hôp.
Capécitabine (cancer colorectal et sein)	✪ Xeloda (per os)	Roche	00	E3 ★★	R4 majeur	14 €/j	100%
Tégafur – Uracile (cancer colorectal)	Uft (per os)	Merck Serono	01	E3 ★★	R4 majeur		100% Hôp.

Pr Philippe **EVEN** – Pr Bernard **DEBRÉ**   GUIDE DES 4000 MÉDICAMENTS

Perturbateurs des divisions cellulaires

(désorganisation ou immobilisation des microtubules – MT – nécessaires à la formation du fuseau et à la division cellulaire)

Vincalcaloïdes (pervenche) (1963-1973)

Molécule	Spécialité	Laboratoire	AMM	Efficacité	Risque	Prix/ jour	Taux de remboursement
✪ Vinblastine (Hodgkin; cancers testicule, sein; choriocarcinome; Kaposi; neuroblastome)	✪ **Velbé** (IV)	Eli Lilly	63	E3 ★★	R4 majeur	18 €/7j équiv.: 2,6 €/j	100%
Vincristine (sarcomes et leucémies de l'enfant)	✪ **Oncovin** (IV)	EG Labo	63	E3 ★★	R4 majeur	26 €/7j équiv.: 3,7 €/j	100%
Vindésine (leucémie aiguë lymphoblastique; lymphomes; cancers sein, ORL, œsophage)	✪ **Eldisine** (IV)	EG Labo	82	E3 ★★	R4 majeur		100% Hôp.
Vinorelbine (cancer poumon, sein) (Brevet P. Joly – CNRS)	✪ **Navelbine** (per os, IV)	Pierre Fabre	89	E3 ★★	R4 majeur		100% Hôp.

Taxanes

(immobilisation des MT dérivés d'un champignon des ifs du Montana)[1]
(déterpènes avec un noyau central octocyclique)
(poumon, ORL, œsophage, estomac, côlon, sein, ovaire, prostate, rein, vessie)

---

1. Gary Strobel, professeur à l'université du Montana, à la frontière du Saskatchewan. Brillantissime et séducteurissime marginal, «a maverick», un peu mormon. Son estime pour la plupart de ses collègues est limitée et ils le lui rendent bien. Globe-trotteur, il fuit séminaires et congrès, et parcourt le monde, seul, à pied, sac de naturaliste au dos: Patagonie, Chine, Brésil, bush aborigène d'Australie. Spécialiste des endophytes, des champignons qui vivent entre les cellules des végétaux. De loin en loin, il revient dans son labo, crible les métabolites de ces étranges bêtes et analyse leurs effets. Gary aime le contact avec les indigènes, Indiens, Chinois ou Aborigènes, s'en fait des amis, vit comme et avec eux, apprend leur médecine des plantes et leur reverse une part de ses brevets. Il en a pris une trentaine, antibiotiques, antipaludéens ou anticancéreux. Dont le Taxol, un blockbuster à 1 milliard d'euros, qu'il a découvert en 1993 et extrait d'un champignon vivant sous l'écorce des ifs du Montana. Belle vie. La science n'est pas que publications. Elle est aussi parole et actions. Le Taxol a ensuite été semi-synthétisé puis synthétisé. Il est très peu soluble et entraîne beaucoup de réactions d'hypersensibilité.

CANCÉROLOGIE – HÉMATOLOGIE MALIGNE

Molécule	Spécialité	Laboratoire	AMM	Efficacité	Risque	Prix/jour	Taux de remboursement
Paclitaxel (IV) (1993)	✪ Taxol (IV)	BMS	93	E2 ★★★	R4 majeur		100% Hôp.
Docétaxel (1995)	✪ Taxotère[1] (IV)	Sanofi	95	E2 ★★★	R4 majeur		100% Hôp.
Cabazitaxel (IV) (prostate)	Jevtana (IV)	Sanofi	10	E4 ★	R4 majeur		NER

Autres

Molécule	Spécialité	Laboratoire	AMM	Efficacité	Risque	Prix/jour	Taux de remboursement
Éribuline (analogue de synthèse de l'halichondrine des éponges ; cancer du sein avancé)	Halaven	Esaï	11	E4 ★	R4 majeur		Hôp.

Inhibiteurs des resoudures des brins ADN par les topoisomérases (TI)

Les TI sont des protéines de nos cellules qui créent des ruptures transitoires sur un (TI-I) ou les deux (TI-II) brins de l'ADN hyperenroulés serré et les relaxent, permettant l'accès d'autres protéines, les ADN et les ARN polymérases, qui assurent, les premières, la duplication ou replication, c'est-à-dire l'autocopie de l'ADN avant la division cellulaire, les secondes, sa transcription en ARN messager (qui va sortir du noyau, passer dans le cytoplasme et commander la synthèse des nouvelles protéines nécessaires à la cellule). Après quoi, les TI rescellent les ruptures. Les antitopoisomérases I et II se lient à l'ADN, empêchent la resoudure du ou des brins et entraînent la mort cellulaire.

---

1. Synthétisé par P. Joly à l'Institut des sciences du végétal de Gif-sur-Yvette. Son brevet est le principal du CNRS et représente à lui seul les 4/5 des revenus du CNRS-Biologie. Il est plus soluble et donne moins de réactions allergiques, moins de neuropathies périphériques, mais plus de leucopénies que le Taxol.

Pr Philippe **EVEN** – Pr Bernard **DEBRÉ**

Antitopoisomérases I
(dérivés de la camptothécine d'un arbre chinois – 1966)

Molécule	Spécialité	Laboratoire	AMM	Efficacité	Risque	Prix/jour	Taux de remboursement
Irinotécan (cancer colorectal)	✪ Campto (IV)	Pfizer	95	E3 ★★	R4 majeur	équiv. 53 €/j	100%
Topotécane (ovaire ; poumon « à petites cellules »)	Hycamtin (per os, IV)	GSK	96	E3 ★★	R4 majeur	équiv. 80 €/j	100%

Antitopoisomérases II (rubicines)

Anthracyclines et anthracènes (1963-1969)

Molécule	Spécialité	Laboratoire	AMM	Efficacité	Risque	Prix/jour	Taux de remboursement
Daunorubicine (leucémies aiguës)	✪ Cérubidine (IV)	Sanofi	67	E3 ★★	R4 majeur		100% Hôp.
Doxorubicine (myélome ; Kaposi ; lymphomes ; cancer sein ; sarcomes de l'enfant)	✪ Adriblastine (IV)	Pfizer	91	E3 ★★	R4 majeur		100% Hôp.
	Myocet (IV)	Cephalon	00	E3 ★★	R4 majeur		100% Hôp.
	Caelyx (IV)	Schering-Plough	96	E3 ★★	R4 majeur		100% Hôp.
Idarubicine (leucémies aiguës)	Zavedos (per os)	Pfizer	98	E3 ★★	R4 majeur	50 €/j	100% Hôp
Pirarubicine	Théprubicine (IV)	Sanofi	90	E3 ★★	R4 majeur	équiv. 8 €/j	100%
Mitoxantrone (cancer prostate)	Novantrone (IV)	Meda Pharma	85	E3 ★★	R4 majeur		100% Hôp.

Épipodophyllotoxines
(dérivés des mandragores ou mandrakes)

Molécule	Spécialité	Laboratoire	AMM	Efficacité	Risque	Prix/jour	Taux de remboursement
Étoposide (cancer poumon à petites cellules ; testicule ; lymphomes ; Kaposi)	Celltop (per os)	Baxter	93	E3 ★★	R4 majeur	30 €/j	100%
	Etopophos (IV)	BMS	96	E3 ★★	R4 majeur		100% Hôp.
	✪ Vépéside (per os)	Genopharm	75	E3 ★★	R4 majeur		100% Hôp.

CANCÉROLOGIE – HÉMATOLOGIE MALIGNE

Agents redifférenciateurs

(Visant à redifférentier les cellules cancéreuses dédifférenciées et revenues à l'état de quasi-cellules souches. Ces agents ne sont donc pas «cytotoxiques». Ils ne tuent pas les cellules cancéreuses, mais tentent de les «rééduquer», de les «renormaliser».) (voir notes «Rétinoïdes» et «Une double aventure chinoise»)

Rétinoïdes[1]

(Cf. Dermatologie et note «Rétinoïdes»)

Molécule	Spécialité	Laboratoire	AMM	Efficacité	Risque	Prix/ jour	Taux de rembour- sement
Ac. «tout»- transrétinoïque (trétinoïne) (leucémie aigue promyélocytaire) («tout» car se lie aux dimères RAR-RXR)	✪ Vésanoïd (per os)	Roche	96	E3 ★★	R4 majeur		100% Hôp.
Bexarotène ou Rexinoïde (actif sur les seuls RX récepteurs) (lymphomes cutanés)	✪ Targretin (per os)	Cephalon	01	E3 ★★	R4 majeur		100% Hôp.

Trioxyde d'arsenic (leucémies aiguës promyélocytaires)

(avec translocation 13-17; indiqué après les rétinoïdes) (voir note «Une double aventure chinoise»)

Molécule	Spécialité	Laboratoire	AMM	Efficacité	Risque	Prix/ jour	Taux de rembour- sement
	✪ Trisenox (IV)	Cephalon- Novartis[2]	02	E2 ★★★	R4 majeur		100% Hôp.

---

1. Dérivés acides de la vitamine A ou rétinol. Se lient à l'un ou l'autre des deux types de récepteurs nucléaires, similaires aux récepteurs des stéroïdes et appelés RAR et RXR, qui, chacun, contrôlent de multiples gènes. Les RAR favorisent la prolifération et la différenciation cellulaires, les RXR, l'apoptose, c'est-à-dire la mort cellulaire (voir note «Rétinoïdes»).

2. Inventé en Chine, mais breveté par Novartis et vendu 400 €, des milliers de fois son prix de fabrication (voir note «Une double aventure chinoise»).

Autres agents cytotoxiques

Molécule	Spécialité	Laboratoire	AMM	Efficacité	Risque	Prix/ jour	Taux de rembour- sement
Bléomycine (hyper-oxydation et rupture de l'ADN) (cancers testicule; ovaire; plèvre; Hodgkin) (1973)	Bléomycine Bellon (IV)	Sanofi	75	E3 ★★	R4 majeur	30 €/j	100%
Hydroxyurée (1966) (bloque la conversion ribo vers désoxyribo-nucléotides) (leucémie myéloïde chronique, thrombocytémie; poly-globulie; cancers ORL et du col; thalassémie)	Hydréa (per os)	BMS	68	E3 ★★	R4 majeur	0,8 €/j	100%
Mitotane (cancers corticosurrénaux)	Lysodren (per os)	HRA Pharma	01	E3 ★★	R4 majeur		100% Hôp.
Anagrélide (thrombo-cytémies essentielles)	Xagrid (per os)	Shire	04	E3 ★★	R4 majeur	9,5 €/j	100%

Thérapeutiques de compensation de la cytotoxicité

La plupart des chimiothérapies touchent la moelle osseuse et entraînent anémie, leucopénies et parfois chute des plaquettes.

Stimulants de l'hématopoïèse

Facteurs de croissance des globules rouges ou érythropoïétines (EPO) recombinantes[1] (env. 20 €/j)

Dépenses 2010 remboursées : **390** millions d'euros (2%)

L'érythropoïétine (EPO), hormone sécrétée par les glomérules du rein en cas d'hypoxémie tissulaire par anémie, est découverte par E. Goldwasser à l'université de Chicago, qui ne la brevette pas,

---

1. Anémies des insuffisances rénales et des chimiothérapies. Efficacité identique des 4 médicaments, se disputant un marché de 5 G$/an. Risque de cancer accru dans l'insuffisance rénale et d'aggravation des cancers portant des récepteurs à l'EPO.

CANCÉROLOGIE – HÉMATOLOGIE MALIGNE

mais son université le fait et vend la licence à une petite société de biotechnologie, Amgen, qui réalise sa synthèse par technique «recombinante» de génie génétique et montre son extraordinaire efficacité, non seulement dans les anémies de l'insuffisance rénale mais aussi dans celles des cancers, et la commercialise sous le nom d'Epogen. Mais, manquant de fonds au départ, Amgen en vend l'exploitation aux États-Unis à Johnson & Johnson, pour les anémies des chimiothérapies des cancers et pour toutes les anémies en Europe, où il le licencie à Janssen-Cilag et Roche. Amgen reprend la main en sortant une EPO d'action prolongée (Aranesp) et devient la 1re société de biotechnologie avec un chiffre d'affaires de 14 milliards de dollars, qui l'amène tout près des grandes firmes pharmaceutiques, grâce au marché de Medicare, l'organisme d'État qui a la charge de tous les dialysés et insuffisants rénaux des États-Unis. Aujourd'hui, marche arrière, il y a des récepteurs à l'EPO sur les cellules de certains cancers et il faut restreindre et surveiller l'utilisation de l'EPO. Sans compter le dopage à l'insu du plein gré des sportifs (voir note «Thérapeutiques ciblées des cancers»).

Molécule	Spécialité	Laboratoire	AMM	Efficacité	Risque	Prix/ jour	Taux de rembour- sement
✪ Époétine β (T1/2 : 8h)	Neorecormon (SC, IV)	Roche	97	E1 ★★★★	R3 important	90 €/ sem.	Hôp. 100%
✪ Époétine β pégylée (T1/2 : 140h)	Mircera (SC, IV)	Roche	07	E1 ★★★★	R3 important	90 €/ sem.	Hôp. 100%
✪ Darbépoétine (T1/2 : 20h)	Aranesp (SC, IV)	Amgen	01	E1 ★★★★	R3 important	80 €/ sem.	Hôp. 65%
✪ Époétine α (T1/2 : 6h)	Eprex (IV, SC)	Janssen- Cilag	07	E1 ★★★★	R3 important	280 €/ sem.	Hôp. 65%
	Binocrit (IV)	Sandoz	07	E1 ★★★★	R3 important	90 €/ sem.	Hôp. 100%

Pr Philippe **EVEN** – Pr Bernard **DEBRÉ** GUIDE DES 4 000 MÉDICAMENTS

Facteurs de croissance des globules blancs recombinants : G-CSF (1500 €/cure)[1]

Molécule	Spécialité	Laboratoire	AMM	Efficacité	Risque	Prix/ jour	Taux de rembour- sement
Filgrastim	✿ **Neupogen** (SC, IV)	Amgen	91	E2 ★★★	R3 important	187 €/j	Hôp. 100 %
	Tevagrastim (SC, IV)	Teva	08	E2 ★★★	R3 important	96 €/j	Hôp. 100 %
	Zarzio (SC, IV)	Sandoz	08	E2 ★★★	R3 important	150 €/j	Hôp. 100 %
Pegfilgrastim	✿ **Neulasta** (SC)	Amgen	01	E2 ★★★	R3 important	1130 € pour 1 seringue par cure	Hôp. 100 %
Lénograstim	**Granocyte** (SC, IV)	Chugai Pharma	97	E2 ★★★	R3 important	150 €/j	Hôp. 100 %

L'Hypoplaquettose

(est traitée par concentrés plaquettaires quand les plaquettes tombent en dessous de 20 000)

Antiémétiques

Antidopaminergiques

Molécule	Spécialité	Laboratoire	AMM	Efficacité	Risque	Prix/ jour	Taux de rembour- sement
Benzamides	✿ **Primpéran** (per os)	Sanofi	67	E4 ★	R1 mineur	0,5 €/j	65 %
	Plitican (IM, IV)	Sanofi	81	E4 ★	R1 mineur	0,9 €/j	65 %
⊠ Butyrophénone (Cf. Antipsychotiques) (attention aux fausses routes chez les pers. âgées)	**Haldol** (per os, IV)	Janssen-Cilag	83	E4 ★	R2 modéré	0,5 €/j	65 %
Dérivés des phénothiazines	⊠ **Vogalène** (per os)	UCB Pharma	66	E4 ★	R1 mineur	0,6 €/j	65 %

---

1. Neutropénies des chimiothérapies (tous d'efficacité identique).

CANCÉROLOGIE – HÉMATOLOGIE MALIGNE

Antagonistes des sérotonine-récepteurs STR3[1]

Molécule	Spécialité	Laboratoire	AMM	Efficacité	Risque	Prix/ jour	Taux de rembour- sement
Granisétron	⬜ **Kytril** (per os)	Roche	94	E3 ★★	R3 important	21 €/j	65 %
Ondansétron	✪ **Zophren** (per os)	GSK	90	E3 ★★	R3 important	15 €/j	65 %
Tropisétron	⬜ **Navoban** (per os)	Novartis	95	E3 ★★	R3 important	20 €/j	65 %

Antagonistes des récepteurs de la neurokinine 1-substance P

(médiateur des fibres parasympathiques afférentes, d'autres étant la substance Y, le VIP, la somatostatine et le NO)

Molécule	Spécialité	Laboratoire	AMM	Efficacité	Risque	Prix/ jour	Taux de rembour- sement
Aprépitant (molécule tétracyclique complexe trifluorée)	**Emend** (per os)	MSD	02	E3 ★★	R2 modéré	26 €/j	Hôp. 65 %
Fosaprépitant (prodrug du précédent)	**Ivemend** (IV)	MSD	01	E3 ★★	R2 modéré		Hôp.

Les dérivés du cannabis ne sont pas utilisés en France.

---

1. Prix exorbitants et injustifiables, 20 à 40 fois supérieurs à ceux de la classe précédente.

Pr Philippe **EVEN** – Pr Bernard **DEBRÉ**

Thérapeutiques antitumorales ciblées[1]

Anticorps monoclonaux

(voir note «Anticorps monoclonaux en immunologie»)

Anti-CD20 des lymphocytes B

(CD20 est une molécule des membranes cellulaires des seuls lymphocytes B producteurs d'anticorps et des lymphomes qui en dérivent)

Molécule	Spécialité	Laboratoire	AMM	Efficacité	Risque	Prix/jour	Taux de rembour-sement
Rituximab (anti-CD20 des lympho-cytes B) (lymphomes, LLC, polyarthrite)	✪ MabThera (IV)	Roche	98	E2 ★★★	R3 important		100% Hôp.
Ibritumomab tiuxétan (anti-CD20 couplé à un radio-isotope) (Yt90) (lymphome folliculaire)	Zevalin (IV)	Bayer	03	E3 ★★	R3 important		100% Hôp.

Anti-EGF-R

(récepteur[s] de «*l'Epidermal Growth Factor*», facteur de croissance des cellules épithéliales)

Molécule	Spécialité	Laboratoire	AMM	Efficacité	Risque	Prix/jour	Taux de rembour-sement
Cétuximab (anti-EGF-R, Erβ B1 ou HER1) (cancers ORL; côlon si échec de l'irinotécan)	✪ Erbitux (IV)	Merck Serono	03	E3 ★★	R3 important		100% Hôp. (1 cure = 1000 €)
Panitumumab (anti-EGF-R, Erβ B1 ou HER1) (cancer côlon)	Vectibix (IV)	Amgen	07	E3 ★★	R3 important		100% Hôp.
Trastuzumab (anti-EGF-R, Erβ B2 ou HER2 ou Neu) (en 1re ligne dans 25% des cancers du sein avancés surexprimant HER2+)[2]	✪ Herceptin (IV)	Roche-Genentech	00	E2 ★★★	R3 important	équiv. 90 €/j	100% Hôp.

---

1. Lorsqu'elles ont pour cible moléculaire des récepteurs membranaires, leurs actions sont différentes, car les anticorps se lient au segment externe des récepteurs et les petites molécules au segment interne.

2. Proposé aussi en 1re ligne dans les cancers du sein précoces HER2+. Mais un article essentiel sur l'Herceptin a été truqué et reconnu comme tel (*New England Journal of Medicine*, 17/05/2008).

CANCÉROLOGIE – HÉMATOLOGIE MALIGNE

Autres

Catumaxomab (anti-CD3 et anti-molécules d'adhésion ECAM des cellules épithéliales et des cancers [ascites cancéreuses])

Molécule	Spécialité	Laboratoire	AMM	Efficacité	Risque	Prix/ jour	Taux de rembour- sement
	Removab (IV)	Fresenius	01	E3 ★★	R3 important		NR Hôp.

Petites molécules de synthèse

(voir notes « Traitements des cancers » et « Iressa »)

Inhibiteurs de protéine-tyrosine-kinases[1] mutées dans les cancers ou fusionnées dans les leucémies

Inhibiteurs de la BCR-ABL-kinase (et de c-kit et PDGF-R)[2]

Molécule	Spécialité	Laboratoire	AMM	Efficacité	Risque	Prix/ jour	Taux de rembour- sement
Imatinib (1ʳᵉ molécule ciblée. La plus remarquable révolution de la cancéro- logie. Le succès du Glivec reste presque unique, mais il porte tout l'espoir de la cancérologie moderne) (leucémie myéloïde chronique ; l. myélomono- cytaire ; tumeurs stromales digestives ; leucémie à éosi- nophiles ; dermatofibrome)	✪ **Glivec**[3] (per os)	Novartis	01	E1 ★★★★	R1 mineur	115 €/j	100 %
Dasatinib (2ᵉ génération. Résistance à l'imatinib)	**Sprycel** (per os)	BMS	06	E3 ★★	R1 mineur	150 €/j	100 %
Nilotinib (2ᵉ génération. Résistance à l'imatinib)	**Tasigna** (per os)	Novartis	07	E3 ★★	R1 mineur	150 €/j	100 %

---

1. 500 molécules différentes, les unes transmembranaires (récepteurs), les autres intracellulaires (enzymes), se lient chacune spécifiquement à des hormones ou des « médiateurs », qui leur transmettent des « signaux » ou des « ordres d'action ». Elles activent alors des radicaux tyrosine des molécules clés des circuits de signalisation cellulaires. Elles sont ainsi les « commutateurs » d'allumage ou d'extinction des réseaux de transmission cellulaires. Elles commandent donc de multiples fonctions, telles la croissance et la prolifération cellulaires. Leurs mutations fréquentes dans les cancers jouent un rôle majeur dans la cancérisation.

2. Récepteur des facteurs de croissance des plaquettes du sang : PDGF-R.

3. 90 % de rémissions de deux ans, sans toxicité. Elle a été synthétisée il y a vingt-cinq ans par des chercheurs israéliens et de Novartis, qui n'en ont rien fait. Dix ans

Inhibiteurs de l'EGF-R, dit erb-1 ou HER1

(voir note « Une belle histoire de cancérologie thérapeutique »)

Molécule	Spécialité	Laboratoire	AMM	Efficacité	Risque	Prix/ jour	Taux de rembour- sement
Géfitinib : 2e victoire[1] (adéno- carcinome du poumon avec microdélétion et mutation des exons 19 et 21 de l'EGF-R)	✪ Iressa (per os)	Astra-Zeneca	02	E2 ★★★	R2 modéré		100 %
Erlotinib (même cible et pancréas)	✪ Tarceva (per os)	Roche	01	E2 ★★★	R2 modéré	63 €/j	100 %

Inhibiteurs des EGF-R, dits Erβ B1 et B2

Molécule	Spécialité	Laboratoire	AMM	Efficacité	Risque	Prix/ jour	Taux de rembour- sement
Lapatinib (sein, métastases cérébrales)	Tyverb (per os)	GSK	08	E4 ★	R2 modéré		Hôp.

Inhibiteurs du protéasome (P)

Le protéasome est un corpuscule cellulaire qui détruit les protéines lésées non protégées par un « chapeau », dit « chaperone », dont la protéine iκB, qui bloque le NFκB, activateur des gènes de survie cellulaire. L'inhibition du protéasome bloque la libération du NFκB et fragilise les cellules. Surtout, le protéasome assure la destruction des masses de protéines sécrétées par les plasmocytes malins du myélome. Cette dégradation est bloquée par le bortézomib et les cellules sont étouffées par leur propre sécrétion de globulines.

---

après, un chercheur de Portland, Brian Druker, pense qu'elle pourrait bloquer une protéine de la leucémie myéloïde chronique, une tyrosine-kinase née d'une translocation-fusion identifiée sous le nom de « chromosome de Philadelphie », et démontre sa spectaculaire efficacité. Novartis, possesseur jusque-là inactif du brevet, la développe alors et la commercialise à un prix 100 fois supérieur à ce que la molécule lui a coûté, seulement sur la base qu'elle est bien plus efficace que les traitements antérieurs à base d'interférons, qui étaient très chers. Puisqu'il remplace un traitement cher et peu actif, le Glivec, très actif, sera donc plus cher encore (interview de D. Vasella, P-DG de Novartis pour le *New York Times*).

1. 70 % de rémissions de 1,5-2 ans dans 15 % des cancers bronchiques (ceux qui ont une certaine mutation de leur EGF-R, qu'on sait reconnaître pour pouvoir les traiter). Après 1-2 ans, rechutes liées à de nouvelles mutations (voir note « Iressa »).

CANCÉROLOGIE – HÉMATOLOGIE MALIGNE

Molécule	Spécialité	Laboratoire	AMM	Efficacité	Risque	Prix/ jour	Taux de rembour- sement
Bortézomib (myélome) (traitement de 1re ligne en association avec les corti- coïdes et éventuellement le lénalidomide [Cf. D.IV]. Le traitement rivalise avec la greffe de moelle.)	✪ Velcade (IV)	Janssen- Cilag	04	E3 ★★	R3 important		Hôp.

Thérapeutiques générales indirectes non cytotoxiques

Monoclonaux (AB) et petites molécules antiangiogéniques (IB)[1] inhibiteurs du VEGF-R, du PDGF-R[2] et de c-kit

Dépenses 2010 remboursées (pour le seul Avastin) :
430 millions d'euros (2,5 %)

Molécule	Spécialité	Laboratoire	AMM	Efficacité	Risque	Prix/ jour	Taux de rembour- sement
☒ Bévacizumab (anti-VEGF) (cancers rein, côlon, poumon, sein, glioblastome)[3]	Avastin (IV)	Roche	01	E4 ★	R4 majeur[4]		Hôp.
Sunitinib (cancer du rein et tumeurs neuro- endocrines du pancréas)	Sutent (per os)	Pfizer	04	E4 ★	R3 important	135 €/j	Hôp. 100 %
Sorafénib (cancer du foie et du rein)	Nexavar (per os)	Bayer	01	E3 ★★	R3 important	139 €/j	Hôp. 100 %
Pazopanib (myélomes, cancers rein)	Votrient (per os)	GSK	en cours d'évaluation				

---

1. Objectif : freiner le développement des tumeurs en les privant de vaisseaux (voir note « Avastin »).

2. Récepteurs des facteurs de croissance endothéliale vasculaire (VEGF-R) et plaquettaire (PDGF-R) (en ce sens, il y a inhibition de l'angiogénèse. Cf. plus loin).

3. Résultats mineurs (+ deux mois de survie). Proposé aussi dans la dégénéres- cence maculaire, comme son analogue, le ranibizumab (Lucentis). Voir « Histoire de l'Avastin, échec médical complet et succès commercial ».

4. Hémorragies pulmonaires ; HTA ; accidents cardiaques ; AVC ; leuco- encéphalopathie ; perforations digestives ; retard de cicatrisation. Interdit par la FDA dans les cancers du sein avancés, en novembre 2011.

Pr Philippe **EVEN** – Pr Bernard **DEBRÉ**

Thérapeutiques hormonales

Corticostéroïdes (LAL ; LLC ; lymphomes ; Hodgkin ; myélome) – E3

(Cf. Inflammation)

Progestines

(Cf. Gynécologie)

- Hydroxy- et médroxy-progestérones ; mégestrol (cancers du sein et endomètre) – E3 ★★ – R2 modéré

Antiœstrogènes (cancer sein)

(Cf. Gynécologie)

- ✪ Tamoxifène
- ✪ Aromatases

Œstrogènes (cancer prostate)

(Cf. Gynécologie et Urologie)

- Éthinylestradiol – E3 ★★ – R2 modéré
- Diéthylstilbestrol – E4 ★ – R2 modéré

Androgènes (cancer sein)

(Cf. Endocrinologie et Urologie)

- Testostérone – E4 ★ – R2 modéré

Antiandrogènes (cancer prostate)

(Cf. Urologie)

- Cyprotérone – E3 ★★ – R2 modéré
- Flutamide – E3 ★★ – R2 modéré
- Nilutamide – E3 ★★ – R2 modéré
- Bicalutamide – E3 ★★ – R2 modéré

GnRH analogues (cancer prostate)

(Voir aussi Endocrinologie, Urologie et Gynécologie)

- ✪ Triptoréline – E3 ★★ – R2 modéré
- ✪ Buséréline – E3 ★★ – R2 modéré

CANCÉROLOGIE – HÉMATOLOGIE MALIGNE

- ✪ Goséréline – E3 ★★ – R2 modéré
- Isoproréline – E3 ★★ – R2 modéré
- ✪ Leuproréline – E3 ★★ – R2 modéré
- Nafaréline – E3 ★★ – R2 modéré

Fragilisants tumoraux : rapamycine (sirolimus) et analogues (évéro- et temsirolimus) inhibiteurs des mTOR[1]

La survie et la prolifération cellulaires dépendent en partie d'une voie de signalisation majeure, récemment identifiée et partant du récepteur de l'IGF-1[2], relais de l'hormone de croissance hypophysaire. Cette voie est contrôlée par 2 molécules dites « mTOR » 1 et 2 (*mammalian target of rapamycin*[3]) agissant en sens opposé. La rapamycine (ou sirolimus), utilisée comme immunosuppresseur en transplantation, bloque le complexe 1 et tend à réduire la prolifération cellulaire, le développement vasculaire et les réponses immunitaires, mais elle ne touche pas le complexe mTOR-2, qui agit en sens inverse, d'où des effets pas toujours prévisibles. Évéro- et temsirolimus agissent de la même façon et sont aussi utilisés comme des immunosuppresseurs dans les maladies auto-immunes et en transplantation pour éviter les rejets de greffe.

Molécule	Spécialité	Laboratoire	AMM	Efficacité	Risque	Prix/ jour	Taux de rembour- sement
Évérolimus (cancer rein et lymphone du manteau)	✪ Afinitor (per os)	Novartis	01	E3 ★★	R3 important		NER
Temsirolimus	Torisel (IV)	Wyeth	01	E3 ★★	R3 important		Hôp.

---

1. *Mammalian target of rapamycin.*
2. *Insulin-like growth factor*, commandé par l'hormone de croissance de l'hypophyse.
3. Ou sirolimus, un médicament immunosuppresseur extrait d'un champignon (Cf. Immunologie).

Pr Philippe **EVEN** – Pr Bernard **DEBRÉ**　　　**GUIDE DES 4 000 MÉDICAMENTS**

Dérivés de la thalidomide

(inhibiteurs de croissance, favorisant la mort cellulaire)

Molécule	Spécialité	Laboratoire	AMM	Efficacité	Risque	Prix/jour	Taux de remboursement
Lénalidomide (myélome; myélodysplasie; LLC) (inhibe l'IL-6 et favorise l'apoptose)	✪ **Revlimid** (per os)	Celgene[1]	01	E4 ★	R2 modéré		100% Hôp.

Modificateurs des réponses immunitaires

(Cf. Immunologie et Hépatologie)

Molécule	Spécialité	Laboratoire	AMM	Efficacité	Risque	Prix/jour	Taux de remboursement
Aldesleukine (analogue de l'IL-2) (cancer rein; mélanome)	✪ **Proleukin** (IV)	Novartis	89	E4 ★	R4 majeur		100% Hôp.
Interférons α-2 recombinants (leucémies à tricholeucocytes; lymphomes T cutanés; LMC; lymphomes folliculaires; cancer rein; mélanome)	✪ **Introna** (SC, IV)	Schering-Plough	99	E4 ★	R3 important	15 €/j	65%
	✪ **Roféron-A** (SC)	Roche	99	E4 ★	R3 important	22 €/j	65%

---

1. 131 cas européens d'accidents (54 graves): perte d'audition, cytopénies, insuffisances rénales (EMA, 2010).

HÉMATOLOGIE
(PRESQUE ENTIÈREMENT PLACÉE EN CANCÉROLOGIE ET CARDIOLOGIE POUR LES ANTIAGRÉGANTS ET LES ANTICOAGULANTS)

16 molécules (M)
22 spécialités (S)
S/M = **1,38**

Exigence de retrait immédiat de spécialités : **0**
Propositions de retrait ou de déremboursement de spécialités pour risque excessif et/ou inefficacité : **1** (5 %)
Propositions de retrait ou de déremboursement de spécialités pour redondance excessive : **0**
✪ Spécialités jugées indispensables : **20** (91 %)

Remboursements
100 % : 0
65 % : 14 %
35 % : 0
Hôp. : 79 %
NR : 18 %

Pr Philippe **EVEN** – Pr Bernard **DEBRÉ**

Leucémies, lymphomes, maladies de Hodgkin, myélodysplasies

Cf. Cancérologie

Stimulants hématopoïétiques

Cf. Cancérologie

Hémostase

Cf. Cardiologie

Thrombolytiques

Antifibrinolytiques

Antithrombotiques

Antithrombines

Anti-vitamine K

Héparines et pentasaccharides

Hirudines

Inhibiteurs directs du facteur Xa

HÉMATOLOGIE

Facteurs de la coagulation et hémostatiques

Depuis l'affaire du sang contaminé, aucun domaine thérapeutique n'est aussi bien contrôlé et sûr. Les scientifiques et les associations veillent.

Molécule	Spécialité	Laboratoire	AMM	Efficacité	Risque	Prix/ jour	Taux de rembour- sement
Facteurs II, VII, IX, X (complexe prothrom- bique humain)	✪ Kaskadil	LFB	99	E2 ★★★	R3 important		Hôp. 100%
	✪ Octaplex	Octapharma	04	E2 ★★★	R3 important		Hôp. 100%
Facteur VII (eptacog α)	✪ Novoseven	Novo Nordisk	96	E2 ★★★	R3 important		Hôp. 100%
Facteur VIII (hémophilie A)	✪ Advate (octocog α ou f. VIII recombinant)	Baxter	03	E2 ★★★	R3 important		Hôp. 100%
	✪ Factane (facteur VIII)	LFB	94	E2 ★★★	R3 important		Hôp. 100%
	✪ ReFacto AF (moroctocog α)	Wyeth	99	E2 ★★★	R3 important		Hôp. 100%
	✪ Octanate	Octapharma	06	E2 ★★★	R3 important		Hôp. 100%
Facteur VIII + Facteur von Willebrand (maladie de vW)	✪ Wilstart	LFB	03	E2 ★★★	R3 important		Hôp. 100%
Facteur IX (hémophilie B)	✪ Octafix	Octapharma	03	E2 ★★★	R3 important		Hôp. 100%
	✪ Bétafact	LFB	94	E2 ★★★	R3 important		Hôp. 100%
	✪ Benefix (nonacog)	Wyeth	97	E2 ★★★	R3 important		Hôp. 100%
Facteur XI humain (déficit congénital en F.XI)	✪ Hémoleven	LFB	98	E2 ★★★	R3 important		Hôp. 100%
Facteur von Willebrand (maladie de vW)	✪ Wilfactin	LFB	03	E2 ★★★	R3 important		Hôp. 100%
Facteurs VIIa, IXa, Xa (hémorragies post- chirurgicales; hémophilies A et B avec anticorps antifacteurs VIII ou IX)	✪ Feiba	Baxter	00	E2 ★★★	R3 important		Hôp. 100%
Fibrinogène (hypo- ou dysfibrinogénémies)	✪ Clottafract	LFB	09	E2 ★★★	R3 important		Hôp.
Antihéparine	✪ Protamine Choay	Sanofi	55	E2 ★★★	R1 mineur		65%
Romiplostim (agoniste du récepteur de la thrombopoïétine activant la formation des plaquettes)	✪ Nplate (SC)	Amgen	01	E2 ★★★	R3 important	350 €/ sem.	65%
Vitamine K1 (phytoménadione)	✪ Vitamine K1 Roche (per os, IV)	Roche	86	E3 ★★	R2 modéré	2 €/j	65%
Étamsylate («fragilité capillaire»... = 0)	☒ Dicynone	B & O Pharm	65	E5 0	R0 nul		NR

Hémoglobinopathies

Molécule	Spécialité	Laboratoire	AMM	Efficacité	Risque	Prix/jour	Taux de remboursement
Hydroxy-carbamide (per os) (prévention des crises d'obstruction vasculaire des drépanocytoses)	✪ Siklos	Addmedica	07	E3 ★★	R3 important		NER
Éculizumab (IV) (hémoglobinurie paroxystique ; Cf. Immunologie, Anticorps monoclonaux)	Soliris	Alexion Pharma	07	E3 ★★	R2 modéré		Hôp.

Porphyrie hépatique

Molécule	Spécialité	Laboratoire	AMM	Efficacité	Risque	Prix/jour	Taux de remboursement
Hémine (IV)	✪ Normosang	Orphan Europe	95	E3 ★★	R2 modéré		Hôp.

NEUROLOGIE
(HORS ANTALGIQUES)

Dépenses 2010 remboursées par la CNAM :
2,4 milliards d'euros (11 %) antalgiques inclus
et **1,3** milliard sans les antalgiques

80 molécules (M)
101 spécialités (S)
M/S = **1,26**

Exigence de retrait immédiat de spécialités : **3** (3 %)
Propositions de retrait ou de déremboursement de spécialités pour risque excessif et/ou inefficacité : **30** (30 %)
Propositions de retrait ou de déremboursement de spécialités pour redondance excessive : **7** (7 %)
✪ Spécialités jugées indispensables : **18** (18 %)

Remboursements
65 % : 56 %
35 % : 38 %
Hôp. : 3 %
NR : 4 %

Pr Philippe **EVEN** – Pr Bernard **DEBRÉ**   GUIDE DES 4000 MÉDICAMENTS

Épilepsies

500 000 malades, **580** millions d'euros de dépenses
de médicaments remboursés par la CNAM en 2010,
soit **2,7** % du total

Les crises partent du cortex et non des régions cérébrales profondes.
Deux épilepsies (mais au moins 40 formes !) :
• épilepsie généralisée, qui implique d'emblée les deux hémisphères (absences ; myoclonies ; crises tonico-cloniques) ;
• épilepsie partielle à début cortical focalisé, sans ou avec troubles
de conscience (à point de départ temporal).
Expérimentalement, les crises sont inductibles par les agonistes
des glutamate-récepteurs et les antagonistes des GABA-récepteurs
et *vice versa* : les traitements visent à stimuler les GABA-R et antagoniser les glutamate-R. Les principaux mécanismes d'action des
traitements consistent à inactiver les canaux Na+ ou les canaux
Ca++ voltage-dépendants, ou à renforcer l'inhibition synaptique
des GABA-R.
Avant 1965, 3 médicaments : barbituriques, phénytoïne,
succinimides.
1965-1990 : carbamazépine, valproate, benzodiazépines.
Depuis 1990 : lamotrigine, GABA-agonistes, topiramate,
lévétiracétam, etc.
À cause des interactions entre eux, la règle est la monothérapie.
Le choix du traitement, selon l'âge et la variété clinique, relève de
neurologues très spécialisés. La dose efficace est à rechercher dans
chaque cas, par paliers. Toutes les molécules ont leur place à un
moment ou un autre.

Barbituriques

Molécule	Spécialité	Laboratoire	AMM	Efficacité	Risque	Prix/ jour	Taux de rembour- sement
Phénobarbital	**Alepsal**	Genévrier	88	E3 ★★	R1 mineur	0,18 €/j	65 %
	✪ **Gardénal** (per os, IV)	Sanofi	83	E3 ★★	R1 mineur	0,06 €/j	65 %
Primidone	**Mysoline**	SERP	88	E4 ★	R1 mineur	0,7 €/j	35 %

NEUROLOGIE

Hydantoïnes

Molécule	Spécialité	Laboratoire	AMM	Efficacité	Risque	Prix/jour	Taux de remboursement
Phénytoïne (diphénylhydantoïne)	✪ Di-Hydan	Genopharm	52	E4 ★	R3 important	0,17 €/j	65 %

Valproate (dipropylacétate)

Molécule	Spécialité	Laboratoire	AMM	Efficacité	Risque	Prix/jour	Taux de remboursement
	✪ Dépakine	Sanofi	87	E3 ★★	R2 modéré	0,4 €/j	65 %

Carbamazépines

(très différentes des benzodiazépines et proches des tricycliques)

Molécule	Spécialité	Laboratoire	AMM	Efficacité	Risque	Prix/jour	Taux de remboursement
Carbamazépine	✪ Tégrétol	Novartis	74	E3 ★★	R3 important	0,5 €/j	65 %
Oxcarbazépine	Trileptal	Novartis	00	E4 ★	R2 modéré	1,8 €/j	65 %

Succinimides

Molécule	Spécialité	Laboratoire	AMM	Efficacité	Risque	Prix/jour	Taux de remboursement
Éthosuximide	Zarontin	Pfizer	65	E3 ★★	R2 modéré	0,35 €/j	65 %

Benzodiazépines (clonazépam, clorazépate)

Cf. Hypnotiques

Pr Philippe **EVEN** – Pr Bernard **DEBRÉ**　　GUIDE DES 4000 **MÉDICAMENTS**

Agonistes des GABA-récepteurs

Molécule	Spécialité	Laboratoire	AMM	Efficacité	Risque	Prix/ jour	Taux de rembour- sement
Gabapentine (étendue indûment aux migraines)	✪ Neurontin	Pfizer	94	E3 ★★	R2 modéré	1,9 €/j	65 %
Prégabaline	Lyrica	Pfizer	03	E3 ★★	R3 important (toxidermies)		NR
Tiagabine	Gabitril	Cephalon	96	E4 ★	R2 modéré		65 %
Topiramate (étendu aux migraines)	✪ Epitomax	Janssen-Cilag	96	E4 ★	R3 important	1,9 €/j	65 %
Vigabatrine	Sabril	Sanofi	90	E4 ★	R3 important	2,4 €/j	65 %
Rétigabine	Trobalt	GSK	11	E4 ★	R3 important		NER

Antagoniste des glutamate-récepteurs

Molécule	Spécialité	Laboratoire	AMM	Efficacité	Risque	Prix/ jour	Taux de rembour- sement
Lamotrigine (per os)	✪ Lamictal	GSK	95	E3 ★★	R3 important	0,5 €/j	65 %

Amides

Molécule	Spécialité	Laboratoire	AMM	Efficacité	Risque	Prix/ jour	Taux de rembour- sement
Rufinamide (triazole)	Inovelon	Esaï	01	E4 ★	R1 mineur		NR
Zonisamide (sulfonamide)	Zonegran	Esaï	01	E4 ★	R1 mineur	3 €/j	65 %
Lacosamide	Vimpat	UCB Pharma	02	E4 ★	R1 mineur	1,7 €/j	65 %

784

NEUROLOGIE

Autres

Molécule	Spécialité	Laboratoire	AMM	Efficacité	Risque	Prix/ jour	Taux de rembour- sement
Felbamate (dicarbamate) (mécanisme inconnu)	Taloxa (per os)	Schering- Plough	94	E4 ★	R2 modéré		Hôp. 65%
Stiripentol (agoniste GABA-R)	Diacomit (per os)	Biocodex	02	E4 ★	R1 mineur	18 €/j	65%
Lévétiracétam (pyrrolidine)	Keppra (IV)	UCB Pharma	04	E4 ★	R1 mineur		65%

Parkinson

La plus fréquente des maladies neurologiques. Elle débute entre 40 et 60 ans, ou plus tard. Elle associe rigidité musculaire, tremblement involontaire, lenteur des mouvements, postures anormales, risque de chutes, troubles du sommeil, dépression, et troubles de la mémoire et finalement de la cognition. Sa cause est inconnue. Certains médicaments peuvent créer des syndromes de ce type (antipsychotiques, métoclopramide). L'évolution se fait sur 5-20 ans. La vie est réduite de 5-10 ans. Certains noyaux gris du cerveau profond perdent 80-90% de leurs neurones sécréteurs de dopamine (DA), dits dopaminergiques, et sont bourrés de granulations, dites corps de Lewy. À Vienne, Hornykiewicz a découvert sur coupes de cerveau la perte des neurones à DA et proposé les premiers traitements par la L-DOPA, précurseur de la DA. Ils ont transformé la vie des malades. Hornykiewicz n'a pas été nobélisé. L'une des très grandes erreurs du jury Nobel, reconnue par tous aujourd'hui.

Lévodopa (L-DOPA)

(précurseur de la dopamine)

Molécule	Spécialité	Laboratoire	AMM	Efficacité	Risque	Prix/ jour	Taux de rembour- sement
L-DOPA + AADC[1]- inhibiteurs	**Modopar**	Roche	74	E1 ★★★★	R2 modéré	0,6 €/j	65%
	✪ **Sinemet**	MSD	91	E1 ★★★★	R2 modéré	0,8 €/j	65%
L-DOPA + AADC et COMT-inhibiteurs	**Stalevo**	Novartis	03	E1 ★★★★	R2 modéré	5 €/j	65%

Dopaminergiques

(agonistes des DOPA-récepteurs et à un moindre degré des α1-, 2-adrénorécepteurs)

Molécule	Spécialité	Laboratoire	AMM	Efficacité	Risque	Prix/ jour	Taux de rembour- sement
☒ Bromo- criptine[2 et 3]	**Parlodel**	Novartis	76	E3 ★★	R3 important	1,3 €/j	65%
☒ Ropinirole[3] (penta-hexacycle)	**Requip**	GSK	07	E2 ★★★	R3 important	6 €/j	65%
Pramipexole (penta-hexacycle soufré)	✪ **Sifrol**	Boehringer	03	E2 ★★★	R3 important	4,1 €/j	65%
Apomorphine (analogue de la morphine... sans action sur ses récepteurs)	✪ **Apokinon**	SC-Aguettant	95	E3 ★★	R2 modéré	0,6 €/j	65%
☒ Pergolide[3]	**Celance** (retiré aux États-Unis en 2007, puis en France en 2011, quatre ans après, *as usual*)	Lilly	95	E3 ★★	R4 majeur	1,2 €/j	65%
☒ Piribédil[2]	**Trivastal**	Euthérapie (Servier)	75	E4 ★	R3 important	1 €/j	65% (pas aux États-Unis)
☒ Lisuride[4]	**Dopergine**	Schering- Plough	98	E3 ★★	R4 majeur	1 €/j	65%

---

1. Aromatic amines décarboxylase transformant L-DOPA en DOPA dans la circulation générale.

2. Dérivés de l'ergot, source de fibroses pleurales, péricardiques, péritonéales et de valvulopathies sévères, identiques à celles du Mediator (voir note «Ergot de seigle» en cardiologie et note «Mediator» en nutrition).

3. Compulsion au jeu, hypersexualité, aux conséquences parfois très graves.

4. Retiré en 2010 du *Vidal*.

NEUROLOGIE

Inhibiteurs de COMT[1]

Molécule	Spécialité	Laboratoire	AMM	Efficacité	Risque	Prix/ jour	Taux de rembour- sement
Entacapone	**Comtan**	Novartis	02	E3 ★★	R3 important	5,5 €/j	65 %
☒ Tolcapone[2] (per os)	**Tasmar**	Meda Pharma	03	E2 ★★★	R4 majeur	3,8 €/j	35 %

Inhibiteurs de la monoamine oxydase (IMAO type B) (Gilines)

Molécule	Spécialité	Laboratoire	AMM	Efficacité	Risque	Prix/ jour	Taux de rembour- sement
Sélégiline : Cf. Antidépres- seurs (per os)	✪ **Déprényl**	HRA Pharma	87	E3 ★★	R2 modéré	1 €/j	65 %
	Otrasel	Cephalon	00	E3 ★★	R2 modéré	1,2 €/j	65 %
Rasagiline	**Azilect**	Lundbeck	04	E3 ★★	R2 modéré		NR

Amantadine

(antiviral inhibiteur fortuit des glutamate-récepteurs !)

Molécule	Spécialité	Laboratoire	AMM	Efficacité	Risque	Prix/ jour	Taux de rembour- sement
	Mantadix	BMS	72	E4 ★	R1 mineur	0,2 €/j	65 %

---

1. Catechol-O-methyltransferase qui dégrade la DOPA (voir note «Sympathique»).
2. Hépatites fulminantes.

787

Anticholinergiques antagonistes des récepteurs muscariniques

Molécule	Spécialité	Laboratoire	AMM	Efficacité	Risque	Prix/ jour	Taux de rembour-sement
Trihexyphénidyle	**Artane** (per os, IV)	Sanofi	72	E4 ★	R2 modéré	2,1 €/j	65 %
	Parkinane (per os)	Esaï	74	E4 ★	R2 modéré	0,24 €/j	65 %
Tropatépine	**Lepticur**	Sanofi	73	E4 ★	R2 modéré	0,4 €/j	65 %
Bipéridène	**Akinéton**	DB Pharma	96	E4 ★	R2 modéré	0,2 €/j	65 %

SEP (sclérose en plaques)

Dépenses 2010 de la CNAM : **300** millions d'euros – 1,4 %

Maladie auto-immune (le système immunitaire attaque l'orga-nisme lui-même et détruit, par poussées, les cellules qui fabriquent la myéline de la gaine protectrice des neurones). Son origine est encore imprécise, mais certainement multigénique et liée à l'envi-ronnement. Atteint 32 000 personnes en France. Début vers 35 ans, parfois plus tôt ; évolution par poussées, fatale en vingt-cinq ans en moyenne. Elle touche surtout le cervelet, les voies visuelles, la moelle et la coordination des mouvements. Le traitement doit prévenir les rechutes (IFN-β- de façon à les diminuer d'1/3 et, en 2e ligne, Imuran, mitoxantrone et glatiramère), réduire la durée et l'intensité des poussées (corticoïdes), et traiter les séquelles fixées (baclofène, cholinergiques et carbamazépine). Les immunosup-presseurs sélectifs ont jusqu'ici plutôt déçu, en particulier à cause de leurs effets secondaires (ciclosporine, cladribine, taxanes, anti-TNF-α et Tysabri – 0,1 % de leucoencéphalites au virus JC).

Attaques aiguës

• Glucocorticoïdes

NEUROLOGIE

Prévention des rechutes

INF-β-1-recombinants

(a et b diffèrent d'un acide aminé)

Molécule	Spécialité	Laboratoire	AMM	Efficacité	Risque	Prix/jour	Taux de remboursement
IFN-β-1a	✪ **Avonex** (IM)	Biogen Idec	03	E3 ★★	R2 modéré	33 €/j	65 %
	✪ **Rebif** (SC)	Merck Serono	02	E3 ★★	R2 modéré	28 €/j	65 %
IFN-β-1b	✪ **Bétaféron** (SC)	Bayer	05	E3 ★★	R2 modéré	33 €/j	65 %
	Extavia (SC)	Novartis	02	E3 ★★	R2 modéré	28 €/j	65 %

Glatiramère[1]

Molécule	Spécialité	Laboratoire	AMM	Efficacité	Risque	Prix/jour	Taux de remboursement
	✪ **Copaxone** (SC)	Sanofi	04	E4 ★	R2 modéré	32 €/j	65 %

Anticorps monoclonaux

(voir note « Anticorps monoclonaux »)

Molécule	Spécialité	Laboratoire	AMM	Efficacité	Risque	Prix/jour	Taux de remboursement
Natalizumab (anti-intégrine α4/β1)[2]	**Tysabri** (IV)	Elan/Biogen Idec	06	E4 ★	R3 important		Hôp.
Alemtuzumab (anti-IL-2)	**Campath** (phase III)						

---

1. Polymère d'acides aminés se liant à certains MHC-II-DR (non DQ ou MHC-I), tournant TH1 en TH2.
2. Inhibant l'entrée cérébrale des lymphocytes T.

Dégradation chronique progressive

Molécule	Spécialité	Laboratoire	AMM	Efficacité	Risque	Prix/ jour	Taux de rembour- sement
Cyclo- phosphamide	**Endoxan** (Cf. Anticancéreux)	Baxter		E4 ★	R3 important		100 %
Mitoxantrone	**Elsep**	Meda Pharma	03	E4 ★	R3 important		Hôp.

SLA (sclérose latérale amyotrophique)

Molécule	Spécialité	Laboratoire	AMM	Efficacité	Risque	Prix/ jour	Taux de rembour- sement
Riluzole (antiglutamatergique)	**Rilutek** (per os)	Sanofi	96	E4 ★	R2 modéré	12 €/j	65 %

Alzheimer et autres démences progressives

Pour les malades et la famille, un drame. Pour l'industrie, le grand « marché » de demain, surtout avec de futurs (?) traitements préventifs.

(Dépenses 2010 de la CNAM : **280** millions d'euros, soit 1,3 %)

Polémique récente sur le traitement de l'Alzheimer. Soyons clairs. Toutes les études, sans aucune exception, et tous les avis des commissions officielles américaines ou françaises concluent à l'absence de tout effet positif autre que ponctuel et transitoire, sur l'évolution de l'Alzheimer. Situation, on le comprend, très difficile à vivre pour les patients, leur famille et leurs médecins, qui les ont en charge. On peut donc, par compassion, accepter que le remboursement reste assuré, à condition d'utiliser les moins chères et les moins dangereuses des molécules proposées, qui ne sont pas, loin s'en faut, sans risques. Situation d'autant plus triste qu'aucune molécule efficace ne se profile à l'horizon de 5-10 ans. Naturellement, l'industrie tient un tout autre discours, soutient l'efficacité des molécules actuelles et annonce qu'elle progresse à grands pas, trompant les malades,

NEUROLOGIE

les familles, les médecins et ses actionnaires. Mieux, elle s'intéresse à des tests biologiques qui pourraient être utilisés pour reconnaître très tôt et même prévoir la maladie. Une fois de plus, l'industrie ne pense qu'au marché qu'elle pourrait s'ouvrir... prévenir l'Alzheimer... alors qu'elle ne dispose d'aucun médicament. À quoi bon alors un test précoce, puisqu'on n'a rien à proposer aux malades! Cela ne l'empêche pas de diffuser des publicités rédactionnelles, par exemple dans *Les Échos*: «Un test sanguin français (ExonHit) à l'étude. Le rêve des médecins», dit-elle (!?!?). Fichtre, mais pour quoi faire, s'il marchait (il ne marche pas)? Publicité de 4e de couverture de *Nature* de Hamamatsu Photonics, Japon: le Pet-scan détecterait les prémices de l'Alzheimer. *« The beneficiary will, of course, be patients and families. »* Ben voyons! Encore un dépistage incertain ne débouchant sur rien... excepté de faux espoirs et des coûts.

Déficits mémorisés et cognitifs

Antagonistes des glutamate-récepteurs NMDA[1]

Molécule	Spécialité	Laboratoire	AMM	Efficacité	Risque	Prix/ jour	Taux de rembour- sement
Mémantine (maintenir par compassion)	Ebixa (per os)	Lundbeck	02	E4 ★	R1 mineur	3,2 €/j	65%

Anticholinestérases
(Voir note «Parasympathique»)[2]

Molécule	Spécialité	Laboratoire	AMM	Efficacité	Risque	Prix/ jour	Taux de rembour- sement
☒ Rivastigmine	Exelon	Novartis	98	E4 ★	R3 important	2,7 €/j	65%
☒ Galantamine	Reminyl	Janssen- Cilag	00	E4 ★	R3 important	2,6 €/j	65%
☒ Donépézil	Aricept	Esaï	97	E4 ★	R3 important	2,9 €/j	65%

---

1. N-méthyl-D Aspartate.
2. Bradycardies, troubles du rythme cardiaque, malaises, syncopes, chutes, fractures de la hanche. En comparant 20000 traités et 60000 non traités, les syncopes sont 1,8 fois plus fréquentes sous traitement, les bradycardies, 1,7 fois plus, et les fractures de la hanche, 1,2 fois plus.

Pr Philippe **EVEN** – Pr Bernard **DEBRÉ**

Agitation, hallucinations, délire

Antipsychotiques
(Cf. Psychiatrie)

Rispéridone
• Risperdal

Olanzapine
• Zyprexa

Migraines[1]

Crises

Agonistes des sérotonine-récepteurs de type ID/IB = triptans[2]
Prix exorbitants acceptés par le CEPS (20 fois les ergotamines. Gros et petits laboratoires sont là, se copiant les uns les autres).

Molécule	Spécialité	Laboratoire	AMM	Efficacité	Risque	Prix/ jour	Taux de rembour-sement
Sumatriptan	✪ Imigrane	GSK	92	E2 ★★★	R1 mineur	5,7 €/j	65%
Almotriptan	🗋 Almogran	Almirall	00	E2 ★★★	R1 mineur	4,4 €/j	65%
Élétriptan	🗋 Relpax	Pfizer	03	E2 ★★★	R1 mineur	6,4 €/j	65%
Frovatriptan	🗋 Isimig	Bouchara	00	E2 ★★★	R1 mineur	6,1 €/j	65%
	🗋 Tigreat	Menarini	01	E2 ★★★	R1 mineur	8,2 €/j	65%

---

1. La migraine n'est pas le mal de tête. Elle survient par crises de quelques heures ou jours, avec ou sans «aura» sensorielle, brève ou longue, isolée ou prémonitoire, accompagnée souvent de photophobie, hyperacousie, troubles de l'humeur, de l'appétit, de polyurie, de diarrhée. La sérotonine y joue un rôle clé. Les traitements les plus actifs sont les dérivés de l'ergot de seigle, actifs sur tous les ST-récepteurs et sur les récepteurs dopaminergiques et adrénergiques, et les triptans, sélectivement actifs sur les ST-récepteurs ID/IB.

2. Récepteurs cérébraux contrôlant la contraction des artères cérébrales et très différents des autres ST-récepteurs, en particulier les ST4 digestifs.

NEUROLOGIE

Naratriptan	**Naramig**	GSK	97	E2 ★★★	R1 mineur	7 €/j	65%
Rizatriptan	🗍 **Maxalt**	MSD	98	E2 ★★★	R1 mineur	6,5 €/j	65%
Zolmitriptan	🗍 **Zomig**	Astra-Zeneca	97	E2 ★★★	R1 mineur	7,1 €/j	65%

Alcaloïdes de l'ergot de seigle

(Voir note « Ergot de seigle »)

Molécule	Spécialité	Laboratoire	AMM	Efficacité	Risque	Prix/ jour	Taux de rembour-sement
Dihydroergotamine (SC, IM, IV)	✪ **Dihydro-ergotamine Amdipharm**	CSP	86	E3 ★★	R2 modéré	0,3 €/j	35%
Ergotamine	**Gynergène Caféiné**	CSP	52	E3 ★★	R2 modéré	0,3 €/j	35%

Anti-inflammatoires non stéroïdiens

Cf. Anti-inflammatoires

Traitement de fond préventif

Alcaloïdes de l'ergot de seigle

Molécule	Spécialité	Laboratoire	AMM	Efficacité	Risque	Prix/ jour	Taux de rembour-sement
Ergotamine	**Gynergène Caféiné**	CSP	52	E4 ★	R2 modéré	0,3 €/j	35%
Dihydro-ergotamines	**Dihydro-ergotamine Amdipharm** (per os)	CSP	86	E4 ★	R2 modéré	0,3 €/j	35%
	🗍 **Ikaran**	Pierre Fabre	77	E4 ★	R2 modéré	0,3 €/j	35%
	🗍 **Séglor**	UCB Pharma	78	E4 ★	R2 modéré	0,6 €/j	35%
	🗍 **Tamik**	Iprad	79	E4 ★	R2 modéré	0,3 €/j	35%
Méthysergide	**Désernil**	CSP	65	E4 ★	R2 modéré	0,48 €/j	35%

Pr Philippe **EVEN** – Pr Bernard **DEBRÉ**

Bêtabloquants

Cf. Hypertension

Autre (très déconseillé)

Topiramate

- ☒ Epitomax (Cf. Épilepsie)

Myasthénie[1]

Anticholinestérasiques

Molécule	Spécialité	Laboratoire	AMM	Efficacité	Risque	Prix/ jour	Taux de rembour- sement
Pyridostigmine	**Mestinon** (per os)	Meda Pharma	54	E3 ★★	R2 modéré	1,8 €/j	65 %
Néostigmine	✪ **Prostigmine** (IV)	Meda Pharma	74	E3 ★★	R2 modéré		65 %
Ambénonium	**Mytélase** (per os)	Sanofi	58	E3 ★★	R2 modéré	0,74 €/j	65 %

Déficits cognitifs des sujets âgés[2 et 3]

Tous ces « traitements » sont totalement inefficaces, mais non sans effets indésirables.

---

1. Extrême faiblesse et fatigabilité musculaire due dans 10 % des cas à un défaut génétique ; dans 90 % des cas, il s'agit d'une maladie auto-immune dirigée contre le récepteur de l'acétylcholine à la jonction neuromusculaire striée, parfois associée à un thymome.

2. La plupart des traitements proposés dont des soi-disant vasodilatateurs arté-riels (voir Cardiologie).

3. Les coûts/jour varient de 1 à 4,5. Le produit Servier (Trivastal) est le plus cher... et le seul remboursé à 35 % !

NEUROLOGIE

Dérivés de l'ergot de seigle

Molécule	Spécialité	Laboratoire	AMM	Efficacité	Risque	Prix/ jour	Taux de rembour- sement
☒ Dihydro- ergotoxine	**Hydergine**	Sigma-Tau	81	E5 0	R1 mineur	0,3 €/j	35 %
☒ Dihydro- ergocristine + Raubasine	**Iskédyl**	Pierre Fabre	74	E5 0	R1 mineur	0,2 €/j	35 %
☒ Nicergoline	**Sermion**	Sanofi	73	E5 0	R1 mineur	0,5 €/j	35 %
☒ Dihydro- ergocryptine + Caféine	**Vasobral**	Chiesi	74	E5 0	R1 mineur	0,5 €/j	35 %

☒ Extraits de ginkgo biloba

Molécule	Spécialité	Laboratoire	AMM	Efficacité	Risque	Prix/ jour	Taux de rembour- sement
	Tanakan	Ipsen	74	E5 0	R1 mineur	0,5 €/j	35 %
	Tramisal	Ipsen	86	E5 0	R1 mineur	0,5 €/j	35 %
	Ginkogink (buv.)	Ipsen	86	E5 0	R1 mineur	0,5 €/j	35 %
	Vitalogink	Mylan	06	E5 0	R1 mineur	0,3 €/j	35 %

GABA-inhibiteurs

Molécule	Spécialité	Laboratoire	AMM	Efficacité	Risque	Prix/ jour	Taux de rembour- sement
☒ Piracétam	**Gabacet**	Sanofi	74	E5 0	R2 modéré	0,4 €/j	35 %
	Nootropyl	UCB Pharma	76	E5 0	R2 modéré	0,4 €/j	35 %

Pr Philippe **EVEN** – Pr Bernard **DEBRÉ**

GUIDE DES 4000 MÉDICAMENTS

Divers (sans aucun intérêt)

Molécule	Spécialité	Laboratoire	AMM	Efficacité	Risque	Prix/ jour	Taux de rembour- sement
☒ Piribédil (Cf. Parkinson)	**Trivastal**	Euthérapie (Servier)	90	E5 0	R3 important	1 €/j	35 %
☒ Naftidrofuryl	**Praxilène**	Merck Serono	75	E5 0	R1 mineur	0,55 €/j	35 %
	Diactane	Menarini	05	E5 0	R1 mineur	0,4 €/j	35 %
	Naftilux	Thérabel- Lucien	82	E5 0	R1 mineur	0,4 €/j	35 %
☒ Moxisylyte	**Carlytène**	Meda Pharma	64	E5 0	R1 mineur	0,2 €/j	35 %
☒ Pentoxifylline	**Torental**	Sanofi	72	E5 0	R1 mineur	0,3 €/j	35 %
☒ Vinburnine et Vincamine	**Cervoxan**	Almirall	88	E5 0	R1 mineur	0,4 €/j	35 %
	Rhéobral	Pharma 2000	92	E5 0	R1 mineur	0,4 €/j	35 %
	Vincarutine	SERP	75	E5 0	R1 mineur	0,45 €/j	35 %

Vertiges

(chercher la cause, souvent médicamenteuse)

Aucun de ces « traitements » n'a le moindre effet bénéfique.

Molécule	Spécialité	Laboratoire	AMM	Efficacité	Risque	Prix/ jour	Taux de rembour- sement
☒ Acétylleucine	**Tanganil**	Pierre Fabre	74	E5 0	R0 nul		35 %
☒ Bétahistine	**Bétahistine Bipharma**	Bouchara	98	E5 0	R0 nul		35 %
	Betaserc	Solvay	00	E5 0	R0 nul		35 %
	Extovyl	Juvise	79	E5 0	R0 nul		35 %
	Lectil	Bouchara	95	E5 0	R0 nul		35 %
	Serc	Solvay	73	E5 0	R0 nul		35 %
☒ Méclozine (anti-HST1)	**Agyrax**	UCB Pharma	92	E4 ★	R0 nul		35 %

NEUROLOGIE

Antispastiques (myorelaxants)

Molécule	Spécialité	Laboratoire	AMM	Efficacité	Risque	Prix/jour	Taux de remboursement
Baclofène (GABA analogue) (voir note «Baclofène»)	**Liorésal** (per os, IV)	Novartis	72	E3 ★★	R2 modéré	0,7 €/j	35%
Dantrolène (hydantoïne relaxant musculaire direct)	**Dantrium** (per os, IV)	Merck Serono	78	E4 ★	R1 mineur	0,95 €/j	35%

Syndrome des jambes sans repos (!!!)[1]

Pramipexole

- Sifrol (Cf. Parkinson)

Ropinirole

- Adartrel (Cf. Parkinson)

Dantrolène

- Dantrium – Merck Serono (voir ci-dessus)

---

1. Maladie inventée par l'industrie, en passe d'être «institutionnalisée»: son entrée est prévue en 2013 dans le futur DSM-S (*Manuel diagnostique et statistique des troubles mentaux*)des psychiatres américains (voir note «Antidépresseurs»). Les deux premiers sont des dopaminergiques anti-parkinsoniens à ne pas utiliser dans cette indication.

PSYCHIATRIE

Dépenses 2010 de la CNAM : **1,7** milliard d'euros (8 %)

102 molécules (M) (hors 22 sédatifs doux)
116 spécialités (S)
S/M = **1,05**

Exigence de retrait immédiat de spécialités : **4** (3 %)
Propositions de retrait ou de déremboursement de spécialités pour risque excessif et/ou inefficacité : **53** (40 %)
Propositions de retrait ou de déremboursement de spécialités pour redondance excessive : **30** (22 %)
✪ Spécialités jugées indispensables : **15** (11 %)

Remboursements
65 % : 60 %
35 % : 5 %
Hôp. : 2 %
Forfaits : 6 %
NR : 28 %

(Voir note « Antidépresseurs et dérives psychiatriques ».)

I.   PSYCHOSES
      • SCHIZOPHRÉNIES
      • MANIES
      • MANIACO-DÉPRESSIONS
      • TROUBLES BIPOLAIRES
      • DÉPRESSIONS GRAVES
II.   DÉPRESSIONS MODÉRÉES OU MINEURES
III. ANXIÉTÉ
IV.   INSOMNIE
V.   DÉPENDANCE
VI.   ADDICTION SEXUELLE
VII. PSYCHOSTIMULANT
VIII. SÉDATIFS DOUX

PSYCHIATRIE

Psychoses[1]

- Délires (halopéridol, rispéridone à doses modérées).
- Manies aiguës (tous à doses élevées, sauf clozapine, peu indiquée, et, au long cours, lithium et valproate associés à un autre).
- Dépressions sévères (Cf. aussi plus loin « Dépressions ») (antidépresseur à toujours associer aux antipsychotiques).
- Maniaco-dépressions (syndromes bipolaires grades 1 à 5...).
- Schizophrénie[2].

Antipsychotiques ou neuroleptiques (ou tranquillisants majeurs)

Dépenses 2010 de la CNAM : **650** millions d'euros (3 %)

Tous sont des antagonistes des récepteurs de l'un et/ou l'autre des neuromédiateurs suivants : dopamine (+++), sérotonine (++), choline, noradrénaline ou histamine-1.
Deux générations. Le prix de la seconde est 5 fois supérieur à celui de la première, sans raison, et 10 fois au lithium de référence.

Antipsychotiques « classiques » antidopaminergiques

(avec risque de syndrome extrapyramidal et de syndrome hyperthermique malin des neuroleptiques, et de très nombreux effets secondaires – voir note « Antidépresseurs et dérives de la psychiatrie ») (0,75 €/j)

Molécule	Spécialité	Laboratoire	AMM	Efficacité	Risque	Prix/ jour	Taux de remboursement
Chlorpromazine (1950) (grande découverte française de H. Laborit, puis P. Deniker, tous deux médaille Lasker, pré-Nobel américain)	✪ **Largactil** (per os, IV)	Sanofi	52	E3 ★★	R3 important	1,2 €/j	65 %

---

1. Le rôle des récepteurs dopaminergiques est majeur, mais d'autres interviennent, comme le suggèrent les psychoses induites, non seulement par les drogues dopaminergiques (cocaïne, amphétamines) ou les traitements antiparkinsoniens, mais aussi par le LSD, agoniste des récepteurs de la sérotonine, ou la kétamine, antagoniste des NMDA-glutamate-récepteurs.

2. Les symptômes « positifs » (délire, hallucinations, désorganisation et incohérence du discours et du comportement, agitation) répondent bien aux antipsychotiques, mais les symptômes « négatifs » cognitifs (déficits de la mémoire, de l'attention, des relations sociales, de la capacité à résoudre tests et problèmes, de la continuité du raisonnement, la perte de la logique de la pensée, l'apathie) y répondent mal.

Halopéridol (1958)	✪ **Haldol** (per os, IV)	Janssen-Cilag	76	E2 ★★★	R3 important	0,25 €/j	65%
Fluphénazine	⬜ **Moditen et Modécate**	Sanofi	65	E3 ★★	R3 important	0,35 €/j	65%
Loxapine	**Loxapac** (per os, IV)	Esaï	78	E3 ★★	R2 modéré	1 €/j	65%
Propériciazine	⬜ **Neuleptil** (per os)	Sanofi	63	E3 ★★	R2 modéré	0,9 €/j	65%
Lévomé-promazine	⬜ **Nozinan** (per os, IV)	Sanofi	56	E3 ★★	R2 modéré	0,9 €/j	65%
Pipotiazine	⬜ **Piportil** (per os, IV)	Sanofi	72	E3 ★★	R2 modéré	1,3 €/j	65%
Cyamémazine	⬜ **Tercian** (per os, IV)	Sanofi	71	E3 ★★	R2 modéré	1,35 €/j	65%
Tiapride	⬜ **Tiapridal** (per os, IV)	Sanofi	74	E4 ★	R2 modéré	0,9 €/j	65%
Pimozide	⬜ **Orap** (per os)	Janssen-Cilag	71	E4 ★	R2 modéré	0,45 €/j	65%
Penfluridol	⬜ **Semap** (per os)	Janssen-Cilag	74	E3 ★★	R2 modéré	1,2 €/j	65%
Pipampénone	**Dipipéron** (per os)	Janssen-Cilag	65	E3 ★★	R2 modéré	0,2 €/j	65%
Zuclopenthixol	**Clopixol** (per os, IV)	Lundbeck	87	E3 ★★	R2 modéré	0,5 €/j	65%
Flupentixol	**Fluanxol** (per os, IV)	Lundbeck	87	E3 ★★	R2 modéré	1,9 €/j	65%
Dropéridol	✪ **Droleptan** (IM, IV)	ProStrakan Pharma	97	E2 ★★★	R3 important		Hôp.

Antipsychotiques « atypiques » de 2e génération (3,4 €/j)

(moins antidopaminergiques, avec risque limité de syndrome extrapyramidal)

Ils sont antagonistes de certains sérotonine-récepteurs, les STR2. Ils modulent les GABA-récepteurs et stimulent les glutamate-récepteurs et les récepteurs muscariniques et nicotiniques de l'acétylcholine (voir note « Parasympathique ») et même de l'ocytocine (voir note « Antidépresseurs et dérives de la psychiatrie »). Contrairement au discours des firmes, leurs effets indésirables sont à peu près identiques à ceux du groupe précédent (voir note « Antidépresseurs »).

PSYCHIATRIE

Molécule	Spécialité	Laboratoire	AMM	Efficacité	Risque	Prix/ jour	Taux de rembour-sement
Rispéridone[1]	♻ Risperdal et Risperdalconsta (per os, IV)	Janssen-Cilag	95	E2 ★★★	R3 important	2,8 €/j	65 %
Olanzapine (à long terme, obésité, hyperlipidémie, hyperglycémie)	♻ Zyprexa (per os)	Lilly	96	E2 ★★★	R3 important	5,5 €/j	65 %
	Zypadhera (IM)	Lilly	07	E2 ★★★	R3 important		65 %
Aripiprazole	Abilify (per os, IV)	Otsuka	04	E3 ★★	R3 important	6 €/j	65 %
Clozapine	Leponex (per os)	Novartis	68	E3 ★★	R3 important	3,3 €/j	65 %
Sulpiride	🗋 Dogmatil (per os, IM)	Sanofi	68	E4 ★	R3 important	1,3 €/j	65 %
	🗋 Synédil (per os)	Sigma-Tau	83	E4 ★	R3 important	1,5 €/j	65 %
Amisulpride	🗋 Solian (per os, IM)	Sanofi	86	E4 ★	R3 important	3,5 €/j	65 %
Quétiapine	Séroquel	Astra-Zeneca	10	E3 ★★	R3 important	en cours	

Lithium (per os)

(Découvert par hasard en 1949. Mécanismes d'action incertains ; indiqué dans manies et désordres bipolaires.)

Molécule	Spécialité	Laboratoire	AMM	Efficacité	Risque	Prix/ jour	Taux de rembour-sement
	♻ Téralithe	Sanofi	73	E2 ★★★	R2 modéré	0,3 €/j	65 %

Valproate[2]

(mêmes indications que le lithium)

Molécule	Spécialité	Laboratoire	AMM	Efficacité	Risque	Prix/ jour	Taux de rembour-sement
Valproate	♻ Dépakine (per os)	Sanofi	87	E3 ★★	R3 important	1,6 €/j	65 %
Divalproate	Dépakote (IV)	Sanofi	85	E3 ★★	R3 important		65 %

---

1. Voir note « Antidépresseurs ».
2. Aussi antiépileptique.

Carbamazépine[1 et 2]

Molécule	Spécialité	Laboratoire	AMM	Efficacité	Risque	Prix/jour	Taux de rembour-sement
	✪ **Tégrétol** (per os)	Novartis	74	E3 ★★	R2 modéré	0,35 €/j	65 %

Autres

Quatre médicaments de l'épilepsie sont autorisés dans la prévention des dépressions des troubles bipolaires, mais sont à exclure (voir plus bas l'affaire du Neurontin).
Cf. Épilepsie

Molécule	Spécialité	Laboratoire	AMM	Efficacité	Risque	Prix/jour	Taux de rembour-sement
Gabapentine	**Neurontin**	Pfizer	94				
Prégabaline	**Lyrica**	Pfizer	04				
Topiramate	**Epitomax**	Janssen-Cilag					
Lamotrigine	**Lamictal**	GSK					

Ces médicaments antiépileptiques ne sont démontrés actifs ni dans le traitement des psychoses ni dans celui des états dépressifs, bien qu'ils y soient utilisés sous la pression des laboratoires et de quelques psychiatres. Ils n'ont pourtant là aucune utilité supérieure aux placebos, ni dans les dépressions mineures ni dans celles des troubles bipolaires (*The Lancet*, 8/10/2011). Aux États-Unis, pour avoir promu les indications « dépressions, troubles bipolaires, migraines, stress et jambes sans repos » pour le Neurontin et multiplié son chiffre d'affaires par 10, Pfizer a été poursuivi, et a plaidé coupable et payé une amende de 430 millions de dollars en 2004. Rien de tel en France, où l'indication « prévention des épisodes dépressifs de manie » a été maintenue...

---

1. Traitement majeur des névralgies du nerf trijumeau.
2. Aussi antiépileptique.

PSYCHIATRIE

Dépressions[1]

Dépenses 2010 de la CNAM : **570** millions d'euros (2,7 %)

(voir note « Antidépresseurs »)
Tous agissent pour renforcer la neurotransmission sérotoninergique et/ou noradrénergique.

IMAO

(inhibiteurs de la dégradation des monoamines par la monoamine
oxydase réservés aux dépressions majeures)[2] (presque tous *per os*)

Molécule	Spécialité	Laboratoire	AMM	Efficacité	Risque	Prix/ jour	Taux de rembour- sement
☒ Iproniazide	**Marsilid**	Genopharm	59	E4 ★	R4 majeur	6 €/j	65 %
☒ Moclobémide	**Moclamine**	Biocodex	90	E4 ★	R4 majeur	0,9 €/j	65 %
☒ Sélégiline	**Déprényl**	HRA Pharma	87	E4 ★	R4 majeur	1 €/j	65 %
	Otrasel (Parkinson avec L-DOPA)	Cephalon	00	E4 ★	R4 majeur	1,2 €/j	65 %

---

1. Dépressions simples et majeures ; dépressions isolées ou associées à des psychoses (manies, troubles bipolaires...). Le diagnostic de dépression recouvre tant
d'états différents en termes de cause, souvent non identifiable, de gravité, d'association à d'autres syndromes psychiatriques et de risques, clairement quoique
faiblement accrus, de suicides, d'idées suicidaires, d'agressivité parfois meurtrière,
d'inversion des effets recherchés (délires, épisodes maniaques, crises d'angoisse
paroxystique) qu'un suivi psychiatrique devrait être systématique. Les médecins
généralistes ne devraient pouvoir prescrire que sous un tel contrôle, qu'ils devraient
eux-mêmes solliciter.
2. 2 hexacycles réunis par un heptacycle. Déconseillés.

803

Tricycliques

(inhibiteurs mixtes de la recapture de sérotonine et noradrénaline et de la dopamine, réservés aux dépressions majeures)[1] (0,7 €/j)

Molécule	Spécialité	Laboratoire	AMM	Efficacité	Risque	Prix/jour	Taux de remboursement
⊠ Imipramine	**Tofranil**	CSP	58	E4 ★	R3 important	0,25 €/j	65 %
⊠ Trimipramine	**Surmontil** (per os)	Sanofi	60	E4 ★	R3 important	0,7 €/j	65 %
Amitriptyline	**Elavil** (per os)	Gerda	63	E4 ★	R3 important	0,3 €/j	65 %
	✪ **Laroxyl** (per os, IV)	Roche	63	E4 ★	R3 important	0,45 €/j	65 %
Clomipramine	**Anafranil** (per os, IV)	Sigma-Tau	71	E4 ★	R3 important	0,35 €/j	65 %
⊠ Maprotiline	**Ludiomil** (per os)	CSP	73	E4 ★	R3 important	0,5 €/j	65 %
⊠ Amoxapine	**Défanyl** (per os)	Esaï	79	E4 ★	R3 important	1,1 €/j	65 %
⊠ Dosulépine	**Prothiaden** (per os)	Teofarma	81	E4 ★	R3 important	0,4 €/j	65 %
⊠ Doxépine	**Quitaxon** (per os, IV)	Nepalm	88	E4 ★	R3 important	0,6 €/j	65 %
⊠ Milnacipran	**Ixel** (per os)	Pierre Fabre	96	E4 ★	R3 important	1 €/j	65 %
Venlafaxine (risque d'HTA)	**Effexor** (per os)	Wyeth	98	E4 ★	R3 important	0,7 €/j	65 %
Duloxétine	**Cymbalta** (per os)	Lilly	04	E4 ★	R3 important	1,4 €/j	65 %

Sérotoninergiques ou inhibiteurs sélectifs de la recapture de la sérotonine (ISRS) (per os) (1,3 €/j)

Leur efficacité est modeste, égale à celle des tricycliques (?), mais leurs effets secondaires seraient moindres (voir note « Antidépresseurs »). Leur prix est 2 fois supérieur...

Dépenses 2010 de la CNAM : **520** millions d'euros (2,5 %)

---

1. 2 hexacycles réunis par un heptacycle. Déconseillés.

PSYCHIATRIE

Molécule	Spécialité	Laboratoire	AMM	Efficacité	Risque	Prix/ jour	Taux de rembour- sement
Fluoxétine	♻ Prozac	Lilly	88	E4 ★	R3 important	0,45 €/j	65 %
Paroxétine	Deroxat	GSK	92	E4 ★	R3 important	1,15 €/j	65 %
	🗐 Divarius	Chiesi	02	E4 ★	R3 important	1,22 €/j	65 %
Sertraline	Zoloft	Pfizer	96	E4 ★	R3 important	1,6 €/j	65 %
Citalopram	🗐 Seropram	Lundbeck	98	E4 ★	R3 important	1,7 €/j	65 %
Escitalopram	Seroplex	Lundbeck	02	E4 ★	R3 important	1,1 €/j	65 %
☒ Fluvoxamine	Floxyfral	Solvay	84	E4 ★	R3 important	0,66 €/j	65 %

Antagonistes des récepteurs cérébraux de l'histamine (HST1), des adrénergiques α-1 et des récepteurs STR2 A et C et 3 de la sérotonine[1] (per os)

Molécule	Spécialité	Laboratoire	AMM	Efficacité	Risque	Prix/ jour	Taux de rembour- sement
☒ Miansérine	Athymil	Schering-Plough	78	E4 ★	R3 important	1 €/j	65 %
Mirtazapine	Norset	Schering-Plough	97	E4 ★	R3 important	0,8 €/j	65 %
☒ Carpipramine	Prazinil	Pierre Fabre	76	E4 ★	R3 important	1,2 €/j	35 %

---

1. Il y a au moins 14 récepteurs de la sérotonine, répartis dans toutes les régions du cerveau (noyaux gris, hippocampe, etc.) et dans tous les tissus, en particulier digestifs et dans les plaquettes, tous structurellement très différents – G-protéines, canaux ioniques, etc. – et agissant sur des circuits intracellulaires et des fonctions très différents.

Pr Philippe **EVEN** – Pr Bernard **DEBRÉ**　　　GUIDE DES 4000 MÉDICAMENTS

Benzodiazépines

Voir Hypnotiques.

Beaucoup de « dépressions légères » sont traitées par les benzo-diazépines utilisées aussi comme antidépresseurs, comme anxiolytiques (voir ci-dessous) et comme hypnotiques.

Divers (per os)

Molécule	Spécialité	Laboratoire	AMM	Efficacité	Risque	Prix/ jour	Taux de rembour- sement
☒ Sulbutiamine[1]	**Arcalion**	Servier	95	E5 0	R1 mineur		NR
☒ Tianeptine[2]	**Stablon**	Ardix-Servier	87	E4 ★	R3 important	1,35 €/j	65 %

Anxiolytiques[3]
(et sevrages)

Dépenses 2010 de la CNAM : **260** millions d'euros (1,2 %)

Tricycliques

(Cf. Antidépresseurs)

À peu près abandonnés.

Benzodiazépines

(Cf. Hypnotiques et II §5)

---

1. Dépressions mineures.
2. Dépressions majeures. Risque de dépendance.
3. L'anxiété est encore plus mal définie que la dépression – en admettant qu'elle s'en distingue (?) autrement qu'au niveau des mots. L'industrie a fait fleurir les variétés qui lui rapportent beaucoup : anxiété généralisée ou anxiétés spéci-fiques (phobie sociale, poststress, etc.) et anxiétés isolées ou associées aux TOC, à la panique, etc. Sans fin.

PSYCHIATRIE

Antagoniste des récepteurs de l'histamine (HST1-R)

Molécule	Spécialité	Laboratoire	AMM	Efficacité	Risque	Prix/ jour	Taux de rembour- sement
☒ Hydroxyzine	**Atarax** (per os, IV)	UCB Pharma	55	E4 ★	R3 important	0,78 €/j	65 %

Antagoniste/agoniste des récepteurs de la sérotonine

Molécule	Spécialité	Laboratoire	AMM	Efficacité	Risque	Prix/ jour	Taux de rembour- sement
Buspirone	**Buspar** (per os)	BMS	86	E4 ★	R2 modéré	0,6 €/j	65 %

Autres

Molécule	Spécialité	Laboratoire	AMM	Efficacité	Risque	Prix/ jour	Taux de rembour- sement
Méprobamate (retiré 2011)	☒ **Equanil**	Sanofi	54	E4 ★	R3 important		35 %
	☒ **Kaologeais**	Erempharma	77	E4 ★	R2 modéré		NR
	☒ **Précyclan** (syndrome prémens- truel. Cf. Gynécologie)	Lisapharm	65	E4 ★	R3 important		NR
☒ Captodiamine	**Covatine**	Bailly-Creat	74	E5 0	R1 mineur		NR
☒ Étifoxine	**Stresam**	Biocodex	79	E5 0	R1 mineur	0,35 €/j	35 %

Pr Philippe **EVEN** – Pr Bernard **DEBRÉ**

Insomnie – Hypnotiques[1]

Barbituriques

(Cf. Épilepsie)

Abandonnés comme hypnotiques.

Méprobamate

Enfin retiré du marché en 2011.

Benzodiazépines

(prix moyen : 0,25 €/j) (agonistes des GABA-R) (per os, sauf indication particulière)

Utilisées aussi comme anxiolytiques et antidépresseurs légers, et dans les psychoses comme adjuvant. Marché mondial de 20 milliards de dollars. Consommées en France 2 à 3 fois plus que partout ailleurs (souvent comme antidépresseur léger), avec 20 millions de prescriptions et 120 millions de boîtes vendues par an, soit en moyenne 100-300 comprimés/an pour les Français les consommant. Les plus prescrits : Stilnox (22 % des prescriptions), Lexomil (20 %), Temesta et Xanax (14 %), Seresta, Myolastan et Tranxène (7 %). Le Valium, à une époque le plus vendu de tous les médicaments dans le monde, ne représente plus que 2 % des ventes, et Nordaz et Mogadon, moins de 2 %. **Les effets secondaires déclarés, dont la fréquence n'est jamais précisée, sont, au mot près, les mêmes pour tous** (du Valium, 1964, au Rohypnol, 1992 : céphalées, amnésie rétrograde, irritabilité, agressivité, agitation, confusion, somnolence, ataxie, hypertonie, diplopie, vertiges, insomnie, cauchemars, perte de libido ou l'inverse, « éruptions » (?), hypotension, hépatites biologiques).

---

1. Il est nécessaire de caractériser l'insomnie selon la durée – quelques jours, semaines ou mois –, associée ou non à une maladie psychiatrique, à une dépression, à une anxiété, à une autre maladie, aussi selon l'âge, l'activité, la réalité (patients croyant ne pas dormir), etc., facteurs déterminants pour le choix des molécules, les doses, les horaires, la durée d'action.

PSYCHIATRIE

Ils comportent tous un risque de DÉPENDANCE rendant difficile leur arrêt brutal.

Molécule	Spécialité	Laboratoire	AMM	Efficacité	Risque	Prix/ jour	Taux de rembour-sement
Diazépam	**Valium** (per os, IV)	Roche	64	E3 ★★	R2 modéré	0,7 €/j	35 %
Clonazépam	🗇 **Rivotril** (per os, IV)	Roche	70	E3 ★★	R2 modéré	0,15 €/j	65 %
Lorazépam	🗇 **Temesta**	Biodim	72	E3 ★★	R2 modéré	0,22 €/j	65 %
Nitrazépam	🗇 **Mogadon**	Meda Pharma	74	E3 ★★	R2 modéré	0,08 €/j	35 %
Clorazépate	🗇 **Tranxène** (per os, IV)	Sanofi	75	E3 ★★	R2 modéré	0,3 €/j	65 %
Prazépam	🗇 **Lysanxia**	Sigma-Tau	75	E3 ★★	R2 modéré	0,35 €/j	65 %
Bromazépam	✪ **Lexomil**	Roche	79	E3 ★★	R2 modéré	0,09 €/j	65 %
Nordazépam	**Nordaz**	Bouchara	84	E3 ★★	R2 modéré	0,11 €/j	65 %
Oxazépam	**Seresta**	Biodim	86	E3 ★★	R2 modéré	0,24 €/j	65 %
Flunitrazépam	**Rohypnol**	Roche	92	E3 ★★	R2 modéré	0,12 €/j	65 %
Chlordiazépoxide	🗇 **Librax** = **Librium**	Meda Pharma	74	E3 ★★	R2 modéré		NR
Clobazam	🗇 **Urbanyl**	Sanofi	74	E3 ★★	R2 modéré	0,7 €/j	NR
Alprazolam	🗇 **Xanax**	Pfizer	82	E3 ★★	R2 modéré	0,2 €/j	65 %
Estazolam	🗇 **Nuctalon**	Takeda	77	E3 ★★	R2 modéré	0,12 €/j	65 %
Midazolam	🗇 **Hypnovel**	Roche	86	E3 ★★	R2 modéré		Hôp. NR
	Versed	Roche	98	E3 ★★	R2 modéré		NR
Loprazolam	🗇 **Havlane**	Sanofi	81	E3 ★★	R2 modéré	0,16 €/j	65 %
Zolpidem	✪ **Stilnox**	Sanofi	95	E3 ★★	R2 modéré	0,26 €/j	65 %
Zopiclone	🗇 **Imovane**	Sanofi	84	E3 ★★	R2 modéré	0,32 €/j	65 %

Pr Philippe **EVEN** – Pr Bernard **DEBRÉ**

Antihistaminiques H1 et soupes antihistaminiques
(per os, cp. ou sirops, sauf indication)

Molécule	Spécialité	Laboratoire	AMM	Efficacité	Risque	Prix/jour	Taux de rembour-sement
☒ Prométhazine	**Phénergan** (per os, IV)	UCB Pharma	47	E3 ★★	R3 important		NR
☒ Alimémazine	**Théralène**	UCB Pharma	59	E3 ★★	R3 important		35 % cp. et NR sirop
☒ Niaprazine	**Nopron** (sirop)	Genopharm	76	E3 ★★	R3 important		NR
☒ Doxylamine	**Donormyl**	Upsa	87	E3 ★★	R3 important		NR
☒ Acéprométazine + Méprobamate : retiré en 2011	**Mépronizine**	Sanofi	63	E3 ★★	R3 important		35 %
☒ Acépromazine + Acéprométazine + Clorazépate : retiré en 2011	**Noctran**	Menarini	73	E3 ★★	R3 important		35 %

(Les deux plus toxiques étaient les seuls remboursés, mais sont retirés en 2011 pour leurs effets dangereux.)

Autres hypnotiques

Molécule	Spécialité	Laboratoire	AMM	Efficacité	Risque	Prix/jour	Taux de rembour-sement
Mélatonine (remboursé à concurrence de 500 €/an dans certaines maladies neurologiques rares de l'enfant, malgré « un faible niveau de preuve »)	**Circadin** (per os)	Lundbeck	01	E5 0	R1 mineur		NR

PSYCHIATRIE

Antibenzodiazépines

(réversion des surdosages graves)

Molécule	Spécialité	Laboratoire	AMM	Efficacité	Risque	Prix/jour	Taux de remboursement
Flumazénil (bloque la liaison GABA/GABA-R)	**Anexate** (IV)	Roche	91	E3 ★★	R1 mineur		Hôp.

Dépendance et addictions[1]

Désintoxication alcoolique (per os)

Molécule	Spécialité	Laboratoire	AMM	Efficacité	Risque	Prix/jour	Taux de remboursement
Acamprosate (inhibiteur des NMDA-glutamate-récepteurs cérébraux)	**Aotal**	Merck Serono	87	E4 ★	R1 mineur	1,3 €/j	65 %
Disulfirame (Antabus) (inhibe le métabolisme de l'alcool avec accumulation d'acétaldéhyde, source de bouffées vasomotrices très déplaisantes et dissuasives)	**Esperal**	Sanofi	64	E4 ★	R2 modéré	0,12 €/j	65 %
Naltrexone	✪ **Naltrexone**	Mylan	05	E4 ★	R2 modéré	1,1 €/j	65 %
	⬆ **Revia**	BMS	96	E4 ★	R2 modéré	1,5 €/j	65 %
Baclofène (per os, IV)[2] (> 150 mg/j)	✪ **Liorésal** (per os, IV)	Novartis	72	E3 ★★	R1 mineur	2,0 €/j	35 %

---

1. À l'exclusion des dépendances médicamenteuses : benzodiazépines, barbituriques, opiacés thérapeutiques. Par ailleurs, les dépendances à l'égard de la cocaïne, des amphétamines et du cannabis ne relèvent pas de traitements médicamenteux, pas plus que les hallucinogènes ou agents psychédéliques : LSD, ecstasy, kétamine, gamma-aminobutyrate, etc.

2. Voir note complémentaire « L'histoire du baclofène dans le sevrage alcoolique ».

Désintoxication opiacée (per os)

Visant à éviter le syndrome de sevrage, agitation, hyperalgésie, hyperthermie, HTA, diarrhée, mydriase, libération de cytokine, hormones surrénales et pituitaires, anxiété, dépression, qui conduisent à reprendre l'usage des drogues (addiction). Toutes les molécules suivantes sont, comme le fentanyl, la morphine, l'héroïne, les encéphalines et les endorphines, des agonistes des récepteurs µ, δ, κ des opioïdes.

Molécule	Spécialité	Laboratoire	AMM	Efficacité	Risque	Prix/ jour	Taux de rembour- sement
Naltrexone (même molécule, même dosage que V1)	Nalorex	Schering-Plough	81	E3 ★★	R2 modéré	1,1 €/j	65 %
Buprénorphine[1]	⬜ Buprénorphine Mylan	Mylan	06	E3 ★★	R1 mineur	2,9 €/j	65 %
	✪ Subutex	Schering-Plough	95	E3 ★★	R1 mineur	1,5 €/j	65 %
Méthadone	✪ Méthadone AP-HP	Bouchara	95	E3 ★★	R2 modéré	1,5 €/j	65 %

Désintoxication tabagique

Molécule	Spécialité	Laboratoire	AMM	Efficacité	Risque	Prix/ jour	Taux de rembour- sement
Nicotine[2] (per os : cp, gommes, patch, inhal.)	⬜ Nicorette	McNeil	98	E4 ★	R1 mineur		PR1[2]
	⬜ Nicotinell	Novartis	03	E4 ★	R1 mineur		PR1[2]
	⬜ NiQuitin	GSK	01	E4 ★	R1 mineur		PR1[2]
	Nicopass	Pierre fabre	01	E4 ★	R1 mineur		PR1[2] médica- menteux
	Nicopatch	Pierre Fabre	08	E4 ★	R1 mineur		PR1[2]

---

1. Agoniste/antagoniste des récepteurs aux opiacés. Indiquée aussi comme antalgique, mais à dose 5-10 fois inférieure avec Temgésic (per os et IV) – Schering-Plough – 87.

2. Remboursée jusqu'à 50 €/an.

PSYCHIATRIE

☒ Bupropion ou Amfébutamone[1]	**Zyban**	GSK	01	E4 ★	R3 important		PR1[2]
☒ Varénicline	**Champix**	Pfizer	06	E4 ★	R3 important		PR1[2]
Nicotinamide	**Nicoprive**	DB Pharma	72	E5 0	R1 mineur		PR1[2]
Noix vomique, tabacum (homéopathie)	**Tabapass**	Ferrier	08	E5 0	R0 nul		NR

Addiction sexuelle masculine

Molécule	Spécialité	Laboratoire	AMM	Efficacité	Risque	Prix/ jour	Taux de rembour- sement
Cyprotérone	**Androcur**	Cf. Urologie					

---

1. Le bupropion est un antidépresseur déguisé, inhibiteur de la recapture synaptique de la noradrénaline, avec les mêmes complications de suicides et idées suicidaires, convulsions, dyspnées, tachycardies et (très rares) pancréatites aiguës, qui devraient avoir conduit au refus d'AMM ou à son retrait.

La varénicline (300 000 prescriptions par an) est un agoniste faible des récepteurs nicotiniques α4-β2 de l'acétylcholine ; elle y bloque la liaison de la nicotine et la libération de dopamine qui s'ensuit. Ici encore, suicides, idées suicidaires, dépressions, nausées, insomnies, rêves, prise de poids (moins de 5 kg, mais, dans 10 % des cas, plus de 13 kg), ischémies myocardiques et troubles du rythme 1,5 fois plus fréquents qu'avec les placebos.

Les résultats de ces 2 produits sont modestes et pas supérieurs à ceux de la nicotine. Compte tenu des effets secondaires plus marqués, ils sont à dérembourser avec demande de retrait du marché à Bruxelles.

2. Remboursée jusqu'à 50 €/an.

Pr Philippe **EVEN** – Pr Bernard **DEBRÉ**

Psychostimulants

Amphétaminiques
(hyperactivité de l'enfant avec troubles de l'attention après 6 ans)

Molécule	Spécialité	Laboratoire	AMM	Efficacité	Risque	Prix/ jour	Taux de rembour- sement
☒ Méthyl- phénidate[1]	**Ritaline**	Novartis	95	E4 ★	R3 important	0,8 €/j	65 %
	Concerta	Janssen- Cilag	03	E4 ★	R3 important	1,5 €/j	65 %

Activateurs α-1 adrénergiques postsynaptiques centraux

Molécule	Spécialité	Laboratoire	AMM	Efficacité	Risque	Prix/ jour	Taux de rembour- sement
Modafinil (narcolepsie, hypersomnie)	**Modiodal** (per os)	Cephalon	92	E4 ★	R2 modéré	9,5 €/j	65 %
Adrafinil (troubles de la vigilance et de l'attention)	**Olmifon** (per os)	Cephalon	96	E4 ★	R2 modéré	0,35 €/j	65 %

---

1. Amphétaminique par ses effets physiologiques, mais chimiquement pas une amphétamine (voir note « Sympathique »). À retirer du marché : prescriptions trop larges, efficacité médiocre, diminution de l'appétit et retard de croissance (1,5 cm/ an et 2-3 kg, en général réversible), mais pas de complications cardio-vasculaires sérieuses, contrairement à ce qui est souvent dit (*New England Journal of Medicine*, 26/11/2011). On n'éduque pas les enfants avec des comprimés.

PSYCHIATRIE

Sédatifs doux (NR)
(préférer les tisanes, mais ils ne font pas tous mal)

⊠ Oligothérapies (per os)

(Cf. Nutrition)

- Granions
- Oligosols
- Oligostims

de lithium, magnésium, manganèse, phosphore, cobalt, etc.

Homéopathie (per os) – NR

Molécule	Spécialité	Laboratoire	AMM	Efficacité	Risque	Prix/jour	Taux de rembour-sement
⊠ Anacardium, argentum, gelsemium	Anxietum	Arkopharma	OO	E5 O	RO nul		
⊠ Plomb, magnésie, potassium	Biomag	Lehning	66	E5 O	RO nul		
⊠ Valériane, passiflore, crataegus = aubépine	Calmodren	Sevene	08	E5 O	RO nul		
⊠ Valériane, foetidus, etc.	L.72	Lehning	66	E5 O	RO nul	5 €/ flacon	
⊠ Passiflore, camomille, hyoscyamus	Quiétude	Boiron	OO	E5 O	RO nul		
⊠ Aconit, belladone, etc.	Sédatif PC	Boiron	55	E5 O	RO nul		
⊠ Stramoine, valériane, coffea	Somnidoron	Weleda	05	E5 O	RO nul	8 €/ flacon	

Pr Philippe **EVEN** – Pr Bernard **DEBRÉ**　　　GUIDE DES 4000 MÉDICAMENTS

⊠ Phytothérapie (per os) – NR

Molécule	Spécialité	Laboratoire	AMM	Efficacité	Risque	Prix/ jour	Taux de rembour- sement
	Antinerveux Lesourd (mélilot)	Lesourd	44	E5 O	R0 nul		
	Arkogélules Aubéline	Arkopharma	38	E5 O	R0 nul		
	Arkogélules Passiflore	Arkopharma	97	E5 O	R0 nul		
	Cardiocalm (aubépine)	Pharmastra	65	E5 O	R0 nul		
	Cimipax (cimifuga)	Iprad	97	E5 O	R0 nul		
	Euphytose (valériane, passiflore, aubépine)	Bayer	98	E5 O	R0 nul		
	Panxeol (passiflore, etc.)	Monin-Chanteaud	95	E5 O	R0 nul		
	Passiflorine (passiflore, aubépine)	Jolly-Jatel	68	E5 O	R0 nul		
	Passinévryl (passiflore, aubépine)	Clément	57	E5 O	R0 nul		
	Plenesia (passiflore, etc.)	Merck-Mediflor	05	E5 O	R0 nul		
	Spasmine (aubépine, valériane)	Jolly-Jatel	97	E5 O	R0 nul		
	Sympathyl (aubépine, magnésium)	Innotech	99	E5 O	R0 nul		
	Sympavagol (passiflore, aubépine)	Novartis	90	E5 O	R0 nul		
	Tranquital (valériane, aubépine)	Novartis	96	E5 O	R0 nul		
	Vagostabyl (aubépine, mélisse)	Leurquin	93	E5 O	R0 nul		

OPHTALMOLOGIE

DÉPENSES DE LA CNAM 2010 : **360** MILLIONS D'EUROS (3 %)

88 molécules (M)
139 spécialités (S)
S/M = **1,6**

Exigence de retrait immédiat de spécialités :   **1**   (0,7 %)
Propositions de retrait ou de déremboursement de spécialités pour
risque excessif et/ou inefficacité :   **26**   (19 %)
Propositions de retrait ou de déremboursement de spécialités pour
redondance excessive :   **26**   (19 %)
✪ Spécialités jugées indispensables :   **12**   (8,5 %)

Remboursements
65 %: 51 %
35 %: 21 %
Hôp.: 4 %
NR: 24 %

Pr Philippe **EVEN** – Pr Bernard **DEBRÉ**

Glaucome [1]

Collyres réducteurs de la tension oculaire [2]

Analogues des prostaglandines F2α
(traitement de 1re ligne le plus efficace)

Molécule	Spécialité	Laboratoire	AMM	Efficacité	Risque	Prix/ jour	Taux de rembour- sement
✪ Bimatoprost	**Lumigan**	Allergan	02	E2 ★★★	R1 mineur	16 €/ 10 ml	65 %

Bêtabloquants
(traitement de 2e ligne)
(voir note « Sympathique et parasympathique »)

Molécule	Spécialité	Laboratoire	AMM	Efficacité	Risque	Prix/ jour	Taux de rembour- sement
✪ Timolol (β1- et β2-bloquants)	🗍 **Timoptol et Timoptol LP**	MSD	78	E3 ★★	R1 mineur	15 €/ 10 ml	65 %
	🗍 **Geltim LP** (unidoses)	Théa	06	E3 ★★	R1 mineur		65 %
	🗍 **Nyogel LP**	Novartis	00	E3 ★★	R1 mineur	11 €/ 10 ml	65 %
	🗍 **Ophtim** (unidoses)	Théa	92	E3 ★★	R1 mineur		65 %
	🗍 **Timabak**	Théa	96	E3 ★★	R1 mineur	17 €/ 10 ml	65 %
	Timolol Alcon	Alcon	96	E3 ★★	R1 mineur	11 €/ 10 ml	65 %
Cartéolol (β1- et β2-bloquants)	🗍 **Cartéol**	Chauvin	85	E3 ★★	R1 mineur	14 €/ 10 ml	65 %
	Carteabak	Théa	02	E3 ★★	R1 mineur	16 €/ 10 ml	65 %
Bétaxolol (β1-bloquant, moins actif que les β1 et 2)	**Bétoptic**	Alcon	86	E3 ★★	R1 mineur	17 €/ 10 ml	65 %

---

1. 2e cause de cécité par atrophie du nerf optique. Environ 400 000 patients et 15 000 aveugles. Mécanisme complexe où interviennent, mais pas seulement, la tension artérielle intraoculaire > 20 et surtout 30 mmHg. Les traitements visent à l'abaisser en réduisant l'entrée de fluide dans l'humeur aqueuse de l'œil et à en faciliter la sortie. Les traitements abaissant la TA oculaire ralentissent les progrès de la maladie de 10 à 30 % sans la guérir. Les traitements de 1re ligne sont les analogues des prostaglandines PGF2α.

2. Prix pour 10 ml, les flacons commerciaux étant de 2,5 à 3 ml.

OPHTALMOLOGIE

Adrénergiques α-2

(traitement de 3e ligne)
(voir note « Sympathique »)

Molécule	Spécialité	Laboratoire	AMM	Efficacité	Risque	Prix/ jour	Taux de rembour- sement
Apraclonidine	Iopidine	Alcon	96	E4 ★	R1 mineur	30 €/ 10 ml	65 %
Brimonidine	Alphagan	Allergan	97	E4 ★	R1 mineur	30 €/ 10 ml	65 %

Inhibiteurs de l'anhydrase carbonique (IAC)

(traitement de 3e ligne)

Molécule	Spécialité	Laboratoire	AMM	Efficacité	Risque	Prix/ jour	Taux de rembour- sement
Brinzolamide	Azopt	Alcon	00	E4 ★	R1 mineur	29 €/ 10 ml	65 %
Dorzolamide	Trusopt	MSD	95	E4 ★	R1 mineur	28 €/ 10 ml	65 %

Parasympatholytiques

(traitement ancien de 4e ligne)

Molécule	Spécialité	Laboratoire	AMM	Efficacité	Risque	Prix/ jour	Taux de rembour- sement
Pilocarpine	Isopto- Pilocarpine	Alcon	76	E4 ★	R1 mineur	2 €/ 10 ml	65 %
	Pilo	Chauvin	98	E4 ★	R1 mineur	5,50 €/ 10 ml	65 %

Associations bêtabloquants + autre

Molécule	Spécialité	Laboratoire	AMM	Efficacité	Risque	Prix/ jour	Taux de rembour- sement
Timolol + Bimatoprost	Ganfort	Allergan	06	E2 ★★★	R1 mineur	80 €/ 10 ml	65 %
Timolol + Travoprost	Duotrav	Alcon	06	E2 ★★★	R1 mineur	92 €/ 10 ml	65 %
Timolol + Latanoprost	Xalacom	Pfizer	01	E2 ★★★	R1 mineur	85 €/ 10 ml	65 %

Timolol + Brinzolamide	**Azarga**	Alcon	08	E2 ★★★	R1 mineur	38 €/ 10 ml	65%
Timolol + Dorzolamide (IAC)	**Cosopt**	MSD	98	E2 ★★★	R1 mineur	38 €/ 10 ml	65%
Timolol + Brimonidine (α2-adrénergique)	**Combigan**	Allergan	06	E2 ★★★	R1 mineur	37 €/ 10 ml	65%
Timolol + Pilocarpine (parasympatho-mimétique)	**Piloblog**	Théa	96	E2 ★★★	R1 mineur	20 €/ 10 ml	65%

Per os

(quand les collyres ont échoué, avant laser ou chirurgie)

Inhibiteur de l'anhydrase carbonique

Molécule	Spécialité	Laboratoire	AMM	Efficacité	Risque	Prix/ jour	Taux de rembour-sement
Acétazolamide	**Diamox**	Sanofi	68	E3 ★★	R2 modéré	0,5 €/j	65%

Dégénérescences maculaires (forme humide avec néovaisseaux)

(injection intravitréenne)

Dépenses CNAM 2010: **250** millions d'euros (1,1%)

Perfusion intraveineuse puis laser

Molécule	Spécialité	Laboratoire	AMM	Efficacité	Risque	Prix/ jour	Taux de rembour-sement
Vertéporfine (molécule photosen-sibilisante dérivée des porphyrines et active sous laser rouge)	✪ **Visudyne**	Novartis	00	E3 ★★	R2 modéré	1200 €/ perfusion	100%

OPHTALMOLOGIE

Injections intravitréennes (toutes les 3-4 semaines)

Molécule de synthèse

Molécule	Spécialité	Laboratoire	AMM	Efficacité	Risque	Prix/jour	Taux de rembour-sement
Pégaptanib (aptamer ADN anti-VEGF)	Macugen (I. ocul.)	Pfizer	05	E3 ★★	R3 important[1]	720 €/ seringue	100%

Anticorps monoclonaux anti-VEGF humanisés

(voir note « Avastin »)

Molécule	Spécialité	Laboratoire	AMM	Efficacité	Risque	Prix/jour	Taux de rembour-sement
Ranibizumab (I. ocul.)[2]	Lucentis	Novartis	06	E3 ★★	R3 important[1]	1100 €/ flacon à usage unique	100%
Bévacizumab (I. ocul.)[3]	✪ Avastin	Roche	04	E3 ★★	R3 important[1]	30 €/ injection	NR

---

1. Risques médicamenteux et risques de toute injection intravitréenne.

2. Fragment actif du bévacizumab ayant exactement les mêmes effets : les deux formes ont été inventées par la même société qui a vendu l'un pour l'ophtalmologie et l'autre pour le cancer. Noter que le flacon à usage unique à 1 100 € contient 2,3 mg d'anticorps, alors que la dose recommandée est 4 fois inférieure, ce qui fait payer 1 100 € pour une injection de 275 €... Le reste est théoriquement inutilisable puisque les injections sont mensuelles (voir note « Avastin »).

3. En principe réservé par l'AMM au seul traitement des cancers, mais largement utilisé en ophtalmologie hospitalière à cause de son prix, 7 à 28 fois inférieur au Lucentis. NR (en principe) dans cette indication !

Cataracte

Molécule	Spécialité	Laboratoire	AMM	Efficacité	Risque	Prix/ jour	Taux de rembour-sement
☒ Inosine	**Catacol**	Alcon	74	E5 0	R1 mineur		NR
☒ Pyridoxine + Ac. aminés	**Catarstat**	Chauvin	75	E5 0	R1 mineur		NR
☒ Méthyl-silanetriol	**Dulciphak**	Allergan	78	E5 0	R1 mineur		NR

Troubles de la motricité oculaire et palpébrale

Molécule	Spécialité	Laboratoire	AMM	Efficacité	Risque	Prix/ jour	Taux de rembour-sement
Toxine botulique (inj. locale)[1]	✪ **Botox**	Allergan	00	E3 ★★	R3 important		Hôp.
	Dysport	Ipsen	93	E3 ★★	R3 important		Hôp.

Collyres antiallergiques
(flacons de 10 ml)

Acide N-acétylaspartylglutamique[2]

Molécule	Spécialité	Laboratoire	AMM	Efficacité	Risque	Prix/ jour	Taux de rembour-sement
	Naaxia	Théa	83	E4 ★	R1 mineur	6 €/ flacon	35 %
	Naabak	Théa	92	E4 ★	R1 mineur	7 €/ flacon	35 %

---

1. Bloque la libération d'acétylcholine aux jonctions neuromusculaires entraî-nant paralysie et dégénérescence nerveuse (voir Dermatologie).
2. Inhiberait la dégranulation des mastocytes et la synthèse des leucotriènes.

OPHTALMOLOGIE

Antihistaminiques H1

Molécule	Spécialité	Laboratoire	AMM	Efficacité	Risque	Prix/ jour	Taux de rembour- sement
Azélastine	🗍 **Allergodil**	Meda Pharma	98	E4 ★	R1 mineur	6 €/ flacon	35%
Épinastine	**Purivist**	Allergan	03	E4 ★	R1 mineur	6,9 €/ flacon	35%
Kétotifène	**Zaditen**	Novartis	01	E4 ★	R1 mineur		NR
Lévocabastine	🗍 **Lévophta**	Chauvin	98	E4 ★	R1 mineur	7,6 €/ flacon	35%
Olopatadine	**Opatanol**	Alcon	02	E4 ★	R1 mineur	7,2 €/ flacon	35%

Cromones

Molécule	Spécialité	Laboratoire	AMM	Efficacité	Risque	Prix/ jour	Taux de rembour- sement
⊠ Cromoglycate	**Allergocomod**	Horus Pharma	98	E5 0	R1 mineur	7,5 €/ flacon	35%
	Cromabak	Théa	96	E5 0	R1 mineur	7,8 €/ flacon	35%
	Cromadoses (unidoses)	Théa	98	E5 0	R1 mineur		35%
	Cromedil	Europhta	93	E5 0	R1 mineur	7 €/ 10 ml	35%
	Cromoptic	Chauvin	98	E5 0	R1 mineur	7,2 €/ 10 ml	35%
	Multicrom	Menarini	96	E5 0	R1 mineur	7,3 €/ 10 ml	35%
	Ophtacalm	Chauvin	98	E5 0	R1 mineur		NR
	Opticron	Cooper	83	E5 0	R1 mineur	8,1 €/ 10 ml	35%
	Tilavist	Sanofi	93	E5 0	R1 mineur	7,4 €/ 10 ml	35%

Pr Philippe **EVEN** – Pr Bernard **DEBRÉ**

⊠ Lodoxamide[1]

Molécule	Spécialité	Laboratoire	AMM	Efficacité	Risque	Prix/ jour	Taux de rembour- sement
	Almide	Alcon	90	E5 O	R1 mineur	8,6 €/ flacon	35 %

Antibactériens locaux

(collyres, pommades, gels)

Molécule	Spécialité	Laboratoire	AMM	Efficacité	Risque	Prix/ jour	Taux de rembour- sement
Acide fusidique	**Fucithalmic** (gel)	Léo	89	E3 ★★	R1 mineur		65 %
Gentamicine	**Gentalline** (collyre)	Schering-Plough	81	E3 ★★	R1 mineur		NR
Tobramycine	✪ **Tobrex** (collyre, pom.)	Alcon	85	E3 ★★	R1 mineur	6,3 €/ 10 ml	65 %
Azithromycine	**Azyter** (collyre unidose)	Théa	07	E3 ★★	R1 mineur		65 %
Chlortétracycline	**Auréomycine Evans** (pom.)	UCB Pharma	92	E3 ★★	R1 mineur		NR
Ciprofloxacine	✪ **Ciloxan** (collyre et pom.)	Alcon	94	E3 ★★	R1 mineur	11 €/ 10 ml	65 %
Norfloxacine	**Chibroxine** (collyre)	Théa	88	E3 ★★	R1 mineur	7,4 €/ 10 ml	65 %
Ofloxacine	**Exocine** (collyre)	Allergan	89	E3 ★★	R1 mineur	7,2 €/ 10 ml	65 %
Rifamycine	✪ **Rifamycine Chibret** (collyre, pom.)	Théa	67	E3 ★★	R1 mineur	6,3 €/ 10 ml	65 %
Polymyxine + Néomycine	**Atébémyxine** (collyre, pom.)	Chauvin	96	E3 ★★	R1 mineur		NR
	Cébémyxine (collyre, pom.)	Chauvin	72	E3 ★★	R1 mineur	2,8 €/ flacon	35 %

---

1. Limite la dégranulation des mastocytes (???).

OPHTALMOLOGIE

Antiviraux locaux (équivalents)

(antiherpès)

Molécule	Spécialité	Laboratoire	AMM	Efficacité	Risque	Prix/ jour	Taux de rembour- sement
Aciclovir	**Zovirax** (pom.)	GSK	82	E3 ★★	R1 mineur		65%
Ganciclovir	**Virgan** (gel)	Théa	95	E3 ★★	R1 mineur		65%
Trifluridine	**Virophta** (collyre)	Horus Pharma	83	E3 ★★	R1 mineur	28 €/ 10 ml	65%

Anti-inflammatoires locaux

✪ Corticoïdes (tous équivalents)

Corticoïdes (collyres)

Molécule	Spécialité	Laboratoire	AMM	Efficacité	Risque	Prix/ jour	Taux de rembour- sement
Dexaméthasone	**Dexafree** (unidoses)	Théa	06	E2 ★★★	R2 modéré		65%
	✪ **Maxidex**	Alcon	76	E2 ★★★	R2 modéré	8 €/j	35%
Fluorométholone	**Flucon**	Alcon	80	E2 ★★★	R2 modéré	6,5 €/ 10 ml	65%
Rimexolone	**Vexol**	Alcon	95	E2 ★★★	R2 modéré	12,6 €/ 10 ml	65%

Pr Philippe **EVEN** – Pr Bernard **DEBRÉ**

GUIDE DES 4000 **MÉDICAMENTS**

Corticoïdes + Antibactériens

(collyres ou pommades)

Molécule	Spécialité	Laboratoire	AMM	Efficacité	Risque	Prix/ jour	Taux de rembour- sement
Corticoïde + Cycline	**Sterdex** (pom.)	Théa	73	E3 ★★	R2 modéré	8 €/j	35 %
Corticoïde + Aminoside (polymixine, néomy- cine, framycétine ou tobramycine)	🗂 **Chibro-Cadron** (collyre)	Théa	92	E4 ★	R3 important	5 €/ 10 ml	35 %
	🗂 **Cidermex** (pom.)	UCB Pharma	74	E4 ★	R3 important	NR	
	🗂 **Frakidex** (collyre, pom.)	Chauvin	96	E4 ★	R3 important	4,4 €/ 10 ml	35 %
	Tobradex (collyre)	Alcon	97	E4 ★	R3 important	7,8 €/ 10 ml	35 %
Corticoïde + Bacitracine + Colistine	🗂 **Bacicoline à la bacitracine** (collyre)	MD Vision	62	E4 ★	R2 modéré	5,6 €/ 10 ml	35 %
	Maxidrol (collyre, pom.)	Alcon	76	E4 ★	R2 modéré		35 %

AINS (équivalents)

AINS (collyres)

Molécule	Spécialité	Laboratoire	AMM	Efficacité	Risque	Prix/ jour	Taux de rembour- sement
Kétorolac	**Acular**	Allergan	91	E3 ★★	R3 important	6,8 €/ 10 ml	65 %
Diclofénac	🗂 **Dicloced**	Théa	05	E3 ★★	R2 modéré	6 €/ 10 ml	65 %
	✪ **Voltarène**	Novartis	95	E3 ★★	R2 modéré		NR
Indométacine	🗂 **Indocollyre**	Chauvin	96	E3 ★★	R2 modéré	8 €/ 10 ml	65 %
Flurbiprofène	🗂 **Ocufen** (unidoses)	Horus Pharma	91	E3 ★★	R2 modéré		65 %

AINS + Antibactériens

Molécule	Spécialité	Laboratoire	AMM	Efficacité	Risque	Prix/ jour	Taux de rembour- sement
☒ Indométacine + Gentamicine	**Indobiotic**	Chauvin	99	E4 ★	R3 important	6,8 €/ 10 ml	65 %

OPHTALMOLOGIE

Collyre vasoconstricteur conjonctival

(conjonctivites non infectieuses)

Molécule	Spécialité	Laboratoire	AMM	Efficacité	Risque	Prix/jour	Taux de remboursement
Naphazoline (α-adrénergique)[1]	Collyre bleu Laiter	Leurquin	55	E4 ★	R3 important		NR

Antiseptiques locaux[2]

Collyres

Ammoniums quaternaires

Molécule	Spécialité	Laboratoire	AMM	Efficacité	Risque	Prix/jour	Taux de remboursement
	Biocidan	Menarini	49	E3 ★★	R1 mineur	2,3 €/ 10 ml	65 %
	Monosept (unidoses)	Horus Pharma	96	E3 ★★	R1 mineur		65 %

Hexamidine

Molécule	Spécialité	Laboratoire	AMM	Efficacité	Risque	Prix/jour	Taux de remboursement
	Désomédine	Chauvin	61	E3 ★★	R1 mineur		NR

Iode (povidone iodée)

Molécule	Spécialité	Laboratoire	AMM	Efficacité	Risque	Prix/jour	Taux de remboursement
	Bétadine	Meda Pharma	99	E3 ★★	R2 modéré		réservé aux ophtalmos

---

1. Risque de glaucome. Positive les tests de dopage.
2. Beaucoup de ces médicaments datent des années 1940-1950. Leurs AMM postérieures à 1990 sont souvent des renouvellements.

Pr Philippe **EVEN** – Pr Bernard **DEBRÉ**

Autres

Molécule	Spécialité	Laboratoire	AMM	Efficacité	Risque	Prix/ jour	Taux de rembour-sement
Acide salicylique	Sophtal	Alcon	95	E4 ★	R1 mineur		NR
Picloxydine	Vitabact	Théa	62	E4 ★	R1 mineur	1,8 €/ flacon	35 %

Pommades

Mercure (oxyde jaune)

Molécule	Spécialité	Laboratoire	AMM	Efficacité	Risque	Prix/ jour	Taux de rembour-sement
	Ophtergine	Horus Pharma	97	E4 ★	R1 mineur		NR
	Oxyde mercu-rique jaune	Chauvin	46	E4 ★	R1 mineur		NR
	📄 Pommade Maurice	Cooper	49	E4 ★	R1 mineur		NR

Anesthésiques locaux

Molécule	Spécialité	Laboratoire	AMM	Efficacité	Risque	Prix/ jour	Taux de rembour-sement
	Chlorhydrate d'oxybuprocaïne	Théa	93	E3 ★★	R4 majeur		réservé aux opthalmos

OPHTALMOLOGIE

Lavages oculaires au borate[1]

Molécule	Spécialité	Laboratoire	AMM	Efficacité	Risque	Prix/jour	Taux de remboursement
	Dacryosérum	McNeil	02	E3 ★★	R0 nul		NR
	Dacryum	McNeil	02	E3 ★★	R0 nul		NR
	🗐 **Dacudoses**	Théa	95	E3 ★★	R0 nul		35 %
	Optrex (+ Salicylate et chlorobutanol)	Pierre Fabre	07 (en fait 1950)	E3 ★★	R0 nul		NR
	🗐 **Stéridose**	Europhta	06	E3 ★★	R0 nul		35 %

Suppléance lacrymale[1]

Collyres et gels

Molécule	Spécialité	Laboratoire	AMM	Efficacité	Risque	Prix/jour	Taux de remboursement
	Civigel	Novartis	97	E3 ★★	R0 nul		65 %
	🗐 **Gel-Larmes** (unidoses)	Théa	89	E3 ★★	R0 nul		65 %
	🗐 **Lacrifluid et Lacrigel**	Europhta	89	E3 ★★	R0 nul		65 %
Carbomère	**Lacrinorm**	Chauvin	94	E3 ★★	R0 nul		65 %
	🗐 **Lacryvisc**	Alcon	92	E3 ★★	R0 nul		65 %
	🗐 **Siccafluid**	Théa	93	E3 ★★	R0 nul		65 %
	Liposic	Chauvin	02	E3 ★★	R0 nul		65 %

---

1. Beaucoup de ces médicaments datent des années 1940-1950. Leurs AMM postérieures à 1990 sont souvent des renouvellements.

Molécule	Spécialité	Laboratoire	AMM	Efficacité	Risque	Prix/jour	Taux de remboursement
Povidone	**Nutrivisc**	Novartis	97	E3 ★★	R0 nul		65%
	⬜ **Refresh**	Allergan	94	E3 ★★	R0 nul		65%
	Unifluid	Théa	92	E3 ★★	R0 nul		65%
	⬜ **Dulcilarmes**	Horus Pharma	79	E3 ★★	R0 nul	1,9 €/ 10 ml	65%
	Fluidabak	Théa	02	E3 ★★	R0 nul	9 €/ 10 ml	65%
Chlorure de sodium	**Larmabak**	Théa	94	E3 ★★	R0 nul	4,5 €/ 10 ml	65%
	⬜ **Larmes artificielles Martinet**	Teofarma	48	E3 ★★	R0 nul		65%
	Multilarm	Théa	02	E3 ★★	R0 nul		NR
Melloses	**Artelac** (hypromeliose) (unidoses)	Chauvin	96	E4 ★	R0 nul		65%
	Celluvisc (carmellose) (unidoses)	Allergan	96	E4 ★	R0 nul		65%

Comprimés

Molécule	Spécialité	Laboratoire	AMM	Efficacité	Risque	Prix/jour	Taux de remboursement
☒ Pilocarpine	**Salagen**	Novartis	95	E5 0	R0 nul		NR
☒ Anétholtrithione	**Sulfarlem**[1]	EG Labo	76	E5 0	R0 nul		35%

Myotiques

(voir note «Sympathique et parasympathique»)

(créent un myosis – contraction de la pupille, utile en chirurgie oculaire) (sol. intraoculaire)

Molécule	Spécialité	Laboratoire	AMM	Efficacité	Risque	Prix/jour	Taux de remboursement
✪ Acétylcholine	**Miochole**	Novartis	00	E3 ★★	R1 mineur		Hôp.
Carbachol	**Miostat**	Alcon	05	E3 ★★	R1 mineur		Hôp.

---

1. Présenté avec un dossier vide comme un médicament ORL et hépato-biliaire soufré!!!

OPHTALMOLOGIE

Mydriatiques

(voir note «Sympathique et parasympathique»)

(collyres)

Atropiniques

Molécule	Spécialité	Laboratoire	AMM	Efficacité	Risque	Prix/ jour	Taux de rembour- sement
✿ Atropine	Atropine Alcon	Alcon	62	E2 ★★★	R1 mineur	2,3 €/ 10 ml	65 %
Tropicamide	Mydriaticum	Théa	60	E2 ★★★	R1 mineur	2,6 €/ 10 ml	65 %
Cyclopentolate	Skiacol	Alcon	77	E2 ★★★	R1 mineur		NR

Sympathomimétiques

Molécule	Spécialité	Laboratoire	AMM	Efficacité	Risque	Prix/ jour	Taux de rembour- sement
Phényléphrine ou Néosynéphrine	Néosynéphrine Faure (collyre)	Europhta	79	E3 ★★	R1 mineur	5,6 €/ 10 ml	65 %
	Néosynéphrine AP-HP	AGEPS	69	E3 ★★	R1 mineur		Hôp.

Mixtes

Molécule	Spécialité	Laboratoire	AMM	Efficacité	Risque	Prix/ jour	Taux de rembour- sement
Phényléphrine + Tropicamide	Mydriasert	Carl Zeiss Meditec	00	E3 ★★	R1 mineur		Hôp.

Pr Philippe **EVEN** – Pr Bernard **DEBRÉ**

Cicatrisants (pseudo !)

Per os

Molécule	Spécialité	Laboratoire	AMM	Efficacité	Risque	Prix/ jour	Taux de rembour- sement
☒ Cystine	Cystine B6 Bailleul	Bailleul	74	E5 0	R0 nul		NR

Collyres et pommades[1]

Molécule	Spécialité	Laboratoire	AMM	Efficacité	Risque	Prix/ jour	Taux de rembour- sement
☒ Acétylcystéine	Euronac	Doliage	94	E5 0	R0 nul	9,4 €/ 10 ml	35 %
	Génac	Genévrier	93	E5 0	R0 nul	9,4 €/ 10 ml	35 %
☒ Diméticone	Ophtasiloxane	Alcon	93	E5 0	R0 nul		NR
☒ Vitamines B12 (collyres)	Ecovitamine B12	Horus Pharma	01	E5 0	R0 nul	9,7 €/ 10 ml	NR
	Mono Vitamine B12 (unidoses)	Horus Pharma	04	E5 0	R0 nul		NR
	Vitamine B12 Allergan	Allergan	61	E5 0	R0 nul		NR
	Vitamine B12 Chauvin	Chauvin	04	E5 0	R0 nul		NR
	Vitamine B12 Théa	Théa	98	E5 0	R0 nul		NR
☒ Vitamines A (rétinol)	Vitamine A Dulcis (pom.)	Allergan	54	E5 0	R0 nul	11 €/ tube	35 %
	Vitamine A Faure (collyre)	Europhta	61	E5 0	R0 nul	1,9 €/ 10 ml	35 %

---

1. Noter les prix « exorbitants » pour des produits inactifs exclusivement de laboratoires français et souvent remboursés à 35 % (!). Tous beaucoup plus anciens que les dates de re-AMM mentionnées.

OPHTALMOLOGIE

Autres médicaments ophtalmologiques

Molécule	Spécialité	Laboratoire	AMM	Efficacité	Risque	Prix/ jour	Taux de rembour- sement
☒ Inosine	**Correctol** (collyre)	Alcon	75	E5 0	R0 nul		NR
☒ Carotène + Myrtille	**Difrarel** (per os)	Leurquin	87	E5 0	R0 nul		NR
☒ Nicotinamide + Rutoside	**Vitarutine** (collyre)	Europhta	62	E5 0	R0 nul		NR

Annexes

- À la question : y aura-t-il d'autres Isoméride, Vioxx et Mediator ? La réponse est oui 837
- Extraits des conclusions du rapport de l'IGAS 860
- À M. Touraine, P. Moscovici, J. Cahuzac 862
- Dernière seconde 865
- Dernière minute (*Les Échos*, 25 juin 2012) 868

ANNEXE 1
À LA QUESTION : Y AURA-T-IL D'AUTRES ISOMÉRIDE, VIOXX ET MEDIATOR ? LA RÉPONSE EST OUI

Près de trois ans après la suspension du Mediator, il est temps de faire le point sur ce qui attend les responsables, les victimes d'aujourd'hui et les patients de demain.

Les quatre responsables : médecins universitaires, agences de régulation, laboratoire Servier et industrie pharmaceutique en général

Les universitaires, médecins et pharmaciens

Ils sont, pour nous, les premiers responsables. Les universitaires, **coupables de complaisance, connivence, complicité**, pour ne pas dire **corruption, concussion ou malversation,** ne représentent certes qu'une petite minorité, une ou deux centaines, des 4 000 professeurs. Parmi nous, chacun les connaît. Une petite minorité en effet sur l'ensemble des universitaires, mais une minorité non négligeable dans les disciplines qui sont de grands marchés pour l'industrie : cancérologie, cardiologie, psychiatrie et rhumatologie, **et surtout une majorité parmi les experts de l'AFSSAPS** (voir notre livre, *Les Leçons du Mediator,* le cherche midi éditeur), qui, à de très nombreuses reprises, ont bloqué les décisions d'enquête ou de retrait d'AMM du Mediator, y compris une dizaine directement liés à Servier, tels les professeurs B. Iung, Ph. Ravaud ou J.-M. Alexandre, par exemple.

Mais bien plus nombreux et aussi responsables sont ceux qui, uniquement préoccupés de leurs malades, leur service ou leur laboratoire, vivent dans leur « bulle », comme des lapins dans leur clapier, comme nous l'avons longtemps fait nous-mêmes, et sont à notre sens quelque peu inconscients de leurs responsabilités et de leurs devoirs de citoyen, ne se mobilisant que pour des intérêts claniques et **ne marquant aucun intérêt** pour les dépenses et l'organisation du système de santé, celles de leur hôpital et de leur discipline, et plus encore pour l'inefficacité, les dangers, les prix et les excès de prescription de médicaments inefficaces ou dangereux et qui n'imaginent pas, ou veulent ignorer, les dérives d'une industrie, qui a depuis longtemps perdu son âme, parce qu'elle n'est pas encadrée par une **éthique médicale** vigilante. Il est fascinant de voir tant de nos comités d'éthique discuter en philosophes du sexe des anges, mais jamais de ce qu'est et devrait être l'exercice même de la médecine et de la chirurgie.

Ce qui nous a le plus frappés, et choqués, au cours de notre mission et depuis quelques années, ce ne sont ni les dérives de Servier et de l'industrie, qui sont pour nous une confirmation et non une surprise, ni la faillite, également prévisible, de l'AFSSAPS, mais, contrairement à ce qui se passe aux États-Unis, **le silence feutré, prudent, cauteleux, comme honteux**, et souvent dégradant d'une trop grande part du monde universitaire, resté sans lucidité et sans courage et comme détaché de tout sens des responsabilités collectives, et spécialement, à propos du Mediator, les cardiologues, les diabétologues et les pharmacologues, qui auraient dû, depuis trente ans, savoir, s'alarmer, alerter, s'indigner et se révolter.

Plus frappant encore, le silence de leurs **sociétés savantes**, leurs **universités**, leurs **Académies**, leur **conseil de l'ordre**, qui, dans une certaine forme de « **négationnisme** », n'ont jamais réagi et ne réagissent toujours pas aujourd'hui, sinon pour tenter de nier les évidences, relativiser, refuser l'ampleur de l'affaire du Mediator, soutenir qu'elle n'est qu'une exception malheureuse, que Servier n'est pas aussi coupable que « certains » le disent et que, de toute façon, il n'est qu'un mouton noir, qui ne remet en cause ni l'ensemble de l'industrie pharmaceutique, entièrement attachée au service des malades, ni la qualité du travail de l'AFSSAPS, « la meilleure agence de contrôle du monde ».

Ainsi, pour se protéger eux-mêmes et contre, peut-être, leur propre jugement sur eux-mêmes, en viennent-ils à soutenir *de facto* un laboratoire félon, coupable d'avoir, pendant trente ans, **violé quatre vérités scientifiques aussi solidement démontrées que**

Y AURA-T-IL D'AUTRES ISOMÉRIDE, VIOXX ET MEDIATOR?

les lois de Newton, en prétendant, un, que le Mediator n'est pas une amphétamine ; deux, qu'il est un antidiabétique majeur ; trois, qu'il abaisse le taux des triglycérides, et quatre, qu'il n'est responsable que de quelques très rares cas d'HTAP et de polyvalvulites cardiaques, et cela, en s'appuyant sur un dossier quasi inexistant et mensonger (25 articles médiocres et redondants en trente-deux ans, de 1975 à 2007, dont 3 seulement dans des journaux de qualité convenable), sans que nos agences de régulation ne soient intervenues, mais qu'elles aient au contraire maintenu le Mediator pendant trente-trois ans sur le marché et remboursé au taux maximum, malgré, de 1999 à 2009, 24 passages en commissions de l'AFSSAPS, « enfumées » et « roulées dans la farine », écrit l'IGAS, et contre les avis réitérés de la Commission de la transparence de l'HAS, laissant ainsi sur le carreau **des centaines de morts et des milliers de malades**.

Reste les universitaires qui se laissent aller à accumuler les contrats avec l'industrie. Le conseil de l'ordre, qui théoriquement les recense et les valide, parle de 24 000 contrats en 2010 (!), non seulement des **contrats de recherche** biologique ou clinique, souvent nécessaires au progrès thérapeutique, mais qui leur créent des liens de dépendance et ne peuvent pas ne pas influencer, consciemment ou non, leur jugement d'expert, mais aussi, pour plus d'un tiers, des **contrats personnels**, dits de conseil et de consultance (certains en accumulent 10, 20, 30, 40 à la fois, tels les professeurs D. Benhamou, de Korwin, Jacquot, Serrie, Demoly, Bonneterre, Bardin et Izopet, voir notre livre *Les Leçons du Mediator*, le cherche midi éditeur), et qui, dès lors, se font les porte-voix de l'industrie pharmaceutique qui, en retour, les paie et les promeut sur les estrades où ils paradent et dans les journaux médicaux où s'étalent leurs noms, car l'industrie leur en ouvre les portes à deux battants, leur assurant **une notoriété apparente** qu'ils méritent rarement et leur assurant cette **notoriété d'emprunt** dont nous avons parlé à plusieurs reprises. **La loi Bertrand de décembre 2011** ne les interdira pas, mais imposera désormais, sous peine de sanctions, la déclaration bilatérale, par les médecins et par les firmes, des **sommes, avantages ou actions boursières** perçus, par des déclarations croisées et chiffrées, distinguant clairement les contrats à usage personnel et les contrats de recherche. Malheureusement, le décret d'application n'est toujours pas publié... à cause, a dit X. Bertrand, après son départ, des résistances de « certains membres du gouvernement»...

Pour toutes ces raisons accablantes, nous sommes sortis de cette mission avec une immense déception à l'égard de ce qu'est devenue une part du monde universitaire ces vingt-cinq dernières années, rongée par la corruption, la lâcheté ou l'indifférence. Nous ne sommes plus aussi fiers qu'auparavant d'appartenir à ce monde-là. Nous avions une autre image de l'université et de la médecine et tout autant de la pharmacie. Bien des lettres nous confirment que nous ne sommes pas les seuls à souffrir de cette image, mais collectivement, tous se taisent en public et ne se scandalisent qu'en privé.

L'AFSSAPS, rebaptisée ANSM, a été l'objet de mesures juridiques nouvelles concernant les hommes, les structures et la gouvernance

Mais une vraie réforme sera difficile.

Laissons le 1ᵉʳ **vice-président de la commission d'AMM** de l'AFSSAPS, J.-F. Bergmann, décrire le système en septembre 2009, juste avant que le CNPV ait enfin décidé de proposer l'interdiction du Mediator : «Ce n'est pas moi qu'il faut convaincre, les résultats crèvent l'écran... les jours du Mediator sont comptés ; [...] Comme c'est Servier, ça va être dur et long (mois, années) [...]. Servier qui connaît toutes les ficelles va faire appel, aller devant les députés, devant l'Europe, jouer de toute son influence, lobby, ficelles légales, appels, commissions des droits de l'homme et tribunal de La Haye, pour jouer la montre.» Tout était dit.

Dans la même veine, le rapport de mai 2011 de la **mission d'enquête de l'Assemblée nationale**, rédigé par J.-P. Door (UMP), a été considéré comme bien trop tiède et trop favorable à Servier, par son propre président, G. Bapt, également cardiologue, et plusieurs de ses membres (J. Mallot, professeur J.-L. Touraine, par exemple). En outre, ce rapport de l'Assemblée, contrairement à celui du Sénat (F. Autain et M.-T. Hermange), bien plus sévère pour Servier, s'élève avec virulence contre «les constats **caricaturaux**, les jugements **hâtifs et les propositions irréalistes**» de notre propre rapport, tandis que l'**Académie de médecine**, dans un rapport de 2011 (rapport P. Queneau), s'élève aussi contre les remises en cause de certains médicaments, là aussi jugées «**hâtives**». Vous avez bien lu «hâtives», trente-cinq ans après l'AMM du Mediator ! (Il est vrai que le rapport était cosigné par Y. Juillet, prédécesseur de C. Lajoux au LEEM, aujourd'hui détaché à l'Académie qui sait, elle, collaborer fructueusement avec l'industrie.)

Concernant notre rapport, voici ce qu'en écrit le professeur S. Garattini, patron du grand institut Mario-Negri et membre de l'EMA (je traduis de l'anglais) : « À cause de sa clarté, son exhaustivité et son indépendance, il serait très important de le publier en anglais, parce qu'il représente à beaucoup d'égards la situation dans nombre de pays européens. J'espère que votre rapport et particulièrement votre approche de ce qui concerne l'autorisation de nouveaux médicaments pourra être étendu à toute l'Europe. Lire ce rapport a été un bonheur pour ceux qui croient que les médicaments doivent être faits dans l'intérêt des patients et non pour le marché » (30 mars 2011). Ça vaut bien les critiques acerbes de J. Bardet et autres J.-P. Door, l'éminent cardiologue de Montargis, qui ne représentent qu'eux-mêmes, c'est-à-dire rien, et dont tout le rôle a été d'allumer des contre-feux au service de Servier, des dérives de l'industrie, de l'argent et de l'establishment en gilet. Rayé.

Cependant, grâce au rapport de l'IGAS et à X. Bertrand et peut-être (?) un peu à nous-mêmes, quelques mesures nouvelles concernant les personnes, la gouvernance et les structures ont été prises.

Les personnes

• Départ des trois Parques de l'AFSSAPS, Nona, Decima et Morta ou Atropa, qui fixaient le destin des médicaments de la naissance à la mort, **A. Castot**, responsable de la surveillance des risques, **C. Kreft-Jais**, responsable de la pharmacovigilance (la première également présidente et la seconde membre du groupe de pharmacovigilance de l'EMA) et **F. Bartoli**, directrice générale adjointe. Aucune n'avait, et de très loin, l'envergure scientifique nécessaire et toutes trois étaient, ô combien, pleines d'illusions sur elles-mêmes et le système kafkaïen de l'AFSSAPS, « la meilleure agence du monde », répétaient-elles à l'envi (spécialement **Fabienne Bartoli**, normalienne égarée, venue, et retournée, à l'IGAS, qui s'est faite la défenderesse virulente et forcenée de l'AFSSAPS, de façon d'autant plus absurde qu'elle n'était entrée en fonction à l'AFSSAPS que quelques mois avant le retrait du Mediator et qu'elle y avait aidé, et qu'elle n'avait donc rien à se reprocher dans cette affaire). De son côté, **A. Castot**, médecin crispée sur ses certitudes, ne croyait pas que des médecins isolés comme I. Frachon puissent découvrir de nouvelles toxicités médicamenteuses, « l'ère des découvertes individuelles de toxicités comme celles du Distilbène ou de la Thalidomide, est finie. Aujourd'hui, le système de détection des accidents est **planétaire** (!) et les accidents sont répertoriés et **centralisés aussitôt** (!), **et pour le Mediator, il n'y a rien** », disait-elle – alors que l'Italie et l'Espagne l'avaient interdit depuis 2003 et qu'en octobre 2009 45 cas avaient fini par être notifiés, et au moins 20 classés comme « plausibles » et validés par l'AFSSAPS elle-même !).

• Démission forcée, tant attendue, **d'Éric Abadie**, successeur de J.-M. Alexandre, ancien du LEEM, conseiller « scientifique » du DG (!), président du Comité d'évaluation de l'EMA (voir note « Mediator ») et *de facto* représentant direct et stipendié des firmes dans toutes ces instances, et mise à l'écart de **Ph. Lechat**, directeur de l'évaluation médicale de l'AFSSAPS, professeur de pharmacologie cardiovasculaire de bonne qualité, qui, pendant dix ans, n'a pourtant rien vu ou voulu voir des risques cardiovasculaires du Mediator et ne les a consignés dans un rapport destiné à se dédouaner que sur la demande des enquêteurs de l'IGAS, **après** que la Commission nationale de pharmacovigilance a voté son retrait en octobre 2009, situation d'autant plus surprenante que Ph. Lechat, véritablement schizophrénique, avait publié en 2006 sur les récepteurs de la sérotonine générateurs de valvulites cardiaques chez la souris !

• Éviction de **J. Marimbert**, directeur général depuis 2004, successeur de Ph. Duneton (1999-2004) et de Jean-René Brunetière (1997-1999), et qui fut aussitôt promu au rang de secrétaire général d'un grand ministère, quand il aurait dû être administrativement sanctionné. Par son incompétence, son manque d'autorité, sa sensibilité aux pressions amicales, en particulier de « Mado », de chez Servier, le très bénin, inexistant et certainement intègre J. Marimbert est indirectement responsable des milliers de morts et d'accidents de santé du Vioxx, du Mediator et des PIP et, plus généralement, de la faillite de l'AFSSAPS (même si, selon C. Kreft-Jaïs, ni lui, ni le ministre n'avaient été informés des suspicions qui pesaient sur le Mediator !). Ce serait à la justice « judiciaire » et pas seulement « administrative » de peser ces responsabilités. Si elle en était saisie. « En prison, en prison, pour médiocrité », dit à son fils Don Ferrante, roi de Portugal, dans *La Reine morte*. Don Marimbert

Y AURA-T-IL D'AUTRES ISOMÉRIDE, VIOXX ET MEDIATOR ?

le mériterait tout autant, car, rappelons-le, il s'était déjà illustré en s'élevant dans *Prescrire*, en 2004, contre la grande firme MSD, qui avait fini par retirer elle-même le très dangereux Vioxx du marché, car, à ses yeux, elle décrédibilisait du même coup les agences de régulation qui n'avaient rien vu et conduisait les patients « à perdre confiance dans les médicaments ». L'important à ses yeux était l'image de son agence, pas la santé des malades. Il y avait du Louis XVI chez ce gros homme, qui n'avait pas plus compris le médicament que l'autre n'avait compris son temps, mais lui, on ne l'a pas décapité. Pour le moment.

Pourquoi, une fois de plus, l'État avait-il, pour assurer la sécurité des patients, choisi cet HEC énarque, qui fut successivement en charge de l'ANPE (1990-1991), de l'Agence française du sang (1993-1995), puis des relations du travail au ministère du Travail (1995-2000), ensuite du Centre d'étude sur l'emploi et de l'emploi des handicapés, enfin directeur général de l'autorité de régulation des télécommunications (2001-2003), affectations variées qui témoignent de l'ubiquité autoproclamée et des aptitudes infinies des énarques, malheureusement ici sans aucun rapport avec le médicament et la pharmacovigilance. Son inexpérience et sa faiblesse de caractère sautaient pourtant aux yeux au premier contact. « Il faut toujours se fier à la première impression, disait Oscar Wilde, surtout si elle mauvaise. » Pourquoi a-t-il été désigné à **contre-emploi** pour des responsabilités qui le dépassaient et dont il ignorait tout et ne le savait pas ? Il faut revoir les critères de choix des responsables d'agence et les sélectionner par appels d'offres publics, en particulier pour les responsabilités de haute technicité, santé, énergie, environnement ou nucléaire. Il faut à la tête de ces structures des hommes expérimentés, compétents, décidés et responsables, et seulement en second, des administrateurs, pour gérer, non décider. **Laissée aux mains d'un énarque et d'une normalienne-lettres, l'AFSSAPS était l'agence de tous les dangers.**

Il fallait donc remplacer J. Marimbert par un médecin ou un pharmacien d'envergure. Le choix de **Dominique Maraninchi** par X. Bertrand est probablement un bon choix. Cancérologue de qualité, totalement indépendant de l'industrie, ex-directeur du Centre anticancéreux de Marseille, intègre, intelligent, souple et habile, mais aussi tenace, avec un sens élevé du service public, il devient le spécialiste des agences en déroute, car il avait déjà su remettre sur les rails l'INCA (Institut national du cancer), créé grâce à un D. Khayat, qui s'était montré ensuite désordonné, quand il s'était agi de l'organiser et le gérer.

On peut espérer de D. Maraninchi, non pas un impossible succès complet, mais de réelles améliorations. Il est la seule chance actuelle de la réforme, si les ministres de tutelle l'appuient et si sont surmontées les résistances internes de beaucoup de personnels de l'ex-AFSSAPS, qui ont trop longtemps vécu d'illusions sur eux-mêmes et sur une agence qu'ils croyaient «la meilleure du monde», comme l'armée française en 1870 et en 1940. **L'AFSSAPS, la ligne Maginot du médicament**, infiltrée par l'industrie qu'elle avait pour mission de contrôler, comme la ligne Maginot, construite par la société allemande Siemens et contournée par le Nord!

Gouvernance et structures

Malgré ses 257 pages (!), la loi Bertrand annoncée en janvier 2011, votée en décembre, comporte quelques avancées, mais sur fond de surplace et la plupart de ses décrets d'application ne sont pas encore publiés en juillet 2012. Malgré quelques points positifs, elle ne comporte que des retouches, là où il fallait raser et repartir de zéro.

• Les représentants de l'industrie pharmaceutique et du **LEEM** ne siègent plus au conseil d'administration (ils y siégeaient, non pas en tant que tels, mais au titre de «personnalités qualifiées»!), tandis que trois **députés** et trois **sénateurs** – encore à désigner – y siégeront pour y représenter la nation. Un plus considérable, s'il s'agit de C. Lemorton, G. Bapt, J.-L. Touraine ou J. Leonetti par exemple, un danger s'il s'agissait de J.-P. Door, J. Domergue ou J. Bardet (ce cardiologue dont les rares publications – 29 en trente-trois ans – sont les moins citées de France), tous trois trop sensibles aux points de vue des industriels.

• Comme nous l'avons dit, les **conflits d'intérêts** éventuels des experts et personnels de l'ANSM devront être désormais obligatoirement déclarés, précisés et actualisés et les entorses à ces déclarations punies de 30000 euros pour les médecins et sensiblement plus pour les firmes (décret non publié), sur le modèle du Sunshine Act d'Obama et du Bribery Act anglais.

• La **transparence** sera mieux assurée avec des séances de commissions publiques et même filmées, avec accès libre à des procès-verbaux complets (?) et la présence des associations de patients en commissions d'où le LEEM est exclu.

• Parce que la France considère que la sécurité sanitaire est une responsabilité régalienne des États, non délégable à l'Europe, l'ANSM sera désormais libérée de la tutelle de l'EMA, qui accorde 80 % des AMM, car elle pourra **moduler ces AMM** européennes, **en encadrant les conditions d'utilisation des médicaments** : indications, durée des traitements, exigence éventuelle de prescription par trois médecins et non un seul, obligation d'un suivi de pharmacovigilance, utilisation d'ATU (autorisation temporaire d'utilisation) ou de RTU (voir note « Baclofène »). L'ANSM retrouve ainsi la maîtrise de fait des AMM, qu'elle avait abandonnée à l'EMA. Ne restera plus qu'à utiliser en aval, si nécessaire, l'arme absolue du prix et du remboursement.

• La **publicité pharmaceutique** destinée aux médecins sera désormais contrôlée *a priori* et plus seulement *a posteriori*, de façon laxiste et avec un an de retard ou plus (voir chapitre « L'industrie pharmaceutique interntionale »). Mais **faut-il une publicité pharmaceutique** ? Les médecins généralistes ne devraient pas avoir besoin d'être informés par des placards publicitaires. Il y a une presse scientifique internationale pour cela (il faut six mois à un non-anglophone pour lire sans difficulté le *Lancet*, le *British Medical Journal* ou le *Practioner*), mais en France tous les **quotidiens généralistes** mentent par dithyrambes sur l'efficacité et les indications, et par omission sur les risques. Ça pourrait relever du judiciaire ou au moins de la suppression des avantages accordés par l'État à la diffusion de ces journaux-là, avantages qui seuls permettent de vivre à la presse de Mrs Trebucq, Kouchner, etc. Seul *Prescrire* sauve l'honneur et joue à lui seul le rôle qu'aurait dû assumer l'AFSSAPS (à quand le journal de l'ASNM ou de l'HAS, qui a su enterrer définitivement le projet FOPIM ?).

Cependant, la loi Bertrand a reculé devant de véritables réformes.

• **Les missions de l'ANSM et de l'HAS continuent de se chevaucher.**

Le rôle de l'**HAS** devrait être **d'évaluer le système de santé en général**, accès et parcours de soins et hôpitaux de tous types, et d'émettre des **accréditations** et des **recommandations** prenant en compte les dimensions économiques, mais pas d'évaluer en amont les médicaments et les dispositifs médicaux.

L'**ANSM** devrait se concentrer sur l'**évaluation** et **la sécurité** des médicaments. Dès lors, l'excellente Commission de la transparence

Pr Philippe **EVEN** – Pr Bernard **DEBRÉ**

de l'HAS devrait rejoindre, avec une pleine autonomie, le sein de l'AFSSAPS et absorber une commission d'AMM peu performante et devenue inutile, pour se concentrer sur le seul index ASMR, en rejetant le SMR aux oubliettes. Faute de cette fusion, les deux agences rivales, HAS et ANSM, continueront de se regarder en chiens de faïence et à empiéter sur les missions de l'une et de l'autre.

• Les **essais cliniques** ne sont toujours pas enregistrés et contrôlés par l'agence avant, pendant et après leur déroulement.

• Rien ne garantit le **décloisonnement** des 107 structures internes de l'AFSSAPS, identifiées par D. Maraninchi à son arrivée. C'est cette véritable usine à gaz, juxtaposant en millefeuille des structures rivales, jalouses, fermées sur elles-mêmes, qui explique que les dossiers y tournent sans fin comme au **snooker** ou au **billard électrique** et s'y perdent inéluctablement, renvoyés de l'un à l'autre et retardés par des enquêtes complémentaires demandées ou proposées à dessein par les firmes, pour retarder encore les décisions, de sorte qu'on a pu dire **qu'il aurait fallu deux ans à l'AFSSAPS pour interdire le cyanure**. C'est cela qui explique que le Mediator soit passé 24 fois en commission technique ou nationale de pharmacovigilance, sans qu'aucune décision ne soit prise, ou que prises, elles n'aient pas été transmises ou qu'elles aient été bloquées en commission d'AMM, qui avait le pas sur la CNPV.

Pendant toutes ces années, Servier a pu ainsi tripler ses ventes de Mediator (150 000 boîtes en 1992, 450 000 en 2005) avec un remboursement maximum et sans que sa notice d'emploi fasse référence à sa nature amphétaminique et encore moins aux accidents cardiaques et pulmonaires, pourtant identifiés depuis 2003 (quatre cas d'HTAP dès 1994 par le CRPV de Besançon, 1er cas de valvulite à Marseille en 1999 et 5e cas d'HTAP à Béclère, un cas de valvulite espagnol en 2003... le cas de Montastruc à Toulouse, au total dix cas d'HTAP en 2005, etc.). Sans simplification interne, sans changement «d'état d'esprit», rien ne garantit la cohérence et la rapidité des décisions. Il n'y a aucun besoin de 1 000 fonctionnaires de 2e ou 3e rang à l'ANSM, les trois quarts occupés à administrer une agence, entièrement **occupée à se restructurer sans cesse elle-même**, et à produire dans leur coin du papier que personne ne lit, telles, chaque année, les 80 000 décisions ponctuelles et sans aucun impact dont elle se vante (une à la seconde). Le tiers de ces personnels suffirait et tout irait plus vite, à condition qu'ils soient d'une meilleure **qualité**, qu'ils se sentent **responsables** et non de simples

Y AURA-T-IL D'AUTRES ISOMÉRIDE, VIOXX ET MEDIATOR ?

pions et qu'ils communiquent entre eux, au lieu de s'ignorer, se jalouser, se combattre. **C'est la vie qu'il faut injecter dans cette «armée morte».**

• Rien n'annonce le renforcement du système de **pharmaco-vigilance**, ni au niveau du recueil des données par les médecins, les pharmaciens, les industriels et surtout les hôpitaux, et encore moins au niveau du traitement des données, car il manque toujours un central informatique et les ingénieurs programmeurs capables de traiter des centaines de milliers de déclarations et de mettre en forme les dossiers à passer dans ses commissions, qui aujourd'hui encore se renvoient la balle de peur de décider et de peur d'être condamnées par les tribunaux administratifs et le Conseil d'État en cas de recours des firmes.

• Aucun organisme public n'a été chargé de recenser, vérifier et valider les déclarations de conflit d'intérêts des médecins et des firmes, alors qu'il existe un **Service interministériel central de prévention de la corruption**, dont le secrétaire général est notre ami le juge Lionel Benaiche, ancien directeur de la cellule déontologique de l'AFSSAPS, qui se trouve donc avoir une expérience approfondie du médicament et de la valeur scientifique des procédures de recrutement et de l'indépendance des experts.

• Les décisions des commissions d'évaluation et de pharmaco-vigilance restent des **décisions anonymes collectives, n'engageant la responsabilité de personne**, prises au vote secret des 20 à 30 membres des commissions, dont au mieux le quart connaît le dossier traité, car la **composition des commissions est la même pour tous les médicaments** (!) et que **les avis divergents ou opposés ne sont souvent même pas mentionnés** au procès-verbal des séances! Dès lors, le directeur de l'Agence est seul responsable de ce qu'il n'a pas personnellement étudié, puisqu'il signe les propositions de décisions transmises au DGS et au ministre, qui promulgue s'il le veut bien. En cas de faute, le ministre n'est à peu près jamais juridiquement sanctionné (sauf E. Hervé dans l'affaire du sang contaminé), tout au plus contraint à la démission, comme J.-F. Mattéi après la canicule de 2003 (mais non R. Bachelot après les milliards de vaccins inutiles et de Tamiflu inefficace de la grippette). Les directeurs sont écartés, mais aussitôt promus, comme J. Marimbert. Telles sont ces carrières en échelle inversée, où chaque échec permet de grimper une nouvelle marche et d'atteindre plus rapidement encore son niveau d'incompétence maximum, que ne le décrit le célèbre principe de Peter. Plus les résultats déclinent, plus les directeurs s'élèvent. « L'ascension » pour les uns, la descente aux enfers pour les autres.

- La **formation initiale des médecins** reste lacunaire dans le domaine de la pharmacologie, la thérapeutique de terrain, la détection de la iatrogénèse, la pharmacovigilance active, la pharmacie, la critique des essais cliniques tels qu'ils sont, par comparaison avec ce qu'ils devraient être et ne sont pas. Un an de stage effectif chez un praticien et six mois dans une officine de pharmacie seraient à mettre en place pour tous les étudiants en médecine.

- La **formation continue des médecins** reste de fait entre les mains des firmes, malgré trente ans de palabres entre les syndicats de médecins, l'université et l'industrie pour mettre sur pied une FMC indépendante. Immense sujet toujours remis à demain.

- **La visite médicale** chez les praticiens de ville n'est pas réformée. Ce seront toujours 15 000 bac + 2 sans expérience qui viendront débiter à 100 000 bac + 10 expérimentés les couplets appris par cœur, concoctés par les laboratoires et qui les « informeront », mais, souligne à l'envi l'industrie, dans le respect d'une « charte » totalement inefficace, comme l'ont rappelé en vain les experts devant les missions parlementaires. Les affaires de l'Isoméride, du Vioxx et du Mediator ont pourtant apporté la preuve du danger de la visite médicale qui, jamais, n'a évoqué les risques ou même la vraie nature de ces molécules (« Comment les médecins seront-ils informés si on la supprime ? » se demande stupidement le chirurgien J. Domergue, député UMP, dans le rapport de l'Assemblée !).

- **Le marketing-Internet, la télévision et la presse médicale quotidienne** ne sont toujours pas encadrés. Qu'il suffise de rappeler que la totalité de cette presse est, directement ou par société écran interposée et souvent internationale, entièrement entre les mains de l'industrie, qui y fait paraître ce qu'elle veut, quand elle veut, où elle veut, même dans les plus grands journaux, soit comme publicité directe, soit sous forme de publicité rédactionnelle déguisée de « revues générales » ou d'éditoriaux, signée des médecins leaders d'opinion, qu'elle a fabriquée et qu'elle rémunère (voir notre livre *Les Leçons du Mediator* au cherche midi). Pour en mesurer le poids, rappelons que *Le Quotidien du médecin*, le principal des journaux de l'industrie, tire à 90 000 exemplaires par jour et *Prescrire* à 30 000 par mois... soit 60 fois moins. Comment, en outre, l'État peut-il accepter des chaînes TV les incessantes,

Y AURA-T-IL D'AUTRES ISOMÉRIDE, VIOXX ET MEDIATOR ?

mensongères et souvent ridicules publicités détournées, visant directement les patients, sur tel ou tel yaourt, onguent, tampon, patch ou cosmétique, chantant la gloire d'un soi-disant anticholestérol, de la vitamine D ou de tel ou tel antalgique, qui poussent les téléspectateurs à la consommation de médicaments inutiles et parfois dangereux, certes non remboursés, mais qui s'inscrivent dans les dépenses de santé ?

• Renoncement, du moins jusqu'à aujourd'hui, au principe de 20 ou 30 **super experts** s'entourant de 2 ou 3 experts qu'ils choisiraient eux-mêmes sous leur responsabilité, analysant les dossiers et prenant, après audition publique de toutes les parties, y compris les généralistes et les patients, **des décisions qui engageraient leur responsabilité personnelle**. Ils seraient choisis pour leur haute compétence théorique, leur expérience pratique et leur rigoureuse indépendance, et seraient détachés principalement des CHU ou des CLCC et CHG, à plein-temps ou temps partiel (pour conserver le contact avec l'exercice de la médecine pratique), pour des périodes de trois ans revouvelables une fois, sur le modèle de la FDA américaine, avec retour protégé dans leur position universitaire et avec des salaires élevés, assurant leur indépendance et reconnaissant l'importance de leur mission pour l'ensemble des citoyens.

Brisons ici une légende répandue par l'industrie pharmaceutique et les «leaders d'opinion» et à laquelle croient naïvement les administrations et les politiques : **il est faux de prétendre que les seuls universitaires qualifiés pour expertiser sont ceux qui travaillent avec l'industrie**, qui publient avec elle et dont les publications témoigneraient de leur excellence. Pour avoir évalué les publications des 4 000 universitaires français de 2000 à 2010 (voir site www.institutnecker.fr), nous pouvons affirmer pièces en main qu'il n'en est rien. **C'est le contraire qui est vrai.** Ces universitaires-là ont certes de nombreuses publications, mais qui sont imposées par l'industrie aux journaux qu'elle subventionne, et, à l'inverse, ils n'ont que peu de publications de qualité reposant sur leur seul travail personnel. Leur réputation est une **réputation d'emprunt** qui ne trompe aucun évaluateur (voir Ph. Even, *La Recherche biomédicale en danger*, le cherche midi éditeur, 2010).

À l'inverse, nous avons établi une liste de plus de 300 universitaires indépendants de l'industrie et reconnus comme d'excellence pour la grande qualité de leurs publications cliniques ou pharmacologiques. Eux seuls peuvent être des experts indépendants et compétents. Les autres ne peuvent être juges et partie.

Ce principe, également proposé par le rapport de la mission sénatoriale, mais rejeté pour des raisons évidentes par celle de l'Assemblée, avait retenu l'attention du ministre. **Le statut de ces experts**, qui supposait contact et accord avec le ministère de l'Enseignement supérieur, n'a pas été défini, laissant toujours l'évaluation des médicaments et la pharmacovigilance de la nouvelle ANSM à la merci **des actuels experts internes non experts** de pacotille, recrutés sur des critères non définis et par des procédures non transparentes, non encadrées et relevant du familial ou du relationnel, et **d'experts externes** expérimentés, mais choisis au coup par coup, sans contrôle, **hors de toute règle** et très fréquemment dépendants des grandes firmes pharmaceutiques (voir notre livre, *Les Leçons du Mediator*). **Tant que ce système perdurera, il y aura de nouveaux Vioxx et de nouveaux Mediator.**

- Manque également dans la loi la possibilité pour les associations de patients s'estimant victimes d'accidents thérapeutiques de mener des actions juridiques collectives au pénal, des « actions de groupe », des *class actions* à l'américaine, qui seules contraignent les firmes à la prudence, car les collectifs de patients ont les moyens de s'entourer des meilleurs cabinets d'avocats et font peur à l'industrie, alors que les plaintes individuelles ne le font pas, parce que les patients n'ont pas les moyens et la ténacité de poursuivre individuellement les firmes pendant des années s'il le faut, assistés par des avocats expérimentés et spécialisés (voir note « Vioxx » où les *class actions* ont obtenu 14 milliards de dollars d'indemnités aux États-Unis, tandis qu'en France les plaignants individuels n'ont obtenu au total que 500 000 euros, après dix ans de procédure, soit... **20 000 fois moins !**).

- Aucune interdiction n'a été faite aux responsables et cadres supérieurs des agences du médicament d'être affiliés aux « **clubs** », « **cercles** » et **organismes de rencontre créés et financés par l'industrie** et qui récompensent certains d'entre eux par divers « prix » et « médailles », en particulier la célèbre DIA Award, très prisée de nos experts et grands dirigeants des agences (Center for Innovation in Regulatory Science, Drug Information Association, « université » d'été de Lourmarin et autres micro-Davos du médicament). Y participent assidûment, avec beaucoup d'autres, le directeur général de l'EMA et, par devoir professionnel, dit-il, notre ex-patron du CEPS, N. Renaudin.

- Enfin et peut-être surtout, aucune esquisse de réforme du

Comité économique interministériel des produits de santé (voir p. 58 et suivantes), auquel ne participent ni médecins, ni patients, où l'UNCAM, qui paie, ne pèse d'aucun poids et où les avis scientifiques de la Commission de la transparence ne sont pris en compte que s'ils arrangent l'industrie, un comité qui décide «souverainement» des prix et du remboursement, mais «orienté» par les ministères économiques et par l'industrie et qui ne publie aucun compte rendu de ses séances. Tant qu'il ne sera pas réformé de fond en comble sur tous ces points, et son directeur écarté, la France continuera pour rien à dépenser en médicaments deux fois plus que les autres pays et l'industrie pharmaceutique à y faire deux fois plus de bénéfices.

En résumé, les principes qui devraient fonder l'ANSM devraient être la **compétence** et l'**indépendance** des experts, la **légèreté** des structures, la **transparence** des dossiers et la **rapidité** et la **responsabilité** personnelle des décisions. D. Maraninchi le sait, mais y parviendra-t-il ?

Le premier responsable du drame, le laboratoire Servier

Donc, J. Servier, car ce ne sont ni Ph. Seta, «directeur opérationnel», ni C. Bazantay, secrétaire général, ni aucun autre, qui prend les décisions. Mais, dans cette affaire, nombreux sont ceux qui ne veulent pas voir compromettre un ordre «moral», qui, sociologiquement, politiquement, financièrement, les arrange. Ainsi, le rapporteur UMP de la mission de l'Assemblée nationale, J.-P. Door, rappelle à son président (PS), G. Bapt, que «ni l'Assemblée, ni l'IGAS ne sont des juges» et que, dès lors, leur rapport renoncera à analyser la nature du Mediator (est-il ou non une amphétamine ?) et à évaluer le nombre et même l'existence ou non des morts liés au Mediator ! On se demande alors sur quoi porte **ce rapport parlementaire, qui esquive les deux questions clés.** Pour notre part, nous trancherons, comme l'a fait l'IGAS et comme nous l'avons fait dans notre rapport au président de la République. Nous trancherons parce qu'il n'y a aucun doute scientifique sur la nature du Mediator et sur la réalité des centaines de morts dont il a été responsable, 500 pour C. Hill, 1 300 au moins pour A. Fournier, 2 000 pour M. Zureïk et même 350 pour J. Acar, plutôt nuancé dans ses analyses. Pas 3 ou 20 comme le reconnaît Servier. **Il ne s'agit pas de se poser en juges, qui condamnent, mais en médecins et scientifiques qui expertisent, au service de la justice.** Nous rapportons des faits. Les sanctions relèvent du judiciaire, qui se fondera, nous en sommes sûrs, sur les faits et seulement sur les faits.

Il y a deux aspects dans la responsabilité de J. Servier : un **mensonge** de trente-cinq ans et un **déni** de quinze ans. Un mensonge sur ce qu'est la molécule, un déni sur sa dangerosité.

a) Le mensonge, obstinément maintenu depuis trente-cinq ans, est que le Mediator n'est pas une amphétamine (voir note «Amphétamines»)! Il est renversant, incroyable qu'aucun des pharmacologues de France n'ait rien vu de ce mensonge, car :

• **Chimiquement**, il s'agit, **par définition, d'une amphétamine**. Servier l'a voulu, dessiné, présenté et publié comme une amphétamine **anorexigène**, dès les années 1960 à 1970 (voir note «Mediator»).

• **Physiologiquement**, les trois composés, Pondéral et Isoméride, interdits en 1998, et benfluorex, maintenu sur le marché, agissent de la même façon, en libérant en quelques minutes la **norfenfluramine ou NFF**, qui avait servi à les fabriquer (le benfluorex en libère moins, mais il est pris à doses bien plus élevées, d'où un résultat équivalent), qui est un composé *serotonin-like*, avec trois actions, libération de la sérotonine plaquettaire, inhibition de la recapture synaptique de la sérotonine (voir note «Antidépresseurs») et surtout, comme une «**sérotonine bis**», action directe sur les récepteurs/transporteurs de type 2 de la sérotonine, très nombreux sur les valves cardiaques et les artères pulmonaires (un récepteur/transporteur est un récepteur qui internalise son ligand dans les cellules). Les trois composés de Servier ont donc nécessairement tous trois toutes les propriétés de l'amphétamine, propriétés **adrénergiques**, qui expliquent les effets anorexigènes et neuroexcitants, et **sérotoninergiques**, qui expliquent HTAP et valvulites, mais ils n'ont pas la moindre action sur le diabète ou les triglycérides, bien que Servier ait obtenu «officiellement» de commercialiser le Mediator pour cela, affirmant même en 2006 que son efficacité était égale à celle de la Metformine, le plus puissant des antidiabétiques et, contrairement à elle, sans risque d'acidose lactique, ce qui ne repose sur rigoureusement rien (sauf à avaler la publication 2006 de P. Moulin, une étude si suspecte par sa méthode, ses techniques, ses «contrôles» et ses résultats que l'AFSSAPS avait demandé une «inspection de l'étude», lancée en 2007, terminée en 2009 (!), mais dont les conclusions très négatives n'ont été, comme d'habitude à l'AFSSAPS, diffusées à la Commission de la transparence, qui les attendait pour réexaminer le Mediator... qu'en 2011! Là encore un culot d'enfer de Servier, le Nobel des mensonges, mais on n'a guère entendu protester les diabétologues qui se contentaient, lâchement, d'en rigoler entre eux... sans le prescrire (en 2006, 43 000 diabétiques sur 1 million le recevaient, soit 4 %).

C'est comme coupe-faim que le Mediator a été prescrit, pas comme antidiabétique ou antilipémiant.

b) Le déni de Servier, sans cesse répété depuis qu'on connaît les valvulites et les hypertensions artérielles pulmonaires de ses cousins, l'Isoméride et le Pondéral, et qu'on les a interdits en 1997, c'est que le Mediator n'a rien à voir avec ces produits-là, puisqu'il **n'est pas** une amphétamine et qu'il ne saurait donc être responsable des mêmes complications.

À force de mentir depuis tant d'années, Servier a fini par se persuader de son propre mensonge et il est vrai que 2 000 morts sur 7 millions qui avaient pris du Mediator, depuis trente-trois ans, c'est minuscule, c'est 3 sur 10 000, comme toujours avec les accidents thérapeutiques mortels (voir p. 187) et cela pose une question clé: pourquoi ceux-là? Dose? Durée? Génétique? Maladie ou médicaments associés?

Pourtant, dès 1998, le **professeur Silvio Garattini**, directeur du grand institut Mario-Negri et l'une des autorités mondiales en pharmacologie, nous confirme par lettre, en 2011, qu'il avait montré que Mediator et Isoméride libèrent la même substance active, la **norfenfluramine**, et S. Garattini précise qu'il en avait averti l'EMA par écrit. Leurs effets et leurs complications sont donc nécessairement les mêmes. CQFD (mais il faudra attendre huit ans pour qu'en 2007 ce point soit abordé en commission!) (l'excellent **Centre régional de pharmacovigilance de Besançon**, dirigé par le professeur Kantelip, était parvenu en même temps aux mêmes conclusions, sans être entendu à Paris...).

Cependant, Servier et son entourage maintiennent leur

position, malgré la cascade d'observations d'hypertensions arté-rielles pulmonaires et de multivalvulites cardiaques sous Mediator, qui s'échelonnent, comme on l'a dit dans la note « Mediator », de 1999 à 2009 et ne cessent d'être confirmées depuis lors par de nouvelles publications, qui toutes confirment exacte-ment **l'enquête d'I. Frachon** à Brest, qui avait identifié 27 cas, et l'enquête « **Regulate** » de 2009 de la Société française de cardio-logie, que Servier avait été tenu de financer. Cette étude imposée en 1999, protocolisée en 2000, n'avait débuté qu'en 2006 (!), sous la direction de P. Moulin (encore lui!), et les résultats n'avaient été présentés à la CNPV qu'en 2009 (!), soit **dix ans après**, par G. Derumeaux, professeur de cardiologie à Lyon. Jointe à l'étude d'I. Frachon, elle avait entraîné le retrait du Mediator. Elle mon-trait, en effet, qu'il y avait après seulement un an de Mediator 15 fois plus d'atteintes polyvalvulaires (15 sur 300 contre 1/300) et 3 fois plus d'atteintes monovalvulaires. Parallèlement, **l'enquête d'A. Weill de la CNAM** portant sur 1 million de diabétiques, dont 43 000 sous Mediator, avait montré 3 fois plus d'interventions de chirurgie valvulaire chez ceux qui en avaient reçu, avec une fré-quence proportionnelle à la durée du traitement. À partir de ces enquêtes et d'une **2e enquête de la CNAM**, C. Hill a pu établir par extrapolation, que, de 1976 à 2009, en trente-trois ans, au moins 4 500 personnes avaient été hospitalisées pour valvulopa-thic au Mediator, 2 500 opérées et 450 décédées et **M. Zureik et A. Fournier** concluent à 2 000 (2010), puis, en 2012, à « au moins » 1 300 décès. De nouvelles études en 2011 et 2012 rapportent 34 cas sur 47 valvulites mitro-aortiques de cause inconnue hospitalisés en cinq ans à Marseille, identifiés sur un total de 130 valvulites, soit 26 % (**G. Habib**), soit, par extrapolation, 220 en trente-trois ans et donc 2 000 dans nos 90 hôpitaux de CHU. Puis, 40 sont réunis dans 7 centres de province (**Le Ven**) et 20 associés à 80 HTAP rapportés par le réseau national des HTAP (**M. Humbert**). La cour est pleine.

Pourtant, beaucoup de cardiologues, tels C. Le Feuvre et M. Komajda, qui affirment n'en avoir jamais observé, ou J. Acar (qui reconnaît cependant la probabilité de 300 à 350 morts), et beaucoup de chirurgiens cardiaques, humiliés d'être passés si longtemps à côté de cette pathologie, qu'ils avaient sous le nez en opérant et qui pourrait bien expliquer en partie l'augmentation des interventions valvulaires passées de 15 000 à 19 000 par an, entre 2005 et 2009, soit 3 000 de plus (21 %), ne parviennent pas à regarder la réalité en face et continuent à se raconter des histoires et à se demander où sont tous ces morts qu'ils ne voient toujours pas, tant ils sont habitués à prendre toutes les lésions valvulaires pour des séquelles d'infarctus, des ruptures de cordage, des cardiomyopathies ou des maladies rhumatismales ou dégénératives ou autres, cinquante ans après la disparition du rhumatisme articulaire aigu.

Enfin, coup de tonnerre, la responsabilité directe du Mediator vient d'être démontrée **quasi expérimentalement** par l'apparition de graves lésions valvulaires sur une bioprothèse mitrale porcine, posée chez une patiente, qui avait détruit ses propres valves mitrales après quinze mois de Mediator et qui l'avait ensuite repris pendant trente-trois mois, ce qui avait créé de nouvelles lésions, cette fois sur les valves greffées, d'où la nécessité d'une seconde greffe (**L. Monassier**, Strasbourg).

Les études récentes ont aussi précisé les risques du Mediator en fonction **de la durée et des doses.** Pour les valvulopathies, la dose moyenne est de 400 ± 130 mg/jour, avec une durée très variable de trois mois à quinze ans et en moyenne, selon les séries, de 3,1 ± 2,2 à 6 ± 4,5 ans, mais semble-t-il plus courte avec l'Isoméride (trois à douze mois) qu'avec le Mediator et plus courte pour les HTAP (un à six ans). Il paraît enfin de plus en plus évident que les **lésions induites par le Mediator continuent d'évoluer après l'arrêt du traitement** et peuvent ne se manifester cliniquement qu'en moyenne six ans après son interruption, ce qui va contraindre toutes les victimes à une surveillance prolongée.

L'industrie reste muette

Il faudra des mois avant qu'elle ne se désolidarise de Servier et l'élimine du LEEM, jouant **la théorie du complot dirigé contre elle** : « Attaquer le médicament, c'est le fonds de commerce d'acteurs bien connus (nous-mêmes), qui reviennent régulièrement comme les marronniers. Ils n'hésitent pas à porter le discrédit sur la façon dont les experts travailleraient avec les différentes agences internationales, la façon dont les médicaments seraient expérimentés, la façon dont la presse spécialisée traiterait les sujets du médicament, alors que nous avons la volonté d'être

Pr Philippe **EVEN** – Pr Bernard **DEBRÉ**

acteurs de santé, acteurs économiques et concitoyens au service de la société.» Poil au nez! Ou *Marseillaise*! Quel magnifique aplomb de C. Lajoux, l'homme du LEEM.

Les trois victimes : les patients, les finances publiques et les médecins généralistes

Les finances publiques

Nous en avons longuement parlé au début de ce guide. Rappelons seulement ici que le Mediator, c'était 30 M d'euros/an, soit 1 milliard d'euros en trente-trois ans. En France, parce que vendu très cher comme coupe-faim aux Africains qui meurent de faim, ça fait un peu plus.

L'avenir des patients

Énergique, décidé à soutenir les victimes, blessé de n'avoir pas été informé du Mediator lors de son premier passage au ministère avant 2007, Xavier Bertrand a confié à un organisme de l'État, **l'ONIAM** (Office national d'indemnisation des accidents médicaux, créé en 2002 et dirigé par Erik Rance), l'évaluation gratuite des dossiers par un collège d'experts et l'indemnisation des plaignants. En cas de responsabilité du Mediator, si Servier refuse de les indemniser raisonnablement, l'ONIAM les dédommage, mais se retourne vers Servier pour en être remboursé, et si le laboratoire refuse, l'ONIAM se retourne contre lui devant les tribunaux (c'est à peu près l'équivalent d'une *class action*, mais menée ici par l'État).

Problème : en juin 2012, **850 dossiers seulement ont été évalués sur 6 800 plaintes!** Les experts cardiologues en charge, à temps partiel, d'analyser le préjudice et l'imputabilité sont beaucoup trop peu nombreux et exigent, non une probabilité, mais **des preuves de la responsabilité du Mediator**, preuve de sa prescription et de sa durée, preuve de l'absence de valvulopathie cardiaque avant la prise du Mediator, preuve de l'absence d'autres causes,

Y AURA-T-IL D'AUTRES ISOMÉRIDE, VIOXX ET MEDIATOR ?

preuve cardiologique précise du handicap (des preuves qu'aucune famille des morts éventuels ne peut apporter), de sorte qu'au rythme de 850 par an, cette expertise de 6 800 dossiers risque de se prolonger huit ans et de se compliquer de batailles d'experts.

C'est pourquoi 500 des plaignants, sur le conseil de leurs avocats, M. Verdier, C.-J. Oudin et F. Honnorat, avaient dissocié l'affaire en deux parties, mensonge et déni, et attaqué Servier devant le tribunal de grande instance de Nanterre selon une **procédure accélérée, dite de citation directe**, sans intervention du parquet, ni d'un juge d'instruction, non pour faire la preuve de la responsabilité du Mediator dans leurs valvulopathies, mais pour «**tromperie aggravée**», ne s'attaquant qu'aux irréfutables mensonges de Servier, de 1976 à aujourd'hui, concernant la nature de la molécule. Servier ne pouvait pas ne pas être condamné et risquait quatre ans de prison, une lourde amende et sa radiation professionnelle, dès juillet 2012, et se serait présenté fragilisé au procès de Paris, qui concernera aussi les préjudices subis, une plainte actuellement instruite par deux juges d'instruction et qui sera soumise au tribunal correctionnel de Paris en octobre 2012.

Les avocats de Servier ont plaidé contre cette double saisine des tribunaux de Nanterre et de Paris et posé une «**question préalable de constitutionnalité**» (QPC) dans une affaire qui, à leurs yeux, ne peut être dédoublée. La Cour de cassation en juin, puis novembre 2011 a rejeté leur point de vue.

Pourtant, le tribunal de Nanterre, présidé par la juge Prévost-Desprez, s'est en quelque sorte dessaisi lui-même et a repoussé à décembre l'étude éventuelle de la tromperie aggravée, attendant que le tribunal de Paris ait jugé l'ensemble.

On imagine la déception des plaignants, de leurs avocats et d'I. Frachon, G. Bapt, F. Autain et nous-mêmes, qui avons l'honneur d'être attaqués en diffamation par J. Servier, grand-croix de la Légion d'honneur. Tous ont le sentiment qu'au rythme actuel Servier aura 100 ans quand interviendra le jugement, si Dieu, dans son infinie mansuétude, lui prête vie, et la plupart des victimes seront décédées (rappelons que l'indemnisation des victimes du sang contaminé de 1985 et de l'hormone de croissance un peu plus tard n'est pas close en 2012, plus d'un quart de siècle après et que le procès au pénal sur l'hormone de croissance n'a conclu qu'en 2009 !).

Les plaignants ont été surtout révoltés **des commentaires de** la juge Prévost-Desprez, qui a cru devoir assortir sa décision d'un texte lu sur un ton glacial et comme une véritable leçon aux victimes : « Il n'appartient à aucune partie d'imposer son calendrier en **bafouant la procédure pénale**... Il ne saurait être imposé à aucun juge un dossier tronqué au motif que la justice doit passer vite. Il n'appartient pas aux parties de dicter leur décision au juge, **en instrumentalisant l'opinion publique** » !

Considérant que ces commentaires constituent un préjugement, les avocats des plaignants demandent maintenant la récusation de la juge Prévost-Desprez...

S'annonce alors un de ces longs tunnels dont la justice est familière. Déprimant pour les victimes et leurs familles qui attendent, et parfois meurent, depuis déjà trois ans que le Mediator a été suspendu, deux ans que le rapport de l'IGAS et les données scientifiques concordantes accumulées depuis ont tranché au-delà de tout doute. Faute de moyens, notre justice est trop lente, trop solennelle, impavide et froide dans ce genre d'affaire. Elle ne peut se placer, au nom d'une présomption d'innocence impossible, au-dessus de la vérité de **faits d'ores et déjà cent fois démontrés**, parfois contestés, mais jamais controuvés. Elle devrait être là seulement pour statuer, **le plus vite possible**. Il faut que la justice passe. Rapidement. Où a-t-on vu qu'une bonne justice devrait être lente ? Il y va aujourd'hui des conditions de vie de milliers de victimes et, pour demain, de prévenir les risques de nouveaux Mediator.

Les médecins généralistes prescripteurs du Mediator

Autres victimes, les médecins généralistes. Ils ont prescrit le Mediator « hors indication » officielle, **comme cela est leur droit**, s'ils le jugent utile, à leurs malades. Ils l'ont fait parce que les patients souhaitaient maigrir, qu'ils étaient incapables de s'astreindre à un régime, qu'il n'y avait aucun autre coupe-faim efficace autorisé et que personne, ni Servier, ni la notice d'emploi, ni l'AFSSAPS, ni la presse médicale, ni la formation continue ne les avaient avertis des risques du Mediator, présenté comme un médicament ancien, sans histoire et sans risque et dont les visiteurs de Servier leur disaient l'efficacité contre l'obésité des patients,

Y AURA-T-IL D'AUTRES ISOMÉRIDE, VIOXX ET MEDIATOR ?

diabétiques ou non. Rien ne les a jamais mis en garde, hormis deux petites notes de *Prescrire* passées à peu près inaperçues. Tout les poussait donc à proposer le Mediator à des patients sans cesse plus demandeurs. Nous avons vu depuis des généralistes désespérés d'avoir été, sans le savoir, à l'origine de quelques très graves pathologies. Ils ont été eux aussi des victimes de Servier et de l'AFSSAPS, responsables, mais pas coupables. Ce n'est pas contre eux que les patients doivent se retourner.

ANNEXE 2
EXTRAITS DES CONCLUSIONS DU RAPPORT DE L'IGAS (JANVIER 2011)

Les laboratoires Servier sont intervenus pendant trente-cinq ans auprès des acteurs de la chaîne du médicament pour poursuivre la commercialisation du Mediator et en obtenir la reconnaissance en qualité de médicament antidiabétique. Pour reprendre une expression revenue à plusieurs reprises dans les témoignages, Servier a « anesthésié » ces acteurs de la chaîne du médicament et même, selon deux anciens présidents de commission d'AMM, il les a « roulés dans la farine ».

La multiplicité des instances sanitaires du médicament, leur cloisonnement et la complexité de leur fonctionnement rendent le système lent, peu réactif, et y diluent les responsabilités.

Aucun des médecins experts pharmacologues, internes ou externes à l'Agence, n'a été en mesure de conduire un raisonnement clairvoyant. Empêtrée dans des procédures juridiques lourdes et complexes, l'Agence elle-même est apparue comme une structure lourde, lente, peu réactive, figée, malgré la bonne volonté et le travail de la plupart de ses agents, dans une sorte de bureaucratie sanitaire.

Des anomalies majeures ont été identifiées, tel le maintien de l'autorisation de mise sur le marché en 1997, contraire à la décision prise quelques mois auparavant, et cela sur l'instruction d'un des responsables de la direction de l'évaluation (note des auteurs : le professeur J.-M. Alexandre).

Le dispositif de pharmacovigilance a failli à sa mission. La raison principale de cet échec est à rechercher dans un principe de précaution fonctionnant à rebours, au service des firmes et non des patients et de la santé publique.

L'Agence est trop souvent caractérisée par une « accoutumance au risque », incompatible avec l'exercice d'une mission de sécurité sanitaire.

EXTRAITS DES CONCLUSIONS DU RAPPORT DE L'IGAS

Le fonctionnement des commissions de l'AMM et la pharmaco-vigilance est marqué par la recherche d'un consensus scientifique qui conduit à l'allongement des délais nécessaires à la prise de décision. Le rôle des demandes successives d'études a des effets pervers graves, en retardant les décisions à l'infini.

S'ajoute à ceci le poids des liens d'intérêts des experts, qui devraient être signalés à l'Agence, ce qui n'est pas toujours le cas.

La coopération institutionnelle avec l'industrie pharmaceutique aboutit à une forme de coproduction des expertises et des décisions. À cet égard, la présence d'un représentant du LEEM dans les commissions, et les groupes de travail, paraît inacceptable.

De très graves défaillances des experts issus des diverses communautés scientifiques et médicales ont été relevées. Il est ainsi inadmissible d'avoir programmé une table ronde sur «benfluorex et valvulopathies» dans le cadre des Journées européennes de cardiologie, présidées par les professeurs G. Derumeaux et B. Iung, experts mandatés pour représenter les laboratoires Servier au sein de la Commission nationale de pharmacovigilance et de la commission d'AMM.

Le système de notification des accidents éventuels par les professionnels de santé aurait pu permettre le retrait du Mediator dès 1999 si le principe de précaution s'était appliqué. La mission insiste sur le rôle essentiel des professionnels de santé et des patients, qui doivent être davantage associés à ces démarches.

ANNEXE 3
À M. TOURAINE, P. MOSCOVICI, J. CAHUZAC

La France consomme et dépense deux fois plus de médicaments que les autres grands pays européens sans que la durée de vie et l'état de santé y soient en rien supérieurs et au prix de 100 000 accidents thérapeutiques graves et 20 000 mortels chaque année.

Nous avons identifié ici 40 % de molécules non ou peu efficaces, 22 % de molécules à risque et 5 % à très haut risque. Compte tenu de leur prix, 1,3 à 1,5 fois plus élevés que ceux des autres pays et de taux de remboursement trop largement accordés à 75 % des médicaments, même inutiles, ce sont **10-15 milliards qu'il serait non seulement possible, mais nécessaire d'économiser** dans l'intérêt des patients et des finances publiques (à titre d'exemple, le déremboursement de l'inefficace et dangereux Avastin à lui seul épargnerait 400 M d'euros, celui des statines 9 fois sur 10 inutiles, 1 milliard, et 2 milliards seraient économisés grâce à l'extension des génériques et à la réduction de leurs prix, trois fois supérieurs à ceux de l'Angleterre ou de l'Italie). Il faut l'expliquer aux citoyens et le faire rapidement.

Sans quoi, pour ramener le déficit annuel à 3 % du PIB, il faudra appliquer de très dures mesures, par exemple celles tout récemment envisagées :

• Suppression de 28 000 emplois publics de l'État en cinq ans, soit 900 M d'euros d'économies par an.

• Gel de l'indice des salaires publics : 510 M d'euros d'économies par an.

• Baisse de 5 % des primes annuelles des fonctionnaires A et B : 640 M d'euros/an.

• Gel des évolutions de carrière : 1,2 G€/an.

• Baisse des 25 milliards d'investissement de l'État : 800 M d'euros.

• Baisse des subventions de l'État aux 560 « opérateurs publics » (CNRS, CEA, université, Pole Emploi, musées, etc.) : 800 M d'euros.

Soit à peine 5 milliards par des mesures très douloureuses.

À M. TOURAINE, P. MOSCOVICI, J. CAHUZAC

Va-t-on enfin, après 40 ans de dérives, économiser là où cela serait utile, dans l'intérêt de la Santé elle-même et des finances publiques, et non là où les économies compromettent le pouvoir d'achat et les investissements productifs, destinés à soutenir éducation, innovation et croissance?

L'industrie pharmaceutique en souffrirait, mais il n'y a aucune raison de la laisser engranger 20% de bénéfice par an, 2 à 5 fois plus que toutes les autres entreprises, sur le dos de l'État et des citoyens, alors qu'elle n'invente plus guère, qu'elle multiplie les copies, les molécules inefficaces, les indications massivement extensives, inutiles et parfois dangereuses spécialement à titre préventif et données des années durant (statines, antidépresseurs par exemple) et qu'elle n'investit presque plus dans la recherche et, dès lors, ne réalise plus que de rares percées thérapeutiques toujours ponctuelles, qu'elle vend 20 à 400 fois ce qu'elles lui ont coûté (à titre d'exemple, depuis quinze ans, sept médicaments majeurs seulement, trois contre la polyarthrite et quatre contre certains cancers, Glivec, Mabthera, Iressa, Herceptine. Point). Il ne faut plus hésiter à ramener les bénéfices de ses actionnaires en dessous de 10% de son chiffre d'affaires, comme le sont ceux des autres entreprises. Il n'est pas acceptable que les industries de santé soient les plus lucratives.

De façon plus inquiétante, l'hypercomplexité de la biologie apparue depuis quinze ans, est telle qu'il n'y a, à terme de dix ou vingt ans, guère à espérer de nouveaux médicaments, sinon de façon ponctuelle ou de divine surprise. Seuls, les universitaires porte-voix de l'industrie comme au congrès-barnum Eurocancer de juin 2012 font hystériquement miroiter, comme chaque année, des percées majeures, constamment invalidées trois ou quatre ans après. L'heure du «**tout médicament**» distribué au robinet est passée. Celle d'une médecine humaine, personnelle et sobre, d'écoute, de conseils et de soutien, doit revenir.

Il y aurait aujourd'hui plus à attendre d'actions menées dans deux domaines immenses.

• D'abord, de **coopérations renforcées entre recherches publique et privée**, sur des créneaux ciblés, non par la taille des marchés qu'ils ouvrent, mais par les problèmes de santé qu'ils tenteraient de résoudre: cancers, maladies neurologiques (Parkinson, épilepsie, Alzheimer), multiples maladies génétiques rares et grandes pathologies psychiatriques.

• Ensuite, **actions de santé publique** préventives énergiques et bien ciblées (obésité, diabète, alcoolisme, tabac, accidents, maladies du travail et de l'environnement) et **d'une meilleure prise en charge** de **la dépendance des handicapés physiques et mentaux** et plus encore **de la vieillesse**, car il ne sert à rien d'allonger la vie moyenne d'un an, si c'est pour ne plus vivre debout et pour végéter dans les conditions dégradantes qu'on se refuse trop souvent à regarder en face. **Le contexte économique impose de définir plus que jamais les priorités de l'action gouvernementale dans le champ de la Santé.**

ANNEXE 4
DERNIÈRE SECONDE
(JUILLET 2012)

Panique à bord avec l'arrivée d'un nouveau gouvernement, l'obligation de rigueur économique, l'expiration des brevets des grands blockbusters (statines, Plavix, etc.), l'effondrement des découvertes de médicaments ouvrant de grands marchés, la perte de confiance des investisseurs boursiers (la valeur boursière est maintenant à peine supérieure aux fonds propres) et peut-être même, simple cerise empoisonnée sur le gâteau, la parution de ce guide. Tous les voyants sont au rouge.

Branle-bas de combat au LEEM. Mobilisation générale. Trois armes, un, le chantage à l'emploi (Sanofi annonce aujourd'hui le licenciement programmé de 2 500 employés – soit une économie de 100 M d'euros/an, pour une entreprise qui affiche 8 milliards de bénéfice!), deux, le chantage à l'exportation, déjà en chute libre, et trois, deux pseudo-rapports trafiqués, qui «prouveraient» que désormais les Français ne consommeraient pas plus de médicaments que les autres et seraient au niveau de la moyenne européenne! Telle serait la conclusion des «récents rapports documentés» brandis par les présidents du LEEM (syndicat de l'industrie pharmaceutique) et du LIR (syndicat des firmes pharmaceutiques étrangères en France). Conclusion stupéfiante, puisqu'elle supposerait une chute brutale de 50 % de la consommation d'un pays qui consommait le double des autres, alors que nos dépenses n'ont cessé de croître. Ces «rapports», qui ne reposent que sur des données anciennes (2000-2006), **ne disent pas du tout ce que l'industrie leur fait dire**. Un enfumage de plus fondé sur des données partielles et grossièrement sélectionnées et falsifiées, mais diffusées depuis une semaine au robinet, comme un buzz, dans la plupart des médias écrits ou télévisuels, qui les avalent sans vérifier. D'où viennent-ils? Certes pas de la Cour des comptes!

Le premier, dit «de l'ESSEC», est financé par le LIR, avec cinq auteurs sur sept, dont l'auteur principal vient du laboratoire Glaxo! **Le second, dit du LEEM**, est une étude signée de C. Le Pen,

865

certes professeur d'économie de la santé à Dauphine, il le rappelle tous les jours, mais surtout président fondateur d'une officine (CLP Consultant) qui ne vit que par l'industrie pharmaceutique, dont il est *de facto* le permanent porte-parole déguisé en universitaire indépendant, ce qu'il ne dit jamais. Il appuie son «travail» sur les données d'IMS Health, une agence internationale privée à 2,3 milliards de dollars de CA, présente dans tous les pays, créée en 1954 sur le modèle de McKinsey ou Boston Consulting et qui ne cache pas qu'elle «propose (évidemment pas gratuitement) ses services à l'industrie pharmaceutique pour l'analyse des marchés et des portefeuilles-produits, dans le but d'optimiser sa rentabilité». Tout est dit. Les deux rapports, l'un et l'autre financés par le LIR, qui le dit lui-même, prétendraient que «**la France est rentrée dans le rang moyen européen et que, dès lors, les pouvoirs publics ne doivent pas prendre de nouvelles mesures restrictives, qui placeraient l'industrie** (et ses 20% de bénéfices annuels!) **en danger**» (D. Hello, vice-président du LIR). Il n'y a que la presse et le journal TV de 20 heures pour avaler cela sans la moindre enquête et pour titrer, comme *Le Monde*, le 3 juillet : «Les Français sont moins accros aux médicaments, la France rentre dans le rang» (D. Cosnard).

À la lecture, ces rapports, qui n'apportent aucune donnée nouvelle et qui ne prennent pas en compte les consommations de médicaments hospitalières, ni les ventes hors officines, confirment au mot près ce que nous avons écrit en nous fondant sur des données fiables de l'OCDE (Organisation de coopération et de développement économiques), de la Cour des comptes, de l'UNCAM et de Serge Rader, à savoir :

- que, avec 52 boîtes/an/habitant, le Français est de loin au 1er rang mondial, à 1,8 fois la moyenne européenne, 3 fois l'Allemagne, 2 fois l'Angleterre, etc.;
- que la France est surtout de loin au 1er rang pour les molécules nouvelles les plus chères, alors qu'elles ne sont le plus souvent qu'au mieux égales et souvent inférieures aux molécules antérieures (HTA, diabète, dépression, cancer, Alzheimer, asthme, etc.);
- que les génériques restent très mal diffusés et à des prix 2 à 5 fois plus élevés qu'ailleurs;
- que, par suite, le chiffre d'affaires de l'industrie par habitant est très supérieur à celui des autres pays.

DERNIÈRE SECONDE

Ce que nous reconnaissons, nous, c'est que 2011 a été une année de stabilité, le volume de médicaments consommés a enfin diminué, mais seulement de... 0,4 %, ce qui ne change évidemment rien à notre rang européen (à ce rythme il faudra 125 ans pour résorber une consommation double de celle des autres !). Cette réduction s'est d'ailleurs accompagnée d'un nouvel accroissement des dépenses car les prix augmentent...

Les pseudo-rapports dits de l'ESSEC et du LEEM ne sont que du vent et destinés à tromper. Ils ne changent rien à l'ampleur de notre gaspillage de 10 à 15 milliards par an, sans aucun bénéfice pour la santé de la population. Aux ministres de savoir lire, calculer et décider.

ANNEXE 5
DERNIÈRE MINUTE (*LES ÉCHOS*, 25 JUIN 2012) LES FRANÇAIS NE CONSOMMERAIENT PLUS DE MÉDICAMENTS !

• Le chiffre d'affaires des ventes de médicaments en France n'a toujours pas régressé : 27,6 milliards d'euros en 2011, contre 27,5 en 2010 (+ 0,3 %).

• Mais les ventes à l'exportation se sont effondrées de près de 9 % (22 contre 24,1) à cause de la percée rapide de l'Irlande, désormais de loin 1er exportateur, à cause de baisses de prix imposées en Espagne, Grèce et Turquie, à cause des difficultés économiques et politiques au Moyen-Orient, au Maghreb et en Afrique noire et, ajoute C. Lajoux, « à cause des suspicions (évidemment injustifiées) que font peser sur la sécurité du médicament en France les rapports de l'IGAS (et autres irresponsables tels que nous) ». Bref, des rapports qui ruinent le commerce en disant la vérité.

• Au total, tout compris, le CA de l'industrie recule pour la première fois depuis toujours à 49,5 milliards d'euros en 2011, contre 51,6 en 2010 (mais 40 en 2005 !).

• Suivent d'évidentes contrevérités de C. Lajoux. « Les premiers contacts avec le nouveau gouvernement auraient permis de recevoir l'assurance de ne pas remettre en cause les accords conventionnels et lui auraient permis d'expliquer que, contrairement aux idées reçues, et documents à l'appui (?), **la consommation de médicaments n'était pas plus élevée en France qu'ailleurs** (!), de façon à dissuader les pouvoirs publics de prendre de nouvelles mesures de limitation en volume ». Quel aplomb ! À ce niveau, c'est du grand art ! Jamais C. Lajoux ne nous déçoit jamais. Il sait si bien rassurer ses actionnaires et attirer les investisseurs, car c'est à eux qu'il s'adresse dans *Les Échos*. C'est que la valeur boursière n'est plus qu'à 1,3 fois la « valeur à la casse » (fonds propres ou actifs – dette) contre 2 ou 3 fois il y a cinq ou dix ans.

Il faut rassurer le marché !

REMERCIEMENTS À CEUX À QUI NOUS DEVONS TOUT

À **Irène Frachon**, sans qui rien ne se serait passé dans le domaine des médicaments et, derrière elle, à Catherine Hill, Alain Weill et les parlementaires Gérard Bapt et François Autain.

À **Aquilino Morelle** et ses deux collègues, pour le rapport exceptionnel de l'IGAS sur les responsabilités des laboratoires Servier et de l'AFSSAPS dans l'affaire du Mediator.

À **Xavier Bertrand**, qui s'est engagé avec une vraie sincérité et avec énergie, intelligence et conviction dans la réforme du système du médicament, au service des patients. Ce qu'il a fait restera.

À **Marisol Touraine**, nouveau ministre de la Santé, avec l'espoir de l'aider dans sa mission.

À **Bernard Guiraud-Chaumeil**, pour ses concepts fondateurs de « médecine sobre » et de « clinique oubliée », et pour ses vingt-cinq ans de compagnonage.

À **la revue *Prescrire***, depuis près de trente ans notre boussole, qui jamais ne perd le nord.

Au **Pr Silvio Garattini**, président de l'institut Mario Negri de Milan, dont l'action et les courriers encourageants nous ont beaucoup aidés.

Au **Pr Gilles Bouvenot**, président de la Commission de transparence, qu'il a menée avec une exceptionnelle exigence de qualité depuis quinze ans ou plus, dans des contextes souvent délicats.

Aux patients qui s'inquiètent et méritent d'être informés et à leurs associations et à C. Saoût, qui sait les représenter et les défendre.

Aux médecins généralistes, socle de notre système de santé, pour tenter de les aider.

À **S. Rader**, dont les informations nous ont été précieuses.

À **Philippe Foucras** et au Formindep, pour leur courageuse action.

À **Olivier Postel-Vinay** et au comité éditorial de Books.

À **Chris Viehbacher**, pour ses efforts de restructuration de Sanofi, après vingt ans d'enlisement. Enfin, les fenêtres s'ouvrent.

Aux journalistes, à la presse et aux médias français, anglais, allemands, suisses, américains et canadiens, qui nous ont soutenus et sans qui nous parlerions dans le désert.

À tous nos collègues endormis ou silencieux.

À l'Académie de médecine et au conseil de l'ordre pour tenter l'impossible : les réveiller de leur grand sommeil. On pensait que les Académies rendaient leurs membres immortels. Ne serait-ce pas l'inverse ?

À Murielle Bouscarle, qui a assuré le recueil de toutes les informations sur les banques de données et mis en forme le texte, les 45 tableaux et la liste des 2 200 médicaments. Sans elle, ce guide aurait été impossible.

GLOSSAIRE

AFSSAPS : Agence française de sécurité sanitaire des produits de santé, remplacée depuis peu par l'Agence nationale de sécurité des médicaments (**ANSM**) (agences autonomes de l'État en charge des médicaments, des matériels et dispositifs médicaux, des produits sanguins et biologiques thérapeutiques et diagnostiques). L'agence avait gravement échoué dans toutes ses missions d'évaluation et de vigilance. Il ne suffit pas d'en changer le nom et la tête. Nous ne croyons déjà plus à sa renaissance sans en éliminer ceux et celles qui ont failli et/ou sont trop liés à l'industrie du médicament, mais elle se refuse encore à changer une équipe qui perd et donne chaque mois, depuis un an, les preuves de la pérennité de son inefficacité, malgré les efforts de son nouveau président.

AMM : autorisation de mise sur le marché.

ASMR : amélioration du service médical rendu (cet indicateur établi par la CTHAS mesure la supériorité des nouvelles molécules sur les médicaments antérieurs).

Blockbuster : médicament star vendu pour 1 à 15 milliards de dollars par an.

CADES : Caisse autonome d'amortissement de la dette sociale. Elle emprunte sur les marchés au nom de la CNAM.

CAMM : commission de l'AFSSAPS. Elle ne peut plus autoriser que les médicaments mineurs, presque tous français, sur le seul marché français, les médicaments à diffusion internationale dans plus de 4 des 27 pays européens doivent recevoir leur AMM de l'EMA.

CDC : Caisse des dépôts et consignations.

CEPS : Comité économique des produits de santé, organisme interministériel chargé de fixer les prix et les taux de remboursement des médicaments par la CNAM.

CNAM : Caisse nationale d'assurance-maladie, l'une des 3 branches de la Sécurité sociale avec celles en charge de la famille, la dépendance, la vieillesse et le chômage (plusieurs caisses d'assurance-maladie : **CNAMTS** pour les travailleurs salariés, **CANAM**, Caisse des artisans, **MSA**, Mutualité sociale agricole, et une douzaine réunies dans l'**UNCAM**, Union nationale des CAM). Elle dispose d'une base de données de grande valeur sur toutes les prescriptions, mais à peu près inaccessible par principe et faute d'une informatique de qualité. Un cercueil de plomb, secret défense, qui devrait être public et publié.

CNPV : Commission nationale de pharmacovigilance de l'AFSSAPS, chargée de recenser et d'évaluer les complications des médicaments et tous produits de santé (sous la tutelle de la CNAM).

CSIS : Conseil stratégique des industries de santé. Il réunit une fois par an les patrons des grands groupes et les ministres de la Santé, de l'Industrie, des Finances et de la Recherche. Le CSIS distribue 70 millions d'euros/an pour la recherche.

CTHAS : commission de transparence de l'HAS, chargée d'évaluer le SMR et surtout l'ASMR.

DGS : Direction générale de la santé, ministère de la Santé.

EMA : Agence européenne du médicament (Londres).

Étiologie : ensemble des causes des maladies.

FDA : Food and Drugs Administration, agence américaine de la sécurité des aliments et des médicaments, dépendant des NIH et du département d'État de la Santé.

FSI : Fonds stratégique d'investissement, filiale de la CDC à 51 % et de l'État à 49 %. Doté de 20 G€ de fonds propres, c'est un investisseur qui reste minoritaire et agit comme levier.

G$, G€: gigadollars et gigaeuros (1 giga = 1 milliard).

HAS: Haute Autorité de santé (agence autonome de l'État, noyautée d'administratifs très inégaux, sans autorité scientifique reconnue, ni pouvoir décisionnel. Elle émet des recommandations. À son rythme. Assez lent. Des réponses pour hier à des questions d'avant-hier. Elle «accrédite» aussi les hôpitaux. Autre sujet).

IGAS: Inspection générale des affaires sociales (ministère de la Santé).

IM, IV: injections intramusculaire et intraveineuse.

LEEM (Les Entreprises du médicament): syndicat de l'industrie pharmaceutique.

LIR: association des grandes firmes internationales de recherche. Elles ont soutenu la recherche publique à hauteur de 700 millions d'euros en 2010.

«ME TOO»: («moi aussi»), appellation américaine des molécules copiées sur les molécules originales avec une modification chimique minime, qui ne change en général rien à leur action, mais qui permet de les breveter comme des molécules originales et d'empêcher les génériqueurs de les copier. On dit aussi quasi-copies ou quasi-fac-similé.

NIH: National Institutes of Health américains, agence de recherche publique fédérale regroupant 21 instituts, la FDA et le CDC d'Atlanta.

Oséo: pas acronyme, mais nom arbitraire avec l'idée d'«oser». Ce n'est donc pas «l'Office de stimulation économique obstiné ou obsolète» qu'on pouvait penser.
Établissement public industriel et commercial (EPIC) de l'État, il soutient des dizaines de milliers de PME et leur permet, par effet levier, de drainer 25 G€ par an, avec un budget de 1 G€. Il est sous la tutelle des ministères de l'Industrie, de l'Économie et de la Recherche.

Phases I à IV des ESSAIS CLINIQUES:
• Phase I: sur un petit nombre de bien portants volontaires rémunérés.
• Phase II: sur un petit nombre de patients sélectionnés.
• Phase III: grands essais comparatifs, randomisés, le plus souvent en double aveugle (ni le malade ni le médecin ne savent si le médicament est un placebo ou un 2e médicament), réalisés pour obtenir l'AMM sur des centaines ou des milliers de patients recrutés dans plusieurs centres (de 2 à 50 ou plus), dans 1 à 40 pays, suivis par 10 à 1 000 médecins de toute nationalité. Moins le médicament est efficace, plus le nombre de patients doit être élevé pour repérer des différences minimes d'efficacité (il faut des montagnes pour accoucher d'une souris!). Les 2/3 sont menés et financés par l'industrie, le reste par les organismes publics, NIH aux États-Unis, MRC (Medical Research Council) en Grande-Bretagne, ministère de la Santé en France (programmes PHRC).
• Phase IV: grands essais post-AMM menés sur des dizaines de milliers de patients pour repérer et évaluer les complications rares ou pour étendre les indications de l'AMM initiale.

SMR: service médical rendu. Il mesure seulement la supériorité des médicaments sur les placebos et il est établi par la CTHAS. C'est un indicateur sans valeur et un leurre (voir texte).

UNCAM: Union nationale des caisses d'assurance-maladie.

SOURCES

The L. S. Goodman[1] *et A. G. Gilman*[1] (Nobel 1994) *Pharmacological Basis of Therapeutics*: 4ᵉ édition, Mac Millan publ., N. Y., 1980; 12ᵉ édition, L. L. Brunton Ed. (1 vol., 2085 p.), McGraw Hill publ., N. Y., 2010.

Banque de données de l'institut Necker: 20000 articles analysés et classés, 1960-2012, des 20 grands journaux de médecine (*New England Journal of Medicine, The Lancet, Brit. Med. J., Nature Medicine, JAMA, Ann. Int. Med., Circulation, J. Clin. Oncol.,* etc.) et de biologie *(Science, Nature, Nature Imm., Immunity, Cell).*

Thérapeutique, F. C. Hugues et C. Le Jeunne (préface de P. Even), Masson, 2000, Paris.

Revue *Prescrire*, 1981-2011.

Dictionnaire Vidal, éditions 2004 et 2010.

Informations communiquées par S. Rader.

Informations sur le médicament, la santé et l'économie publiées (2000-2010) par *Les Échos, Le Monde, Le Parisien* et *Le Canard enchaîné.*

J.-P. Kassirer (professeur à l'université Tufts de Boston, ex-éditeur en chef du *New England Journal of Medicine*), «*On the take*» («Se sucrer»), *in Medicine Complicity with Big Business Can Endanger Your Health*, Oxford Un. Press, 2005.

M. Angell, *The Thruth about Drug Companies*, Random House, N. Y., 2004 (trad. française et canadienne de P. Even, Le Mieux-Être éd., Québec, 2005).

J. Washburn, *University Inc.: the Corruption of Higher Education*, Basic Books, 2005.

D. Bock (professeur et président de Harvard), *Universities on the Marketplace*, Princeton Un. Press – N. J., 2003.

S. Boukris, *Ces médicaments qui nous rendent malades*, le cherche midi, Paris, 2009. (Médecin généraliste à Paris. Émouvant et bien documenté.)

---

1. Découvreurs de l'action anticancéreuse des moutardes azotées (1942).

C. Lalo, *Le Livre noir du médicament.*

Le Guide 2011 des interactions médicamenteuses, 1 vol., 416 p., Prescrire éd. (La meilleure étude sur les accidents médicamenteux.)

Revue *Books*, «Le médicament et l'esprit», n° spécial, février 2012.

I. Frachon, *Le Mediator, combien de morts ?*, Dialogues éd., 2010.

P. Even, B. Debré, *Avertissement aux malades, aux médecins et aux élus*, le cherche midi, 2002.

P. Even, B. Debré, *Savoirs et pouvoirs. Pour une nouvelle politique du médicament*, le cherche midi, 2004.

P. Even, B. Debré, *Les Leçons du Mediator*, le cherche midi, 2011.

P. Even, *La Recherche biomédicale en danger*, le cherche midi, 2010.

Et à ne manquer sous aucun prétexte, ***Pharmaceutiques*** : le journal du Syndicat des entreprises du médicament (le LEEM). Une mine. On ne s'en lasse pas. L'industrie d'aujourd'hui s'y confie complètement, à livre ouvert, avec une magnifique autosatisfaction. On n'y parle que d'argent, de marchés, de combinaisons fructueuses, de défausses et de délocalisations qui rapportent, de rachats (ou de ventes) juteux et d'explosion du chiffre d'affaires, mais jamais des médicaments eux-mêmes, de leurs limites, de leurs dangers, de leur prix de revient réel, de la surveillance de leurs résultats et de leurs accidents, des risques de leurs associations, et rien non plus sur les recherches qu'elle mène, leurs difficultés, leurs échecs, et rien sur le tiers-monde et les pays émergents. Les médicaments ne sont évoqués que comme des révolutions majeures, vecteurs de bénéfices mirifiques annoncés à son de trompe, pour attirer les capitaux. Un régal. Seulement ici et là, quelques tirades creuses sur l'éthique. La simple liste des titres des articles en dit long. Réjouissant d'inconscience. À publier tel quel. Quelques éditoriaux grondants aussi, contre ceux, politiques, administrations, médecins, qui tenteraient, par hypothèse, de se mettre en travers, à coups de chantage à l'emploi et à l'économie. Ceux des rédacteurs en chef, Vial hier, Bohuon aujourd'hui, sont un festival d'aigreur, de mauvaise foi, d'agressivité, de manœuvres obliques, sans jamais ni générosité ni talent. Beaucoup de photos aussi de tout ce joli monde, air pénétrant, réfléchi, décidé, yeux perçants, dents de squale, mâchoires de requin, lèvres minces et serrées, ou, au contraire, faussement rassurant, patelin. Dès le premier coup

SOURCES

d'œil, on ne leur achèterait rien. Et tout cela dans le langage américanisé et grotesque des «communicants» et des «coachs» de nos écoles de commerce bas de gamme. Au premier coup d'œil, tout est clair et tout est dit: l'argent seul compte, l'industrie pharmaceutique, c'est du commerce. Point. Ce journal donne, d'une industrie qui a tant apporté et apporte encore, l'image la plus noire. Elle vaut mieux que cela.

INDEX
DES 2200 MÉDICAMENTS
(SPÉCIALITÉS COMMERCIALES)

A

A313 : 690
Abboticine : 540, 621
Abelcet : 556
Abilify : 801
Abstral : 573
Acadione : 643
Aciclovir : 156, 550, 634, 825
Acide folique CCD : 690
Acidrine : 711
Aclasta : 644
Aclotine : 672
Acomplia : 91, 105, 119, 129, 405
Actair : 322
Actapulgite : 711
Acti 5 : 696
Acticarbine : 710
Actifed-Cétirizine : 588
Actifedduo : 593
Actifed grippe : 568, 594
Actifed jour et nuit : 568, 594
Actifed rhume : 567, 594
Actilyse : 673
Actiq : 573
Actiskenan : 572
Actisoufre : 602
Activelle : 732
Activir : 634
Activox : 614
Actonel : 335, 644
Actonelcombi : 644
Actos : 23, 95, 96, 198, 227, 373, 388, 391, 395, 396, 469, 684
Actosolv : 673
Actrapid : 682
Actron : 568
Acuilix : 661
Acuitel : 657
Acular : 826
Adalate : 656
Adancor : 232, 668

Adartrel : 797
Adénuric : 651
Adépal : 735
Adriblastine : 764
Adrovance : 644
Adva : 147
Advagraf : 581, 744
Advate : 145, 779
Advil : 156
Aérius : 588
Aérodiol : 411, 730
Aetoxisclérol : 677
Afinitor : 581, 775
Agathol Baume : 632
Agiolax : 706
Agrastat : 670
Agyrax : 703, 796
Airomir : 605
Akinéton : 788
Albey : 590
Alcaphor : 746, 747
Aldactazine : 660
Aldactone : 659, 727
Aldalix : 660
Aldara : 631
Aldomet : 662
Alepsal : 782
Alfalastin : 616
Alfatil : 539
Algicalm : 567
Algodol : 566
Algotropyl : 568, 594
Alimta : 477, 482, 760
Alka Seltzer : 566
Alkéran : 758
Alkonatrem : 147, 723
Alkosalen : 623
Alkotar : 623
Allergènes Alk-Abello : 233, 590
Allergènes Stallergènes : 590
Allergocomod : 823
Allergodil : 588, 595, 823
Alli : 217, 228, 406, 688

Allochrysine : 643
Allopurinol : 157, 650, 651
Almide : 824
Almitrine : 233, 413, 617
Almogran : 792
Aloplastine : 632
Alpagelle : 736
Alphacaïne : 575
Alphagan : 819
Alpress : 663
Alteis : 658
Alteisduo : 662
Altim : 571
Alyostal : 590
Amarance : 735
Amarel : 157, 684
Ambisome : 562
Ambroisair : 322
Amétycine 40 : 755
Amevive : 586
Aminorex : 415
Amlor : 656
Amoxicilline : 154, 163, 539
Ampecyclal : 677, 713
Amukine : 637
Amycor : 636
Amylodiastase : 719
Anafranil : 236, 804
Anandron : 725, 753
Anapen : 589
Anastrozole : 149, 733
Ancotil : 557
Andractim : 725
Androcur : 157, 725, 753, 813
Androgel : 725
Androtardyl : 725
Anesderm : 574
Anexate : 811
Angeliq : 732
Angiox : 671
Ansatipine : 547
Antadys : 569

877

Antarène : 569
Antibio-Synalar : 601
Antibiotrex : 620
Antinerveux Lesourd : 816
Anxietum : 815
Aotal : 526, 811
Aphilan démangeaisons : 626
Aphloïne P : 677, 713
Aphtoral : 599
Apidra : 682
Apokinon : 786
Apranax : 569
Aprovel : 66, 658
Apsor : 624
Aptivus : 553
Apurone : 749
Aracytine : 761
Aranesp : 146, 745, 767
Arava : 582, 642
Arcalion : 806
Arcoxia : 232, 270, 275, 570
Arestal : 706
Arginine Veyron : 696, 718
Arginotri-B : 693
Aricept : 66, 791
Arimidex : 149, 488, 489, 733
Arixtra : 355, 671
Arkogélules Aubéline : 816
Arkogélules marronnier d'Inde : 677, 713
Arkogélules Passiflore : 816
Arkogélules thé vert : 710
Arolac : 742
Aromasine : 435, 488, 489, 733
Aromasol : 595
Art. 50 : 649
Artane : 788
Artelac : 830
Artémisine : 23, 82, 102, 164, 245, 246, 247, 491, 561
Artérase : 677
Artex : 655
Arthrocine : 569
Artotec : 569, 701, 738
Arzerra : 584
Ascabiol : 635

Ascofer : 695
Ascorbate de calcium Richard : 691
Asmabec : 607
Asmasal : 605
Asmelor : 606
Aspégic : 566
Aspirine : 40, 82, 248, 249, 255, 263, 264, 266, 303, 351, 352, 353, 516, 566, 572, 669, 709, 711
Aspirine du Rhône : 566
Aspirine Upsa : 566
Aspirine Upsa 300 mg : 669
Aspro : 566
Atacand : 66, 658
Atarax : 589, 807
Atébémyxine : 824
Atépadène : 653
Athymil : 805
Atriance : 761
Atropine : 297, 309, 310, 313, 501, 502, 519, 709
Atropine Alcon : 831
Atrovent : 58, 596, 608
Aturgyl : 592
Augmentin : 154, 168, 539
Auréomycine Evans : 634, 824
Auricularum : 601
Autoplasme Vaillant : 617
Avamys : 596
Avandamet : 227, 686
Avandia : 91, 96, 198, 227, 373, 388, 391, 394, 395, 469, 684
Avastin : 23, 40, 142, 145, 146, 147, 221, 234, 392, 477, 478, 480, 481, 482, 483, 484, 757, 773, 821
Avibon : 632
Avlocardyl : 655, 717
Avodart : 751, 752
Avonex : 579, 789
Axépim : 544
Azactam : 545
Azadose : 540, 563
Azantac : 700
Azarga : 820
Azentac : 156
Azilect : 787

Azopt : 819
Azyter : 824
Azzalure : 639

B

Bacicoline à la bacitracine : 826
Bacilor : 707
Bactox : 539
Bactrim : 244, 542, 558, 563
Bactroban : 597
Balsofumine : 595
Baraclude : 715
Basdène : 726
Baséal : 637
Béagyne : 556
Bécilan : 690
Béclojet : 607
Béclone : 607
Béclospin : 607
Béclospray : 607
Béconase : 596
Bécotide : 164, 312, 607
Bécozyme : 692
Bedelix : 711
Béfizal : 664
Béflavine : 690
Belara : 235, 444, 736
Bémedrex Easyhaler : 607
Benefix : 779
Benemide : 651
Bénerva : 690
Benlysta : 586
Bépanthen : 632
Bépanthène : 638
Berocca : 692
Bétadine : 634, 637, 827
Bétaféron : 579, 789
Bétahistine Bipharma : 796
Betair : 322
Bétasélen : 692
Betaserc : 796
Betatop : 655
Bétésil : 622
Betnésol : 571, 708
Betnéval : 622
Bétoptic : 818
Bévitine : 690
Bextra : 110, 270, 274
Biafine : 632
Bicirkan : 677, 713
Bicnu : 759
Bifix : 707
Bigonist : 724, 754
Bi Missilor : 541

INDEX DES MÉDICAMENTS

Binocrit: 745, 767
Biocalyptol: 612
Biocidan: 597, 827
Biodalgic: 572
Biomag: 815
Biotine Bayer: 638
Bioxyol: 632
Bipéridys: 703
Birodogyl: 541
Biseptine: 637
Bisolvon: 611
Blackoïds du Dr Meur: 600
Bléomycine: 146, 766
Bléomycine Bellon: 766
Bolinan: 711
Bonviva: 644
BOP: 746
Borostyrol: 625
Botox: 168, 639, 822
Brevoxyl: 619
Brexin: 570
Briazide: 661
Bricanyl: 311, 605
Bricanyl LP: 606
Briem: 657
Brilique: 669
Bristopen: 538
Broncalène: 612
Bronchodermine: 614
Bronchodual: 608
Bronchokod: 610
Bronchorectine: 121, 614
Broncoclar: 610
Brufen: 156, 569
Budésonide: 157, 312, 596, 607, 708
Buflomédil: 46, 155, 227, 676, 679
Buprénorphine Mylan: 573, 812
Burinex: 658
Buspar: 807
Butix: 625
Byetta: 58, 217, 232, 388, 685

C

Cacit: 645
Cacit Vitamine D3: 647
Cadens: 645
Caditar: 624, 630
Caduet: 664
Caelyx: 764
Calcidia: 745
Calcidose 500: 645

Calcidose Vitamine D: 647
Calciforte: 645
Calciforte Vitamine D3: 647
Calciparine: 670
Calciprat: 645
Calciprat Vitamine D3: 647
Calcitonine: 645
Calcium Sandoz: 645
Calcium sorbisterit: 745
Calcium Vitamine D3: 647
Calcos Vitamine D3: 647
Caldine: 656
Calmicort: 626
Calmixène: 613
Calmodren: 815
Calperos: 645
Calperos D3: 647
Calprimum: 645
Calsyn: 645
Caltrate: 645
Caltrate Vitamine D3: 647
Calyptol: 595
Campath: 583, 789
Camphrice du Canada: 632
Campto: 146, 157, 477, 482, 764
Cancidas: 557
Cantabiline: 120, 718
Captea: 661
Carbocaïne: 574
Carbocistéine: 154, 610
Carbolevure: 710
Carbomix: 710
Carbonex: 705
Carbophos: 710
Carboplatine: 760
Carbosylane: 710
Carbosymag: 710
Cardiocalm: 816
Cardiosolupsan: 566
Cardiosolupsan 100 mg: 669
Carlin: 235, 444, 735
Carlytène: 676, 796
Carteabak: 818
Cartéol: 818
Cartrex: 569
Caryolysine: 623, 633, 758
Casodex: 157, 725, 753

Catacol: 822
Catapressan: 662
Catarstat: 822
Caverject: 255, 750
Caverject et Caverject-dual: 750
Cébémyxine: 824
Cébutid: 569, 669
Céfaline Hauth: 567
Cefrom: 544
Celance: 235, 505, 786
Celebrex: 232, 268, 269, 270, 271, 272, 273, 274, 275, 570, 711
Célécoxib: 232, 268, 570, 711
Celectol: 655
Célestamine: 571
Célestène: 571
Célestoderm: 622
Celexa: 519
Cellcept: 581, 627, 744
Celltop: 764
Celluvisc: 830
Celsentri: 553
Cépazine: 539
Cérazette: 234, 734
Céris: 755
Cérubidine: 764
Cervagème: 738
Cervarix: 453
Cervoxan: 796
Cétavlex aqueux: 637
Cetavlon: 634
Cétirizine: 157, 588, 593
Cetrotide: 740
Champix: 233, 502, 813
Charbon de Belloc: 710
Chibro-Cadron: 826
Chibro-Proscar: 751, 752
Chibroxine: 824
Chirocaïne: 574
Chloraminophène: 744, 758
Chlorhexidines alcoolique et aqueuse stérile: 637
Chlorhydrate d'oxybu-procaïne: 828
Chloroquine: 245, 246, 247, 561, 629, 643
Chlorumagène: 705
Chondrosulf: 649
Chromargon: 637
Cialis: 750
Cibacalcine: 645
Cibacène: 657

Cibadrex: 661
Cicatryl: 121, 632
Ciclosporine: 81
Ciclosporines: 147
Cidermex: 826
Ciflox: 545
Ciloxan: 824
Cimipax: 816
Cimzia: 583
Cipralan: 675
Circadin: 810
Cirkan à la prednacino-lone: 712
Cisplatyl: 163, 760
Citrate de bétaïne: 718
Citrate de bétaïne Upsa: 665
Citrate de caféine Cooper: 617
Civigel: 829
Claforan: 544
Clairyg: 577
Clamoxyl: 539
Claradol: 566
Claradol-Caféine: 567
Claradol-Codéine: 567
Claramid: 540
Clarithromycine: 168, 540, 563
Clarityne: 588
Claventin: 543
Cléridium: 668
Climaston: 732
Climaxol: 677
Clobex: 623
Clomid: 739
Clopidogrel: 149, 155, 164, 669
Clopixol: 800
Clottafract: 779
Coaprovel: 661
Codédrill: 612
Codéine: 248, 566, 567, 568, 612
Codenfan: 572
Codoliprane: 567
Codotussyl expectorant: 611
Cokenzen: 661
Colchicine Opocalcium: 650
Colchimax: 650
Colimycine: 546, 707
Colludol: 598
Collu-Hextril: 598
Collunovar: 598
Collyre bleu Laiter: 827

Colofoam: 708
Colopriv: 710
Colposeptine: 730
Colpotrophine: 730
Colprone: 731
Coltramyl: 652
Combantrin: 559
Combigan: 820
Combivir: 552
Competact: 227, 395, 686
Comtan: 787
Concerta: 236, 814
Condyline: 631
Conebilox: 660
Conquer: 408
Contalax: 706
Contracné: 325, 620
Contramal: 572
Contrave: 408
Coolmetec: 662
Copaxone: 789
Copégus: 716
Coquelusédal: 614
Cordarone: 61, 126, 628, 674
Cordipatch: 667
Co-Rénitec: 661
Corgard: 655
Coricide Le Diable: 631
Correctol: 833
Cortancyl: 156, 571
Corvasal: 155, 668
Cosopt: 820
Coteveten: 661
Cotriatec: 661
Coumadine: 163, 355, 672
Covatine: 807
Coversyl: 61, 411, 536, 657
Cozaar: 658
Créon: 719
Crestor: 145, 149, 375, 378, 664
Crixivan: 553
Cromabak: 823
Cromadoses: 823
Cromedil: 823
Cromoptic: 823
Cromorhinol: 596
Cubicin: 546
Curacné: 620
Curanail: 636
Curosurf: 616
Cutacnyl: 619
Cuterpès: 634

Cutisan: 637
Cycladol: 570
Cycléane: 235, 444, 735
Cyclo 3: 678, 679, 713
Cyclo 3 Fort: 678, 679, 713
Cymbalta: 517, 804
Cymévan: 550
Cynomel: 726
Cyprotérone: 157, 191, 206, 621, 725, 736, 753, 774, 813
Cystine B6: 638
Cystine B6 Bailleul: 832
Cytéal: 637
Cytotec: 701, 738

D̲

Dabigatran: 199, 232, 672
Dacryosérum: 829
Dacryum: 829
Dacudoses: 829
Dafalgan: 566
Dafalgan-Codéine: 567
Daflon: 127, 153, 411, 678, 679, 713
Daily: 444, 735
Daivobet: 623
Daivonex: 623
Dakin Cooper: 637
Daktarin: 636
Dalacine: 541, 563, 619
Dantrium: 797
Daonil: 157, 388, 684
Débridat: 121, 156, 710
Débrumyl: 696
Décalogiflox: 748
Décapeptyl: 128, 168, 724, 740, 754
Décapeptyl LP: 754
Décontractyl: 121, 652
Dectancyl: 571
Dédrogyl: 646
Défanyl: 804
Déflamol: 632
Délidose: 729
Déliproct: 712
Dellova: 689
Delursan: 717
Densical: 646
Densical Vitamine D3: 647
Dépakine: 512, 783, 801
Dépakote: 801
Dépocyte: 761
Dépo-Médrol: 571

INDEX DES MÉDICAMENTS

Dépo-Prodasone: 732
Dépo-Provera: 734
Déprényl: 787, 803
Dérinox: 592
Dermacide: 632, 637
Dermaspraid Antiseptique: 637
Dermaspraid démangeaison: 626
Dermestril: 729
Dermobacter: 637
Dermocuivre: 121, 632
Dermorelle: 692
Dermo Sulfuryl: 620
Dermoval: 623
Deroxat: 517, 518, 519, 520, 805
Déroxat: 156
Désernil: 505, 793
Désintex: 602
Désomédine: 598, 827
Detensiel: 655
Déticène: 759
Détrusitol: 755
Déturgylone: 592
Dexafree: 825
Dexeryl: 632
Dexir: 613
Dextrocidine: 613
Diacomit: 785
Diactane: 676, 796
Diacutis: 634
Diafusor: 667
Diamicron: 157, 388, 411, 684
Diamox: 820
Diane 35: 736
Di-Antalvic: 156, 198, 227, 567
Diaseptyl: 637
Diastabol: 685
Dicetel: 710
Dicloced: 826
Diclofénac: 157, 164, 264, 267, 273, 569, 629, 826
Dicodin: 572
Dicynone: 678, 679, 779
Didronel: 643
Différine: 620
Diffu-K: 696
Difrarel: 678, 833
Digoxine Nativelle: 666
Di-Hydan: 783
Dihydroergotamine Amdipharm: 678, 793
Dilatrane LP: 608

Diltiazem: 168, 656
Dimégan: 589
Dimétane: 612
Dio: 678, 713
Diosmine: 155, 678, 713
Diovenor: 678, 713
Dipentum: 709
Dipipéron: 800
Diprosalic: 622
Diprosone: 622
Diprostène: 571, 622
Discotrine: 667
Dissolvurol: 174, 653
Distilbène: 187, 191, 193, 754, 842
Disulone: 547, 558, 563
Ditropan: 755
Divarius: 805
Divina: 732
Dodécavit: 691
Dogmatil: 156, 801
Doliprane: 145, 566
Doliprane Vit. C: 568
Dolirhume: 567, 593
Dolirhume aux huiles essentielles: 595
Dolirhumepro: 567, 594
Dolirhume TPC: 597
Dolko: 566
Dolotec: 566
Donormyl: 810
Dopram: 617
Doribax: 544
Dosiseptine: 637
Dostinex: 742
Doxy: 542, 562, 621
Doxylis: 542, 621
Doxypalu: 542, 562
Drill: 598, 599
Drill expectorant: 610
Drill maux de gorge: 598
Drill toux sèche: 613
Driptane: 755
Droleptan: 800
Dulcilarmes: 830
Dulciphak: 822
Dulcolax: 705, 706
Duofilm: 631
Duoplavin: 353
Duotrav: 819
Duova: 732
Duphalac: 705, 717
Duphaston: 731
Durogesic: 156
Durogésic: 573
Duspatalin: 249, 710
Dynamisan: 696

Dynastat: 270
Dynexan: 574
Dyspagon: 706
Dysport: 128, 639, 822

E

Ebixa: 791
Ecalta: 557
Ecazide: 661
Eclaran: 619
Econazole: 156
Ecovitamine B12: 832
Edex: 255
Ediston: 707
Éductyl: 705
Effacné: 619
Effector: 156, 519
Effederm: 620
Efferalgan: 566
Efferalgan-Codéine: 567
Efferalganodis: 566
Effexor: 514, 517, 519, 804
Efficort: 622
Effizinc: 622
Efient: 669
Efudix: 631, 633
Egaten: 559
Égéry: 540, 621
Elase: 638
Elavil: 804
Eldisine: 762
Élévit-Vit.B9: 692
Elidel: 627
Eligard: 724, 754
Elisor: 149, 374, 375, 378, 663
Ellaone: 445
EllaOne: 737
Eloxatine: 130, 760
Elsep: 790
Eludril: 598
Emend: 769
Emla – Emlapatch: 574
Emtriva: 552
Enantone: 724
Enantone LP: 754
Enbrel: 145, 147, 149, 221, 583, 586, 628, 641, 642
Endotélon: 678
Endoxan: 163, 582, 642, 758, 790
Enoxor: 748
Entocort: 708
Éphydrol: 638
Epiduo: 620

881

Epinitril: 667
Epitomax: 157, 217, 512, 517, 784, 794, 802
Epitopic: 623
Epivir: 552
EPO: 143, 146, 478, 766, 767
Époétine: 164, 168, 745, 767
Epogen: 767
Eprex: 745, 767
Eptavit: 647
Equanil: 228, 807
Erbitux: 145, 146, 477, 482, 770
Ercéfuryl: 156, 707
Ercestop: 706
Erripatic: 408
Eryacné: 619
Eryfluid: 619
Erylik: 620
Érythrocine: 540, 621
Érythropoïétine: 223, 474, 478, 766
Esberiven: 678, 679, 713
Esberiven Fort: 678, 713
Esidrex: 659
Eskazole: 559
Esperal: 526, 811
Essence algérienne: 595
Estima: 440, 731
Estracyt: 759
Estraderm: 729
Estra-mustines: 146
Estrapatch: 729
Estreva: 729
Estrofem: 729
Ethinyl-Oestradiol Effik: 729
Etidronate: 164, 168
Etioven: 678
Etopophos: 764
Eucreas: 232, 686
Eulexine: 725, 753
Eupantol: 700
Euphon: 612
Euphylline LP130: 608
Euphytose: 816
Eupressyl: 663
Eurax: 625
Euraxsepti: 637
Eurelix: 658
Eurobiol: 719
Euronac: 832
Euthyral: 726
Evépar: 736

Evista: 336, 648
Evra: 234, 734
Exacor: 675
Exacyl: 674
Exanta: 356
Exelon: 791
Exénatide: 191, 232, 685
Exocine: 824
Exomuc: 611
Exotoux: 610
Extavia: 579, 789
Extencilline: 538
Extovyl: 796
Ezétrol: 664

F

Factane: 779
Fansidar: 246, 562
Farlutal: 732
Fasigyne: 563
Faslodex: 733
Fasturtec: 651
Fazol: 636
Febuxostat: 650, 651
Fegenor: 664
Feiba: 779
Feldène: 157, 570
Felixita: 235, 444, 735
Femara: 488, 489, 733
Femsept: 729
Femsept Combi: 732
Femseptevo: 732
Fénofibrate Fournier: 664
Fentanyl: 156, 249, 572, 573, 812
Fénugrène: 689
Fer AP-HP: 695
Fero-Grad Vitamine C: 695
Ferrisat: 695
Ferrostrane: 695
Fer UCB: 695
Fervex: 568, 594
Feuille de saule « Tout prêt »: 631
Finacea: 619
Finastéride: 157, 191, 752
Fivasa: 709
Fixical: 646
Fixical Vitamine D3: 647
Flagyl: 563
Flanid Gé: 569
Flavan: 678, 713
Flécaïne: 675
Flector: 569

Flisint: 564
Flixonase: 596
Flixotide: 607
Flixovate: 623
Flodil: 656
Flolan: 615
Florgynal: 730
Floxyfral: 805
Fluanxol: 800
Flucon: 825
Fluconazole: 156, 556
Fludex: 411, 659
Fluditec expectorant: 610
Fluditec toux sèche: 613
Fluidabak: 830
Fluimucil: 611
Fluisédal: 613
Fluisédal sans promé-thazine: 614
Fluon +: 678, 713
Fluorouracile: 631, 633, 760
Fluostérol: 647
Fluvermal: 559
Fluvic: 610
Foncitril: 746
Foncitril 4000: 747
Fongamil: 636
Fonlipol: 665
Fonx: 636
Fonzylane: 155, 227, 676
Foradil: 606
Forlax: 705
Formoair: 606
Forsteo: 336, 645
Fortum: 544
Fortzaar: 662
Fosamax: 157, 335, 644
Fosavance: 644
Foscavir: 550
Fosfocine: 546
Fosrenol: 746
Fostimon: 739
Fote: 146
Fozirétic: 661
Fozitec: 657
Fractal: 375, 664
Fragmine: 671
Frakidex: 826
Framyxone: 601
Fraxiparine: 671
Fraxodi: 671
Fructines au PS: 706
Fucidine: 543, 634
Fucithalmic: 824

INDEX DES MÉDICAMENTS

Fumafer: 695
Fungizone: 556, 562
Fungster: 557
Furadantine: 447, 448, 747
Furadoïne: 228, 747
Fuzéon: 146, 554

G

Gabacet: 795
Gabitril: 784
Galactogil: 742
Galvus: 58, 232, 388, 685
Gammagard: 577
Gammanorm: 577
Gamma-Tétanos: 578
Ganfort: 819
Gardasil: 142, 453
Gardénal: 782
Gastropulgite: 711
Gaviscon: 702
Gavisconell: 702
Geldène: 570
Gel-Larmes: 829
Gélopectose: 711
Gelox: 711
Gel-Phan: 638
Geltim LP: 818
Gélucystine: 638
Geluprane: 566
Gemzar: 157, 477, 482, 761
Génac: 832
Genotonorm: 722
Gentalline: 545, 824
Ginkogink: 217, 795
Ginkor Fort: 678, 713
Ginseng Alpha: 697
Glibénèse: 684
Glitazones: 58, 684
Glivec: 23, 90, 102, 143, 145, 146, 149, 165, 168, 221, 223, 470, 471, 474, 475, 477, 485, 487, 771, 772, 863
Glossithiase: 600
Glucagen: 686
Glucantime: 562
Glucidoral: 163, 388, 411, 684
Gluconate de calcium Lavoisier: 646
Glucophage: 157, 387, 388, 683
Glucor: 58, 685

Glucovance: 686
Glypressine: 717
Goat: 408
Goménol: 234, 595
Gonadotrophine chorionique: 724, 739
Gonadotrophine chorionique Endo: 724
Gonal-F: 739
Gonapeptyl: 724, 754
Gouttes aux essences: 615
Grains de Vals: 706
Granions de zinc: 622
Granocyte: 146, 768
Granudoxy: 542, 562, 621
Grazax: 233, 590
Griséfuline: 557
Guethural: 615
Guronsan: 691
Gymiso: 701, 738
Gynergène Caféiné: 793

H

Haemopressin: 717
Halaven: 763
Haldol: 768, 800
Halfan: 561
Havlane: 809
Haxifal: 539
HEC: 632
Hélicidine: 614
Helmintox: 559
Hemoclar: 679
Hémoleven: 779
Hépadial: 718
Hépagrume: 705, 718
Hépargitol: 705, 718
Héparine Choay: 670
Hepsera: 715
Herbesan tisane: 706
Herceptin: 474, 770
Herceptine: 90, 145, 146, 165, 168, 223, 477, 482, 863
Herpevir: 634
Hexalyse: 600
Hexapneumine: 612
Hexapneumine nourrissons: 613
Hexaquine: 234, 652
Hexarhume: 593
Hexaspray: 598
Hexatrione: 571
Hexomédine: 634, 637
Hirucrème: 679, 712

Histofluine P: 713
Histo-Fluine P: 678
Holgyème: 621, 736
Holoxan: 758
Humalog: 682
Humalog Mix: 683
Humex: 568, 594, 596, 599
Humex rhume: 568, 594
Humex Rhume des foins: 596
Humira: 145, 147, 221, 583, 627, 641, 708
Hyalgan: 649
Hycamtin: 146, 764
Hydergine: 795
Hydracort: 626
Hydréa: 766
Hydrocortisone Kerapharm: 626
Hydrosol Polyvitaminé: 693
Hyperium: 411, 662
Hypnovel: 156, 809
Hypostamine: 589
Hytacand: 66, 661
Hytrine: 751
Hyzaar: 662

I

Icaz: 656
Idéolaxyl: 706
Ideos: 647
Ikaran: 506, 677, 793
Ikorel: 232, 668
Ilaris: 584
Ilomédine: 675
Imigrane: 792
Immucyst: 755
Imodium: 706
Imonogas: 711
Imoseptyl: 707
Imovane: 809
Implanon: 734
Importal: 705, 717
Imukin: 578
Imuran: 581, 788
Imurel: 581, 744
Increlex: 128, 722
Indobiotic: 826
Indocollyre: 826
Inegy: 146, 664
Inexium: 145, 149, 249, 433, 700
INH: 163, 220, 547
Inipomp: 149, 700
Innohep: 671

Innovair: 607
Inofer: 695
Inorial: 588
Inovelon: 784
Inspra: 659
Instanyl: 573
Instillagel: 574
Insulatard: 682
Insuline Lantus: 146, 682
Insuline Mixtard: 682
Insuman: 682
Insuman Comb: 682
Integrilin: 670
Intelence: 552
Intercyton: 713
Intetrix: 564
Intrinsa: 725
Introna: 716, 776
Intron-A: 578
Invanz: 544
Invirase: 553
Iopidine: 819
Ipratropium: 501, 596, 608
Iressa: 23, 90, 146, 165, 223, 468, 470, 471, 474, 475, 485, 486, 604, 757, 771, 772, 863
Isentress: 553
Isimig: 792
Iskédyl: 795
Isobar: 660
Isocard: 667
Isoméride: 91, 127, 193, 227, 405, 406, 407, 408, 410, 412, 416, 417, 418, 419, 420, 422, 424, 425, 426, 499, 837, 848, 852, 853, 855
Isoptine: 668
Isopto-Pilocarpine: 819
Isotrétinoïne Teva: 620
Isuprel: 310, 498
Itax: 635
Ivemend: 769
Ivhebex: 578
Ixel: 517, 804
Ixprim: 198, 567
Izilox: 545

J̄

Janumet: 233, 686
Januvia: 58, 233, 388, 685
Jasmine: 235, 444, 736
Jasmine-Jasminelle:

235, 736
Jasminelle: 235, 444, 736
Javlor: 61
Jevtana: 763
Jonctum: 632
Josir: 752
Jouvence de l'Abbé Soury: 120, 678, 679
Justor: 657

K̄

Kaléorid LP: 696
Kaletra: 553
Kaologeais: 228, 704, 807
Karayal: 704
Kardégic: 566
Kardégic 75 mg: 669
Kaskadil: 779
Kayexalate: 745
Keal: 701
Keforal: 539
Kénacort retard: 571
Kenzen: 658
Keppra: 785
Kérafilm: 631
Kerlone: 655
Kestin: 588
Ketek: 198, 541
Kétoconazole: 157, 168, 210, 227, 556
Kétoderm: 157, 636
Ketum: 46, 232, 569
Kineret: 147, 584, 642
Kinuréa H: 677
Kiovig: 577
Kivexa: 552
Kliogest: 732
Klipal-Codéine: 567
Korec: 657
Korétic: 661
Krénosin: 675
Kuvan: 693
Kytril: 769

L̄

L.72: 815
Lacrifluid: 829
Lacrigel: 829
Lacrinorm: 829
Lacryvisc: 829
Lactéol: 707
Lactulose Biphar: 705
Lamictal: 157, 512, 784, 802

Lamiderm: 632
Lamisil: 557, 636
Lamisilate: 636
Langoran: 667
Lanré-otide: 147
Lansoprazole: 149, 700
Lansoÿl: 704
Lanvis: 761
Lanzor: 149, 700
Largactil: 81, 126, 799
Lariam: 561
Larmabak: 830
Larmes artificielles Martinet: 830
Laroscorbine: 691
Laroxyl: 804
Lasilix: 658
Lectil: 796
Leeloo: 735
Légalon: 718
Leponex: 801
Lepticur: 788
Lercan: 656
Lescol: 149, 374, 664
Leucodinine: 629
Leustatine: 761
Levemir: 682
Levitra: 750
Lévocarnil: 693
Lévocétirizine: 588
Lévophta: 823
Lévothyrox: 726
Lexomil: 156, 808, 809
Librax: 809
Librium: 809
Lincocine: 541
Lindilane: 567
Liorésal: 526, 527, 652, 797, 811
Lipanor: 664
Lipanthyl: 664
Lipitor: 64, 374, 378, 382
Liposic: 829
Lipur: 664
Litak: 761
Lithioderm: 630
Lobamine-Cystéine: 638
Locacid: 620
Locapred: 622
Locéryl: 636
Locoïd: 622
Lodalès: 375, 378, 663
Lodine: 267, 569
Lodoz: 660
Logiflox: 748

INDEX DES MÉDICAMENTS

Logirène : 660
Logroton : 660
Lomexin : 636
Lomudal : 596, 609
Lomusol : 596
Lonoten : 663
Lopressor : 655
Lopril : 657
Loratadine : 157, 588
Lorcasérine : 408
Lovavulo : 735
Lovenox : 97, 145, 355, 358, 671
Lovénox : 64, 130
Loxapac : 800
Loxen : 656
L-Thyroxine SERP : 726
Lubentyl : 704
Lubentyl à la magnésie : 704
Lucentis : 147, 149, 481, 484, 773, 821
Ludéal : 444, 735
Ludiomil : 804
Lumalia : 621, 736
Lumigan : 818
Lumirelax : 652
Lutényl : 731
Lutéran : 731
Lutrelef : 740
Luveris : 739
Lyo-Bifidus : 707
Lyrica : 517, 784, 802
Lysanxia : 809
Lyso-6 : 600
Lysocalmspray : 598
Lysocline : 542
Lysodren : 766
Lysopadol : 599
Lysopaïne : 600

M

Maalox : 702
Mabthera : 90, 145, 146, 164, 221, 223, 584, 863
MabThera : 474, 477, 641, 770
Macugen : 147, 821
Madécassol : 632, 678, 679
Mag 2 : 694
Magné B6 : 694
Magnésium Glycocolle Lafarge : 694
Magnéspasmyl : 694
Magnévie B6 : 694
Magnogène : 694

Malarone : 247, 561
Malocide : 563
Mantadix : 549, 787
Marsilid : 803
Matrifen : 573
Maxalt : 793
Maxidex : 825
Maxidrol : 826
Maxilase : 600
Maxomat : 206, 722
Mecir LP : 752
Mectizan : 558
Mediatensyl : 663
Mediator : 18, 23, 51, 61, 71, 95, 97, 108, 109, 127, 187, 188, 191, 193, 195, 206, 212, 217, 227, 271, 273, 275, 276, 341, 396, 405, 406, 407, 410, 412, 414, 415, 416, 419, 420, 421, 422, 423, 424, 425, 426, 427, 499, 505, 527, 533, 687, 786, 837, 838, 839, 840, 841, 842, 846, 848, 850, 851, 852, 853, 854, 855, 856, 857, 858
Médiveine : 678, 713
Médrol : 571
Mefloquine : 168
Mégace : 732
Mégamag : 694
Mégamylase : 600
Méladinine : 624, 628
Melaxose : 704, 705
Melodia : 235, 444, 735
Ménaelle : 731
Menopur : 739
Mépronizine : 228, 810
Mercalm : 703
Mercilon : 235, 444, 735
Mercryl : 637
Méronem : 544
Mestacine : 542, 621, 643
Mestinon : 704, 794
Métalyse : 673
Météospasmyl : 710
Météoxane : 710
Metformine : 58, 157, 163, 217, 223, 227, 232, 233, 683, 686
Metformine Biogaran : 411, 683
Méthadone AP-HP : 812
Méthergin : 740

Méthotrexate : 163, 582, 624, 642, 760
Méthotrexate Bellon : 582, 642
Métoject : 582, 642
Métopirone : 727
Metvixia : 628
Miacalcic : 645
Micardis : 658
Micardisplus : 662
Microdoïne : 747
Microlax : 705
Mifégyne : 737, 738
Miflasone : 607
Miflonil : 607
Migralgine : 567
Miltex : 562, 633
Mimpara : 147, 727
Minalfène : 569
Minerva : 411, 736
Minesse : 235, 444, 735
Minidril : 735
Minipress : 663, 751
Minirin : 723
Minolis : 542, 621, 643
Miochole : 830
Miostat : 830
Mircera : 745, 767
Miréna : 736
Missilor : 541
Mitosyl irritations : 632
Mizollen : 588
Mobic : 267, 570
Moclamine : 803
Modamide : 659
Modane : 706
Modécate : 800
Modigraf : 147, 581, 744
Modiodal : 814
Moditen : 800
Modopar : 786
Moducren : 660
Modurétic : 660
Moex : 657
Mogadon : 808, 809
Monazol : 636
Monicor : 667
Monoalgic : 572
Monocrixo : 572
Monoflocet : 748
Mononaxy : 540
Monosept : 827
Monotramal : 572
Mono Vitamine B12 : 832
Monozeclar : 540
Montélukast : 58, 314

Pr Philippe **EVEN** – Pr Bernard **DEBRÉ**

Mopral: 48, 51, 149, 153, 156, 249, 433, 700
Morphine: 162, 249, 572, 573, 786, 812
Moscontin: 168, 572
Mosil: 541
Motilium: 156, 217, 703
Movicol: 705
Moxydar: 702
Muciclar: 610
Mucinum à l'extrait de cascara: 706
Mucofluid: 611
Mucolator: 611
Mucomyst: 611
Mucomystendo: 611
Mucothiol: 611
Multaq: 61, 232, 674
Multicrom: 823
Multilarm: 830
Muphoran: 127, 759
Mupiderm: 634
Mutésa: 711
Muxol: 611
Myambutol: 547
Mycamine: 557
Mycoster: 636
Mydriasert: 831
Mydriaticum: 831
Myleran: 759
Mynocine: 542, 621, 643
Myocet: 764
Myolastan: 652, 808
Myoplège: 652
Myorel: 652
Mysoline: 782
Mytélase: 794

N

Naabak: 822
Naaxia: 822
Nabucox: 570
Naemis: 732
Naftilux: 676, 796
Nalador: 738
Nalorex: 812
Naltrexone: 811
Naprosyne: 569
Naramig: 793
Naropeine: 575
Nasacort: 596
Nasalide: 596
Nasonex: 596
Nati-K: 696
Natispray: 667
Natulan: 759
Nausicalm: 703

Nautamine: 703
Navelbine: 128, 157, 762
Navoban: 769
Naxy: 540, 563
Nebcine: 545
Nebido: 725
Nébilox: 655
Nécyrane: 597
Néo-Codion: 612
Néo-Codion nourrissons: 615
Néo-Mercazole: 726
Néoral: 580, 627, 744
Neorecormon: 745, 767
Néosynéphrine AP-HP: 831
Néosynéphrine Faure: 831
Nérisalic: 623
Nérisone: 623
Nétromicine: 545
Neulasta: 146, 768
Neuleptil: 800
Neupogen: 146, 164, 768
Neurobloc: 639
Neurontin: 157, 512, 517, 784, 802
Neurosthénol: 121, 697
Neutroses: 711
Nexavar: 146, 481, 773
Nexen: 232, 570
Niaspan: 665
Nicobion: 691
Nicopass: 812
Nicopatch: 812
Nicoprive: 813
Nicorette: 812
Nicotine: 501, 502, 812, 813
Nicotinell: 812
Nidrel: 656
Nifluril: 569
NiQuitin: 812
Nisis: 128, 658
Nitriderm: 667
Nitronalspray: 667
Nivaquine: 561, 629, 643
Nizoral: 227, 556
Noctran: 228, 810
Nodex: 613
Nolvadex: 336, 733
Nootropyl: 795
Nopron: 810
Nordaz: 808, 809
Norditropine: 206, 722
Norfloxacine: 448, 748, 824

Norlevo: 168, 445, 737
Normacol: 704, 705
Normosang: 780
Noroxine: 748
Norprolac: 742
Norset: 805
Norvir: 553
Notézine: 558
Novacetol: 568
Novantrone: 764
Novatrex: 582, 642
Novofemme: 732
Novomix: 683
Novonorm: 58, 685
Novopulmon: 607
Novorapid: 682
Novoseven: 779
Noxafil: 556
Nozinan: 800
Nplate: 779
Nuctalon: 809
Nureflex: 156
Nurofen: 156, 569
Nutrivisc: 830
Nutropinaq: 722
Nuvaring: 234, 734
Nyogel LP: 818

O

Octafix: 779
Octagam: 577
Octanate: 779
Octaplex: 779
Octre: 147
Ocufen: 826
Odrik: 657
Oesclim: 729
Oestrodose: 730
Oestrogel: 730
Oflocet: 545, 602, 748
Ogast: 700
Ogastoro: 700
Okimus: 234, 652
Oligoderm: 632
Oligosol Sélénium: 653
Oligosol Zinc-Nickel-Cobalt: 689
Oligostim Sélénium: 653
Oligostim Zinc-Nickel-Cobalt: 689
Olmetec: 658
Olmifon: 814
Omacor: 431, 665
Oméprazole: 149, 164, 168, 210, 700

886

INDEX DES MÉDICAMENTS

Omexel LP: 752
Omix LP: 752
Omnitrope: 722
Oncovin: 762
Ondansétron: 156, 769
Onglysa: 233
Onsenal: 711
Opatanol: 823
Ophtacalm: 823
Ophtasiloxane: 832
Ophtergine: 828
Ophtim: 818
Opticron: 823
Optrex: 829
Optruma: 648
Oracéfal: 539
Oracilline: 538
Oralair: 233, 322, 590
Oramorph: 572
Orap: 800
Oravir: 550
Orbénine: 538
Orelox: 540
Orencia: 147, 586, 642
Orgalutran: 740
Orgaran: 671
Ormandyl: 725, 753
Orocal: 646
Orocal Vitamine D3: 647
Oroken: 540
Oromag: 694
Oromédine: 598
Oromone: 729
Oropéridys: 703
Orthoclone: 582
Osmotol: 602
Osséans D3: 647
Ossopan: 646
Osteocal: 646
Osteocal D3: 647
Ostépam: 644
Ostram: 646
Otipax: 601
Otofa: 602
Otrasel: 787, 803
Ovitrelle: 739
Oxéol: 606
Oxycontin: 573
Oxyde mercurique jaune: 828
Oxynorm: 573
Oxyplastine: 632
Oxythyol: 632
Ozidia: 684
Ozothine: 608, 615
Ozothine à la DP: 608

P

Pabal: 741
Pabasun: 629
Padéryl: 612
Paludrine: 561
Panadol: 566
Pancrélase: 719
Pannogel: 619
Panorex: 585
Panos: 652
Panotile: 601
Panoxyl: 619
Panrétin: 633
Pantestone: 725
Pantoprazole: 149, 700
Pantozol: 700
Panxeol: 816
Papaïne Trouette-Perret: 719
Papavérine: 710
Paps: 625
Paracétamol: 156, 163, 198, 224, 248, 249, 264, 266, 566, 567, 572, 593, 594, 649, 650
Paralyoc: 566
Paraminan: 629
Para Plus: 635
Parapsyllium: 704
Parasidose: 635
Para Spécial Poux: 635
Parégorique Lafran: 706
Parfenac: 625
Pariet: 66, 700
Parkinane: 788
Parlodel: 235, 742, 786
Parocline: 643
Passiflorine: 816
Passinévryl: 816
Paxéladine: 614
Pédiazole: 540
Péflacine: 545
Péflacine Monodose: 748
Pégasys: 578, 716
Pentacarinat: 558, 562
Pentasa: 709
Pepdine: 700
Pepsane: 711
Percutaféine: 689
Perfalgan: 566
Pergotime: 739
Pergoveris: 739
Périactine: 589
Pérical: 646
Péridys: 703

Péristaltine: 706
Permixon: 120, 226, 751, 752
Pernazène: 592
Persantine: 668
Pertudoron: 614
Pérubore: 595
Petites pilules Carters: 706
Pévaryl: 636
Pharmatex: 736
Phénergan: 589, 625, 810
Phénobarbital: 210, 782
Phosphalugel: 702
Phosphoneuros: 694
Phosphore Alko: 694
Phosphosorb: 746
Physiogyne: 729
Physiomycine: 542, 621
Physiotens: 662
Phytémag: 697
Piasclédine: 649
Pilo: 819
Pilobloq: 820
Pilosuryl: 746
Pinaverium Biphar: 710
Piportil: 800
Pipram Fort: 749
Pirilène: 168, 547
Pivalone: 596
Plaquenil: 629, 643
Plasténan: 632
Plavix: 23, 40, 64, 126, 130, 145, 149, 350, 351, 352, 353, 668, 669, 864
Plenesia: 816
Pletal: 676
Plitican: 702, 768
Plurexid: 637
Pneumorel: 127, 153, 411, 614
PO 12: 632
Poconéol: 746
Polaramine: 589
Poléry adultes: 612
Poléry enfants: 612
Polydexa: 601
Poly-Karaya: 711
Polysilane: 711
Polysilane Delalande: 711
Pommade Maurice: 828
Pondéral: 405, 407, 412, 415, 416, 419, 425, 499, 852, 853

Ponderax: 415
Pondimin: 415
Potassium Richard: 696
Povanyl: 559
Pradaxa: 232, 350, 357, 358, 672
Pravadual: 566, 664, 669
Pravastatine: 149, 663, 664
Praxilène: 676, 796
Prazinil: 805
Prazosine: 500, 663, 751
Précyclan: 228, 731, 807
Prépidil: 738, 741
Prépulsid: 701
Prestole: 660
Prétérax: 661
Préviscan: 355, 672
Prexige: 270, 272
Prezista: 553
Primalan: 589
Primaquine: 245
Primpéran: 217, 702, 768
Princi-B: 692
Prinivil: 657
Prinzide: 661
Prioderm: 635
Pritor: 658
Pritorplus: 662
Privigen: 577
Pro: 147
Procaïne Lavoisier: 574
Procoralan: 127, 232, 411, 666
Proctolog: 712
Procuta: 620
Profénid: 157, 569
Progestogel: 440, 731
Proglicem: 686
Prograf: 149, 581, 744
Proleukin: 578, 776
Prolia: 648
Prontalgine: 567
Propécia: 157
Propess: 738, 741
Propofan: 567
Proracyl: 726
Prorhinel: 597
Prospan: 614
Prostigmine: 794
Prostine E2: 738, 741
Protamine Choay: 779
Protelos: 23, 58, 127, 206, 234, 334, 336, 338, 339, 340, 411, 648
Prothiaden: 804

Protopic: 627
Protovit: 692
Provames: 729
Proxalyoc: 570
Prozac: 153, 156, 185, 516, 519, 520, 805
Pseudophage: 127, 411, 689
Psylia: 704
Pulmicort: 607
Pulmodexane: 613
Pulmofluide: 615
Pulmozyme: 611
Puregon: 739
Purinéthol: 761
Purivist: 823
Pursennide: 706
Pyostacine: 541
Pyréflor: 635
Pyriméthamine: 245, 562, 563

$\overline{Q}$

Qlaira: 234, 734
Qnexa: 408
Quadrasa: 709
Questran: 665
Quiétude: 815
Quinimax: 561
Quinine: 234, 245, 246, 561, 652, 677
Quinine Lafran: 561
Quinine Vitamine C: 652
Quinine Vit. C: 234
Quitaxon: 804
Qvar Autohaler et Spray: 607

$\overline{R}$

Rafton: 708
Raloxifène: 336, 648
Raniplex: 156, 700
Rapamune: 580, 744
Rapamycine: 147, 164, 641
Rapilysin: 673
Raptiva: 585
Rasilez: 656
Rasilez HCT: 656
Rebetol: 716
Rebif: 579, 789
Redux: 417
ReFacto AF: 779
Refludan: 671
Refresh: 830
Régranex: 632

Relenza: 549
Relistor: 703
Relpax: 792
Remex: 634
Remicade: 145, 147, 168, 221, 583, 627, 641, 708
Reminyl: 791
Remodulin: 615
Removab: 771
Renagel: 746
Renitec: 657
Rennie: 702
Réopro: 670
Requip: 157, 235, 786
Résikali: 745
Résolor: 704
Respilène: 612
Resulin: 394
Rétacnyl: 620
Retin-A: 620
Rétrovir: 552
Revatio: 615
Revia: 526, 528, 811
Revitalose: 120, 226, 697
Revlimid: 579, 776
Reyataz: 553
Rhéobral: 796
Rhéoflux: 678, 713
Rhinadvil: 593
Rhinallergy: 590
Rhinamide: 592
Rhinathiol Carbocistéine: 610
Rhinathiol toux sèche: 612
Rhinocort: 596
Rhinofébral: 568, 594
Rhinofluimucil: 592
Rhinomaxil: 596
Rhino-Sulfuryl: 592, 595
Rhinotrophyl: 595
Rhinureflex: 593
Riamet: 247, 561
Rifadine: 163, 547
Rifampicine: 210, 243, 547
Rifamycine Chibret: 824
Rilutek: 790
Rimactan: 547
Rimifon: 547
Riopan: 702
Risordan: 667
Risperdal: 146, 156, 511, 792, 801
Risperdalconsta: 801

888

INDEX DES MÉDICAMENTS

Ritaline: 217, 236, 499, 814
Rivotril: 809
Roaccutane: 168, 325, 620
RoActemra: 584, 641
Rocaltrol: 646
Rocéphine: 544
Rocgel: 702
Rodogyl: 541
Roféron: 578, 716, 776
Roféron-A: 578, 716, 776
Rohypnol: 808, 809
Rovalcyte: 550
Rovamycine: 541, 563
Rowasa: 709
Rubozinc: 622
Rufol: 749
Rulid: 540
Rythmodan: 675
Rythmol: 675

S

Sabril: 784
Sacolène: 708
Saizen: 722
Salagen: 830
Salazopyrine: 643, 709
Salbumol: 605, 606, 741
Salbumol Fort: 605
Salicairine: 708
Sandimmun: 580, 627, 744
Sandoglobuline: 577
Sandostatine: 717, 723
Sarafem: 185, 520
Sargenor: 696
Savarine: 561
Sclérémo: 677
Scoburen: 709
Scopoderm: 709
Sébiprox: 636
Sebivo: 715
Sécalip: 664
Secnol: 563
Sectral: 655
Sédatif PC: 815
Sédorrhoïde: 712
Séglor: 793
Selexid: 748
Seloken: 655
Sels calcaires nutritifs Weleda: 697
Selsun: 630
Semap: 800
Sénokot: 706
Septéal: 637

Septivon: 637
Serc: 796
Sérécor: 675
Seresta: 808, 809
Seretide: 145, 606, 607
Sermion: 217, 676, 679, 795
Seroplex: 156, 517, 805
Seropram: 156, 517, 805
Séroquel: 511, 512, 801
Sévrédol: 572
Sibutral: 227, 406, 499, 688
Siccafluid: 829
Sifrol: 786, 797
Siklos: 780
Siligaz: 711
Silkis: 623
Simponi: 583
Simulect: 583
Simvastatine: 149, 164, 663, 664
Sinapisme Rigollot: 617
Sinemet: 786
Singulair: 609
Sintrom: 355, 672
Sitagliptine: 191, 233, 685, 686
Skelid: 643
Skenan: 572
Skiacol: 831
Skinoren: 619
Smecta: 711
Solacy: 602
Solaraze: 629
Solian: 156, 801
Soliris: 585, 780
Solmucol: 611
Solubacter: 637
Soludactone: 659, 727
Solu-Médrol: 571
Solupred: 156, 571
Solutricine: 599
Solutricine Tétracaïne: 599
Somatostatine: 717, 721
Somatuline: 128, 723
Somavert: 147, 721, 722
Somnidoron: 815
Sophidone: 573
Sophtal: 828
Sorbitol Delalande: 705, 718
Soriatane: 624
Spagulax: 704
Spasfon: 156, 249, 710
Spasmag: 694

Spasmine: 816
Spéciafoldine: 690
Spiriva: 58, 608
Spiroctan: 659
Spiroctazine: 660
Spirodrine: 615
Spironolactone: 659
Spironolactone Altizide: 660
Sporanox: 556
Spotof: 674
Spray-Pax: 635
Sprégal: 635
Sprycel: 146, 771
Stablon: 127, 236, 411, 806
Stagid: 388, 683
Stalevo: 786
Stallergenes: 233, 323
Staltor: 374
Stédiril: 735
Stelara: 583, 627
Sterdex: 826
Stéridose: 829
Stérilène: 637
Sterlane: 637
Stérogyl: 646
Stilnox: 808, 809
Stimycine: 619
Stodal: 615
Strefen: 599
Strepsils: 599
Strepsils Lidocaïne: 599
Streptomycine: 163, 545, 547
Stresam: 807
Striadyne: 675
Stromectol: 558
Subcuvia: 577
Subutex: 168, 573, 812
Succinimide Pharbiol: 747
Sudafed: 593
Sulfarlem: 718, 830
Sulfuryl: 592, 595, 602
Suprefact: 724, 754
Surbronc: 611
Surélen: 693
Surgam: 569
Surgestone: 731
Surmontil: 236, 517, 804
Surquina: 561
Survector: 411
Surventa: 616
Sustiva: 552
Sutent: 146, 221, 481, 773

Symbicort: 146, 607
Symelin: 408
Sympathyl: 816
Sympavagol: 816
Synarel: 724, 740
Syncortyl: 727
Synédil: 801
Synthol: 625
Syntocinon: 741

T

Tabapass: 813
Tacrolimus: 149, 164, 581, 627
Tadénan: 751, 752
Tagamet: 700
Tahor: 64, 66, 145, 149, 374, 375, 378, 382, 663
Takadol: 572
Taketiam: 540
Taloxa: 785
Tamarine: 706
Tamiflu: 549, 847
Tamik: 678, 793
Tamoxifène: 164, 336, 733, 774
Tanakan: 120, 121, 217, 676, 679, 795
Tanatril: 657
Tanganil: 796
Tarceva: 146, 470, 471, 474, 487, 604, 772
Tardyferon: 695
Tardyferon B9: 695
Tareg: 658
Targocid: 546
Targretin: 146, 633, 765
Tasigna: 146, 771
Tasmar: 235, 787
Tavanic: 545
Taxol: 157, 762, 763
Taxotère: 64, 126, 130, 145, 477, 482, 763
Tazocilline: 543
Téatrois: 726
Tédralan: 608
Tégéline: 145, 577
Tégrétol: 512, 517, 783, 802
Telzir: 553
Temerit: 655
Temeritduo: 660
Temesta: 808, 809
Temgésic: 573, 812
Temodal: 759
Ténorétic: 660
Ténormine: 655

Tensionorme: 662
Tenstaten: 659
Téralithe: 801
Terbinafine: 156, 557, 636
Tercian: 800
Terpone: 615
Tesofensine: 408
Testopatch: 725
Tétralysal: 542, 621
Tevagrastim: 768
Teveten: 658
Texodil: 540
Thaïs Sept: 730
Thalidomide: 187, 191, 193, 579, 842
Thalidomide Celgene: 579
Théinol: 567
Thelin: 228, 616
Théostat LP130: 608
Théprubicine: 764
Théralène: 589, 613, 810
Thiophénicol: 543
Thiotépa: 426, 755, 759
Thiotépa Genopharm: 755, 759
Thiovalone: 598
Thyrozol: 726
Tiapridal: 800
Tibéral: 563
Ticarpen: 543
Ticlid: 126, 205, 232, 669
Tiénam: 544
Tigreat: 792
Tilavist: 823
Tilcotil: 570
Tildiem: 656
Timabak: 818
Timacor: 655
Timoferol: 695
Timolol Alcon: 818
Timoptol: 818
Timoptol LP: 818
Tinset: 588
Tiorfan: 707
Tiorfanor: 707
Tiotropium: 501, 608
Titanoral: 678, 713
Titanoréïne: 712
Titanoréine à la lido-caïne: 712
Tobi: 545
Tobradex: 826
Tobrex: 824
Toclase: 614

Toco: 692
Tocolion: 692
Tocopa: 692
Tofranil: 236, 499, 517, 804
Tolexine: 542, 621
Tonicalcium: 697
Topaal: 702
Topalgic: 572
Topalkan: 702
Toplexil: 613
Torcetrapib: 202
Torental: 675, 676, 679, 796
Torisel: 581, 775
Tot'Héma: 695
Tracleer: 616
Tractocile: 741
Tramadol: 156, 198, 248, 567, 572
Tramisal: 676, 795
Trandate: 655
Tranquital: 816
Transilane: 704
Transipeg: 705
Transulose: 704, 705
Transvercid: 631
Tranxène: 808, 809
Trasicor: 655
Trasitensine: 660
Trédémine: 559
Trentatil: 608
Triafem: 621
Triafemi: 235, 444, 735
Triatec: 657
Tridésonit: 622
Triella: 735
Triflucan: 556
Trileptal: 783
Trinitrine: 667
Trinordiol: 735
Trional: 307
Trisenox: 102, 146, 221, 765
Trisequens: 732
Trivastal: 127, 232, 411, 676, 679, 786, 794, 796
Trizivir: 552
Trobalt: 784
Trobicine: 545
Trolovol: 643, 693
Trombovar: 677
Tronothane: 712
Trophigil: 730
Trophirès: 232, 568, 615
Trosyd: 636
Trusopt: 819

INDEX DES MÉDICAMENTS

Truvada: 146, 552
Tussidane: 613
Tussidoron: 121, 614
Tussipax: 612
Tussisédal: 613
Tygacil: 542
Tysabri: 147, 221, 585, 788, 789
Tyverb: 772

U

Ubistesin: 575
Uft: 761
Ulcar: 701
Ultra-Levure: 707
Ultraproct: 712
Umatrope: 722
Umuline: 682
Umuline Profil: 682
Unacim: 539
Un-Alfa: 646
Unifluid: 830
Urbanyl: 809
Uridoz: 749
Urion LP: 752
Urispas: 755
Urodren: 746
Urosiphon: 120, 226, 689, 746
Ursolvan: 717
Uteplex: 653
Utrogestan: 440, 731
Uvadex: 628
Uvédose: 646
Uvestérol A,D,E,C: 647
Uvestérol D: 646
Uvimag B6: 694

V

Vadilex: 676, 679
Vagostabyl: 816
Valdoxan: 411
Valium: 156, 808, 809
Vancocine: 546
Vaniqa: 562, 638
Varnoline: 235, 444, 735
Vascodran: 713
Vascoflor: 678
Vasobral: 676, 795
Vastarel: 127, 155, 217, 232, 411, 668, 679
Vasten: 375, 378, 663
Vectarion: 127, 217, 233, 411, 413, 617
Vectibix: 770
Vectrine: 611

Veinamitol: 678, 713
Veineperit: 408
Veinobiase: 678, 713
Veinosium: 678
Veinotonyl: 678
Velbé: 762
Velcade: 146, 477, 773
Véliten: 678, 713
Velmetia: 233, 686
Vénirène: 678, 713
Venofer: 695
Ventavis: 615
Ventilastin: 605
Ventoline: 308, 311, 605, 606
Vépéside: 764
Vérapamil: 666, 668
Veraskin: 632
Vercyte: 759
Verrulia: 631
Verrulyse: 631
Versed: 809
Vésanoïd: 325, 491, 765
Vésicare: 755
Vexol: 825
Vfend: 556
Viagra: 168, 615, 749, 750
Viaskin: 323
Vibramycine: 542, 621
Vicks expectorant: 611
Vicks Inhaler: 595
Vicks sirop pectoral: 614
Vicks toux sèche miel: 613
Victoza: 58, 217, 233, 388, 408, 685
Vidaza: 761
Videx: 552
Vimpat: 784
Vincarutine: 796
Vioxx: 23, 91, 95, 96, 97, 108, 187, 193, 198, 199, 204, 227, 266, 267, 268, 269, 270, 271, 272, 273, 274, 275, 276, 339, 395, 418, 424, 425, 565, 570, 837, 842, 843, 848, 850
Viracept: 553
Viraféronpeg: 578, 716
Viramune: 552
Viread: 552, 715
Virgan: 825
Virlix: 588
Virophta: 825
Viskaldix: 660
Visken: 655

Vistabel: 639
Vistide: 550
Visudyne: 147, 820
Vitabact: 828
Vita-Dermacide: 632
Vitalogink: 676, 795
Vitamine A Dulcis: 832
Vitamine A Faure: 832
Vitamine A Nepalm: 690
Vitamine B6 Richard: 690
Vitamine B12 Allergan: 832
Vitamine B12 Bayer: 691
Vitamine B12 Chauvin: 832
Vitamine B12 Delagrange: 691
Vitamine B12 Gerda: 691
Vitamine B12 Lavoisier: 691
Vitamine B12 Théa: 832
Vitamine C UPSA: 691
Vitamine D3 Bon: 646
Vitamine E Nepalm: 692
Vitamine K1 Roche: 779
Vitamines B1-B6 Bayer: 693
Vitarutine: 833
Vitathion: 127, 411, 692
Vivelledot: 730
Vogalène: 703, 768
Vogalib: 703
Volibris: 616
Voltaflex: 649
Voltarène: 157, 264, 267, 569, 826
Votrient: 146, 773

W

Wellvone: 558, 561, 563
Wilfactin: 779
Wilstart: 779
Wystamm: 588

X

Xagrid: 766
Xalacom: 819
Xamiol: 623
Xanax: 156, 808, 809
Xarelto: 356, 673
Xatral: 157, 752
Xatral LP: 752
Xelevia: 58, 233, 388, 685
Xeloda: 146, 761

Xenical: 217, 228, 406, 688
Xiapex: 652
Xigris: 234, 546
Xolaam: 702
Xolair: 233, 313, 584, 610
Xylocaïne: 574
Xylocaïne Adrénaline: 575
Xylocaïne Naphazoline: 574
Xylocard: 675
Xyzall: 588

Y

Yaz: 235, 736
Yocoral: 750
Yohimbine Houdé: 750
Yondelis: 759
Ysomega: 665

Z

Zaditen: 313, 588, 609, 823
Zaldiar: 198, 567

Zamudol: 572
Zanidip: 656
Zarontin: 783
Zarzio: 768
Zavedos: 146, 764
Zeclar: 540, 563
Zeffix: 715
Zelitrex: 550
Zenapax: 583
Zentel: 559
Zérit: 552
Zestorétic: 661
Zestril: 657
Zevalin: 770
Ziagen: 552
Zindacline: 619
Zinnat: 539
Zithromax: 540, 563
Zithromax Monodose: 748
Zocor: 149, 369, 372, 374, 375, 378, 663
Zofenil: 657
Zofénilduo: 661
Zoladex: 724, 754
Zoloft: 156, 517, 519, 805

Zomacton: 722
Zomig: 66, 793
Zondar: 649
Zonegran: 784
Zophren: 769
Zorac: 623
Zovirax: 550, 634, 825
Zoxan LP: 752
Zumalgic: 572
Zyban: 217, 233, 499, 502, 520, 813
Zyloric: 157, 651
Zymad: 646
Zymaduo: 647
Zypadhera: 801
Zyprexa: 146, 156, 511, 512, 792, 801
Zyrtec: 588
Zyrtecset: 588
Zyvoxid: 546

LES 212 PRINCIPAUX GÉNÉRIQUES

EN DÉNOMINATION COMMUNE INTERNATIONALE (DCI) AVEC LEURS MOLÉCULES ORIGINALES DE RÉFÉRENCE EN DÉNOMINATION COMMERCIALE

A

Acébutol – Sectral
Acéclofénac – Cartrex
Alendronate – Fosamax
Alfuzosine – Xatral
Alginate – Pseudophage
Allopurinol – Zyloric
Alprazolam – Xanax
Alprostadil – Prostine VR
Ambroxol – Surbronc
Amikacine – Amiklin
Amiloride – Modurétic
Amisulpiride – Solian
Amilodipine – Amlor
Amoxicilline – Clamoxyl
Amoxicilline + Clavulanate – Augmentin
Anastrozole – Arimidex
Atenolol – Ténormine
Atorvastatine – Tahor
Azathioprine – Imurel
Azithromycine – Zithronax

B

Baclofène – Liorésal
Benazépril – Briem
Bétahistidine – Serc
Béte méthasone – Célestène
Bicalutamide – Casodex
Bisoprolol – Cardensiel
Brimonidine – Alphagan
Bromazepam – Lexomil
Bromocriptine – Parlodel
Budésonide – Pulmicort
Buvicaïne – Maxicaïne

Buprénorphine – Subutex
Buspirone – Buspar

C

Cabergoline – Dustinex
Calcipotriol – Davonex
Calcitonine – Miacalcic
Captopril – Lopril
Carbamazépine – Tégrétol
Carboplatine – Paraplatine
Carvédilol – Kredex
Cefaclor – Alfatril
Cefadroxil – Oracéfal
Céfalexine – Keforal
Cefixime – Oroken
Céfotaxime – Claforan
Céfoxitine – Méfoxin
Céftazidine – Fortum
Ceftriaxone – Rocéphine
Céfuroxime – Zinnat
Céliprolol – Celectol
Cétirizine – Zyrtec
Chlormadinone – Lutéran
Cimétidine – Tagamet
Ciprofibrate – Lipanor
Ciprofloxacine – Ciflox
Citalopram – Séropram
Clarithromycine – Zéclar
Clomipramine – Anafranil
Clopidogrel – Plavix
Clozapine – Leponex
Cromoglicate – Nalcron
Cyprotérone – Androcur

D

Déféroxamine – Desféral
Désogestrel – Mercilon
Diacéréine – Zondar
Diazépam – Valium
Diclofénac – Voltarène
Diltiazem – Tildiem
Diosmine – Diovenor
Dipyridamole – Persantine
Disopyramide – Rythmodan
Dobutamine – Dobutrex
Dompéridone – Motilium
Donépézil – Aricept
Doxorubicine – Adriblastine
Doxicycline – Vibramycine

E

Econazole – Pévaryl
Enalapril – Rénitec
Epirobicine – Farmorubicine
Erythromycine – Erithrocine
Estradiol – Estrofem
Etidronate – Didronel
Etoposide – Vépéside

F

Famotidine – Pepcidac
Fénofibrate – Lipanthyl
Fentanyl – Durogésic
Finastéride – Propecia
Fluconazole – Triflucan
Flumazénil – Anexate
Fluoxétine – Prozac
Flutamide – Eulexine
Fluvastatine – Lescol
Fosinopril – Fozitec
Furosémide – Lasilix
Fusicate – Fucidine

G

Gabapentine – Neurontin
Gemcitabine – Gemzar
Gestodène – Felixita
Glibenclamide – Daonil
Glicazide – Diamicron
Glimépiride – Amarel
Gransétron – Kytril

I

Ibuprofène – Brufen
Imipénem – Tiénam
Indapamide – Fludex
Indométacine – Indocid
Ipratropium – Atrovent

Irinotécan – Campto
Isosorbide – Risordan
Isotrétinoïne – Roaccutane et Contracné

K

Kétoconazole – Kétoderm
Kétoprofène – Profénid
Kétotifène – Zaditen

L

Lamotrigine – Lamictal
Lansoprazole – Lanzor
Létrozole – Femara
Lévocétirizine – Xyzall
Lévonorgestrel – Norlevo
Lisinopril – Prinivil
Lopéramide – Imodium
Loratadine – Clarytine
Lorazepam – Temesta
Losartan – Cozaar

M

Mébévirine – Duspatalin
Métformine – Glucophage
Méthothrexate – Novatrex
Métoclopramide – Primpéran
Métoprolol – Lopressor
Miansérine – Athymil
Mifépristone – Mifégyne
Mirtazapine – Norset
Modafinil – Modiodal
Molsidomine – Corvasal
Montélukast – Singulair
Moxonidine – Physiotens

N

Naftidrofuryl – Praxilène
Naloxone – Narcan
Naltrexone – Revia
Naproxène – Naprosyne
Naratriptan – Naramig
Nébivolol – Témérit
Nicardipine – Loxen
Nicergoline – Sermion
Nicorandil – Adancor
Nifédipine – Adalate
Nimésulide – Nexen
Nitrendipine – Nidrel
Nomégestrol – Lutényl

O

Octréotide – Sandostatine
Ofloxacine – Monoflocet
Olanzapine – Zyprexa

LES 212 PRINCIPAUX GÉNÉRIQUES

Oméprazole – Mopral
Ondansétron – Zophren
Oxaliplatine – Eloxatine

P

Paclitaxel – Taxol
Pantoprazole – Eupantol
Paroxétine – Deroxat
Pentoxifylline – Torental
Pergolide – Celance
Perindopril – Coversyl
Phloroglucinol – Spasfon
Piracetam – Nootropyl
Piroxicam – Feldène
Pravastatine – Elisor
Prednisolone – Solupred
Prednisone – Contancyl
Progestérone – Utrogestan
Propranolol – Avlocardyl

Q

Quinapril – Acuitel

R

Ramipril – Triatec
Ranitidine – Azantac
Rispéridone – Risperdal
Ropinirol – Requip
Roxithromycine – Rulid

S

Salbutamol – Ventoline
Sélégiline – Déprényl
Sertraline – Zoloft
Simvastatine – Zocor
Sotalol – Sotalex
Spiramycine – Rovamycine
Spironolactone – Aldactone

Sucralfate – Ulcar
Sulfaméthoxazole – Bactrim
Sulpiride – Dozmatil
Sumatriptan – Imigrane

T

Tamoxifène – Nolvadex
Tamsulosine – Omix
Terbinafine – Tamisil
Terbutaline – Bricanyl
Tétrazépam – Myolastan
Thiaprofénate – Surgam
Tranexamate – Exactyl
Tricolchicoside – Coltramyl
Ticlopidine – Ticlid
Timolol – Timoptol
Topiramate – Epitomax
Tramadol – Topalgic
Trandolapril – Odrik
Trimébutine – Débridat
Trimétazidine – Vastarel
Trolamine – Biafine

V

Valaciclovir – Vélitrex
Valproate – Dépakine
Venlafaxine – Effexor
Vérapamil – Isoptine
Vincristine – Oncovin
Vinorelbine – Navelbine

X

Xipamide – Lumitens

Z

Zidovudine – Rétrovir
Zolmitriptan – Zomig
Zopiclone – Imovane

INDEX DES MALADIES

A

Abcès pulmonaire : 242
Accès paludéen : 561
Accidents cardiaques : 269, 270, 272, 275, 311, 312, 366, 370, 371, 381, 395, 443, 498, 773
Accidents cardio-vasculaires : 372, 386
Accidents coronariens : 346, 368, 370
Accidents thérapeutiques : 19, 27, 190, 191, 192, 201, 355
Accidents vasculaires cérébraux (AVC) : 46, 213, 269, 343, 346, 350, 357, 358, 364, 368, 369, 372, 382, 384, 386, 389, 395, 431, 439, 442, 688, 773
Accident vagal : 494
Accouchement prématuré menaçant : 741
Acidose lactique : 546
Acné : 324, 325, 542, 603, 619, 630, 697, 736
Acromégalie : 721, 722, 723
Addictions : 408, 573, 574, 811, 812
Adénocarcinome du poumon : 468, 486, 772
Adénocarcinomes : 452, 460, 486
Adénome hyperthyroïdien : 723
Adénome hypophysaire : 505
Adénome prostatique : 154, 500, 751
Adénovirus : 550
A- et dysménorrhées : 731, 737
Affections musculaires : 603
Agitation : 190, 203, 290, 494, 515, 519, 792, 799, 808, 812
Agranulocytoses : 264, 652
Agueusie : 515
Allaitement : 217, 742
Allergie : 192, 213, 248, 253, 289, 298, 300, 301, 302, 303, 318, 544, 588, 698
Allongement de QT : 203, 652
Alopécie primitive : 626
Alopécies : 214, 325, 515, 638
Alzheimer : 43, 66, 77, 84, 130, 142, 148, 186, 198, 270, 363, 375, 496, 502, 522, 790, 791, 863
Amibiase : 563
Amnésie rétrograde : 808
Amyotrophie : 312
Anaphylaxie : 515

Anémies : 213, 215, 474, 478, 515, 546, 652, 695, 766, 767
Anémies des insuffisances rénales : 695, 766, 767
Anémies hémolytiques : 652
Anémies macrocytaires : 690
Anesthésiques locaux : 574, 597, 601, 712, 828
Angines : 591
Angor (ou angine de poitrine) : 202, 364, 500, 667
Anguillulose : 558
Anorexie : 213, 514
Anorgasmie : 27, 184, 514
Antalgiques : 142, 156, 171, 249, 263, 264, 498, 531, 572, 573, 649, 667, 691, 781, 812
Antibiotiques : 13, 27, 42, 46, 48, 53, 82, 89, 104, 112, 126, 140, 144, 146, 147, 148, 154, 155, 162, 163, 164, 168, 170, 171, 188, 191, 210, 220, 222, 223, 229, 230, 239, 240, 242, 243, 256, 257, 288, 360, 367, 373, 447, 448, 531, 537, 542, 543, 546, 547, 558, 562, 563, 597, 601, 602, 604, 621, 634, 762
Anticorps monoclonaux : 23, 90, 102, 121, 146, 147, 164, 171, 181, 212, 220, 225, 279, 289, 292, 293, 294, 295, 297, 313, 326, 336, 382, 383, 392, 470, 474, 481, 582, 610, 627, 641, 648, 670, 708, 770, 780, 789, 821
Antifongiques : 82, 146, 148, 156, 170, 171, 210, 222, 227, 229, 230, 286, 531, 556, 562, 601, 636
Anti-inflammatoires non stéroïdiens (AINS) : 48, 58, 104, 151, 154, 156, 163, 164, 168, 223, 224, 249, 255, 256, 261, 263, 264, 265, 266, 267, 268, 269, 271, 273, 274, 275, 303, 339, 351, 352, 361, 362, 376, 429, 432, 433, 565, 566, 568, 569, 570, 625, 640, 641, 649, 650, 793, 826
Anti-inflammatoires stéroïdiens : 571
Antispasmodiques digestifs : 249, 573, 709, 710
Antispastiques musculaires : 652, 797
Anxiété : 185, 203, 213, 407, 442, 515, 516, 517, 523, 806, 808, 812
Aplasie : 206, 581
Artérites : 669

Arthralgies: 194, 214, 295, 325, 336, 489
Arthrite juvénile: 584
Arthrose: 263, 332, 649
Arythmies cardiaques: 155, 493, 674
Arythmies ventriculaires: 703
Ascaridiose: 558, 559
Ascite cancéreuse: 771
Aspergillose: 557
Asthénies: 162, 213, 514, 692, 696, 698
Asthme: 23, 26, 28, 145, 146, 148, 163, 164, 186, 201, 250, 252, 260, 261, 266, 286, 289, 297, 298, 299, 300, 302, 304, 306, 307, 308, 309, 310, 312, 313, 316, 317, 318, 320, 321, 343, 391, 497, 498, 501, 584, 587, 588, 605, 606, 625
Astrocytomes: 759
Ataxie: 808
Athérome: 184, 185, 250, 343, 346, 351, 359, 364, 365, 366, 368, 370, 371, 372, 376, 400, 431, 481, 676
Atopie: 298, 300
Atrophie cutanée: 626, 627
Autisme: 509, 518, 521
Auto-immunité: 250, 383, 622, 788, 794

B

Béribéri: 690
Biermer: 690, 691
Binge eating syndrome: 522
BK: 547, 581
Bléomycine: 756
Blépharite: 213, 325
Blépharospasme: 639
Botulisme: 578
Boulimie: 213, 513, 520, 523
Bowen (maladie de): 633
Bradycardie: 493, 502, 791
Bronchite chronique: 148, 298, 304, 605
Bronchites: 242
Broncho-pneumopathies obstructives (BPCO): 605
Brucellose: 547
Brûlures gastriques: 701

C

Calcifications tissulaires: 331
Cancer cérébral: 462
Cancer colorectal: 761, 764
Cancer corticosurrénal: 766
Cancer de la plèvre (mésothéliome): 451, 760, 766

Cancer de la prostate: 449, 451, 457, 458, 459, 643, 724, 725, 751, 753, 754, 764, 774
Cancer de la vessie: 396, 452, 761
Cancer de l'endomètre: 439, 442, 733, 774
Cancer de l'estomac: 760
Cancer de l'œsophage: 762
Cancer des bronches: 449, 450, 456, 470, 474, 485, 487, 772
Cancer des os: 452
Cancer des ovaires: 439, 442, 443, 468, 482, 483, 758, 759, 760, 766
Cancer du côlon: 270, 439, 440, 443, 452, 455, 456, 457, 473, 481, 482, 585, 709, 711, 760, 770, 773
Cancer du col utérin: 442, 452, 453, 766
Cancer du foie: 400, 442, 449, 451, 481, 715, 773
Cancer du larynx: 452
Cancer du l'estomac: 451
Cancer du pancréas: 191, 400, 450, 451, 455, 759, 761
Cancer du pharynx: 452
Cancer du poumon: 451, 452, 455, 456, 470, 477, 481, 758, 759, 760, 762, 764, 773
Cancer du rein: 452, 481, 578, 581, 716, 773, 775, 776
Cancer du sang: 462
Cancer du sein: 145, 164, 191, 347, 439, 440, 442, 443, 450, 451, 453, 454, 455, 473, 474, 475, 481, 482, 483, 486, 488, 633, 754, 758, 761, 762, 763, 764, 770, 773, 774
Cancer du testicule: 451, 756, 758, 762, 764, 766
Cancers: 13, 23, 28, 40, 41, 128, 137, 145, 147, 162, 181, 184, 185, 191, 205, 250, 264, 270, 279, 293, 300, 374, 376, 382, 392, 396, 400, 438, 439, 440, 442, 443, 449, 450, 451, 452, 453, 454, 455, 456, 457, 458, 459, 460, 461, 462, 464, 465, 466, 467, 468, 469, 470, 471, 472, 473, 474, 475, 479, 480, 481, 482, 483, 485, 486, 487, 488, 489, 535, 604, 631, 633, 709, 711, 715, 733, 753, 756, 757, 758, 759, 760, 761, 762, 766, 767, 770, 771, 772, 773, 774, 821
Cancers à petites cellules: 486
Cancers à petites cellules et à grandes cellules du poumon: 460
Cancers digestifs: 400
Cancers épidermoïdes: 460, 486

INDEX DES MALADIES

Cancers ORL : 450, 762, 766, 770
Cancer utérin : 452, 464
Candidoses : 557, 636
Carcinoïdes : 418, 420, 505, 578, 716, 723
Cardiomégalie : 305
Cardiopathie congénitale : 255
Cardiopathies valvulaires : 423
Carences martiales : 695
Cataracte : 214, 262, 822
Cécité : 190, 364, 384, 386, 480, 484, 818
Céphalées : 185, 191, 194, 202, 203, 205, 213, 248, 295, 489, 493, 514, 669, 808
Chéilite : 214, 325
Chlamydias : 540, 542
Chocs anaphylactiques : 256, 289, 300, 320, 497
Choléra : 239
Cholestérol : 23, 39, 77, 93, 145, 146, 205, 215, 239, 326, 330, 359, 360, 361, 362, 363, 364, 367, 368, 369, 370, 371, 372, 373, 376, 377, 378, 379, 380, 381, 382, 386, 390, 393, 400, 430, 431, 434, 455, 531, 663, 664, 665, 687
Choriocarcinomes : 756, 762
Cirrhose biliaire : 717
Cirrhoses du foie : 715, 717
CMV : 242, 550, 577, 578, 581
Collagénoses : 250
Côlon irritable : 26, 709
Colopathies fonctionnelles : 709
Comportements obsessionnels compulsifs : 521
Condylomes : 631
Congestion nasale : 592
Conjonctivites : 213, 261, 300, 325, 588, 827
Constipation : 185, 194, 214, 447, 493, 514, 703
Contraception d'urgence : 737
Coronarites : 148, 205, 380, 381, 667
Cors : 631
Crampes : 194, 214, 234, 265, 341, 561, 652, 697
Crampes abdominales : 265
Crampes musculaires : 214, 561
Crises cardiaques : 395
Crohn : 250, 583, 586, 708
Cushing (maladie de) : 727
Cyphose : 331
Cystites : 447, 448, 747
Cytopénies : 248

D

Déficits « cognitifs » : 77, 121, 676, 794
Dégénérescences maculaires : 773, 820
Délires : 799
Démence sénile : 790
Dépendances (alcool, drogue, tabac) : 233, 502, 811
Dépression gériatrique : 520
Dépressions : 23, 49, 129, 185, 203, 205, 213, 260, 305, 325, 407, 450, 489, 493, 496, 502, 507, 511, 512, 513, 514, 516, 517, 519, 520, 521, 522, 523, 543, 688, 785, 799, 802, 803, 804, 806, 808, 812, 813
Dépressions des troubles bipolaires : 802
Dépressions modérées : 512, 802, 806
Dépressions sévères : 512, 799, 806
Dermatite allergique : 625
Dermatite atopique : 250, 300, 625, 626
Dermatomyosite : 250, 283, 629
Dermatophytoses : 557, 636
Dermatoses sèches : 630
Dermographisme : 374
Dermopathologies hyperimmunes : 626
Désintoxication tabagique : 499, 812
Désordres bipolaires : 801
Diabète : 13, 23, 26, 28, 41, 77, 84, 128, 143, 146, 148, 157, 162, 163, 170, 181, 184, 185, 201, 213, 222, 227, 228, 230, 232, 283, 306, 326, 335, 344, 348, 359, 360, 363, 364, 365, 366, 367, 368, 370, 371, 372, 376, 381, 383, 384, 386, 387, 388, 389, 390, 391, 393, 394, 400, 405, 416, 420, 421, 511, 521, 582, 628, 680, 681, 683, 684, 685, 687, 720, 723
Diabète 1 : 181, 283, 383, 387, 582, 628, 681
Diabète 2 : 26, 148, 163, 227, 232, 365, 371, 383, 384, 386, 387, 681, 683
Diabète insipide : 723
Diarrhée : 89, 185, 190, 194, 203, 209, 214, 239, 245, 265, 295, 431, 482, 493, 515, 650, 706, 792, 812
Diarrhées bactériennes : 242
Diphtérie : 315
Diplopie : 639, 808
Distomatose (douves) : 247, 558, 559
Diurétiques : 81, 155, 163, 191, 196, 223, 224, 257, 347, 348, 407, 500, 531, 654, 656, 658, 659, 660, 666, 696, 727, 743, 744
DMLA : 143, 147, 484
Douleur : 248, 249, 265, 268, 441, 451

Douleurs digestives : 249
Douleurs d'origine inflammatoire : 249
Douleurs intenses : 249
Douleurs modérées et intermittentes : 248
Drépanocytose : 780
Dupuytren (maladie de) : 652
Dysarthrie : 213, 639
Dyscalcémies : 643
Dysfibrinogénémies : 779
Dysfonction vésicale : 755
Dysménorrhée : 731
Dyspepsie fonctionnelle : 27
Dyspepsies : 698
Dysphagie : 639
Dysphonie : 313, 639
Dyspnées : 813
Dystonies neurovégétatives : 603, 697, 698
Dysurie : 451, 639

Ē

EBV : 550
Eczéma : 374
Embolie artérielle cérébrale : 673
Embolie pulmonaire : 214, 326, 341, 350, 439, 442, 443, 444, 673
Embolies : 190, 206, 214, 326, 341, 350, 364, 438, 439, 442, 443, 444, 673
Emphysème (voir aussi Bronchite chronique) : 605
Encéphalites : 250, 253, 295, 563
Encéphalopathie alcoolique : 690
Endocardites : 242
Endocardites infectieuses : 418
Endométriose : 724, 731, 740, 754
Éosinophilie : 625
Épidermolyse bulleuse : 626
Épilepsies : 142, 162, 186, 531, 782, 794, 802
Épistaxis : 214, 431
Érection (troubles de l') : 749
Érythème : 214, 325
Érythèmes polymorphes : 515
États psychosomatiques : 697

F̄

Fatigue chronique : 27, 184, 185
Fibrillation auriculaire : 336, 350, 353, 357, 358, 674
Fibrillation ventriculaire : 515
Fibrome utérin : 754
Fibromyalgie : 26, 184
Fibroses péricardiques : 786
Fibroses péritonéales : 786
Fibroses pleurales : 786

Fibroses pulmonaires : 250, 374, 747
Fibroses rétropéritonéales et pulmonaires : 505
Fièvre : 48, 213, 245, 252, 261, 263, 265, 295, 307, 310, 367, 447, 515, 516
Fièvre tierce ou quarte : 245

Ḡ

Gale : 635
Gangrène : 364, 505
Giardiase : 563
Glaucome : 626, 818, 827
Glioblastome : 481, 773
Gliomes cérébraux : 759
Glycémie postprandiale : 682
Gonarthroses : 649
Gonococcie : 542, 545
Goutte : 126, 650
Granulomatose septique chronique : 578
Grief syndrome : 521
Grippe : 27, 315, 568
Guillain-Barré : 577
Gynécomastie : 515, 751, 752

H̄

Hairy Cell Leukemia : 761
Hématurie : 215, 447
Hémiplégie : 364, 688
Hémoglobinopathies : 780
Hémoglobinurie paroxystique : 585, 780
Hémophilies : 354, 779
Hémorragies : 63, 190, 192, 193, 206, 214, 264, 265, 268, 271, 350, 351, 354, 355, 357, 358, 451, 482, 483, 490, 505, 514, 672, 673, 779
Hémorragies cérébrales : 350, 355, 482, 483
Hémorragies des anticoagulants : 193
Hémorragies digestives, endométriales et urinaires : 190, 271, 355, 451, 514, 673, 717
Hémorragies post-chirurgicales : 779
Hémorragies pulmonaires : 773
Hémorroïdes : 712
Hépatite aiguë : 258, 265, 357, 374
Hépatite biologique : 515, 808
Hépatite chronique C : 716
Hépatite fulminante : 193, 374, 688, 787
Hépatites : 27, 130, 142, 168, 186, 190, 193, 206, 209, 214, 248, 250, 258, 264, 265, 315, 357, 374, 394, 449, 515, 550, 556, 570, 578, 652, 668, 674, 688, 715, 716, 787, 808

INDEX DES MALADIES

Hépatites A, B et C: 550
Hépatites biologiques et cliniques: 515
Hépatites virales chroniques B et C: 578, 715
Hépatite virale B: 168, 315, 578, 715, 716
Hépatite virale C: 449, 578, 715
Hernie hiatale: 51, 702
Herpès: 550, 825
Herpès génital: 550
Herpès virus: 27
Hidrosadénites: 634
Hirsutisme: 214, 562, 638
HIV: *Voir* Sida
Hodgkin (maladie de): 450, 451, 681, 758, 759, 762, 766, 774, 778
HSV-1: 550
HSV-2: 550
HTA: 23, 26, 39, 47, 77, 142, 148, 155, 162, 260, 343, 344, 345, 346, 347, 348, 359, 360, 363, 365, 366, 367, 370, 372, 381, 382, 400, 401, 484, 535, 627, 655, 656, 658, 659, 666, 773, 804, 812
Hyperacousie: 792
Hyperactivité de l'enfant: 499, 814
Hypercalciuries: 747
Hypercholestérolémie: 130, 359, 361, 363, 365, 366, 367, 368, 370, 371, 373, 376, 400, 511
Hyperéosinophilie: 585
Hyperglycémie: 371, 383, 390, 801
Hyperhidrose axillaire: 639
Hyperkaliémies: 745
Hyperlipidémies: 801
Hyperostose: 325
Hyperparathyroïdie: 726
Hyperphosphorémie des dialysés: 745
Hyperpigmentation: 629
Hyperprolactinémie: 515
Hyperréactivité bronchique: 297
Hypersexuality syndrome: 522
Hypersomnie: 814
Hypertension artérielle: 13, 28, 41, 50, 84, 128, 163, 164, 184, 185, 191, 193, 213, 214, 228, 255, 259, 260, 306, 326, 343, 344, 345, 348, 359, 367, 371, 372, 386, 389, 391, 400, 407, 414, 422, 423, 482, 483, 493, 500, 503, 514, 521, 531, 605, 615, 655, 744, 746
Hypertension artérielle pulmonaire (HTAP): 193, 228, 255, 407, 414, 416, 417, 422, 423, 605, 615, 839, 846, 852, 855
Hypertonie: 514, 808
Hypertriglycéridémies: 373, 416

Hyperuricémie aiguë: 651
Hypoacousie: 591
Hypo et hypercalcémies: 329, 330, 331, 337, 643, 645, 726
Hypofibrinogénémies: 779
Hypoglycémie: 192, 388, 390, 652, 686, 721
Hypogonadisme masculin: 725
Hypokaliémies: 696
Hypoplaquettose: 768
Hypotension: 192, 194, 202, 203, 214, 295, 345, 515, 751, 808
Hypotension orthostatique: 751
Hypothyroïdie: 512
Hypoxémie tissulaire: 766

I

Ichtyoses: 630
Ictères: 515
Impuissance: 374, 376, 387, 514, 523
Infarctus du myocarde: 46, 190, 202, 204, 264, 269, 271, 275, 311, 343, 346, 350, 364, 368, 369, 372, 380, 382, 384, 386, 389, 395, 431, 438, 439, 500, 592, 688
Infections à Mycobacterium avium: 540
Infections bactériennes: 299
Infections biliaires: 242
Infections de la peau: 242
Infections et allergies ORL: 698
Infections fongiques: 299
Infections génitales: 242
Infections grippales: 697
Infections nosocomiales: 544
Infections ORL: 603
Infections osseuses et articulaires: 242
Infections parasitaires: 299
Infections prostatiques: 241, 747
Infections récidivantes ORL: 603
Infections sous-cutanées: 242
Infections urinaires: 241, 266, 542
Infections urinaires sévères: 242
Inflammation: 250, 251, 252, 253, 254, 256, 259, 263, 270, 279, 301, 302, 304, 312, 365, 565, 650
Influenza: 242
Insomnie: 190, 194, 203, 260, 489, 502, 513, 514, 517, 521, 523, 808, 813
Insuffisance cardiaque: 163, 305, 311, 343, 346, 348, 394, 500, 605, 666, 674
Insuffisance de l'insuline: 383
Insuffisance lutéale: 731
Insuffisance ovarienne: 729
Insuffisance pancréatique: 383, 690
Insuffisance pancréatique externe: 719

Insuffisance rénale : 192, 248, 266, 386, 652, 688, 695, 722, 726, 745, 766, 767
Insuffisance surrénale aiguë : 262, 313, 727
Insuffisance valvulaire : 419
Ischémie aiguë sévère : 675
Ischémies myocardiques : 502, 813
IVG (interruption de grossesse) : 23, 147, 223, 437, 441, 442, 446, 737

J

Jambes lourdes : 26, 184, 677
Jambes sans repos : 26, 184, 520, 522, 561, 802
JC (virus) : 295, 581
Juvenile bipolar disorder : 518

K

Kaposi (sarcome de) : 325, 578, 579, 633, 716, 762, 764
Kératoses : 630
Kératoses actiniques : 629, 631
Kératoses précancéreuses : 633

L

LAL : 774
Laryngites : 591
Légionellose : 540
Leishmanioses : 562
Lèpre : 547, 579
Leucémie à éosinophiles : 771
Leucémie aiguë hémorragique : 325
Leucémie aiguë lymphoblastique : 761, 762
Leucémie aiguë myéloïde : 469
Leucémie aiguë promyélocytaire (LAPM) : 325, 490, 491, 492, 765
Leucémie à tricholeucocytes : 578, 716, 776
Leucémie lymphoïde chronique (LLC) : 583, 641, 758, 761, 770, 774, 776
Leucémie myéloïde aiguë : 761
Leucémie myéloïde chronique (LMC) : 465, 470, 477, 578, 716, 759, 766, 771, 772, 776
Leucémie myélomonocytaire : 771
Leucémie promyélocytaire : 491
Leucémies : 145, 185, 221, 257, 293, 324, 325, 450, 451, 465, 466, 469, 470, 472, 473, 474, 485, 490, 491, 578, 651, 716, 758, 759, 761, 762, 764, 765, 766, 771, 772, 776, 778
Leucémies de l'enfant : 759, 762
Leucoencéphalites : 788
Leucoencéphalopathie : 585, 627, 773

Leucoencéphalopathie multifocale : 581
Leucopénies : 482, 669, 763, 766
Lichen plan : 626
Lithiase biliaire : 373
Lithiase rénale : 331
Lithiase urinaire : 746
Lithiase urique : 747
Lucites : 629
Lupus (voir aussi Auto-immunité) : 181, 250, 283, 383, 561, 586, 629
Lymphomes : 257, 325, 373, 450, 451, 469, 473, 474, 578, 581, 584, 627, 628, 633, 641, 758, 759, 760, 761, 762, 764, 765, 770, 774, 776, 778
Lymphomes cutanés : 633, 760, 765
Lymphomes de bas grade : 761
Lymphomes du manteau : 579
Lymphomes folliculaires : 578, 716, 770
Lymphomes T cutanés : 325, 578, 628, 716, 776
Lymphone du manteau : 775

M

Maladie dégénérative : 364, 649
Maladie des os de marbre : 328
Maladie du greffon contre l'hôte (GVH) : 260, 281
Maladie immunologique : 301
Maladie neurologique : 512
Maladies allergiques : 256, 257
Maladies auto-immunes : 40, 77, 181, 256, 257, 260, 279, 283, 289, 295, 376, 383, 583, 584, 622, 775, 794
Maladies auto-immunes de la peau : 583
Maladies auto-immunes rhumatis-males : 295
Maladies « démyélinisantes » : 494
Maladies dermatologiques hyperim-munes : 627
Maladies épidermiques bulleuses : 374
Maladie sérique : 295
Maladies génétiques : 289, 460
Maladies hyperimmunitaires : 289, 627
Maladies inflammatoires : 205, 218, 250, 257, 260, 263, 279, 376, 561, 566, 577, 580, 698, 708, 744
Maladies inflammatoires de l'intestin : 250, 260, 708
Maladies inflammatoires du côlon : 279
Maladies mentales : 518
Maladies métaboliques rares : 693
Maladies neurologiques : 493
Maladies osseuses : 694

INDEX DES MALADIES

Maladies psychiatriques : 14, 43, 90, 493, 509, 510, 522, 523
Maladies psychotiques : 507
Maladies rénales : 343
Maladies tendineuses : 652
Malaises : 791
Malaria : 239, 245
Mal des ardents : 505
Manie, maniaco-dépression : 507, 512, 521, 522, 799, 801, 802, 803
Mastopathies : 731
Mélanome : 469, 470, 471, 474, 578, 716, 759, 776
Méningites : 242, 539
Méningococcies : 547
Ménorragies : 514
Métastases : 458, 468, 482, 486, 633, 772
Métastases des cancers du sein : 633
Métastases tumorales : 486
Métrorragies : 514
Microsporidiose : 564
Migraine : 142, 148, 205, 270, 505, 531, 669, 697, 784, 792, 802
Mild cognitive impairment : 522
Monoarthrites : 250, 650
Mucoviscidose : 611, 719
Myalgies : 194, 214, 295, 325, 336, 341, 373, 374, 489
Myasthénie : 283, 383, 496, 794
Mycoplasmes : 242, 243, 542
Mycoses : 556, 557
Mycoses des ongles : 557
Mycosis fongoïde : 325
Mydriase : 503, 515, 812
Myélodysplasies : 761, 776, 778
Myélomes : 293, 320, 578, 579, 716, 758, 764, 772, 773, 774, 776
Myoclonie : 515
Myopathies : 372
Myorelaxants : 652, 797
Myosis : 503, 830
Myotonie thyroïdienne : 639

N

Nanisme : 721
Narcolepsie : 499, 814
Nausées : 185, 190, 194, 202, 209, 214, 265, 431, 489, 493, 502, 514, 702, 747, 813
Néphropathie : 266, 744
Néphropathie glomérulaire primitive : 744
Néphrotoxicité : 627
Neuroblastome : 762
Neuropathies : 130, 386, 522, 617, 650, 747, 763

Neuropathies périphériques : 617, 747, 763
Neutropénies : 203, 213, 474, 484, 515, 650
Neutropénies des chimiothérapies : 768
Névralgies du nerf trijumeau : 802
Névralgies pudentales : 27
Névroses : 507

O

Obésité : 23, 89, 228, 326, 333, 335, 344, 346, 348, 360, 361, 365, 366, 370, 372, 373, 383, 386, 387, 389, 397, 399, 400, 401, 402, 404, 405, 406, 407, 408, 414, 416, 449, 499, 521, 649, 687, 688, 801
Ongles (maladie des) : 557, 638
Ostéite fibreuse : 331
Ostéoarthrite du genou : 585
Ostéoarthrites : 263, 585, 649
Ostéomalacie : 330
Ostéopénie : 326, 332, 389
Ostéopétrose maligne : 578
Ostéoporose ménopausique : 648
Ostéoporoses : 23, 58, 84, 89, 163, 191, 261, 262, 312, 313, 326, 327, 328, 331, 332, 333, 334, 335, 336, 338, 339, 363, 376, 389, 438, 440, 643, 648, 690, 727, 729, 733
Ostéoporoses de la ménopause et des corticoïdes : 643
Otites : 591, 601
Otites allergiques : 300
Otites avec perforation tympanique : 602
Oxyures : 559

P

Paget (maladie de) : 331, 643, 645
Paludisme : 245, 246, 247, 491, 542, 561, 629
Pancréatites aiguës : 813
Pancytopénies : 652
Papovavirus : 550
Paralysies oculomotrices : 639
Paresthésie : 515
Parkinson : 142, 148, 163, 186, 235, 499, 505, 512, 531, 549, 676, 723, 785, 796, 797, 803, 863
Pathologies à Brucella : 242, 244, 542
Pathologies cutanées : 697
Pathologies ligamentaires : 697
Pathologies musculaires et cutanées : 698
Pathologies ORL : 697

903

Pemphigus bulleux, vulgaires, foliacés: 626
Périartérite noueuse: 250
Péritonites: 242
Pharyngites: 591
Phénylcétonurie: 693
Phéochromocytomes: 500
Phlébite: 214, 264, 336, 350, 439, 443
Phobie sociale: 26, 184, 520, 806
Photodermatoses: 628, 629
Photophobie: 214, 325, 792
Photosensibilité: 214, 325
Photovieillissement: 325
Pied équin de l'enfant: 639
Pleurésies purulentes: 242
Pleuro-pneumopathies d'hypersensibilité: 747
Pneumocystis: 542, 561
Pneumonie: 89, 239, 242, 245, 250, 374, 550
Poliomyélite: 315
Pollakiurie: 447
Polyarthrite: 145, 181, 185, 250, 257, 258, 261, 263, 279, 283, 376, 383, 561, 583, 586, 622, 627, 708, 770
Polyarthrite inflammatoire: 279
Polyarthrite inflammatoire auto-immune: 641
Polyarthrite rhumatoïde (PAR): 39, 64, 258, 261, 263, 693, 708
Polyglobulies: 759, 766
Polyurie: 190, 792
Polyvalvulites: 419, 425
Porphyrie cutanée: 629
Porphyrie hépatique: 780
Poux: 635
Pox: 550
Prurit: 214, 374
Psoriasis: 186, 250, 324, 325, 586, 622, 624, 626, 628, 630, 708
Psychoses: 148, 360, 507, 511, 512, 521, 522, 799, 802, 803, 808
Psychosomatisations: 603
Ptosis: 639
Puberté précoce: 754
Purpuras thrombocytémiques: 577
Pyodermites: 634

R

RAA (rhumatisme articulaire aigu de l'enfance): 418, 419, 538
Rachitisme: 330
Rage: 283, 312, 315, 503, 578
Reflux gastro-œsophagien: 701
Rétention urinaire: 515
Rétinite: 550, 563
Rétinoblastomes: 450

Rhabdomyolyses: 202, 372, 374, 375, 515
Rhinite: 250, 266, 300, 318, 320, 588, 591, 625
Rhinite allergique: 595
Rhinite pollinique: 318, 320
Rhinotrachéite allergique ou virale: 261
Rhumatismes: 603, 697
Rickettsies: 244, 542
Rides: 639
Rosacées: 626
Rotavirus: 27, 242
Rougeole: 315, 577, 578

S

Sarcoïdose: 629
Sarcomes: 325, 450, 469, 474, 758, 759, 762, 764
Sarcomes de l'enfant: 764
Schistosomiases: 247
Schizophrénie: 130, 507, 509, 511, 512, 521, 799
Sclérodermie: 628
Sclérose en plaques (SEP): 91, 130, 131, 142, 147, 181, 186, 250, 260, 270, 283, 376, 383, 494, 526, 531, 579, 585, 652, 788
Sclérose latérale amyotrophique (SLA): 147, 790
Scorbut: 691
Séborrhée: 630
Sécheresse oculaire: 213
Séminomes: 756
Sepsis: 546
Septicémies: 242, 577
Sida: 20, 28, 41, 137, 245, 289, 550, 556, 558, 563, 715
Sinusites: 591
Soudures osseuses prématurées: 325
Spasme hémifacial: 639
Spasmophilie: 697
Spasticité des membres: 639
Spondylarthrites (SPA): 250, 708
Staphylococcies cutanée, osseuse et articulaire: 543
Stérilité - FIV: 738, 740
Strabisme: 376, 639
Syncopes: 515, 791
Syndrome carcinoïde: 418, 505
Syndrome de Churg et Strauss: 250
Syndrome de Goodpasture: 250
Syndrome de Lyell: 256, 341, 374, 515, 747
Syndrome de panique: 512
Syndrome de perte d'attention: 499
Syndrome de rétention hydrique: 515

INDEX DES MALADIES

Syndrome de sevrage: 515, 812
Syndrome des jambes sans repos: 520, 522, 561, 797
Syndrome de Stevens-Johnson: 256, 341, 515, 747
Syndrome de Wegener: 214, 250
Syndrome d'hyperactivité: 521
Syndrome d'hyper-ADH: 723
Syndrome dysphorique menstruel: 26, 184, 520
Syndrome extrapyramidal: 515, 799, 800
Syndrome juvénile bipolaire: 521
Syndrome mains-pieds: 484
Syndrome malin des neuroleptiques: 515
Syndrome métabolique: 359, 365, 366, 367, 372, 390, 400
Syndrome prémenstruel: 698, 731, 807
Syndromes bipolaires: 799
Syndrome sérotoninergique: 515
Syndromes et maladies psychiatriques: 522
Syndromes parkinsoniens: 668
Syphilis: 239, 538, 542

T̄

Tabagisme: 344, 346, 348, 372, 485
Tachycardies: 203, 214, 295, 493, 502, 515, 674, 813
Tachycardies ventriculaires: 674
Tænia: 558
Tendinites: 215
Tératomes: 756
Tétanos: 283, 315
Thalassémie: 766
Thrombocytémies: 213, 766
Thrombopénies: 203, 213, 215, 474, 515, 652, 671
Thromboses: 145, 255, 263, 264, 269, 326, 338, 341, 350, 351, 353, 354, 355, 356, 357, 358, 362, 364, 376, 442, 444, 482, 668, 669, 672, 673, 734
Thromboses artérielles: 255, 263, 264, 269, 350, 351, 354, 362, 482
Thromboses artérielles et veineuses: 350, 351
Thromboses cérébrales: 269
Thromboses coronaires: 269
Thromboses fémoro-iliaques: 326
Thromboses veineuses: 145, 341, 351, 353, 354, 357, 376, 444, 669, 672, 673, 734
Thymome: 794
Thyroïdites: 283

Torsades de pointe: 515, 652, 706
Torticolis spasmodique: 639
Toux: 185, 214, 451, 605, 612, 613
Toxidermies: 784
Toxoplasmose: 563
Transplantation d'organe: 257, 289, 550, 581, 583, 627, 674, 744, 775
Travail (déclenchement du): 740
Trichomonase: 563
Troubles bipolaires: 507, 511, 512, 522, 802, 803
Troubles de la vigilance et de l'attention: 814
Troubles du rythme cardiaque: 194, 502, 652, 696, 791
Troubles musculo-squelettiques: 26, 184
Troubles obsessionnels compulsifs (TOC): 507, 512, 521, 806
Trypanosomiase africaine: 562
Trypanosomiase américaine: 562
Tuberculose: 162, 163, 239, 245, 547
Tumeurs: 289, 293, 325, 395, 396, 418, 420, 450, 452, 455, 456, 458, 460, 461, 466, 468, 469, 470, 471, 474, 475, 477, 478, 480, 482, 484, 485, 486, 487, 500, 505, 534, 723, 727, 759, 771, 773
Tumeurs carcinoïdes: 418, 420
Tumeurs cérébrales: 759
Tumeurs de la vessie: 395
Tumeurs de l'enfant: 469
Tumeurs d'organes: 466
Tumeurs endocrines digestives: 723
Tumeurs épithéliales: 486
Tumeurs ganglionnaires: 450
Tumeurs germinales: 450
Tumeurs mixtes: 756
Tumeurs rares de la médullosurrénale: 500
Tumeurs solides: 466, 469, 485
Tumeurs stromales digestives: 474, 771
Tumeurs surrénales: 500, 727
Turner (maladie de): 722
Typhoïde: 239

Ū

Ulcérations: 265, 668
Ulcérations digestives: 265, 668
Ulcérations vaginales: 668
Ulcères: 51, 136, 249, 260, 265, 268, 632, 702
Ulcères gastroduodénaux: 51, 432, 700, 738
Urticaire: 203, 266, 374, 515, 588

905

V

Valvulopathies: 193, 195, 407, 417, 418, 419, 420, 421, 423, 425, 506, 786, 855, 857, 861
Varicelle: 550, 577, 578
Varices: 677
Variole: 283, 315
Vascularites graves: 320
Vascularites nécrosantes: 250, 374
Vérole: 344
Verrues: 630, 631
Verrues génitales: 631
Vertiges: 185, 190, 191, 194, 214, 493, 514, 515, 747, 796, 808
VIH (voir aussi Sida): 77, 102, 142, 146, 147, 164, 210, 212, 533, 535, 551, 578, 715, 716, 761

Virus du papillome (HPV): 453
Virus JC: 295, 627, 788
Vitiligo: 624, 626
Vomissements: 190, 194, 203, 209, 214, 295, 431, 493, 514, 515, 702, 747
VRS: 242, 578

W

Willebrand (Maladie de von): 779
Wilson (Maladie de): 693

Z

Zona: 550, 577

Mis en pages par DV Arts Graphiques à La Rochelle
Imprimé en France par Normandie Roto Impression s.a.s.
Dépôt légal : septembre 2012
N° d'édition : 2141 – N° d'impression : 123085
ISBN 978-2-7491-2141-3